2015 第31卷
中国药学年鉴
CHINESE PHARMACEUTICAL YEARBOOK

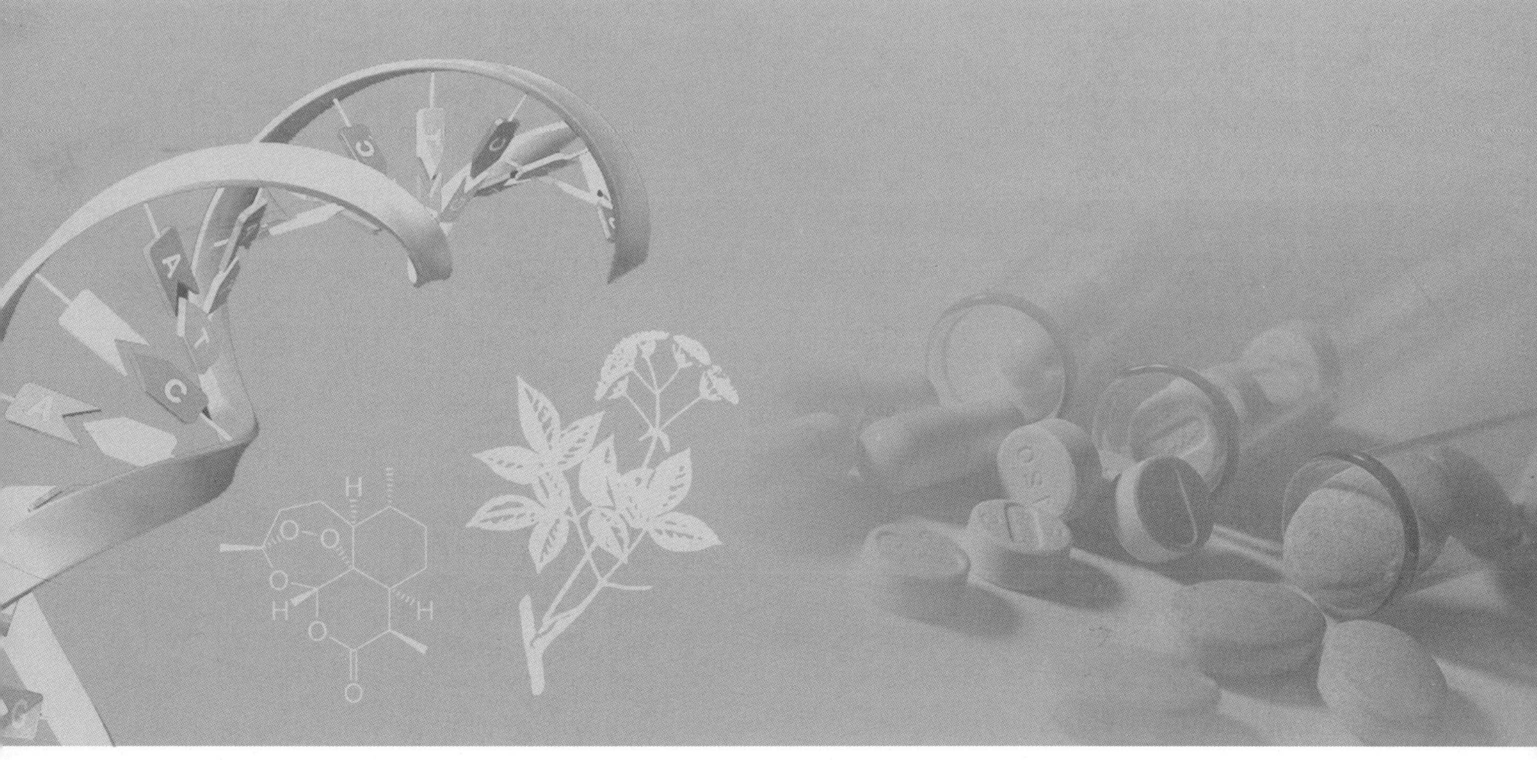

中国医药科技出版社

图书在版编目（CIP）数据

中国药学年鉴. 2015 / 彭司勋主编. -- 北京 : 中国医药科技出版社，2016.8

ISBN 978-7-5067-8638-6

Ⅰ. ①中… Ⅱ. ①彭… Ⅲ. ①药物学－中国－2015－年鉴 Ⅳ. ①R9-54

中国版本图书馆 CIP 数据核字(2016)第 178226 号

中国药学年鉴（2015）

编　　辑：《中国药学年鉴》编辑委员会
责任编辑：浩云涛　李　娜　郑　民
地　　址：南京市童家巷 24 号　邮编：210009
电　　话：025-83271478　83271458（传真）
出　　版：中国医药科技出版社
地　　址：北京市海淀区文慧园北路甲 22 号　邮编：100082
电　　话：010-62227427（发行）　010-62236938（邮购）
网　　址：www.cmstp.com
印　　刷：南京文博印刷厂
规　　格：889×1194mm　1/16
印　　张：正文：30.75　彩插：12
字　　数：960 千字
版　　次：2016 年 8 月第 1 版
印　　次：2016 年 8 月第 1 次印刷
经　　销：全国各地新华书店
南京东汉文化传播有限公司（电话：025-83750085）
书　　号：ISBN 978-7-5067-8638-6
定　　价：**320.00** 元

广告经营许可证号：3200004050738

版权所有　违者必究

本社图书如存在印装质量问题请与本社联系调换

《中国药学年鉴》编委会（2015）

顾　　问　马晓伟　邵明立　谢毓元　周海钧　龙　焜

主　　编　彭司勋

副 主 编　（以姓氏笔画为序）

王晓良　朱家勇　吴晓明　杨世民　张礼和　张志荣　陈凯先　郑晓南（常务）　姜远英

编　　委　（以姓氏笔画为序）

王广基　王明时　王晓良　叶　阳　司书毅　司伊康　朱　珠　朱家勇　刘俊义

李炜芳　李春波　杨世民　杨昭鹏　吴　勇　吴晓明　张万年　张永祥　张礼和

张伟波　张志荣　张奕华　张铁军　陈　兵　陈凯先　陈海生　陈道峰　苗得足

金明儒　周　骊　周　斌　周伟澄　周福成　郑忠辉　郑晓南　赵志刚　郝近大

胡晋红　姜远英　姚文兵　陶剑虹　袁建栋　曹　彩　曹立亚　彭司勋　葛卫红

蔡少青　谭桂山

特邀编委　（以姓氏笔画为序）

王征野（博瑞生物医药技术（苏州）有限公司）

任福龙（山东新华制药股份有限公司）

崔维慎（瑞阳制药有限公司）

阎　政（江苏吴中医药集团有限公司）

董大伦（贵阳新天药业股份有限公司）

协办单位　山东新华制药股份有限公司

博瑞生物医药技术（苏州）有限公司

瑞阳制药有限公司

总 编 辑：郑晓南　**编 辑：**李　娜　郑　民　印高凤　**排　版：**巢静妍　**编辑部主任：**李　娜

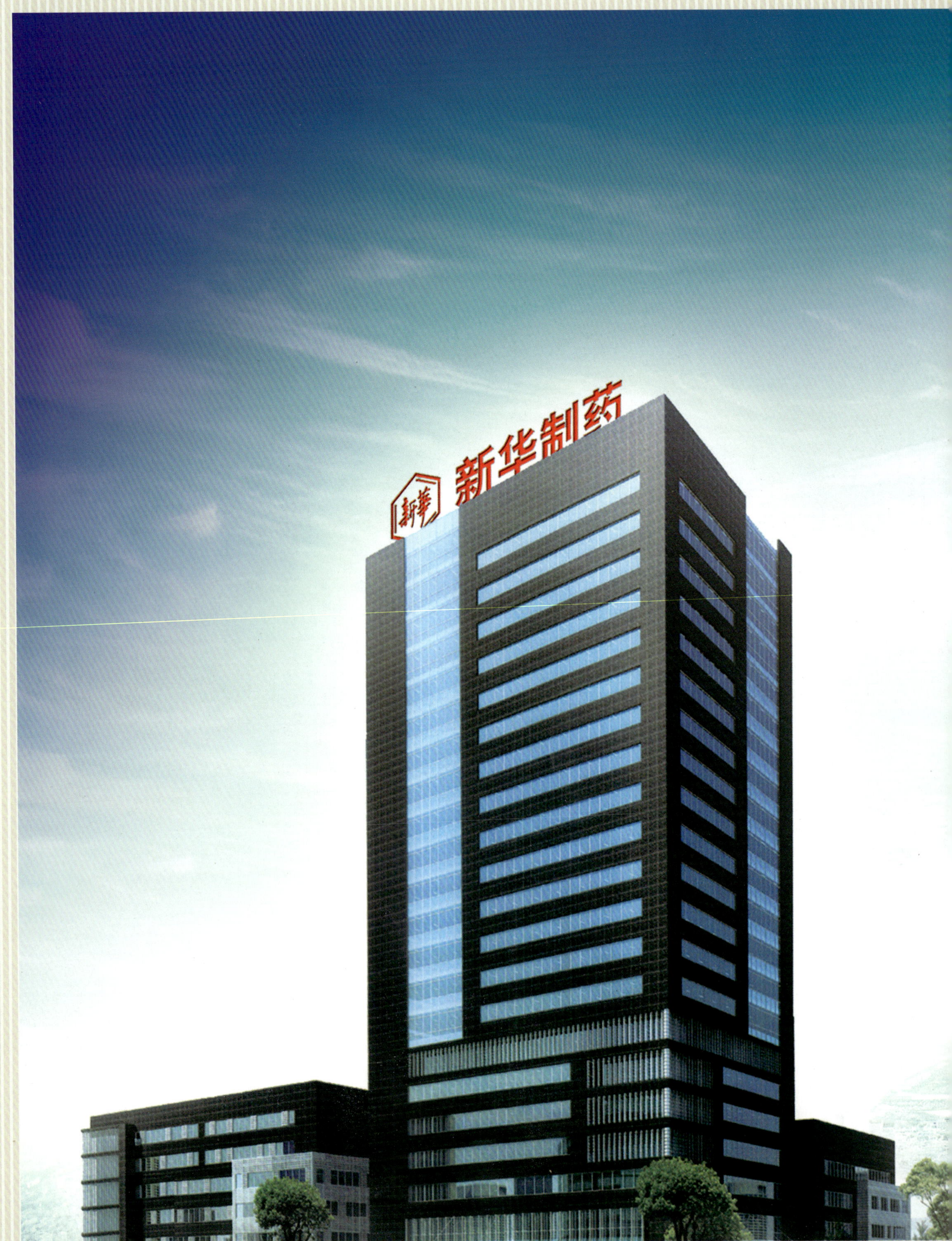
新华制药
新華

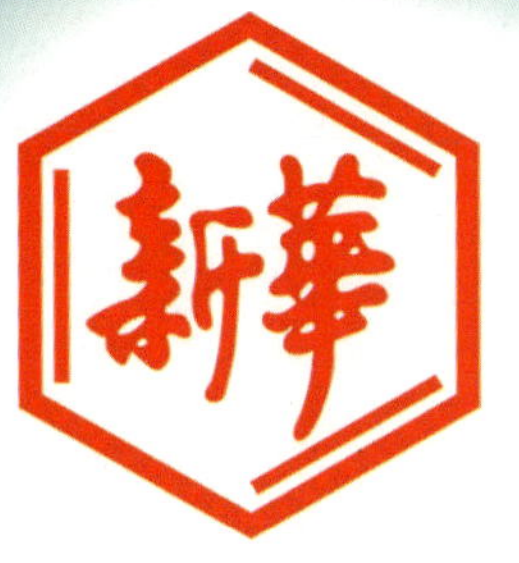

新华制药

中国医药旗舰级企业

◇ 亚洲大型的解热镇痛药生产基地

◇ 中国大型的化学合成药生产基地

◇ 中国心脑血管药物生产基地

网址：www.xhzy.com

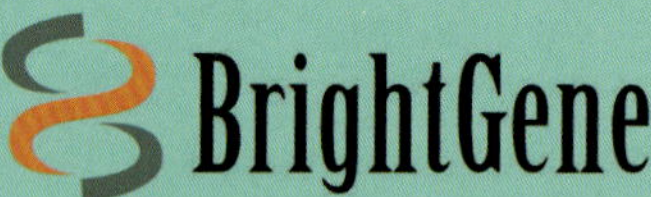

BrightGene Bio-Medical Technology Co.,Ltd

The development of BrightGene

BrightGene Bio-Medical Technology Co.,Ltd was established in 2001

With the help of BrightGene, Entecavir was developed successfully and was made a generic version by Chia Tai Tianqing Pharmaceutical Group Co., Ltd in 2006.

The first subsidiary named BrightGene Pharmaceutical Co., Ltd. was founded in 2010 meanwhile BrightGene was formally filed for new drug application at home and aboard, providing technology services and medical intermediates to foreign countries. Sales reached over 10 million RMB.

In 2011, BrightGene made the acquisition of Chongqing BioTech company and began to enter the field of fermentation by cooperating with international famous generics firms such as TEVA, sales reached tens of millions.

BrightGene Fermentation Technology Co., Ltd. was founded and started making scale production of active pharmaceutical ingredients, intermediates and fermented product. Tenofovir was granted Category 1.1 new drug clinical trial approval certificate. The BrightGene had certain popularity in the world, sales revenue exceeded one hundred million yuan in 2012.

The API workshop passed FDA certification, several kinds of API declared DMF in 2013.

A drug research institute was founded in 2014. International Business and domestic technology transfer service are developing together.

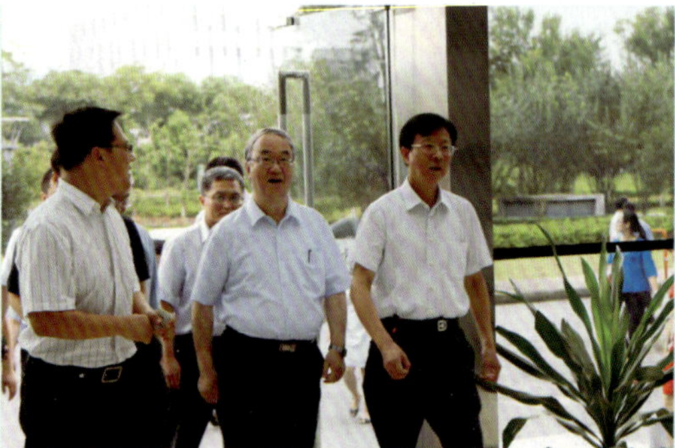
Vice chairman Sangguowei ,academician of National People's Congress visited BrightGene in Sept. 2014.

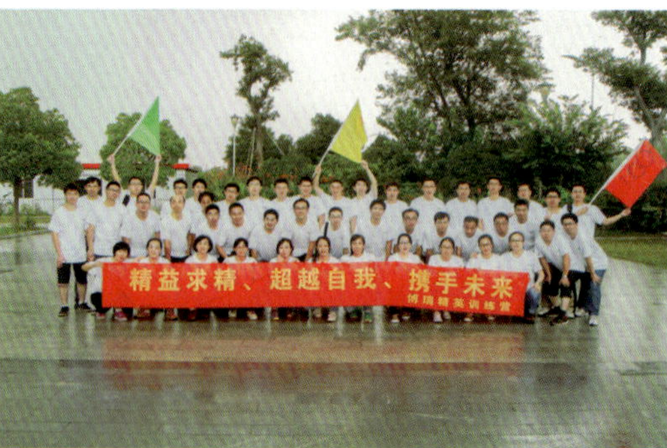

Elite Training Club of BrightGene

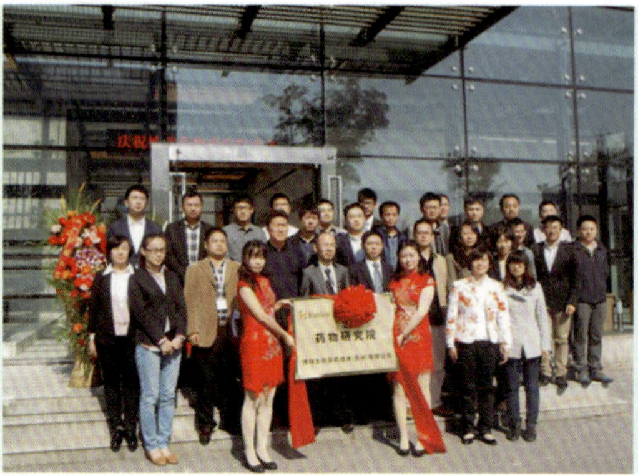

The BrightGene Drug Research Institute was founded in Nov. 2014. The institute covers an area of 7600m including 280 staffs of R&D and contains with synthesis, analysis, preparation laboratories and pilot plants.

NMR

The company building of BrightGene

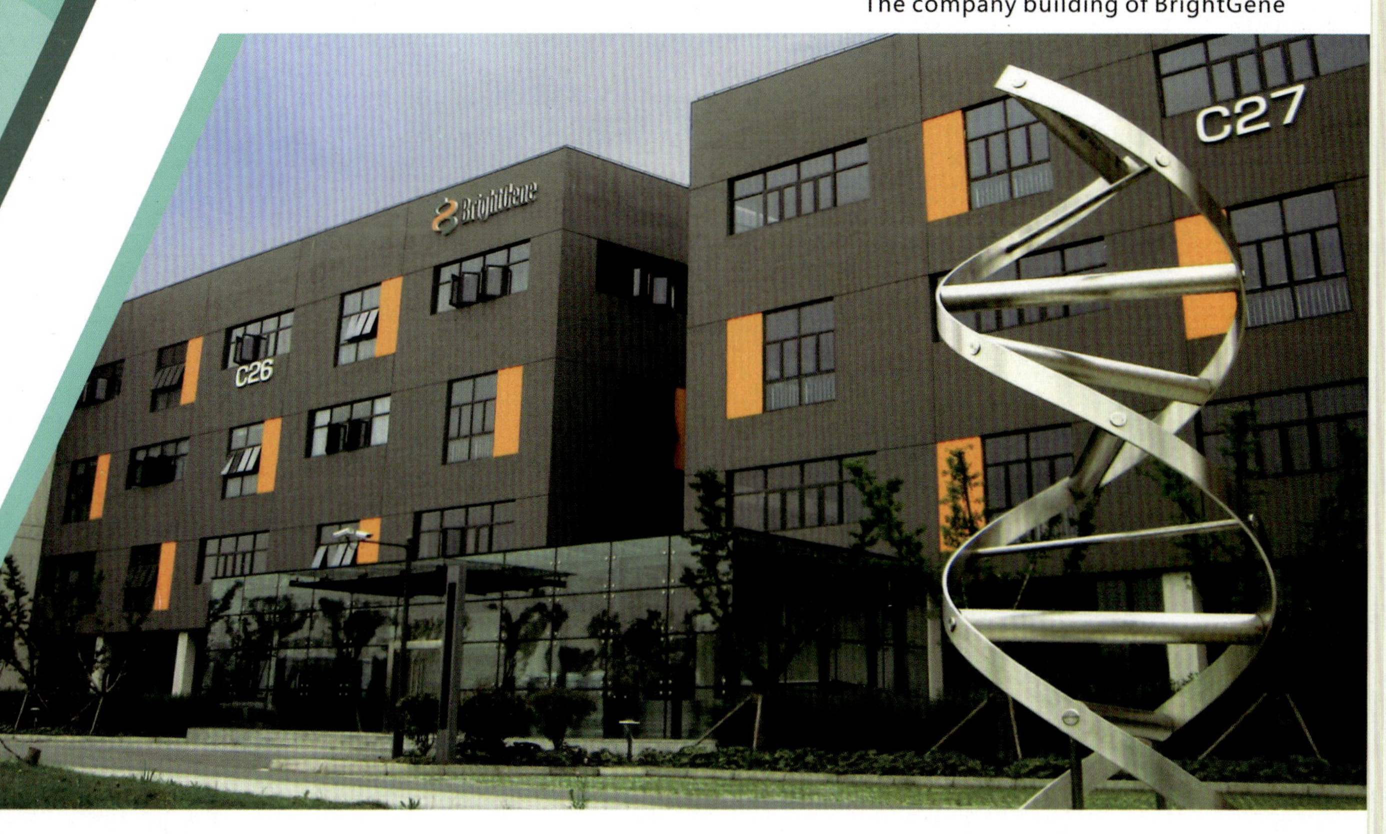

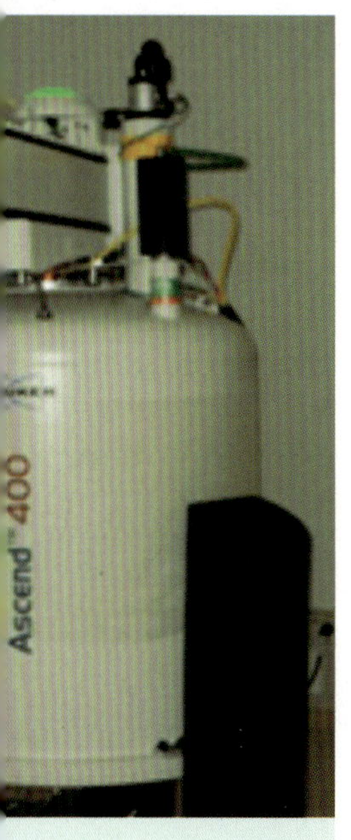

Syntech API Mfg Comply with:GMP &cGMP

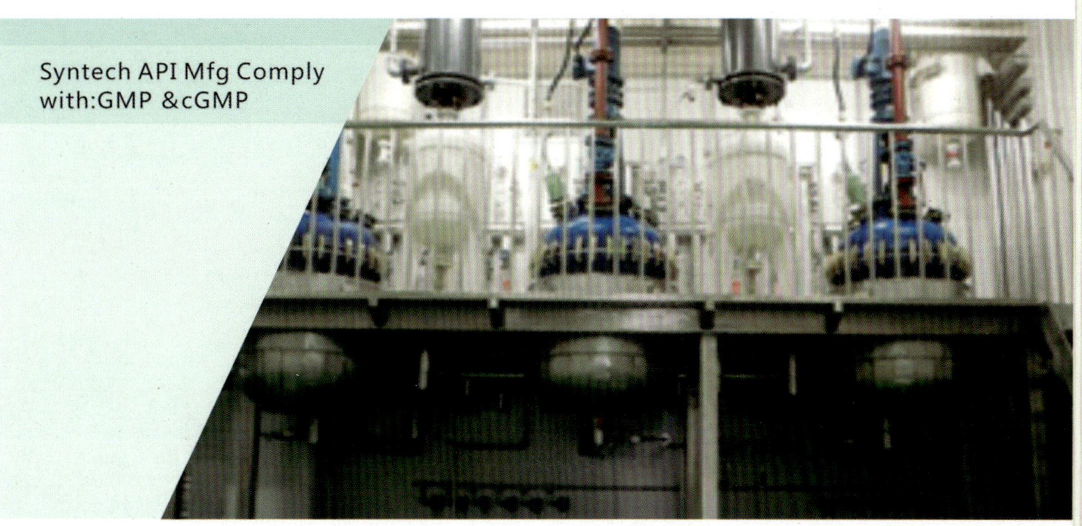

博瑞生物医药技术（苏州）有限公司
信泰制药（苏州）有限公司

总部地址：苏州市工业园区星湖街218号生物纳米园C25-C31栋

邮编：215123

电话：0512-62620988（总机）0512-62551801/62551767（销售）
0512-62551811（项目转让）

传真：0512-62551799

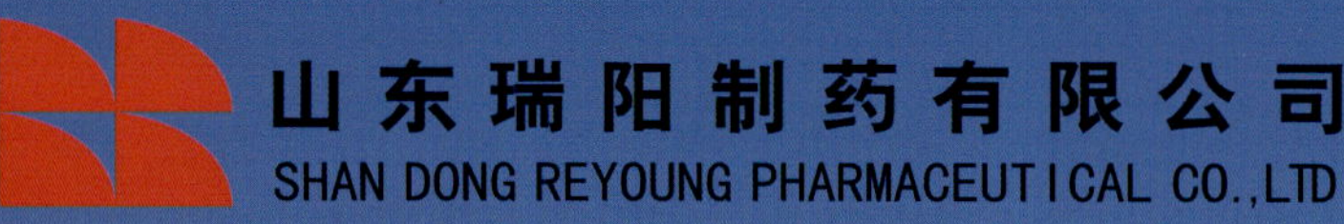

◆ 全国医药企业30强

◆ 全国守合同重信用企业

◆ 国家高新技术企业

◆ 国家级企业技术中心

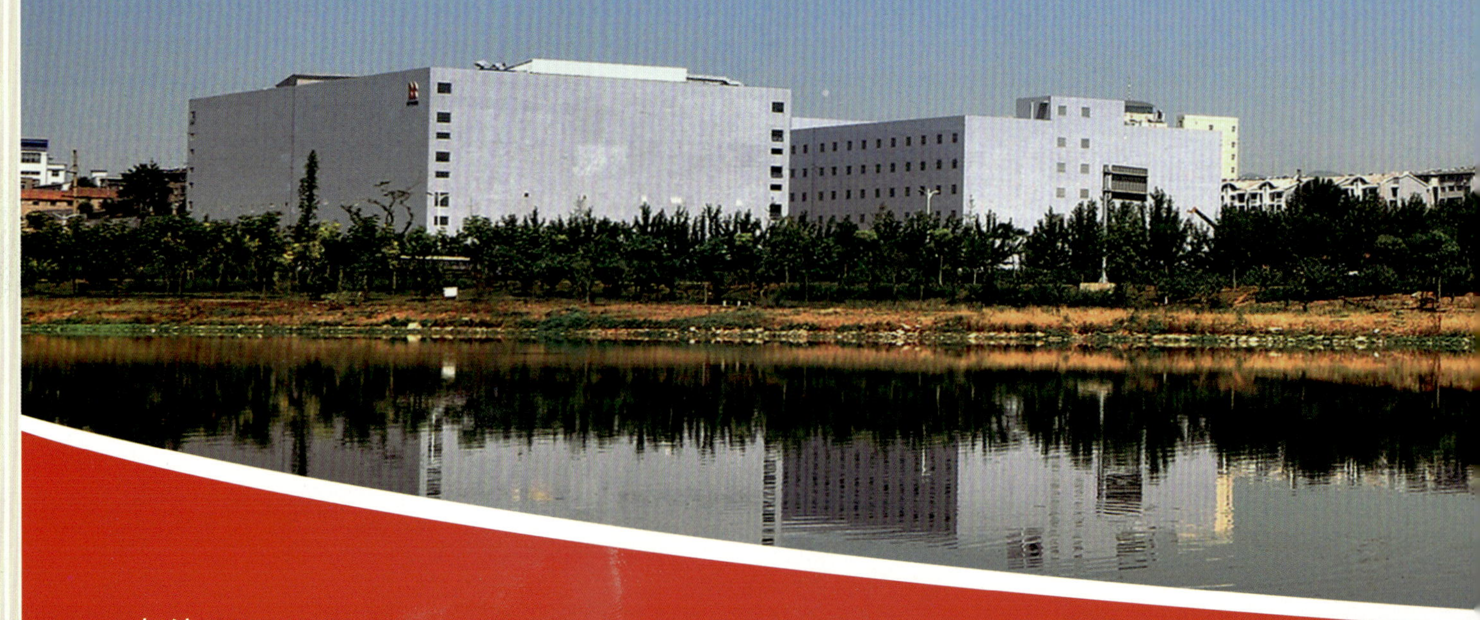

邮编：256100
总部地址：山东省沂源县瑞阳路1号
电话：4006 123458　　传真：0533-3248777
网址：http//www.reyoung.cn

◆ 国家生物医药产业化骨干企业

◆ 国家博士后科研工作站

◆ 国家火炬计划重点高新科技企业

◆ 山东省第一家粉针剂生产企业

◆ 全国头孢类原料药生产基地

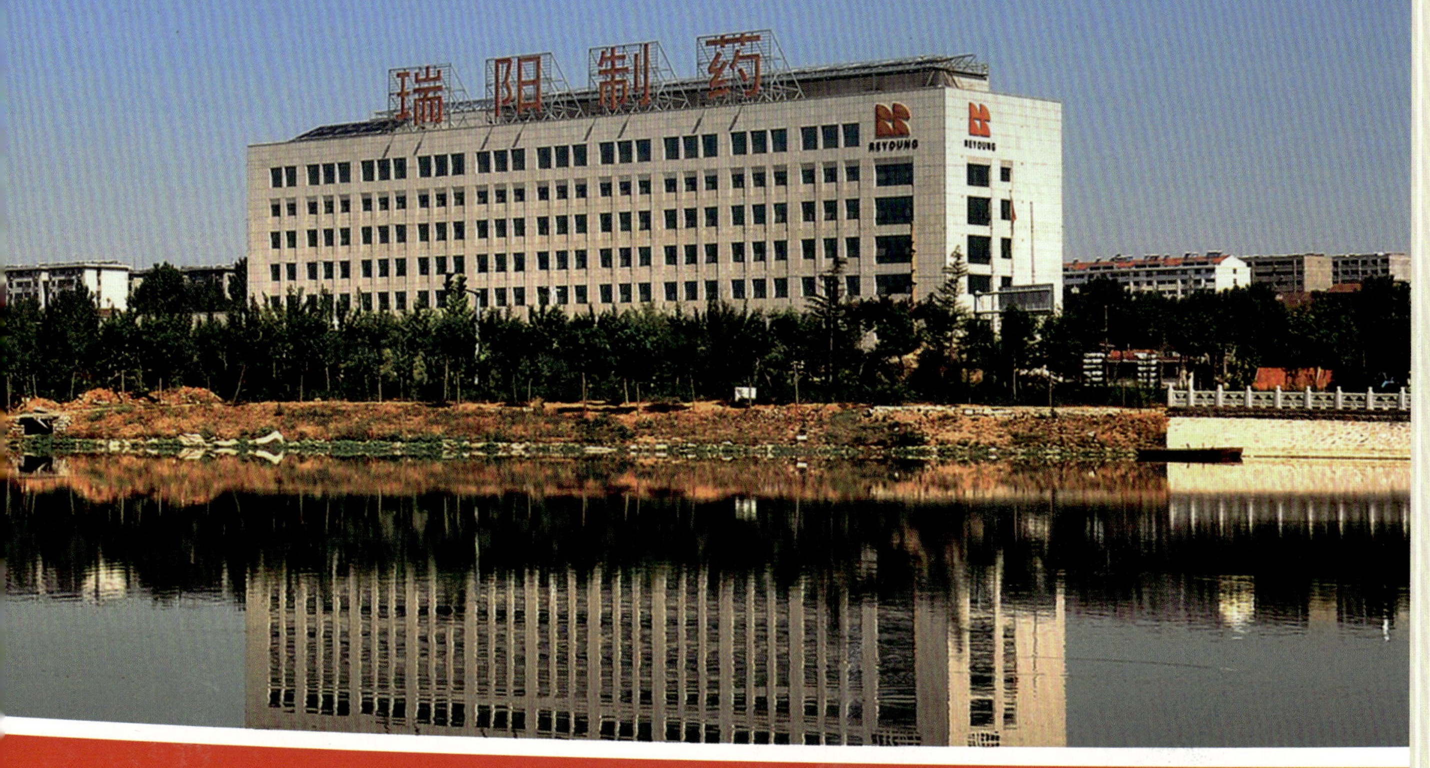

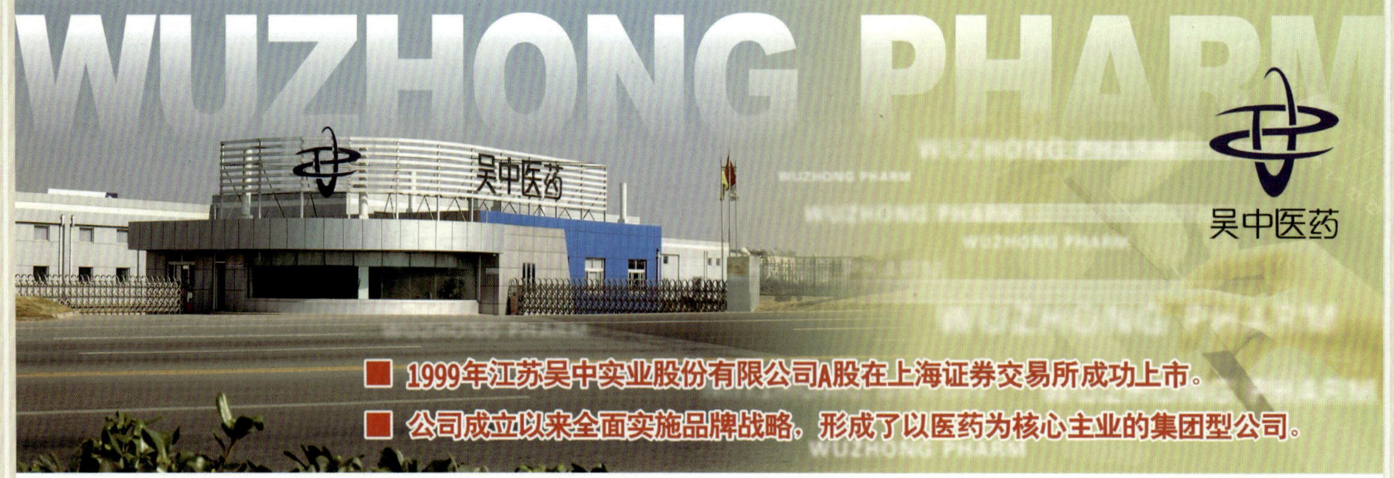

■ 江苏吴中医药集团有限公司是江苏吴中实业股份有限公司的核心控股子公司，是国家火炬计划吴中医药产业基地的龙头骨干企业。
集团主要从事生物药、化学药、现代中药的研发、生产、销售。
集团是苏州市医药行业协会会长单位，设有省级企业技术中心，并拥有江苏省唯一的基因药物工程技术中心，成立了博士后科研工作站。

■ 公司拥有输液剂、水针剂、粉针剂、胶囊剂、颗粒剂、片剂、乳剂、口服液等剂型及中药提取、多种原料药的生产线，且均通过国家GMP认证，主要从事包括生物药、化学药、现代中药在内的各种抗感染类、消化系统类、免疫调节类、心脑血管类、抗病毒类、维生素类、止血类的药品的生产、销售。

■ 吴中医药以科技创新为企业发展源动力，几年来共承担了省级以上各类项目17项，其中国家、省火炬计划项目各4项，国家863专项（创新药物与中药现代化）瑞替普酶项目、科技部科技攻关项目人内皮抑素全部通过了科技部的验收。
■ 集团形成集研发、生产、销售为一体的完整的医药产业链。

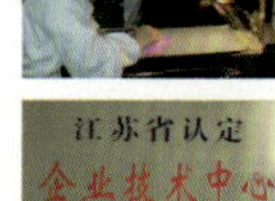
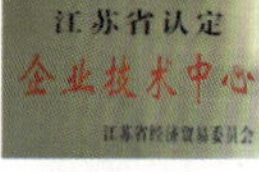

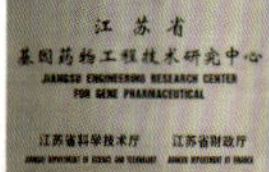

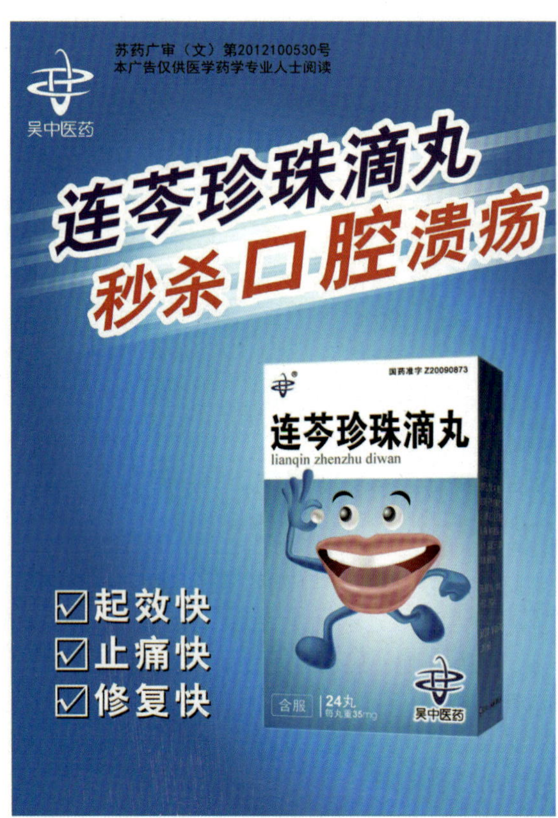

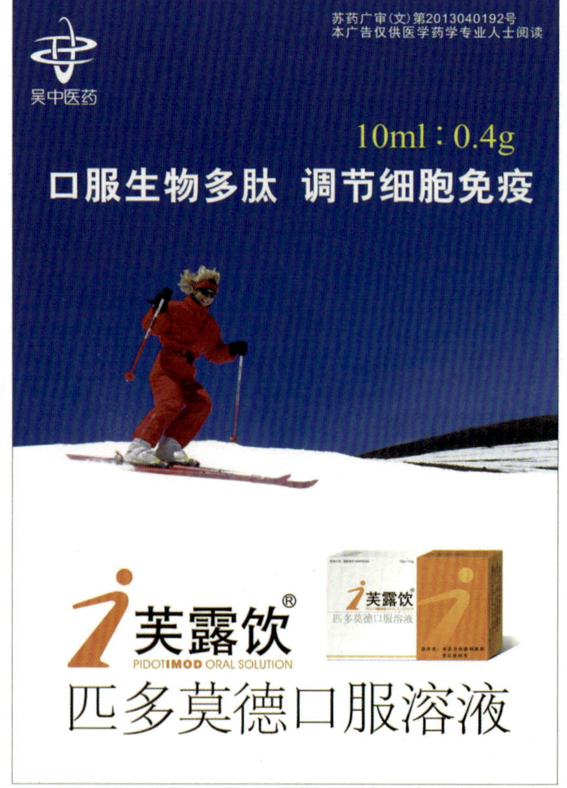

江苏吴中医药集团有限公司
地址：江苏省苏州市东吴北路108号中国银行7-9楼 邮编：215128
电话：0512-65686006 传真：0512-65686186 Http：www.wzyy.cn

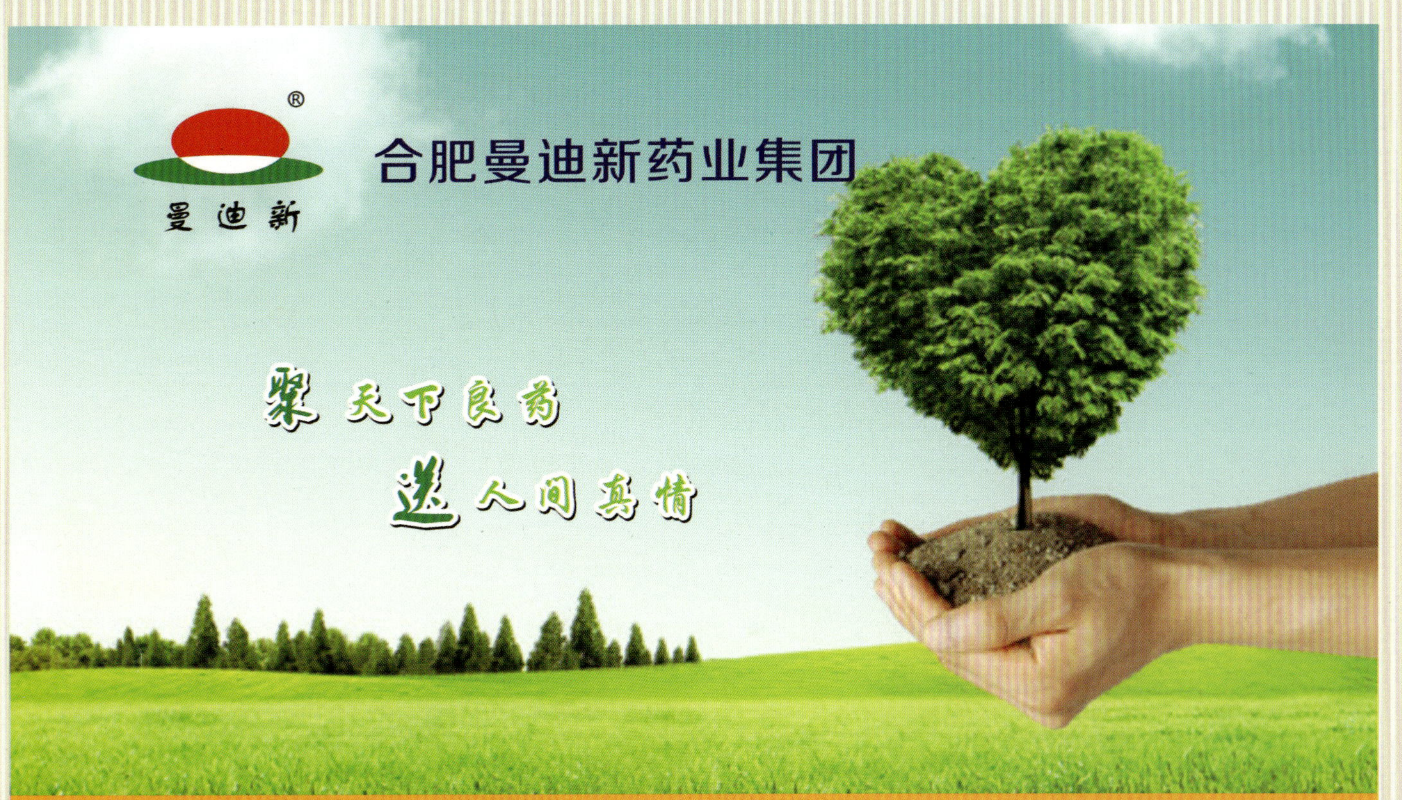

合肥曼迪新药业集团是一家集药品研发、生产、销售为一体的大型集团化股份制医药企业，2014年实现销售收入22.5亿元。

集团总部位于安徽省合肥市包河工业区，总占地面积56000平方米。一期已建成引入现代化信息技术的办公经营场所8600平方米，严格按照GSP标准建设并配备了专业物流设备的药品仓库11200平方米，GMP生物诊断试剂厂房2000平方米。二期药厂及生物抗体生产车间建设已于2014年底竣工，预计2016年正式投入生产。

集团以医药贸易作为先导并以此奠定了良好的发展基础，销售网络覆盖全省，辐射华东。集团旗下现拥有合肥曼迪新药业有限责任公司（医药贸易）、安徽信风科技有限公司（新药研发）、合肥英太制药有限公司（药品生产）、北京利德时空科技有限公司（无创诊疗产品研发及销售）、合肥利德时空诊疗设备有限公司（无创诊疗产品生产）等多家公司。

为完善药品供应链的环节，合肥曼迪新药业集团充分利用集团内部优势资源和销售网络，正重点致力于药品及生物诊断试剂的研发和生产，力争两年之内使药品研发和生产能力再上一个新的台阶，销售全国，惠泽九州。

合肥曼迪新药业集团秉承“做大做强、确保质量”的经营宗旨，遵循“服务创造价值”的营销理念，以人类健康事业为己任，追求效率为核心的制度化管理，始终为提升人类生命价值和生活品质而不懈努力。

地址：合肥市包河大道曼迪新大厦
邮编：230051
电话：0551-63359008　　传真：0551-63359080
网址：www.sinamedicine.com

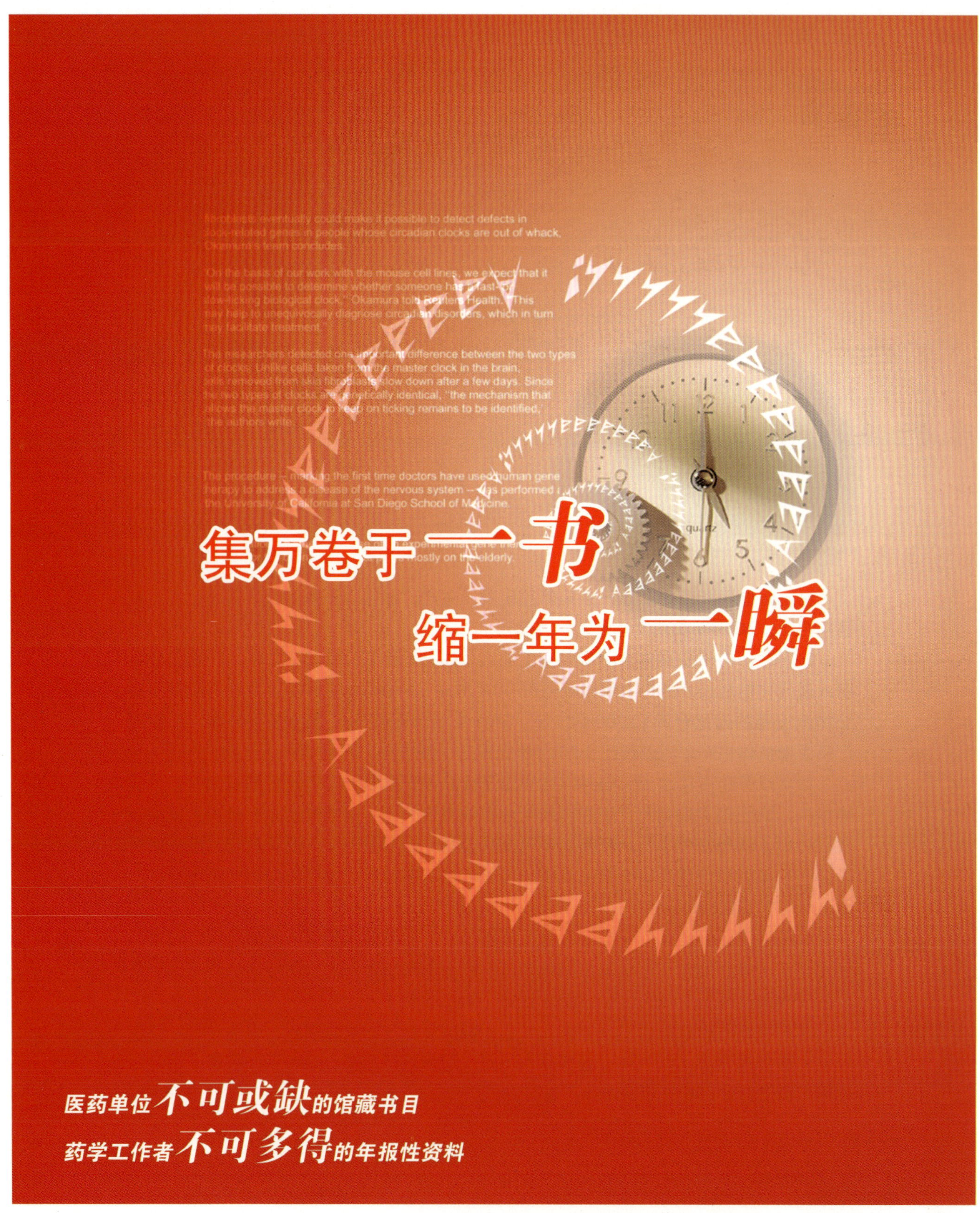

《中国药学年鉴》编辑委员会
CHINESE PHARMACEUTICAL YEARBOOK 编 辑 部

地址：南京市童家巷 24 号 中国药科大学 电话：025-83271478 传真：025-83271458 网址：Http://www.cpu.edu.cn/qikan
ADD:China Pharmaceutical University, No.24 Tong Jia Xiang,Nanjing 210009,P.R China TEL:86 25 83271478 Fax:86 25 83271458

目　次

专　论

药学研究

药学教育

药物生产与流通

医院药学

药品监督管理

药学人物

学会与学术活动

药学书刊

药学记事

附　录

索　引

彩页目次

MAIN CONTENTS

Review

Pharmaceutical Research

Pharmaceutical Education

Drug Production, Supply and Distribution

Hospital Pharmacy

Drug Supervision and Administration

Prominent Figures

Association and Academic Activities

Pharmaceutical Publications

Event

Appendix

Index

专论

Review

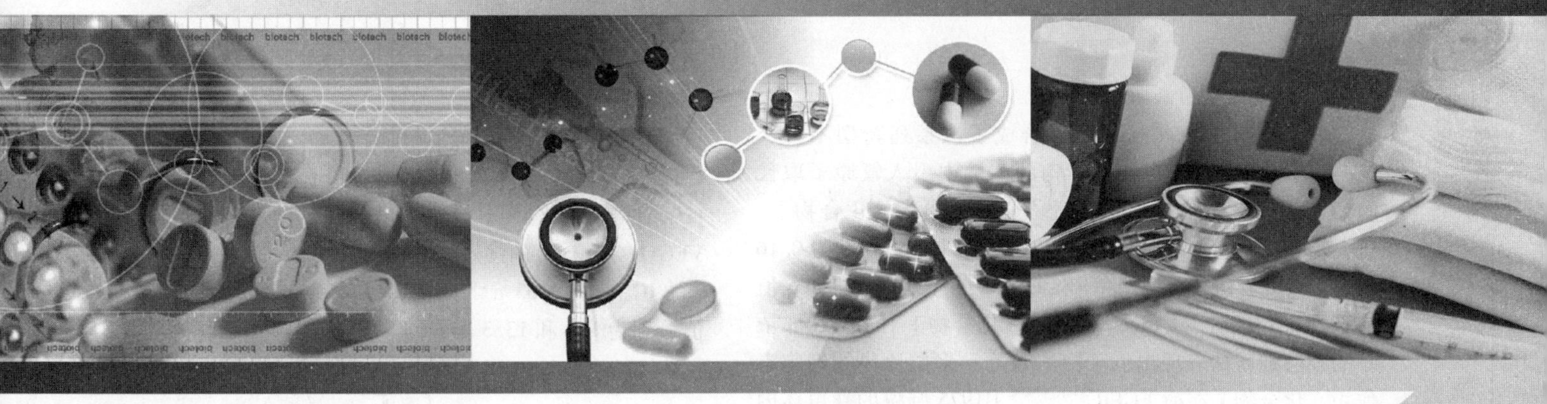

2014 年抗肿瘤药物研究进展

江　程，姚爱红，尤启冬

（中国药科大学药物化学教研室/江苏省药物分子设计与成药性优化重点实验室，南京 210009）

通过对我国学者 2014 年在国内外发表的论文进行检索和整理发现，我国药物化学工作者在抗肿瘤药物的研究领域进行了大量的研究与探索，设计并合成了一大批具有抗肿瘤活性的小分子，在多个方向取得了较大进展。

1　分子靶向抗肿瘤化合物

1.1　蛋白激酶抑制剂

1.1.1　酪氨酸蛋白激酶抑制剂

1.1.1.1　EGFR 抑制剂　设计合成了一系列新型不可逆 EGFR-TK 抑制剂，在喹唑啉结构的侧链中引入氟原子取代的烯烃，得到了安全性和药代动力学特点更优的化合物[1]。化合物 **1** 对野生型 EGFR 和 $EGFR^{T790M}$ 的 IC_{50} 值分别为 0.16 和 5.52 nmol/L，体外对 A431 和 H1975 肿瘤细胞株的 IC_{50} 值分别为 0.13 和 1.24 μmol/L。另外，化合物 **1** 对 EGFR 非依赖的肿瘤细胞株表现出低于阿法替尼和多柔比星的细胞毒作用。化合物 **1** 在荷 $EGFR^{L858R/T790M}$ H1975 肺癌的裸鼠体内抗肿瘤活性评价显示，每天 30mg/kg 剂量灌胃给药 9 d 后，小鼠肿瘤的 T/C% 为 19.5%，且无小鼠死亡或体重明显减轻。

设计合成了一系列 4-氨基噻吩并[2,3-*d*]嘧啶的 6-烃酰胺衍生物，大多数化合物表现出对野生型 EGFR 和 $EGFR^{T790M/L858R}$ 强效的抑制活性[2]。其中化合物 **2～6** 对 $EGFR^{T790M/L858R}$ 的 IC_{50} 值分别为 0.024、0.002、0.004、0.004、0.003 μmol/L，在 1 μmol/L 浓度下几乎能完全阻断 A431 中 EGFR 的磷酸化。通过实验证实，化合物 **2** 为 EGFR 的不可逆抑制剂。

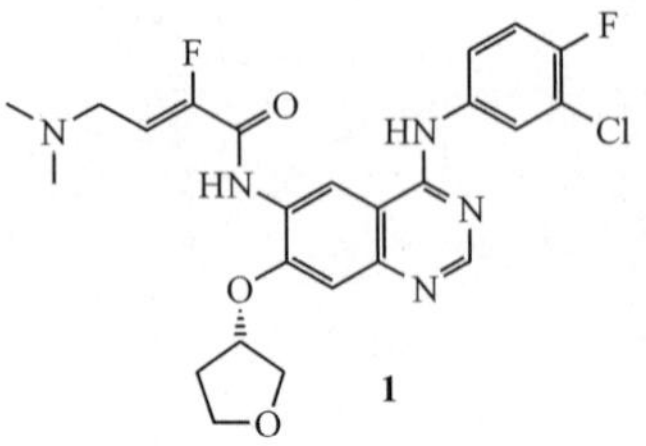

1 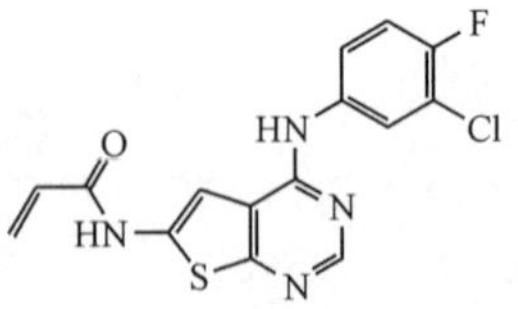　**2**

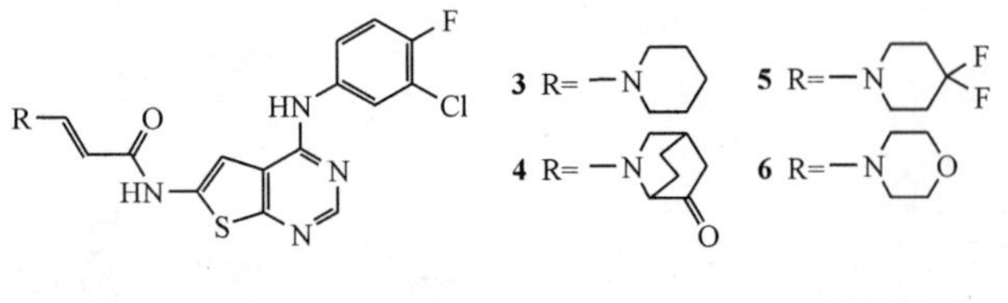

3 R=　**4** R=　**5** R=　**6** R=

设计合成了一系列带有 2-硝基咪唑侧链的 4-氨基喹唑啉衍生物，具有强效的 EGFR 抑制活性[3]。其中化合物 **7** 对 EGFR 的 IC_{50} 值为 0.47 nmol/L，在常氧条件下对 A549 和 HT-29 的 IC_{50} 值分别为 0.77 和 1.31 μmol/L，在缺氧条件下对 A549 和 HT-29 的 IC_{50} 值分别为 0.18 和 0.28 μmol/L，均优于吉非替尼和厄洛替尼。

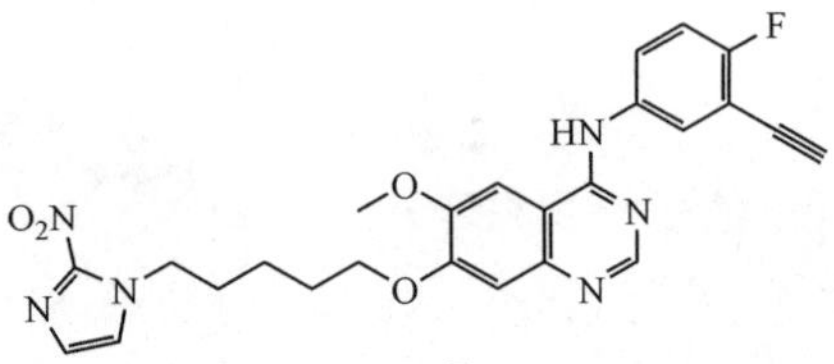

7

1.1.1.2　VEGFR 抑制剂　设计并合成了一系列 *N*-(2-苯基-1*H*-苯并[*d*]咪唑-5-基)喹啉-4-氨基衍生物[4]，体外表现出对 VEGFR-2(KDR)的强效抑制作用。其中化合物 **8** 对 VEGFR-2 的 IC_{50} 值为 0.03 μM，对 MCF-7 和 HepG2 肿瘤细胞的 IC_{50} 值分别为 1.2 和 13.3 μmol/L。

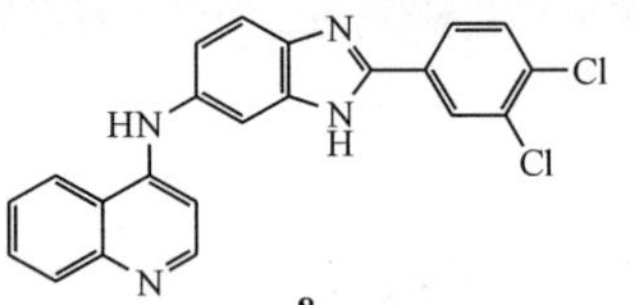

8

合成了一系列具有 VEGFR-2 抑制活性的联苯基脲衍生物[5]，化合物 **9-11** 表现出显著的 VEGFR-2 抑制活性，IC_{50} 值分别为 4.06、4.55 和 5.26 nmol/L。其中化合物 **9** 表现出对多种肿瘤细胞株的生长抑制活性，对 SGC7901、K562、SH-SY5Y 和 LoVo 的 IC_{50} 值分别为 80.9、2.23、10.4 和 11.1 μmol/L。构效关系研究表明，联苯基脲的末端氨基上取代基的邻位引入甲基可以增强该类化合物的生物活性。

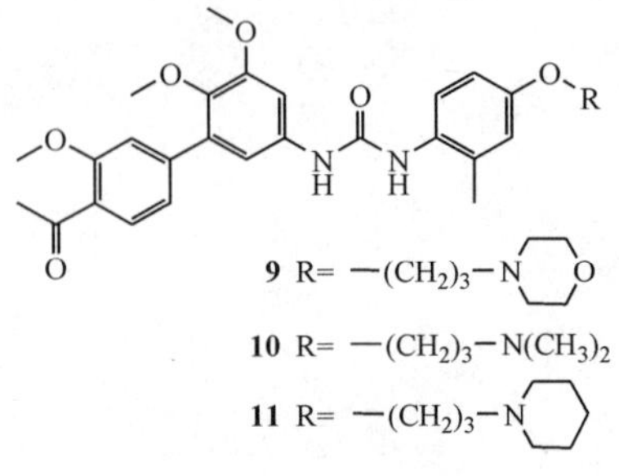

9 R= $-(CH_2)_3-$N(吗啉基)

10 R= $-(CH_2)_3-N(CH_3)_2$

11 R= $-(CH_2)_3-$N(哌啶基)

1.1.1.3　BRAF 抑制剂　设计并合成了一系列含有烟酰胺基团的 5-苯基-1*H*-吡唑衍生物，对 $BRAF^{V600E}$ 具有抑制作用[6]。代表化合物 **12** 对 $BRAF^{V600E}$ 的 IC_{50} 值为 0.33 μmol/L，体外对 WM266.4 和 A375 生长抑制的 IC_{50} 值分别为 2.63 和 3.16 μmol/L。

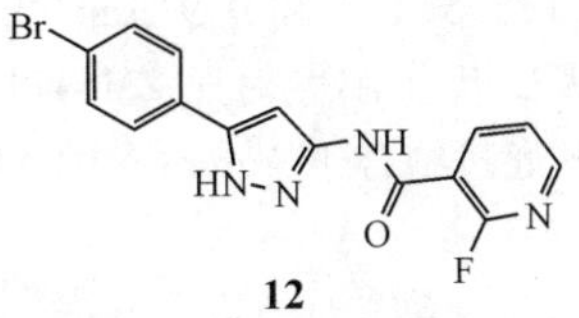

12

通过分析索拉菲尼与 B-Raf 激酶的共结晶模型，在保留其药效团的基础上，设计了一系列 *N*-甲基-4-苯氧基吡啶-2-甲酰胺衍生物[7]。采用 MTT 法，评价目标化合物对 H460、HT-29 和 MKN-45 三株肿瘤细胞株增殖的抑制活性。部分目标化合物显示出较好的抗肿瘤活性，活性优于或与索拉菲尼相当，其中化合物 **13** 对 H460 和 HT-29 的 IC_{50} 值分别为 1.1 和 2.3 μmol/L，化合物 **14** 对 H460 和 HT-29 的 IC_{50} 值分别为 2.3 和 1.7 μmol/L。

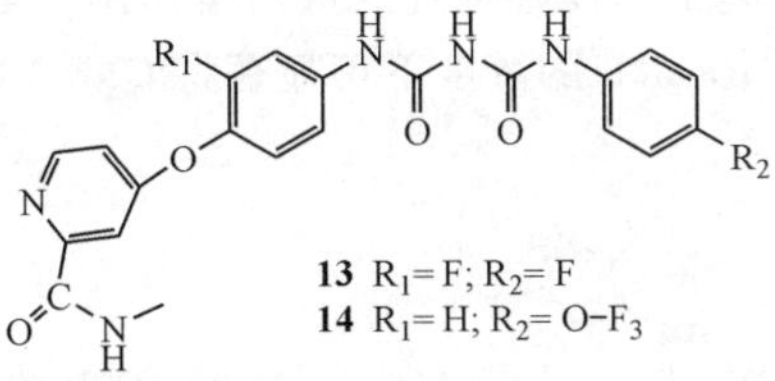

13 R_1= F; R_2= F
14 R_1= H; R_2= O-F_3

1.1.1.4 ERK 抑制剂 设计并合成了一系列具有 NO 释放作用的香豆素衍生物，通过阻断 MEK1 和 ERK1 的磷酸化产生抗肿瘤作用，对 A549、HeLa、A2780、A2780/CDDP 和 HUVEC 细胞的增值具有强效作用[8]。其中化合物 **15** 活性最强，且对耐药肿瘤细胞株 A2780/CDDP、MDA-MB-231/Gem 和 SKOV3/CDDP 具有抑制活性，IC_{50} 值分别为 0.062、0.14 和 0.14 μmol/L。体内研究发现，化合物 **15** 对非肿瘤细胞 T29 作用较低，表现出对肿瘤细胞的选择性。

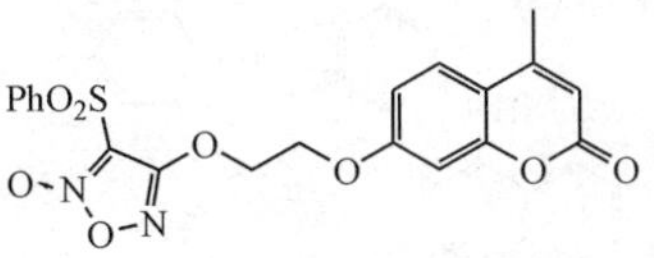

15

设计合成了一系列具有酪氨酸蛋白激酶抑制活性的 4-(4-取代哌嗪)-5,6,7-三烷氧基喹唑啉化合物，代表化合物 **16** 对 PC3、MGC803、A375 和 A549 的 IC_{50} 值分别为 1.8、2.8、1.3 和 2.9 μmol/L，优于阳性对照吉非替尼（对 PC3、MGC803、A375 和 A549 的 IC_{50} 值分别为 7.2、7.6、7.2 和 9.8 μmol/L）。化合物 **16** 对 NH3T3 的抑制活性很低，表现出对正常细胞低毒作用。研究发现，化合物 **16** 通过明显的浓度依赖特点抑制 ERK1/2 和 P38 的磷酸化，这可能是该化合物产生抗细胞增殖作用的主要途径[9]。

1.1.1.5 c-Met 激酶抑制剂 设计合成了一系列三氮唑并吡嗪结构的 c-Met 抑制剂，代表化合物 **17** 对 c-Met 激酶的 IC_{50} 值为 5 nmol/L，且在小鼠体内表现出较为满意的代谢动力学特点，清除率为 0.66 L/(h·kg)，代谢半衰期为 1.7 h，口服生物利用度稍差，为 27.2%。荷 U87 MG 肿瘤的裸鼠体内试验发现，在 1、2.5 和 10 mg/kg 口服给药剂量下，肿瘤 21 天生长的抑制率分别为 52.8%、76.6% 和 92.8%，呈剂量依赖性。在动物实验过程中，没有观察到小鼠体重减少现象[10]。

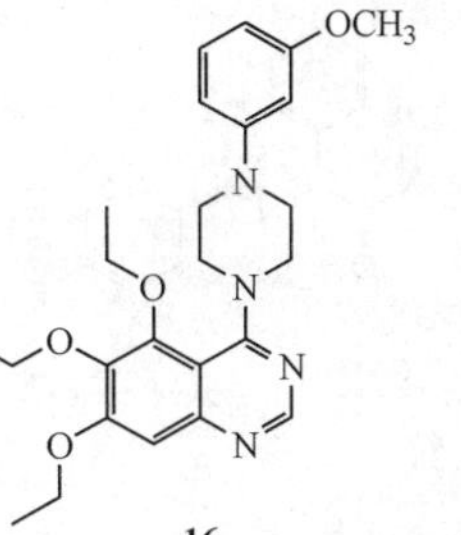

16 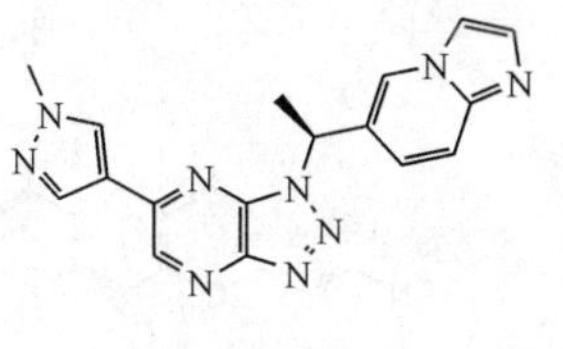　　17

设计合成了一系列含有哒嗪酮基团的新型 4-苯氧基喹啉衍生物，其中代表化合物 **18** 对 c-Met 激酶的 IC_{50} 值为 2.15 nmol/L，并表现出对 HT-29、H460 和 A549 这几株肿瘤细胞株的显著细胞毒作用，IC_{50} 值分别为 0.10、0.13 和 0.05 μmol/L[11]。

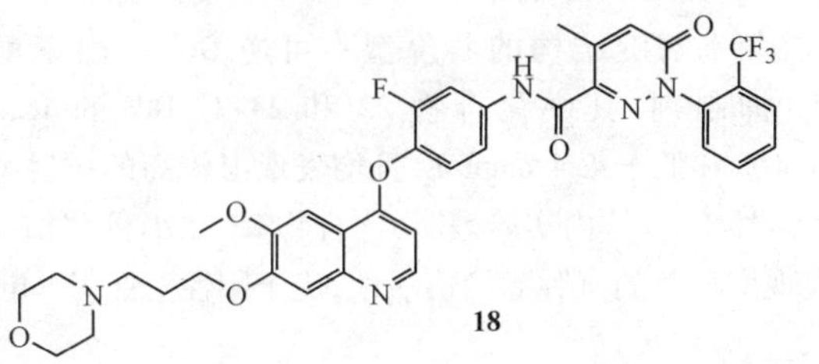

18

设计合成了一系列带有 1,2,3-三氮唑-4-甲酰胺基团的 6,7-取代的-4-(2-氟苯氧基)喹啉衍生物，其中代表化合物 **19** 对 c-Met 激酶的 IC_{50} 值为 1.04 nmol/L，并表现出对 MNK-45、U87 MG、HT-29、H460 和 A549 这几株肿瘤细胞株的显著细胞毒作用，IC_{50} 值分别为 0.021、0.85、0.12、0.15 和 0.08 μmol/L[12]。

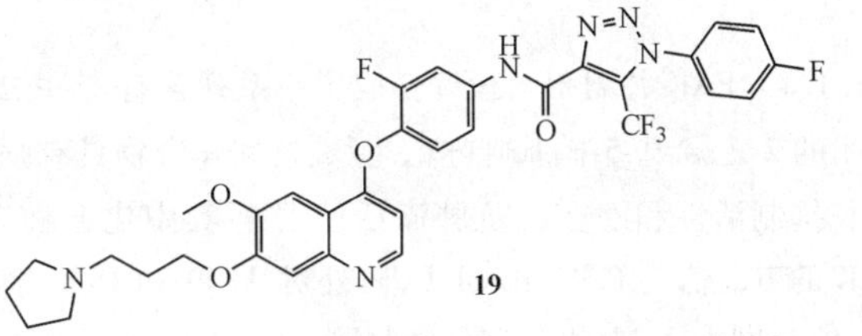

19

设计合成了一系列带有 4-氧代-3,4-二氢酞嗪-1-甲酰胺基团的 6,7-二取代-4-苯氧基喹啉衍生物[13]。代表化合物 **20** 对 c-Met 激酶的 IC_{50} 值为 1.63 nmol/L，并表现出对 H460、MNK-45、HT-29 和 MDA-MB-231 这四株肿瘤细胞株的显著细胞毒作用，IC_{50} 值分别为 0.055、0.071、0.13 和 0.43 μmol/L。

设计合成了一系列带有 5-(氨基亚甲基)嘧啶-2,4,6-三酮基团的喹啉衍生物[14]。代表化合物 **21** 对 c-Met 激酶的 IC_{50} 值为 1.15 nmol/L，相对于 5 种酪氨酸激酶（VEGFR-2、Flt-3、PDGFR-β、c-Kit 和 EGFR）表现出高度选择性，并表现出对 HT-29、H460、MNK-45、A549 和 U87 MG 这五株肿瘤细胞株的显著细胞毒作用，IC_{50}值分别为 0.13、0.051、0.057、0.072 和 0.64 μmol/L。

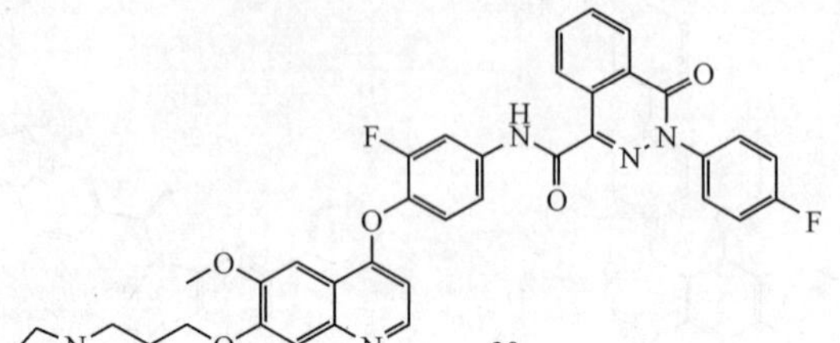

20

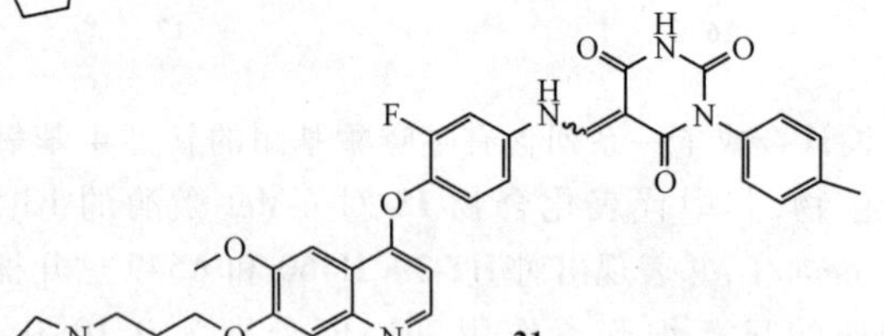

21

1.1.1.6 *Bruton 酪氨酸激酶抑制剂* 设计合成了一系列2,5-二氨基嘧啶结构的共价型不可逆 Bruton 酪氨酸激酶(Btk)抑制剂，其中化合物 **22** 和 **23** 对 Btk 的 IC_{50} 值为 5 nmol/L 和低于 4.4 nmol/L，且均表现出较高的抗肿瘤细胞增殖活性[15]。体内实验表明，化合物 **22** 在小鼠移植瘤模型中表现出显著的抗肿瘤增值活性，优于阳性对照 Ibrutinib。

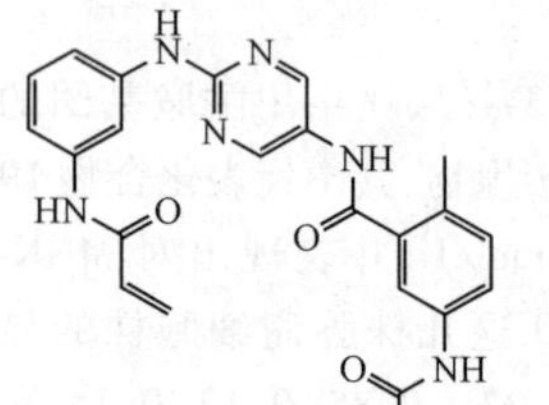

22 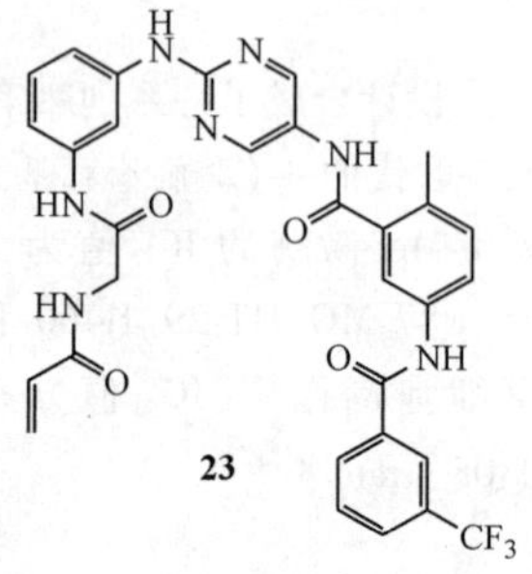 **23**

1.1.1.7 *FAK 抑制剂* 设计合成了一系列含有苯并二噁烷基团的2-乙烯基-5-硝基咪唑衍生物，这些化合物具有强效的 FAK 抑制活性和潜在的抗肿瘤活性[16]。其中化合物 **24** 对 FAK 的 IC_{50} 值为 0.45 μmol/L，体外对 A549 和 Hela 细胞的 IC_{50}值分别为 3.11 和 2.54 μmol/L。

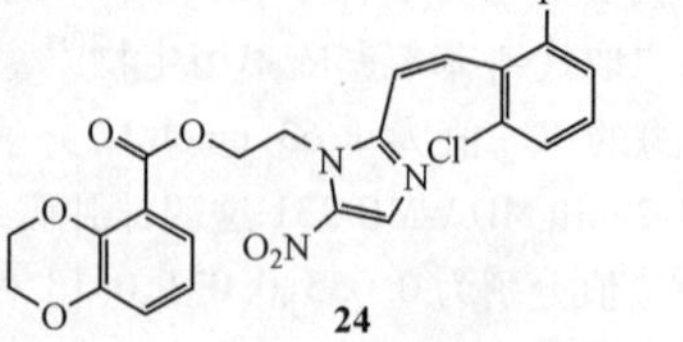

24

1.1.1.8 *Aurora 激酶抑制剂* 设计合成了一系列含有脲结构的4-氨基喹唑啉衍生物并考察了它们的体外抗肿瘤活性[17]。其中化合物 **25** 对 A549、NCI-H661、HT29 和 LoVo 的 IC_{50}值分别为 3.1、1.5、1.2 和 0.9 μmol/L，对 Aurora A 的 IC_{50}值为 61 nmol/L，优于阳性对照 ZM447439。对接模型研究显示化合物 **25** 通过结合于 Aurora A 的 ATP 结合位点产生抑制作用。

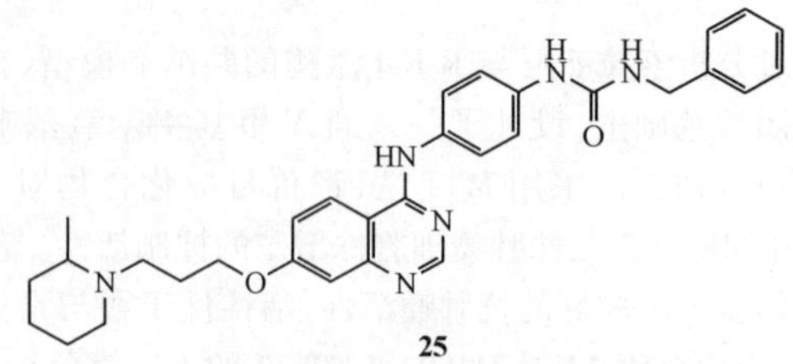

25

设计合成了一系列 *N*-三取代的嘧啶衍生物[18]，其中化合物 **26-29** 对 Aurora A 的 IC_{50}值分别为 22、10、8 和 5 nmol/L，对多种肿瘤细胞系均具有强效的抗增殖作用。化合物 **26** 在 0.01 和 0.1 μmol/L 的浓度下可显著将 CNE-2 细胞阻滞于 G2/M 期。

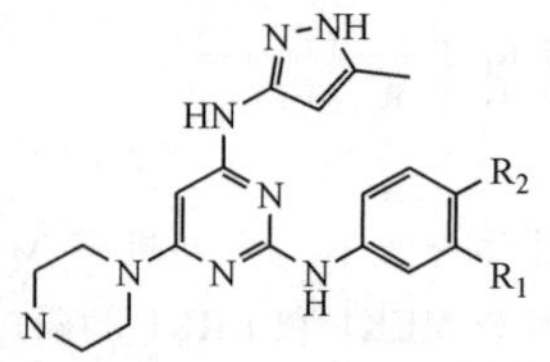

26 R_1= $-OCH_3$; R_2= H
27 R_1= $-Cl$; R_2= H
28 R_1= H; R_2= $-CN$
29 R_1= H; R_2= $-SO_2NH_2$

1.1.1.9 *多靶点酪氨酸激酶抑制剂* 设计并合成了一系列 *N*-(2-苯基-1*H*-苯并[*d*]咪唑-5-基)喹唑啉-4-胺结构的 c-Met 和 VEGFR-2 双重抑制剂[19]。其中化合物 **30** 对 c-Met 和 VEGFR-2 的 IC_{50}值分别为 0.05 和 0.02 μmol/L，体外对肿瘤细胞株 MCF-7 和 Hep-G2 的 IC_{50}值分别为 1.5 和 8.7 μmol/L。

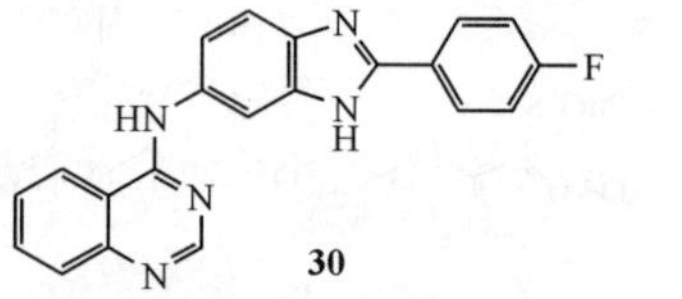

30

设计合成了一系列 1*H*-吡唑并[3,4-*b*]吡啶-5-甲酰胺结构的 EGFR 和 $B\text{-}Raf^{V600E}$ 突变体双重抑制剂[20]。化合物 **31** 对 EGFR 和 $B\text{-}Raf^{V600E}$ 的 IC_{50}值分别为 8.0 和 51 nmol/L，对原生性和获得性耐药的黑色素瘤和肠癌细胞的 IC_{50}值均在亚微摩尔级别，对 SK-MEL-28 和 SK-MEL-28 PR30 的 IC_{50}值分别为 0.13 和 0.45 μmol/L。在耐药的 SK-MEL-28 PR30 黑色素瘤和 EGFR 过表达的 WiDr 肠癌细胞中，化合物 **31** 能持续抑制 MAPK 信号途径的激活。

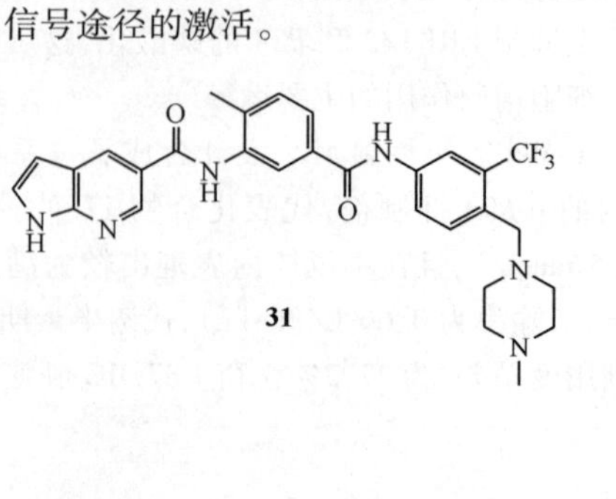

31

设计合成了一系列三环噁嗪和氮氧杂䓬并喹唑啉结构的 EGFR 和 HER2 双重抑制剂,其中氮氧杂䓬并喹唑啉结构的衍生物并没有表现出较好活性,而噁嗪并喹唑啉结构的衍生物表现出对肿瘤细胞增殖和 EGFR 以及 HER2 的高度抑制活性[21]。化合物 **32** 对 EGFR 的 IC_{50} 值为 0.046 μmol/L,对 N87、H1975、A431、BT474 和 Calu-3 肿瘤细胞株的 IC_{50} 值分别为 0.046、0.30、0.23、0.24 和 0.14 μmol/L。

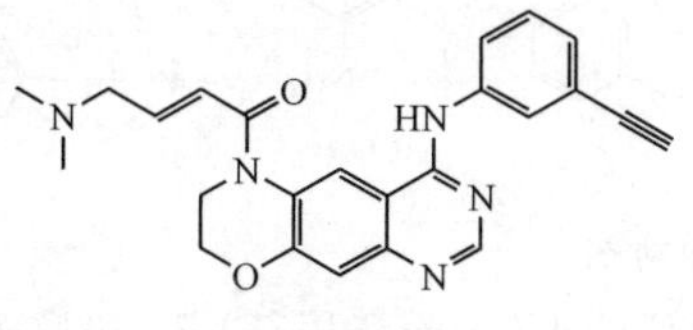

32

合成了一系列 *N*-烷基或 *N*-芳基取代的异靛衍生物[22],用 SRB 法测试了化合物的体外抗肿瘤增殖活性。化合物 **33** 对 K562 细胞表现出强效和选择性的抗增殖作用(IC_{50} 值为 7.8 μmol/L),且呈剂量依赖性地诱导 K562 细胞的凋亡。化合物 **33** 可以下调细胞周期素 A 和 CDK2 的表达,而且可以下调 p-GSK-3β(Ser9)的表达,抑制 Wnt/β-catenin 信号转导途径而诱导 K562 细胞的凋亡。

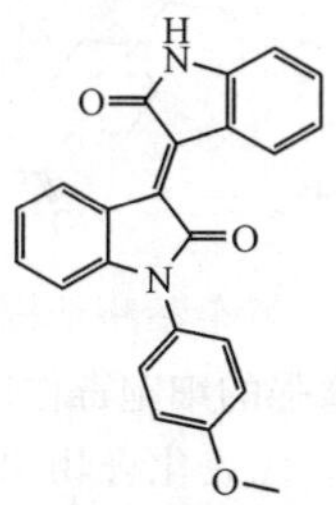

33

1.1.2 丝氨酸/苏氨酸蛋白激酶抑制剂

1.1.2.1 Chk1 抑制剂 利用生物电子等排原理,设计并合成了一系列噻吩并嘧啶酮结构的 Chk1 抑制剂,大多数化合物对 Chk1 表现出较好的抑制活性,其中化合物 **34-36** 对 Chk1 的 IC_{50} 值分别为 4.05、6.23 和 2.33 nmol/L[23]。体外细胞水平测试表明,这 3 个化合物与细胞毒药物美法仑联用,表现出很好的协同作用。

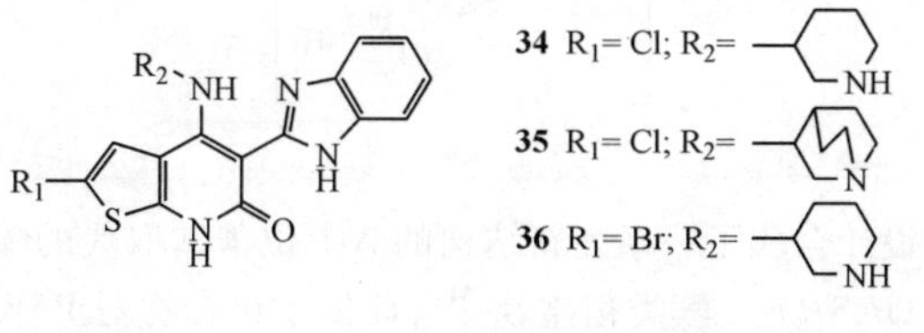

34 R_1= Cl; R_2=
35 R_1= Cl; R_2=
36 R_1= Br; R_2=

1.1.2.2 作用于 PI3K、mTOR 通路的抑制剂 设计合成了一系列 2-取代的 3-磺酰胺基-5-(喹唑啉-6-基或喹啉-6-基)苯甲酰胺化合物,这些新结构的化合物表现出 PI3K 抑制活性[24]。代表化合物 **37** 对 PI3Kα、PI3Kβ、PI3Kγ、PI3Kδ 和 mTORC1 的 IC_{50} 值分别为 14、190、56、74 和 65 nmol/L。体外肿瘤细胞生长抑制活性测试显示,化合物 **37** 对 A549、HCT-116、U87 MG 和 KB 细胞的 IC_{50} 值分别为 4.32、0.54、1.37 和 4.45 μmol/L。化合物 **37** 对裸鼠 U87 MG 移植瘤的体内活性评价显示,20 mg/kg 或 50 mg/kg 的剂量下,显著抑制肿瘤的生长,抑制率分别达到 30.05% 和 57.20%。

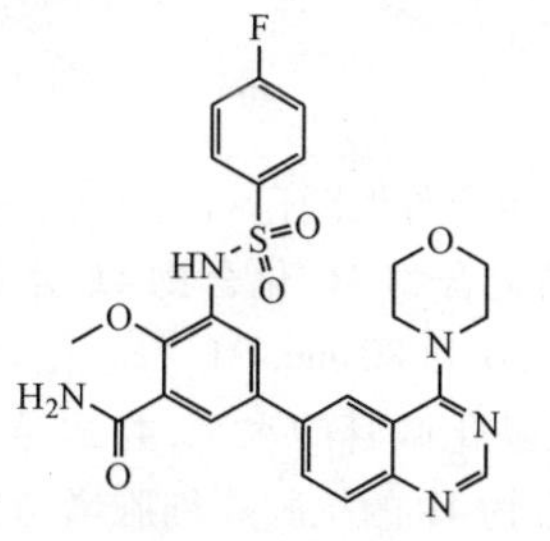

37

设计合成了一系列 7,8-二氢-5*H*-噻喃并[4,3-*d*]嘧啶衍生物,10 μmol/L 浓度下均表现出对 mTOR 激酶的抑制活性,其中化合物 **38** 对 mTOR、PI3Kα、H460 和 PC-3 的 IC_{50} 值分别为 0.80、12.0、7.43 和 11.90 μmol/L[25]。

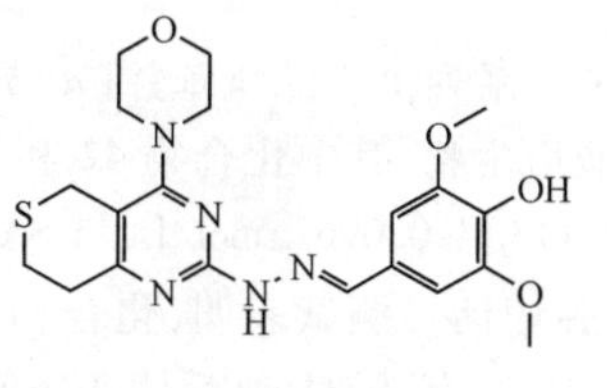

38

将 2-甲氧基-3-苯磺酰胺基苯甲酰胺和 2-氨基苯并噻唑这两个片段组合起来,发现了一系列 PI3K 和 mTOR 双重抑制剂,用 MTT 法测试了化合物对 HCT-116、A549、MCF-7 和 U-87 MG 的生长抑制活性,其中化合物 **39** 对上述细胞株的 IC_{50} 值分别为 1.95、0.50、1.70 和 4.75 μmol/L,且对 AKT 和 p-AKT^{473} 具有较好的抑制活性[26]。化合物 **39** 对裸鼠 HCT-116 移植瘤的体内活性评价显示,10 mg/kg 和 30 mg/kg 的剂量口服给药,能显著抑制肿瘤的生长,抑制率分别达到 40.06% 和 46.87%。

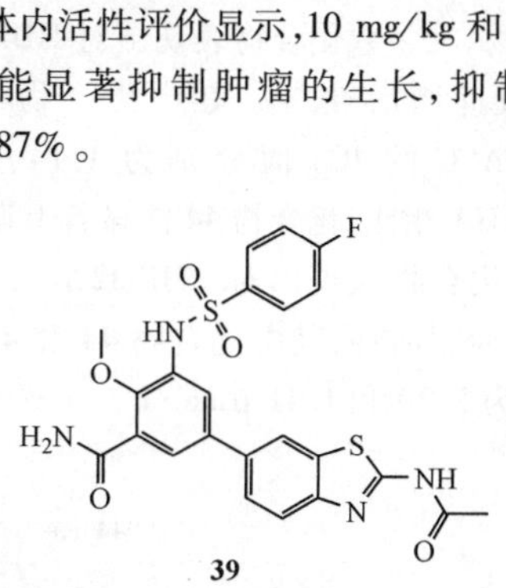

39

1.2 HDAC 抑制剂

设计合成了一系列含有羟肟酸的 HDAC 抑制剂,其中化合物 **40** 对 I 型和 IIb 型的 HDACs 表现出纳摩尔级的 IC_{50} 值,对多种乳腺癌细胞的生长抑制均表现出亚微摩尔级 IC_{50} 值[27]。荷乳腺癌肿瘤 MDA-MB-231 的裸鼠体内实验表明,化合物 **40** 在 10mg/kg 和 30mg/kg 剂量下,能显著抑制肿瘤的生长，且呈剂量依赖性地阻止肿瘤的转移。

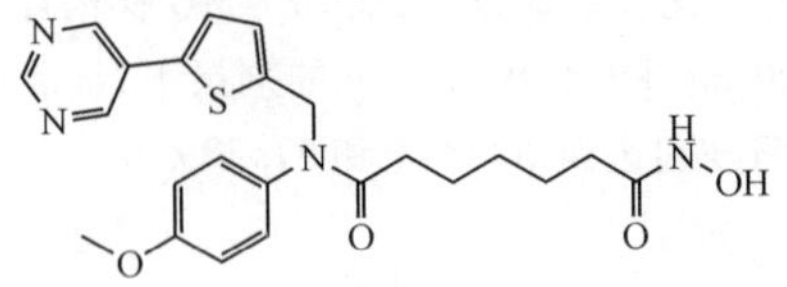

40

通过筛选并结合骨架跃迁的设计方法，得到含有氨基四氢萘连接基团的化合物 **41**，化合物 **41** 对 HDAC6 和 HDAC8 的 IC_{50}值分别为 50 和 80 nmol/L[28]。化合物 **41** 能提高 BE(2)-C 细胞中乙酰化微管的水平，并诱导 TrkA 的增加。与 SAHA 相比，化合物 **41** 的抗肿瘤细胞增殖能力稍弱，但能诱导神经母细胞瘤的分化，细胞毒作用不明显。

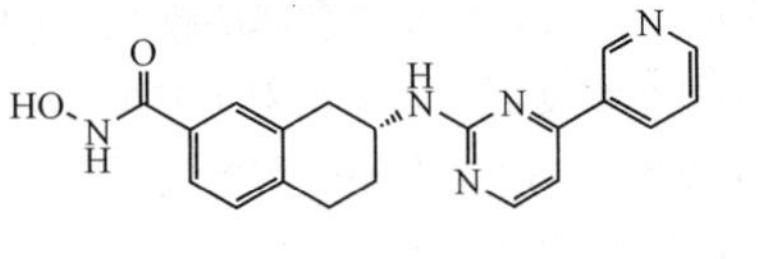

41

设计合成了一系列 1,2-二氢苯并[*d*]异噻唑-3-酮-1,1-二氧化物羟肟酸衍生物，其中化合物 **42** 和 **43** 对 HDACs 的 IC_{50}值分别为 0.113 和 0.096 μmol/L，与 SAHA 相类似或更优[29]。体外抗肿瘤活性测试表明，化合物 **42** 对 MDA-MB-231 和 PC-3 的增殖具有强效抑制活性，IC_{50}值分别为 4.34 和 9.28 μmol/L，与 SAHA 相当。

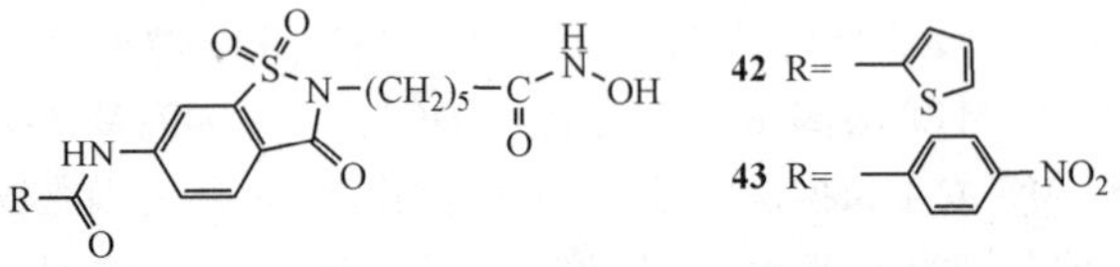

42 R= 　**43** R=

设计合成了一系列含有羟肟酸侧链的 4-氨基噻吩并[2,3-*d*]嘧啶衍生物，大多数化合物表现出对 HDAC1，HDAC3 和 HDAC6 的强效抑制活性[30]。其中化合物 **44** 对 HDAC1、HDAC3 和 HDAC6 的 IC_{50} 值分别为 1.14、3.56 和 11.43 nmol/L。与 SAHA 相比，化合物 **44** 能显著上调组蛋白 H3 的乙酰化水平。化合物表现出对 RMPI8226 和 HCT-116 细胞株强效的生长抑制活性，其中化合物 **44** 和 **45** 对 RMPI8226 的 IC_{50}值分别为 2.39 和 1.41 μmol/L。

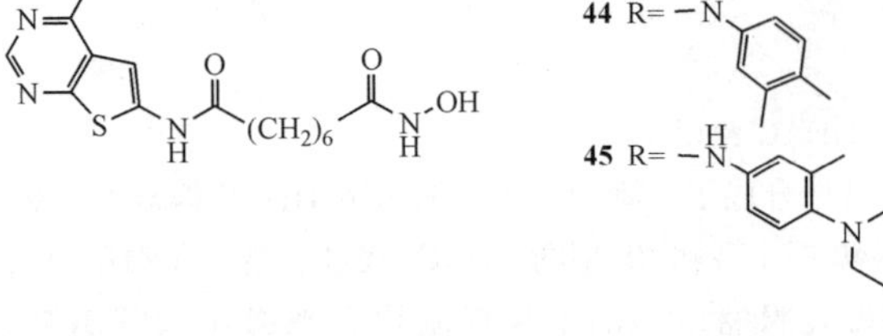

44 R= 　**45** R=

以 HDAC 抑制剂恩替司他为先导化合物，对其离子结合区与表面识别区进行改造，根据 HDACs 活性中心的结构特点，设计并合成了系列苯磺酰胺化合物[31]。采用 SRB 法，对 PC3、HL-60、A549 三种肿瘤细胞株进行体外抗肿瘤活性筛选。体外抗肿瘤活性评价结果表明，化合物 **46** 和 **47** 对 HL-60、PC3 肿瘤细胞株具有增殖抑制活性，化合物 **46** 对 HL-60 细胞抑制作用的 IC_{50}值为 31.329 μmol/L，化合物 **47** 对 PC3 肿瘤细胞抑制作用的 IC_{50}值为 3.612 μmol/L。

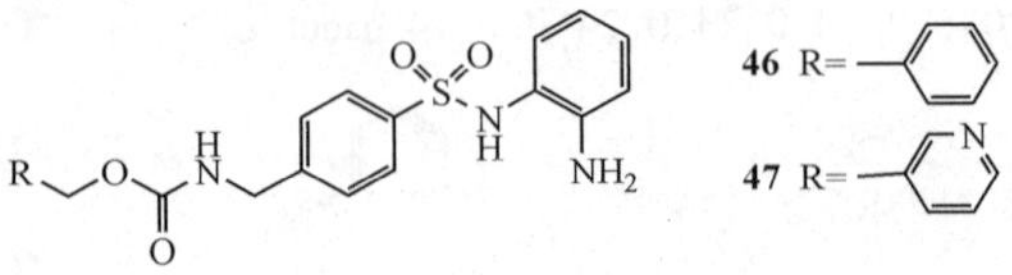

46 R= 　**47** R=

1.3　PARP 抑制剂

一系列取代的 4-(噻吩-2-甲基)-2*H*-酞嗪-1-酮结构的强效 PARP-1 抑制剂[32]。初步生物活性评价显示，大多数化合物对 PARP-1 的抑制活性强于阳性对照 AZD-2281。其中代表化合物 **48** 对 PARP-1 的 IC_{50}值为 10.84 nmol/L，比 AZD-2281 的活性强 8 倍。

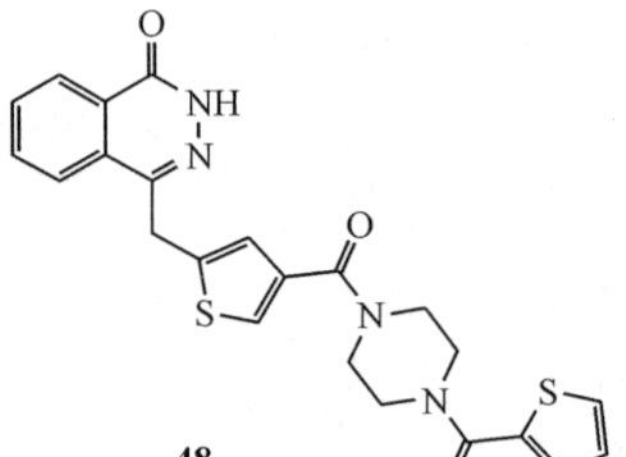

48

报道了一系列苯并二氮杂萘酮结构的 PARP-1 抑制剂和金属铂的络合物，具有增强的细胞毒作用，且对 PARP-1 的抑制作用提高了 10 倍[33]。代表化合物 **49** 的体外抗肿瘤活性与抗瘤谱和顺铂相当，对 MDA-MB-436 和 A2780 的 IC_{50}值分别为 1.7 和 0.8 μmol/L。与原来的化合物相比，金属铂配合物 **49** 能有效进入肿瘤细胞内，更好地与 DNA 结合并阻断细胞周期在 G2/M 期。

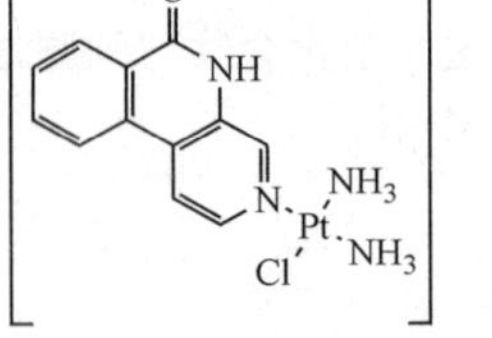

49

设计合成了一系列新结构的 *N*-1 位苄基取代的喹唑啉-2,4(1*H*,3*H*)-二酮类衍生物[34]，评价了化合物对 PARP-1 酶的抑制活性，发现了 9 个化合物对 PARP-1 酶抑制活性 IC_{50} 值在 4.6～39.2 μmol/L。其中化合物 **50** 对 PARP-1 的 IC_{50} 值为 4.6 μmol/L，与阳性对照 3-氨基苯甲酰胺相当。

1.4　拓扑异构酶抑制剂

设计合成了一系列 3-苯并杂环取代的吡啶并嘧啶化合物，代表化合物 **51** 对 A549、HL-60、BGC-823 和 SMMC-7721

四株肿瘤细胞株的 IC_{50} 值分别为 0.13、0.84、0.22 和 0.35 μmol/L，对 Top I 的抑制活性与喜树碱相当[35]。

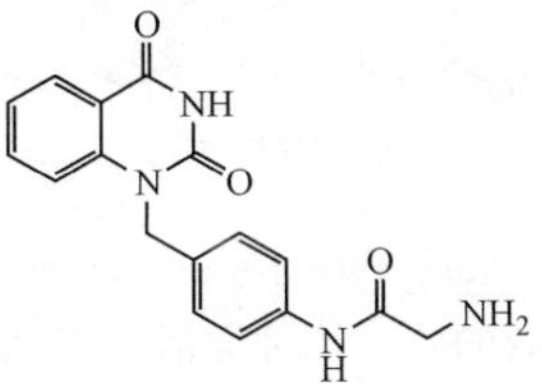

50

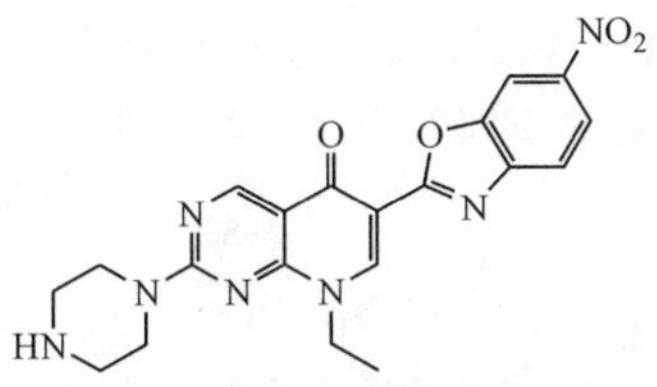

51

报道了一系列 2-苯基萘酚结构的衍生物，体外对 MDA-MB-231、A549 和 HeLa 细胞具有较好的抑制活性[36]。其中化合物 **52** 对 MDA-MB-231 的 IC_{50} 值为 1 μmol/L，并表现出对 TopoIIα 的强效抑制作用。体内抗肿瘤活性评价显示，化合物 **52** 对裸鼠移植瘤 MDA-MB-231 的抑制作用稍逊于阳性对照依托泊苷，但化合物 **52** 并未引起给药小鼠的体重减少，这一点明显优于依托泊苷。

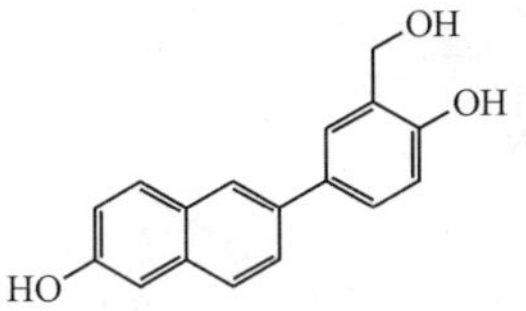

52

1.5 Hsp90 抑制剂

将来自天然产物骨架的优势母核结构苯并呋喃与 Hsp90 抑制剂的有效片段 2,4-二羟基-5-异丙基苯进行融合，得到一系列新型骨架结构的 Hsp90 抑制剂[37]。化合物 **53** 对 Hsp90 的 ATP 酶的 IC_{50} 值为 0.09 μmol/L，对乳腺癌 MCF-7 肿瘤细胞株的 IC_{50} 值为 0.11 μmol/L，且在 MCF-7 细胞内能呈剂量依赖性地调节 Hsp90 的客户蛋白。

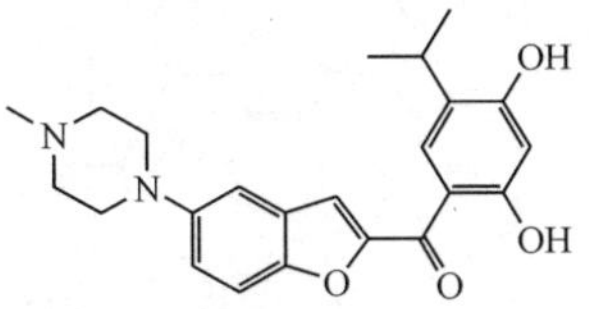

53

采用形状识别的手段，发现并优化得到了一系列四氢吡啶并[4,3-*d*]嘧啶母核的化合物，其中化合物 **54** 对 Hsp90 的 IC_{50} 值为 0.10 μmol/L，且在 Sk-Br-3 细胞内能有效地调节 Hsp90 客户蛋白的降解[38]。

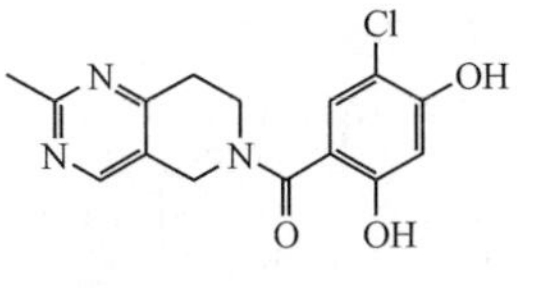

54

对前期发现的 1-苯基哌嗪骨架的 Hsp90 抑制剂进行结构优化，得到了一系列新的 1-苯基哌嗪结构的衍生物[39]。代表化合物 **55** 对 Hsp90 的 IC_{50} 值为 0.64 μmol/L，对 Sk-Br-3、MCF-7 和 HCT116 的 IC_{50} 值分别为 1.04、0.83 和 1.01 μmol/L，在 MCF-7 细胞内能呈剂量依赖性地下调 Hsp90 的客户蛋白，并且呈剂量依赖性地上调 Hsp70。

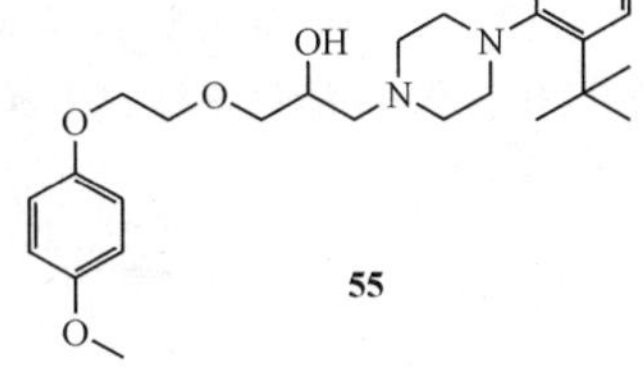

55

合成了一系列 17-芳甲氨基格尔德霉素的衍生物，体外抗肿瘤活性测试结果显示，化合物 **56-58** 表现出较好的肿瘤细胞生长抑制活性，对 LNCaP 的 IC_{50} 值分别为 0.05、0.51 和 0.35 μmol/L；对 MDA-MB-231 的 IC_{50} 值分别为 0.17、0.08 和 0.10 μmol/L[40]。小鼠肝脏毒性评价显示，给药化合物 **58** 小鼠的 AST 和 ALT 水平低于对照药 17-烯丙氨基-17-去甲氧基格尔德霉素（坦螺旋霉素、tanespimycin、17-AAG）。研究显示，化合物 **58** 能显著下调 Hsp90 的客户蛋白 CDK4、Her2、EGFR 和 Raf。体内研究显示，化合物 **58** 对裸鼠的 MDA-MB-231 移植瘤具有很好的抑制活性。

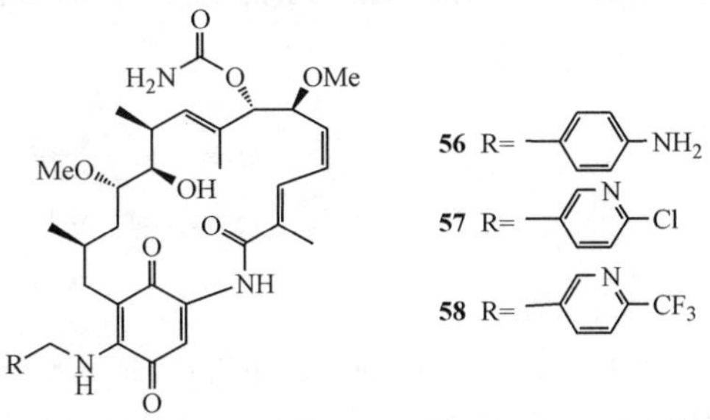

56 R=

57 R=

58 R=

1.6 NF-κB 通路抑制剂

报道了一系列二苯并环辛烷和相关的联苯结构衍生物，其中化合物 **59** 是一个二苯并环辛烷丁二酰亚胺化合物，对多种人肿瘤细胞株具有显著的抗增殖作用（GI_{50} 为 1.38～1.45 μmol/L），化合物 **59** 还可抑制 RAW264.7 细胞中 LPS 诱导的 NF-κB 的激活（IC_{50} 为 0.52 μmol/L），阻止 IκB-α 的降解和 p65 的核转位，并呈剂量相关性地抑制 LPS 诱导的 NO 的生成[41]。

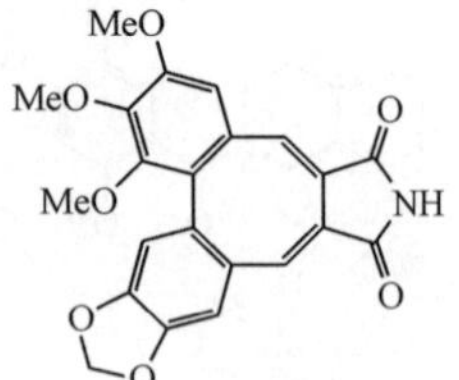

59

1.7 TGFβ 信号通路抑制剂

针对 TGFβ 通路，通过虚拟筛选手段，寻找到了一系列四氢-β-咔啉结构的 TGFβ 信号通路抑制剂，通过结构改造，寻找到了相关的衍生物，其中化合物 **60** 对不同类型的肺癌细胞系均表现出强效的抑制作用，对 PC-9、H1299 和 A549 的 IC_{50} 值分别为 5.87、8.07 和 7.90 μmol/L，且表现出显著的抗细胞迁移活性[42]。体内抗肿瘤活性评价结果显示，在每天 5.0 mg/kg 剂量下，化合物 **60** 能显著抑制小鼠移植肺癌和乳腺癌的生长。

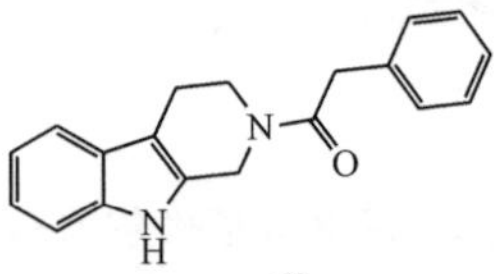

60

1.8 微管蛋白抑制剂

设计合成了一系列邻芳基取代的查尔酮化合物，大多数化合物对测试的肿瘤细胞株的 IC_{50} 值均在 nmol/L 浓度级别，化合物 **61** 和 **62** 对多柔比星耐药的 MCF-7 肿瘤细胞株的 IC_{50} 值分别为 7 和 2 nmol/L。这些化合物的抗肿瘤活性来源于化合物对微管的作用并抑制细胞的有丝分裂[43]。体内活性评价显示，化合物 **62** 对裸鼠移植瘤 A549 具有显著抑制作用，给药 2 mg/kg，肿瘤的重量由对照组的 1.446 g 降低到 0.641 g，体积由对照组的 1 806.9 mm^3 降低到 965.6 mm^3，且小鼠的体重稳定增加。

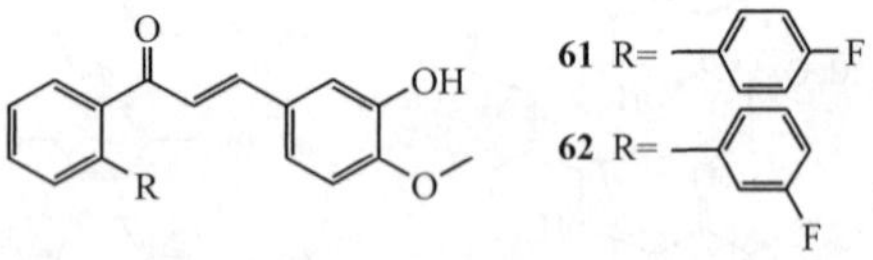

61 R=
62 R=

设计合成了 21 个 millepachine 衍生物，其中 8 个化合物对多株肿瘤细胞的 IC_{50} 值在 8～27 nmol/L 之间，且对多药耐药的肿瘤细胞株保持原有抑制活性[44]。化合物 **63** 对 HepG2 的 IC_{50} 值为 8 nmol/L，对耐药的 A2780 和 MCF-7 细胞的 IC_{50} 值分别为 14 和 17 nmol/L。微管动力学研究表明，化合物 **63** 具有抑制微管聚合的作用，将细胞周期阻滞于 G2/M 期，将化合物 **63** 制备成盐酸盐，生物利用度达到 47% 且保持原有活性。小鼠体内实验发现，化合物 **63** 的盐酸盐能显著抑制四种移植瘤的生长，其中包括耐药瘤株，不引起小鼠体重的明显降低。

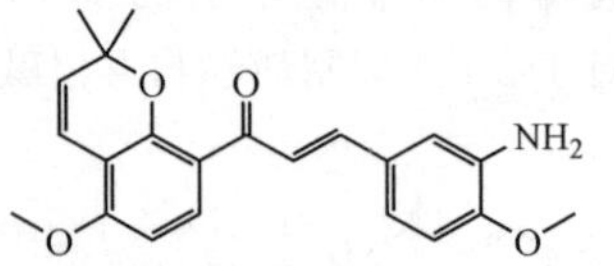

63

设计合成了一系列含硒的考布他汀 A4 类似物，所有的化合物均表现出强效的体外抗肿瘤活性，多个化合物对多种肿瘤细胞株的 IC_{50} 值均在 nmol/L 水平[45]。化合物 **64** 对 SGC-7901 和 KB 细胞的 IC_{50} 值分别为 0.019 和 0.0039 μmol/L。进一步研究表明化合物通过结合于秋水仙碱结合位点，抑制微管聚合而起作用，将细胞阻滞于 G2/M 期。

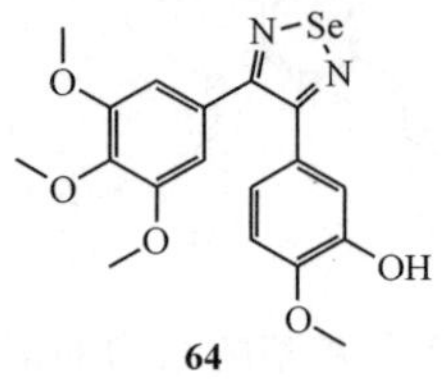

64

设计并合成了一系列 6*H*-吡啶并[2′,1′:2,3]咪唑并[4,5-*c*]异喹啉-5(6*H*)-酮化合物，其中化合物 **65** 和 **66** 体外对 HeLa 的 IC_{50} 值分别为 0.07 和 0.06 μmol/L[46]。化合物通过结合于秋水仙碱结合位点，抑制微管聚合而起作用，将细胞阻滞于 G2/M 期并破坏有丝分裂纺锤体的形成。

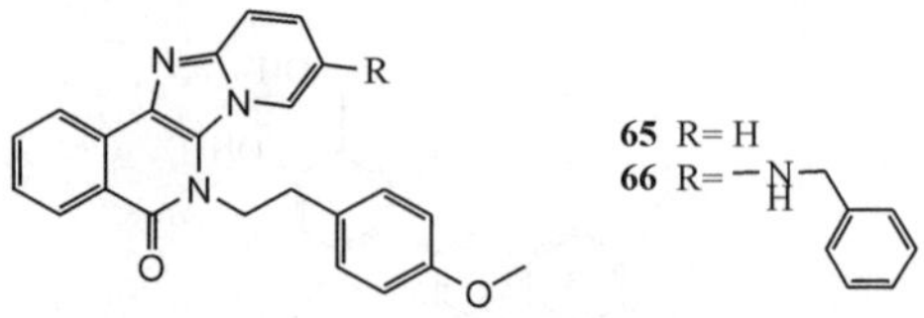

65 R=H
66 R=

1.9 Keap1-Nrf2 相互作用抑制剂

设计合成了 Keap1-Nrf2 之间蛋白-蛋白相互作用的抑制剂，化合物 **67** 对 Keap1 的结合 KD 值为 3.59 nmol/L，为目前文献报道最低值[47]。化合物 **67** 可以干扰 Keap1-Nrf2 之间的蛋白-蛋白相互作用，EC_{50} 值为 28.6 nmol/L；基于细胞的 ARE 荧光素酶报告方法显示化合物 **67** 可以激活 Nrf2 的转录活性。

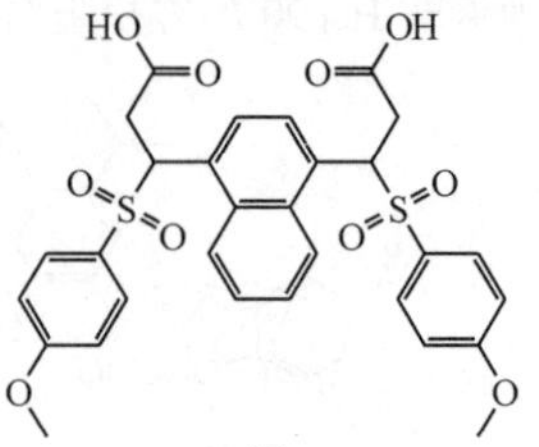

67

2 天然产物结构改造

设计合成了一系列带有一氧化氮供体的齐墩果酸衍生物前药[48]，化合物 **68** 和 **69** 表现出更好的细胞毒作用，对

PepT1 表达的 A549 细胞的 IC_{50}值分别为 2.4 和 7.5 μmol/L，与齐墩果酸相比，**68** 和 **69** 的水溶性提高了 1 000 倍。

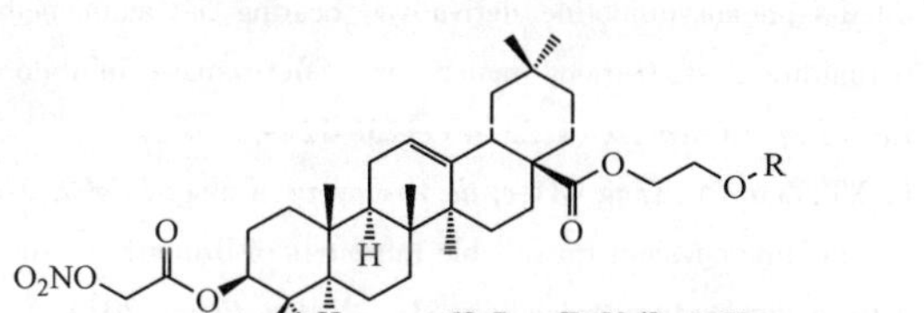

68 R=-[L-Val]·HCl
69 R=-[L-Val]-[L-Val]·HCl

设计合成了一系列 C7 羟基和 C6 羟基修饰的黄芩素衍生物[49]，测试了其对 HepG2、A549 和 BCG-823 三株肿瘤细胞株的生长抑制活性，其中活性最好的化合物 **70** 对三株细胞株的 IC_{50}值分别为 2.0、0.8 和 3.2 μmol/L，进一步研究发现，化合物 **70** 通过诱导细胞凋亡而发挥抗肿瘤作用。

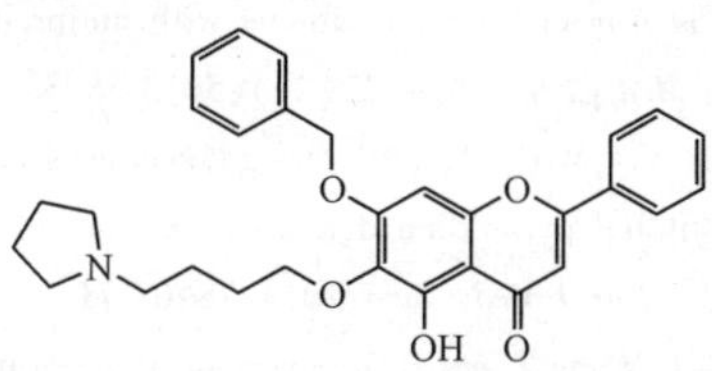

70

在多烯紫杉醇的 C2′位羟基上引入喹啉基团，得到一系列喹啉-多烯紫杉醇类似物，测试了化合物对 HeLa、A549、A2780、MCF-7 和两株耐药细胞株 A2780-MDR、MCF-7-MDR 的活性。其中化合物 **71** 对 MCF-7-MDR 的 IC_{50}值为 8.8 nmol/L，多烯紫杉醇的 IC_{50}值为 180 nmol/L[50]。

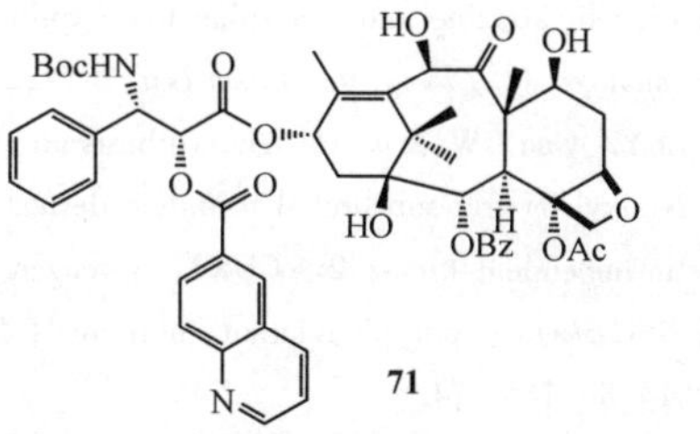

71

设计合成了一系列大黄酸 α-氨基磷酸酯偶联物，测试了其在体外对 HepG2、CNE、Spca-2、HeLa 和 HCT-116 细胞的生长抑制活性。代表化合物 **72** 对 HCT-116 的活性最好，IC_{50}值为 5.32 μmol/L，所有化合物对 HUVEC 细胞均表现出低毒[51]。

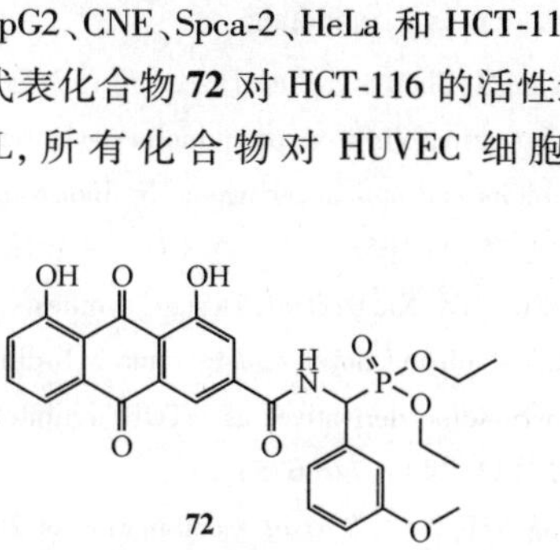

72

设计合成了一系列 25-羟基原人参二醇衍生物[52]，化合物 **73-75** 对所测试的细胞株表现出较高生长抑制活性，其中化合物 **73** 对 MCF-7、HCT-116 和 LoVo 细胞的 IC_{50}值分别为 1.7、1.6 和 2.1 μmol/L，化合物 **74** 对 MCF-7 的 IC_{50}值为 1.6 μmol/L，化合物 **75** 对 HCT-116 的 IC_{50}值为 1.2 μmol/L。

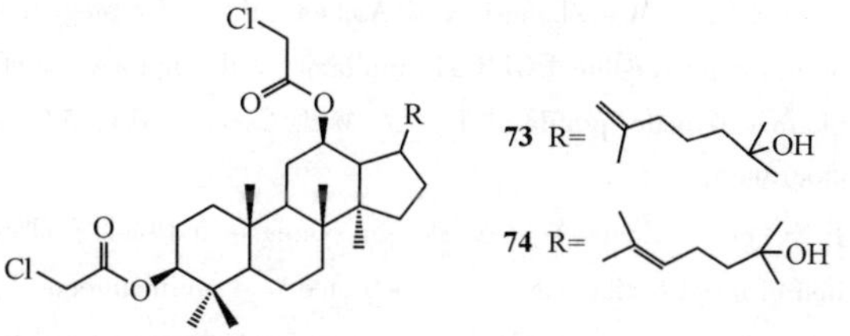

73 R=
74 R=

对 4′-去甲基鬼臼毒素进行酯化或者胺基取代得到一系列衍生物，其中化合物 **76** 对三株肿瘤细胞株 BGC-823、HeLa 和 A549 的 IC_{50}值分别为 5.35、160.48 和 13.95 μmol/L，与依托泊苷相比，活性分别提高了 706%、31% 和 900%；化合物 **76** 对正常细胞 HK-2 的 IC_{50}值为 16.3 μmol/L，比依托泊苷低 78%[53]。

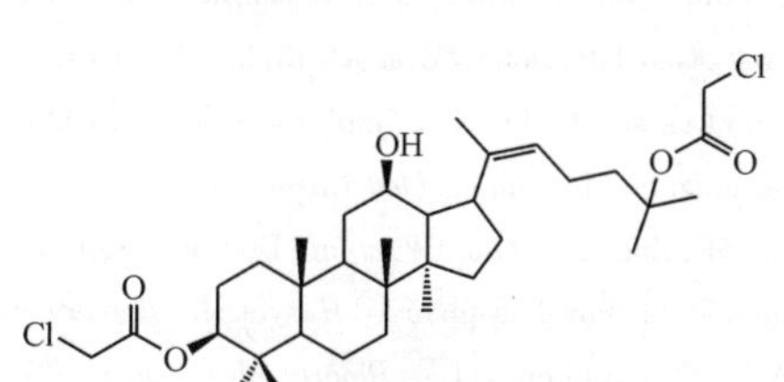

75

报道了一系列酯化或者胺基取代的 4′-去甲基鬼臼毒素衍生物，其中化合物 **77** 对四株肿瘤细胞株 HeLa、A549、HepG2 和 BGC-823 的 IC_{50}值分别为 0.60、3.83、1.21 和 4.15 μmol/L，与依托泊苷相比，活性分别提高了 66、16、12 和 6 倍；化合物 **77** 通过强烈减少 Topo II-DNA 复合物的解螺旋而阻滞细胞周期于 G2/M 期，并进一步诱导细胞凋亡[54]。

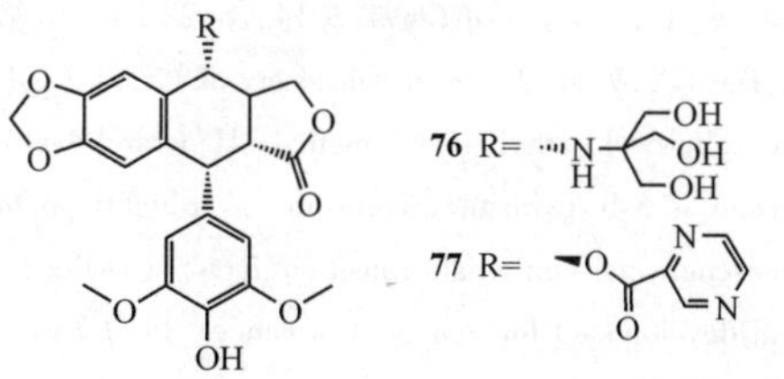

76 R=
77 R=

设计合成了一系列姜黄素类似物，并测试了它们对 5 种肿瘤细胞株的体外抗增殖活性。其中化合物 **78-80** 对多种肿瘤细胞株的 IC_{50}值低于 5 μmol/L，活性优于姜黄素[55]。

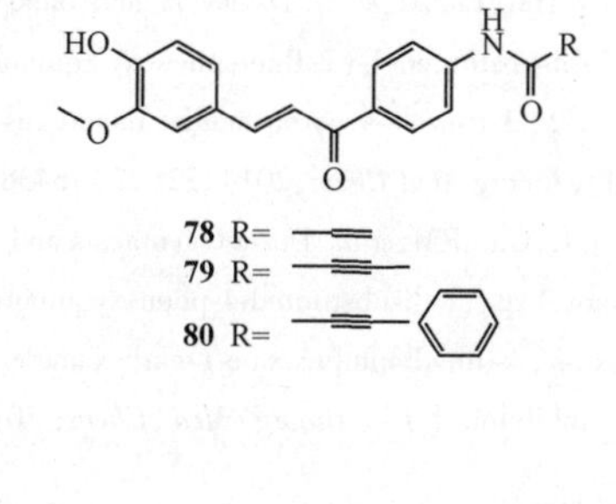

78 R=
79 R=
80 R=

参考文献

1 Xia GX, Chen WT, Zhang J, *et al*. A chemical tuned strategy to develop novel irreversible EGFR-TK inhibitors with improved safety and pharmacokinetic profiles [J]. *J Med Chem*, 2014, 57 (23): 9889-9900.

2 Ji X, Peng T, Zhang X, *et al*. Design, synthesis and biological evaluation of novel 6-alkenylamides substituted of 4-anilinothieno[2,3-*d*] pyrimidines as irreversible epidermal growth factor receptor inhibitors [J]. *Bioorg Med Chem*, 2014, 22(7): 2366-2378.

3 Cheng WY, Yuan YT, Qiu N, *et al*. Identification of novel 4-anilinoquinazoline derivatives as potent EGFR inhibitors both under normoxia and hypoxia[J]. *Bioorg Med Chem*, 2014, 22(24): 6796-6805.

4 Shi L, Wu TT, Wang Z, *et al*. Discovery of *N*-(2-phenyl-1*H*-benzo[d]imidazol-5-yl)quinolin-4-amine derivatives as novel VEGFR-2 kinase inhibitors[J]. *Eur J Med Chem*, 2014, 84: 698-707.

5 Wang C, Gao HP, Dong JY, *et al*. Biphenyl derivatives incorporating urea unit as novel VEGFR-2 inhibitors: design, synthesis and biological evaluation[J]. *Bioorg Med Chem*, 2014, 22(1): 277-284.

6 Wang SF, Zhu YL, Zhu PT, *et al*. Design, synthesis and biological evaluation of novel 5-phenyl-1*H*-pyrazole derivatives as potential $BRAF^{V600E}$ inhibitors [J]. *Bioorg Med Chem*, 2014, 22 (21): 6201-6208.

7 王 昱, 秦铭泽, 胡 钢, 等. *N*-甲基-4-苯氧基吡啶-2-甲酰胺衍生物的合成及其抗肿瘤活性研究[J]. 中国药物化学杂志, 2014, 24(5): 345-350.

8 Liu MM, Chen XY, Huang YQ, *et al*. Hybrids of phenylsulfonylfuroxan and coumarin as potent antitumor agents[J]. *J Med Chem*, 2014, 57 (22): 9343-9356.

9 Zhang Y, Huang YJ, Xiang HM, *et al*. Synthesis and anticancer activities of 4-(4-substituted piperazin)-5, 6, 7-trialkoxy quinazoline derivatives[J]. *Eur J Med Chem*, 2014, 78: 23-34.

10 Jia H, Dai GX, Weng JY, *et al*. Discovery of (S)-1-(1-(Imidazo[1, 2-a]pyridin-6-yl)ethyl)-6-(1-methyl-1H-pyrazol-4-yl)-1H-[1, 2, 3]triazolo[4,5-b]pyrazine (Volitinib) as a highly potent and selective mesenchymal-epithelial transition factor (c-Met) inhibitor in clinical development for treatment of cancer[J]. *J Med Chem*, 2014, 57(18): 7577-7589.

11 Zhou SG, Liao HM, He C, *et al*. Design, synthesis and structure-activity relationships of novel 4-phenoxyquinoline derivatives containing pyridazinone moiety as potential antitumor agents [J]. *Eur J Med Chem*, 2014, 83: 581-593.

12 Zhou SG, Liao HM, Liu M, *et al*. Discovery and biological evaluation of novel 6,7-disubstituted-4-(2-fluorophenoxy)quinoline derivatives possessing 1, 2, 3-triazole-4-carboxamide moiety as c-Met kinase inhibitors[J]. *Bioorg Med Chem*, 2014, 22(22): 6438-6452.

13 Liu ZJ, Wang R, Guo RM, *et al*. Design, synthesis and biological evaluation of novel 6, 7-disubstituted-4-phenoxyquinoline derivatives bearing 4-oxo-3, 4-dihydrophthalazine-1-carboxamide moieties as c-Met kinase inhibitors [J]. *Bioorg Med Chem*, 2014, 22 (14): 3642-3653.

14 Tang QD, Zhang GG, Du XM, *et al*. Discovery of novel 6,7-disubstituted-4-phenoxyquinoline derivatives bearing 5-(aminomethylene) pyrimidine-2, 4, 6-trione moiety as c-Met kinase inhibitors [J]. *Bioorg Med Chem*, 2014, 22(4): 1236-1249.

15 Li XT, Zuo YY, Tang GH, *et al*. Discovery of a series of 2,5-diaminopyrimidine covalent irreversible inhibitors of Bruton's tyrosine kinase with in vivo antitumor activity [J]. *J Med Chem*, 2014, 57 (12): 5112-5128.

16 Duan YT, Yao YF, Huang W, *et al*. Synthesis, biological evaluation, and molecular docking studies of novel 2-styryl-5-nitroimidazole derivatives containing 1,4-benzodioxan moiety as FAK inhibitors with anticancer activity [J]. *Bioorg Med Chem*, 2014, 22 (11): 2947-2954.

17 Cai J, Li LL, Hong KH, *et al*. Discovery of 4-aminoquinazoline—urea derivatives as Aurora kinase inhibitors with antiproliferative activity [J]. *Bioorg Med Chem*, 2014, 22(21): 5813-5823.

18 Luo Y, Deng YQ, Wang J, *et al*. Design, synthesis and bioevaluation of *N*-trisubstituted pyrimidine derivatives as potent aurora A kinase inhibitors[J]. *Eur J Med Chem*, 2014, 78: 65-71.

19 Shi L, Wu TT, Wang Z, *et al*. Discovery of quinazolin-4-amines bearing benzimidazole fragments as dual inhibitors of c-Met and VEGFR-2[J]. *Bioorg Med Chem*, 2014, 22(17): 4735-4744.

20 Cheng HM, Chang Y, Zhang LW, *et al*. Identification and optimization of new dual inhibitors of B-Raf and epidermal growth factor receptor kinases for overcoming resistance against vemurafenib [J]. *J Med Chem*, 2014, 57(6): 2692-2703.

21 Chen XF, Du YG, Sun HL, *et al*. Synthesis and biological evaluation of novel tricyclic oxazine and oxazepine fused quinazolines. Part 1: Erlotinib analogs[J]. *Bioorg Med Chem Lett*, 2014, 24(3): 884-887.

22 Zhao P, Li YZ, Gao GW, *et al*. Design, synthesis and biological evaluation of N-alkyl or aryl substituted isoindigo derivatives as potential dual cyclin-dependent kinase 2 (CDK2)/glycogen synthase kinase 3beta (GSK-3beta) phosphorylation inhibitors [J]. *Eur J Med Chem*, 2014, 86: 165-174.

23 Song PR, Peng P, Han MM, *et al*. Design, synthesis and biological evaluation of thienopyridinones as Chk1 inhibitors [J]. *Bioorg Med Chem*, 2014, 22(17): 4882-4892.

24 Shao T, Wang J, Chen JG, *et al*. Discovery of 2-methoxy-3-phenylsulfonamino-5-(quinazolin-6-yl or quinolin-6-yl) benzamides as novel PI3K inhibitors and anticancer agents by bioisostere[J]. *Eur J Med Chem*, 2014, 75: 96-105.

25 Zhu WF, Sun CY, Xu S, *et al*. Design, synthesis, anticancer activity and docking studies of novel 4-morpholino-7,8-dihydro-5H-thiopyrano[4,3-d]pyrimidine derivatives as mTOR inhibitors[J]. *Bioorg Med Chem*, 2014, 22(24): 6746-6754.

26 Li H, Wang XM, Wang J, *et al*. Combination of 2-methoxy-3-phenylsulfonylaminobenzamide and 2-aminobenzothiazole to discover novel anticancer agents[J]. *Bioorg Med Chem*, 2014, 22(14): 3739-3748.

27 Yang FF, Zhang T, Wu HG, *et al*. Design and optimization of novel hydroxamate-based histone deacetylase inhibitors of Bis-substituted

aromatic amides bearing potent activities against tumor growth and metastasis[J]. *J Med Chem*,2014,57(22):9357-9369.

28 Tang GZ,Wong JC,Zhang WX,*et al*. Identification of a novel aminotetralin class of HDAC6 and HDAC8 selective inhibitors[J]. *J Med Chem*,2014,57(19):8026-8034.

29 Han LQ,Wang L,Hou XB,*et al*. Design,synthesis and preliminary bioactivity studies of 1,2-dihydrobenzo[d]isothiazol-3-one-1,1-dioxide hydroxamic acid derivatives as novel histone deacetylase inhibitors[J]. *Bioorg Med Chem*,2014,22(5):1529-1538.

30 Yang W,Li LX,Ji X,*et al*. Design,synthesis and biological evaluation of 4-anilinothieno[2,3-d]pyrimidine-based hydroxamic acid derivatives as novel histone deacetylase inhibitors[J]. *Bioorg Med Chem*,2014,22(21):6146-6155.

31 陈颖涵,张振沛,乔 梁,等. 新型苯磺酰胺类组蛋白去乙酰化酶抑制剂的合成及其抗肿瘤活性研究[J]. 中国药物化学杂志,2014,24(3):176-182.

32 Wang LX,Zhou XB,Xiao ML,*et al*. Synthesis and biological evaluation of substituted 4-(thiophen-2-ylmethyl)-2*H*-phthalazin-1-ones as potent PARP-1 inhibitors[J]. *Bioorg Med Chem Lett*,2014,24(16):3739-3743.

33 Wang BL,Qian H,Yiu SM,*et al*. Platinated benzonaphthyridone is a stronger inhibitor of poly(ADP-ribose) polymerase-1 and a more potent anticancer agent than is the parent inhibitor. *Eur J Med Chem*,2014,71:366-373.

34 姚海平,朱枝祥,季 鸣,等. *N*-1 位含取代苄基的喹唑啉-2,4(1*H*,3*H*)-二酮类 PARP-1 抑制剂的设计、合成及活性评价[J]. 药学学报,2014,49(4):497-503.

35 Zhang JP,Huang J,Liu C,*et al*. Discovery of a series of pyridopyrimidine derivatives as potential topoisomerase I inhibitors[J]. *Chinese chemical letters*,2014,25(7):1025-1028.

36 Chen W,Shen Y,Li ZY,*et al*. Design and synthesis of 2-phenylnaphthalenoids as inhibitors of DNA topoisomeraseIIalpha and antitumor agents[J]. *Eur J Med Chem*,2014,86:782-796.

37 Jia JM,Xu XL,Liu F,*et al*. Hybrids of the benzofuran core from natural products and the 2,4-dihydroxy-5-isopropylbenzene fragment as potent Hsp90 inhibitors:the design,synthesis and bioevaluation[J]. *Mol Inf*,2014,33:495-502.

38 Sun HP,Jia JM,Jiang F,*et al*. Identification and optimization of novel Hsp90 inhibitors with tetrahydropyrido[4,3-d] pyrimidines core through shape-based screening[J]. *Eur J Med Chem*,2014,79:399-412.

39 Jia JM,Liu F,Xu XL,*et al*. Synthesis and evaluation of a novel class Hsp90 inhibitors containing 1-phenylpiperazine scaffold[J]. *Bioorg Med Chem Lett*,2014,24(6):1557-1561.

40 Li ZY,Jia LJ,Wang JF,*et al*. Design,synthesis and biological evaluation of 17-arylmethylamine-17-demethoxygeldanamycin derivatives as potent Hsp90 inhibitors[J]. *Eur J Med Chem*,2014,85:359-370.

41 Yu FL,He XY,Gu CP,*et al*. Discovery of novel antitumor dibenzocyclooctatetraene derivatives and related biphenyls as potent inhibitors of NF-κB signaling pathway[J]. *Bioorg Med Chem*,2014,22(1):325-333.

42 Zheng C,Fang YZ,Tong WG,*et al*. Synthesis and biological evaluation of novel tetrahydro-beta-carboline derivatives as antitumor growth and metastasis agents through inhibiting the transforming growth factor-beta signaling pathway[J]. *J Med Chem*,2014,57(3):600-612.

43 Zhu CG,Zuo YL,Wang RM,*et al*. Discovery of potent cytotoxic ortho-aryl chalcones as new scaffold targeting tubulin and mitosis with affinity-based fluorescence[J]. *J Med Chem*,2014,57(15):6364-6382.

44 Yang Z,Wu WS,Wang JJ,*et al*. Synthesis and biological evaluation of novel millepachine derivatives as a new class of tubulin polymerization inhibitors[J]. *J Med Chem*,2014,57(19):7977-7989.

45 Guan Q,Yang FS,Guo DD,*et al*. Synthesis and biological evaluation of novel 3,4-diaryl-1,2,5-selenadiazol analogues of combretastatin A-4[J]. *Eur J Med Chem*,2014,87:1-9.

46 Meng T,Wang W,Zhang ZX,*et al*. Synthesis and biological evaluation of 6H-pyrido[2′,1′:2,3]imidazo[4,5-c]isoquinolin-5(6H)-ones as antimitotic agents and inhibitors of tubulin polymerization[J]. *Bioorg Med Chem*,2014,22(2):848-855.

47 Jiang ZY,Lu MC,Xu LL,*et al*. Discovery of potent Keap1-Nrf2 Protein-Protein Interaction inhibitor based on molecular binding determinants analysis[J]. *J Med Chem*,2014,57:2736-2745.

48 Fang L,Wang M,Gou SH,*et al*. Combination of amino acid/dipeptide with nitric oxide donating oleanolic acid derivatives as PepT1 targeting antitumor prodrugs[J]. *J Med Chem*,2014,57(3):1116-1120.

49 Luo R,Wang JB,Zhao L,*et al*. Synthesis and biological evaluation of baicalein derivatives as potent antitumor agents[J]. *Bioorg Med Chem* Lett,2014,24(5):1334-1338.

50 Chen M,Chen H,Ma JW,*et al*. Synthesis and anticancer activity of novel quinoline-docetaxel analogues[J]. *Bioorg Med Chem* Lett,2014,24(13):2867-2870.

51 Yao GY,Ye MY,Huang RZ,*et al*. Synthesis and antitumor activities of novel rhein alpha-aminophosphonates conjugates[J]. *Bioorg Med Chem* Lett,2014,24(2):501-507.

52 Qu FZ,Liu YF,Cao JQ,*et al*. Novel 25-hydroxyprotopanaxadiol derivatives incorporating chloroacetyl chloride and their anti-tumor evaluation[J]. *Bioorg Med Chem Lett*,2014,24(23):5390-5394.

53 Xiao L,Zhao W,Li HM,*et al*. Design and synthesis of the novel DNA topoisomerase II inhibitors: esterification and amination substituted 4′-demethylepipodophyllotoxin derivates exhibiting anti-tumor activity by activating ATM/ATR signaling pathways[J]. *Eur J Med Chem*,2014,80:267-277.

54 Zhao W,Chen L,Li HM,*et al*. A rational design strategy of the novel topoisomerase II inhibitors for the synthesis of the 4-*O*-(2-pyrazinecarboxylic)-4-demethylepipodophyllotoxin with antitumor activity by diminishing the relaxation reaction of topoisomerase II-DNA decatenation[J]. *Bioorg Med Chem*,2014,22(11):2998-3007.

55 王永成,李玉山,杨瀚泽,等. 新型姜黄素类似物的合成及初步抗肿瘤活性研究[J]. 药学学报,2014,49(7):1022-1028.

2014年抗感染药物研究进展

朱 炎,周伟澄

(中国医药工业研究总院上海医药工业研究院/创新药物与制药工艺国家重点实验室,上海 201203)

抗感染药物临床应用十分广泛,本文总结了我国学者近年来,在抗感染药物的研究方面取得的主要进展,包括抗菌新药、抗病毒新药和抗真菌新药的发现,以及某些抗菌药物、抗病毒药物的合成工艺改进等。在新药研究方面,围绕氟喹诺酮类、□唑烷酮类、糖肽类、大环内酯类、三唑类等结构类型,发现了许多抗菌、抗病毒和抗真菌活性较好且结构新颖的化合物,有待进一步研究;在工艺改进方面,对瑞他莫林和西他沙星等品种的合成方法进行了优化,显示了良好的应用前景。

1 抗菌药物

1.1 新药研究

喹诺酮类是一类临床广泛使用的全合成抗菌药物,研发抗耐药菌的新型氟喹诺酮类对满足临床用药需求具有重要现实意义。在氟喹诺酮母核7位引入3-芳基-2(5*H*)-呋喃酮片段,设计合成了27个氟喹诺酮衍生物,其中化合物**1-5**对多种耐药菌表现出良好的体外抑菌活性,化合物**2**活性最强,对多药耐药的大肠杆菌、耐四环素枯草杆菌的抗菌活性分别是环丙沙星的51倍、30倍[1]。将烷氧亚胺基及氨甲基/氨基取代的氮杂环丁烷、吡咯烷、哌啶引入母核7位,设计制备了27个新型氟喹诺酮类化合物,化合物**6**和**7**对多株耐甲氧西林金葡菌的抑制活性分别是环丙沙星的16~32倍、32~64倍,与莫西沙星相当[2]。化合物**8**则表现出较好的抗耐甲氧西林表葡菌活性,对多株耐甲氧西林表葡菌的活性分别是环丙沙星和左氧氟沙星的32~64倍和16~32倍[3]。7位引入3-羟基氮杂环丁烷、3-羟基吡咯烷、4-羟基哌啶,设计合成了14个氟喹诺酮化合物,多数对革兰阴性菌和阳性菌均有较好的抑制作用,化合物**9**对耐甲氧西林金葡菌、耐左氧氟沙星金葡菌、耐青霉素肺炎链球菌的体外活性比环丙沙星提高128倍、128倍、32倍,优于莫西沙星[4]。此外,天然产物与氟喹诺酮的拼合研究也取得良好进展。黄酮与氟喹诺酮的拼合物**10**对耐四环素枯草杆菌、耐两性霉素B白色念珠菌的体外活性分别是环丙沙星的43倍和88倍[5]。双氢青蒿素与氟喹诺酮的拼合物**11**则表现出突出的抗结核活性,对临床分离的多株敏感性及多药耐药性结核杆菌表现出与莫西沙星相当的抑制活性[6]。

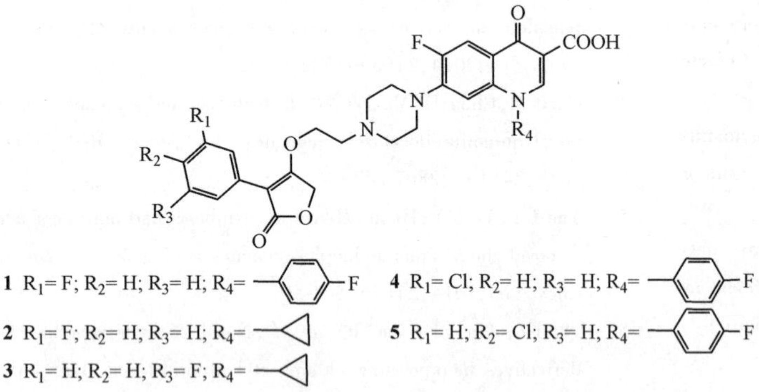

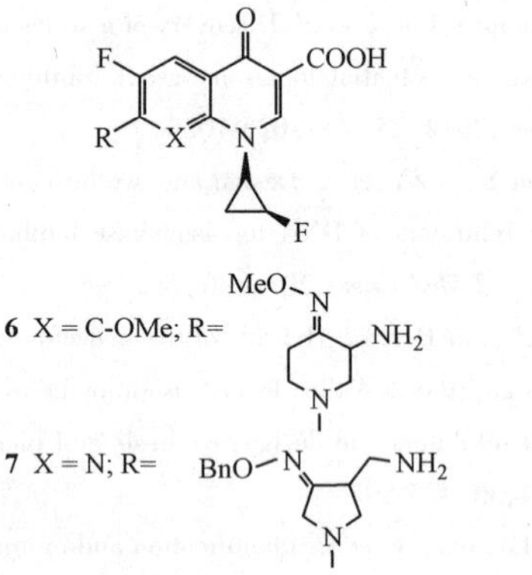

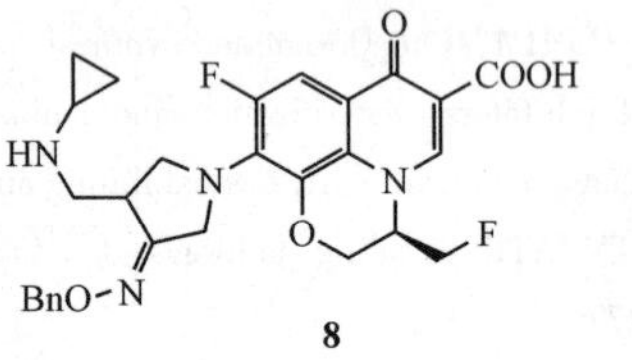

1 R_1= F; R_2= H; R_3= H; R_4= 4-氟苯基
2 R_1= F; R_2= H; R_3= H; R_4= 环丙基
3 R_1= H; R_2= H; R_3= F; R_4= 环丙基
4 R_1= Cl; R_2= H; R_3= H; R_4= 4-氟苯基
5 R_1= H; R_2= Cl; R_3= H; R_4= 4-氟苯基

6 X = C-OMe; R=
7 X = N; R=

8 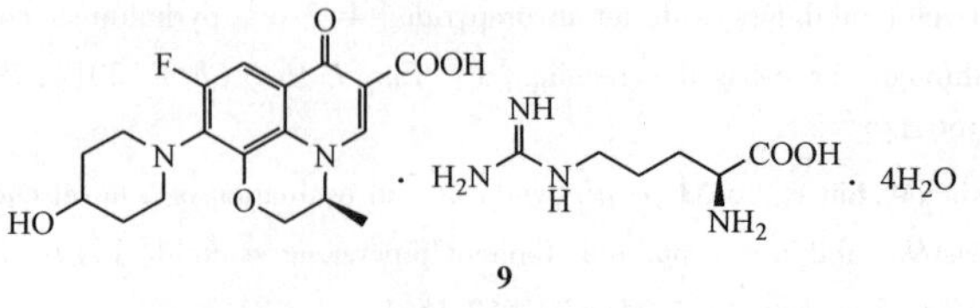　**9** 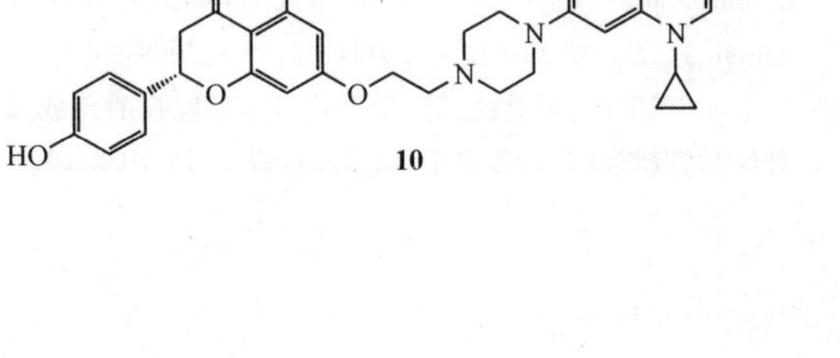　**10** 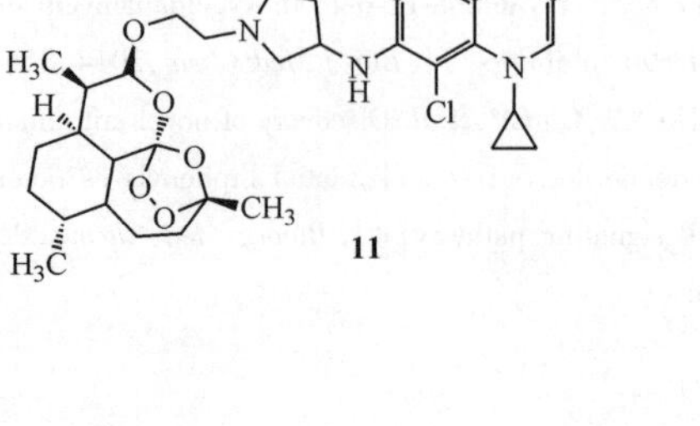　**11**

以利奈唑胺为代表的噁唑烷酮类药物具有良好的抑制耐药革兰阳性菌活性。将利奈唑胺的 C 环改造为芳基吡唑基,设计合成了 35 个三芳基噁唑烷酮衍生物,多数化合物对金葡菌、耐甲氧西林金葡菌表现出较好的抑制活性,吡唑环 4 位为吡啶结构的化合物 **12** 体内外活性最强,对多株金葡菌及耐甲氧西林金葡菌的抑制活性是利奈唑胺的 2 倍,对感染耐甲氧西林金葡菌小鼠的体内活性优于利奈唑胺[7]。C 环以噁唑烷酮结构替换,设计制备了一系列双噁唑烷酮类化合物,其中化合物 **13**、**14** 对结核杆菌的活性是利奈唑胺的 2 倍,但低于异烟肼[8]。

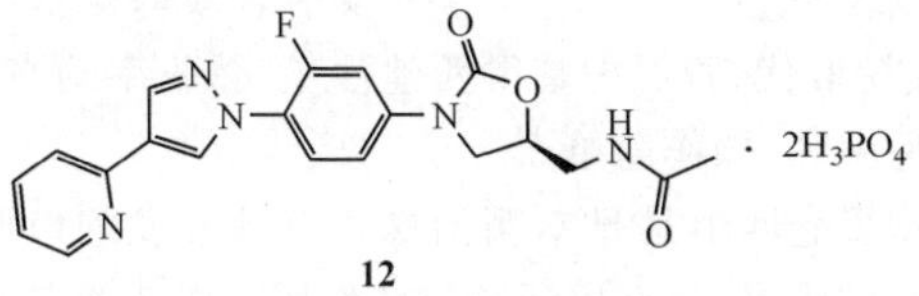

$\cdot\ 2H_3PO_4$

12

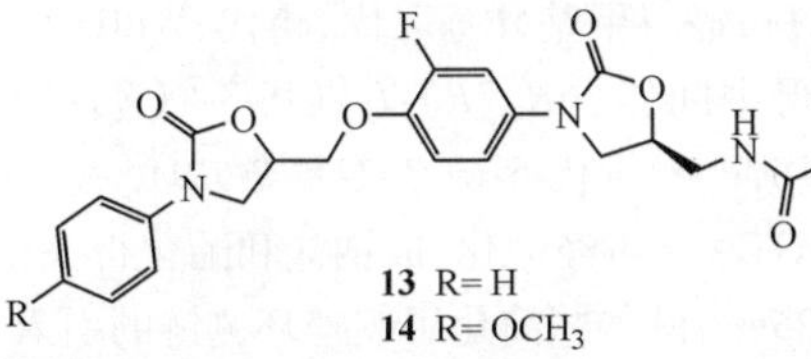

13 R= H
14 R= OCH_3

作为糖肽类抗生素的代表药物,万古霉素是临床上治疗由耐甲氧西林金葡菌引起的严重感染的首选药物。我国学者以亲水性的甘油酸作为连接臂,在万古霉素糖基的氨基上引入脂肪族或芳香族侧链,设计合成了 8 个 *N*-烷基化万古霉素衍生物,其中化合物 **15** 活性最强,对金葡菌及耐万古霉素金葡菌的活性分别是万古霉素的 16 倍和 4 倍[9]。

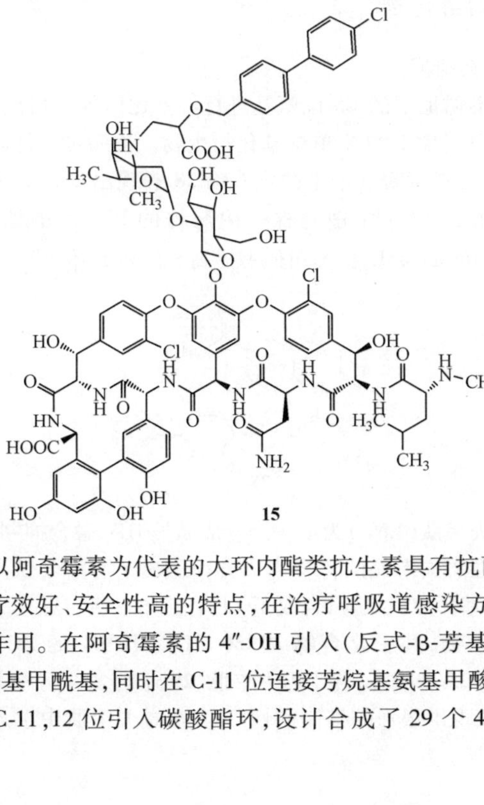

15

以阿奇霉素为代表的大环内酯类抗生素具有抗菌谱广、抗菌疗效好、安全性高的特点,在治疗呼吸道感染方面发挥重要作用。在阿奇霉素的 4″-OH 引入(反式-β-芳基烯丙酰胺)氨基甲酰基,同时在 C-11 位连接芳烷基氨基甲酸酯侧链或在 C-11,12 位引入碳酸酯环,设计合成了 29 个 4″-*O*-(反式-β-芳基烯丙酰胺)氨基甲酰基阿奇霉素类似物。体外抑菌实验表明,大部分化合物对金葡菌、化脓性链球菌、肺炎链球菌及其耐药菌均有较好的抑制活性,其中化合物 **16** 对耐红霉素肺炎链球菌 A22072 的抑制活性是阿奇霉素的 256 倍,红霉素的 512 倍,化合物 **17**、**18**、**19** 对耐红霉素肺炎链球菌 B1 的抑制活性分别是阿奇霉素的 256 倍、512 倍、256 倍[10]。

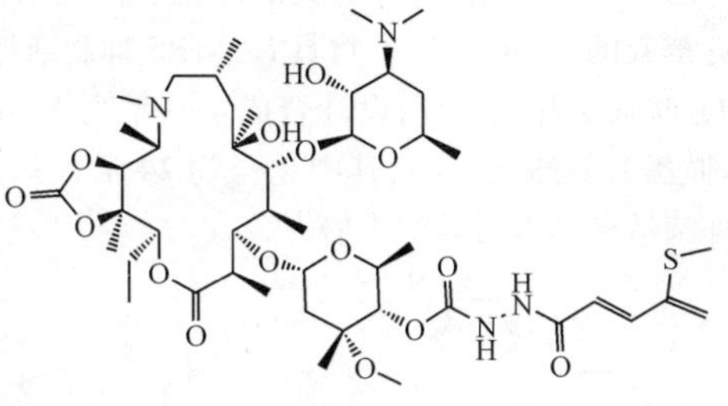

16

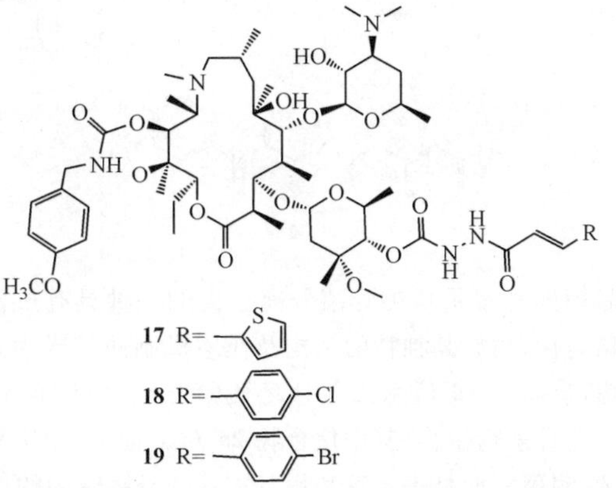

17 R=
18 R=
19 R=

肽脱甲酰基酶(PDF)在细菌蛋白质生物合成中起着关键作用,由 PDF 所催化的肽脱甲酰基过程是细菌蛋白质合成的必须途径,因此 PDF 抑制剂对研发具有新作用机制的抗菌药物具有积极意义。以 LBM-415 为先导物,在 P1 位引入正戊基和环戊甲基,P2 位以 2,5-二氢-1*H*-吡咯、4-亚甲基吡咯、八氢-1-吲哚、3-氟吡咯烷、3-甲基吡咯烷替代吡咯烷,同时在 P3 位引入芳香环及芳杂环,设计合成了 43 个新化合物。构效关系研究表明,P2 为 2,5-二氢-1*H*-吡咯,P3 为芳杂环的化合物活性较好,其中化合物 **20** 体外抗菌活性最强,对金葡菌、耐甲氧西林金葡菌、表葡菌的抑制活性比 LBM-415 提高 4~8 倍。化合物 **21** 对上述细菌的体外活性及对感染耐甲氧西林金葡菌小鼠的体内活性与 LBM-415 相当[11]。

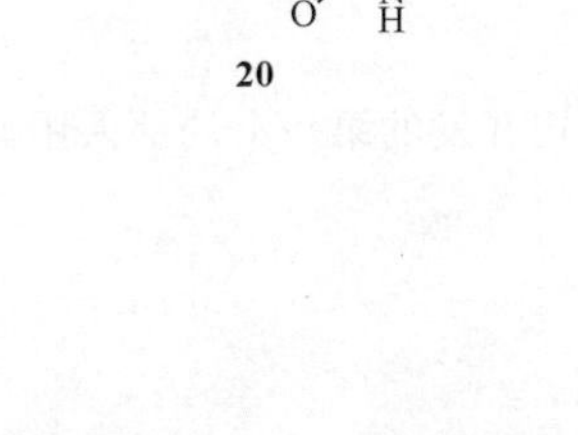

20 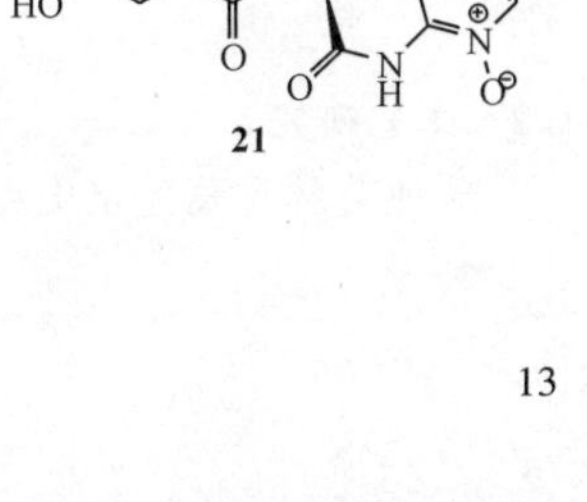　　**21**

酪氨酰 tRNA 合成酶(TyrRS)是一类潜在的抗感染药物靶标,具有催化酪氨酸连接到相应 tRNA 上的功能,在细菌蛋白质的合成过程中起着至关重要的作用。将芳香环通过哌嗪与甲硝唑拼接,设计合成了 15 个甲硝唑衍生物,大多数化合物对革兰阳性菌具有良好的抑制活性,化合物 **22** 对金葡菌、枯草芽孢杆菌的 MIC 值为 0.003 ~ 0.011 μg/mL,优于青霉素和氯霉素[12]。水杨酸与甲硝唑的拼合物 **23** 有效提高了对革兰阴性菌的抗菌活性,对大肠杆菌、绿脓杆菌的抑制作用是青霉素的 2 ~ 4 倍[13]。将具有 TyrRS 抑制活性的 3-芳基-2(5*H*)-呋喃酮片段开环,设计合成了一系列 N2-(芳基乙酰基)苯胺酰甘氨酸衍生物,其中化合物 **24** 活性最强,对金葡菌的抑菌活性是青霉素的 4 倍[14]。

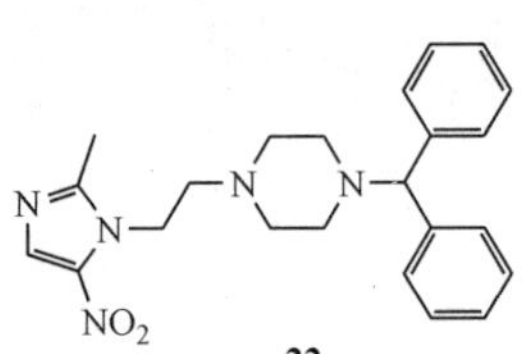

22 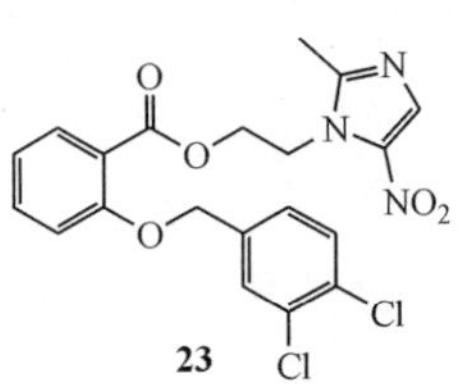　23

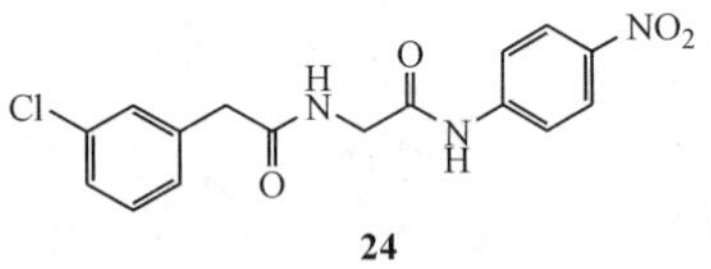

24

截短侧耳素是从侧耳菌分离获得的一种具有抗菌活性的二萜类化合物,其独特的结构及作用机制使其成为人们关注的焦点。在 C14 位引入芳杂环硫醚侧链,设计合成了 51 个截短侧耳素衍生物,其中化合物 **25** 对金葡菌、耐甲氧西林金葡菌、耐甲氧西林表葡菌和耐青霉素肺炎链球菌的 MIC 值为 0.031 ~ 0.063 μg/mL,活性相当或优于瑞他莫林。以亲水性的对羟基哌啶进一步对 **25** 修饰制得 **26**,其对感染耐甲氧西林金葡菌小鼠的体内活性是利奈唑胺的 3 倍[15]。C14 位包含磺胺结构的衍生物 **27** 对金葡菌、耐甲氧西林金葡菌的 MIC 值为 0.016 ~ 0.063 μg/mL,活性强于沃尼妙林[16]。

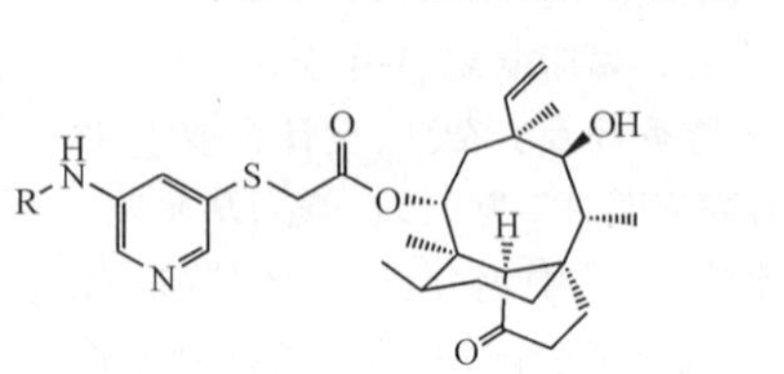

25 R= H

26 R=

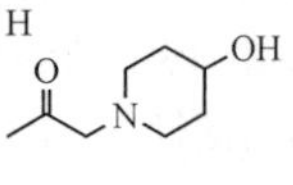

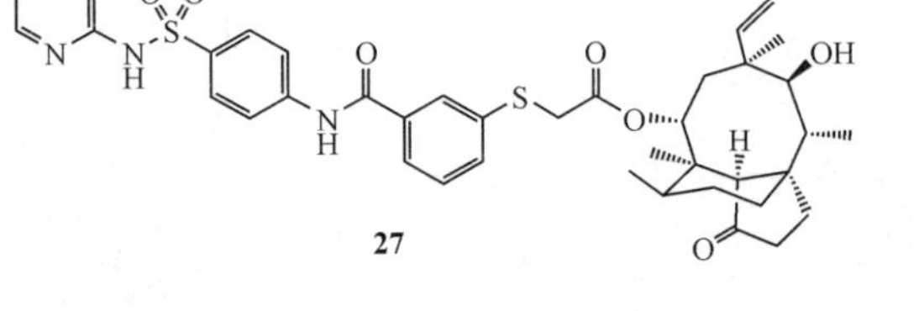

27

1.2　工艺研究

瑞他莫林是葛兰素史克公司开发的第一个局部人用截短侧耳素类抗生素,临床用于治疗金葡菌或化脓性链球菌引起的皮肤感染。以内-8-甲基-8-氮杂二环[3.2.1]辛-3-基甲磺酸酯为起始原料,与 *N*,*N*-二乙基二硫代氨基甲酸钠三水合物缩合,水解后与截短侧耳素-22-甲磺酸酯反应制得瑞他莫林,总收率为 45.9%,所涉及的中间体易于质控,保证了药物的质量[17]。

西他沙星是日本第一制药公司研发的氟喹诺酮类抗菌药,临床用于治疗严重细菌感染。以 2,4,5-三氟-3-氯苯甲酰乙酸乙酯为原料,经缩合、取代、水解,一锅法制得中间体 8-氯-6,7-二氟-1-[(1*R*,2*S*)-cis-2-氟-1-环丙基]-1,4-二氢-4-氧代喹啉-3-羧酸,再与(*S*)-(-)-7-叔丁氧羰基氨基-5-氮杂螺[2,4]庚烷取代、脱保护基得西他沙星,总收率约 60%,所用工艺条件温和,操作简单[18]。

头孢妥仑匹酯是日本明治株式会社开发的口服第 3 代头孢烯类抗生素,具有广泛的抗菌作用。以 7-氨基头孢烷酸(7-ACA)为原料,经三甲基硅基取代、碘代、Wittig 反应、脱保护,一锅法制得中间体(6*R*,7*R*)-7-氨基-3-[(*Z*)-2-(4-甲基-5-噻唑基)乙烯基]-8-氧代-5-硫杂-1-氮杂二环[4.2.0]-辛-2-烯-2-羧酸(7-ATCA),再经酰化、成钠盐和酯化得头孢妥仑匹酯,总收率为 35%,该工艺简化了噻唑环侧链的引入方式,合成路线简洁,反应条件温和[19]。

4-[4-(3-吡啶基)-1*H*-咪唑基]-1-丁胺是酮内酯类抗生素泰利霉素的关键中间体。以 3-乙酰基吡啶为原料,经二溴代、环合制得 4-(3-吡啶基)-1*H*-咪唑,再经缩合、肼解制得该中间体,总收率约 41%,环合时避免使用苛刻的反应条件,简化操作[20]。

2　抗病毒药物

2.1　新药研究

对奥司他韦的 C5 位氨基进行烷基化修饰,设计合成了一系列奥司他韦的 N-单烷基化衍生物。抗病毒活性研究表明,N 上为对噻吩基苄基的化合物 **28** 表现出良好的抗流感病毒活性,对 H5N1 敏感株及耐药株的 IC_{50} 值分别为 2.1 nmol/L、160nmol/L,比奥司他韦提高 8 倍和 12 倍[21]。

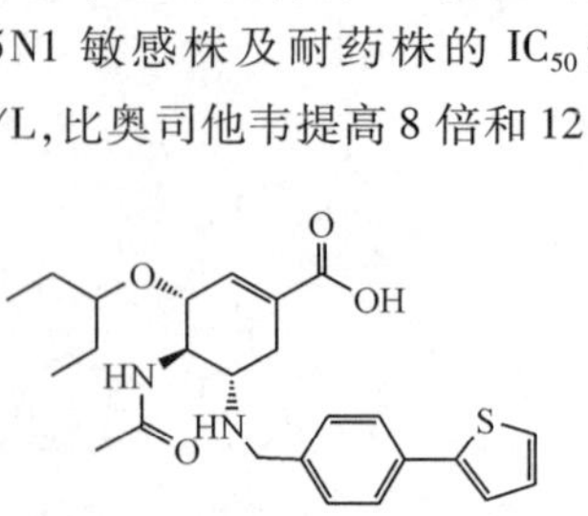

28

恩夫韦肽(ENF)为第一个合成肽类 HIV 融合抑制剂,我国学者在恩夫韦肽的化学修饰方面做出了有益尝试。通过叠氮-炔基环加成反应,合成了 14 个五环三萜与恩夫韦肽的拼合衍生物,其中化合物 **29**、**30**、**31** 对 HIV-1 的 EC_{50} 值为 2.18 ~ 4.25 nmol/L,优于恩夫韦肽,**29** 还对多种耐恩夫韦肽 HIV-1 表现出很强的抑制活性[22]。在恩夫韦肽中引入不同结构的糖基片段，设计合成了一系列恩夫韦肽糖基化衍生物，化合物**32**保留了恩夫韦肽的抗 HIV-1 活性，同时半衰期延长至 23.1h，是恩夫韦肽的 15 倍[23]。

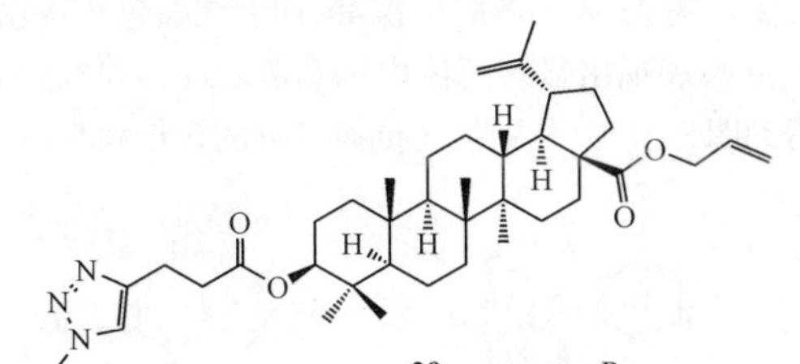

29

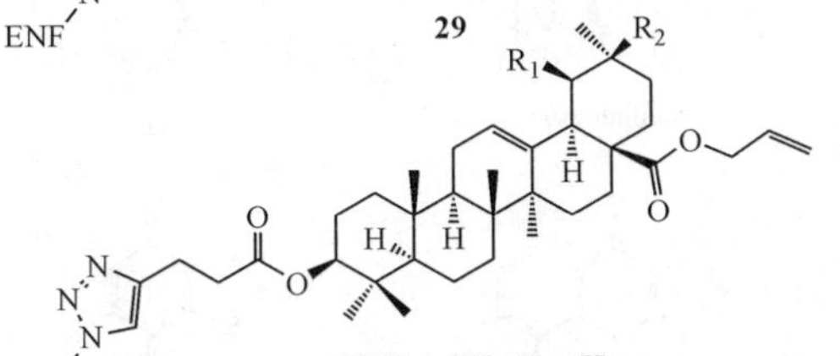

30 $R_1=CH_3$; $R_2=H$
31 $R_1=H$; $R_2=CH_3$

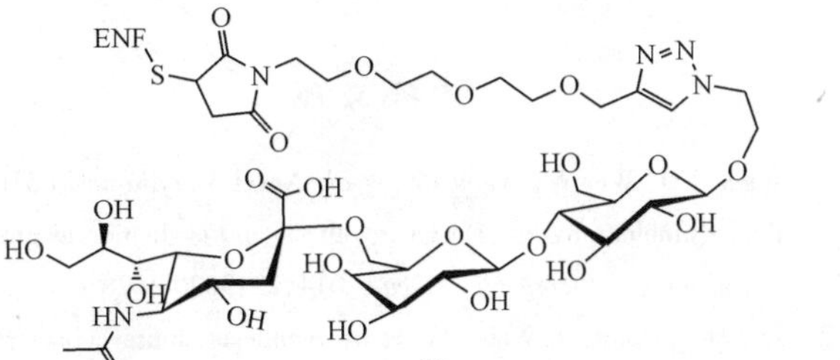

32

二芳基苯胺(DAAN)是一类新型非核苷逆转录酶抑制剂(NNRTIs)骨架结构，具有良好的抗野生型和耐药型 HIV-1 活性。B 环为乙酰氧基取代、C 环对位为氰乙基的化合物**33**活性最强，对 HIV-1 敏感及耐药株的 EC_{50} 值为 0.96～4.92nmol/L，活性相当或优于利匹韦林[24]。

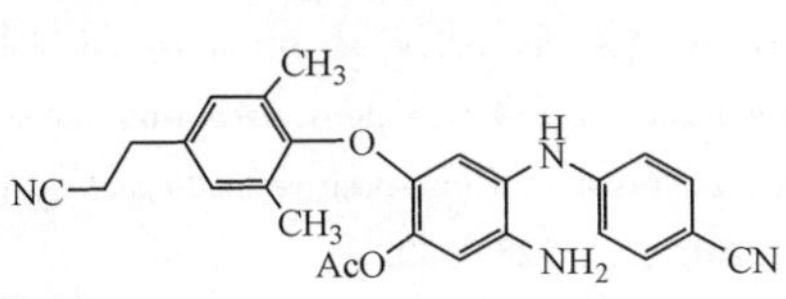

33

以胞嘧啶核苷类似物为母核，在 N^4 引入多种结构类型(烷氧基、羟烷基、芳香基)取代基，设计制备了 12 个衍生物，其中化合物**34**的抗 HBV 活性最强，可显著抑制 HepG2.2.15 细胞 HBsAg 和 HBeAg 的释放，对 HBsAg 和 HBeAg 的 EC_{50} 值分别为 9nmol/L、250nmol/L，同时对 HBV 的 DNA 复制表现出较强的抑制作用[25]。

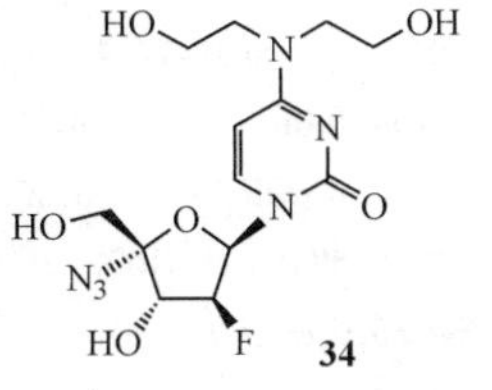

34

利用骨架跃迁原理，设计合成了 24 个新型咪唑[2,1-B]噻唑类 HCV NS4B 抑制剂，多数化合物表现出不同程度的抗 HCV 活性，其中化合物**35**活性最好，对 HCV 的 EC_{50} 值为 16 nmol/L，在与多种 NS3/4A、NS5A、NS5B 抑制剂联合使用时表现出良好的协同作用[26]。

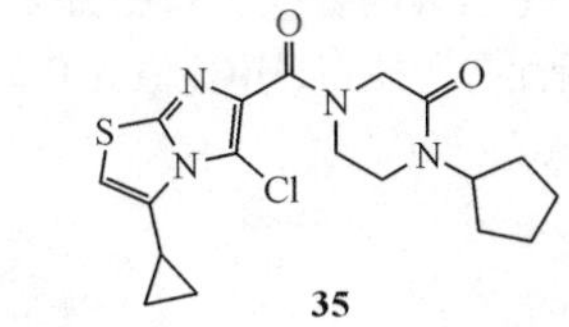

35

2.2 工艺研究

埃替格韦是美国吉利德科学公司研制的首个喹诺酮类抗 HIV 药物，以 2,4-二氟苯甲酸为原料，经碘代、酰化、缩合、与 *L*-缬氨醇环合、羟基保护制得中间体[(*S*)-1-叔丁基二甲基硅氧甲基-2-甲基丙基]-7-氟-6-碘-4-氧代-1,4-二氢喹啉-3-甲酸乙酯，与 3-氯-2-氟苄锌溴发生 Negishi 偶联反应后经脱保护、水解和甲氧基化反应一锅法制得埃替格韦，总收率约 42%，所用工艺条件温和，后处理简便[27]。

盐酸缬更昔洛韦是瑞士罗氏公司研发的口服抗巨细胞病毒感染药物，以更昔洛韦为原料，经三苯甲基保护、与 *N*-苄氧羰基-*L*-缬氨酸缩合、酸性脱三苯甲基、催化氢化脱苄氧羰基制得盐酸缬更昔洛韦，总收率 34%，所用原料价廉易得，降低了成本[28]。

3 抗真菌药物

三唑类抗真菌药物是目前治疗真菌感染应用最广泛的药物之一，但仍难以满足对深部真菌感染有效治疗的临床需求，这也成为当前抗真菌药物研究的重点方向，在结构中引入含噁二唑结构片段的侧链，所得化合物对白色念珠菌、新型隐球菌、光滑念珠菌和红色毛癣菌表现出强的抑制活性，其中化合物**36**对白色念珠菌的抑制活性最强，分别是伊曲康唑的 64 倍、伏立康唑的 16 倍[29]。将三唑基哌啶环引入 C3 位，制备了 24 个三唑类化合物，化合物**37**、**38**对白色念珠菌的 MIC_{80} 值为 0.012 5～0.062 5 μg/mL，强于伊曲康唑和氟康唑[30]。

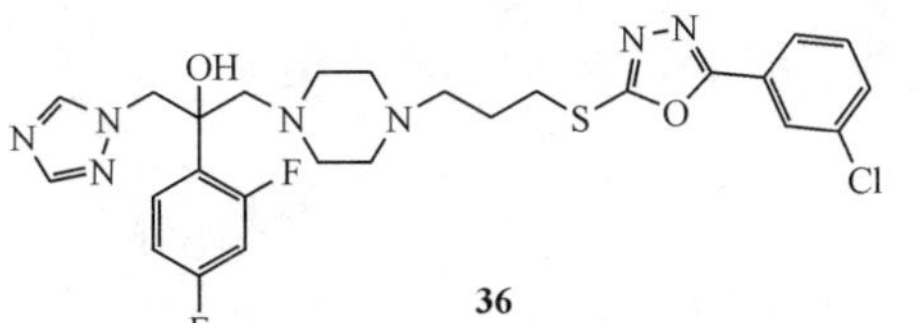

36

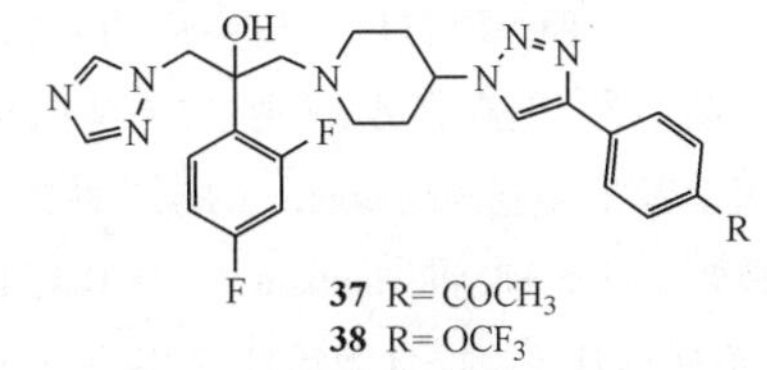

37 R= $COCH_3$
38 R= OCF_3

对阿巴康唑 C3 侧链进行结构改造，以五元芳杂环并哌啶或哌嗪结构取代喹唑啉酮，同时在杂环上引入芳香取代基，设计合成了一系列阿巴康唑类似物，其中化合物 **39** 的体内外抗真菌活性最强，对新型隐球菌及多种念珠菌表现出与阿巴康唑相当的抑制活性，对感染白色念珠菌的小鼠的体内活性与氟康唑相当[31]。将喹唑啉酮替换为噻吩并吡咯烷酮的化合物 **40** 对烟曲霉菌活性有所提高，MIC_{50} 值为 0.25 μg/mL，与阿巴康唑相当[32]。

39

40

几丁质是真菌细胞壁的主要成分之一，由几丁质合酶(CHS)催化的几丁质合成对维持真菌存活至关重要，这使得 CHS 抑制剂成为近年来抗真菌药物研究领域的热点。以 2,4-喹唑啉二酮替换多氧霉素 B(polyoxin B)的核苷部分，同时在母核 3 位引入末端为酰胺的侧链，设计合成了 19 个 2,4-喹唑啉二酮类化合物，体外抗真菌活性实验表明：所有化合物表现出不同程度的抗真菌活性，其中化合物 **41**、**42** 对白色念珠菌的抑制活性比氟康唑提高 8 倍，化合物 **41**、**43** 对黄曲霉菌的抑制活性比氟康唑提高 16 倍[33]。

polyoxin **B**

41 R=　**42** R=　**43** R=

Sampangine 是一种提取自依兰树茎皮的生物碱，具有广谱的体外抗真菌活性，但存在水溶性差，无体内抗真菌活性的缺点。我国学者在改善 Sampangine 的成药性方面做出重要贡献。运用骨架跃迁原理，将 Sampangine 的 D 环替换为芳杂环，获得了一系列具有较好抗真菌活性的 Sampangine 衍生物，其中 D 环为噻吩的化合物 **44** 对新型隐球菌和烟曲霉菌的 MIC_{80} 值分别为 0.5 μg/mL 和 2 μg/mL，优于氟康唑[34]。进一步将 Sampangine 噻吩类似物母核的 A 环与 B 环分别打开，得到三环简化物 **45** 和二环简化物 **46**，两者在白色念珠菌感染的线虫模型中表现出显著的体内抗真菌活性，同时它们的水溶性也得到明显改善，分别是 Sampangine 的 3 倍和 5 倍[35]。

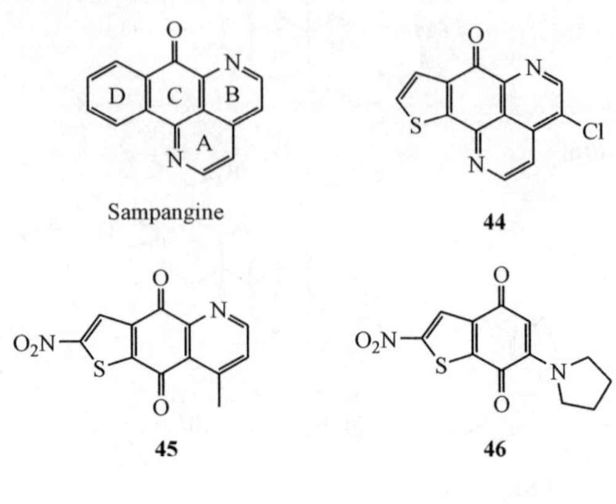
Sampangine　**44**　**45**　**46**

参考文献

1 Wang XD, Wei W, Wang PF, *et al*. Novel 3-arylfuran-2(5H)-one-fluoroquinolone hybrid: Design, synthesis and evaluation as antibacterial agent[J]. *Bioorg Med Chem*, 2014, 22: 3620-3628.

2 Liu HM, Huang J, Wang JY, *et al*. Synthesis, antimycobacterial and antibacterial evaluation of l-[(1R,2S)-2-fluorocyclopropyl] fluoroquinolone derivatives containing an oxime functional moiety[J]. *Eur J Med Chem*, 2014, 86: 628-638.

3 Zhang TT, Shen WY, Liu ML, *et al*. Synthesis, antimycobacterial and antibacterial activity of fluoroquinolone derivatives containing an 3-alkoxyimino-4-(cyclopropylanimo) methylpyrrolidine moiety[J]. *Eur J Med Chem*, 2015, 104: 73-85.

4 Huang XG, Bao YX, Zhu SX, *et al*. Synthesis and biological evaluation of levofloxacin core-based derivatives with potent antibacterial activity against resistant Gram-positive pathogens[J]. *Bioorg Med Chem Lett*, 2015, 25: 3928-3932.

5 Xiao ZP, Wang XD, Wang PF, *et al*. Design, synthesis, and evaluation of novel fluoroquinolone-flavonoid hybrids as potent antibiotics against drug-resistant microorganisms[J]. *Eur J Med Chem*, 2014, 80: 92-100.

6 Zhou FW, Lei HS, Fan L, *et al*. Design, synthesis, and biological evaluation of dihydroartemisinin-fluoroquinolone conjugates as a novel type of potential antitubercular agents[J]. *Bioorg Med Chem Lett*, 2014, 24: 1912-1917.

7 Yang T, Chen G, Sang ZT, *et al*. Discovery of a teraryl oxazolidinone compound (S)-N-((3-(3-Fluoro-4-(4-(pyridin-2-yl)-1H-pyrazol-1-yl) phenyl)-2-oxooxazolidin-5-yl)-methyl) acetamide phosphate as a novel antimicrobial agent with enhanced safety profile and efficacies[J]. *J Med Chem*, 2015, 58: 6389-6409.

8 Ang W, Ye WW, Sang ZT, *et al*. Discovery of novel bis-oxazolidinone compounds as potential potent and selective antitubercular agents

[J]. *Bioorg Med Chem Lett*,2014,24:1496-1501.

9 Gu W, Chen B, Ge M. Design and synthesis of new vancomycin derivatives[J]. *Bioorg Med Chem Lett*,2014,24:2305-2308.

10 Yan M,Ma XD,Dong RQ,*et al*. Synthesis and antibacterial activity of 4″-O-(trans-β-arylacrylamido) carbamoyl azithromycin analogs[J]. *Eur J Med Chem*,2015,103:506-515.

11 Yang SN,Shi W,Xing D,*et al*. Synthesis,antibacterial activity,and biological evaluation of formylhydroxyamino derivatives as novel potent peptide deformylase inhibitors against drug-resistant bacteria [J]. *Eur J Med Chem*,2014,86:133-152.

12 Wang SF,Yin Y,Qiao F,*et al*. Synthesis,molecular docking and biological evaluation of metronidazole derivatives containing piperazine skeleton as potential antibacterial agents[J]. *Bioorg Med Chem*, 2014,22:2409-2415.

13 Guo ZH,Yin Y,Wang C,*et al*. Design,synthesis and molecular docking of salicylic acid derivatives containing metronidazole as a new class of antimicrobial agents [J] *Bioorg Med Chem*, 2015, 23: 6148-6156.

14 Xiao ZP, Wei W, Wang PF, *et al*. Synthesis and evaluation of new tyrosyl-tRNA synthetase inhibitors as antibacterial agents based on a N2-(arylacetyl) glycinanilide scaffold[J]. *Eur J Med Chem*,2015, 102:631-638.

15 Ling CY,Fu LQ,Gao S,*et al*. Design,synthesis,and structure-activity relationship studies of novel thioether Pleuromutilin derivatives as potent antibacterial agents[J]. *J Med Chem*,2014,57:4772-4795.

16 Chen LZ,Yang DX,Pan ZK,*et al*. Synthesis and antimicrobial activity of the hybrid molecules between sulfonamides and active antimicrobial Pleuromutilin derivative [J]. *Chem Biol Drug Des*, 2015, 86: 239-245.

17 黄火明,郝 群,李鸿雁,等.瑞他莫林的合成[J].中国医药工业杂志,2014,45(12):1101-1103.

18 陈令武,张海波,梁慧兴,等.西他沙星的合成[J].中国医药工业杂志,2014,45(1):1-4.

19 戴伟中,谢 斌,范 钢,等.头孢妥仑匹酯的合成[J].中国医药工业杂志,2015,46(8):803-805.

20 靳龙龙,雷平生.泰利霉素侧链的合成[J].中国医药工业杂志,2014,45(7):617-619.

21 Xie YC,Xu DQ,Huang B,*et al*. Discovery of N-substituted oseltamivir derivatives as potent and selective inhibitors of H5N1 influenza neuraminidase[J]. *J Med Chem*. 2014,57:8445-8458.

22 Wang C,Lu L,Na HY,*et al*. Conjugation of a nonspecific antiviral sapogenin with a specific HIV fusion inhibitor:a promising strategy for discovering new antiviral therapeutics[J]. *J Med Chem*,2014,57: 7342-7354.

23 Cheng SH,Chang XS,Wang Y,*et al*. Glycosylated enfuvirtide:a long-lasting glycopeptide with potent anti-HIV activity[J]. *J Med Chem*, 2015,58:1372-1379.

24 Liu N,Qin BJ,Sun LQ,*et al*. Physicochemical property-driven optimization of diarylaniline compound as potent HIV-1 non-nucleoside reverse transcriptase inhibitors[J]. *Bioorg Med Chem Lett*. 2014,24: 3719-3723.

25 Lv ZG,He W,Tian XH,*et al*. Design,synthesis,and biological evaluation of new N^4-Substituted 2′-deoxy-2′-fluoro-4′-azido cytidine derivatives as potent anti-HBV agents[J]. *Eur J Med Chem*. 2015, 101:103-110.

26 Wang NY,Xu Y,Zuo WQ,*et al*. Discovery of imidazo[2,1-b]thiazole HCV NS4B inhibitors exhibiting synergistic effect with other direct-acting antiviral agents[J]. *J Med Chem*,2015,58:2764-2778.

27 马 帅,赵 俊,杜伟宏,等.埃替格韦的合成[J].中国医药工业杂志,2014,45(1):5-8.

28 赵士魁,马 康,郭庆明,等.盐酸缬更昔洛韦的合成[J].中国医药工业杂志,2015,46(2):120-122.

29 Li LJ, Ding H, Wang BG, *et al*. Synthesis and evaluation of novel azoles as potent antifungal agents[J]. *Bioorg Med Chem Lett*,2014, 24:192-194.

30 Jiang ZG, Gu JL, Wang C, *et al*. Design,synthesis and antifungal activity of novel triazole derivatives containing substituted 1,2,3-triazole-piperdine side chains[J]. *Eur J Med Chem*,2014,82:490-497.

31 Cao XF, Sun ZS, Cao YB, *et al*. Design,Synthesis,and structure-activity relationship studies of novel fused heterocycles-linked triazoles with good activity and water solubility[J]. *J Med Chem*,2014, 57:3687-3706.

32 Cao XF,Xu YY,Cao YB,*et al*. Design,synthesis,and structure-activity relationship studies of novel thienopyrrolidone derivatives with strong antifungal activity against Aspergillus fumigatus [J]. *Eur J Med Chem*,2015,102:471-476.

33 Ji QG, Yang D, Wang X, *et al*. Design,synthesis and evaluation of novel quinazoline-2,4-dione derivatives as chitin synthase inhibitors and antifungal agents[J]. *Bioorg Med Chem*,2014,22:3405-3413.

34 Jiang ZG, Liu N, Dong GQ, *et al*. Scaffold hopping of sampangine: discovery of potent antifungal lead compound against Aspergillus fumigatus and Cryptococcus neoformans[J]. *Bioorg Med Chem Lett*, 2014,24:4090-4094.

35 Jiang ZG,Liu N,Hu DD,*et al*. The discovery of novel antifungal scaffolds by structural simplification of the natural product sampangine [J]. *Chem Commun*,2015,51:14648-14651.

2013-2014 年生药学研究进展

温　泉，卢　燕，陈道峰

（复旦大学药学院生药学教研室，上海 201203）

生药学以解决生药资源和质量、区别真伪优劣问题为主。随着现代仪器的发展，色谱、光谱、信息和生物等技术的相互整合及联用，生药学得到了较快的发展，学科交叉更加明显，在解决生药学主要问题方面取得了一些好的成果。

1　生药资源的可持续利用

1.1　资源调查

生药资源的调查由传统方式逐步向现代科技转变，大大提高了效率和准确度。采用空间信息技术，能够针对野生广布种药用植物资源进行样方的科学布设，从而实现空间抽样调查和准确估算药用植物适生面积和蕴藏量，该技术不仅提高了抽样调查的精度，而且减少了野外调查的工作量，也为第四次全国中药资源普查工作的提供了技术支持[1]。

通过资源调查发现，陕南地区荨麻资源分布较广，荨麻药用植物有 3 种，分别是宽叶荨麻（*Urtica laetevirens* Maxim.）、麻叶荨麻（*U. cannabina* Linn.）和裂叶荨麻（*U. fissa* Pritz.），但作为中药资源其开发利用较少，3 个种之间生态学均有较大差异，有待进一步研究利用[2]。双辽市中药资源较丰富，主产苦参、麻黄、柴胡、威灵仙等 10 余种中药重点品种，随着中药原料药需求的增长，双辽市亟需保护的中药资源有草麻黄（*Ephedra sinica* Stapf.）、黄檗（*Phellodendron amurene* Rupr.）、防风（*Saposhnikovia divaricate* Schischk.）、甘草（*Glycyrrhiza uralensis* Fisch.）、远志（*Polygala tenuifolia* Willd.）等[3]。通过系统调查发现，武当山地区道教用药材共 178 种，归属于 75 科，最为重要的科属是菊科、唇形科、百合科、豆科、小檗科、蓼科、蔷薇科和毛茛科[4]。对安徽野生铁皮石斛（*Dendrobium officinale* Kimura et Migo.）进行资源调查，发现野生石斛仅在个别地方有零星分布，并且生长环境条件苛刻，安徽野生铁皮石斛资源分布区域正在迅速减少，野生资源已面临濒危的局面，亟需加强保护，在环境适宜地区进行人工栽培扩繁以适应市场的需要[5]。

民族药资源近年来得到比较多的开发。实地调查发现，畲族民间用药 1600 个品种，包括常用药用植物 520 种，主要生长分布在我国东南部，为畲药资源开发与利用提供了依据[6]。金线吊葫芦（*Tetrastigma hemsleyanum* Diels et Gilg.）是极其珍稀的畲族药材，由于对生长环境要求相对苛刻，野生资源极少，濒临灭绝，亟需人工种植业快速发展[7]。此外，拉萨市共有 37 种濒危藏药植物，隶属 22 科 34 属，资源储藏量以暗红小檗（*Berberis agricola* Ahrendt.）蕴藏量较高，伞梗虎耳草（*Saxifraga pasumensis* Marq et Shaw.）蕴藏量最小[8]。新疆北疆地区白喉乌头（*Aconitum leucostomum* Worosch.）分布广、蕴藏量丰富，值得进一步合理开发和利用[9]。通关藤（*Marsdenia tenacissima* Wight et Arn.）分布于云南红河州金平、蒙自等 7 个县市，以金平资源分布最多，但总蕴藏量正迅速减少，亟待保护和抚育野生资源，以保证药材的持续供应[10]。从调查结果看，应加强民族药的科学研究和保护，实现资源的可持续开发利用。

1.2　生物多样性分析

SRAP 及 ISSR 分子标记是两种较为通用的方法，广泛应用于生药的遗传多样性分析。采集 7 个不同生态区域的天麻种质资源，包括红杆、乌杆、绿杆 3 种变型以及红杆和乌杆杂交的红乌天麻，利用 SRAP 分子标记技术对天麻种质资源进行遗传多样性研究，24 份天麻样品多态性丰富，能有效地反映出天麻的遗传多样性，为天麻的分类及其优良种质资源的筛选提供依据[11]。

采用 ISSR 分子标记对 10 种新疆贝母材料进行遗传多样性与亲缘关系的综合分析，12 个 ISSR 引物可以将新疆贝母不同种之间遗传差异明显区分开来，其遗传相似系数范围在 0.37～0.80 之间，以 0.50 为最低遗传相似系数，可将 10 种贝母分成 4 个大类[12]。

采用 ISSR 联合 RAPD 分子标记技术对我国 10 个产地的西洋参的遗传多样性进行分析，13 条 RAPD 引物共扩增出 97 条清晰条带，人参与西洋参可以明显区分开来，东北部分产地西洋参与加拿大西洋参相比在遗传多样性上有所改变[13]。采用 AFLP 技术结合数据软件分析了我国西北地区 5 省 14 地 103 份梭梭（*Haloxylon ammdendron* C. A. Mey Bunge）的遗传多样性，我国梭梭种群遗传多样性较高，各地区之间的遗传分化较小[14]。

另外，将目标起始密码子多态性分子标记（SCoT）用于杜仲等药用植物的遗传多样性分析[15]，随机扩增多态性（RAMP）用于土鳖虫种质资源鉴定和遗传多样性研究[16]，直接扩增长度多态性（DALP）用于福建金线莲的遗传多样性分析[17]。

1.3　生物技术

药用植物一些次生代谢途径中关键基因的发现，为缓解中药资源的可持续利用提供了一种新的思路。

细胞色素 P450（CYP450）是灵芝三萜生物合成途径中的关键元件，利用 RT-PCR 方法获得灵芝 CYP450（GLCYP450）和 NADPH（GLNADPH）基因的全长 cDNA 序列，成功构建了酵母表达载体质粒 pESC-GLNADPH-GLCYP450，对研究灵芝三萜生物合成奠定了分子生物学基础[18]。3-羟基-3-甲基戊二酸单酰辅酶A还原酶(HMGR)直接催化人参皂苷的生物合成,用实时荧光定量PCR检测到PgHMGR2在人参花中表达量最高,其次为叶和根,茎中表达量最低。所获得的PgHMGR2对开展人参皂苷的合成生物学研究及开发基因的功能奠定基础[19]。

三七作为传统中药,有很高的药用价值,其主要有效成分是三萜,而鲨烯环氧酶是三萜皂苷与植物甾醇次生代谢途径中的关键限速酶,通过生物技术手段发现PnSE1基因在根、茎、叶、花中均有表达,以花中表达丰度最高;PnSE2基因只在花中表达量显著,其余组织较弱;PnSE1和PnSE2基因具有不同的表达模式,在三七次生代谢产物合成中起不同催化作用,推测PnSE1基因参与三萜皂苷合成途径,PnSE2基因则在甾醇合成途径中起催化作用[20]。

过量表达东莨菪碱合成途径中限速酶基因h6h(Hnh6h),能够打破颠茄的东莨菪碱生物合成的限速反应,从而推动代谢向东莨菪碱合成方向流动,提高了东莨菪碱合成能力[21]。克隆羟甲基丁烯基-4-磷酸还原酶(HDR)和紫穗槐二烯合成酶(ADS),并在黄花蒿中过量表达这两个基因,使得黄花蒿的代谢途径中提高了青蒿素含量[22]。对枸杞中胆碱合成的关键限速酶磷酸乙醇胺N-甲基转移酶(PEAMT)基因的克隆,为枸杞品种的改良提供研究基础[23]。因此,这些关键酶基因的发现,为相关次生代谢产物的增加及工业化生产,缓解生药资源的匮乏提供研究新思路。

2 生药的采收加工

2.1 采收时期

采用HPLC法分析了江枳壳不同采收期活性成分(柚皮苷、新橙皮苷、辛弗林等),枳壳药材中上述主要活性成分的含量随采收期的推延总体呈下降趋势,结果发现江枳壳在大暑前后采收最佳[24]。采用HPLC联合实时荧光定量PCR技术,对穿心莲二萜化合物合成途径中关键基因CPS的相对表达量进行测定,发现该基因的表达在蕾期至始花期相对较高,有效物质积累多,因而确定其最佳采收期为始花期[25]。

分析采收期内铁皮石斛多糖类成分的含量,发现不同来源的铁皮石斛中多糖类成分含量有较大差异,但均符合药典标准,其中云南产的石斛多糖类成分含量高于浙江产石斛,2年生及2年以上石斛中甘露糖含量高于1年生石斛[26]。

采用Topsis法比较不同采收期青川产北柴胡种子的综合质量差异,3个采收期种子的综合质量从高到底依次为黑熟期、褐熟期、黄熟期,青川产北柴胡种子的采收期越靠后,产量和综合质量越高,生产上可视具体情况适当延后种子的采收期[27]。

2.2 加工贮藏

采用阴干、晒干、真空干燥、远红外干燥、微波干燥、烘干6种方法加工山银花,用HPLC测定其有效成分的差异,发现真空干燥方法得到的样品外观较好,测得的新绿原酸、绿原酸、异绿原酸A、异绿原酸C含量高,明显优于其他干燥方法[28]。采用HPLC法测定不同干燥方式、贮藏条件杜仲叶中绿原酸、京尼平苷酸、京尼平苷的含量,发现杜仲叶在最佳采收期进行采收后,经微波加热杀青、干燥处理,然后对杜仲叶进行密封,低温并避光存放,存放时间在1年内其主要成分量均不会发生较大变化[29]。而秦艽种子常温贮藏则不宜超过1年[30]。

2.3 炮制工艺

采用HPLC-ESI/MS法测定续断发汗前后绿原酸和川续断皂苷的含量,5个不同批次的续断经发汗后,绿原酸含量均有所降低,川续断中皂苷的含量均有所增加,为发汗炮制工艺对药效成分影响提供依据[31]。

采用MTT法检测甘遂四种炮制品(生品、清炒品、醋润品、醋制品)对人正常肝细胞LO_2活性的影响,并利用流式细胞术研究各炮制品对肝细胞LO_2细胞周期和凋亡,发现甘遂炮制后可通过影响LO_2细胞周期与凋亡而降低其毒性,且炒与醋润两种炮制技术在降低甘遂的肝毒性中能够起到协同作用[32]。

3 生药质量评价

3.1 真伪鉴别

生药的鉴别仍然以传统分类学、性状和显微鉴定为主,联合现代仪器分析和分子生物学技术,使得生药真伪鉴别更加便捷、准确、快速。

3.1.1 传统鉴别 生药传统鉴别法在一些中药材中依然实用,既方便,又省时。通过对土茯苓、菝葜及革薢原植物的本草考证,明确了3种药材临床使用的正名,土茯苓为百合科光叶菝葜(*Smilax glabra* Roxb.)的干燥根茎,菝葜为百合科菝葜(*Smilax china* L.)的干燥根茎,革薢种类较为复杂,其中粉革薢为薯蓣科粉背薯蓣(*Dioscorea hypoglauca* Palibin.)的干燥根茎,早期文献中对几种药材的名称并未作严格区分,容易造成异物同名相互混用[33]。

在以往薄层色谱的基础上,采用高效薄层色谱(HPTLC)可快速定量厚朴中厚朴酚含量及测定其抗氧化活性[34]。另外,光学显微结合荧光显微可以鉴别大青叶和板蓝根的三种来源及其煎煮物[35]。

3.1.2 分子技术鉴定 快速PCR技术用于生药的鉴别方便快捷,可用于金银花的真伪鉴定[36],以及蛇类[37]、龟甲类动物药材真伪品的鉴定[38]。对于一些中药材如山茱萸,用解剖学特征或理化分析有时难以区分其伪品,根据ITS/ITS2序列的差异可以鉴别山茱萸(*Cornus officinalis* Siebold et Zucc.)及其伪品枣皮(*Ziziphus jujuba* Mill.)等[39]。

线粒体COI基因被公认为动物界中标准的DNA条形码基因,COI条形码序列可以准确鉴定正品少棘蜈蚣(*Scolopendra subspinipes mutilans* L. Koch.)及其混伪品多棘蜈蚣

(*S. multidens* Newport.)等[40]。基于COI条形码序列,能够准确鉴定海龙、金钱白花蛇、鹿茸等51种动物药[41]。

3.1.3 其他鉴别方法 采用红外光谱法(FTIR)鉴别4种产自四川、2种产自甘肃、2种产自湖北的中药独活样品,结果发现同一产地,种质资源相似,化学成分也非常相似;不同产地,种质资源发生变化,化学成分也会发生相应的变化[42]。

采用差热分析法对石决明、珍珠母、珍珠、牡蛎、钟乳石、花蕊石及龙骨7种碳酸钙类药材进行热谱扫描分析,结果各药材差热谱图均具有各自特点,根据各药材差热谱图的差异,可快速对不同种类碳酸钙矿物药进行区分和鉴别[43]。通过改良电离喷针,用木质喷针进行电喷射电离,再联合质谱检测,仅用微量粉末就能够能快速鉴别贝母等生药[44]。

3.2 含量测定

随着分析仪器技术的不断改进、仪器间的相互整合、方法的不断开发,生药中的多指标性成分的同时测定更加高效、准确。HPLC、UPLC与不同检测器的联用,以及毛细管电泳等使得许多无紫外吸收的指标性化合物能被准确检测,而一标多测的方法较好解决了标准品缺失的难题。

3.2.1 HPLC及HPLC-MS 建立了HPLC-DAD同时测定柘树与构棘根及茎中4种黄酮(花旗松素、柑桔素、槲皮素、山柰酚)含量的方法,发现柘树根中花旗松素槲皮素的含量明显高于构棘根[45]。采用HPLC-DAD同时测定了金银花中10个酚酸类成分[46]。

采用HPLC-ELSD方法同时测定白头翁总皂苷碱水解产物中8种皂苷成分,为白头翁总皂苷碱水解产物的质量控制提供了依据[47]。建立了同时测定盾叶薯蓣根茎中黄姜素A、盾叶新苷、三角叶薯蓣皂苷、薯蓣皂苷及纤细皂苷5个成分含量的HPLC-ELSD方法[48]。

采用HPLC-DAD-ELSD联用法,可同时测定黄芪药材中黄酮类和皂苷类(毛蕊异黄酮、芒柄花素、黄芪甲苷、黄芪皂苷Ⅱ和黄芪皂苷Ⅲ)成分,能更好地评估黄芪药材的质量[49]。

对于生药中糖类成分,采用HPLC联用RID检测器,能准确测定出怀地黄鲜品及生品中葡萄糖、蔗糖、棉籽糖及水苏糖4种糖类成分的含量分布情况,专属性强,可为怀地黄药材的内在质量控制提供科学依据[50]。

采用HPLC-DAD-ESI-MS法从山豆根中共鉴定了17个黄酮成分,并同时测定其中5个主要活性黄酮的含量,可用于山豆根药材的质量评价分析[51]。建立了HPLC-MS/MS法同时测定新疆一枝蒿药材中绿原酸、木犀草素、一枝蒿酮酸、紫花牡荆素及芹菜素5个指标成分的分析方法[52]。HPLC-MS/MS也用于甘草中新的三萜类化合物的分析鉴定[53]。HPLC-QTOF-MS方法成功用于陈皮中6种活性黄酮的同时测定[54]、地骨皮中24个化合物的同时鉴定[55]、补骨脂活性成分的分析[56]及雷公藤中18中活性成分的同时测定[57]。另外,用HPLC-QTOF-MS结合遗传算法优化(GA-SVM),不仅确定了橘皮中75个成分,还可对7种来源的64份橘皮样品进行快速鉴别和归类[58]。

3.2.2 UPLC及UPLC-MS UPLC因高效、快速、便捷的特点应用越来越广泛。采用UPLC可同时测定主产地黄芪药材中毛蕊异黄酮苷、芒柄花苷、槲皮素、毛蕊异黄酮、山柰酚、芒柄花素6种黄酮类成分[59]。采用UPLC-QTOF-MS用于熊胆成分[60]、太子参[61]以及豨莶草[62]的分析。另外,用UPLC联合酶生物学方法,可从红花、菊花中快速定位黄嘌呤氧化酶抑制剂,对生药活性成分的质量控制提供了新思路[63]。

3.2.3 GC及GC-MS GC-MS的前处理主要是挥发油的提取,其方法包括传统的水蒸气蒸馏、萃取等,顶空固相微萃取法(HS-SPME)、二氧化碳超临界萃取等技术越来越多应用于挥发油的提取中。采用HS-SPME方法从沙苑子中萃取挥发性成分,用GC-MS对沙苑子的挥发性成分进行分析,共分离出51个色谱峰,鉴定出其中25种化合物,占总量的78.85%,主要成分为L-乙酸龙脑酯(14.10%)、樟脑(5.98%)、右旋龙脑(4.27%)[64]。采用超临界二氧化碳流体萃取的方法提取白木香种子中的挥发性成分,用GC-MS鉴定了9个化学成分,含量最高的为角鲨烯[65]。

3.2.4 一标多测 采用一标多测方法建立枇杷叶有效部位中蔷薇酸、委陵菜酸、马斯里酸、科罗索酸、齐墩果酸和熊果酸的分析方法,15批有效部位中6种三萜酸成分量的计算值与实测值无显著性差异,实现了只用熊果酸为对照品同步测定枇杷叶总三萜酸有效部位中6个成分的含量,可为中药多指标成分质量评价模式提供参考[66]。以绿原酸为参照物建立鱼腥草HPLC一标多测的分析方法,7个成分(新绿原酸、绿原酸、隐绿原酸、芦丁、金丝桃苷、异槲皮苷及槲皮苷)的计算值与实测值间无显著差异,一标多测结合指纹图谱的质量控制模式在鱼腥草中得到验证[67]。

3.2.5 毛细管电泳 采用高效毛细管电泳法(HPCE)同时测定不同批次牛樟芝中腺嘌呤、腺苷、尿苷、鸟苷和肌苷等5种核苷类成分含量[68]。建立了HPCE测定市售蒲黄、炒蒲黄和蒲黄炭中黄酮苷含量的分析方法,发现市售的5种蒲黄中有4种蒲黄的黄酮苷含量符合《中国药典》的规定[69]。

3.3 指纹图谱

指纹图谱仍然是整体控制生药质量的可靠方法,以经典色谱指纹图谱为主,新的特征指纹图谱方法也在相应的开发和运用。

3.3.1 色谱指纹图谱 用HPLC-ELSD建立不同产地盾叶薯蓣药材中甾体总皂苷成分的指纹图谱,确定了25个共有峰,并利用对照品对照法对其中的10个共有峰进行了成分指认。以共有模式对10批药材进行相似度评价,其相似度全部大于0.80,为全面评价和控制盾叶薯蓣药材的质量提供了依据[70]。采用HPLC-DAD-ELSD串联技术,建立了18批黄芪药材指纹图谱的共有模式,并用相似度计算和化学模式识别的方法评价黄芪药材质量,黄芪药材相似度均达到

0.83,可用于黄芪药材的质量评价[71]。

采用UPLC-QTOF-MS建立了以9个共有峰为特征指纹信息的樟芝菌粉UPLC-MS提取离子流(EIC)指纹图谱,同时测定樟芝菌粉中尿嘧啶、胞苷、腺嘌呤、鸟苷胸苷和腺苷6个核苷类成分,实现了对樟芝菌粉内在质量的综合评价和较全面控制[72]。

3.3.2 其他指纹图谱 采用毛细管区带电泳法(CZE),建立了蜣螂有效部位的指纹图谱,利用药典委员会的相似度软件与总量统计矩法计算的相似度基本一致,可作为蜣螂的质量控制方法[73]。从迷迭香水溶性成分的毛细管电泳特征图谱,确定了10个不同产地迷迭香的毛细管电泳指纹峰为11个,各产地迷迭香的毛细管电泳特征图谱与对照毛细管电泳特征图谱的相似度较好[74]。

利用胶束电动毛细管电泳分离模式MEKC-DAD指纹图谱分析方法,建立了以9个共有峰为特征指纹信息的黄芩MEKC-DAD指纹图谱,发现生品与炒制品贮藏潮解样品的MEKC-DAD指纹图谱有显著差异,可作为黄芩药材内在质量评价的依据[75]。

对10批主产地的钟乳石药材X射线衍射Fourier图谱进行分析,建立了其X射线衍射Fourier指纹图谱,该指纹图谱可以很好地区分含有不同化学成分的矿物药[76]。对藏药"佐太"、朱砂、轻粉的粉末进行X射线衍射,比对分析三者谱图,发现藏药佐太中的汞主要以黑色的立方晶系型HgS形式存在[77]。

另外,以核磁共振氢谱技术测定升麻中三萜皂苷类特征信息,并转化为数据矩阵,采用化学模式识别方法中的主成分分析(PCA)及判别偏最小二乘(DPLS)法进行识别分析,能够有效鉴别不同品种的升麻样本[78]。

3.4 谱效关系

指纹图谱与药理药效的结合,使得活性部位更加明确,对生药质量的评价也更加合理高效。

通过测定10批不同产地板蓝根样品的HPLC指纹图谱及其抑菌活性,发现板蓝根总有机酸部位对大肠杆菌AG100A的抑菌作用最强,HPLC指纹图谱显示共有峰21个,与抑菌作用关系密切的有6个共有峰,其中以水杨酸和苯甲酸峰为主[79]。为分析大黄属药用植物的UPLC特征图谱与抗HIV-1活性之间的相互关系,测定了22个样品的UPLC特征图谱及抗HIV-1活性,发现藏边大黄、苞叶大黄和河套大黄提取物有较好的抗HIV-1活性,谱效研究提示,有抗HIV-1活性的大黄属药用植物活性组分为蒽醌类成分,为大黄属植物深层次的研究开发提供了线索[80]。另外,指纹图谱联合乙酰胆碱酯酶在线检测,建立了能够代表石蒜生物活性多组合指标的新方法,为中药的质量控制提供新思路[81]。

采用HPLC-ELSD法获取北柴胡正丁醇萃取部位的指纹图谱,结合药理实验分析其谱效关系发现,北柴胡保肝作用的药效物质基础为柴胡皂苷a和柴胡皂苷d[82]。在谱效关系研究的基础上,结合高效的峰分离体系联合细胞筛选模式,从丹参中快速准确地筛选出16个能作用于Nrf2(Nuclear-factor-E2-related factor 2)的化合物,并发现微量的活性成分[83]。另外,通过亲和色谱联合液质分析,可从丹参中快速发现黄嘌呤氧化酶抑制剂[84]。

4 生药安全性评价

生药安全关系着中药饮片、中成药及相关产品的质量安全,需要从农药残留、真菌毒素、重金属、内源性毒性等方面进行全面控制,检测方法以传统分析为主,结合先进分析方法为辅。

4.1 内源性毒性成分

虎掌天南星、半夏、白附子和东北天南星等天南星科药用植物含有有毒的中药毒针晶成分,巨噬细胞药理实验表明,这类毒针晶的毒性机制是毒针晶刺入组织,激活组织中的驻留巨噬细胞,引起促炎细胞因子释放和中性粒细胞大量迁移,最终导致强烈的急性炎症反应。因此,该类含毒针晶的药用植物需慎用[85]。

自消容子(*Crotalaria assamica* Benth.)水提取物灌服Wistar大鼠后,大鼠均出现毒性反应,组织病理学检查显示大鼠肝脏、肺脏均有明显损伤,体外肝微粒体代谢实验也检测出吡咯代谢物,说明自消容子具有较强的急性毒性作用,其肝肺毒性的发生与吡咯生物碱类具有一定的相关性[86]。

4.2 重金属

随着工业粗放式发展,很多土壤受到重金属的污染,有较多的生药都需要检测其重金属含量,因此,需要更为便捷、精准的分析方法。

采用2种不同发射波长的CdTe-QDs共价偶联形成复合物,基于Cu^{2+}对不同发射QDs的淬灭效率的差别,利用QDs比率荧光探针对中草药中微量铜进行测定,这种高灵敏可视化的比率荧光探针,大大改善了重金属对QDs荧光淬灭的非特异性,在保证生药安全性方面有一定意义[87]。

电感耦合等离子体质谱仪(ICP-MS)方法检测重金属快速、准确、稳定性好。采用该方法测定马钱子重金属Pb、Cd、As、Hg的含量,为重金属及有害元素分析过程的不确定度评定提供了参考[88];并且可以对三丫苦药材中Cu、Pb、Hg、As、Cd 5种重金属残留进行同时测定[89]。ICP-MS方法还应用于三七中6种重金属元素的含量测定[90],以及广西产山豆根中14种重金属元素含量的测定[91]。

4.3 农药残留及其他毒性物质

采用GC-MS方法,选择离子监测模式和外标法定量,一次进样可同时对两面针中8种有机氯农药残留进行准确定性和定量,方法稳定可靠[92]。相同方法还用于12批次两面针样品中7种拟除虫菊酯类农药的测定[93];以及金线莲中5种拟除虫菊酯类农药残留的测定[94]。

采用分散固相萃取-气相色谱-三重四极杆串联质谱法,

可同时测定蒺藜中 17 种有机氯农药残留的含量,方法高效准确[95]。采用同样方法,测定了 10 个地黄样品中苯并芘残留,可用于中药材致癌污染物苯并芘的监测[96]。采用两种柱后衍生化方法(碘衍生化和电化学衍生化),通过 HPLC-柱后衍生化-荧光检测器检测,测定陈皮中黄曲霉毒素,发现电化学衍生化方法较灵敏、操作简单,对控制生药中黄曲霉素的含量具有参考意义[97]。

5 结 语

生药资源的普查由传统调查方式向信息化调查转变,民族药资源的开发力度逐渐加大;分子生物学技术广泛应用于生药的遗传多样性以及次生代谢中关键基因的发现,对推动生药的种质资源鉴定及目标产物的定向代谢研究奠定了基础;传统鉴别与分子鉴别方法仍适用于大多数生药的鉴定;多成分的同时测定及各种指纹图谱技术对生药的质量评价及控制发挥了重要作用;色谱-质谱联用技术与谱效关系研究相结合对快速确定中药中的药效成分更加高效;以 ICP-MS 为主的重金属检测及 GC-MS 对农药残留的检测更加灵敏、广泛,对保证中药的安全性具有积极意义。

参考文献

1 马卫峰,张小波,郭兰萍,等. 基于空间信息技术的野生广布种药用植物资源蕴藏量估算方法研究[J]. 中国中药杂志,2013,38(8):1130-1133.

2 王月茹,谢 伟,马存德,等. 陕南荨麻药用植物的资源调查[J]. 世界中医药,2013,8(11):1351-1352.

3 张凤瑞,齐伟辰,许佳明,等. 双辽市药用植物资源调查[J]. 吉林中医药,2013,33(12):1253-1254.

4 Yang GY,Chen HB,Zhao ZZ,*et al*. Resources and utilization of Taoist medicinal plants distributed in Wudang Mountain[J]. *J Chin Pharm Sci*,2014,23(6):412-420.

5 金琰琰,方成武,杨启清,等. 安徽野生铁皮石斛资源分布与生态环境调查. 中国中药杂志,2013,38(23):4024-4027.

6 雷后兴,李建良,郑宋明,等. 畲族野生药用植物资源及应用的调查研究[J]. 中国中药杂志,2014,39(16):3180-3183.

7 朱美晓,鄢连和. 浙江省珍稀濒危畲药金线吊葫芦资源调查[J]. 中药材,2014,37(5):766-770.

8 卢 杰,兰小中. 拉萨市珍稀濒危藏药植物资源调查研究[J]. 中国中药杂志,2013,38(1):127-132.

9 聂继红,雷 蕊,赵翡翠,等. 新疆地区白喉乌头资源调查[J]. 中药材,2014,37(9):1554-1557..

10 孟珍贵,杨生超,陈军文,等. 云南红河州通关藤药材资源调查[J]. 中国中药杂志,2014,39(13):2478-2483.

11 柴 锟,刘红昌,李金玲,等. 基于 SRAP 分子标记的天麻遗传多样性研究[J]. 中草药,2014,45(20):2974-2981.

12 王果平,樊丛照,李晓瑾,等. 基于 ISSR 的新疆贝母属植物遗传多样性研究[J]. 中草药,2013,44(7) :887-890.

13 魏晓雨,田义新,赵智灵,等. 不同产地西洋参种质遗传多样性的 RAPD 和 ISSR 分析[J]. 2014, 45(21):3153-3158.

14 沈 亮,徐 荣,陈 君,等. 我国肉苁蓉寄主梭梭种质资源多样性的 AFLP 分析[J]. 中国中药杂志,2014,39(6):959-864.

15 肖承鸿,周 涛,江维克,等. 贵州栽培杜仲表型性状与 SCoT 分子标记的遗传多样性分析[J]. 中药材,2014,37(8):1343-1349.

16 王 慧,苏双良,任慧君,等. 土鳖虫 DNA 的 RAMP-PCR 反应体系的建立及优化[J]. 中草药,2014,45(6):835-839.

17 杨春勇,李 戈,王艳芳,等. 福建金线莲 DALP 遗传多样性分析[J]. 中草药,2014,45(19):2824-2828.

18 Guo X,Sun C,Song JY. Construction of the coexpression vector containing key element GLCYP450 involved in *Ganoderma* triterpene biosynthesis and its reductase gene GLNADPH[J]. *Acta Pharmaceutica Sinica*,2013,48 (2):206-210.

19 罗红梅,宋经元,李雪莹,等. 人参皂苷合成生物学关键元件 HMGR 基因克隆与表达分析[J]. 药学学报,2013,48 (2):219-227.

20 牛云云,朱孝轩,罗红梅,等. 三萜皂苷合成生物学元件的初步开发:三七鲨烯环氧酶编码基因克隆及表达模式分析[J]. 药学学报,2013,48 (2):211-218.

21 李金弟,秦白富,杨春贤,等. 过表达莨菪 h6h 基因提高颠茄东莨菪碱含量的研究[J]. 中国中药杂志,2013,38(11):1719-1724.

22 王亚雄,龙世平,曾利霞,等. 过表达 HDR 和 ADS 基因对青蒿素生物合成的影响[J]. 药学学报,2014,49 (9):1346-1352.

23 王名雪,陆 平,许 菲,等. 枸杞胆碱合成关键酶基因 PEAMT 的克隆及生物信息学分析[J]. 上海交通大学学报,2013,31(1):1-6.

24 李正红,陈海芳,骆利平,等. 江枳壳不同采收期活性成分 HPLC 含量测定[J]. 中药材,2013,36(1):28-30.

25 陈 娟,谷 巍,段金廒,等. 不同生长期穿心莲活性成分及关键酶基因差异表达研究[J]. 中草药,2014,45(21):3149-3152.

26 王建方,袁玉鲜,王如伟,等. 采收期内铁皮石斛多糖类成分含量比较[J]. 中国药学杂志,2014,48(19):1691-1692.

27 姚入宇,陈兴福,艾 莉,等. Topsis 法综合比较不同采收期青川产北柴胡种子产量质量[J]. 中国中药杂志,2013,38(24):4271-4276.

28 刘 艳,何 兵,熊 伟,等. 不同加工方法对泸州山银花品质影响的研究[J]. 药物分析杂志,2013,33(11):1984-1988.

29 宣志红,寿 辉,姚 珑,等. 不同干燥加工与贮藏方法对杜仲叶药材质量变化的研究[J]. 中草药,2013,44(11):1431-1434.

30 侯 茜,胡 锋,张 帆,等. 不同种质资源和贮藏条件对秦艽种子发芽率的影响[J]. 中药材,2013,37(11):1936-1937.

31 杜伟锋,丛晓东,蔡宝昌,等. HPLC-ESI/MS 法测定续断发汗前后绿原酸和川续断皂苷的含量[J]. 药物分析杂志,2013,33(1):112-115.

32 张 丽,高 兰,颜晓静,等. 不同方法炮制甘遂对 LO2 细胞周期与凋亡的影响[J]. 中国中药杂志,2013,38(6):825-830.

33 白宇明,郝近大. 土茯苓菝葜及萆薢的本草考证及其鉴别[J]. 中国中药杂志,2013,38(16):2733-2737.

34 Gu LH,Zheng SS,Wu T,*et al*. High-performance thin-layer chromatographic -bioautographic method for the simultaneous determination

of magnolol and honokiol in *Magnoliae officinalis* Cortex[J]. *JPC-J planar chromat*,2014,27(1):5-10.

35 Wan XJ, Liang ZT, Chen HB, *et al.* Identification of daqingye and banlangen including crude drugs and decoction dregs from threeplant species by normal light and fluorescence microscopy[J]. *Microsc Res Techniq*,2013,76:774-782.

36 蒋 超,侯静怡,黄璐琦,等.快速 PCR 方法在金银花真伪鉴别中的应用[J].中国中药杂志,2014,39(19):3668-3672.

37 陈 康,蒋 超,袁 媛,等.快速 PCR 方法在蛇类药材真伪鉴别中的应用[J].中国中药杂志,2014,39(19):3673-3677.

38 邓 莹,李明成,张丽华,等.复合聚合酶链反应鉴别龟甲正品与伪品的特征[J].中国药学杂志,2014,49(12):1022-1026.

39 Hou DY, Song JY, Yao H, *et al.* Molecular identification of *Corni Fructus* and its adulterants by ITS/ITS2 sequences[J]. *Chin J Nat Med*,2013,11(2):121-127.

40 张红印,陈 俊,贾 静,等.中药材蜈蚣及其混伪品 DNA 条形码鉴别研究[J].中国中药杂志,2014,39(12):2208-2211.

41 张 辉,姚 辉.基于 COI 条形码序列的《中国药典》动物药材鉴定研究[J].世界科学技术中医药现代化,2013,15(3):371-380.

42 周 晔,张庆伟,李佩孚,等.傅里叶红外光谱法鉴别不同产地中药独活的研究[J].中国中药杂志,2013,38(19):3309-3312.

43 杨 丽,李雪莲,赵梓辰,等.差热分析法鉴别碳酸钙类矿物药的研究[J].时珍国医国药,2014,25(10):2412-2414.

44 Xin GZ, Hu B, Shi ZQ, *et al.* Rapid identification of plant materials by wooden-tip electrosprayionization mass spectrometry and a strategy to differentiate the bulbs of *Fritillaria*[J]. *Anal Chim Acta*,2014,820:84-91.

45 李 波,王 美,谭亚南,等.HPLC-DAD 同时测定柘树和构棘根与茎中 4 种黄酮类成分的含量[J].中国中药杂志,38(2):168-170.

46 Chen KX, Zhang YT, Yang XW. Simultaneous quantification of ten phenolic acids in *Lonicerae Japonicae Flos* by HPLC-DAD[J]. *J Chin Pharm Sci*,2013,22 (6):521-526.

47 季秀美,舒 展,许琼明,等.HPLC-ELSD 法测定白头翁总皂苷碱水解产物中 8 种皂苷[J].中草药,2013,44(11):1416-1419.

48 张新新,梁晋如,苏 琪,等.HPLC-ELSD 法同时测定盾叶薯蓣根茎中 5 个皂苷的含量[J].药物分析杂志,2013,33(7):1235-1238.

49 梁 瑾,刘小花,任 远,等.HPLC-DAD-ELSD 法同时测定黄芪中 5 个成分的含量[J].药物分析杂志,2013,33(2):210-213.

50 于 雷,李晓坤,张华锋,等.RP-HPLC-RID 法同时测定怀地黄中单糖低聚糖的含量[J].药物分析杂志,2013,33(6):977-982.

51 He CM, Cheng ZH, Chen DF. Qualitative and quantitative analysis of flavonoids in *Sophora tonkinensis* by LC/MS and HPLC[J]. *Chin J Nat Med*,2013,11(6):0690-0698.

52 蔡晓翠,贺金华,顾政一,等.HPLC-MS/MS 法同时测定新疆一枝蒿药材中 5 个成分的含量[J].药物分析杂志,2013,33(10):1672-1676.

53 Ji S, Wang Q, Xue Q, *et al.* New triterpene saponins from the roots of *Glycyrrhiza yunnanensis* and their rapid screening by LC/MS/MS [J]. *J Pharm Biomed Anal*,2014,90:15-26.

54 Liu E H, Zhao P, Duan L, *et al.* Simultaneous determination of six bioactive flavonoids in *Citri Reticulatae Pericarpium* by rapid resolution liquid chromatography coupled with triple quadrupole electrospray tandem mass spectrometry [J]. *Food Chem*, 2013, 141:3977-3983.

55 Zhang J X, Guan S H. Simultaneous determination of 24 constituents in *Cortex Lycii* using high-performance liquid chromatography-triple quadrupole mass spectrometry[J]. *J Pharm Biomed Anal*,2013,77:63-70.

56 罗娟敏,肖 雪,洪 流,等.HPLC/TOF-MS 和 HPLC/IT-MSn 联合用于补骨脂药材的化学成分分析[J].中草药,2014,45(7):924-928.

57 Zeng F, Wang W. Simultaneous quantification of 18 bioactive constituents in *Tripterygium wilfordii* using liquid chromatography-electrospray ionization-mass spectrometry [J]. *Planta Med*, 2013, 79:797-805.

58 Duan L, Guo L, Liu K, *et al.* Characterization and classification of seven Citrus herbs by liquid chromatography-quadrupole time-of-flight mass spectrometry and genetic algorithm optimized support vector machines[J]. *J Chromatogr A*,2014,1339:118-127.

59 付 娟,杨世海,黄林芳,等.超高效液相色谱法同时测定黄芪中 6 种黄酮类成分的含量[J].中国药学杂志,2013,48(11):916-919.

60 Qiao X, Song W, Lin XH, *et al.* Rapid chemical analysis of bear bile: 5 minute separation and quantitation of bile acids using UHPLC-qTOF-MSAN. *Anal Methods*,2014,6:596-601.

61 侯 娅,马 阳,邹立思,等.基于 UPLC-Triple TOF-MS/MS 技术分析不同加工方法对太子参化学成分的影响[J].中草药,2014,45(19):2850-2854.

62 任伟光,武拉斌,降 雪,等.豨莶草及其酒炙品 UPLC-Q-TOF/MS 分析[J].中草药,2014,45(2):181-187.

63 Song HP, Zhang H, Fu Y, *et al.* Screening for selective inhibitors of xanthine oxidase from *Flos Chrysanthemum* using ultrafiltration LC-MS combined with enzyme channel blocking[J]. *J Chromatogr B*,2014,961:56-61.

64 郭胜男,卢金清,蔡君龙,等.HS-SPME-GC-MS 联用分析沙苑子中挥发性成分[J].中药材,2013,36(12):1966-1968.

65 吴惠妃,梅全喜,李庆国,等.白木香种子挥发油化学成分及抗氧化性研究[J].中药材,2013,36(9):1463-1466.

66 蔡雪萍,李振华,华俊磊,等.一测多评法测定枇杷叶有效部位中 6 种三萜酸成分的量[J].中草药,2013,44(21):3057-3062.

67 何 兵,刘 艳,田 吉,等.指纹图谱结合一测多评模式在中药鱼腥草质量评价中的应用研究[J].中国中药杂志,38(16):2682-2689.

68 张奉苏,陈 菲,傅兴圣,等.高效毛细管电泳法同时测定牛樟芝中 5 种核苷类成分的含量[J].中国药学杂志,2013,48(12):1018-1021.

69 颜 鸣,赵庆春,张 倩,等.毛细管电泳法测定蒲黄饮片黄酮苷含量[J]. 解放军药学学报,2013,29(1):42-46.
70 张新新,梁晋如,赵　晔,等. 盾叶薯蓣药材甾体总皂苷成分HPLC-ELSD指纹图谱的研究[J]. 中国中药杂志,2013,38(19):3313-3318.
71 苏碧茹,邓慧敏,马宏亮,等. HPLC-DAD-ELSD指纹图谱的化学模式识别用于黄芪质量评价[J]. 中国中药杂志,2013,38(19):3319-3323.
72 陈　菲,张奉苏,刘训红,等. 超高效液相色谱-四极杆飞行时间质谱同时测定樟芝菌粉中6个核苷类化合物及其指纹图谱研究[J]. 药物分析杂志,2013,33(12):2097-2103.
73 马家骅,谭承佳,赵云生,等. 蜣螂有效部位毛细管电泳指纹图谱的建立及其总量统计矩分析[J]. 中草药,2013,44(10):1263-1266.
74 高　静,王　辉,王士伟,等. 迷迭香的毛细管电泳特征图谱的研究[J]. 药物分析杂志,2013,33(2):331-334.
75 韩　乐,陈巧霞,刘　训,等. 红黄芩MEKC-DAD指纹图谱的研究[J]. 中药材,2013,36(1):46-50.
76 房方,李祥,刘圣金,等. 矿物中药钟乳石的X射线衍射Fourier指纹图谱[J]. 光谱实验室,2013,30(5):2586-2590.
77 王维恩. 藏药佐太的粉末X射线衍射指纹图谱分析[J]. 中国中药杂志,2014,39(7):1179-1184.
78 沈　莉,赵燕燕,谢洪平,等. 升麻的1H-NMR指纹图谱-模式识别研究[J]. 中国中药杂志,2013,38(2):217-222.
79 胡晓燕,刘明华,孙　琴,等. 板蓝根抑菌活性部位的谱效关系研究[J]. 中草药,2013,44(12):1615-1620.
80 马　培,张鑫瑶,许利嘉,等. 大黄属药用植物抗HIV-1活性的谱效关系研究[J]. 中国中药杂志,2013,38(15):2434-2437.
81 Shi ZQ,Song DF. Li RQ,*et al*. Identification of effective combinatorial markers for quality standardization of herbal medicines[J]. *J Chromatogr A*,2014,1345:78-85.
82 张华锋,刘　炯,张　杰,等. 基于聚类分析和典型相关分析的北柴胡保肝作用谱效关系研究[J]. 中草药,2013,44(19):2696-2702.
83 Zhang H,Luo LP,Song HP,*et al*. A high-resolution peak fractionation approach for streamlined screening of nuclear-factor-E2-related factor-2 activators in *Salvia miltiorrhiza*[J]. *J Chromatogr A*,2014,1326:47-55.
84 Fu Y,Mo HY,Gao W,*et al*. Affinity selection-based two-dimensional chromatography coupled with high-performance liquid chromatography-mass spectrometry for discovering xanthine oxidase inhibitors from Radix *Salviae Miltiorrhizae*[J]. *Anal Bioanal Chem*,2014,406:4987-4995.
85 赵腾斐,张　倩,张　雯,等. 半夏毒针晶的致炎效应与巨噬细胞的相关性研究[J]. 中国中药杂志,2013,38(7):1042-1045.
86 程　敏,汤　俊,蒋丽群,等. 自消容子水提取物对大鼠的毒性作用及肝损伤机制的初步研究[J]. 中国中药杂志,2013,38(11):1800-1805.
87 Yao JL,Zhang K,Zhu HJ,*et al*. Efficient ratio metric fluorescence probe based on dual-emission quantum dots hybrid for on site determination of copper ions[J]. *Anal Chem*,2013,85(13):6461.
88 陈　佳,乔　菲,金红宇,等. ICP-MS法测定马钱子中重金属及有害元素含量的不确定度评定[J]. 药物分析杂志,2013,33(12):2176-2182.
89 隆　颖,陈浩桉,栗建明,等. ICP-MS法测定三丫苦药材中5种重金属的残留量[J]. 中药材,2013,36(7):1066-1068.
90 赵　静,刘　勇,张艾华,等. 不同产地三七中重金属元素的含量测定及分析[J]. 中国中药杂志,2014,39(20):4001-4006.
91 谷筱玉,龙海荣,谢景千,等. 广西山豆根中14种重金属元素的微波消解ICP-MS法测定[J]. 时珍国医国药,2013,24(2):332-333.
92 焦爱军,冯　洁,赖茂祥,等. GC-MS测定两面针中8种有机氯农药残留量[J]. 中药材,2013,36(4):528-531.
93 莫遗盛,冯　洁,周劲帆,等. 两面针中7种拟除虫菊酯农药残留分析[J]. 药物分析杂志,2013,33(5):831-836.
94 刘洪波,赵晓芳,石贵英,等. 浊点萃取反萃取-气质联用测定金线莲中5种拟除虫菊酯类农药残留[J]. 中国中药杂志,2014,39(15):2859-2862.
95 李　媛,肖丽和,殷　果,等. 分散固相萃取-气相色谱-三重四极杆串联质谱法测定蒺藜中17种农药残留[J]. 药物分析杂志,2013,33(4):661-668.
96 薄海波. 加速溶剂萃取-气相色谱-三重四极杆串联质谱法测定地黄中苯并芘[J]. 药物分析杂志,2013,33(12):2119-2122.
97 沙东旭,UweGasser,孙苓苓,等. 2种HPLC-柱后衍生化-荧光检测法测定陈皮中黄曲霉毒素的比较[J]. 药物分析杂志,2013,33(8):1367-1371.

2014 年药剂学研究进展

王　娇,李梦莹,吕慧侠

(中国药科大学药剂教研室,南京 210009)

本文通过检索分析我国药剂学工作者 2014 年在国内外较高影响力的杂志上发表的文章,发现靶向给药、基因传递系统依然是最热点(约三分之二的文章关注这两个方向),缓控释制剂、透皮给药热度次之。以 PubMed、Science Direct、Web of Science 和中国知网数据库为搜索平台,并以"国内学者 2014 年发表的论文"和"靶向给药系统"为搜索条件,收集 535 篇相关外文文献和 134 篇中文文献;以"缓控释给药系统"为搜索条件,收集 178 篇相关外文文献和 158 篇中文文献;以"基因传递系统"为搜索条件,收集 417 篇相关外文文献和 77 篇中文文献;以"透皮给药系统"为搜索条件,收集 105 篇相关外文文献和 68 篇中文文献。本文从靶向、缓控释、基因传递及透皮给药四个方面选取重要研究进展进行综述。

1　靶向给药系统

纳米靶向制剂能将药物浓集于靶部位而减少非靶器官的药物浓度,从而达到增效减毒的目的,因此成为抗肿瘤药物的首选剂型。以新型多肽、透明质酸等为靶弹头,修饰纳米制剂实现更为精准的主动靶向,此类研究是靶向给药系统研究的重点;其次是利用药物载体对肿瘤组织微环境的物理化学刺激(如温度、pH、谷胱甘肽浓度等)的物理靶向;而以碳纳米管、金纳米粒以及介孔二氧化硅等新型无机物为纳米材料,利用肿瘤组织的渗透和滞留效应(EPR)聚集与肿瘤部位的被动靶向制剂的研究也较活跃。

1.1　主动靶向

通过在载体表面修饰配体,特异性结合肿瘤细胞表面受体,诱导受体介导的内吞,增加靶细胞的药物摄取率,是主动靶向给药系统的研究热点。主动靶向配体包括:新型多肽、透明质酸、叶酸、半乳糖等。

1.1.1　*多肽类*　将一种新型肽 AA13 键合到 DSPE-PEG(2000)末端,固定在脂质体表面,制备了可主动靶向于急性髓系白血病细胞(AML)的脂质体,AA13 可以特异性结合到 AML 细胞上过度表达的低密度脂蛋白受体(LDLR),并以柔红霉素为模型药物包裹在脂质体内,主动靶向脂质体较未进行 AA13 修饰的非主动靶向脂质体,具有更强的抗肿瘤效果[1]。多聚左旋赖氨酸(DGLs)是一种新型的非病毒基因载体,在其表面修饰肽链 EPRNEEK,装载 DNA,形成 DGLs-PEG-EPRNEEK/DNA 纳米粒,细胞摄取和体内成像结果表明,EPRNEEK 肽修饰的纳米粒具有脑肿瘤靶向作用,其 EPRNEEK 序列可以与胶质瘤细胞中过表达的层粘连蛋白受体特异性结合,携带基因克服血脑屏障,靶向聚集于神经胶质瘤细胞[2]。由于肿瘤细胞中丝氨酸受体较正常细胞多,合成了一种两亲性聚(L-苯丙氨酸)-b-聚(L-丝氨酸)(PFS)的自组装胶束。PFS 可以与丝氨酸受体特异性结合,诱导内吞作用,提高肿瘤细胞摄取。结果证实,肿瘤细胞对 PFS 胶束的摄取是正常细胞的 4 倍,因此合成的聚氨基酸胶束可以作为肿瘤靶向治疗的良好载体[3]。

1.1.2　*多糖类*　多糖类靶向中研究最多的是透明质酸(HA),HA 的特异性受体为 CD44,CD44 受体在肿瘤细胞表面过表达,因此 HA 可以作为靶向因子修饰其他纳米材料,增强纳米制剂与肿瘤细胞结合作用,同时 HA 对肿瘤血管的生成、肿瘤转移性及侵袭性等具有重要的调节作用,因此借助 HA 的肿瘤靶向性与其他纳米载体材料一起构建肿瘤靶向给药系统已成为当前研究的热点。

以透明质酸、叶酸(FA)和十八烷基酯(C_{18})为原料合成了 2 种胶束,分别为 HA-C_{18} 胶束和 FA-HA-C_{18} 胶束,作为药物载体将紫杉醇(PTX)靶向递送到肿瘤细胞中。实验证明,HA-C_{18}-PTX 和 FA-HA-C_{18}-PTX 胶束的癌细胞摄取量分别是 PTX 溶液的 2.8 和 4.0 倍[4]。

将透明质酸修饰在琥珀酸胆固醇酯(CHEMS)囊泡外部,形成 HA-CHEMS 囊泡,多西他赛(DTX)作为药物模型包裹其中。载药囊泡 HA-CHEMS-DTX 对 MCF-7 和 A549 细胞的抑制率分别是 DTX 注射液的 51.6 和 46.3 倍,因此囊泡可以有效地增加药效部位的药物浓度,明显降低肿瘤生长体积[5]。

聚组氨酸(PHis)可以在酸性环境下质子化,具有 pH 响应性,将透明质酸和疏水性 PHis 共价键合生成了 pH 敏感的聚合物胶束。体外细胞毒性实验显示空白胶束无细胞毒性,内吞作用抑制实验和激光共聚焦实验表明,胶束主要通过 CD44 受体介导的内吞作用被细胞摄取并运送到溶酶体,触发药物释放到细胞质中[6]。

1.1.3　*小分子类*　在载体表面修饰一些小分子材料可以提高纳米制剂的肿瘤靶向性,如叶酸、半乳糖等。半乳糖可以专一识别并结合末端带有非还原半乳糖和乙酰半乳糖胺的糖受体,其中以仅存于哺乳动物肝实质细胞的去唾液酸糖蛋白受体研究最广泛。而叶酸受体在大部分肿瘤细胞表面均有过表达,早期肿瘤的叶酸受体表达较低,而高度恶化或晚期的肿瘤受体表达较高,因此叶酸受体可以作为一种良好的肿瘤标记物。

制备叶酸靶向脂质体(FR),并将伊马替尼包裹其中,在

pH 5.5 的磷酸盐缓冲液(PBS)中,药物释放率大于 25%,远大于 pH 7.4 的 PBS 溶液中释放量,该脂质体包封率高(大于 90%),平均粒径低(143.5 nm),Zeta 电位低(-15.97 mV),且可以主动靶向宫颈癌[7]。利用 4-(双(2-氯乙基)氨基)苯甲醛、N-(2-羟丙基)甲基丙烯酰胺和叶酸共聚物(POM-b-PHPMA-b-PFA)合成了一种的聚合物,此聚合物在水中可自发形成粒径为 83 nm 的聚合物胶束,将氮芥类药物封装胶束中,荧光显微镜下可观察到其细胞摄取率明显提高,可以有效控制氮芥类药物在胞内的释放[8]。研究制备了叶酸靶向性聚合物,此聚合物由正电荷叶酸和 N-(2-羟丙基)-甲基丙烯酰胺(HPMA)组成,聚合物外壳修饰可以在酸性条件下水解的 2,3-二甲基马来酸酐(DMA),DMA 包覆后掩盖聚合物表面的正电性,实现长循环,而在肿瘤细胞酸性条件下 DMA 水解,暴露出 HPMA 的正电荷,可以更好地穿透肿瘤细胞,从而实现肿瘤细胞主动靶向的作用[9]。

除了修饰叶酸外,半乳糖基修饰也是国内研热点。以聚乙二醇-b-聚(2,4,6-三甲基苄叉二季戊四醇碳酸-丙烯碳酸酯)(PEG-b-P(TMBPEC-co-AC))和半乳糖-聚乙二醇-聚(ε-己内酯)(Gal-PEG-b-PCL)为原料,在溶液中进行光交联后自组装形成 pH 敏感胶束(Gal-CLMs),紫杉醇作为模型药物负载其中。半乳糖主动靶向去唾液酸糖蛋白受体(ASGP-R),不仅可显著提高靶细胞摄取,还智能响应 pH 变化释放药物,减小药物不良反应[10]。在壳聚糖半胱氨酸偶联物(GTC)表面修饰半乳糖,合成一种新型的主动靶向非病毒基因载体,并将 iSur-pDNA 和 siVEGF 两种基因通过静电结合在载体上,共同作用以沉默靶向基因,抑制细胞的增殖,基因和载体的紧密结合有效地提高了裸基因在体内的稳定性和渗透能力[11]。乳糖酸也是一种去唾液酸糖蛋白受体的靶向因子,如尝试将乳糖酸接枝 β-环糊精(β-CD-LA),并将其络合于金刚烷胺修饰的介孔二氧化硅表面,抗肿瘤药物阿霉素包裹介孔二氧化硅内部,β-环糊精可确保药物的稳定封装,包裹药物的纳米载体稳定到达肿瘤部位,去唾液酸糖蛋白受体介导的内吞作用进入肿瘤细胞,完成药物的递送,有效抑制肿瘤生长[12]。

1.2 物理化学靶向

肿瘤微环境物理化学性质和正常细胞差别较大,设计对肿瘤的物理化学微环境刺激敏感的载体,在肿瘤组织内智能响应而释药,对于物理化学靶向的研究依然主要集中在 pH 敏感、还原敏感等方面。

1.2.1 pH 敏感靶向 血液循环系统和正常组织细胞的微环境体液 pH 为 7.4,而肿瘤细胞中微环境体液的 pH 较低,一般可低至 5~6。利用肿瘤组织和正常组织间 pH 的差异,设计一种对弱酸性环境敏感的载体,使之到达肿瘤组织后结构改变而迅速释放包裹的药物,从而达到靶向的作用。

将亲水性 N-(2-羟丙基)甲基丙烯酰胺(HPMA)和疏水性阿霉素(DOX)通过 pH 敏感的腙键相连,在溶液中自组装形成聚合物胶束,腙键在酸性条件下可以迅速断开,胶束因而解聚释放药物至肿瘤部位[13]。

将 pH 响应性的透明质酸-g-聚 L-组氨酸(HA-PHis)和 D-α-生育酚聚乙二醇 2000(TPGS2k)在溶液中形成 HA-PHis/TPGS2k 胶束,PHis 酸性条件下质子化,具有 pH 敏感性,而 TPGS2k 具有抑制 p-糖蛋白的外排作用。将阿霉素(DOX)负载其中,不仅可以使得药物在酸性的肿瘤细胞内释放,还能降低肿瘤细胞的多药耐药性,增强药物在靶细胞内的摄取[14]。

合成了一种大小及表面电荷可变的甲氧基聚乙二醇-聚丙交酯-聚(β-氨基酯)胶束(mPEG-PLA-PAE),pH 敏感性的 PAE 在环境 pH 由 7.4 向 6.8 转变时质子化,此时胶束粒径降低,胶束表面正电性增强,细胞摄取增加。其中 mPEG 部分可以维持胶束在血液系统中的长循环作用,而 PAE 部分可以保证胶束到达肿瘤靶向部位后充分被癌细胞摄取。实验结果还证明,mPEG-PLA-PAE 胶束较 mPEG-PLA 胶束,对 MCF-7 细胞的抑制率更高[15]。

1.2.2 还原敏感靶向 基于谷胱甘肽(GSH)浓度在肿瘤细胞和正常细胞之间以及肿瘤细胞内外间的巨大差异,还原敏感型药物递送系统载体应运而生。其特点在于将二硫键引入载体,与肿瘤细胞内的高浓度还原性物质发生反应,二硫键断裂,药物随之释放。

以聚 ε-己内酯二元醇(PCL)、赖氨酸二异氰酸酯(LDI)、胱胺(cystamine)和 α-甲氧基-ω-环氧丙基聚乙二醇(EO-MPEG)反应,制备了含有二硫键的双亲性聚氨酯,利用透析法制备了聚氨酯胶束。还原响应实验表明,胶束在 10 mmol/L 的谷胱甘肽的作用下,粒径明显增大,表明胶束具有还原刺激响应特性。以抗肿瘤疏水药物氨甲喋呤(MTX)为模型药物,研究载药胶束在谷胱甘肽作用下的药物释放行为,证实谷胱甘肽的存在可刺激药物的释放[16]。

将二硫键基团引入到聚氨酯中,制备出还原敏感聚氨酯多嵌段共聚物,并以紫杉醇为药物模型,通过调节聚合物主链中二硫键的含量控制载药复合物对肿瘤细胞的抑制作用。实验结果证明,还原敏感聚氨酯多嵌段共聚物对还原刺激智能响应,空白纳米载体细胞相容性好,载药纳米胶束可有效抑制肿瘤细胞增殖[17]。

将硬脂酸(SA)与具有良好生物相容性的普鲁兰多糖(Pullulan)通过二硫键键合,并以阿霉素(DOX)为模型药物,与聚合物在水中自组装形成胶束,阿霉素载药量为 6.19%,聚合物胶束粒径为 194.4 nm,在谷胱甘肽存在的情况下,载药胶束的粒径显著增大,药物迅速释放[18]。

1.2.3 热敏感靶向 由于肿瘤细胞不断的增殖,其内部热量的产生明显高于其他正常细胞,研究报道肿瘤组织温度可高于正常细胞 2~5℃。因此,设计温度敏感的载体,到达温度偏高的肿瘤部位后令其智能释放药物,可达到很好的肿瘤靶向作用。但由于肿瘤内外温度的差别并不是特别大,寻找合适的温度敏感材料具有一定的难度。

合成了一种温度敏感的两亲性嵌段共聚物 P-(*N*,*N*-异丙基丙烯酰胺-co-*N*-羟甲基丙烯酰胺)-b-己内酯(P-(NIPAAm-co-NHMAAm)-b-PCL),其最低临界溶液温度(LCST)约 38 ℃,阿霉素(DOX)作为抗肿瘤药物模型,通过透析法制备了其温敏型聚合物胶束。实验结果证实了此含药胶束的释放具有温度依赖性。体外和体内实验结果显示,空白胶束对于胆管癌细胞(QBC939)毒性很小,而载药胶束可以有效抑制胆管癌细胞增殖和诱导凋亡[19]。

将聚-(*N*-异丙基丙烯酰胺)(PNIPAM)和端羟基聚丁二烯(HTPB)进行嵌段连接,合成了球形核壳纳米胶束,PNIPAM 作为亲水外壳,HTPB 作为疏水内核包裹抗肿瘤药物喜树碱。实验结果表明,载药胶束对温度敏感,肿瘤环境下药物的释放加快[20]。

1.2.4　*多重敏感靶向*　对单种刺激响应的聚合物胶束已经不能满足人们的需要,研究者们还合成了更为复杂的多重敏感性纳米制剂,以响应体内复杂的多重刺激。

利用 pH 和温度敏感性的聚甲基丙烯酸二甲氨基乙酯(DMAEMA)和紫外光敏感性的聚邻硝基苄酯(PNBM),通过还原敏感的二硫键相连接,制备对 pH、温度、光、还原环境四重敏感的聚合物胶束 PNBM-ss-PDMAEMA[21]。

将三种两亲性共聚物,聚(ε-己内酯)-ss-聚乙二醇(PCL-ss-PEG)、聚(ε-己内酯)-聚乙烯亚胺(PCL-PEI)和聚(ε-己内酯)-聚乙烯亚胺-叶酸(PCL-PEI-Fol),共同组装形成胶束,紫杉醇作为药物模型构建复合型聚合物胶束,PCL-ss-PEG 和 PCL-PEI 部分分别介导还原和 pH 敏感性,PCL-PEI-Fol 部分中利用叶酸介导主动靶向。所得的复合聚合物胶束细胞毒性低,且在 MCF-7 乳腺癌细胞中摄取率高,是一种很有前景的抗肿瘤药物载体[22]。

1.3　*被动靶向*

相比于有机高分子纳米材料,无机纳米粒载药量高,有效保护药物免受外界环境影响。国内关于无机纳米材料的研究主要包括:碳纳米管、金纳米粒和介孔二氧化硅纳米粒等。

1.3.1　*碳纳米管*　碳纳米管作为药物载体,穿透力强,其顶端或管壁可以容纳生物大分子或药物。因此,可以将穿透性不好的药物或大分子吸附或偶联到碳纳米管上,穿过细胞膜到达靶向部位。由于碳纳米管疏水性过强,可能对细胞容易产生毒性,在纳米管表面进行共价修饰或非共价修饰,可以使碳纳米管均匀分散,降低其细胞毒性。

将壳聚糖(CHI)和透明质酸(HA)共同修饰单壁碳纳米管(SWNTs),并将盐霉素(SAL)作为药物模型装载其中,形成 SAL-SWNT-CHI-HA 复合物。HA 的修饰不仅增加了碳纳米管的亲水性,提高其生物相容性,还可以利用其对肿瘤细胞 CD44 等受体的结合特异性,诱导受体介导的胞吞作用,提高肿瘤细胞对纳米粒的摄取率。细胞摄取实验证明,SAL-SWNT-CHI-HA 复合物可选择性被胃肿瘤细胞摄取,从而介导瘤细胞凋亡[23]。

碳纳米管显影成像由于穿透力强,显示了较好的应用前景。尝试将多壁碳纳米管接枝聚乙烯亚胺(PEI),并与异硫氰酸荧光素(FITC)和前列腺干细胞抗原(PSCA)单克隆抗体(mAb)共价结合。体外和体内的毒性数据表明,所制备的 CNT-PEI(FITC)-mAb 具有良好的生物相容性;流式细胞仪、激光共聚焦荧光成像实验显示 CNT-PEI(FITC)-mAb 可以与肿瘤细胞过度表达的抗原特异性地结合;而体外和体内超声成像结果表明,此纳米粒在具有较强的靶向超声造影作用[24]。

1.3.2　*金纳米粒*　金纳米粒易制备,粒径可控,表面可包裹生物大分子或药物而不影响其生物活性,已经成为研究的一大热点。除此之外,利用金纳米粒的表面等离子共振、荧光特性、分子识别特性等性质,使其在设计光控开关、追踪药物等方面有广泛的应用前景。由于合成的纳米金颗粒表面上较少包覆配体和功能化基团,若将纳米金颗粒用于各种生物学领域,需对表面包覆的配体进行配体转换以及化学修饰。

以紫杉醇(PTX)作为药物模型,将 PEG400-PTX 修饰在金纳米粒表面,形成 PTX-PEG400@GNPs 纳米粒,再将脂质体包裹在纳米粒外层,形成生物相容性脂质体的外壳,形成有机和无机两种递药方法的结合,不仅有效提高载药量,而且可以实现长循环的作用和对肝脏的靶向性[25]。

将与阮蛋白(PrPC)特异结合的基因序列修饰到金纳米粒(AuNPs)表面,修饰后的复合纳米粒靶向于人骨髓神经母细胞瘤(SK-N-SH)细胞上过表达的 PrPc,降低金纳米粒对正常细胞毒性,再将疏水性药物阿霉素键合到纳米粒表面,可以有效的提高药物稳定性并将抗肿瘤药物选择性的运送到靶肿瘤细胞内,促使神经母细胞瘤发生凋亡[26]。

1.3.3　*介孔二氧化硅*　介孔二氧化硅(MSN)具有高比面积以及可调的孔容等特点,成为了各种难溶性药物的潜在载体。

硼替佐米(BTZ)水溶性差、稳定性低,将介孔二氧化硅(HMSNs)直接包裹 BTZ,体内、外细胞实验表明,HMSNs-BTZ 对肺癌细胞 H1299 的 IC50 仅为游离 BTZ 的 42%,而对肿瘤细胞的抑制率为游离 BTZ 的 1.5 倍,可以明显降低给药剂量和毒副作用[27]。

将 1,2-环已二胺铂(Ⅱ)酯(DACH-Pt-$(NO_3)_2$)与介孔二氧化硅纳米粒表面的羧基基团键合,并包载抗癌药物奥沙利铂构成了 MSN-Pt,共聚焦激光扫描显微镜结果显示 MSN-Pt 很快被 HepG-2 细胞摄取并聚集在内含体和溶酶体中,同时 MTT 实验表明和游离药物相比,MSN-Pt 对 HepG-2 细胞的杀伤力更强,这可能是由于 MSN-Pt 的胞内摄取能力和与 DNA 的结合能力更强[28]。

对介孔二氧化硅表面改性,修饰靶向配体,使之成为靶向纳米制剂,也逐渐成为人们的研究热点。对包裹抗肿瘤药物伊立替康(CPT-11)的介孔二氧化硅表面修饰聚合物脂质P123-DOPE,避免药物在到达靶部位前提前释放,到药效位点后,在肿瘤微环境的酸性条件下,发生解聚并释放药物,此外P123-DOPE可以抑制乳腺癌耐药蛋白(BCPR)介导的乳腺癌细胞MCF-7/BCRP药物外排,有效提高靶细胞的药物CPT-11的浓度[29]。

2 缓控释给药系统

缓控释给药系统的研究中包括常规的缓控释片剂、微球、微丸等剂型,也包括纳米混悬剂、口腔速释片等速释剂型。

2.1 常规缓控释制剂

将载药的海藻酸钙微球和聚(乳酸-羟基乙酸-乙二醇-乳酸-羟基乙酸)(PLGA-PEG-PLGA)为原料,制备了粒径可调的海藻酸钠微球水凝胶复合物。5-氟尿嘧啶(5-FU)和茶碱(TP)为模型药物,封装在复合水凝胶中。药物释放实验结果表明,该组合系统可以明显地解决单剂型水凝胶或微球制剂的突释问题,可实现了持续稳定的释药[30]。

利用聚乙烯醇(PVA)和二氧化硅制备PVA/SiO_2复合微球,以亚甲基蓝为模型药物研究其控释行为,结果表明药物从PVA/SiO_2复合微球中的释药遵循Fick扩散行为[31]。

将药物包裹于介孔二氧化硅(MS)中,并将载药的MS加入到聚乳酸-羟基乙酸(PLGA)微球中。实验结果证明,相较于简单药物-MS和药物-PLGA微球,这种药物-MS-PLGA复合物可以达到较好的缓释作用,且空白的MS-PLGA复合物无细胞毒性[32]。

对于难溶性药物尼莫地平,采用微粉化结合推挽式渗透泵和固体分散两种技术相结合的方法,减少血药浓度波动、增加口服生物利用度。实验证明,固体分散技术比微粉化结合推挽式渗透泵技术增溶能力和吸收能力更强,两种方法下T_{max}都有一定时间的延长,两种技术共同使用,对于提高难溶性药物的生物利用度,控制药物释放有良好的效果[33]。

盐酸二甲双胍(MH)和盐酸吡格列酮(PG)的作用机制互补,2型糖尿病患者使用两种药物联合治疗是非常理想的,但MH在消化道不能很好地吸收,半衰期较短。设计了一种双层胃漂浮片,这两种药物分别在两个独立的层中。实验证明,这种双层胃漂浮片可以使MH在12 h缓释,PG在5 min内快释,加强糖尿病的联合治疗[34]。还研发了一种夹芯渗透泵片,使两药同时以零级速率释放,其中MH和RG被装在不同层中。在Beagle犬体内的药代动力学研究表明,C_{max}显著降低,T_{max}有效延长,渗透泵片生物利用度提高,MH和RG同时以零级速率释放[35]。

2.2 速释制剂

2.2.1 纳米混悬剂 纳米混悬剂是是今年来研究的热点,与普通混悬剂相比,纳米混悬剂具有粒径小、载药量高等优点,可以极大地提高难溶性药物的溶解度,进而提高药物生物利用度。

杨梅素水溶性差,口服生物利用度较低。将杨梅素制备成纳米混悬剂并对稳定剂进行筛选,扫描电子显微镜(SEM)测定制得的杨梅素纳米混悬剂粒径为300~500 nm,与杨梅素粉相比其溶解度和体外溶出度明显增加。稳定剂为表面活性剂d-α琥珀酸生育酚聚乙二醇酯(TPGS)、大豆卵磷脂、大豆卵磷脂/TPGS、羟丙基β环糊精/TPGS时,其生物利用度分别是杨梅素粉的2.44、3.57、1.61、2.96倍[36]。

对缬沙坦纳米混悬液处方和工艺进行筛选,反溶剂沉淀法确定为最终方法,所制得的粒子平均粒径为30 nm,喷雾干燥法使之固体化,得到细腻、疏松的粉末,溶出度和稳定性均良好[37]。

为了提高非洛地平纳米混悬液物理稳定性,对其固化方法进行筛选。采用20%的甘露醇-甘氨酸溶液为保护剂,以冷冻干燥法固化非洛地平纳米混悬液时,冻干效果最好[38]。

2.2.2 口腔速释制剂 以聚乙烯醇(PVA)-聚乙二醇(PEG)接枝共聚物(商品名为kollicoat® IR)、海藻酸钠和甘油为原料,开发一种新的枸橼酸西地那非(SC)口腔速溶膜,其崩解时间约25 s,略高于空白口腔速溶膜(20 s)。SC均匀地分散在口腔速溶膜中,药物的结晶形式发生了变化,药物和载体间经过氢键作用,机械性能得到了很好的改善[39]。

优化设计一种口腔速溶膜,水溶性差的抗病毒药物波棱(HPE)作为模型药物分布其中,载药口腔速溶膜20 s内在口腔内崩解为粒径为299.31 nm的纳米混悬剂,X射线衍射分析表明,HPE在速溶膜内为无定形状态,口腔速溶膜有效提高药物的释放速度[40]。

以盐酸苯环壬酯为模型药物,以阳离子交换树脂为载体制备了盐酸苯环壬酯树脂复合物口腔崩解片,最终优化结果为药物和树脂比例为1:1,可完全掩盖药物的苦味,且口崩片无砂砾感[41]。

采用正交试验筛选米氮平口崩片的处方,最终优化处方为甘露醇、微晶纤维素、低取代羟丙基纤维素和交联聚乙烯吡咯烷酮用量70、20、2.5、10 mg,自制片剂和原研制剂在溶出介质中的累积释放度f2值为63.38,制备的米氮平口崩片外观光洁,崩解较快,溶出度高[42]。

将马来酸氯苯那敏和丙烯酸树脂Eudragit EPO混合,喷雾干燥后与其他辅料混合制成口腔崩解片(ODT)和口腔速释膜(ODF)。两种剂型在模拟唾液溶液中均可以快速崩解(小于40 s)。掩味试验结果表明,ODT苦味完全被掩盖,而ODF只有轻微的苦味[43]。

优化并制备尼莫地平(NM)固体自微乳化舌下速溶片(NM-S-SMFDST),所制备的NM-S-SMFDST乳化后粒径为34.4±2.62 nm,1h累积溶出度达90%以上,崩解、湿润时限、含量以及含量均匀度达到要求[44]。

2.2.3 固体分散技术 固体分散技术是指药物以分子、胶体、无定型或微晶等状态均匀的分散在某一固体载体中所形成的分散体系。固体分散体可以增加难溶性药物的溶解度和溶出速率，提高生物利用度。

以聚乙烯吡咯烷酮（PVPK30）为载体，采用溶剂法制备炔雌醇固体分散体，对制备工艺优化，药物与载体的最佳比例为1∶1。药物在分散体中以无定形状态存在，炔雌醇阴道环中药物的释放速度明显提高，固体分散体有效提高了药物分散速度[45]。

以d-α-生育酚聚乙二醇1000（TPGS 1000）、盐酸小檗碱磷脂复合物（BPC）和SiO_2为原料，通过溶剂蒸发法制备了小檗碱固体分散体（BPTS-SD），BPC可改善小檗碱的脂溶性，SiO_2提高BPTS-SD流动性，TPGS 1000作为一种固体分散载体在提高原料药的溶出率的同时，还可作为P-糖蛋白抑制剂提高盐酸小檗碱的肠吸收。研究表明，BPTS-SDS的累积溶出百分率是BPC的2.67～4.78倍，而BPTS-SDS的生物利用度是盐酸小檗碱的3.22倍[46]。

3　基因传递系统

基因传递系统分为病毒基因传递系统和非病毒基因传递系统，前者虽然转染效率高，但可能引起免疫反应与细胞毒性，应用细胞类型有限，成本较高等缺点限制了其使用；后者可以克服病毒载体的诸多缺陷，如低细胞毒性、低免疫原性等，可生物降解，不受基因大小的限制，可操作性强，应用前景更广阔。学者们对于基因载体的研究主要为非病毒载体，主要包括阳离子脂质体和阳离子多聚物两个方面。

3.1　阳离子脂质体

阳离子脂质体是近年来的研究热点之一，带负电荷的基因和阳离子脂质体形成复合物，可以有效的压缩DNA，并中和DNA所携带的负电荷，减少负电荷的细胞膜对基因的排斥力，提高基因的转染率。基因复合物安全性好，无毒性和免疫原性，可携带大量DNA通过内吞进入细胞，抵御核酸酶的降解，在基因导入细胞后，脂质体即被降解。

在阳离子脂质体表面修饰其他合适的靶向因子，使其有一定转染能力的同时还能靶向肿瘤组织。以胱胺为原料引入二硫键，合成了还原敏感型阳离子寡肽脂质材料H-ss-E2C14，并用其和大豆磷脂、胆固醇混合制备了还原敏感型阳离子寡肽脂质体H-ss-E2C14-L，考察脂质材料在模拟细胞质还原性环境中的降解情况，结果发现24 h累积降解率约为70%[47]。

在阳离子脂质体上修饰透明质酸（HA）和聚乙二醇（PEG），合成了PEG-HA的阳离子脂质体，静电结合siRNA形成复合纳米粒（PEG-HA-NP），与未修饰的脂质体相比，不仅生物相容性提高，且由于透明质酸的主动靶向性，基因在靶向部位的摄取也得以提高[48]。

核仁素是一种在癌细胞的表面过度表达，但在正常细胞表面不表达的蛋白质，将特异性结合核仁素的AS1411键合到PEG化脂质体的表面形成AS1411-PEG-脂质体（ASLP），抗BRAF基因（siBraf）静电作用结合ASLP形成ASLP/siBraf复合物，凝胶电泳和毛细管电泳实验显示AS1411的成功键合。实验结果显示，ASLP/siBraf的成功表达使BRAF基因沉默，抑制黑色素瘤的生长[49]。

将基因和抗肿瘤药物共同输送到靶向部位，协同作用于肿瘤已经成为学者们研究的热点之一。血管内皮生长因子的特异性小片段干扰RNA（siRNA）和多西紫杉醇（DTX）共同作用，抑制肿瘤生长。设计了一种低密度脂蛋白受体（Angiopep-2）和神经受体（tlyp-1）双肽修饰的脂质体为载体共同递送siRNA和DTX，介导脑肿瘤靶向和穿透作用[50]。其中siRNA与血管生成密切相关，DTX可以有效地杀死肿瘤细胞。体外和体内实验结果显示，基因/药物递送系统沉默基因表达，抑制细胞增殖。通过特异受体介导的内吞作用和组织的渗透，增强被细胞摄取。对共同递送系统进行研究还发现，亲水性大分子和脂溶性小分子在胞内行为不同，前者细胞内吞、内涵体/溶酶体逃逸，后者在释放后被动扩散。此外，修饰后的脂质体没有显示出毒性或免疫反应。

化疗药物喜树碱（CPT）和siplk1共同作用以防止癌症的发生。为确保两药物可同时传送到肿瘤区域，构建了一种双敏感的阳离子脂质体基因载体[51]。CPT通过pH敏感的酯键键合到两性离子聚合物聚羧酸甜菜碱（PCB）上，PCB在酸性条件下质子化具有pH敏感性，siRNA静电结合在阳离子脂质体上，对酯酶和酸性环境双重敏感CPT-PCB/siplk1脂质体随着孵育时间不同，两种药物释放速度差别较大。siRNA孵育4 h后快速释放，CPT培养12 h后响应pH值和酯酶而释放，可控制时间来控制两种药物的释放。在体外，CPT-PCB/siplk1脂质体明显诱导细胞凋亡，对实体瘤的抑制作用强。

3.2　阳离子聚合物

阳离子聚合物和基因可以形成稳定复合物，携带基因透过细胞膜，进入细胞。近年来研究的阳离子聚合物有聚乙烯亚胺（PEI）、壳聚糖、新型树枝状聚合物等。

3.2.1　聚乙烯亚胺　PEI中含多个胺基，在肿瘤细胞的过酸性环境下，发生质子海绵效应，产生高密度电荷，可以从内涵体/溶酶体逃逸，将PEI运用到基因载体中可提高基因转染速率。对PEI进行修饰，可以降低其细胞毒性。

将琥珀酸聚乙烯亚胺（PEI-SA）非共价修饰单壁碳纳米管，改性后的碳纳米管（CNT）可以装载抗BRAF基因siRNA（siBraf）形成PEI-SA/CNT/siRNA复合物，此复合物可以进入B16-F10细胞并诱导基因沉默。将PEI-SA/CNT/siRNA作用于小鼠黑色素瘤模型C57BL/6，Cy3标记的siBraf在肿瘤组织摄取明显，有效导致基因沉默[52]。

将二硫键的引入到三元共聚物mPEG-b-聚（L-赖氨酸）-g-（ss-聚乙烯亚胺）（mPEG-b-PLL-g-（ss-lPEI））中，可以使共聚物在肿瘤还原性环境中解离，单链单克隆抗体偶联与载体上，可以特异性作用于Her2受体，增强mPEG-b-PLL-g-（ss-lPEI)/siRNA 在人卵巢癌细胞系 Skov-3 的转染能力,在 mRNA 和蛋白水平实验中表明:siRNA 基因表达有效地下调了靶基因(XIAP 基因)的表达,从而促进肿瘤细胞凋亡,提高疗效。实验表明,聚合物载体细胞毒性低、易降解,是一个有前途的治疗肿瘤 siRNA 载体[53]。

制备了阳离子环糊精-g-聚乙烯亚胺(CP),CP 通过静电作用吸附 siRNA,再将介孔二氧化硅纳米颗粒(MSNP)修饰 CP 形成 CP-MSNP/siRNA 纳米粒。实验证明在 MDA-MB-231 细胞中观察到 CP-MSNP/siRNA 纳米粒的富集,CP-MSNP 靶向于糖酵解酶丙酮酸激酶 M2 亚型(PKM2)并递送 siRNA,抑制 PKM2,抑制肿瘤细胞的生长、侵袭和迁移[54]。

3.2.2 *壳聚糖* 壳聚糖是一种阳离子多糖,生物相容性好,可生物降解,无免疫原性,还有一定的抗微生物和抗癌作用,可用于基因的传递,但单独应用其转染效率不高,在临床上多进行表面修饰改性提高转染率。

在顺乌头酸(CA)修饰的壳聚糖-硬脂酸胶束 CA-CSO-SA,作为基因载体,与 CSO-SA 胶束相比,CA-CSO-SA 胶束 Zeta 电位更低、细胞毒性更小。CA-CSO-SA/pDNA 对 HEK-293 细胞的转染效率为 37%,高于 CSO-SA/pDNA 的 16%。细胞内实验中观察得知,CSO-SA/pDNA 复合物更多分布在溶酶体中,而 CA-CSO-SA/pDNA 更广泛地分布在细胞质中,说明修饰顺乌头酸后更容易逃逸出溶酶体。因此,顺乌头酸的改性提高了 CSO-SA/pDNA 转染效率[55]。

将壳聚糖为骨架,叶酸-亚油酸(FA-LA)和聚(β-苹果酸)(PMLA)接枝与壳聚糖骨架上,形成 LMC 纳米粒子,共同递送紫杉醇和 iSur-pDNA,所得载药纳米粒粒径为 161 nm,紫杉醇和 iSur-pDNA 协同作用,可以增强抗肿瘤作用[56]。

将聚乙二醇-羧甲基壳聚糖(PEG-CMCS)和磷酸钙(CaP)在溶液中自组装形成 pH 敏感基因载体,携带 siRNA 进入细胞。所得的 siRNA 载体复合物平均粒径为 102.1 nm,在 pH7.4 的环境中,CaP 以原始形态存在,胶束处于紧密收缩状态,基因稳定包裹于内核中;而在微酸环境中,CaP 溶解,胶束膨胀,基因药物释放[57]。

3.2.3 *新型聚合物* 柱芳烃是一种柱状大环低聚超分子主体化合物,在构筑超分子自组装体系、医药、生物、相转移催化方面应用广泛。将二茂铁盐修饰两亲性柱芳烃(FCAP)并在水中自组装形成阳离子囊泡,装载药物和 siRNA 形成共同传递系统,茂铁盐阳离子和二茂铁基团之间的转换使其具有还原敏感性。不仅提高了药物的生物利用度,减少了癌细胞对正常细胞的毒副作用,还可以克服肿瘤细胞的耐药性[58]。

树枝状聚合物是人工合成的一种纳米级材料,其结构、功能、体积、性状都可精确控制,是一种新型的基因载体材料。聚酰胺—胺型树枝状聚合物(PAMAM)是一种最常用的新型树枝状聚合物。将胆固醇接枝聚酰胺-胺树形分子,自组装形成阳离子 rPAA-Chol 纳米胶束,并作为 siRNA 载体靶向递送基因[59]。先在 rPAA-Chol/siRNA 复合物表面修饰脂质体,在脂质体外壳上又分别修饰 DSPE-PEG、HAIYPRH 序列(T7),形成 PEG-LP/siRNA NPs 和 T7-LP/siRNA NPs 两种载体。这两种基因复合物都有细胞摄取效率高的特点,在 MCF-7 细胞内涵体/溶酶体逃逸速度快,都能显著下调 MCF-7 细胞中 EGFR 蛋白表达水平。体内实验表明,T7-LP/siRNA NPs 通过转铁蛋白受体介导靶向给药,对 MCF-7 肿瘤细胞抑制作用明显,且没有激活体内免疫反应。

4 透皮给药系统

透皮给药系统因具有避免肝脏首过效应、血药浓度稳定、局部靶向性及给药方便等优势而备受青睐。除了纳米制剂外,微针也逐渐成为学者们研究的热点。

4.1 微 针

微针长 25 ~ 1 000 μm,无数枚微针可组成 1 ~ 2 cm^2 的透皮贴剂贴于皮肤表面。微针刺穿皮肤外层后,微量药物进入体内,同时由于微针可穿透角质层实现药物的充分吸收的同时,又未到达富含神经纤维的深层组织,患者不会感到疼痛,可基本代替皮下注射剂。

将低分子量透明质酸和加载进微针内(MNs),以降糖药艾塞那肽(EXT)作为药物模型,考查对 2 型糖尿病的治疗作用。结果发现,微针在 2 min 内迅速溶解并释放药物。经皮水分流失测定表明,在 10 ~ 12 h 后,皮肤的屏障性可恢复,其微针的疗效与皮下注射相似[60]。

将层状双金属氢氧化物(LDH)引入羧甲基纤维素钠(CMC)形成 CMC-LDH 微针,作为载体递送体内疫苗。结果表明,微针在皮肤内溶解且药物释放仅需 1 min,与皮下注射相比,疫苗诱导的抗体反应明显增强[61]。

微针的基质材料影响其性质,对其基质考察优化提高载药性能。聚乙烯吡咯烷酮(PVP)加入环糊精(CD)形成 PVP-CD 微针,相较于 PVP 微针,PVP-CD 在 20 d 后吸水率不变,在高温条件下存放时间更长,且硬度大大提高,更适合递送药物、疫苗[62]。

采用浇铸法制备复合物微针,采用单因素法优选处方,并对微针进行表征。优选出微针的处方工艺,制备出的微针,形貌学考察与机械强度考察均符合要求。微针预处理皮肤后分别使得盐酸青藤碱微乳凝胶、盐酸青藤碱凝胶的累积渗透量增加了 15.50 倍和 22.13 倍[63]。

考查了微针基质中溶剂对微针载药的影响,基质的溶剂为高挥发性的乙醇时,基质粘度上升,针药比(NDP)可超过 90%,在增加了药物释放的同时还增加了其透皮能力[64]。

4.2 纳米制剂透皮给药

纳米制剂透皮给药载体作为一种透皮给药新剂型,主要包括微乳、固体脂质纳米粒、聚合物纳米粒、脂质体等。

制备了一种新型 O/W 型透明质酸纳米微乳(HA-GMS),包载药物 10,11-亚甲二氧基喜树碱(MD-CPT),生物相容性良好,用 HA-GMS 对瘢痕疙瘩成纤维细胞培养 48 h,

其生长抑制率为28.2%。HA-GMS纳米乳运载的MD-CPT皮肤渗透量明显高于对照组MD-CPT乙醇溶液对皮肤的渗透量,HA-GMS纳米乳明显增加了MD-CPT的透皮效率[65]。优化处方并制备了罗哌卡因微乳(ME),罗哌卡因微乳在透射电子显微镜下为球形,平均粒径为58.79 nm。体外渗透研究的结果表明,罗哌卡因微乳的治疗下,皮肤表面的微观结构显著改变,对醋酸所致的小鼠扭体反应表现出明显的镇痛作用[66]。

固体脂质纳米粒是一种粒径在10~1 000 nm,以固态的类脂为载体包裹药物的固体胶粒给药系统,生物相容性好,应用于皮肤后扩大角质层细胞间隔使药物进入细胞深层,显著降低了药物对细胞的刺激性。比较固体脂质纳米粒(SLN)和微乳(ME)作为载体对药物乌头碱的透皮影响[67]。载体SLN比ME透皮量低,但载体SLN的皮肤沉积率高,且人永生化角质形成细胞(HaCaT)对载体SLN的摄取明显高于ME,体内研究发现,两种载体都可以透过角质层,提高乌头碱透皮效率。与ME相比,SLN使乌头碱的释放时间更持久,减少药物的毒性。制备毛蕊花苷(VER)固体脂质纳米粒(VER-SLN),得到的VER-SLN平均粒径为109±17 nm,Zeta电位为-23±0.91 mV,包封率为96.66%,对小鼠急性肝损伤有一定保护作用[68]。

聚合物纳米粒有包封率高,有效保护敏感性药物等优势,但粒径大于10 nm的聚合物纳米粒无法仅通过被动扩散透过角质层进入皮肤,因此将主动渗透和纳米粒结合来增强透皮给药效果。人体皮肤带负电荷,载体表面电荷影响其与皮肤的相互作用,促进药物进入深层皮肤。用壳聚糖(CS)和寡聚精氨酸(R_9)为主要原料,合成透皮吸收促进剂CS-PR,以替硝唑(TNZ)为模型药物,体外透皮实验证实,与空白组相比,CS-PR对TNZ有明显的透皮促进作用($P<0.05$)[69]。开发一种新型的阳离子聚合物,羟丙基-β环糊精-聚乙烯亚胺(HP-β-CD-PEI1800),作为渗透促进剂,以水溶性药物双氯芬酸钠为模型药物,研究其透皮给药作用。实验结果表明,在给药3、6、9 h后,药物在表皮和真皮的累积量明显高于对照组[70]。

醇质体是在普通脂质体的处方中添加高浓度的醇而制得的多层囊泡结构,与普通脂质体相比,包封率更高,透皮性能更好。研究了一种新的补骨脂素经皮给药系统,即采用醇质体作为载体。实验证明,补骨脂素醇质体渗透性优于补骨脂素脂质体。醇质体作为载体对补骨脂素的经皮渗透率为38.89±0.32 μg/cm^2·h,是脂质体的3.50倍[71]。开发了一种芹菜素醇质体给药系统,随着醇质体中磷脂和短链醇(如丙二醇和乙醇)含量的增加,芹菜素的经皮渗透量明显提高,相比于脂质体为载体,芹菜素醇质体具有更优越的皮肤渗透率[72]。

5 结 语

国内药剂学的研究热点仍然主要集中在抗肿瘤药物的纳米靶向制剂方面,采用各种天然或合成的载体材料包载难溶性的抗癌药物,各种靶向材料修饰形成纳米制剂实现肿瘤靶向性,达到增效减毒的目的。基因传递系统的研究更多关注于基因和抗肿瘤药物的共传递,协同作用于靶向部位。除此以外,缓控释给药系统、透皮给药系统等方面也取得了一定的进展,但多数的研究论文偏学术性,真正运用到工业生产中的仍是少数。因此,将新剂型工业化仍然应是我们更多关注和努力的目标。

参考文献

1 Liu M, Li W, Larregieu CA, *et al.* Development of synthetic peptide-modified liposomes with LDL receptor targeting capacity and improved anticancer activity[J]. *Mol Pharm*, 2014, 11(7): 2305-2312.

2 Liu Y, He X, Kuang YY, *et al.* A bacteria deriving peptide modified dendrigraft poly-L-lysines (DGL) self-assembling nanoplatform for targeted gene delivery[J]. *Mol Pharm*, 2014, 11(7): 3330-3341.

3 Zhao ZM, Wang Y, Han J, *et al.* Self-assembled micelles of amphiphilic poly(L-phenylalanine)-b-poly(L-serine) polypeptides for tumor-targeted delivery[J]. *Int J Nanomed*, 2014, 9(1): 5849-5862.

4 Liu YH, Sun J, Lian H, *et al.* Folate and CD44 receptors dual-targetinghydrophobized hyaluronic acid paclitaxel-loaded polymeric micelles for overcoming multidrug resistanceand improving tumor distribution[J]. *J Pharm Sci*, 2014, 103: 1538-1547.

5 Song SS, Chen F, Qi H, *et al.* Multifunctional tumor-targeting nanocarriers based on hyaluronic acid-mediated and pH-sensitive properties for efficient delivery of docetaxel[J]. *Pharm Res*, 2014, 31(4): 1032-1045.

6 Qiu LP, Li Z, Qiao MX, *et al.* Self-assembled pH-responsive hyaluronic acid-g-poly(L-histidine) copolymer micelles for targeted intracellular delivery of doxorubicin[J]. *Acta Biomater*, 2014, 10(5): 2024-2035.

7 Ye P, Zhang WD, Yang T, *et al.* Folate receptor-targeted liposomes enhanced the antitumor potency of imatinib through the combination of active targeting and molecular targeting[J]. *Int J Namomed*, 2014, 1(9), 2167-2178.

8 Yuan JC, Xu WB, Chen JJ, *et al.* Dual passively active tumor-targeting micelles for pH-triggered intracellular anticancer drug release[J]. *J Bioact Compat Pol*, 2014, 29(5): 415-431.

9 Han L, Tang C, Yin CH. Oral delivery of shRNA and siRNA via multifunctional polymeric nanoparticles for synergistic cancer therapy[J]. *Biomaterials*, 2014, 35(15): 4589-4600.

10 Tang ZM, Li D, Sun HL, *et al.* Quantitative control of active targeting of nanocarriers to tumor cells through optimization of folate ligand density[J]. *Biomaterials*, 2014, 35: 8015-8027.

11 Li L, Yang QQ, Zhou Z, *et al.* Doxorubicin-loaded, charge reversible, folate modified HPMA copolymer conjugates for activecancer cell targeting[J]. *Biomaterials*, 2014, 35: 5171-5187.

12 Luo Z, Hua Y, Cai KY, *et al.* Intracellular redox-activated anticancer

drug delivery by functionalized hollow mesoporous silica nanoreservoirs with tumor specificity [J]. *Biomaterials*, 2014, 35 (27): 7951-7962.

13 Zhou Z, Li L, Yang Y, *et al.* Tumor targeting by pH-sensitive, biodegradable, cross-linked N-(2-hydroxypropyl) methacrylamide copolymer micelles[J]. *Biomaterials*, 2014, 35(24): 6622-6635.

14 Qiu LP, Qiao MX, Chen Q, *et al.* Enhanced effect of pH-sensitive mixed copolymer micelles for overcoming multidrug resistance of doxorubicin[J]. *Biomaterials*, 2014, 35(37): 9877-9887.

15 Yu Y, Zhang XL, Qiu LY. The anti-tumor efficacy of curcumin when delivered by size/charge-changing multistagepolymeric micelles based on amphiphilic poly(beta-amino ester) derivates[J]. *Biomaterials*, 2014, 35: 3467-3479.

16 邢喜红,赖荣辉,董平江,等.具有还原刺激响应的聚氨酯胶束的制备和表征[J].高分子学报,2014,5,678-685.

17 He XL, Ding MM, Li JH, *et al.* Biodegradable multiblock polyurethane micelles with tunable reduction-sensitivity for on-demand intracellular drug delivery [J]. *RSC Advances*, 2014, 4 (47): 24736-24746.

18 Wang XW, Wang JY, Bao YM, *et al.* Novel reduction-sensitive pullulan-based micelles with good hemocompatibility for efficient intracellular doxorubicin delivery [J]. *RSC Advances*, 2014, 4 (104): 60064-60074.

19 Wang X, Li S, Wan Z, *et al.* Investigation of thermo-sensitive amphiphilic micelles as drug carriers for chemotherapy in cholangiocarcinoma in vitro and in vivo[J]. *Int J Pharm*, 2014, 463 (1): 81-88.

20 Luo YL, Yang XL, Xu F, *et al.* Thermosensitive PNIPAM-b-HTPB block copolymer micelles: molecular architectures and camptothecin drug release[J]. *Colloids Surfaces B*, 2014, 114: 150-157.

21 Cao Z, Wu H, Dong J, *et al.* Quadruple-stimuli-sensitive polymeric nanocarriers for controlled release under combined stimulation[J]. *Macromolecules*, 2014, 47(24): 8777-8783.

22 Ahmed A, Liu S, Pan YT, *et al.* Multicomponent polymeric nanoparticles enhancing intracellular drug release in cancer cells[J]. *ACS Appl Mater Interfaces*, 2014, 6: 21316-21324.

23 Yao HJ, Zhang YG, Sun L, *et al.* The effect of hyaluronic acid functionalized carbon nanotubes loaded with salinomycin on gastric cancer stem cells[J]. *Biomaterials*, 2014, 35(33): 9208-9223.

24 Wu HA, Shi HL, Zhang H, *et al.* Prostate stem cell antigen antibody-conjugated multiwalled carbon nanotubes for targeted ultrasound imaging and drug delivery [J]. *Biomaterials*, 2014, 35 (20): 5369-5380.

25 Bao QY, Zhang N, Geng DD, *et al.* The enhanced longevity and liver targetability of Paclitaxel by hybrid liposomes encapsulating Paclitaxel-conjugated gold nanoparticles[J]. *Int J Pharm*, 2014, 477 (1-2): 408-415.

26 Du YQ, Yang XX, Li WL, *et al.* A cancer-targeted drug delivery system developed with gold nanoparticle mediated DNA-doxorubicin conjugates[J]. *RSC Adv*, 2014, 4(66): 34830-34835.

27 Shen J, Song G, An M, *et al.* The use of hollow mesoporous silica nanospheres to encapsulate bortezomib and improve efficacy for non-small cell lung cancer therapy [J]. *Biomaterials*, 2014, 35 (1): 316-326.

28 He HY, Xiao HH, Kuang HH, *et al.* Synthesis of mesoporous silica nanoparticle-oxaliplatin conjugates for improved anticancer drug delivery[J]. *Colloid Surface B*, 2014, 117: 75-81.

29 Zhang XX, Li FF, Guo SH, *et al.* Biofunctionalized polymer-lipid supported mesoporous silica nanoparticles for release of chemotherapeutics in multidrug resistant cancer cells [J]. *Biomaterials*, 2014, 35 (11): 3650-3665.

30 Zhao J, Guo BL, Ma PX. Injectable alginate microsphere/PLGA-PEG-PLGA composite hydrogels for sustained drugrelease [J]. *Rsc Adv*, 2014, 4: 17736-17742.

31 Zhou HO, Shi TJ, Zhou X. Poly (vinyl alcohol)/SiO2 composite microsphere based on Pickering emulsion and its application in controlled drug release[J]. *J Biomater Sci (Polym Ed)*, 2014, 25(7): 641-656.

32 Xu WK, Wei XM, Wei K, *et al.* A mesoporous silicon/poly-(DL-lactic-co-glycolic) acid microsphere for long time anti-tuberculosis drug delivery[J]. *Int J Pharm*, 2014, 476(1-2): 116-123.

33 Liu XH, Wang S, Chai LQ. two-step strategy to design high bioavailable controlled-release nimodipine tablets: The push-pull osmotic pump in combination with the micronization/solid dispersion techniques[J]. *Int J Pharm*, 2014, 461(1-2): 529-539.

34 He W, Li YJ, Zhang R, *et al.* Gastro-floating bilayer tablets for the sustained release of metformin and immediate release of pioglitazone: Preparation and *in vitro/in vivo* evaluation[J]. *Int J Pharm*, 2014, 476(1-2): 223-231.

35 Qin C, He W, Hu CL, *et al.* Controlled release of metformin hydrochloride and repaglinide from sandwiched osmotic pump tablet[J]. *Int J Pharm*, 2014, 466(1-2): 276-285.

36 Hong C, Dang Y, Lin GB, *et al.* Effects of stabilizing agents on the development of myricetin nanosuspension and its characterization: An in vitro and in vivo evaluation[J]. *Int J Pharm*, 2014, 477 (1-2): 251-260.

37 赵　婕,马秋平,王思玲,等.缬沙坦纳米混悬剂的制备及固化[J].中国药学杂志,2014,(17):1524-1529.

38 杜郁茜,李　艳,魏　巍,等.非洛地平纳米混悬液固化方法的考察[J].中国药学杂志,2014,(13):1152-1155.

39 Xu LL, Shi LL, Cao QR, *et al.* Formulation and *in vitro* characterization of novel sildenafil citrate-loaded polyvinyl alcohol-polyethylene glycol graft copolymer-based orally dissolving films[J]. *Int J Pharm*, 2014, 473(1-2): 398-406.

40 Shen CY, Shen, BD, Xu H, *et al.* Formulation and optimization of a novel oral fast dissolving film containing drug nanoparticles by Box-Behnken design-response surface methodology [J]. *Drug Dev Ind Pharm.* 2014, 40(5): 649-656.

41 Ge Z, Yang M, Wang Y, *et al.* Preparation and evaluation of orally disintegrating tablets of taste masked phencynonate HCl using ion-

exchange resin[J]. *Drug Dev Ind Pharm*,2014,6(2):82-89.

42 谢向阳,李 旸,李银科,等.米氮平口崩片的制备及初步稳定性考察[J].中国药师,2014,(4):610-612.

43 Lou H,Liu M,Qu W,*et al.* Evaluation of Chlorpheniramine Maleate microparticles in orally disintegrating film and orally disintegrating tablet for pediatrics [J]. *Drug Dev Ind Pharm*, 2014, 40 (7): 910-918.

44 苏 卫,董少华,胡 晓,等.尼莫地平固体自微乳化舌下速溶片的制备及质量评价[J].中国医院药学杂志,2014,34(13):1079-1083.

45 王彦坤,宁美英,刘有平.炔雌醇固体分散体的制备及性质考察[J].中国新药杂志,2014,(4):470-475,479.

46 Zhang ZH,Chen Y,Deng L,*et al.* Solid dispersion of berberine-phospholipid complex/TPGS 1000/SiO_2:preparation,characterization and *in vivo* studies[J]. *Int J Pharm*,2014,465(1-2):306-316.

47 王 璐,孙 琼,徐学凡,等.一种新型还原敏感型阳离子寡肽脂质的合成及其在模拟细胞质还原性环境中的降解动力学[J].药学进展,2014,38(7).521-526.

48 Ran R,Liu YY,Gao HL,*et al.* Enhanced gene delivery efficiency of cationic liposomes coated with PEGylated hyaluronic acid for anti P-glycoprotein siRNA:a potential candidate for overcoming multi-drug resistance[J]. *Int J Pharm*,2014,477(1-2):590-600.

49 Li LY,Hou JJ,Liu XJ,*et al.* Nucleolin-targeting liposomes guided by aptamer AS1411 for the delivery of siRNA for the treatment of malignant melanomas[J]. *Biomaterials*,2014,35(12):3840-3850.

50 Yang ZZ,Li JQ,Wang ZZ. Tumor-targeting dual peptides-modified cationic liposomes for delivery of siRNA and docetaxel to gliomas [J]. *Biomaterials*,2014,35(19):5226-5239.

51 Li Y,Liua RY,Yang J,*et al.* Dual sensitive and temporally controlled camptothecin prodrug liposomes codelivery of siRNA for high efficiency tumor therapy[J]. *Biomaterials*,2014,35(36):9731-9745.

52 Siu KS,Chen D,Zheng XF,*et al.* Non-covalently functionalized single-walled carbon nanotube for topical siRNA delivery into melanoma [J]. *Biomaterials*,2014,35(10):3435-3442.

53 Li JG,Cheng D,Yin TH,*et al.* Copolymer of poly(ethylene glycol) and poly((L)-lysine) grafting polyethylenimine through a reducible disulfide linkage for siRNA delivery [J]. *Nanoscale*, 2014, 6 (3): 1732-1740.

54 Shen JL,Kim HC,Su H,*et al.* Cyclodextrin and polyethylenimine functionalized mesoporous silica nanoparticles for deliveryof siRNA cancer therapeutics[J]. *Theranostics*,2014,4(5):487-497.

55 Yao JJ,Du YZ,Yuan H,*et al.* Efficient gene delivery system mediated by cis-aconitate-modified chitosan-g-stearic acid micelles[J]. *Int J Nanomed*,2014,1:2879-2889.

56 Yu BJ,Tang C,Yin CH,*et al.* Enhanced antitumor efficacy of folate modified amphiphilic nanoparticles through co-delivery of chemotherapeutic drugs and genes [J]. *Biomaterials*, 2014, 35 (24): 6369-6378.

57 Xie Y,Qiao HZ,Su ZG,*et al.* PEGylated carboxymethyl chitosan/calcium phosphate hybrid anionic nanoparticles mediated hTERT siRNA delivery for anticancer therapy [J]. *Biomaterials*, 2014, 35 (27): 7978-7991..

58 Chang YC, Yang K, Wei P, *et al.* Cationic vesicles based on amphiphilic pillar arene capped with ferrocenium:a redox-responsive system for drug/siRNA co-delivery[J]. *Angew Chem Int Edit*,2014,53(48):13126-13130.

59 Gao LY,Liu XY,Chen CJ,*et al.* Core-Shell type lipid/rPAA-Chol polymer hybrid nanoparticles for in vivo siRNA delivery[J]. *Biomaterials*,2014,35(6):2066-2078.

60 Zhu ZZ,Luo HF,Lu WD. Rapidly Dissolvable microneedle patches for transdermal delivery of exenatide[J]. *Pharm Res*,2014,31(12):3348-3360.

61 Yan L,Raphael AP,Zhu XY,*et al.* Nanocomposite-strengthened dissolving microneedles for improved transdermal delivery to human skin [J]. *Adv Healthc Mater*,2014,3(4):555-564.

62 Chen W, Wang C, Yan L, *et al.* Improved polyvinylpyrrolidone microneedle arrays with non-stoichiometric cyclodextrin[J]. *J Mater Chem B*,2014,2(12):1699-1705.

63 陈 磊,桂双英,钱珊珊,等.复合物微针的制备及其对盐酸青藤碱透皮性能的影响[J].中国医院药学杂志,2014,34(04):255-259.

64 Wang Q,Yao G,Dong P,*et al.* Investigation on fabrication process of dissolving microneedle arrays to improve effective needle drug distribution[J]. *Eur J Pharm Sci*,2014,66:148-156.

65 高媛媛,孔 明,程晓杰,等.载MD-CPT透明质酸纳米微乳经皮给药作用于瘢痕修复的研究[J].生物化学与生物物理,2014,41(2),202-208.

66 Zhao LL,Wang Y,Zhai YJ,*et al.* Ropivacaine loaded microemulsion and microemulsion-based gel for transdermal delivery:preparation, optimization,and evaluation [J]. *Int J Pharm*, 2014, 477 (1-2): 47-56.

67 Zhang YT,Wu ZH,Zhang K,*et al.* An *in vitro* and *in vivo* comparison of solid and liquid-oil cores in transdermal aconitine nanocarriers [J]. *J Pharm Sci*,2014,103(11):3602-3610.

68 杨珊珊,慎爱民,丁立新,等.毛蕊花苷固体脂质纳米粒的制备及对小鼠急性肝损伤的保护作用[J],中国医院药学杂志,2014,34(1):4-8.

69 何 文,刘 贝,郭咸希,等.寡聚精氨酸壳聚糖的合成及其透皮吸收促进作用[J].中国医院药学杂志,2014,34(7):537-541.

70 Yan Y,Xing JF,Xu W,*et al.* Hydroxypropyl-β-cyclodextrin grafted polyethyleneimine used as transdermal penetration enhancer of sodium diclofenac[J]. *Int J Pharm*,2014,474(1-2):182-192.

71 Zhang YT, Shen LN, Wu ZH, *et al.* Comparison of ethosomes and liposomes for skin delivery of psoralen for psoriasis therapy[J]. *Int J Pharm*,2014,471(1-2):449-452.

72 Shen LN,Zhang YT,Wang Q,*et al.* Enhanced *in vitro* and *in vivo* skin deposition of apigenin delivered using ethosomes [J]. *Int J Pharm*,2014,460(1-2):280-288.

2014 年药物作用靶点研究进展

江振洲，刘晓昕，杨婷婷，张陆勇

（中国药科大学江苏省新药筛选重点实验室，南京 210009）

药物作用靶点是药物与之作用产生药理学作用并达到防治疾病目的，由生物分子形成的特殊位点，是药物发挥作用的基础，在新药筛选研究中具有十分重要的意义。

本文通过检索 2014 年我国学者在国内外发表的相关文献，分类综述针对恶性肿瘤、神经退行性疾病（如阿尔兹海默病、帕金森病等）、神经障碍性疾病、心血管疾病（如高血压、心绞痛、心衰、动脉粥样硬化等）、脑血管疾病、感染性疾病（如艾滋病、流感、结核病等）、自身免疫性疾病、代谢类疾病（如肥胖症、血脂异常、脂肪肝、糖尿病等）等多种重大疾病的作用靶点的研究最新进展，这些疾病作用靶点很有可能成为药物作用的靶点。

1 抗肿瘤作用靶点

随着社会经济的发展和人们生活方式的转变，肿瘤特别是恶性肿瘤的发病率和死亡率持续升高，已经成为全球重大的卫生问题之一，对人类的健康有着极大的危害。

1.1 抗肿瘤 miRNA 靶点

miRNA 具有癌基因或抑癌基因的功能，其表达异常会影响细胞增殖、凋亡、侵袭和转移等肿瘤恶性表型，从而参与肿瘤的发生发展及其转录调控网络。Let-7、miR-15/16、miR-34a/b/c 等相继被证实为抑瘤性 miRNA（suppressor-miRNA），具有类似抑瘤基因的功能，其表达下调或失活将直接导致肿瘤的发生发展。致瘤性 miRNA（onco-miRNA）具有类似癌基因功能，与肿瘤发生呈正相关，其过表达或持续活化将直接导致肿瘤的发生发展。miR-21、miR-10b、miR-221 和 miR-222 等已被证实为致瘤性 miRNA。研究发现同一个 miRNA 直接作用的靶基因可能存在数百个，而同一个基因又可能受到数十或上百个不同 miRNA 的调节，这些抑瘤性或致瘤性 miRNA 通过其靶基因、上游转录因子及各种反馈调控回路相互交织组成了复杂的生物调控网络。miRNA 表达异常可能同时破坏多个信号通路，促使细胞的恶性转化而导致肿瘤的发生发展，恢复或抑制 miRNA 的表达，可望成为更加简便高效的肿瘤防治策略。

1.1.1 *miR-130a* 铂类联合紫杉醇为晚期卵巢癌术后一线化疗的首选方案之一，但由于化疗耐药性的产生，半数以上患者在常规治疗后仍然出现复发和转移，因此需要寻找有效的干预方法增加化疗敏感性。研究发现，上调 miR-130a 的表达对顺铂敏感细胞株 A2780s 和耐药株 A2780/DDP 细胞的增殖无直接影响，但能增强其对顺铂的耐药性且提高 MDR1 和 P-gp 表达水平；下调 miR-130a 的表达同样不影响细胞的增殖，但增强其对顺铂的敏感性，并可降低 MDR1 和 P-gp 的表达，提高 PTEN 蛋白的表达。结果提示抑制 miR-130a 后通过上调 PTEN 蛋白和下调 P-gp 的表达来逆转卵巢癌 A2780 细胞系对顺铂的耐药性，miR-130a 有望成为耐药性卵巢癌基因治疗的新靶点[1]。

1.1.2 *miR-100* 乳腺肿瘤干细胞是一群具有自我更新及多向分化潜能的细胞，在乳腺癌的发生、发展以及转移、复发中起着极其重要的作用。相关研究显示，乳腺肿瘤干细胞是乳腺癌对化疗和放疗产生耐药和耐受的重要原因。研究发现，miR-100 在乳腺肿瘤干细胞中表达水平很低，而 miR-100 过表达可减少乳腺肿瘤干细胞的生成。进一步研究表明，miR-100 是通过下调乳腺肿瘤干细胞的一些调控基因，包括 SMARCA5、SMARCD1 和 BMPR2 等的表达，在体外及小鼠移植瘤中抑制了癌细胞的增殖。该研究阐释了 miR-100 在调控乳腺肿瘤干细胞的自我更新和分化中起着至关重要的作用，为针对乳腺肿瘤的治疗提供了新的靶点[2]。

1.1.3 *miR-124* 研究表明，miR-124 在肝癌、胃癌、宫颈癌和口腔鳞癌中表达下调，发挥着类似抑癌基因的作用，其靶向调控的基因有 CDK6、VIM、SMYD3、IQGAP 1、SPHK 1 和 IGFBP 7 等，这些基因均与肿瘤的发生和发展具有密切的关系[3,4]。用脂质体转染法造模成功的 miR-124 过表达组裸鼠皮下移植瘤的体积明显小于空白对照组和阴性对照组，抑瘤效果明显；移植瘤中 miR-124 的表达上调，Ki-67 表达明显下调，caspase-3 表达明显升高；HE 染色结果显示，空白对照组和阴性对照组裸鼠肝组织中都出现了肿瘤细胞浸润，而 miR-124 过表达组的裸鼠未出现肝转移[5]。可见 miR-124 对人上皮性卵巢癌裸鼠移植瘤生长和远端转移均具有抑制作用，有望成为卵巢癌基因治疗的新靶点。

1.1.4 *miR-128* miR-128 在多种疾病和正常组织中均不同程度的表达，具有广泛的调节作用。研究发现 miR-128 广泛参与了神经胶质瘤、白血病、胃癌、肺癌及乳腺癌的发生过程，对细胞的分化、增殖、迁移和凋亡有重要作用，可能成为肿瘤治疗新靶点。

1.1.5 *MiR-92a* MiR-92a 在结肠癌中高表达，会引起结肠癌细胞的间质转化，促进结肠癌细胞的增值，迁移和转化。进一步研究发现，MiR-92a 能在翻译水平抑制 PTEN 的表达，从而促进肿瘤发生发展[6]。MiR-92a 有望成为结肠癌治疗新靶点。

1.1.6 *miR-203* miR-203 在食管癌中低表达，研究发现在食管癌中过表达 miR-203 会引起 miR-21 表达下调，促进细胞凋亡,抑制肿瘤细胞的增殖,转移和侵袭[7]。进一步研究发现,GTP 酶 Ran 是 miR-203 的一个靶基因。可推断,miR-203 通过下调 miR-21 和 Ran 的表达来抑制肿瘤发生发展。miR-203 可能成为食管癌治疗新靶点。

1.1.7 *miR*-126 miR-126 过表达会抑制肿瘤细胞增殖,迁移和侵袭,并且使肿瘤细胞停留在 G0/G1 期[8]。进一步研究发现,miR-126 通过 AKT 和 ERK1/2 信号通路负性调节 CXCR4,从而抑制肿瘤。

1.1.8 *miR*-29*a* miR-29a 会促进结肠癌细胞侵袭。KLF4 是 miR-29a 的直接靶向基因,MMP2 是新发现的 miR-29a 的靶点[9]。miR-29a 过表达或敲除 KLF4 均会促进 MMP2 表达同时抑制 E-cadherin 的表达。miR-29a 通过直接靶向 KLF4 调节 MMP2/E-cadherin,从而促进结肠癌细胞转移,有望成为肿瘤治疗的新靶点。

1.1.9 *miR*-542-3*p* Angpt2(Angiopoietin-2)参与多种肿瘤的血管生成,且与肿瘤血管形成的数目、肿瘤的临床分期及预后关系密切。miR-542-3p 通过和 Angpt2 的 3′端结合,抑制其转录,从而抑制肿瘤血管生成,有望成为肿瘤治疗的新靶点[10]。

1.2 抗肿瘤相关基因靶点、蛋白靶点

1.2.1 *eIF*4*E* eIF4E 是新近发现的原癌基因,又称帽结合蛋白,能特异识别 mRNA 的帽结构,调控 mRNA 翻译的诸多关键步骤,与肿瘤的发生发展密切相关。已有研究发现,eIF4E 在宫颈癌、头颈部鳞癌等多种肿瘤细胞中过表达,并且与其发生、浸润、转移密切相关。过表达的 eIF4E 通过打开长而高度结构化的 5UTRs 序列,大大提高了弱 mRNA 的表达,产生促进细胞生长和转化及血管生成的调节蛋白如 c-myc、p53、cyclinD1、TGF-β、VEGF、MMP9、Bcl-2 等,促进了癌的形成和转移。eIF4E 与宫颈癌关系的研究尚处于起步阶段,应用 RT-PCR 法在宫颈癌组织中检测到 eIF4E 的高表达[11]。应用免疫组化法发现在 90% 正常宫颈鳞状上皮组织中未检测到 eIF4E 的表达,而随着宫颈上皮病变级别的升高,eIF4E 表达逐渐增强,推测 eIF4E 的表达是宫颈癌变的早期改变,可能与正常宫颈上皮的恶性转化有关[12]。将 E6 转染 HPV 宫颈癌细胞后 eIF4E 表达随之升高,细胞增殖加快且凋亡减少,抑制 HPV 阳性肿瘤细胞中 eIF4E 的表达则表现出细胞增殖抑制且细胞周期阻滞等特点[13]。由此推断 E6 能够通过增强 eIF4E 基因表达而促进宫颈癌细胞增殖、细胞周期进程和迁移,抑制凋亡。因此,eIF4E 可能是 HPV 致癌关键节点,是宫颈癌防治的潜在靶点。

1.2.2 *PDCD*5 程序性细胞死亡因子 5(programmed cell death 5,PDCD5)是从人白血病细胞株 TF-1 中克隆得到的凋亡相关基因,具有自主知识产权[14]。PDCD5 进化保守,表达谱广泛,定位于细胞质和细胞核,在机体多种组织中呈中高水平表达,在宫颈癌癌前病变中及各种肿瘤组织中表达降低。实验表明,PDCD5 在多种疾病,包括肿瘤、风湿性疾病等中表达异常,且能与多种药物联合应用促进细胞凋亡,具有临床检测价值和对肿瘤的诊疗价值。研究发现,PDCD5 蛋白在 SNSCC 中呈低表达或缺失,且与 SNSCC 的分化程度相关,PDCD5 蛋白表达越低,肿瘤分化越差[15]。这可能说明了 PDCD5 为一抑癌基因,在 SNSCC 细胞的分化过程中发挥作用,可能成为肿瘤基因治疗的新靶点。

1.2.3 *MT*1-*MMP* 血管生成是实体肿瘤生长的决定性因素,抗血管生成抗肿瘤早已成为研究的热点,已有多种药品上市,但针对内皮细胞的抗血管生成药物实际疗效和预期存在较大的差距。研究发现,这是由于某些肿瘤存在不依赖内皮细胞的其他供血方式,由肿瘤细胞排列形成的血管生成拟态(vculogenic mimicry,VM)。基质金属蛋白酶(matrix metalloproteinases,MMPs)通过影响细胞黏附分子及趋化因子等参与肿瘤细胞的迁移及血管生成。MT-MMP 为 MMPs 的一个亚家族,其中 MT1-MMP 与恶性肿瘤的侵袭行为密切相关,且在原发性肝细胞癌中高表达。通过构建靶向 MT1-MMP 的 RNA 干扰质粒载体,转染至肝癌细胞株中,siRNA 组细胞在三维培养体系中形成 VM 管状结构的能力被抑制,肿瘤细胞侵袭能力下调[16]。MT1-MMP 通过改变肝细胞癌细胞侵袭能力影响 VM 的形成,有望成为抗肿瘤治疗新靶点。

1.2.4 *ADM* 肾上腺髓质素(ADM)作为肿瘤细胞自分泌和旁分泌因子促进肿瘤细胞的生长和进展,还促进周围内皮细胞增殖和改变血管的通透性促进肿瘤远处转移,产生和分泌 ADM 为肾肿瘤细胞自身保护机制,和肿瘤血管生成有关。研究发现,一方面 ADM 作用于肾肿瘤细胞可诱导 VEGF mRNA 表达明显升高,通过影响 VEGF 激活人肾肿瘤细胞内 PI3K/AKT/eNOS/VEGF 信号通路;同时 ADM 还通过其自身受体,激活 PI3K/AKT/eNOS 通路,参与血管生成的调节,ADM 可能成为新的治疗肾肿瘤的靶点[17]。

1.2.5 *GPR*137 和 5*PHD*3 G 蛋白偶联受体 137(GPR137)表达产物进入胃癌细胞,促进胃癌细胞的生长和转移,而通过敲除 GPR137 却能抑制肿瘤细胞的生长,GPR137 将成为药物治疗胃癌的新靶点[18]。FOXM1 和 Mcl-1 的表达和胃癌成正相关,通过体外实验发现抑制 Mcl-1 的表达能够抑制肿瘤细胞的生长,而且能够提高肿瘤细胞对奥沙利铂(抗肿瘤药)的敏感性,因此 Mcl-1 能为抗胃癌的新靶点,为今后开发抗胃癌药物提供新的方向[19]。PHD3(prolyl hydroxylase 3)在胃癌中表达下降,且表达程度与肿瘤的大小和分期有关[20]。PHD3 过表达会显著抑制胃癌细胞生长,PHD3 通过抑制 beta-catenin/TCF 信号通路来抑制胃癌发展。

1.2.6 *PPME*1 Protein phosphatase methylesterase 1(PPME1)是 protein phosphatase 2A(PP2A)特异性的甲基酯酶,通过去甲基化负性调控 PP2A。研究发现,PPME1 上调会导致胶质母细胞瘤患者预后不良,敲除 PPME1 可显著抑制肿瘤细胞增值,引起肿瘤细胞凋亡[21]。同时,敲除 PPME1 通过减少 PP2A 去甲基化导致下调 erk 和 AKT 的磷酸化,PPME1 有望成为新的肿瘤治疗靶点。

1.2.7 膜联蛋白 A2 膜联蛋白 A2 是细胞骨架中的一种钙结合蛋白，分布在内皮细胞和各种癌细胞的外表面，卵巢上皮癌组织的膜联蛋白 A2 相比正常组织的膜联蛋白 A2 过分表达，在卵巢上皮癌细胞增殖、转移过程中膜联蛋白 A2 发挥重要的作用，因此其可能成为治疗卵巢上皮癌潜在重要的新靶点[22]。

1.2.8 羧肽酶 E 羧肽酶 E 在很多种癌症中表达增多，但羧肽酶 E 和癌症的关系却不清楚，利用胰腺癌病人的组织进行 qRT-PCR 和 western blot，发现羧肽酶 E 表达增多，又发现 NF-κB 能够下调羧肽酶 E 的生成，通过抑制羧肽酶 E 的生成能够抑制胰腺癌细胞的生长和转移，因此抑制羧肽酶 E 的生成成为治疗胰腺癌的新靶点[23]。

1.2.9 *HER2* 受体 人类表皮生长因子受体（HER2 receptor）的二聚化是 HER2 激活的关键步奏，热休克蛋白 gp96 在细胞表面与 HER2 相互作用，促进 HER2 的二聚化和促进细胞的增殖[24]。在原发性乳腺癌中细胞膜表面的热休克蛋白 gp96 与 HER2 的磷酸化有关，体外实验发现，热休克蛋白 gp96 的抗体能够抑制热休克蛋白 gp96，从而抑制了 HER2 的二聚化而发挥作用，肿瘤细胞的生长和增殖都受到抑制，热休克蛋白 gp96 将成为治疗乳腺癌的新靶点。

1.3 临床诊断与治疗中的新靶点

表观遗传修饰在不同癌症中的表现形式也不同，如在部分原发性肝癌中，癌基因和抑癌基因出现不同程度的表观遗传修饰改变，又如组氨酸修饰蛋白的异常表达能够引起癌症。研究发现，通过激活 KDM5B 能够修饰组蛋白，通过对临床病人的研究表明 KDM5B 的表达通过 AKT 通路促进胃癌患者肿瘤的转移，KDM5B 的表达与胃癌有着密切的联系，引起 KDM5B 成为治疗胃癌的潜在靶点[25]。在结肠癌方面，研究发现 32 例结肠癌患者中有 26 例患者 Y 绑定盒蛋白-1（YB-1）表达升高，通过免疫组化染色比较结肠癌患者 YB-1 的表达情况，发现 YB-1 与结肠癌的类别和病情相关，因此 YB-1 可成为结肠癌诊断和治疗的新靶点[26]。长链非编码 RNA（lncRNA）近年来被认为是肿瘤的诊断、治疗的主要成员，在 93 例胃癌患者的肿瘤组织利用 qRT-PCR 检测到 lncRNA LET 的表达，但发现 lncRNA LET 的表达显著下调，通过进一步实验发现胃癌患者低的 lncRNA LET 表达是其肿瘤诊断和预后的独立指标，因此首次表明 lncRNA LET 可能成为胃癌诊断和治疗的新靶点[27]。

1.4 生物大分子

生物大分子抗肿瘤药物根据结构可分为抗肿瘤单克隆抗体药物与抗肿瘤单克隆抗体偶联物。对肿瘤抗体的研究较少，但通过一些新技术和方法使抗体定位癌细胞方面取得一定成绩。中空金簇（HGNs）是一种能够转换光和热量的材料，将 HGNs 与 anti-TROP2 结合能够靶向性定位宫颈癌细胞，释放 anti-TROP2 在宫颈癌细胞细胞表面，通过下调 Bcl-2 的表达和上调 Bax 的表达从而促进宫颈癌细胞的凋亡和癌细胞 DNA 的损伤[28]。因此，anti-TROP2 是治疗宫颈癌的新靶点，并且 HGNs 与 anti-TROP2 结合将有望更好治疗宫颈癌。尾静脉内注射鼠抗人 hMIC-1 单克隆抗体能有效抑制裸鼠移植人胰腺癌 PANC-1 肿瘤生长，使瘤组织坏死、结构破坏，为临床治疗胰腺癌提供新的方法[29]。

2 神经退行性疾病作用靶点

随着中国人口老龄化加速，对阿尔兹海默病（AD）、帕金森氏病（PD）这些起病隐袭、严重影响老年人的生活质量的进行性发展神经系统退行性疾病的关注度一直高居不下。

2.1 AD 作用靶点

现有研究认为胆碱能神经递质不足、Aβ 聚集、Tau 蛋白异常磷酸化及氧化应激在 AD 的发生中扮演重要角色。

2.1.1 *MicroRNA* 脑内淀粉样蛋白前体（APP）一方面在 α-分泌酶参与下生成非淀粉片段；另一方面经 β-分泌酶及 γ-分泌酶作用生成 Aβ，Aβ 聚集，形成淀粉样斑块，导致神经毒性。基因 BACE-1 可以编码生成 β-分泌酶，与 Aβ 引起的细胞凋亡密切相关。*MicroRNA*-384 可作用于 APP 和 BACE-1 的 3′UTRS，miR-384 的过表达可以降低 APP 和 BACE-1 的 mRNA 和蛋白表达量；在弱认知损害（MCI）和老年痴呆（DAT）病人，其血液里面 *miR*-384 含量和正常人相比偏低，且 DAT 病人血清中 *miR*-384 含量比 MCI 病人更低[30]。因此，*miR*-384 被认为在 AD 的发展中起着重要作用，是 AD 诊断的非侵袭性标志物。

2.1.2 *Parkin* 将 APP/PS1 双转基因阿尔兹海默症模型小鼠与高表达泛素 Parkin 的转基因小鼠交叉繁殖，发现其后代中，高表达 Parkin 的 APP/PS1 小鼠，突触结构完整性增加和 β-淀粉样沉积减轻，行为异常得以恢复[31]。提示 Parkin 可能为 AD 治疗的潜在靶点。

2.1.3 *EphA4* 促红细胞生成素产生肝细胞 A4（EphA4）作为重要的细胞信号转导蛋白，上调会通过对细胞骨架、形态的调节促进树突棘的回缩而降低其密度。研究表明，APP/PS1 转基因小鼠中，EphA4 表达增加，而给予 EphA4 阻断剂，如钩藤碱，则可以改善小鼠海马体的突触功能障碍，使突触功能恢复[32]。提示 EphA4 可能作为 AD 病变突触功能障碍的治疗靶点。

2.1.4 *Klotho* 基因 选择 10 月龄 SAMP8 小鼠给予川穹内酯，结果显示在小鼠大脑脉络膜中的 Klotho 基因表达增加的同时，β1-42、tau 蛋白量减少，线粒体二氧化锰歧化酶和过氧化酶表达增加，小鼠记忆减退现象减轻。Klotho 基因编码的蛋白可能通过调整胰岛素生长因子 1 信号和氧化应激通路参与神经保护作用[33]。抗衰老基因 Klotho 的表达和 AD 病理进程相关，是潜在的治疗靶点。

2.1.5 *mTOR* 通路 研究表明，mTOR/p-mTOR 其下游靶标 S6/p-S6a 和 Raptor/p-Raptor，在重度 AD 患者中表达量明显

增加，mTOR的上游分子Mtorc1随着AD病程的增加而逐步上升，作用于mTOR的抑制剂如雷帕霉素，可以逆转和细胞生长、代谢密切相关的丝/苏氨酸激酶，证明mTOR通路上调和AD的病理变化相关[34]。所以mTOR的抑制剂，可以在大范围的动物模型上改善AD的病理状态，提示其为AD治疗的潜在靶点。

2.2 PD作用靶点

PD的发生主要与黑质DA能神经元进行性丢失有关。研究表明，慢病毒介导的Shh-N给药系统，可以延迟黑质纹状体通路的退化，从而改善PD的治疗[35]。在PD的病理进程中，Hsp70负调节突触核蛋白聚集起重要作用，建立了一高表达突触核蛋白的人神经母细胞瘤细胞系SH-SY5Y-Syn，这个细胞系可以阻塞Hsp70导致突触核蛋白聚集，通过此细胞系发现miR-16-1可以下调Hsp70促进突触核蛋白聚集，从而影响PD的病程发展[36]。硫氧还蛋白1(Trx-1)可通过1-甲基-4-苯基吡啶离子(MPP+)降低内质网(ER)压力，进一步的研究表明Trx-1可能通过调节GRP78、IRE1α、TRAF2、JNK、caspase-12和CHOP活性起到神经保护作用[37]。增殖细胞核抗原PCNA与DNA聚合酶β之间的相互作用可能和PD疾病中神经元死亡相关[38]。

3 精神障碍性疾病作用靶点

随着现代生活压力的加大，临床上抑郁症病例逐渐增多，且由于其复发率、自杀率和致残率较高的原因，在未来10年内将可能成为全球范围内重要的致死因素之一。

3.1 *AQP4*

研究表明，大脑中水通道蛋白4(AQP4)可以通过调节星形细胞功能参与抑郁的发病，提示AQP4可能为抑郁治疗的潜在靶点[39]。

3.2 *NLRP3*

首次将NLRP3免疫系统的激发和脂多糖诱导的小鼠抑郁相联系，研究发现NLRP3可能是免疫活化和抑郁之间的重要介质，提示在进一步数据的支持下，NLRP3可能成为抑郁治疗和预防的特异性靶标[40]。研究证明，在体内小神经胶质NLRP3的免疫活化可在慢性应激条件下介导中枢神经系统IL-1b-相关的炎症，从而和抑郁的发生相联系[41]。

3.3 *LHb*

P物质(SP)的表达水平已被证实和抑郁的发病机制相关。研究表明，SP拮抗剂SPA可通过LHb介导从而上调背脊神经核(DRN)的5-HT水平，从而达到抗抑郁的作用，提示LHb可能为潜在的抗抑郁靶点[42]。

4 心血管疾病作用靶点

4.1 高血压作用靶点

4.1.1 中枢血管紧张素Ⅱ受体2(AT2R) 在“两肾一夹”肾性高血压大鼠模型的研究显示，通过显微注射在脑干区的孤束核、迷走神经背侧核复合体(NTS/DMV)中注射AAV2-CBA-AT2R促进NTS/DMV中AT2R的表达，可减弱肾性高血压的发展；同时还能逆转受损的血压反射、增加收缩压的低频成分，这种作用与下调ACE2的mRNA表达至正常对照组的水平相关[43]。中枢AT2R可能可作为肾性高血压潜在的治疗靶点。

4.1.2 *has-miR-505* 对多位高血压患者血浆样品的基因芯片分析结果显示，血浆中has-miR-505表达显著上调，进一步的体外实验表明转染has-miR-505类似物后，三种血管内皮细胞的迁移和血管的形成均受到明显的抑制；转染has-miR-505类似物后，FGF18的表达显著下调，FGF18是一种促血管生成因子，说明其对血管生成过程的影响可能一定程度上是由于对FGF18基因表达的直接调控[44]。has-miR-505在血管生成过程中起着一定的作用，可以作为潜在干预高血压的靶点。

4.1.3 *UCP2* 首次阐明了UCP2作为重要的信号分子参与血管内皮细胞的保护，其发挥保护作用与通过GLP-1/GLP-1R/AMPKα级联信号通路抑制氧化应激和下调COX-2表达有关，结果提示，UCP2可作为与高血压相关的血管病变的有效治疗靶点[45]。

4.2 心绞痛作用靶点

4.2.1 *BMP10* BMP10(Bone morphogenetic protein-10)是TGF-β超家族的成员，一种重要的心肌细胞因子，参与多种心脏的生理过程，BMP10在心脏损伤后修复过程中的作用及其机制仍未清楚。研究显示，心肌梗死后重组BMP10可促进心肌细胞进入有丝分裂期，促进心肌细胞的增殖，从而减轻梗死面积和心脏损伤[46]。BMP10可作为潜在治疗靶点减轻心肌梗死后的肝脏损伤。

4.2.2 *Ghrelin* Ghrelin是一种从大鼠胃粘膜及下丘脑中发现的一种脑肠肽激素，是生长激素释放激素受体(GHSR)的内源性配体，调节生长激素的释放，在人类多种正常生理和病理状态中发挥重要作用。通过大鼠冠状动脉前降支结扎建立大鼠心肌梗死模型，实验结果显示，结扎后心脏Ghrelin基因和蛋白表达水平均显著下降，GHSR基因和蛋白表达水平均显著增加。同时，血浆Ghrelin水平与左心室收缩期末压力和体积呈负相关[47]。提示Ghrelin及其受体在心肌梗死后的心室重构过程中起重要作用，可能成为调节和治疗心肌梗死后心室重构的靶点。

4.2.3 *IL-17* 炎症在心肌梗死后有害的心室重构过程中发挥重要作用。通过结扎小鼠冠状动脉前降支建立小鼠急性心肌梗死模型，研究结果表明，IL-17可通过MAPK-p53-Bax信号通路诱导心肌细胞凋亡，促进心肌梗死早期和晚期的心室重构[48]。IL-17可能可作为心肌梗死后导致心力衰竭干预的靶点。

4.2.4 *IRF9* 在小鼠心脏缺血再灌注损伤模型上的研究表明，敲除小鼠IRF9(Interferon Regulatory Factor Family 9)后可

减轻心脏缺血再灌注造成的心脏损伤、炎症和心脏功能紊乱；相反，持续的激活 IRF9 则会加重模型小鼠的心脏损伤。进一步的实验表明，IRF9 对缺血再灌注损伤的影响是通过 Sirt1-p53 信号通路调节的[49]。IRF9 可作为急性心肌梗死后导致缺血再灌注损伤的新的治疗靶点。

4.2.5 *miR*-377 MicroRNA 在体内调节多种细胞功能，包括血管的再生。利用基因芯片分析了缺氧环境下培养的大鼠间充质干细胞（mesenchymal stem cells，MSCs）的基因表达情况，结果发现 miR-377 的下降最为显著。进一步的研究表明，给予心肌梗死模型大鼠敲除了 miR-377 的 MSC 四周后，心脏血管密度显著增加，同时纤维化减少，心脏功能改善；而给予过表达的 miR-377 后，血管密度降低、纤维化增加、心脏功能下降[50]。在使用 MSCs 治疗缺血性心肌梗死时，miR-377 或许可作为新的治疗靶点。

4.2.6 *miR*-99*a* 在体外缺氧条件下培养的新生小鼠心室肌细胞（neonatal mice ventricular myocytes，NMVMs）中 miR-99a 表达显著下降；而提高细胞内 miR-99a 后缺氧导致的 NMVMs 凋亡率显著降低。进一步的体内研究显示，通过在心肌内直接注射 miR-99a 提高心肌 miR-99a 含量后，可改善心肌梗死模型小鼠的心脏功能和提高存活率，miR-99 发挥这种作用与通过 mTOR/P70/S6K 信号通路抑制心肌细胞凋亡和增加细胞自噬有关[51]。miR-99a 在小鼠心肌梗死后左心室重构过程中发挥着保护作用，可能成为缺血性心脏病新的治疗靶点。

4.2.7 *SOCS*3 冠状动脉旁路搭桥术是治疗冠心病最有效的方法之一，然而由于血管内皮细胞迁移、增殖和炎症反应导致内膜增生，最终导致移植静脉管腔再狭窄。在移植的静脉中 SOCS3 以及多种炎症因子的表达显著增加，进一步的研究发现，SOCS3 在体外可以抑制血管平滑肌细胞 VSMC 的迁移、增殖，并且可以通过抑制 STAT3 的激活和磷酸化来 VSMC 的炎症；同时，在体内也可以抑制大鼠移植静脉的内膜增生[52]。SOCS3 可能成为新的冠状动脉旁路搭桥术后静脉管腔再狭窄的治疗靶点。

4.2.8 *miR*-150 急性心肌梗死的小鼠血浆中 miR-150 是显著下调的。进一步的研究显示，过表达的 miR-150 可改善急性心肌梗死小鼠的心脏功能、减少梗死面积、抑制心肌细胞凋亡、减少单核细胞的浸润；而给予正常小鼠移植了敲除 miR-150 的骨髓细胞后，则会逆转这种保护作用。同时，研究还发现 miR-150 的保护效应起码在一定程度上是通过抑制 CXCR4 的表达来实现的[53]。miR-150 可能成为缺血性心脏病的治疗靶点。

4.2.9 *IL*-33 炎症反应促进心肌梗死后左心室的重构和功能的下降。研究发现，给予心肌梗死模型小鼠重组 IL-33 后，可显著心脏汇总巨噬细胞的浸润和炎症因子的产生，从而改善左心室功能、减小梗阻面积。进一步的研究显示，IL-33 发挥保护作用可能与其抑制 p38-MAPK 和 NF-κB 信号通路有关[54]。整个研究结果表明，IL-33 可对于心肌梗死模型小鼠心脏产生抗炎和保护作用，提示其可能是一个治疗心肌梗死后心脏功能异常的潜在靶点。

4.3 心力衰竭作用靶点

4.3.1 *GATA*5 扩张型心肌病（Dilated cardiomyopathy，DCM）是原发性心肌病最常见的类型，是导致心脏性猝死和心理衰竭的主要原因，原因未明的进行性左心室肥厚和收缩功能障碍是 DCM 的基本特征。研究首次发现了 GATA5 突变与 DCM 之间的联系，对于阐明 DCM 的分子机制提出了新的观点，同时提示 GATA5 可能是出生前预防和特异性基因治疗 DCM 的潜在分子靶点[55]。

4.3.2 *TRPV*1 高盐饮食引起的心肌肥厚和心力衰竭与心肌线粒体功能障碍密切相关。研究发现小鼠高盐饮食 6 个月可引起心肌肥厚、活动减少和线粒体功能受损。喂食辣椒素（TRPV1 激动剂）后可改善高盐饮食引起的损伤，然而 TRPV1 敲除小鼠没有起到类似的改善作用。进一步的研究表明直接喂食辣椒素激活 TRPV1 改善高盐饮食引起的心肌损伤是通过改善线粒体呼吸链复合体 I 的功能实现的[56]。整个研究结果提示，TRPV1 介导的线粒体功能改善可能成为改善早期心肌功能障碍的潜在靶点。

4.3.3 *HSF*1 高血压导致的心力衰竭早期主要特征是心肌肥厚和心肌细胞凋亡。研究发现调节 IGF-ⅡR（insulin-like growth factor receptor II）的新途径，血管紧张素Ⅱ作用于其受体后，激活下游的 JNK1/2，促进 SIRT1 降解。SIRT1 的降解促进 HSF1（heat-shock transcription factor 1）乙酰化，进而加强 IGF-ⅡR 的表达，最终导致心肌肥厚和凋亡[57]。提示 HSF1 可作为治疗高血压导致的心力衰竭的潜在靶点。

4.3.4 *miR*-214 通过转基因技术使小鼠 miR-214 过表达，研究发现 miR-214 过表达小鼠相比于正常小鼠心脏重量增加 21%，同时生化和功能标志物的表达水平与扩张型心肌病一致，包括左心室内径、心室壁厚度等。进一步的研究发现，EZH2（enhancer of zeste homolog 2）是 miR-214 调控的直接靶点，沉默小鼠 miR-214 后可恢复 EZH2 的表达水平，同时一致心肌肥厚和心脏功能障碍[58]。整个研究结果提示，miR-214 可能是治疗心肌肥厚的潜在靶点。

4.3.5 *miR*-541 心肌肥厚是心脏对于超负荷的适应性调节，但是持续的心肌肥厚则会导致心力衰竭。研究发现给予心肌细胞 AngⅡ后检测到 miR-541 表达显著下调，而上调 miR-541 的表达可减少给予心肌细胞 AngⅡ后肥厚细胞的比例，同时过表达 miR-541 的转基因小鼠可减轻给予 AngⅡ引起的心肌肥厚[59]。进一步的研究发现，miR-541 是 MITF（microphthalmia-associated transcription factor）的靶基因，MITF 可负性的调节 miR-541 的基因表达，敲除 MITF 可减少 AngⅡ引起的心肌肥厚，同时还发现 MITF 导致的心肌肥厚是 miR-541 依赖的。整个研究结果提示，miR-541 可能成为治疗心肌肥厚的潜在靶点。

4.3.6 *miR*-155 研究发现 miR-155 可抑制心肌细胞增强因子 2A 的表达和功能。在心肌肥厚模型小鼠中，miR-155 沉默后可抑制心肌肥厚和心肌重构。进一步的研究发现 Jarid2 (jumonji, AT rich interactive domain 2)是 miR-155 的靶基因，miR-155 可直接抑制 Jarid2 的表达[60]。在 miR-155 沉默小鼠心脏中能检测到 Jarid2 表达上调，而抑制内源性的 Jarid2 可一定程度上逆转 miR-155 沉默导致的心肌肥厚和重构。整个研究结果表明，miR-155 是病理性心肌肥厚的诱导因子，提示抑制体内 miR-155 可能是抑制心肌肥厚和心力衰竭的潜在靶点。

4.3.7 *miR*-328 心脏过表达 miR-328 可导致小鼠心肌肥厚，同时伴有心肌细胞内钙离子和钙调磷酸酶蛋白水平升高，加强 NFATc3 核转位。而下调 miR-328 至正常水平后，则可逆转这些效应。同时在体外增加或者下调新生大鼠心室细胞 miR-328 表达后，也得到类似的结果。进一步的研究表明，SERCA2a 是 miR-328 直接的调节靶点，miR-328 通过调节 SERCA2a 诱发心肌肥厚[61]。整个研究发现了心肌肥厚的一个新的分子机制，提示 miR-328 可能是治疗心肌肥厚的潜在靶点。

4.3.8 *miR*-489 K 通过基因芯片分析给予 Ang Ⅱ 的心肌细胞基因表达情况发现 miR-489 的表达显著下调，体外体内加强 miR-489 的表达均可抑制 Ang Ⅱ 引起的心肌肥厚[62]。进一步的研究发现 Myd88 (myeloid differentiation primary response gene)是 miR-489 的靶基因，敲除小鼠心肌细胞可抑制心肌肥厚。此外，CHRF 可以直接与 miR-489 结合而调节 Myd88 的表达，最终影响心肌肥厚的发展。整个研究发现一个由 CHRF、miR-489 和 Myd88 组成的新的心肌肥厚调控模式，调节这些靶点可能是调节心肌肥厚的潜在靶点。

4.3.9 *ING*3 ING3 (inhibitor of growth family, member 3)在心脏大量表达，而且在分别给予 Ang Ⅱ、苯肾上腺素、异丙肾上腺素刺激的心肌细胞中和腹主动脉缩窄术模型大鼠中均检测到 ING3 表达显著上调[63]。同时在过表达 ING3 的心肌细胞中检测到 ANP、BNP 和 β-MCH 表达显著上调，然而耗竭苯肾上腺素刺激的心肌细胞中 ING3 则会抑制心肌肥厚。进一步的研究发现，心肌细胞过表达 ING3 可抑制 AMPK 活性和激活 p38MAPK 信号通路，而激活 AMPK 或者抑制 p38MAPK 则可抑制 ING3 诱导的心肌肥厚。沉默 ING3 可能是逆转心肌肥厚的潜在靶点。

4.4 动脉粥样硬化作用靶点

4.4.1 *CSE*-*H2S* 硫化氢(H2S)是多种生理病理条件下重要的信号分子，在体内由胱硫醚 γ 裂解酶 (cystathionine gamma-lyase enzyme, CSE) 催化生成。研究发现，上调 ApoE 敲除小鼠体内 CSE 可增加组织中内源性 H2S 的水平、减小动脉粥样硬化斑块尺寸、降低血脂水平和升高血浆 GSH-Px 水平[64]。进一步的研究发现，上调小鼠体内 CSE 后，可上调主动脉组织 p53 的表达和下调 NF-κB 的表达。研究结果提示，CSE 可能是治疗 AS 的潜在靶点。

4.4.2 *BMP*4 在动脉粥样硬化(AS)斑块中 BMP4 (Bone morphogenetic proteins 4)的表达显著增加，但 BMP4 在 AS 所起的作用及其机制并不清楚。通过体外体内多种实验发现，BMP4 可显著增加巨噬细胞内胆固醇值和总胆固醇的水平，诱导泡沫细胞的形成，这可能与 BMP4 引起两种脂质转运体 ABCA1 和 ABCG1 的表达下降有关[65]。进一步的研究发现，BMP4 可能是与其受体 BMPR-2 结合后，激活 Smad1/5/8 信号通路，从而下调 ABCA1 和 ABCG1 的表达。抑制 BMP4 可能成为抗 AS 及其并发症的潜在靶点。

4.4.3 *miR*-155 泡沫细胞的生成在动脉粥样硬化的发生发展中起着重要的作用。研究发现 miR-155 可通过 YY1/HDACs/miR-155/HBP1 通路调节泡沫细胞的形成，抑制 miR-155 后，可显著的降低巨噬细胞中的脂肪水平和 ApoE 敲除小鼠中斑块尺寸[66]。并且，在冠状动脉粥样硬化病人 CD14 + 巨噬细胞中也检测到 miR-155 表达上调。研究结果提示，miR-155 可能成为治疗 AS 的潜在靶点。

4.4.4 *mTOR* 哺乳动物雷帕霉素靶蛋白(mammalian target of rapamycin, mTOR)是调节细胞自噬的关键因子。X 研究发现，巨噬细胞源性泡沫细胞中 mTOR 和 p-mTOR 蛋白的表达显著上调；而阻断 mTOR 后可显著抑制泡沫细胞的形成，同时伴随着脂质堆积的减少[67]。进一步的研究显示，mTOR 促进泡沫细胞形成是因为 mTOR 能抑制细胞自噬的相关通路。提示阻断或者降低 mTOR 水平可能是治疗动脉粥样硬化的潜在靶点。

4.4.5 *CCN*3 CCN3 (Cysteine-rich 61/connective tissue growth factor/nephroblas-toma 3)参与调节血管内皮细胞的炎症过程。研究发现给予 TNF-α 和 IL-1β 的大动脉内皮细胞和脐静脉内皮细胞中 CCN3 的 mRNA 和蛋白表达均显著下降；AS 模型动物上也得到一样的结果，而通过腺病毒载体使得 CCN3 过表达后，LDL-胆固醇、总胆固醇、甘油三酯均显著下降，同 HDL-胆固醇显著增加[68]。进一步的实验发现，CCN3 过表达后可下调多种炎症因子的表达、减少模型动物的硬化斑块尺寸和增加纤维帽。CCN3 可能成为治疗动脉粥样硬化的新靶点。

4.4.6 *TRPV*1 血管平滑肌细胞(VSMCs)是除了巨噬细胞外，泡沫细胞的主要来源。研究发现自噬可以抑制 ox-LDL 诱导 VSMCs 形成泡沫细胞，激活 TRPV1 (transient receptor potential vanilloid subfamily 1)可诱导 VSMCs 的自噬从而抑制泡沫细胞的形成[69]。进一步的研究显示，TRPV1 对自噬的调控是通过 AMPK 通路实验的。研究结果表明，自噬在 VSMCs 源性泡沫细胞形成中起着重要的作用，并提示 TRPV1 可能成为治疗 AS 的潜在靶点。

4.4.7 *NFIA* 通过基因芯片技术分析 THP-1 巨噬细胞源性泡沫细胞基因表达情况时发现 lncRNA-RP5-833A20.1 表达显著上调，而 NF1A (nuclear factor IA)表达显著下调。进一步的体外实验表明 lncRNA-RP5-833A20.1 可能通过诱导 has-miR-382-5p 的表达来抑制 NF1A 的表达[70]。研究表明，RP5-833A20.1/hsa-miR-382-5p/NFIA 通路对于调节 THP-1 巨噬细胞胆固醇稳态和炎症是必须的；Apo 敲除小鼠上过表达 NF1A 可产生明显的抗 AS 效应。研究结果提示，NF1A 可能成为治疗 AS 以及其他心血管疾病的潜在靶点。

4.4.8 *miR-19b* 凝血系统的激活在急性冠状动脉粥样硬化形成过程中起着重要的作用，而凝血蛋白受 miRNAs 的调节。不稳定性心绞痛患者血浆中 miR-19b 和内皮微粒都显著增加；生物信息学分析和荧光素酶报告基因的结果显示，组织因子(TF)的表达受到 miR-19b 的调控，过表达的 miR-19b 可抑制 TF 的表达和促凝血活性[71]。研究结果表明，miR-19b 可能在不稳定性心绞痛患者中通过抑制内皮细胞组织因子的表达起着抗血栓的作用。

4.4.9 *lincRNA-p21* 研究发现，在 ApoE 敲除动脉粥样硬化模型小鼠中 lincRNA(long non-coding RNA)-p21 表达显著下调。体外实验显示，lincRNA-p21 可抑制血管平滑肌细胞 VSMCs 和小鼠单核巨噬细胞的增殖，并诱导细胞凋亡。同时在整体动物上抑制 lincRNA-p21 后可导致内膜增生[72]。进一步的研究显示 lincRNA-p21 是 p53 的靶基因之一，而且能够反馈性加强 p53 的转录活性。整个研究结果表明，lincRNA-p21 是一个细胞增殖和凋亡的新调节因子。

5 脑血管疾病作用靶点

在缺血性脑损伤情况下，*N*-甲基-D-天冬氨酸受体(NMDAR)抑制剂通过抑制谷氨酸兴奋性毒性作用，被作为神经保护剂被用于许多动物实验中。突出后密度蛋白 93(PSD-93)NMDAR 的 C 端相连接，从而调控 NMDAR 活性。实验证明[73]，PSD-93 基因敲除小鼠在缺血性脑卒中发生时产生神经保护作用，其机制可能涉及 Src 家族蛋白酪氨酸激酶 Fyn 介导的 NMDAR 2B 亚型(NR2B)的磷酸化，预示着 PSD-93 可能成为治疗缺血性脑缺血的新靶点。

尽管大量临床前研究数据证实了 NMDA 受体抑制剂的神经保护作用，但其在临床上的作用并不理想，这使人们关注到了可能存在非谷氨酸受体依赖性的钙离子通道。其中，瞬时受体电位 M 通道(TRPM)就是这样一种细胞膜上质子敏感性阳离子通道。TRPM 超家族有八个亚型，其中 TRPM2、TRPM7 以及 TRPM4 三种亚型与脑缺血相关，它们主要通过对不同阳离子通透性的改变，引起神经细胞钙超载，进而引起细胞凋亡[74]。因此，抑制 TRPM 的活性与表达可作为缺血性脑卒中新的靶标。

脑内葡萄糖转运体(GLUTs)是介导葡萄糖从循环系统转运至神经细胞的主要调节介质。生理情况下，葡萄糖在脑内的运输保证了大脑能量的供应，从而维持正常的生物学功能。脑缺血发生时，脑内葡萄糖供应不足，应激条件下，脑内 GLUTs 活性下降，脑内缺血区能量供应可能部分依赖于其他正常组织葡萄糖扩散[75]。提高脑内 GLUTs 表达和活性，能有效增加葡萄糖的摄取量，为缺血性脑卒中治疗的一个新途径。

内质网应激是脑缺血再灌注损伤发生的主要因素之一。神经中枢内质网功能障碍会导致大量神经元细胞发生凋亡，这一作用的分子机制十分复杂，涉及 GRP78、PERK、ATF6、IRE1、CHOP、Caspase12、JNK 多种信号转导作用，同时引起炎症和线粒体功能障碍[76]。因此，对内质网应激的抑制可视为治疗缺血性脑卒中的途径之一。

Cavelin-1 信号通路能够调节细胞信号转导、细胞内吞、分子运输等功能上，同时在正常组织生长，伤口愈合和一些病理过程中起到了一定的作用。实验证明 caveolin-1 信号通路涉及对与大鼠脑缺血后促进血管新生的 VEGF 的调控，并指出 caveolin-1/VEGF 信号通路可能缺血性脑卒中干预治疗的潜在靶点[77]。

微小 RNA-134(mRNA-134)在细胞及动物水平对缺血性脑卒中的影响，并提出这一影响以热休克蛋白 A12B(HSPA12B)为靶点[78-79]。通过下调 *mRNA*-134 可以有效保护神经细胞免受缺血性损伤，在此过程中，HSPA12B 的表达上调。因此，*mRNA*-134 为缺血性脑损伤提供的治疗可能。

组蛋白去乙酰化酶(HDACs)在神经系统发育、成熟的过程中发挥着重要的作用。从动物实验中发现，脑缺血模型脑组织中组蛋白乙酰化水平明显降低，并随病情的发展而变化，而其抑制剂能作用于兴奋性毒性、氧化应激、炎症、凋亡等多个缺血性脑卒中病理环节[80]。这一发现使 HDACs 有望成为脑卒中治疗的新靶点。

沉默信息调节因子 2 相关酶 1(SIRT1)同样是一种去乙酰化酶，但其作用不局限于组蛋白，其对转录因子、DNA 修复酶、蛋白激酶等均有去乙酰化活性。在脑缺血状态下，SIRT1 的激动剂白藜芦醇可能通过抗氧化作用保护神经元。同时，SIRT1 介导了瘦素等其他神经保护剂对神经元起到保护作用[81]。

瘦素作为脂肪保护性因子，认为是缺血性脑卒中发生的高危因素之一。但近年来发现，瘦素治疗可促进神经和血管再生，在缺血性脑卒中鼠模型上对神经起到保护性作用。其他脂肪保护性因子(如脂联素、内脂素)也在缺血性血管疾病中起到保护作用，其关键途径与炎症反应的调节密切相关[82]。针对这些脂肪保护性因子的治疗可能成为缺血性脑卒中治疗前景。

单核细胞趋化因子 MCP-1 属于 CC 趋化因子亚族，其下游 NF-κB 信号通路与脑缺血再灌注损伤中的炎症反应密切相关。据报道，脑缺血区 MCP-1 水平显著升高，并参与了损伤后炎症反应的发生发展[83]。这提示着 MCP-1 可作为缺血性脑卒中预测指标及药物治疗靶点。

趋化因子样因子-1(CKLF-1)是 CC 家族趋化因子的一种，在免疫应答和大脑发育过程中发挥着重要作用。缺血性脑卒中发生后，CKLF-1 表达上调，其抑制剂肽 C19 可有效缓解中枢血管缺血状态。这一作用机制主要涉及 CKLF-1 在神经元凋亡和能量代谢两个方面的作用,而对其的抑制作用下调了 Akt 信号通路,从而起到保护作用[84]。因此,CKLF-1 可能成为缺血性脑卒中治疗的新靶点。

6 抗病毒、抗菌和抗结核作用靶点

病原微生物感染一直是多种疾病的根源,随着医学的发展,各类抗感染药物的出现,人类抵抗病原微生物感染的能力已经得到了极大的发展。但是,新型病原微生物如超级细菌、埃博拉病毒出现,抗生素耐药、抗结核药物耐药,人类免疫缺陷病毒(HIV)至今未找到有效的治疗方法等,这一切均预示着人类抗感染之路仍需要长足的努力。

6.1 抗病毒感染作用靶点

6.1.1 流感　近年来耐药性流感病毒的出现,寻找新的预防和治疗手段迫在眉睫。流感病毒的受体是唾液酸低聚糖(SOS),存在于宿主细胞表面,有望以此为靶点发展抗病毒药物。已经在体外证实壳聚糖—唾液酸低聚糖复合物具有良好的抑制病毒活性[85]。

6.1.2 肝炎　对丙型肝炎的治疗找到了一些新的靶标。HCV 包裹蛋白 E2 经多步与细胞表面受体结合,是 HCV 进入细胞所必需,抑制该过程可有效抑制 HCV 的侵入过程,在噬菌体文库中筛选可与纯化截断的 HCV 包膜蛋白 E2 特异性结合的肽链,目前已取得一些进展[86]。HCV NS5B 聚合酶是 HCV RNA 复制中重要的酶,以此为靶点可设计合成 HCV 直接治疗药物[87]。发现人 Ficolin-2(L-ficolin/p53)可抑制 HCV 入侵的初始阶段,而 HCV 低密度馏分中的 ApoE3 抑制 Ficolin-2 介导的抗 HCV 作用[88]。

6.2 抗细菌感染作用靶点

基于 N-酰基高丝氨酸内酯(AHL)的群体感应(QS)是主要新发现。QS 是一种细菌性调节机制,负责调控细菌各种生物大分子的表达,目前已逐渐引起人们重视[89]。分枝杆菌肽聚糖有类似于其他细菌的结构和生物合成途径。UDP-N-乙酰葡萄糖胺转移酶(MurA)催化肽聚糖生物合成的第一步,针对 MurA 有望发展新的抗分枝杆菌药物[90]。

6.3 抗结核作用靶点

结核病是一种慢性感染性疾病,它主要是由结核分枝杆菌(Mycobacterium tuberculosis, Mtb)感染引起的。由于结核病治疗周期较长,患者对药物的依从性差,耐药现象日益严重,寻找新的抗结核靶点以及建立新的药物筛选模型成为抗结核药物研究领域的热点。

6.3.1 结核分枝杆菌蛋白酶　结核分枝杆菌蛋白酶已被确立是用于抗结核药物发展的可行性靶点。通过测试 100 多种天然产物的抗结核活性,发现类黄酮可作为新的抗结核药物的结构基础[91]。

6.3.2 甲基葡萄糖脂多糖　Mtb 可以合成带有长链脂肪酸的多羟基多糖,称为甲基葡萄糖脂多糖(MGLPs)。MGLPs 调节体内脂肪酸的合成,阻止 MGLPs 的合成可作为抗结核药物发展的新靶点[92]。

6.3.3 天冬氨酸脱羧酶　天冬氨酸脱羧酶(PanD)可抑制吡嗪酰胺耐药菌的产生,与吡嗪酰胺联合使用,成为一个新的抗结核药物发展靶点[93]。

6.3.4 分枝菌酸　通过对结核分枝杆菌进行脂类组学和基因组学系统性分析,显示在分枝菌酸(mycolic acid, MA)的合成上存在特异性趋势,提示 MA 的合成有望成为新的抗结核药物靶点[94]。

6.3.5 Esx 蛋白家族　结核分枝杆菌编码 5 种类型的Ⅶ分泌系统(ESX-1 到 ESX-5),负责蛋白的运出。该系统涉及到 Esx 蛋白家族,与结核分枝杆菌的发病机制和在宿主细胞的生存有关,可能成为抗结核药物新靶点[95]。

6.4 其他类

锥虫寄生虫是很多被忽视的热带疾病的病原体,目前针对这些生物体内的内源性甾醇进行生物合成成为抗寄生虫新靶点[96]。

7 自身免疫性疾病作用靶点

7.1 系统性硬化症作用靶点

系统性硬化症是一种以局限性或者弥漫性皮肤增厚和纤维化为特征的全身性自身免疫病,mTOR 通路与多种类型的自身免疫性疾病(如系统性硬化症、风湿性关节炎等)关系密切。作为 mTOR 通路的抑制剂,雷帕霉素可以诱导 Akt 信号通路 473 位的丝氨酸的磷酸化,因此未在系统性硬化症模型的小鼠上显示出良好的效果。研究发现,ATP 竞争性的抑制剂 BEZ235 可以同时作用于 PI3K/Akt 和 mTOR 通路,可以有效的抑制组织的纤维化。同时抑制 PI3K/Akt 与 mTOR 为系统性硬化症的治疗提供了一种新的思路[97]。

7.2 风湿性关节炎作用靶点

7.2.1 *LAIR*-1　风湿性关节炎(RA)是一种慢性的系统性的炎症疾病,可以影响全身多种关节。多种炎性反应参与了其病理过程,包括 B 细胞、T 细胞、单核细胞、巨嗜细胞等。白细胞相关免疫球蛋白受体-1(LAIR-1)表达于大多数单核白细胞,已经作为生物标志物用于风湿性关节炎患者的滑膜液的检测。通过检测 RA 患者、骨关节炎(OA)患者及正常个体中 T 细胞及单核细胞、巨嗜细胞中 LAIR-1 的表达,发现 RA 患者外周血 $CD4^+$ T 细胞中,LAIR-1 表达下降,而滑膜液中 $CD14^+$ 单核细胞及局部 $CD68^+$ 巨噬细胞表达升高。加入 TNF-α 刺激后,正常个体中 Th1 及 Th2 $CD4^+$ T 细胞的 LAIR-1 表达下降。这些结果表明,LAIR-1 可能通过 T 细胞和单核细胞、巨嗜细胞发挥不同的功能,LAIR-1 可能作为治疗 RA 的新靶点[98]。

7.2.2 *CCR5*　CCR5 对 RA 的形成至关重要。体外研究中显示,抗 CCR5 D1 siRNA 可以有效抑制 CCR5 的表达;而体内研究表明在炎症部位给予特定 siRNA 可以抑制 CCR5 的表达,同时可以显著减轻足肿胀和炎症反应。通过在炎性部位局部给予抗 CCR5 siRNA,可以沉默 CCR5 基因,减轻局部炎症反应。因此,CCR5 可能作为治疗 RA 的潜在的靶点[99]。

7.2.3 *GRB2* 和 *IRAK4* 通过高通量筛选,发现生长因子受体结合蛋白-2(GRB2)和白介素受体相关激酶 4(IRAK4)可能是作为 RA 治疗的新靶点。GRB2 可以控制滑液消退及失调,而使用 IRAK4 抑制剂可能损害机体对病原体的初始免疫应答[100]。

7.2.4 SPHK1 通过 siRNA,沉默鞘氨醇激酶 1(SPHK1)相关蛋白的表达,可以抑制 PI3K/AKT 的活动、基质金属蛋白酶-2(MMP-2)和基质金属蛋白酶-9(MMP-9)的表达及风湿性关节炎成纤维细胞样滑膜细胞(RA-FLS)的迁移及侵袭能力,证明 SPHK1 可能作为 RA 治疗的新的靶点[101]。

7.2.5 瘦 素 瘦素是脂肪细胞分泌的激素,可以通过免疫应答,在关节中起到促炎作用。瘦素可以抑制 *miR*-93 的表达,经瘦素刺激的造骨细胞可以促进 Akt 的磷酸化。而预先给予 Akt 抑制剂或 siRNA 可以逆转因瘦素引起的对 *miR*-93 的表达的抑制。其实验结果显示在造骨细胞中,瘦素可以通过 Akt 信号通路下调 *miR*-93 的表达,从而增强制瘤素 M 的表达,表明瘦素可能作为 RA 治疗的新靶点[102]。

7.2.6 miR-21 研究发现,RA 患者中 miR-21 的表达显著下降,STAT3 表达和活动增加,STAT5/pSTAT5 及 Foxp3 mRNA 的表达水平下降。LPS 刺激后,可以提高正常机体的 miR-21 表达,而降低 RA 患者的 miR-21 表达,表明 miR-21 可能在 Th17/Treg 的失衡中有着重要作用。miR-21 作为一种新的调节因子,调控 T 细胞的分化及体内平衡[103]。

7.2.7 膜联蛋白 A2 首次证明膜联蛋白 A2 可以作为盘状结构域受体-2(DDR-2)的结合蛋白,被 p-DDR-2 磷酸化后,促进 MMP-13 的分泌。下调膜联蛋白 A2 的表达,可以明显改善由胶原诱导的关节炎所导致的损伤,而 RA 患者的滑膜组织中,膜联蛋白 A2 的表达和磷酸化均有提高。作为 DDR-2/膜联蛋白 A2/MMP-13 中的关键分子,膜联蛋白 A2 通过促进 FLS 的侵入而导致 RA 患者的关节损伤。因此,膜联蛋白 A2 可能作为临床治疗 RA 的新靶点[104]。

7.2.8 Shh 信号通路相关蛋白 Shh 信号通路影响人体多个方面的功能,在人体组织中可以调节细胞生长和分化。通过对 RA 患者滑液分析后发现,RA 患者滑液组织 Shh 表达高于正常人,给予 Shh 通路抑制剂环杷明后,Shh 信号通路相关成分(Shh、Ptch1、Smo、Gli1)的表达下降,同时 FLS 的增殖显著降低。Shh 信号通路可能在 RA 患者 FLS 的增殖方面有着重要作用。因此,Shh 信号通路相关蛋白可能作为一种新的药物治疗的靶点[105]。

7.3 其 他

作为一种调节 T 细胞的共刺激分子,T 细胞免疫球蛋白功能区及粘蛋白结构域-4(Tim-4)的失调频现于多种自身免疫疾病。Tim-4 可以通过影响活化的 T 细胞、胞外信号调节酶(ERK)、蛋白酶 B(PKB/Akt)增加 T 细胞的数量。通过总结最近的研究成果,提出 Tim-4 可能作为治疗自身免疫疾病的新靶点[106]。

8 代谢综合症作用靶点

代谢综合征是多种代谢危险因素的集合,描述了一组与 2 型糖尿病和动脉粥样硬化性心血管疾病危险相关的临床特征:内脏型肥胖、糖耐量减退、2 型糖尿病、以三酰甘油及低密度脂蛋白胆固醇升高为主的脂代谢异常、高血压、高尿酸血症、胰岛素抵抗以及反映血管内皮缺陷的微量白蛋白尿。

8.1 ATF6 作为 2 型糖尿病治疗靶点

转录激活因子 6(activating transcription factor 6,ATF6)是内质网应激近端感应器[107],其中内质网应激与 2 型糖尿病的症状,例如:胰岛素抵抗、胰岛 B 细胞功能紊乱等有一定的关系,逐渐的 ATF6 与 2 型糖尿病的关也受到越来越多的关注。当内质网处于应激状态时,细胞会通过未折叠蛋白反应(unfolded protein response,UPR)来缓解蛋白质分子的未折叠或者错误折叠。ATF6 就是未折叠蛋白反应 3 条信号通路之一。糖异生是造成机体高糖的重要原因,抑制糖异生基因的表达是治疗 2 型糖尿病的有效途径之一,大量的研究表明内质网应激对糖异生的基因有着调控的作用。CRE 结合蛋白调节转录共激活因子 2(TORC2)是糖异生基因表达过程中的重要调控因子,在内质网应激状态下 TORC2 的 N 端同 ATF6a 的 N 端结合,影响了 TORC2 与 CREB 的结合,逆转了 TORC2 对糖异生基因表达的调控。此外 ATF6 还可直接抑制 CREB 与 DNA 的结合活性,并抑制 CREB 对 PEPCK 和 G6pase 启动子的转录激活作用,从而起到降低糖异生基因转录的作用。因此,将 ATF6 作为治疗 2 型糖尿病的新靶点就有较好的前景。

8.2 NLRP3 作为糖尿病和动脉粥样硬化潜在新靶点

研究发现,Nod 样受体蛋白 3(Nod-like receptor protein-3,NLRP3)炎症小体可能是治疗糖尿病潜在的新靶点。NLRP3 是 NOD 样受体的成员之一,可以通过识别刺激来信号活化 NLRP3 炎症小体,通过一溪流的级联反应上调 IL-1β 的表达。IL-1β 可以诱导其他炎症因子和趋化因子的表达导致胰岛 β 细胞的损伤和胰岛素抵抗。因此,NLRP3 可作为一个潜在的糖尿病的治疗靶点[108]。

NLRP3 也可作为动脉粥样硬化的潜在作用靶点。在动脉粥样硬化的病理过程中伴随着非感染性局部炎症的存在,然而 NLRP3 炎症小体是机体的固有免疫反应途径之一,能引起促炎因子白细胞介素的释放,在炎症发病机理中有着重要的作用。故对 NLRP3 炎症小体的研究,有助于进一步了解动脉粥样硬化的发病机制。胆固醇晶体、氧化低密度脂蛋白胆固醇、高血压导致的血流动力学变化以及某些外周感染因素都是 NLRP3 炎症小体激活的因素。尽管抑制 NLRP3 炎症小体活性不能完全阻断动脉粥样硬化的发生与发展,但实验证实敲除髓系细胞 NLRP3 炎症小体的动物动脉粥样硬化斑块面积显著降低，且斑块稳定性显著增加，证明减少 NLRP3 炎症小体激活可以成为防治或者辅助防治动脉粥样硬化的新手段之一[109]。

8.3 调节性 T 细胞可作为动脉粥样硬化治疗靶点

研究发现，调节性 T(Treg) 细胞可作为动脉粥样硬化的治疗靶点。Treg 细胞一方面通过气表面跨膜蛋白 TGF-β 作用椅子血管内皮细胞的增殖，另一方面可以合成 IL-10 并抑制 IL-2 的合成，从各个方面对动脉粥样硬化的发生、发展起到负性调节作用[110]。因此，应持续关注 Treg 细胞不同亚群对动脉粥样硬化的作用及其具体的分子机制，可作为潜在的药物作用靶点。

9 结 语

近些年来中国学者对神经退行性疾病、心血管疾病、脑血管疾病、代谢类疾病、糖尿病、抗感染和结核病、抗肿瘤、自身免疫性疾病等邻域药物作用靶标的研究，均取得了一定的进展，推进了我国新药的发展和深入。部分研究工作还处于初步摸索阶段，尚有大量后续工作需要开展。相信在相关学科的交叉合作更加深入，技术资金的支持更加强大的背景下，我国对疾病相关药物作用靶点的研究必将进一步深入。

参考文献

1 李宁蔚，王红静，杨凌云，等. *miR*-130*a* 对卵巢癌 A2780 细胞顺铂耐药性的影响及其机制的研究[J]. 四川大学学报(医学版)，2013，44(6)：865-870.

2 Deng L, Shang L, Bai S, *et al*. MicroRNA100 Inhibits Self-Renewal of Breast Cancer Stem-like Cells and Breast Tumor Development[J]. *Cancer Res*, 2014, 74(22): 6648-6660.

3 Xia J, Wu Z, Yu C, *et al*. *miR*-124 inhibits cell proliferation in gastric cancer through down-regulation of SPHK1[J]. *Pathology*, 2012, 227(4): 470-480..

4 Hunt S, Jones AV, Hinsley EE, *et al*. MicroRNA-124 suppresses oral squamous cell carcinoma motility by targeting IT-GBI[J]. *FEBS Lett*, 2011, 585(1): 187-192..

5 舒 锦，袁 犁，刘兴明，等. *miR*-124 抑制人卵巢癌裸鼠皮下移植瘤的生长和转移[J]. 肿瘤，2014，4：004.

6 Zhang G, Zhou H, Xiao H, *et al*. *MicroRNA*-92*a* functions as an oncogene in colorectal cancer by targeting PTEN[J]. *Dig Dis Sci*, 2014, 59(1): 98-107.

7 Zhang F, Yang Z, Cao M, *et al*. MiR-203 suppresses tumor growth and invasion and down-regulates MiR-21 expression through repressing Ran in esophageal cancer[J]. *Cancer lett*, 2014, 342(1): 121-129.

8 Liu Y, Zhou Y, Feng X, *et al*. *MicroRNA*-126 functions as a tumor suppressor in colorectal cancer cells by targeting CXCR4 via the AKT and ERK1/2 signaling pathways[J]. *Int J Oncol*, 2014, 44(1): 203-210.

9 Tang W, Zhu Y, Gao J, *et al*. *MicroRNA*-29*a* promotes colorectal cancer metastasis by regulating matrix metalloproteinase 2 and E-cadherin *via* KLF4[J]. *Br J Cancer*, 2014, 110(2): 450-458.

10 He T, Qi F, Jia L, *et al*. MicroRNA-542-3p inhibits tumour angiogenesis by targeting Angiopoietin-2[J]. *J Pathol*, 2014, 232(5): 499-508.

11 Van Trappen, Ryan A, Carroll M, *et al*. A model for co-expression pattern analysis of genes implicated in angiogenesis and tumour cell invasion in cervical cancer[J]. *Br J Cancer*, 2002, 87(5): 537-544.

12 Lee JW, Choi JJ Lee KM, *et al*. eIF4E expression is associated with histopathologic grades in cervical neoplasia[J]. *Hum Pathol*, 2005, 36(11): 1197-1203.

13 王 森，高 敏，赵 毅，等. RNA 干扰 HPV E6 下调 eIF4E 转录表达抑制宫颈癌 He1a 细胞增殖并影响细胞周期进程研究[J]. 中国医药导报，2014，11(2)：4-7.

14 LIU H T, WANG Y G, ZHANG Y M, *et al*. TFAR19, a novel apoptosis related gene cloned from human leukemia cell line TF21, could enhance apoptosis of some tumor cells induced by growth factor withdrawal[J]. *Biochem Biophy Res Comm*, 1999, 254: 203-210.

15 陆鸿略，王成硕，郝玲玲，等. 鼻腔-鼻窦鳞状细胞癌中 PDCD5 和 Bcl-2 蛋白的表达及意义[J]. 临床耳鼻咽喉头颈外科杂志，2014，28(17)：1301-1304.

16 程 锐，蔡欣然，周浩辉，等. 膜型基质金属蛋白酶-1 表达对肝细胞癌血管生成拟态形成的影响[J]. 中国医药导报 ISTIC，2014，11(36)：13-20.

17 王东彬，黎 玮，杨书文，等. 肾上腺髓质素对肾肿瘤细胞 PI3 K/Akt/eNOS/VEGF 信号通路的作用[J]. 河北医药，2014，36(23)：3525-3527.

18 Wang ZS, Zhang H, Wang JB, *et al*. RNA interference-mediated silencing of G protein-coupled receptor 137 inhibits human gastric cancer cell growth[J]. *Mol Med Reports*, 2015, 11: 2578-2584.

19 Hu CJ, Wang B, Tang B, *et al*. The FOXM1-induced resistance to oxaliplatin is partially mediated by its novel target gene Mcl-1 in gastric cancer cells[J]. *Biochim Biophys Acta*, 2015, 1849: 290-299.

20 Cui L, Qu J, Dang S, *et al*. Prolyl hydroxylase 3 inhibited the tumorigenecity of gastric cancer cells[J]. *Mol Carcinog*, 2014, 53(9): 736-743.

21 Li J, Han S, Qian Z, *et al*. Genetic amplification of PPME1 in gastric and lung cancer and its potential as a novel therapeutic target[J]. *Cancer Biol Ther*, 2014, 15(1): 128-134.

22 Yan D, Chen C, Hua MH, *et al*. Annexin A2 plays a critical role in epithelial ovarian cancer[J]. *Arch Gynecol Obstet*, 2014, DOI 10.1007/s00404-014-3598-5.

23 Anan Liu, Shao CH, Jin G, *et al*. Downregulation of CPE regulates cell proliferation and chemosensitivity in pancreatic cancer[J]. *Tumor Biol*. 2014, 35: 12459-12465.

24 Li X, Sun L, *et al*. Cell membrane gp96 facilita tes HER2 dime rization and serves as a novel target in breast cancer[J]. *Int J Cancer*. 2014, 57: 1459-1465.

25 Wang ZR, Tang F, *et al*. KDM5B is overexpressed in gastric cancer and is required for gastric cancer cell proliferation and metastasis

[J]. *Am J Cancer Res*, 2015, 5(1): 87-100.

26 Yan XB, An LL, Zhou J, *et al*. High expression of Y-box-binding protein 1 is associated with local recurrence and predicts poor outcome in patients with colorectal cancer[J]. *Int J Clin Exp Pathol*, 2014, 7(12): 8715-8723.

27 Bing Zhou, *et al*. Down-regulation of long non-coding RNA LET is associated with poor prognosis in gastric cancer[J]. *Int J Clin Exp Pathol*, 2014, 7(12): 8893-8898.

28 Liu T, Tian J, Chen Z, *et al*. Anti-TROP2 conjugated hollow gold nanospheres as a novel nanostructure for targeted photothermal destruction of cervical cancer cells [J]. *Nanotechnol*, 2014, 25(34): 345103.

29 刘朝阳,王小兵,张　伟. 鼠抗人 hMIC-1 单克隆抗体抑制裸鼠移植人胰腺癌体内研究[J]. 中国比较医学杂志, 2014, 24(3): 14-19.

30 Liu CG, Wang JL, Li L, *et al*. MicroRNA-384 regulates both amyloid precursor protein and beta-secretase expression and is a potential biomarker for Alzheimer's disease[J]. *Int J Mol Med*, 2014. 34(1): 160-166.

31 Hong X, Liu J, Zhu G, *et al*. Parkin overexpression ameliorates hippocampal long-term potentiation and beta-amyloid load in an Alzheimer's disease mouse model[J]. *Hum Mol Genet*, 2014, 23(4): 1056-1072.

32 Fu AK, Hung KW, Huang H, *et al*. Blockade of EphA4 signaling ameliorates hippocampal synaptic dysfunctions in mouse models of alzheimer's disease[J]. *Proc Natl Acad Sci U S A*, 2014, 111(27): 9959-9964.

33 Kuang X, Chen YS, Wang LF, *et al*. Klotho upregulation contributes to the neuroprotection of ligustilide in an Alzheimer's disease mouse model[J]. *Neurobiol Aging*, 2014. , 35(1): 169-178.

34 Sun YX, Ji X, Mao X, *et al*. Differential activation of mTOR complex 1 signaling in human brain with mild to severe Alzheimer's disease [J]. *J Alzheimers Dis*, 2014, 38(2): 437-444.

35 Zhang Y, Dong W, Guo S, *et al*. Lentivirus-mediated delivery of sonic hedgehog into the striatum stimulates neuroregeneration in a rat model of Parkinson disease [J]. *Neurol Sci*, 2014, 35 (12): 1931-1940.

36 Zhang Z, Cheng Y. *miR*-16-1 promotes the aberrant alpha-synuclein accumulation in parkinson disease via targeting heat shock protein 70 [J]. *Sci World J*, 2014, 2014: 3-8.

37 Zeng XS, Jia JJ, Kwon Y, *et al*. The role of thioredoxin-1 in suppression of endoplasmic reticulum stress in Parkinson disease[J]. *Free Radic Biol Med*, 2014, 67: 10-18.

38 Zhang Z, Zhang Z, Wang H, *et al*. Proliferating cell nuclear antigen binds DNA polymerase-beta mediates 1-methyl-4-phenylpyridinium-induced neuronal death[J]. *PLoS One*, 2014, 9(9): e106669.

39 Kong H, Zeng XN, Fan Y, *et al*. Aquaporin-4 knockout exacerbates corticosterone-induced depression by inhibiting astrocyte function and hippocampal neurogenesis[J]. *CNS Neurosci Ther*, 2014, 20(5): 391-402.

40 Zhang Y, Liu L, Peng YL, *et al*. Involvement of inflammasome activation in lipopolysaccharide-induced mice depressive-like behaviors [J]. *CNS Neurosci Ther*, 2014, 20(2): 119-124.

41 Pan Y, Chen XY, Zhang QY, *et al*. Microglial NLRP3 inflammasome activation mediates IL-1beta-related inflammation in prefrontal cortex of depressive rats[J]. *Brain Behav Immun*, 2014, 41: 90-100.

42 Yang LM, Yu L, Jin HJ, *et al*. Substance P receptor antagonist in lateral habenula improves rat depression-like behavior[J]. *Brian Res Bull*, 2014, 100: 22-28.

43 Blanch G T, Freiria-Oliveira A H, Speretta G F F, *et al*. Increased expression of Angiotensin II Type 2 receptors in the solitary-vagal complex blunts renovascular hypertension[J]. *Hypertension*, 2014, 64(4): 777-783.

44 Yang Q, Jia C, Wang P, *et al*. *MicroRNA*-505 identified from patients with essential hypertension impairs endothelial cell migration and tube formation[J]. *Int J Cardiol*, 2014, 177(3): 925-934.

45 Liu L, Liu J, Tian XY, *et al*. Uncoupling protein-2 mediates DPP-4 inhibitor-induced restoration of endothelial function in hypertension through reducing oxidative stress[J]. *Antioxid Redox Signal*, 2014, 21(11): 1571-1581.

46 Sun L, Yu J, Qi S, *et al*. Bone morphogenetic protein-10 induces cardiomyocyte proliferation and improves cardiac function after myocardial infarction[J]. *J Cell Biochem*, 2014, 115(11): 1868-1876.

47 Yuan MJ, Huang H, Quan L, *et al*. Expression of ghrelin and its receptor in rats after coronary artery ligation [J]. *Regul Peptide*, 2014, 192: 1-5.

48 Zhou SF, Yuan J, Liao MY, *et al*. IL-17A promotes ventricular remodeling after myocardial infarction [J]. *J Mol Med*, 2014, 92(10): 1105-1116.

49 Zhang Y, Liu X, She ZG, *et al*. Interferon regulatory factor 9 is an essential mediator of heart dysfunction and cell death following myocardial ischemia/reperfusion injury[J]. *Basic Re Cardiol*, 2014, 109(5): 1-19.

50 Wen Z, Huang W, Feng Y, *et al*. *MicroRNA*-377 Regulates Mesenchymal Stem Cell-Induced Angiogenesis in Ischemic Hearts by Targeting VEGF[J]. *PloS One*, 2014, 9(9): e104666.

51 Li Q, Xie J, Li R, *et al*. Overexpression of microRNA-99a attenuates heart remodelling and improves cardiac performance after myocardial infarction[J]. *J Cell Mol Med*, 2014, 18(5): 919-928.

52 Xiang S, Liu J, Dong N, *et al*. Suppressor of cytokine signaling 3 is a negative regulator for neointimal hyperplasia of vein graft stenosis [J]. *J Vasc Res*, 2014, 51(2): 132-143.

53 Liu Z, Ye P, Wang S, *et al*. *MicroRNA*-150 protects the heart from injury by inhibiting monocyte accumulation in a mouse model of acute myocardial infarction[J]. *Circ: Cardiovas Genet*, 2014: CIRCGENETICS. 114. 000598.

54 Yin H, Li P, Hu F, *et al*. IL-33 attenuates cardiac remodeling following myocardial infarction via inhibition of the p38 MAPK and NF-κB pathways[J]. *Mol Med Report*, 2014, 9(5): 1834-1838.

55 Zhang XL, Dai N, Tang K, *et al*. GATA5 loss-of-function mutation in

familial dilated cardiomyopathy[J]. *Int J Mol Med*, 2015, 35(3): 763-770.

56 Lang H, Li Q, Yu H, *et al*. Activation of TRPV1 attenuates high salt-induced cardiac hypertrophy through improvement of mitochondrial function[J]. *Br J pharmacol*, 2015.

57 Huang CY, Kuo WW, Yeh Y L, *et al*. ANG II promotes IGF-IIR expression and cardiomyocyte apoptosis by inhibiting HSF1 via JNK activation and SIRT1 degradation[J]. *Cell Death Differ*, 2014, 21(8): 1262-1274.

58 Yang T, Gu H, Chen X, *et al*. Cardiac hypertrophy and dysfunction induced by overexpression of miR-214 *in vivo*[J]. *J Surg Res*, 2014, 192(2): 317-325.

59 Liu F, Li N, Long B, *et al*. Cardiac hypertrophy is negatively regulated by miR-541[J]. *Cell Death Dis*, 2014, 5(4): e1171.

60 Seok HY, Chen J, Kataoka M, *et al*. Loss of MicroRNA-155 protects the heart from pathological cardiac hypertrophy[J]. *Circ Res*, 2014, 114(10): 1585-1595.

61 Li C, Li X, Gao X, *et al*. MicroRNA-328 as a regulator of cardiac hypertrophy[J]. *Int J Cardiol*, 2014, 173(2): 268-276.

62 Wang K, Liu F, Zhou L Y, *et al*. The long noncoding RNA CHRF regulates cardiac hypertrophy by targeting miR-489[J]. *Circ Res*, 2014, 114(9): 1377-1388.

63 Wang J, Liu Z, Feng X, *et al*. Tumor suppressor gene ING3 induces cardiomyocyte hypertrophy via inhibition of AMPK and activation of p38 MAPK signaling[J]. *Arch Biochem Biophys*, 2014, 562: 22-30.

64 Cheung S H, Kwok W K, To K F, *et al*. Anti-atherogenic effect of hydrogen sulfide by over-expression of cystathionine gamma-lyase (CSE) gene[J]. *PloS One*, 2014, 9(11): e113038.

65 Feng J, Gao J, Li Y, *et al*. BMP4 enhances foam cell formation by BMPR-2/Smad1/5/8 Signaling[J]. *Int J Mol Sci*, 2014, 15(4): 5536-5552.

66 Tian F J, An L N, Wang G K, *et al*. Elevated microRNA-155 promotes foam cell formation by targeting HBP1 in atherogenesis[J]. *Cardiovasc Res*, 2014, 103(1): 100-110.

67 Wang X, Li L, Niu X, *et al*. mTOR enhances foam cell formation by suppressing the autophagy pathway[J]. *DNA Cell Biol*, 2014, 33(4): 198-204.

68 Liu J, Ren Y, Kang L, *et al*. Overexpression of CCN3 inhibits inflammation and progression of atherosclerosis in apolipoprotein E-Deficient mice[J]. *PloS One*, 2014, 9(4): e94912.

69 Li BH, Yin YW, Liu Y, *et al*. TRPV1 activation impedes foam cell formation by inducing autophagy in oxLDL-treated vascular smooth muscle cells[J]. *Cell Death Dis*, 2014, 5(4): e1182.

70 Hu YW, Zhao JY, Li SF, *et al*. RP5-833A20. 1/miR-382-5p/NFIA-dependent signal transduction pathway contributes to the regulation of cholesterol homeostasis and inflammatory reaction[J]. *Arterioscler Thromb Vasc Biol*, 2015, 35(1): 87-101.

71 Li S, Ren J, Xu N, *et al*. MicroRNA-19b functions as potential antithrombotic protector in patients with unstable angina by targeting tissue factor[J]. *J Mol cell Cardiol*, 2014, 75: 49-57.

72 Wu G, Cai J, Han Y, *et al*. LincRNA-p21 regulates neointima formation, vascular smooth muscle cell proliferation, apoptosis, and atherosclerosis by enhancing p53 activity[J]. *Circulation*, 2014, 130(17): 1452-1465.

73 Zhang MJ, Li QJ, Chen L, *et al*. PSD-93 deletion inhibits Fyn-mediated phosphorylation of NR2B and protects against focal cerebral ischemia[J]. *Neurobiol Dis*, 2014, 68: 104-111.

74 史翠霞,曹　伟,张　珂,等. 缺血性脑损伤与瞬时受体电位 M 通道的研究进展[J]. 中国医药科学,2014,05:46-49.

75 Zhang S, Zuo W, Guo XF, *et al*. Cerebral glucose transporter: The possible therapeutic target for ischemic stroke[J]. *Neurochem Int*, 2014, 70: 22-29.

76 Xin Q, Ji BY, Cheng BH, *et al*. Endoplasmic reticulum stress in cerebral ischemia[J]. *Neurochem Int*, 2014, 68: 18-27.

77 Gao Y, Zhao Y, Pan JZ, *et al*. Treadmill exercise promotes angiogenesis in the ischemic penumbra of rat brains through caveolin-1/VEGF signaling pathways[J]. *Brain Res*, 2014, 1585: 83-90.

78 Chi WY, Meng FJ, Li Y, *et al*. Impact of microRNA-134 on neural cell survival against ischemic injury in primary cultured neuronal cells and mouse brain with ischemic stroke by targeting HSPA12B[J]. *Brain Res*, 2014, 1592: 22-33.

79 Chi. W, MENG. F, LI. Y, *et al*. Downregulation of miRNA-134 protects neural cells against ischemic injury in N2A cells and mouse brain with ischemic stroke by targeting HSPA12B[J]. *Neurosci*, 2014, 277: 111-122.

80 傅淑平,卢圣锋,沈卫星,等. 组蛋白去乙酰化酶:缺血性脑卒中治疗的潜在新靶点[J]. 中国老年学杂志,2014,19:5599-5602.

81 付宝生,张　健,张祥建,等. SIRT1 在缺血性脑血管病中的作用和机制[J]. 脑与神经疾病杂志,2014,04:310-312.

82 宋林敏,吕晓红. 脂肪保护性因子与缺血性脑血管病的研究进展[J]. 中风与神经疾病杂志,2014,10:956-958.

83 文　果,邓奕辉,刘文华. 急性脑梗死与 MCP-1、NF-κB 相关性的研究进展[J]. 中国中医急症,2014,07:1304-1306.

84 Kong LL, Wang ZY, Hu JF, *et al*. Inhibition of chemokine-like factor 1 protects against focal cerebral ischemia through the promotion of energy metabolism and anti-apoptotic effect[J]. *Neurochem Int*, 2014, 76: 91-98.

85 Cheng SH, Zhao HQ, Xu YZ, *et al*. Inhibition of influenza virus infection with chitosan-sialyloligosaccharides ionic complex[J]. *Carbohydr Polym*, 2014, 107: 132-137.

86 Lu X, Yao M, Zhang JM, *et al*. Identification of peptides that bind hepatitis C virus envelope protein E2 and inhibit viral cellular entry from a phage-display peptide library[J]. *Int J Mol Med*, 2014, 33(5): 1312-1318.

87 Wang S, Lin J, He P, *et al*. 2-Aryl-3-carbonylquinolones: design, synthesis and biological evaluation of novel HCV NS5B polymerase inhibitors[J]. *Acta Chimica Sinica*, 2014, 72(8): 906-913.

88 Zhao Y, Ren Y, Zhang X, *et al*. Ficolin-2 inhibits hepatitis C virus infection, whereas apolipoprotein E3 mediates viral immune escape[J]. *J Immunol*, 2014, 193(2): 783-796.

89 Chu W, Zhou S, Zhu W, *et al.* Quorum quenching bacteria Bacillus sp QSI-1 protect zebrafish (Danio rerio) from Aeromonas hydrophila infection[J]. *Sci Report*, 2014, 4:5446.

90 Xu L, Wu D, Llu L, *et al.* Characterization of mycobacterial UDP-N-acetylglucosamine enolpyruvyle transferase(MurA)[J]. *Res Microbiol*, 2014, 165(2):91-101.

91 Zheng Y, Jiang X, Gao F, *et al.* Identification of plant-derived natural products as potential inhibitors of the Mycobacterium tuberculosis proteasome[J]. *BMC Complement Altern Med*, 2014, 14:400.

92 Zheng Q, Jiang D, Zhang W, *et al.* Mechanism of Dephosphorylation of Glucosyl-3-phosphoglycerate by a Histidine Phosphatase[J]. *J Biol Chem*, 2014, 289(31):21242-21251.

93 Shi W, Chen J, Feng J, *et al.* Aspartate decarboxylase (PanD) as a new target of pyrazinamide in Mycobacterium tuberculosis[J]. *Emerg Microb Infections*, 2014, 3:e58.

94 Portevin D, Sukumar S, Coscolla M, *et al.* Lipidomics and genomics of Mycobacterium tuberculosis reveal lineage-specific trends in mycolic acid biosynthesis[J]. *Microbiol Open*, 2014, 3(6):823-835.

95 Deng W, Xiang X, Xie J. Comparative genomic and proteomic anatomy of Mycobacterium ubiquitous esx family proteins: implications in pathogenicity and irulence[J]. *Curr Microbiol*, 2014, 68(4):558-567.

96 Shang N, Li Q, KO TP, *et al.* Squalene synthase as a target for Chagasdisease therapeutics[J]. *Plos Pathogens*, 2014, 10(5):e1004114.

97 Liang M, Lv J, Chu H, *et al.* Vertical inhibition of PI3K/Akt/mTOR signaling demonstrates *in vitro* and *in vivo* anti-fibrotic activity[J]. *J Dermatol Sci*, 2014, 76(2):104-111.

98 Zhang Y, Lv K, Zhang CM, *et al.* The role of LAIR-1 (CD305) in T cells and monocytes/macrophages in patients with rheumatoid arthritis[J]. *Cell Immunol*, 2014, 287(1):46-52.

99 Duan H, Yang P, Fang F, *et al.* CCR5 small interfering RNA ameliorated joint inflammation in rats with adjuvant-induced arthritis[J]. *Immunol Lett*, 2014, 162(2):258-263.

100 Tieri P, Zhou XY, Zhu L, *et al.* Multi-omic landscape of rheumatoid arthritis: re-evaluation of drug adverse effects[J]. *Front Cell Dev Biol*, 2014, 2(59):1-10.

101 Yuan H, Yang P, Zhou D, *et al.* Knockdown of sphingosine kinase 1 inhibits the migration and invasion of human rheumatoid arthritis fibroblast-like synoviocytes by down-regulating the PI3K/AKT activation and MMP-2/9 production *in vitro*[J]. *Mol Biol Reports*, 2014, 41(8):5157-5165.

102 Yang W H, Tsai C H, Fong Y C, *et al.* Leptin induces oncostatin M production in osteoblasts by downregulating miR-93 through the Akt signaling pathway[J]. *Int J mol Sci*, 2014, 15(9):15778-15790.

103 Dong L, Wang X, Tan J, *et al.* Decreased expression of microRNA-21 correlates with the imbalance of Th17 and Treg cells in patients with rheumatoid arthritis[J]. *J Cell Mol Med*, 2014, 18(11):2213-2224.

104 Zhao W, Zhang C, Shi M, *et al.* The discoidin domain receptor 2/Annexin A2/Matrix Metalloproteinase 13 loop promotes joint destruction in arthritis through promoting migration and invasion of fibroblast-like fynoviocytes[J]. *Arthritis Rheumatol*, 2014, 66(9):2355-2367.

105 Wang M, Zhu S, Peng W, *et al.* Sonic hedgehog signaling drives proliferation of synoviocytes in rheumatoid arthritis: a possible novel therapeutic target[J]. *J Immunol Res*, 2014, 2014:1-10.

106 Fang X Y, Xu W D, Pan H F, *et al.* Novel insights into Tim-4 function in autoimmune diseases[J]. *Autoimmunity*, 2014 (0):1-7.

107 程艳华，周金培，张惠斌. 转录激活因子6：潜在的抗2型糖尿病药物新靶点[J]. 药学进展，2014，(5):349-354.

108 王定坤，陈　广，陆付耳. NLRP3炎症小体与2型糖尿病的研究进展[J]. 生理科学进展，2014，(2):111-114.

109 贾　乙，周　丽，李晓辉. Nod样受体蛋白3炎症小体与动脉粥样硬化关系的研究现状与进展[J]. 中国动脉硬化杂志，2014，22(1):79-84.

110 凌秋洋，宗刚军. 调节性T细胞—动脉粥样硬化治疗的新靶点[J]. 心脏杂志，2014，(4):487-490.

2014 年抗炎免疫药理学研究进展

李晓娟，周　春，刘叔文

（南方医科大学药学院/广东省新药筛选重点实验室，广州 510515）

炎症和免疫都是机体的一种防御反应，但是过度反应会影响正常的生理功能，导致疾病发生。基于大量基础和临床研究，现普遍认为，炎症和免疫的发生发展在疾病过程中相互影响、密切关联[1]。

抗炎免疫药理学（anti-inflammatory and immunopharmacology）主要研究抗炎免疫药物的药理作用及其机制、不良反应和临床应用，也包括建立和完善抗炎免疫药理学实验方法，揭示炎症免疫性疾病的病因和病理机制，指导临床合理用药以及发现新型抗炎免疫药物[2]。

我国抗炎免疫药理学工作者，针对炎症免疫调控紊乱所致相关疾病进行了系统深入的研究，提出了一些新的机制和干预靶点，探讨了许多与抗炎免疫相关药物的药理作用及其机制，分别在免疫性关节炎、骨破坏、脑病、肠炎、脓毒症、病毒感染、心血管疾病、癌症等多个与炎症免疫相关的疾病中取得了进展。

1　炎症免疫性疾病相关抗炎免疫药理学研究

1.1　类风湿关节炎

1.1.1　发病机制的研究　类风湿性关节炎（RA）发病机制较为复杂，近年来主要集中在分子水平上研究其发生发展的病理机制。研究表明，内质网应激和相关信号通路可能参与 RA 的发病。内质网（ER）主要负责细胞内蛋白质的合成和折叠。内质网应激是在 ER 中由于未折叠或错误折叠的蛋白质的累积导致内质网膜相关蛋白激活。研究显示，RA 动物模型关节炎滑膜中内质网应激标记 BIP（免疫球蛋白结合蛋白）显著上调，并且在成纤维样滑膜细胞（FLS）中广泛表达。促凋亡因子 CHOP/GADD153 在炎性滑膜中的表达轻度升高。此外，ER 应激诱导剂衣霉素能够上调炎症 FLS 中 IL-1 和 TNF-α 的表达，进一步证实内质网应激通过促进滑膜细胞的增殖和炎症因子的产生参与 RA 的病理过程[3]。另外，外源病原体相关模式分子 PAMP（如脂多糖 LPS）与内源损伤相关分子（高迁移率族蛋白 1，HMGB1）结合形成可识别滑膜成纤维细胞的 TLRs/RAGE 复合物，从而启动信号级联，最终形成关节炎滑膜成纤维细胞（RASFs），诱导 RA 的发生。骨关节炎滑膜成纤维细胞（OASFs）体外与 HMGB1-LPS 复合物共培养，诱导人 FLS 转化为 RA 样的 FLS（tOASFs）。结合 tOASFs 体内致病性实验，结果显示，HMGB1-LPS 复合物可促进 RASFs 的形成，最终诱导 RA[4]。HMGB1-LPS 复合物在 RA 发病中的作用机制还需进一步深入研究。

1.1.2　潜在治疗靶点的研究　研究显示，抑制 FLS 过度增殖是一个重要的关节炎治疗靶点，组织蛋白酶 B（CB）、G 蛋白通路、大麻素受体 2（CB2R）和未成熟树突细胞（iDC）有望成为炎症性关节炎可能的治疗靶点。

CB 有助于提高 FLS 的侵袭能力，进而加速 RA 的骨质破坏。类风湿性关节炎中，FLS 异常高表达 CB。通过检测 RA 和骨关节炎（OA）病人滑膜组织中 CB 表达水平，结合特异性 CB 抑制剂（CA074Me）处理的体外侵袭实验，说明靶向 CB 可抑制 FLS 的侵袭和相关破坏[5]。

G 蛋白通路与 RA 发病相关，G 蛋白耦联受体（GPCR）所介导的细胞信号通路之一的 cAMP 信号通路，参与多种细胞的增殖。$G\alpha_i$ 和 $G\alpha_s$ 属于 G 蛋白的 α 亚基家族，具有传递信号的功能，分别激活和抑制腺苷酸环化酶（AC），共同调控 cAMP 信号途径。研究表明，升高 cAMP 和 $G\alpha_i$ 水平，降低 $G\alpha_s$ 表达，调节 $G\alpha_i$ 与 $G\alpha_s$ 之间的平衡，可抑制 FLS 增殖，从而发挥抗炎作用[6]。

CB2R 活化后具有免疫抑制和抗炎作用。在 RA 的成纤维样滑膜细胞中，促炎介质上调 CB2R 的表达，而 CB2R 上调可抑制前炎性细胞因子 IL-6 和基质金属蛋白酶（MMPs）的产生，发挥抗炎作用[7]。

树突状细胞（DCs）上表达 CD11b 和 F4/80 两种重要分子，对免疫抑制起关键作用。研究发现，rmGM-CSF 和 rmIL-4 能成功诱导产生骨髓来源（BM）的 CD11b（+）/F4/80（+）未成熟树突状细胞（iDC），高水平表达 TLR-2、吲哚胺（IDO）、IL-10 和 TGF-β1。BM CD11b（+）/F4/80（+）iDC（诱导性树突状细胞）治疗可通过调节促炎细胞因子和抗炎细胞因子之间的平衡，减轻 II 型胶原诱导的关节炎（CIA）的严重程度[8]。

1.1.3　药物治疗研究　目前类风湿关节炎的药物治疗主要有非甾体类抗炎药、疾病病情改善药、生物制剂等，然而这些药物治疗效果不够理想，不良反应发生率高。药物代谢酶（二氢叶酸还原酶、细胞色素 P450、乙酰转移酶等）、药物转运蛋白（ATP 结合转运子）和药物靶蛋白（TNF-α 受体）都是由等位基因编码，这些基因多态性均影响了药物代谢动力学、药效学以及药物的不良反应[9]。

具有抗炎免疫活性的中药涉及多种植物种属，活性成分主要集中在多糖、苷类和生物碱等。人参皂苷化合物 K（CK）是人参皂苷在肠道菌群作用下产生的降解产物。研究发现，人参皂苷复合物 K（C-K）降低 CD28 和 TCR 的表达，增加 T 淋巴细胞 CTLA-4 和 PD-1 的表达，从而抑制 T 淋巴细胞的异常活化，改善关节炎小鼠的的病理表现，减轻自身免疫性关节炎，为关节炎治疗提供新的治疗策略[10-11]。

中药分离提取的天然产物衍生物水杨酸甲酯 2-氧-β-d-乳糖苷(MSL)，能够明显阻滞 CIA 小鼠类风湿性关节炎的发展。MSL 通过非选择性地抑制环氧化酶(COX)的活化和抑制 NF-κB 信号通路的活化来抑制炎症反应和关节破坏，并且不引发肉眼可见的胃粘膜损伤，MSL 有望成为新型的类风湿性关节炎的治疗药物[12]。在由 IL-1β 和 TNF-α 诱导的类风湿关节炎 FLSs 侵袭中，基质金属蛋白酶(MMPs)和 NF-κB 通路起着关键作用。研究发现，南蛇藤提取物(COE)能下调 NF-κB 介导的 MMP-9 的表达，提示 COE 对 IL-1β 和 TNF-α 共刺激下的人 RA-FLSs 具有抗侵袭活性[13]。

乌药分离的主要生物碱成分去甲异波尔定(NOR)，能够促进细胞色素 C 的释放和调节 Bcl-2 和 Bax 蛋白的表达，通过线粒体依赖性通路诱导佐剂性关节炎大鼠(AIA)的成纤维样滑膜细胞凋亡，减轻实验性 RA 的严重程度[14]。类风湿关节炎 FLS 增殖和凋亡的不平衡与关节软骨的进行性破坏密切相关，FLS 凋亡不足是 FLS 增生的一个潜在因素。类风湿性关节炎细胞中，FLS 呈现抵制凋亡现象，诱导增生的 FLS 凋亡有望成为治疗 RA 的新方案。

芍药根提取的白芍总苷(TGP)，其 90% 以上的成分为芍药苷(PAE)，具有抗炎和免疫调节作用，现已用于 RA 的临床治疗。研究显示，TGP 可显著抑制 FLS 的增殖。白芍总苷通过 FLS 增殖而发挥其抗炎作用，可能与其调节 G 蛋白的平衡能力有关[6]。

1.2　结肠炎

炎性肠病(IBD)是一种长期反复发作的慢性炎症疾病，尽管其病因尚未确定，但越来越多的证据提示粘膜免疫系统的激活在其中扮演着重要角色，并与促炎性细胞因子的过度表达和炎性细胞的功能过剩有关。

穿心莲内酯磺酸盐能显著改善 2,4,6-三硝基苯磺酸(TNBS)诱导的小鼠体重减轻、过氧化物酶活性减弱，以及缩短结肠发炎时间，降低促炎性细胞因子的 mRNA 和蛋白表达水平。同时，穿心莲内酯磺酸盐显著抑制 p38 及 p65 活性，以及抑制 $CD4^+$ T 细胞浸润、Th1 和 Th17 细胞的转化，从而改善 TNBS 诱导的结肠炎，提示，穿心莲内酯水溶性成分磺酸盐可作为一种新的疗法用于胃肠道炎性疾病治疗[15]。另外，穿心莲内酯通过激活线粒体自噬途径，从而抑制 NLRP3 炎性小体活化，在预防结肠炎相关癌症中发挥作用[16]。

天然化合物岑酮通过剂量依赖方式减少结肠中 IL-1β、IL-6、IL-18 和 TNF-α 的水平，并且明显抑制炎性结肠组织中过氧化物酶以及碱性磷酸酶的活性，改善葡聚糖硫酸钠(DSS)诱导的小鼠结肠炎，产生这些效果的作用机制主要是岑酮抑制了巨噬细胞中 NF-κB 信号和炎性小体的活化[17]。另外，利用 DSS 诱导的小鼠结肠炎模型，证明了牛蒡果的有效成分是牛蒡子苷元而非牛蒡子苷，它通过下调 MAPK 和 NF-κB 通路的活性，治疗炎症性肠炎[18]。

1.3　肺部疾病

1.3.1　肺纤维化　肺脏间质组织由胶原蛋白、弹性素及蛋白醣类构成，当纤维母细胞受到化学性或物理性伤害时，会分泌胶原蛋白进行肺间质组织的修补，进而造成肺脏纤维化(PF)。研究指出，巨噬细胞 M2 参与肺纤维化过程，而肺部 M2 巨噬细胞的替代激活被认为是肺纤维化过程中的诱因。

研究表明，蛋白酪氨酸磷酸酶(SHP2)的骨髓特异性破坏促进了巨噬细胞的替代激活。SHP2 在肺泡巨噬细胞中所起的作用，表明 SHP2 参与抑制 M2 相关的肺纤维化，适当控制的巨噬细胞极化有助于肺纤维化的治疗[19]。

从积雪草药材中分离出的一种三萜皂苷--羟基积雪草苷(MAD)对实验性肺纤维化具有保护作用。MAD 减轻了 PF 早期的氧化损伤和炎症反应，通过下调基质金属蛋白酶组织抑制因子 1 的表达，升高 PF 小鼠肺组织中金属蛋白酶 1/基质金属蛋白酶组织抑制剂 1 的比值。研究表明，MAD 可以通过阻止细胞外基质的沉积来改善 PF，这可能主要是通过减轻炎症、氧化应激及随后的 TGF-β1 的过表达[20]。

1.3.2　慢性阻塞性肺疾病　慢性阻塞性肺疾病(COPD)目前仍是一个主要的公共健康问题，其发生发展与肺对有害颗粒或气体的异常炎症反应有关。格隆溴铵(GB)是一种吸入长效毒蕈碱受体拮抗剂，作为长效支气管扩张剂在临床上用于治疗 COPD。研究发现，香烟烟雾所致的急性肺炎小鼠模型中，GB 吸入剂具有抗炎活性。暴露于香烟烟雾(CS)中的小鼠用 GB 喷雾剂预处理后，其支气管肺泡灌洗液(BALF)的中性粒细胞和巨噬细胞的积累受到抑制。GB 可显著抑制香烟烟雾诱导的 IL-1β、TNF-α、单核细胞趋化蛋白-1(MCP-1)，以及在肺组织和 BALF 中 TGF-β1 的 mRNA 和蛋白表达水平增加。结果提示，GB 吸入剂可减轻慢性阻塞性肺疾病的炎症反应[21]。

1.3.3　其　他　花生四烯酸细胞色素 P450 表氧化酶的氧化产物(EETs)对血管内皮细胞炎症反应具有调节作用。EETs 可以抑制脂氧化酶-1(LOX-1)受体表达上调、MAPK 磷酸化和 NF-κB 的激活以及上调 CYP2J4 的表达，从而减轻炎症反应，提示 EET 通路可作为治疗肺血管疾病的一个潜在靶点[22]。

1.4　脓毒症

脓毒症是一种失调的全身性炎症反应，伴随高病死率的免疫抑制，一些活性化合物通过调节巨噬细胞的极化可以改善炎症状态，许多黄酮类化合物在各种炎症性疾病中有免疫调节活性。黄酮类化合物 5,7,3′,4′,5′-五甲基黄酮(PMFA)通过 STAT1/STAT6 信号分子调控巨噬细胞极化，显示出其在治疗炎性疾病的潜在作用[23]。由于 NF-κB 信号通路可调控大部分炎症反应机制，因此成为抗炎药物的新靶点。目前新发现一种的联苯环辛二烯类木脂素的类似物 XLYF-104-6，通过阻止IκBα的降解和p65入核，从而抑制脂多糖LPS诱导的RAW264.7细胞NF-κB激活，减轻炎症反应。XLYF-104-6抑制NF-κB激活可以减少LPS诱导的促炎性因子TNF-α和IL-6的产生，保护脓毒症小鼠。以上发现表明，XLYF-104-6可以作为先导化合物用于开发潜在抗炎新药物[24]。

1.5 心血管疾病

1.5.1 心肌肥厚 心肌肥厚是发生各种心血管疾病的心脏的一种适应性反应，大量研究证实，转录因子NF-κB调控多种促炎因子的表达，在心脏的病理过程中发挥着至关重要的作用。C/EBPβ是DNA结合转录因子bHLH基因家族的一个成员，已被证实为生理性肥大的主要指标。敲除C/EBPβ能够抑制PE诱导的心肌肥大，减少p65-NFκB的核移位和DNA结合活性，这可能与其抑制NF-κB的转录活性有关[25]。内皮素-1(ET-1)是调节心血管功能的重要因子，可促进心肌肥厚。对其机制进行相关研究发现，ET-1显著升高环氧酶-2(COX-2)的mRNA和蛋白表达，提示COX-2可能是ET-1诱导心肌肥大反应的重要介质，选择性抑制COX-2有望作为治疗心肌肥大的一种治疗策略[26]。此外，免疫抑制剂雷帕霉素可阻断NF-κB信号通路，减轻炎症反应，抑制异丙肾上腺素诱导的心机肥大，维持能量代谢平衡[27]。

1.5.2 心肌炎 大量炎症介质，包括细胞因子TNF-α和IL-1β，可引起线粒体的DNA损伤、结构破坏和功能失调，最终影响ATP的产量。NF-κB是心肌细胞炎症和能量代谢的关键调节器，其活化可促进心肌葡萄糖代谢和影响脂肪酸氧化(FAO)。研究表明，受体相互作用蛋白140(RIP140)过表达能够诱导心肌细胞内促炎症基因表达以及细胞因子的释放，并且依赖于NF-κB信号通路。敲除p65-NFκB后可减弱RIP140介导的代谢相关基因的表达、线粒体生物合成以及心肌细胞的代谢功能，说明心肌细胞的炎症反应和能量代谢障碍密切相关[28]。

1.5.3 心肌纤维化 心肌纤维化是多种心血管疾病中心功能不全的一个重要因素，其病理特点包括心脏成纤维细胞(CFS)过度增殖和表型转换，心肌胶原纤维排列紊乱并且不成比例的增加，细胞外基质(ECM)蛋白的过度沉积。研究发现，从丹参中分离出一种重要的生物活性成分隐丹参酮(CTS)，具有潜在的抗动脉粥样硬化作用。CTS能降低成年大鼠心脏成纤维细胞中血管紧张素II(AngII)诱导的纤连蛋白、结缔组织生长因子、COX-2的上调，使AngII诱导的胞外信号调节激酶1/2(ERK1/2)的上调正常化。同时，CTS抑制AngII刺激的NAD(P)H氧化酶2和4(NOX-2和NOX-4)及活性氧(ROS)产量的增加。提示，CTS可能通过下调COX-2、NOX-2和NOX-4起到抗心肌纤维化作用[29]。

1.5.4 动脉粥样硬化 内膜泡沫细胞的聚集是导致动脉粥样硬化的主要原因。从丹参中提取的脂溶性化合物-丹参酮IIA(Tan)能够抑制实验性动脉粥样硬化。血红素氧合酶-1(HO-1)是血红素分解代谢的关键酶，对动脉粥样硬化相关的心血管疾病产生有益的作用。Tan能通过抑制氧化低密度脂蛋白(oxLDL)的吸收和促进胆固醇分解来改善oxLDL诱导的泡沫细胞的形成。机制研究表明，Tan通过激活ERK/Nrf2/HO-1信号通路明显降低载脂巨噬细胞内A类清道夫受体的表达，增加ATP结合转运体A1(ABCA1)和ABCG1的表达。此外，HO-1的小干扰RNA(siRNA)和HO-1抑制剂锌原卟啉能降低Tan介导的巨噬细胞脂质积累，提示丹参酮IIA可能通过HO-1抑制巨噬细胞内胆固醇的蓄积[30]。

1.5.5 高脂血症脂肪肝 过氧化物酶体增殖物激活受体(PPARs)在高脂血症脂肪肝的发病发展中发挥了重要作用，可能成为一个潜在的药物靶点。植物来源的天然产物比合成药物副作用少，对高脂血症脂肪肝的防治有一定价值。富含多酚的菊花提取物(CME)可预防小鼠高脂性脂肪肝，其机制可能与固醇调节元件结合蛋白-1c、Fas、脂蛋白脂酶相关。CME通过PPARα-介导途径表达胆固醇7α-羟化酶1，从而缓解高脂牛奶诱导的小鼠脂肪肝[31]。

1.5.6 高尿酸血症 最新研究发现，高尿酸血症与多种肥胖相关的心血管疾病有关，血尿酸水平升高与高血压的发生发展密切相关。机制研究发现，尿酸能够上调3T3-L1脂肪细胞肾素-血管紧张素系统(RAS)中AGT、ACE1、renin、AT1R以及AT2R的mRNA表达，促进AngII分泌，继而明显增加细胞内活性氧(ROS)水平。而这些过程可以被RAS抑制剂氯沙坦或卡托普利阻断。在3T3-L1脂肪细胞中，RAS激活与尿酸诱导的氧化应激存在因果关系，提示了高尿酸血症可能参与肥胖相关的心血管疾病的发生[32]。

1.5.7 成年代谢综合症 成年代谢综合征可能起源于胎儿或年幼的某时期。研究发现，孕鼠产前暴露在脂多糖LPS下，可导致子代血压升高、脂肪系数和体重增加，以及脂肪组织的RAS激活[33]。产前暴露在LPS下可导致子代的形态异常和主动脉反应性受损，同时下调子鼠主动脉中连接蛋白37(Cx-37)mRNA的表达[34]。这些结果表明，母鼠孕期接受炎症刺激是子鼠发生高血压的一个重要因素，某些成年慢性疾病的发生可能与胎儿时期在子宫内的生长环境密切相关。

1.6 病毒感染疾病

1.6.1 艾滋病 HIV能特异性攻击人免疫细胞CD4$^+$-T淋巴细胞，导致感染者免疫系统丧失功能。gp120和gp41组成HIV表面的糖蛋白“刺突”结构，在HIV与宿主靶细胞融合过程中起着关键的作用。阻断HIV与靶细胞的融合可阻止前病毒的形成，进一步阻滞HIV感染。目前gp120和gp41已成为研制艾滋病防治药物的热门靶点。

gp41是人类免疫缺陷病毒1型(HIV-1)包膜糖蛋白(env)的跨膜单位，对HIV融合起着关键的作用。HIV-1的小分子融合抑制剂ADS-J1可能作用于gp41 N末端七价重复(NHR)三聚体的疏水口袋区域。提示，ADS-J1可以作为抑制HIV与靶细胞膜融合的小分子先导化合物，并在gp41介导的膜融合分子机制研究过程中起到分子探针的作用[35]。

精液中宿主蛋白降解多肽形成的淀粉样纤维对HIV的感染起着重要的作用。研究发现，衍生于HIV-1 gp120辅助受体结合域的多肽可形成淀粉样纤维，增强HIV-1的感染性，被称为增强多肽(EPs)。EPs结合于HIV-1病毒颗粒上，促进病毒与靶细胞的接触，对抗艾滋病药物的抗病毒活性具有较强的拮抗作用。表没食子儿茶素没食子酸酯(EGCG)不仅可以抑制EPs形成淀粉样纤维，而且还可以拮抗其对HIV-1感染的增强作用，提示HIV gp120衍生多肽形成淀粉样纤维可能是潜在的艾滋病辅助治疗的靶点[36]。

HIV相关神经视网膜病变(HIV-NRD)，是最常见的HIV相关眼部疾病。HIV-1利用其包膜糖蛋白gp120使视网膜色素上皮细胞D407发生炎症反应，导致视网膜色素上皮单层细胞的完整性受到破坏，从而使得眼液中的病毒及细菌可以穿过上皮细胞，进入视网膜色素上皮屏障。视网膜色素上皮屏障的破坏与D407细胞中紧密连接蛋白ZO-1、Occludin、Claudin-1、Claudin-2、Claudin-3、Claudin-4和Claudin-5的表达下降相关。HIV-1 gp120在HIV-NRD中的作用，提示了其可作为治疗HIV眼部并发症的靶向[37]。

1.6.2　*病毒性肝炎*　病毒侵袭组织器官导致炎症损伤可引起各种局部症状，但炎症免疫病理损伤在病毒感染致病中的分子机制尚未明确。重型病毒性肝炎(FH)以大量肝细胞坏死和肝性脑病病毒感染，研究相关细胞因子产生机制可为防治病毒感染提供新思路。通过建立鼠肝炎病毒3型(MHV-3)感染的小鼠FH模型，研究发现TNF-α介导的爆发性病毒肝炎需要肿瘤坏死因子受体-I(TNFR1)的参与，阻断TNFR1信号通路可作为FH的临床治疗靶点[38]。

1.7　*肝脏疾病*

肝星状细胞的活化是肝纤维化发展过程中的关键步骤。核糖体蛋白S5(RPS5)被认为是化合物MASM的直接靶点，RPS5可以阻止肝星形细胞激活，抑制RPS5可加剧二甲基亚硝胺(DMN)和总胆管结扎(BDL)诱导的肝纤维化，而RPS5过表达则可缓解这一效应。RPS5与AKT磷酸化调节以及纤维化肝脏中星形细胞的数量相关。在转分化(trans-differentiation，一种类型分化的细胞转变成为另一种类型的分化细胞的现象)的星形细胞、实验纤维肝和人类肝硬化样本中RPS5大量减少，RPS5参与了肝纤维化形成，为治疗干预肝纤维化疾病提供了一个潜在的靶点[39]

1.8　*癌　症*

肿瘤细胞的侵袭和转移是癌症发生的主要病因。但长期过度表达促炎症介质也可能导致癌症和其他恶性疾病的发生。研究发现，很多肿瘤细胞可分泌TNF-α、IL-8、IL-1、TGF-β、IFN-γ等炎性细胞因子和介质，并与炎症免疫系统共享NF-κB等核转录因子。

1.8.1　*肝　癌*　研究发现，复方芪参提取物(CASF)可通过调节TGF-β/Smad信号通路，抑制肝纤维化和PAI-1 mRNA转录，阻碍肝细胞癌发展，提示CASF可能用于临床预防和治疗人的肝癌[40-41]。东莨菪亭衍生物SC-III3可诱导肝癌细胞内ROS的产生、DNA损伤和随后的S期阻滞，有效抑制肝癌细胞的生长，对正常肝细胞没有明显的细胞毒性，SC-III3可作为抗癌药物的候选药物之一[42]。

1.8.2　*食管癌*　在食管癌的治疗中，顺铂化疗的耐药发生率较高。研究表明，顺铂能够特异性地诱导顺铂耐药细胞EC109/CDDP发生自噬，自噬的诱导伴随有mTORC1活性的抑制。采用药物抑制自噬或者敲除ATG5/7可增加EC109/CDDP细胞的敏感性。譬如，联用自噬抑制剂氯喹和顺铂能够显著抑制肿瘤生长，提高顺铂治疗耐药食管癌的疗效[43]。已有研究证实，Bcl-2家族蛋白抑制剂Obatoclax对多种癌症有效，Obatoclax通过调节p38/p21waf1/Cip1信号通路，诱导食管癌细胞产生G_1/G_0期细胞阻滞，显著地降低癌细胞活性[44]。

1.9　*糖尿病肾病*

糖尿病肾病(DN)是一种严重的糖尿病微血管并发症，是引起糖尿病患者死亡的主要原因之一。在肾小球微循环中，前列腺素E受体4(EP4)是最丰富的EP受体，介导PGE2诱导的血管舒张功能，EP4与肾脏疾病密切相关。小檗碱(berberine，BBR)是从毛茛科植物黄连干燥根状茎及黄柏皮中提取的一种异喹啉生物碱，具有抗炎、抗肿瘤和免疫调节等作用。研究显示，在链脲佐菌素(STZ)诱导糖尿病肾病大鼠中，BBR通过调节EP4-Gαs-AC-cAMP信号通路发挥肾脏保护作用，表明EP4受体激动剂可能是糖尿病肾病的有效治疗方案[45]。

1.10　*中枢退行性疾病*

1.10.1　*阿尔茨海默病*　阿尔茨海默病(AD)是一种进行性神经退行性障碍，表现为异常积累淀粉样斑块和整个大脑皮层和边缘区的神经原纤维缠结。大脑中淀粉样-β(Aβ)多肽的沉积，加速血管和神经功能障碍，导致氧化应激，介导慢性炎症过程，参与神经血管单元(NVU)病理变化。在AD疾病中，末端糖基化终产物受体(RAGE)在血脑屏障上的表达明显上调，使更多的Aβ进入脑内，而Aβ沉积会刺激RAGE进一步表达增加，形成恶性循环。实验表明，松属素通过抑制RAGE介导信号转导通路改善胆碱能系统，从而对神经血管起保护作用。此外，在体外模型中，松属素可抗纤维状$A\beta_{1-42}$，保护神经血管单元，与此同时神经血管RAGE通路发挥调控作用。结果表明，抑制RAGE介导信号转导通路可作为预防和治疗AD的一个潜在的靶标[46]。

1.10.2　*多发性硬化症*　多发性硬化(MS)是一种常见的致残性自身免疫疾病，多发于青壮年，目前尚无有效的治疗药物。相关动物实验中，实验性自身免疫性脑脊髓炎(EAE)是最常用的多发性硬化动物模型之一。研究显示，一些新化合物和传统中药方显示出改善 EAE 的作用。从田七中提取的人参皂苷 Rd 有效改善了 EAE 小鼠疾病严重程度，降低血脑屏障通透性，调节 IFN-γ 及 IL-4 的分泌，促进体内外 Th2 的增加，抑制 EAE 小鼠大脑皮层和脊髓中脑源性神经营养因子和神经生长因子的下调。研究证明，人参皂苷 Rd 具有抑制 EAE 发生发展的作用[47]。临床上用于治疗 MS 的传统中药复方左归丸（ZGPs）和右归丸（YGPS）可通过下调 NogoA、NgR 和 RhoA 而发挥其神经保护作用，但两者的作用时间及靶点均不同[48]。相对于外周 T 细胞，靶向 T 细胞进入中枢神经系统（CNS）的治疗 EAE 策略还未得到深入研究。对 SHP-2 抑制剂 NSC-87877 治疗 EAE 的效果及其独特的作用机制进行研究，发现 NSC-87877 通过阻断前体 CD8 + T 细胞的初始渗入非炎性中枢神经系统，几乎完全阻止小鼠实验性 EAE 的发展，提示 SHP-2 抑制剂可作为潜在的多发性硬化症治疗药物[49]。

1.11　骨丢失相关疾病

经典 Wnt 信号在胚胎发育过程中的骨形成和成年期的骨量维持中起着重要作用。内源性的 Wnt 信号通过刺激成骨细胞和抑制脂肪及破骨细胞的形成发挥作用，可作为治疗骨丢失疾病的潜在靶点。研究发现，磷酸二酯酶 5 抑制剂（PDE5）对经典 Wnt 信号通路和成骨具有抑制作用，揭示了骨稳态中 PDE5/cGMP/PKG 信号的作用，为 PDE5 抑制剂在长期高剂量使用治疗时可能导致骨量减少提供了证据[50]。

骨破坏疾病通常伴随着破骨细胞的过度激活和数量增加，作为体内唯一负责吸收骨质的细胞，破骨细胞数量和功能调节的不平衡可能会导致严重的骨骼疾病的发展。青藤碱（SIN）是从植物青风藤的根茎中提取出的一种生物碱，在中国和日本用于治疗风湿性关节炎。研究表明，在 0.25 ~ 2 mmol/L 浓度范围内，SIN 可抑制成熟破骨细胞的活性，也可抑制肌动蛋白环的形成，提示 SIN 可通过调控 caspase-3，诱导破骨细胞凋亡来抑制破骨细胞的生存，用于治疗骨过度吸收疾病[51]。

1.12　皮肤炎

过敏性接触性皮炎是 T 细胞介导的迟发型超敏反应。研究发现，天然类环肽 Trichomide A 可有效抑制活化 T 细胞的增殖，降低前炎症因子的产生，其作用依赖于蛋白酪氨酸磷酸酶 SHP2，提示 Trichomide A 可用于免疫相关皮肤疾病的治疗[52]。

2　抗炎免疫药物作用的重要分子机制

2.1　影响炎症信号 NF-κB

NF-κB 是一种广泛存在的转录因子，调控炎症反应各阶段的细胞因子，包括：TNF-α、IL-1β、IL-2、IL-6、IL-8、IL-12、iNOS、COX-2、趋化因子、粘附分子、集落刺激因子等。此外，血红素加氧酶-1 等一些抗炎和与细胞凋亡有关的分子如：肿瘤坏死因子受体相关因子-1（TRAF-1），也受 NF-κB 调控。NF-κB 信号通路在多种慢性炎症和自身免疫疾病的病理过程中发挥着重要作用，因此成为药物抗炎作用的重要靶标。

药物可以通过激活 NF-κB，表现出免疫增强作用，如枸杞多糖蛋白复合物（LBPF4），可显著增加淋巴细胞的 NF-κB 活性[53]。

药物也可通过抑制 NF-κB，表现出抗炎和免疫抑制作用，用于相关炎症免疫性疾病治疗，如天然产物衍生物 MSL，通过非选择性地抑制 COX 的活化和抑制 NF-κB 信号通路的活化来抑制炎症反应和小鼠关节破坏[12]；南蛇藤提取物（COE）下调 NF-κB 介导的 MMP-9 的表达，抑制 IL-1β 和 TNF-α 联合诱导的 FLS 侵袭作用[13]；牛蒡果的有效成分牛蒡子苷元下调结肠组织中 NF-κB 通路活性，治疗炎症性肠炎[18]；抗肿瘤药物 dibenzocyclooctatraene 衍生物阻断 NF-κB 及其信号通路，导致肿瘤细胞停止增殖甚至凋亡，达到抗肿瘤作用[54]；天然化合物岑酮抑制了巨噬细胞中 NF-κB 信号，参与治疗结肠炎[17]；合成联苯环辛二烯类木脂素的类似物 XLYF-104-6 抑制 NF-κB 激活，治疗脓毒症[24]。

此外，抗抑郁药氟西汀（FLX）和消炎药阿司匹林（ASA）联用能够显著抑制小胶质细胞活化，阻碍炎症信号通路 NF-κB、p38 丝裂原活化蛋白激酶（MAPK）的磷酸化，减少促炎性细胞因子的产生。研究提示，炎症可能与抑郁的发病机制有关，使用消炎药可能成为抑郁症的辅助治疗手段[55]。

2.2　影响炎症小体与自噬

炎症小体是一种多蛋白复合物，为 caspase 1 的活化和促炎细胞因子 IL-1β 的成熟提供平台，炎症小体在宿主防御感染以及各种自身炎症性条件中起关键作用，炎症小体 NLRP3 在包括结肠炎等多种炎症中起着重要的作用。许多药物的调节机制是通过多步减轻 NLRP3 炎性体信号实现的，选择性诱导线粒体自噬，引起细胞中选择性清除受损线粒体，可以负性调控 NLRP3 炎性体的活化。研究发现，穿心莲内酯能抑制线粒体自噬介导的 NLRP3 炎性小体，从而保护氧化偶氮甲烷/DSS 诱导的结肠癌[16]。另有研究表明，天然化合物岑酮也可通过抑制炎性小体的活化来参与治疗结肠炎[17]。因此，对于炎症小体和自噬的相互调节机制的了解，有助于发现慢性炎症的新疗法。

2.3　影响 Toll 样受体

Toll 样受体（TLR）是一种关键的模式识别受体（PRRs），参与自身免疫炎症的诱导。研究表明，S-腺苷同型半胱氨酸水解酶（SAHH）抑制剂具有免疫抑制特性。III 型可逆 SAHH 抑制剂 DZ2002 通过调控 Toll 样受体途径介导的抗原递呈细胞应答，治疗 NZB/W F1 代小鼠红斑狼疮（SLE），选择性地抑制 TLR 信号通路和致病性细胞激活可能对 SLE 有疗效[56]。

研究发现，中药枸杞多糖 LBPF4-OL 可显著上调 TLR4/MD2 的表达，诱导腹膜巨噬细胞产生 TNF-α 和 IL-1β。LB-

PF4-OL 可以增加 p38 的磷酸化，抑制 JNK 和 ERK1/2 磷酸化作用，从而激活 TLR4-MAPK 信号通路，提示 LBPF4-OL 可能是一种新的 Toll 样受体/MAPK 信号通路激活剂和诱导剂[57]。

2.4 影响 T、B 淋巴细胞活化

部分中草药提取物具有促进淋巴细胞活化的作用。中药枸杞水溶性多糖蛋白复合物（LBPF4）和多糖 LBPF4-OL 均可增强淋巴细胞的活化，显著诱导巨噬细胞分泌 TNF-α、IL-1β 及 NO，增强巨噬细胞吞噬作用。但是 LBPF4 能诱导脾脏 B 细胞和 T 细胞增殖，而 LBPF4-OL 仅诱导脾脏 B 细胞增殖，其原因可能是 LBPF4 更能显著增加淋巴细胞 NF-κB 活性[53]。

一些药物可抑制 T 细胞活化治疗炎症免疫疾病。如天然类环肽 Trichomide A 可有效地抑制活化 T 细胞增殖来治疗过敏性接触性皮炎[52]；人参皂苷复合物 K 通过抑制 T 淋巴细胞的异常活化和分化，改善 CIA 小鼠的病理表现[10]；具有抗炎活性的开口箭提取物（TCE）阻断 STAT1 和 NF-κB 信号通路，诱导 T 细胞凋亡，抑制活化 T 淋巴细胞[58]。因此，开发抑制 T 细胞活化相关机制药物有望用于治疗 T 细胞介导的相关炎性疾病。

3 抗炎免疫类新药的研发

研究人员设计合成的 dibenzocyclooctatetraene 衍生物及相关联苯化合物具有抗肿瘤活性，其中有化合物可能成为 NF-κB 信号通路的抑制剂，抑制 LPS 诱导 RAW264.7 细胞 NF-κB 的激活，并以剂量依赖地方式抑制 LPS 诱导的 NO 生成；该化合物对 KBvin 耐药株细胞的作用比紫杉醇更强。研究提示，dibenzocyclooctatraene 衍生物及其相关联苯可作为一种新型的抗肿瘤药物[54]。

超过半数的新药候选药物是高亲脂性、水溶性差，导致其生物利用度低、剂量比例缺失。研究发现，水溶性 β-环糊精（CDP）包合具栖冬青苷聚合物，可改善长梗冬青苷（PE）的溶解度，使得 PE-CDP 复合物抗炎效价高于 PE，PE-CDP 复合物可成为一种低毒性的新型抗炎剂。水溶性 CDP 形成的复合物为水不溶性候选药物开辟了一条类似水溶性药物的传送途径[59]。

4 结　语

1982 年周金黄教授等组织创建了中国药理学会抗炎免疫药理学专业委员会，为我国抗炎免疫药理学的研究奠定了坚实的基础。近年来，我国抗炎免疫药理学的研究主要集中在炎症免疫性疾病发病的分子机制、新药物靶点的探索、抗炎免疫药物的药理作用及其机制、研发新型抗炎免疫药物等方面。通过深入研究类风湿性关节炎的病理机制，促进了新的药物治疗靶点发现，为临床炎症免疫性疾病的治疗提供理论依据和有效药物。

参考文献

1 李晓辉. 我国抗炎免疫药理学的发展与展望[J]. 中国药理学与毒理学杂志, 2015(05): 724.

2 徐叔云. 抗炎免疫药理学研究十年进展[J]. 中国药理学通报, 1996(01): 1-6.

3 Feng LJ, Jiang TC, Zhou CY, *et al.* Activated macrophage-like synoviocytes are resistant to endoplasmic reticulum stress-induced apoptosis in antigen-induced arthritis[J]. *Inf Res: official Journal of the European Histamine Research Society*, 2014, 63(5): 335-346.

4 Qin Y, Chen Y, Wang W, *et al.* HMGB1-LPS complex promotes transformation of osteoarthritis synovial fibroblasts to a rheumatoid arthritis synovial fibroblast-like phenotype[J]. *Cell Death Dis*, 2014, 5: e1077.

5 Tong B, Wan B, Wei Z, *et al.* Role of cathepsin B in regulating migration and invasion of fibroblast-like synoviocytes into inflamed tissue from patients with rheumatoid arthritis[J]. *Clin Exp Immunol*, 2014, 177(3): 586-597.

6 Jia XY, Chang Y, Sun XJ, *et al.* Total glucosides of paeony inhibit the proliferation of fibroblast-like synoviocytes through the regulation of G proteins in rats with collagen-induced arthritis[J]. *Int Immunopharmacol*, 2014, 18(1): 1-6.

7 Gui H, Liu X, Wang ZW, *et al.* Expression of cannabinoid receptor 2 and its inhibitory effects on synovial fibroblasts in rheumatoid arthritis[J]. *Rheumatology (Oxford)*, 2014, 53(5): 802-809.

8 Fu J, Zhang L, Song S, *et al.* Effect of bone marrow-derived CD11b(+)F4/80(+) immature dendritic cells on the balance between pro-inflammatory and anti-inflammatory cytokines in DBA/1 mice with collagen-induced arthritis[J]. *Inf Res: official journal of the European Histamine Research Society*, 2014, 63(5): 357-367.

9 Zhang LL, Yang S, Wei W, *et al.* Genetic polymorphisms affect efficacy and adverse drug reactions of DMARDs in rheumatoid arthritis[J]. *Pharmacogenetics and genomics*, 2014, 24(11): 531-538.

10 Liu KK, Wang QT, Yang SM, *et al.* Ginsenoside compound K suppresses the abnormal activation of T lymphocytes in mice with collagen-induced arthritis[J]. *Acta pharmacol Sin*, 2014, 35(5): 599-612.

11 Chen J, Wu H, Wang Q, *et al.* Ginsenoside metabolite compound k alleviates adjuvant-induced arthritis by suppressing T cell activation[J]. *Inflammation*, 2014, 37(5): 1608-1615.

12 Xin W, Huang C, Zhang X, *et al.* Methyl salicylate lactoside inhibits inflammatory response of fibroblast-like synoviocytes and joint destruction in collagen-induced arthritis in mice[J]. *Br J Pharmacol*, 2014, 171(14): 3526-3538.

13 Li G, Liu D, Guo S, *et al.* Anti-invasive effects of *Celastrus Orbiculatus* extract on interleukin-1 beta and tumour necrosis factor-alpha combination-stimulated fibroblast-like synoviocytes[J]. *BMC Complement Altern Med*, 2014, 14: 62.

14 Luo Y, Wei Z, Chou G, *et al.* Norisoboldine induces apoptosis of

fibroblast-like synoviocytes from adjuvant-induced arthritis rats[J]. *Int Immunopharmacol*,2014,20(1):110-116.

15 Liu W, Guo W, Guo L, *et al.* Andrographolide sulfonate ameliorates experimental colitis in mice by inhibiting Th1/Th17 response[J]. *Int Immunopharmacol*,2014,20(2):337-345.

16 Guo W, Sun Y, Liu W, *et al.* Small molecule-driven mitophagy-mediated NLRP3 inflammasome inhibition is responsible for the prevention of colitis-associated cancer[J]. *Autophagy*,2014,10(6):972-985.

17 Wu XF, Ouyang ZJ, Feng LL, *et al.* Suppression of NF-kappaB signaling and NLRP3 inflammasome activation in macrophages is responsible for the amelioration of experimental murine colitis by the natural compound fraxinellone[J]. *Toxicol Appl Pharmacol*,2014,281(1):146-156.

18 Wu X, Yang Y, Dou Y, *et al.* Arctigenin but not arctiin acts as the major effective constituent of Arctium lappa L. fruit for attenuating colonic inflammatory response induced by dextran sulfate sodium in mice[J]. *Int Immunopharmacol*,2014,23(2):505-515.

19 Tao B, Jin W, Xu J, *et al.* Myeloid-specific disruption of tyrosine phosphatase Shp2 promotes alternative activation of macrophages and predisposes mice to pulmonary fibrosis[J]. *J Immunol* (*Baltimore, Md*:1950),2014,193(6):2801-2811.

20 Lu GX, Bian DF, Ji Y, *et al.* Madecassoside ameliorates bleomycin-induced pulmonary fibrosis in mice by downregulating collagen deposition[J]. *Phytother Res*:*PTR*,2014,28(8):1224-1231.

21 Shen LL, Liu YN, Shen HJ, *et al.* Inhalation of glycopyrronium inhibits cigarette smoke-induced acute lung inflammation in a murine model of COPD[J]. *Int Immunopharmacol*,2014,18(2):358-364.

22 Jiang JX, Zhang SJ, Liu YN, *et al.* EETs alleviate ox-LDL-induced inflammation by inhibiting LOX-1 receptor expression in rat pulmonary arterial endothelial cells[J]. *Eur J Pharmacol*,2014,727:43-51.

23 Feng L, Song P, Zhou H, *et al.* Pentamethoxyflavanone regulates macrophage polarization and ameliorates sepsis in mice[J]. *Biochem Pharmacol*,2014,89(1):109-118.

24 Gu C, Yu FL, Yu L, *et al.* A novel synthetic dibenzocyclooctadiene lignan analog XLYF-104-6 attenuates lipopolysaccharide-induced inflammatory response in RAW264.7 macrophage cells and protects BALB/c mice from sepsis[J]. *Eur J Pharmacol*,2014,729:22-29.

25 Zou J, Li H, Chen X, *et al.* C/EBPbeta knockdown protects cardiomyocytes from hypertrophy via inhibition of p65-NFkappaB[J]. *Mol Cell Endocrinol*,2014,390(1-2):18-25.

26 Li H, Gao S, Ye J, *et al.* COX-2 is involved in ET-1-induced hypertrophy of neonatal rat cardiomyocytes: role of NFATc3[J]. *Mol Cell Endocrinol*,2014,382(2):998-1006.

27 Chen X, Zeng S, Zou J, *et al.* Rapamycin attenuated cardiac hypertrophy induced by isoproterenol and maintained energy homeostasis via inhibiting NF-kappaB activation[J]. *Mediators Inflamm*, 2014, 2014:868753.

28 Zhang L, Chen Y, Yue Z, *et al.* The p65 subunit of NF-kappaB involves in RIP140-mediated inflammatory and metabolic dysregulation in cardiomyocytes[J]. *Archives of biochemistry and biophysics*, 2014,554:22-27.

29 Ma Y, Li H, Yue Z, *et al.* Cryptotanshinone attenuates cardiac fibrosis via downregulation of COX-2, NOX-2, and NOX-4[J]. *J Cardiovasc Pharmacol*,2014,64(1):28-37.

30 Liu Z, Wang J, Huang E, *et al.* Tanshinone IIA suppresses cholesterol accumulation in human macrophages: role of heme oxygenase-1[J]. *J Lipid Res*,2014,55(2):201-213.

31 Cui Y, Wang X, Xue J, *et al.* Chrysanthemum morifolium extract attenuates high-fat milk-induced fatty liver through peroxisome proliferator-activated receptor alpha-mediated mechanism in mice[J]. *Nurs Res*,2014,34(3):268-275.

32 Zhang JX, Zhang YP, Wu QN, *et al.* Uric acid induces oxidative stress via an activation of the renin-angiotensin system in 3T3-L1 adipocytes[J]. *Endocrine*,2015,48(1):135-142.

33 Gao M, Zhang X, Chen X, *et al.* Prenatal exposure to lipopolysaccharide results in local RAS activation in the adipose tissue of rat offspring[J]. *PloS One*,2014,9(10):e111376.

34 Zhao S, Zhang H, Cao D, *et al.* Lipopolysaccharide exposure during pregnancy leads to aortic dysfunction in offspring rats[J]. *PloS One*, 2014,9(7):e102273.

35 Yu F, Lu L, Liu Q, *et al.* ADS-J1 inhibits HIV-1 infection and membrane fusion by targeting the highly conserved pocket in the gp41 NHR-trimer[J]. *Biochim Biophrs Acta*,2014,1838(5):1296-1305.

36 Tan S, Li L, Lu L, *et al.* Peptides derived from HIV-1 gp120 co-receptor binding domain form amyloid fibrils and enhance HIV-1 infection[J]. *FEBS Lett*,2014,588(9):1515-1522.

37 Tan S, Duan H, Xun T, *et al.* HIV-1 impairs human retinal pigment epithelial barrier function: possible association with the pathogenesis of HIV-associated retinopathy[J]. *Lab Invest*: *a journal of technical methods and pathology*,2014,94(7):777-787.

38 Xu H, Li H, Cao D, *et al.* Tumor necrosis factor alpha (TNF-alpha) receptor-I is required for TNF-alpha-mediated fulminant virus hepatitis caused by murine hepatitis virus strain-3 infection[J]. *Immunol Lett*,2014,158(1-2):25-32.

39 Xu WH, Hu HG, Tian Y, *et al.* Bioactive compound reveals a novel function for ribosomal protein S5 in hepatic stellate cell activation and hepatic fibrosis[J]. *Hepatology* (*Baltimore, Md*), 2014, 60(2):648-660.

40 Hu X, Rui W, Wu C, *et al.* Compound Astragalus and Salvia miltiorrhiza extracts suppress hepatocarcinogenesis by modulating transforming growth factor-beta/Smad signaling[J]. *J Gastroenterol Hepatol*, 2014,29(6):1284-1291.

41 Rui W, Xie L, Liu X, *et al.* Compound Astragalus and Salvia miltiorrhiza extract suppresses hepatocellular carcinoma progression by inhibiting fibrosis and PAI-1 mRNA transcription[J]. *J Ethnopharmacol*,2014,151(1):198-209.

42 Zhao P, Chen L, Li LH, *et al.* SC-III3, a novel scopoletin derivative, induces cytotoxicity in hepatocellular cancer cells through oxidative DNA damage and ataxia telangiectasia-mutated nuclear protein kinase activation[J]. *BMC Cancer*,2014,14:987.

43 Yu L, Gu C, Zhong D, S *et al.* Induction of autophagy counteracts the anticancer effect of cisplatin in human esophageal cancer cells with acquired drug resistance[J]. *Cancer Lett*, 2014, 355(1): 34-45.

44 Zhong D, Gu C, Shi L, *et al.* Obatoclax induces G1/G0-phase arrest via p38/p21 (waf1/Cip1) signaling pathway in human esophageal cancer cells[J]. *J Cell Biochem*, 2014, 115(9): 1624-1635.

45 Yang Y, Ni W, Cai M, *et al.* The renoprotective effects of berberine via the EP4-Galphas-cAMP signaling pathway in different stages of diabetes in rats[J]. *J Recept Signal Transduct Res*, 2014, 34(6): 445-455.

46 Liu R, Li JZ, Song JK, *et al.* Pinocembrin improves cognition and protects the neurovascular unit in Alzheimer related deficits[J]. *Neurobiol Aging*, 2014, 35(6): 1275-1285.

47 Zhu D, Liu M, Yang Y, *et al.* Ginsenoside Rd ameliorates experimental autoimmune encephalomyelitis in C57BL/6 mice[J]. *J Neurosci Res*, 2014, 92(9): 1217-1226.

48 Kou S, Zheng Q, Wang Y, *et al.* Zuo-Gui and You-Gui pills, two traditional Chinese herbal formulas, downregulated the expression of NogoA, NgR, and RhoA in rats with experimental autoimmune encephalomyelitis[J]. *J Ethnopharmacol*, 2014, 158 Pt A: 102-112.

49 Luo Q, Sun Y, Gong FY, *et al.* Blocking initial infiltration of pioneer CD8(+) T-cells into the CNS via inhibition of SHP-2 ameliorates experimental autoimmune encephalomyelitis in mice[J]. *Br J Pharmacol*, 2014, 171(7): 1706-1721.

50 Gong Y, Xu CY, Wang JR, *et al.* Inhibition of phosphodiesterase 5 reduces bone mass by suppression of canonical Wnt signaling[J]. *Cell Death Dis* 2014, 5: e1544.

51 He LG, Li XL, Zeng XZ, *et al.* Sinomenine induces apoptosis in RAW 264.7 cell-derived osteoclasts in vitro via caspase-3 activation[J]. *Acta pharmacol Sin*, 2014, 35(2): 203-210.

52 Wang X, Zhang A, Gao J, *et al.* Trichomide A, a natural cyclodepsipeptide, exerts immunosuppressive activity against activated T lymphocytes by upregulating SHP2 activation to overcome contact dermatitis[J]. *J Invest Dermatol*, 2014, 134(11): 2737-2746.

53 Zhang X, Li Y, Cheng J, *et al.* Immune activities comparison of polysaccharide and polysaccharide-protein complex from *Lycium barbarum* L. [J]. *Int J Biol Macromol*, 2014, 65: 441-445.

54 Yu FL, He XY, Gu C, *et al.* Discovery of novel antitumor dibenzocyclooctatetraene derivatives and related biphenyls as potent inhibitors of NF-kappaB signaling pathway[J]. *Bioorg Med Chem*, 2014, 22(1): 325-333.

55 Yang JM, Rui BB, Chen C, *et al.* Acetylsalicylic acid enhances the anti-inflammatory effect of fluoxetine through inhibition of NF-kappaB, p38-MAPK and ERK1/2 activation in lipopolysaccharide-induced BV-2 microglia cells[J]. *Neuroscience*, 2014, 275: 296-304.

56 He SJ, Lin ZM, Wu YW, *et al.* Therapeutic effects of DZ2002, a reversible SAHH inhibitor, on lupus-prone NZBxNZW F1 mice via interference with TLR-mediated APC response[J]. *Acta pharmacol Sin*, 2014, 35(2): 219-229.

57 Zhang XR, Qi CH, Cheng JP, *et al.* Lycium barbarum polysaccharide LBPF4-OL may be a new Toll-like receptor 4/MD2-MAPK signaling pathway activator and inducer[J]. *Int Immunopharmacol*, 2014, 19(1): 132-141.

58 Wu X, Fan J, Ouyang Z, *et al.* Tupistra chinensis extract attenuates murine fulminant hepatitis with multiple targets against activated T lymphocytes[J]. *J Pharm pharmacol*, 2014, 66(3): 453-465.

59 Liu C, Zhang W, Yang H, *et al.* A water-soluble inclusion complex of pedunculoside with the polymer beta-cyclodextrin: a novel anti-inflammation agent with low toxicity[J]. *PloS One*, 2014, 9(7): e101761.

2014 年 STING 蛋白在免疫治疗领域的研究进展

谢　欣，王孝伟，刘俊义

（北京大学医学部药学院，北京 100191）

天然免疫系统在抵抗人体疾病过程中发挥的作用逐渐为人重视，通过激活人体天然免疫系统治疗疾病，不但理论上可行而且降低了出现耐药性问题的可能，同时借助机体自身的反馈调节机制大大降低了药物副反应。这一理念在肿瘤的免疫治疗等方面已经得到成功应用。免疫治疗药物的研究已成为现阶段药物研发前沿热点。其中小分子免疫疗法中 STING 激动剂是最具潜力最受关注的一个研发项目，诺华和 Aduro Biotech 合作开发的环状二聚核苷类 STING 蛋白激动剂 ADU-S100（又名 MIW815）已经进入临床试验阶段，在多种鼠模型中注射给药到不同类型的转移性固体肿瘤处，不仅能使肿瘤消失而且能有效抑制其他部位肿瘤生长，预防肿瘤发生。

STING 蛋白是人体天然免疫中的一个重要接头蛋白，在抵抗癌症、DNA 病毒、RNA 病毒、自身免疫疾病等多种疾病中发挥重要作用，STING 相关通路的作用机制以及 STING 蛋白激动剂的报道呈逐年递增趋势。近年来免疫疗法已经成为制药工业的最大开发热点，除了免疫哨卡抑制剂、细胞免疫疗法取得举世瞩目的成功之外，小分子免疫疗法也开始成为制药业研究主流。其中，STING 蛋白激动剂的研发处于领先地位。本文就 2014 年我国学者在这一领域的研究成果进行总结，为 STING 激动剂类药物的研究提供参考。

1　STING 及相关通路

STING 蛋白于 2008 年先后被 3 个独立的课题组报道发现，是 I 型干扰素产生过程中的中心蛋白。在人体中 STING 蛋白在免疫相关的组织细胞中高表达。人源 STING 基因编码 379 个氨基酸，鼠源 STING 基因编码 378 个氨基酸，两者相似度达 81%。STING 蛋白主要以二聚体的形式附着于内质网上，少量分布于线粒体上。STING 蛋白不能直接识别胞质中游离的 DNA、RNA，需要借助 Toll 样受体、RIG-1、cGAS 等模式识别受体的作用。当胞质中游离的内源性或外源性 DNA 被相关模式识别受体识别后，将信号传递到 STING 蛋白，激活 STING 蛋白，进而诱导产生 I 型干扰素。其中 cGAS-STING 通路是目前唯一明确的作用机制的信号通路，且 cGAS 在识别 DNA 传导信号方面发挥的作用比其他诸如 DDX41、DNA-PK、DAI 等识别受体的作用更强，是胞质内主要的 DNA 识别受体[1-2]。

cGAS 与其他的 DNA 模式识别受体不同，cGAS 上不存在明确的 DNA 识别区域，不受 DNA 序列类别限制。从 DNA-cGAS 晶体结构解析情况发现 cGAS 主要与 DNA 的磷酸-核糖骨架结构相互作用，即 cGAS 识别 dsDNA 不依赖特定的核苷酸序列。dsDNA 与 cGAS 上的 R150 和 R192 位氨基酸残基结合后将促使 cGAS 结构发生变动，使得发生酶促反应的口袋两侧的肽链收缩，胞质中游离的 ATP 和 GTP 进入到蛋白囊腔中并与对应位点的氨基酸形成氢键作用，随后在 Mg 离子作用下发生酶促反应合成内源性信号小分子 cGAMP。cGAMP 在 cGAS 中的具体合成过程已被报道：首先，在定位于氨基酸 E200 上的 Mg^{2+} 作用下，GTP 核糖上 2′-OH 进攻 ATPα 位磷酸酯，形成 2′-5′磷酸二酯键，生成 pppGp(2′-5′)A；之后同样在 Mg^{2+} 的作用下二聚后的 ATP 和 GTP 发生环合，类似的进攻模式，但形成的是 3′-5′磷酸二酯键，最终生成 c[G(2′,5′)pA(3′,5′)p](2′3′ c-GAMP)[3]。

内源性 cGAMP 能直接嵌入到 STING 蛋白二聚体形成的囊腔中并激动 STING 蛋白。随后在内质网上的 AMFR-INSIG1 蛋白复合物的催化作用下使 STING 蛋白发生 K27 链型的泛素化修饰，此泛素链作为分子平台招募胞质中游离的 TBK1，形成 STING-TBK1 复合体并介导 TBK1 对 IRF3 的磷酸化过程。上述生物过程发生的同时 STING 蛋白二聚体从内质网经过高尔基体转移到和细胞核外周小体上。聚集在核外周的磷酸化 IRF3 形成二聚体，进入到细胞核内刺激相关基因，转录合成干扰素 RNA，最终诱导细胞分泌 I 型干扰素[4]。

激动 STING 蛋白同样可以启动另一条通路，STING-IKKs 信号通路，诱导产生 NF-κB，促使机体表达诸如 TNFα、IL-6、IL-12 等炎症因子[5]。

2　STING 通路与疾病

STING 通路在人体抵抗多种疾病过程中发挥着重要作用，如病毒感染类疾病、肿瘤、自身免疫性疾病等。STING 蛋白相关信号通路在 CD8 + T 细胞杀伤肿瘤细胞过程中起到关键作用。肿瘤细胞凋亡后 DNA 扩散进入胞质中，被对应的模式识别受体识别后激活 STING-TBK 通路[6]，生产分泌 IFN-β 进而引发强烈的抗肿瘤 T 细胞的免疫反应[7]。在建立小鼠模型进行机制研究中发现，STING 蛋白缺陷的小鼠体内的 T 细胞杀伤肿瘤相关抗原能力显著下降[8]。类似的情况在 B 淋巴细胞中也有发现，经 B 细胞反馈调节后进一步提高 I 型干扰素的表达水平，增强人体免疫系统对肿瘤的杀伤能力[9]。但最近也有研究表明，激动 STING 蛋白后引发强烈的免疫反应将会调节肿瘤细胞内环境，出现耐受情况，成为免疫治疗发挥效果的主要障碍[10-11]。I 型干扰素表达水平提高,将提升肿瘤细胞中吲哚胺 2,3 双加氧酶(indoleamine 2,3-dioxy-genase,IDO)的含量。IDO 在肿瘤免疫耐受过程中发挥重要作用,且组织中存在表达 IDO 的肿瘤患者临床预后差,肿瘤异复发,生存时间更短[12]。IDO 抑制剂同样是肿瘤免疫治疗领域的前沿课题,与 STING 蛋白激动剂一起被认为是近年最有可能出现药物成功上市的两个免疫治疗小分子药物领域。

STING 蛋白通路以类似的方式在抗病毒抗菌过程中激发人体免疫反应[13-16],但很多病原体存在削弱 STING 蛋白作用机制。登革热病毒中 NS2B3 蛋白复合物能抑制 STING 蛋白活性;冠状病毒中 NSP3 蛋白干扰 STING 蛋白二聚体降低干扰素表达水平;HCV 病毒蛋白 NS4B 干扰 STING 与 TBK1 的相互作用阻滞 STING 蛋白通路[17-19]。上述提及的登革热病毒、冠状病毒及 HCV 都是 RNA 病毒,但 RNA 病毒与 STING 蛋白通路的作用机制尚不清楚,研究人员发现 HIV 病毒感染宿主细胞后逆转录形成的病毒 DNA 能被 cGAS 识别进而激动 STING 蛋白通路[20]。

人体免疫反应的过度表达是引发诸如系统性红斑狼疮、Aicardi-Goutieres 综合症等自身免疫疾病的主要原因[21-22]。DNAseII、TREX1 是一类附着于内质网上的功能性蛋白,主要功能是清除细胞 DNA 在逆转录及复制过程中发生错误产生的并游离在胞质中的 DNA 和 RNA 片段。当编码 DNAseII 或 TREX1 的基因发生突变造成蛋白缺陷,由细胞核泄露出的 DNA 及 RNA 片段被 cGAS 等信号受体识别,使得 STING 蛋白通路长期处于激动状态,引发 I 干扰素、大量炎症因子持续高水平表达,最终引发人体炎症、纤维化等自身免疫疾病症状[23-24]。细胞或组织非正常状态凋亡,造成细胞内环境中 DNA 或 RNA 水平高于正常状态,也会导致 STING 蛋白长期处于激动状态,引发自身免疫疾病。

3 STING 蛋白激动剂研究进展

小分子化合物 CMA 能够通过激活鼠源 STING,有效诱导产生 I 型干扰素。研究 CMA 与鼠源 STING 蛋白复合物晶体结构发现,两分子的 DMA 嵌入到 STING 二聚体形成的囊腔中,分子呈平行状态,不存在直接的分子间交叉[25]。分子中的羧基和羰基结构与鼠源 STING 蛋白中的 Thr226、Arg237 等氨基酸残基发生氢键作用。类似的作用模式也发生在化合物 DMXAA(Vadimezan、ASA404)与鼠源 STING 蛋白之间。DMXAA 最初作为一种血管阻断剂,通过激活自然杀伤细胞(NK cells)达到抗肿瘤效果,作为抗肿瘤候选药物已完成临床 III 期评估[26-27]。在小鼠模型中,DMXAA 能有效激动 STING 蛋白通路,诱导产生 I 型干扰素及相关的炎症因子,进而抑制小鼠干细胞中的 HBV 病毒的复制及降低小鼠肝细胞中胞质内病毒核壳体。DMXAA 能直接与鼠源 STING 蛋白发生相互作用,诱导 APC 产生多种细胞因子[28]。解析 DMXAA 与鼠源 STING 蛋白晶体结构发现,除了 DMXAA 中的羧基与鼠源 STING 存在氢键作用,DMXAA 母核上的两个邻位甲基作为疏水集团作用于相关的氨基酸残基[29]。在多种鼠源模型评价结果表明,DMXAA 是一个极具潜力的抗肿瘤候选药物。

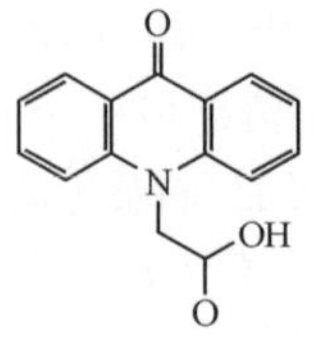

CMA 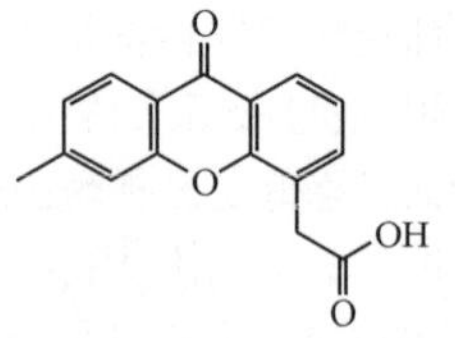　　DMXAA

上述化合物 DMC、DMXAA 都只能激动鼠源 STING 蛋白,无法激动人源 STING 蛋白。这可能是鼠源与人源 STING 蛋白氨基酸序列、蛋白结构等方面的差异引起的。这些研究成果为探索发现激动人类 STING 蛋白的关键位点具有重大意义。二聚环状核酸类化合物是至今发现的唯一能同时激动人源 STING 和鼠源 STING 蛋白的分子,包括:cdi-GMP、cdi-AMP、c-di-IMP、cGAMP 的四种异构体等。

cdi-AMP、cdi-GMP 被认为是微生物体内的一种重要的信号传递因子,能以类似 V 型形状直接嵌入到 STING 蛋白二聚体的囊腔中[29]。核糖-磷酸酯环嵌入到二聚体底部,两侧的碱基呈近似平行状态。化合物与 STING 蛋白二聚体结合后,通过分子间的相互作用,使二聚体的状态更加稳定的同时引发二聚体向内收缩,激动蛋白,诱导产生 I 型干扰素。

最近发现的人体内源性分子 cGAMP 同样能够直接激动 STING 蛋白,其激动效果显著强于 c-di-GMP。内源性 cGAMP 的磷酸二酯键由 GMP 核糖 2′-OH 与 AMP 的 5′磷酸以及 AMP 核糖的 3′-OH 与 GMP 的 5′磷酸聚合而成,因此将此化合物命名为 2′3′-cGAMP。cGAMP 其他三种同分异构体与 STING 同样具有很高的亲和力。其中 2′3′-cGAMP 和 2′2′-cGAMP 与 STING 的亲和力 Kd 分别为 3.79 nmol/L 和 287 nmol/L,远强于 cdi-GMP(Kd = 1.21 μmol/L)。此外,cGAMP 的四种同分异构体诱导产生 IFN 的能力也强于 c-di-GMP,通过 qRT-PCR 测定的 EC_{50} 值在 15 ~ 42 nmol/L,而 cdi-GMP 的 EC_{50} 值大于 500 nmol/L[30]。

从 2′3′-cGAMP 与 STING 蛋白二聚体的晶体结构也可以发现在分子蛋白间的相互作用方面与 c-di-GMP-STING 有所不同。前者以 U 型形状嵌入到 STING 蛋白二聚体中,引发的二聚体向内收缩程度更大。两者与 STING 蛋白中氨基酸残基的作用也有着明显不同。cGAMP 中鸟嘌呤 N7 与 R238,鸟嘌呤上氨基与 T263 都存在直接的作用;特别值得注意的是,c-di-GMP 中不存在的 3′-OH 能与 S162 形成氢键作用。分子中 2′-OH 以及腺苷部分未发现相关氢键作用。而在 cdi-GMP 中仅发现鸟嘌呤上 N3 以及核糖 2′-OH 与 T263 存在直接的氢键作用。

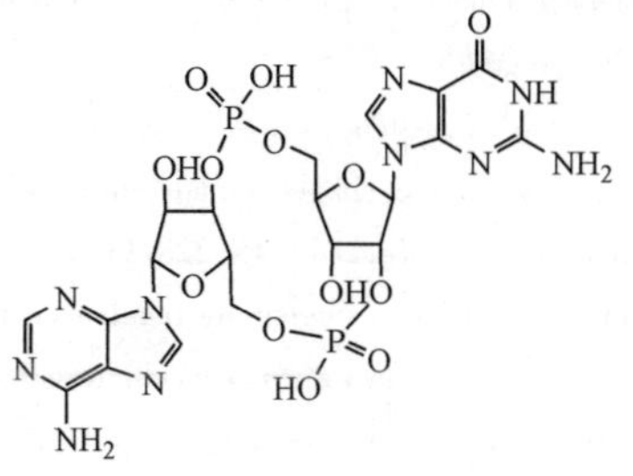

2' 3'-cGAMP 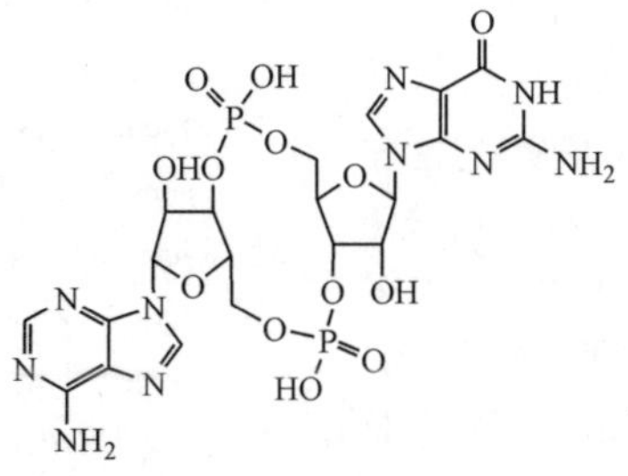　　3' 3'-cGAMP 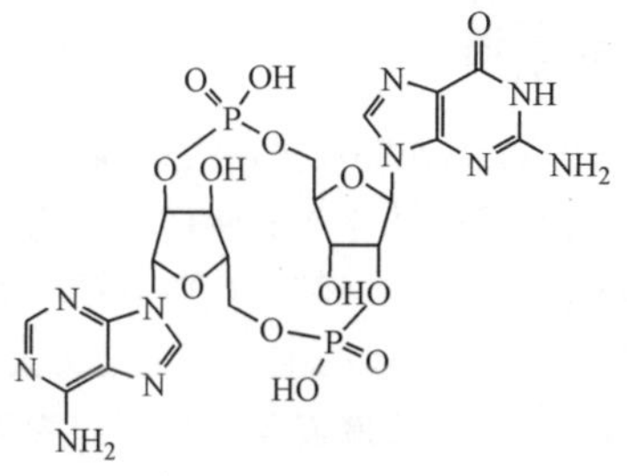　　2' 2'-cGAMP

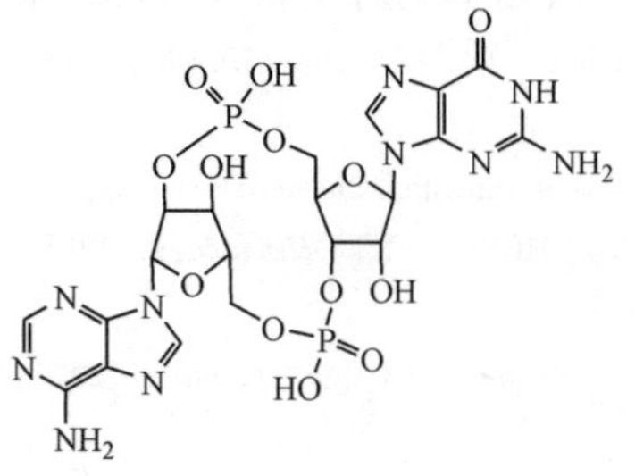

3' 2'-cGAMP 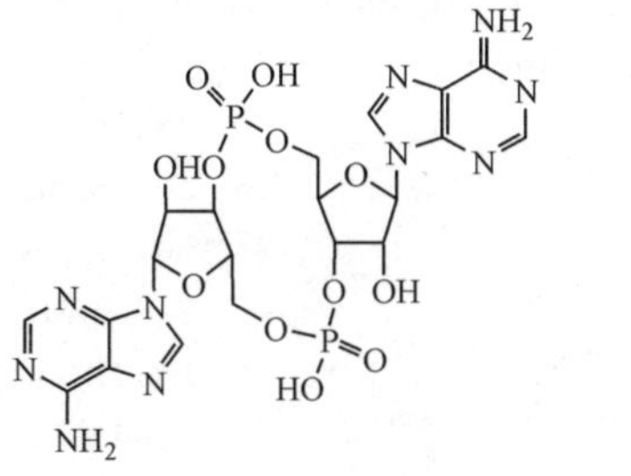　　c-di-AMP 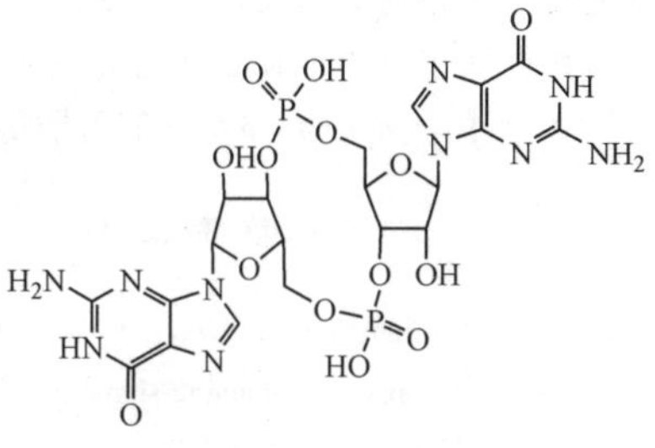　　c-di-GMP

人体中存在多种 STING 亚型,内源性的环状二聚核苷 cGAMP 不能有效的激动所有亚型[34]。而且内源性环状二聚核苷类化合物中的磷酸酯基团能被胞内的磷酸二酯酶快速降解。对磷酸酯基团进行结构改造合成得到的个别新型环状二聚核苷不但能有效激动所有亚型的 STING 蛋白而且有效延长了小分子在内环境中的半衰期、提高化合物对 STING 蛋白激动能力。早期对该类化合物的改造主要针对微生物内源性第二信号分子 c-di-GMP。主要将磷酸酯基团中的 P-O 或 P=O 中的 O 用 S 替代,结构改造后的环状二聚核苷在诱导产生干扰素及促炎症因子分泌等方面均强于先导化合物[36]。在发现人体内源性第二信号小分子 cGAMP 具备更优越的 STING 蛋白激动作用后,化合物的结构改造更大程度的集中在非经典的 2′3′环状二聚核苷上。随着环状二聚核苷类化合物的化学合成方法的成熟,该类别化合物的结构改造逐步扩展到核苷上的碱基。cGAS 催化合成 cGAMP 的作用机理研究发表为我们提供了酶催化合成手段。Lingyin Li 等[31]使用酶催化合成手段得到 2′3′-cdGAMP 等系列化合物。其中 2′3′-cGsAsMP、2′3′cdGAMP 与人源 STING 蛋白的亲和力与 2′3′-cGAMP 处于同一等级。但在诱导产生 I 型干扰素能力方面得到提高,2′3′-cGsAsMP 的 EC_{50} 值低于 2′3′-cGAMP 10 倍左右。硫代后的环状二聚核苷在核苷酸焦磷酸酶 ENPP1 存在的环境中,能稳定存在至少 1 天;2′3′-cGAMP 的半衰期仅在 1 h 左右。

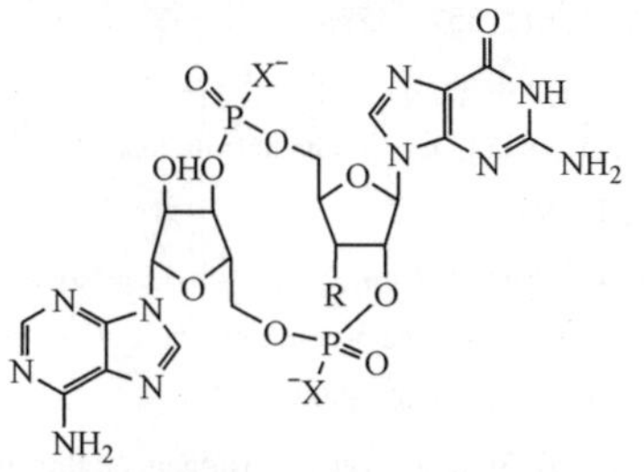

2' 3'-cdGAMP　X_1= O　X_2= O　R = H
2' 3'-cGsAMP　X_1= S　X_2= O　R = OH
2' 3'-cGAsMP　X_1= O　X_2= S　R = OH
2' 3'-cGsAsMP　X_1= S　X_2= S　R = OH

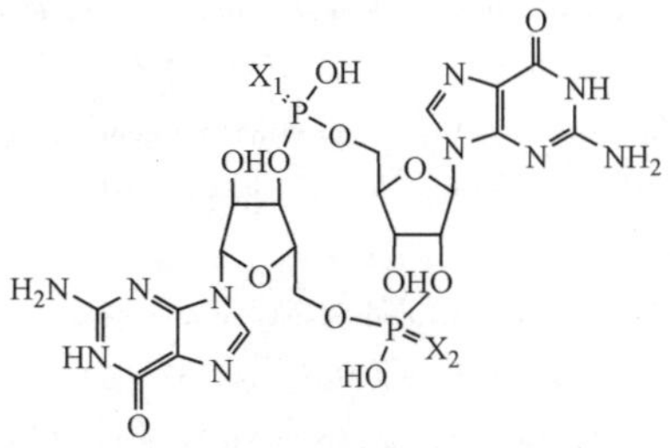

c-di-GMP-S1　X_1= S　X_2= O
c-di-GMP-S2　X_1= S　X_2= S

CDN(环状二聚核苷)类 STING 蛋白激动剂已被证明是一类优良的免疫佐剂,能增强疫苗免疫原性[32]。CDN 类化合物注入体内后能诱导细胞表达多种类别的炎症因子以及趋化因子,同时能招募或激活人体免疫细胞,如树突状细胞、自然杀伤细胞、NKT 细胞、T 细胞、B 细胞等[33-34]。国外学者在这方面做了多方面的研究,包括 CDN 类化合物增强人体免疫的机制;CDN 作为免疫佐剂加入到疫苗中对免疫体系长期记忆的影响;不同给药途径对 CDN 发挥作用的影响;结构修饰能否增强 CDN 免疫佐剂的效用等[35]。也有华人学者评价了如 c-di-GMP-S1、c-di-GMP-S2 等 CDN 衍生物免疫原性。CDN 类化合物在疫苗方面的应用同样值得期待。

4 结 语

CDNs类STING蛋白激动剂还处于临床前开发阶段，干扰素高水平表达存在流感样副作用、皮肤过敏反应、内分泌失调等不良反应。而且CDN还受到给药途径和成药特征的限制，要成为有效的抗癌疗法毫无疑问还要克服许多障碍。但这些问题无法掩盖STING蛋白激动剂在抗菌、抗肿瘤、抗病毒等药物以及疫苗方面的巨大前景。近年来各大制药巨头在免疫治疗药物上的投资已经创造了多项纪录，公布的临床试验数据强有力的推动了免疫治疗小分子药物的上市进程，STING蛋白激动研究和发展值得期待。

参 考 文 献

1 Wu J, Sun L, Chen X, *et al*. Cyclic GMP-AMP is an endogenous second messenger in innate immune signaling by cytosolic DNA[J]. *Science*, 2013, 339(6121): 826-830.

2 Sun L, Wu J, Du F, *et al*. Cyclic GMP-AMP synthase is a cytosolic DNA sensor that activates the type I interferon pathway[J]. *Science*, 2013, 339(6121): 786-791.

3 Gao P, Ascano M, Wu Y, *et al*. Cyclic[G(2′,5′)pA(3′,5′)p] is the metazoan second messenger produced by DNA-activated cyclic GMP-AMP synthase[J]. *Cell*, 2013, 153(5): 1094-1107.

4 Cai X, Chui YH, Chen ZJ. The cGAS-cGAMP-STING pathway of cytosolic DNA sensing and signaling[J]. *Mol Cell*, 2014: 54(2), 289-296.

5 Wang Q, Liu X, Cui Y, *et al*. The E3 ubiquitin ligase AMFR and INSIG1 bridge the activation of TBK1 kinase by modifying the adaptor STING[J]. *Immunity*, 2014, 41: 919-933.

6 Deng L, Liang H, Xu M, *et al*. STING-dependent cytosolic DNA sensing promotes radiation-induced type I interferon dependent antitumor immunity in immunogenic tumors[J]. *Immunity*, 2014, 41(5): 843-852.

7 Lau L, Gray EE, Brunette RL. DNA tumor virus oncogenes antagonize the cGAS-STING DNA sensing pathway[J]. *Science*, 2015, 350: 568-571.

8 Liu Y, Jesus AA, Marrero B. Activated STING in a vascular and pulmonary syndrome[J]. *New England J Med*, 2014, 371(6): 507-518.

9 Deng L, Liang H, Xu M, *et al*. STING-dependent cytosolic DNA sensing promotes radiation-induced type I interferon-dependent antitumor immunity in immunogenic tumors[J]. *Immunity*, 2014, 41: 843-852.

10 Zhu Q, Man SM, Gurung P, *et al*. Cutting edge: STING mediates protection against colorectal tumorigenesis by governing the magnitude of intestinal inflammation[J]. *J Immunol*, 2014, 193(10): 4779-4782.

11 Zhang L, Mo J, Swanson KV, *et al*. NLRC3, a member of the NLR family of proteins, is a negative regulator of innate immune signaling induced by the DNA sensor STING[J]. *Immunity*, 2014, 40(3): 329-341.

12 Huang L, Li L, Klonowski KD, *et al*. Induction and role of indoleamine 2,3 dioxygenase in mouse models of influenza a virus infection[J]. *PLoS One*, 2013, 8(6): e66546.

13 Liang Q, Seo GJ, Choi YJ, *et al*. Crosstalk between the cGAS DNA sensor and Beclin-1 autophagy protein shapes innate antimicrobial immune responses[J]. *Cell Host Microbe*, 2014, 15, 228-238.

14 Qin Y, Zhou MT, Hu MM, *et al*. RNF26 temporally regulates virus-triggered type I interferon induction by two distinct mechanisms[J]. *PLoS Pathog*, 2014, 10. e1004358.

15 Zhou Q, Lin H, Wang SY, *et al*. The ER-associated protein ZDHHC1 is a positive regulator of DNA virus-triggered, MITA/STING-dependent innate immune signaling[J]. *Cell Host Microbe*, 2014, 16: 450-461.

16 Ding S, Robek MD. Cytidine deamination and cccDNA degradation: a new approach for curing HBV? [J]. *Hepatology*, 2014, 60: 2118-2121.

17 Shu HB, Wang YY. Adding to the STING[J]. *Immunity*, 2014, 41: 871-873.

18 Ding Q, Cao X, Lu J, *et al*. Hepatitis C virus NS4B blocks the interaction of STING and TBK1 to evade host innate immunity[J]. *J Hepatol*, 2013, 59, 52-58.

19 Chen X, Yang X, Zheng Y, *et al*. SARS coronavirus papain-like protease inhibits the type I interferon signaling pathway through interaction with the STING-TRAF3-TBK1 complex[J]. *Protein Cell*, 2014, 5, 369-381.

20 Gao D, Wu J, Wu YT, *et al*. Cyclic GMP-AMP synthase is an innate immune sensor of HIV and other retroviruses[J]. *Science*, 2013, 341(6148): 903-906.

21 Jeremiah N, Neven B, Gentili M, *et al*. Inherited STING-activating mutation underlies a familial inflammatory syndrome with lupus-like manifestations[J]. The Journal of clinical investigation, 2014.

22 Lemos H, Huang L, Chandler PR, *et al*. Activation of the STING adaptor attenuates experimental autoimmune encephalitis[J]. *J Immunol*, 2014, 192: 5571-5578.

23 Lan YY, Londono D, Bouley R, *et al*. Dnase2a deficiency uncovers lysosomal clearance of damaged nuclear DNA via autophagy[J]. *Cell Rep*, 2014, 9: 180-192.

24 Ablasser A, Hemmerling I, Schmid-Burgk JL, *et al*. TREX1 deficiency triggers cell-autonomous immunity in a cGAS-dependent manner[J]. *J Immunol*, 2014, 192: 5993-5997.

25 Kim S, Li L, Maliga Z, *et al*. Anticancer flavonoids are mouse-selective STING agonists[J]. *ACS Chem Bio*, 2013, 18: 1396-1401.

26 Gao P, Zillinger T, Wang W, *et al*. Binding-pocket and lid-region substitutions render human STING sensitive to the species-specific drug DMXAA[J]. *Cell Rep*, 2014, 8: 1668-76.

27 Tina M. Sali, Kara M. Pryke, Jinu Abraham. Characterization of a novel human-specific STING agonist that elicits antiviral activity against emerging alphaviruses[J]. *PLoS Pathog*, 2015, 11(12): e1005324.

28 Gao P, Ascano M, Zillinger T, *et al*. Structure-function analysis of STING activation by c[G(2′,5′)pA(3′,5′)p] and targeting by

antiviral DMXAA[J]. *Cell*,2013;154(4):748-62.

29 Zhang X, Shi H, Wu J, *et al*. Cyclic GMP-AMP containing mixed phosphodiester linkages is an endogenous high-affinity ligand for STING[J]. *Mol Cell*,2013,51:226-235.

30 Shu C, Yi G, Watts T, Kao, *et al*. Structure of STING bound to cyclic di-GMP reveals the mechanism of cyclic dinucleotide recognition by the immune system[J]. *Nat Struct Mol Bio*,2012,l19:722-724.

31 Li LY, Qian Y, Pia Kuss, *et al*. Hydrolysis of 2′3′-cGAMP by ENPP1 and design of non-hydrolyzable analogs[J]. *Nat Chem Biol*,2014,10(12):1043-1050.

32 Li XD, Wu J, Gao D, *et al*. Pivotal roles of cGAS-cGAMP signaling in antiviral defense and immune adjuvant effects[J]. *Science*,2013,341(6152):1390-1394.

33 Dai P, Wang W, Cao H, *et al*. Modified vaccinia virus Ankara triggers type I IFN production in murine conventional dendritic cells via a cGAS/STING-mediated cytosolic DNA-sensing pathway[J]. *PLoS Pathog*,2014,10:e1003989.

34 Yang D, Liu L, Zhu D, *et al*. A mouse model for HBV immunotolerance and immunotherapy[J]. *Cell Mol Immunol*,2014,11:71-78.

35 Chen W, Kuolee R, Yan H. The potential of 3′,5′-cyclic diguanylic acid (c-di-GMP) as an effective vaccine adjuvant[J]. *Vaccine*,2010,28:3080-3085.

2014 年疫苗类药物研究进展

李　季,杨　婷,李　谦

(中国药科大学生命科学与技术学院,南京 210009)

20 世纪 90 年代以来,我国生物医药产业一直保持年均 15% ~30% 的快速增长,远远高于全球医药行业年均不到 10% 的增长速度。截至 2014 年,我国生物医药总产值已经达到 15 985 亿元,成为下一个推动发展的引擎。

疫苗产业是生物医药产业和医疗卫生事业的重要发展方向。截至 2014 年,国家食品药品监督管理总局批准进口 16 个品种、27 个商品名的疫苗;批准国产疫苗生产批文 320 张,约 50 多个品种。中国疫苗市场是全球增长最快的市场之一,计划免疫疫苗类与有价类疫苗市场分别保持 15% 与 20% 左右的增速。数据显示,2014 年全球七大药品市场畅销 500 强中,疫苗市场规模为 214.30 亿美元,增长率基本与上一年持平。推测全球疫苗市场规模已达 350 亿美元。当前,儿童疫苗主导疫苗市场,2014 年全球儿童疫苗销售额占据疫苗市场的 60% 以上,同比上一年增长了 3.13%。

我国在传统疫苗技术提升、新型基因工程疫苗品种开发等方面取得突破性进展。针对癌症、艾滋病、SARS 疫苗等新产品已展开临床研究;治疗性乙肝疫苗、口蹄疫疫苗等新品种不断上市;肠道病毒疫苗、流感裂解疫苗和狂犬病疫苗正走向国际市场;HPV 疫苗、肺炎结合疫苗、轮状病毒疫苗等新型疫苗将是推动疫苗市场快速增长的主要动力。

1　禽流感病毒(AIV)疫苗

A 型流感病毒感染由于具有高发病率和致死率的特点,已经成为全球关注的公共健康问题,接种疫苗是预防流感发生与传播的最有效的手段。有研究将禽流感病毒(AIV) H5N1 亚型血凝素 HA1 基因克隆于 pET-28a 载体中,同时 PCR 扩增编码 S-层蛋白的锚定区域基因 Slap-C,并插入 HA1 基因下游构建重组表达质粒 pET-HA1-Slap,转化于 *E. coli* BL21 中进行 HA1-Slap 融合蛋白的表达,SDS-PAGE 检测显示表达的 HA1-Slap 主要以包涵体形式存在。融合蛋白经镍柱纯化、透析复性,与氯化锂处理的嗜酸乳杆菌混合孵育,SDS-PAGE 和间接免疫荧光检测表明 HA1-Slap 锚定结合并展示于嗜酸乳杆菌细胞壁表面,并且具有良好的稳定性。该研究结果证明了嗜酸乳杆菌细胞壁表面展示 AIV 的 HA1 抗原蛋白的可行性,为新型乳酸菌载体黏膜免疫疫苗的研究奠定基础[1]。

为研制 H9N2 亚型禽流感病毒疫苗,有研究以具有良好抗原性的代表病毒株 A/chicken/Hunan/S933/2008(H9N2)(HuN33)为 HA 和 NA 基因的供体,以 A/Puerto Rico/8/34(H1N1)(PR8)的 6 个内部基因为骨架,利用反向遗传操作技术,救获了一株重组 H9N2 亚型禽流感病毒疫苗候选株 Re-9。该疫苗候选株既具有很好的抗原性又具有较高的鸡胚增殖特性,为有效防控 H9N2 亚型禽流感的流行提供了技术储备[2]。

禽流感病毒 HA 蛋白由两个亚基组成。目前流感疫苗主要是诱导 HA1 亚基产生抗体,但在选择压力下,HA 球状区极易突变,病毒以此得以逃避中和抗体的作用。而 HA2 亚基在流感病毒的物理结构上,被 HA1 亚基遮挡,不易发生突变。因此,增强针对 HA2 亚基的免疫反应可以诱导产生广谱抗体。有研究者重组腺病毒编码的融合蛋白,将 influenza A/California/7/2009(H1N1)病毒密码子优化后的 HA2 亚基与小鼠 CD40L 三聚体融合,鼻腔免疫后检测其诱导的免疫保护反应[3]。研究发现,该重组病毒疫苗可以保护机体免受病毒多种病毒的致命感染,包括病毒 H1N1、H3N2 和 H9N2。HA2 密码子的优化和 CD40L 靶向配体/分子佐剂对于该重组病毒疫苗增强特异性 HA2 的粘膜 IgA 水平和血清 IgG 水平均是必不可少的。并且,依赖于 CD40L,该重组病毒可产生 HA2 特异性的 T 细胞反应。检测免疫后小鼠的血清发现,该疫苗可抑制 13 种 A 型流感病毒。这些结果为基于 HA2 的通用型流感病毒疫苗的研究奠定了基础。

2 人乳头瘤病毒(HPV)疫苗

人乳头瘤病毒(HPV)的持续性感染导致女性宫颈癌的发生。HPV 的次要衣壳蛋白 L2 可以诱发交叉中和多种型别 HPV 的中和抗体,但是单独免疫 L2 诱发的抗体滴度较低。鼠伤寒沙门氏菌鞭毛蛋白 FliC 是一种有效的佐剂。删除 FliC 超变区域的突变体可与外源抗原融合表达并且显著增强外源抗原特异性抗体的产生。有研究构建了鞭毛蛋白 FliC 超变区删除突变体与 HPV 18 L2N(aa. 13-154)的融合基因,通过大肠杆菌原核表达系统表达 FliC 突变体与 HPV 18 L2N 的融合蛋白并纯化,成功获得了无热源、高纯度的鞭毛蛋白 FliC 突变体与 HPV 18 L2N 的融合蛋白,为增强 HPV L2 免疫原性提供了一种新的途径,为进一步研制 HPV 18 L2 疫苗奠定了基础[4]。

根据酵母密码子偏爱性优化 HPV16L1 基因并克隆到 pPIC3. 5K 表达载体,构建 pPIC3. 5K/HPV16L1 重组质粒;重组质粒经 BglII 酶切线性化后,电转化至 GS115 菌株中,筛选 HPV16L1 重组毕赤酵母。阳性整合菌株甲醇诱导后,以 HPV16L1 单克隆抗体检测目的蛋白表达;采用肝素亲和层析法纯化 HPV16L1 VLPs 并进行透射电镜观察。成功构建的 HPV16L1 重组毕赤酵母甲醇诱导后,Westernblot 证实重组酵母菌裂解产物存在 HPV16L1 目的蛋白。肝素亲和纯化后,透射电镜观察到了直径大约 55 nm 的 VLPs,其形态与 HPV16 天然病毒颗粒相似,为 HPV16 预防性疫苗的研制奠定基础[5]。

虽然 L1 病毒样颗粒(VLPs)疫苗在多种高危型 HPV 亚型病毒的预防上具有非常显著的作用,但其注射周期长,价格昂贵,严重阻碍了疫苗的全球化应用,尤其是宫颈癌高发的发展中国家。将减毒致病菌表达的 HPV L1 蛋白通过自然感染机体可提供一种很有潜力的低成本和方便的方法。通过将 L1 与索氏志贺氏菌(*Shigella sonnei*)的自转运蛋白 IcsA 融合,构建 Shigella 表达的 L1 减毒候选疫苗[6]。IcsA 的 α 功能域被密码子优化后的 L1 基因取代,新 L1 基因拥有独立的携带有自杀性载体 pJCB12 的开放阅读框。L1 基因在重组的 S. Sonnei 基因组内稳定,在细菌细胞质内表达和组装成 VLPs。通过结膜途径将疫苗接种免疫豚鼠,发现可产生产生针对 HPV16 L1 VLP 的特异性免疫反应和细菌抗原。该研究结果展示了新的预防性 Shigella-HPV 疫苗方法的可行性。

目前,现已经上市的 HPV 疫苗均为预防性疫苗,但 HPV 治疗性疫苗的研究也十分重要。为了提高抗 HPV16 的细胞免疫反应,有研究者研制出一种新型的融合蛋白 HPV 16 E7-HBcAg-Hsp65(VR111)[7]。VR111 经过 SDS-PAGE、Western-blot、毛细管等电聚焦电泳(cIEF)、分析超速离心法(AUC)以及动态光散射(DLS)方法分析。γ 干扰素(IFN)分泌试验是通过 ELISPOT 和 ELISA 方法检测其诱导细胞免疫反应的能力。观察 ELISPOT 和 ELISA 方法之间的显著相关性($r = 0.8680, P < 0.0001$)。结果显示,VR111 可以诱导显著的 E7 特异性 $CD8^+$ T 细胞免疫反应,同时也观察到可诱导体液免疫反应。用 ELISA 法检测其产生的抗体效价。该研究表明 VR111 在临床上是一个有潜力的的宫颈癌治疗性疫苗。

3 口蹄疫(FMD)疫苗

口蹄疫(food-and-mouse disease, FMD)是由口蹄疫病毒(FMDV)引起的反刍动物的一种高度传染性疾病。FMD 在国际上被称为"政治经济病"主要是因为其传播速度快,防控难度较大,而造成的经济损失巨大。目前,疫苗接种仍然是发展中国家控制 FMD 的一项重大策略。

为了研制口蹄疫抗原表位突变标记疫苗,以含有 Asia 1 型口蹄疫病毒(FMDV)cDNA 全长的感染性克隆 pAsia 1-FMDV 作为骨架,将 3D 蛋白中第 27 位氨基酸的 H 和 31 位的氨基酸 N 分别突变成 Y 和 R,从而突变 3D 蛋白的一个抗原表位,将构建的带有突变表位的重组质粒转染 BHK-21 细胞,成功拯救出一株突变 FMDV[8]。经比较后发现,重组病毒的生物学特性与亲本毒株相似。病毒中和试验结果显示,抗重组病毒的血清与亲本病毒有良好的反应性。Western-blot 结果表明重组病毒诱导的抗体能与突变的表位合成肽反应而不与野生型病毒的表位合成肽发生反应,从而区分重组病毒与亲本病毒。这株抗原表位突变 FMDV 有望作为口蹄疫标记疫苗候株进一步评估。

通过研究重组白细胞介素-2(IL-2)对口蹄疫病毒(FMDV)多表位疫苗免疫效果的增强作用,为 IL-2 作为 FMDV 表位疫苗佐剂应用提供实验依据[9]。6 周龄雌性 Balb/c 小鼠,分为 4 组,第 1 组联合免疫表达猪 IL-2 的重组腺病毒(rAd5poIL-2)和串联表达 FMDV 多表位基因的重组腺病毒(rAd5EGS),第 2、3 和 4 组分别注射 rAd5EGS、灭活疫苗和 PBS,间隔 2 周免疫 1 次,共免疫 3 次。首免后每周采血分离小鼠血清,通过 ELISA 检测血清中特异性 IgG;首免后 6 周检测血清中抗体亚型 IgG1、IgG2a 及细胞因子 IL-4 和 IFN-γ 的表达水平,同时分离脾细胞,MTT 法检测淋巴细胞增殖指数。结果显示,联合免疫 rAd5poIL-2 和 rAd5EGS 既能增强 rAd5EGS 诱导小鼠特异性 IgG、IgG1 和 IgG2a 的分泌,又能增强其诱导淋巴细胞增殖能力，且免疫效果强于灭活疫苗；细胞因子检测结果显示，联合免疫 rAd5poIL-2 后能增强 rAd5EGS 诱导小鼠 IL-4 和 IFN-γ 的分泌，且其诱导 IL-4 和 IFN-γ 分泌能力也强于灭活疫苗。说明重组 IL-2 能有效增强 FMDV 多表位疫苗诱导抗体分泌能力和细胞免疫应答，rAd5poIL-2 有望作为 FMDV 表位疫苗的候选佐剂。

之前研究表明人参根部的皂素具有佐剂活性（人参根皂甙[GS-R]）。通过检测小鼠骨髓中口蹄疫病毒（FMDV）特异性抗体、细胞因子、淋巴细胞的增殖和浆细胞分泌的免疫球蛋白 G，来研究菜籽油（OR）和 GS-R 在口蹄疫病疫苗产生的免疫应答中的协同作用[10]。研究结果显示菜籽油 OR 与 GS-R 的结合显著提高了血清中的 lgG，同形像统计图浓度、干扰素（IFN-）、白介素-5（IL-5）、因伴刀豆凝集素 A（ConA）刺激的脾细胞增殖、脂多糖（LPS）、口蹄疫病毒抗原，还有骨髓中分泌 lgG 的浆细胞数量，这表明菜籽油（OR）\GS-R 能增强辅助性 T 细胞 1（Th1）和辅助性 T 细胞 2（Th2）的免疫应答作用。此外，在促进口蹄疫疫苗的免疫应答方面，RO/GS-R 和市面上的 ISA206 油佐剂并没有重大的差异。鉴于来自蔬菜中的 RO/GS-R 有强力的佐剂活性，我们应该更深入地研究 RO/GS-R，以促进兽医疫苗的发展，特别是在食用动物身上的应用以提升食品的安全性。

4 肠道病毒疫苗

EV71 是手足口病的主要致病原之一，能引起儿童患者严重神经系统疾病甚至死亡。由于 EV71 感染性强且致病率高，EV71 病毒已导致手足口病疫情多次爆发，目前仍缺乏有效的抗病毒药物与预防疫苗。

研究表明 EV71 衣壳蛋白 VP1 具有较强的免疫原性：重组 VP1 能够有效诱导中和抗体产生，并保护新生小鼠免于病毒致死性感染[11]。因此 VP1 蛋白是具有潜力的 EV71 疫苗候选抗原。将密码子优化 EV71 衣壳蛋白 VP1 序列插入到真核表达载体中，然后将重组表达载体转化至毕赤酵母中进行诱导表达；成功获得分泌表达的重组 VP1 蛋白，并通过 Ni-NTA 亲和层析法，从培养上清中分离得到纯化 VP1 蛋白。以小鼠为研究对象，检测重组 VP1 蛋白的免疫原性及抗病毒效果。实验结果显示重组 VP1 能够诱导小鼠产生高水平 VP1 特异抗体，体外中和实验证明这些抗体具有中和 EV71 病毒活性。新生小鼠被动保护实验进一步证实 VP1 疫苗的预防保护效果。此外，VP1 还能刺激淋巴细胞增殖与 Thl 型免疫应答反应。毕赤酵母表达的 VP1 蛋白具有较好的免疫原性，能够有效诱导抗病毒抗体产生并激活免疫系统，因此重组 VP1 具有开发为 EV71 亚单位疫苗的潜力。

有研究者构建了 EV71 多个串联线性中和表位（SP55-SP70-SP28）的原核表达载体，随后对其进行诱导表达，获得了 EV71 多表位串联重组蛋白 mTLNE[12]。将纯化后的 mTLNE 免疫小鼠，从体液和细胞免疫两个方面，系统评价 mTLNE 的免疫效果，并进一步观察免疫血清对小鼠的体内保护效果，研究结果表明，在原核细胞中表达的 EV71 串联多表位疫苗 mTLNE，可有效诱导小鼠产生较强的体液和细胞免疫应答，而且免疫血清能够被动保护乳鼠免受致死剂量的 EV71 攻击。表明该疫苗可作为一种潜在的 EV71 疫苗候选株，以上结果为研制 EV71 新型疫苗提供了新思路。

除了肠道病毒 71（EV71），柯萨基病毒 A16（CA16）也是主要的手足口病（HFMD）的病原体，HFMD 是一种多发于儿童的感染性疾病，所以一种既抗肠道病毒 71（EV71）又抗柯萨基病毒 A16（CA16）的二价疫苗是迫切需要的。通过对比单价灭活的肠道病毒 71（EV71）疫苗、单价灭活的柯萨基病毒 A16（CA16）疫苗和灭活的 EV71 与 CA16 组成的混合疫苗的免疫原性和体内保护有效性，试验发现这两种单价疫苗能使机体产生一种血清抗体，这种抗体能有效地中和同源病毒，但是对于异源的另一种病毒这种抗体没有或有很微弱的中和活性。与此相反，二价免疫血清疫苗可以高效的中和病毒 EV71 和 CA16。更重要的是，被动免疫接种这种疫苗的小鼠抵抗了病毒 EV71 和 CA16 的致命感染，然而，单价疫苗只能抵抗同源的病毒，不能抵抗异源病毒的侵袭。研究结果显示，该二价疫苗（包含灭活的 EV71 和 CA16）可诱导机体产生针对病毒 EV71 和 CA16 的平衡保护，因此，该研究为具有针对 HFMD 的广谱保护作用的多价疫苗的进一步发展提供奠定了基础[13]。

5 登革热疫苗

登革病毒（Dengue virus，DV）为有包膜的单正链 RNA 病毒，黄病毒属成员，以埃及伊蚊和白蚊伊蚊为媒介广泛流行于热带和亚热带国家和地区。引起人类感染的登革病毒共有 4 种血清型，其所致的登革热、登革出血热和登革休克综合症是严重危害人类健康的疾病。全球有近 30 亿人生活在登革热流行区内，其中约 100 万人会发展成更为严重的登革出血热和登革休克综合症，死亡率 5% ~20%。我国东南沿海是登革热的重点流行区域，每年都有爆发流行，且随着全球人口流动及蚊媒迁徙，登革热将越来越成为我国的公共卫生问题。

利用新近发现的革兰阳性金黄色葡萄球菌（*Staphylococcus aureus*）的膜泡分泌机制，通过基因重组敲入技术将课题组前期设计、合成的对登革病毒具有保护能力的抗原表位 DV-EDIII 简并序列成功融合入金黄色葡萄球菌 pdhB 的 3′-端终止密码前，并可随膜泡的分泌机制进行分泌表达，制备登革热膜泡疫苗。通过敲除登革热膜泡产生工程菌的毒力调控基因 agr，降低了膜泡的毒力，提高了重组膜泡的安全性。经小鼠免疫制备的膜泡免疫血清能够抑制登革病毒对 VERO 细胞的感染，具有良好的保护效果，为后续制备安全有效的登革病毒膜泡疫苗奠定了基础[14]。

登革病毒的表面蛋白 E 蛋白（Envelope portein）携带有

主要中和抗体表位，而且 E 蛋白所激发抗体的 ADE 活性要低于免疫完整病毒所激发抗体的 ADE 活性。但是由于亚单位疫苗本身特性所决定，基于 E 蛋白开发的亚单位疫苗的效果并不理想。有研究想开发一种新型登革病毒疫苗，在具备完全病毒疫苗可以激发良好免疫应答能力的前提下降低引发 ADE 现象的风险，研究者采取了以病毒空壳来作为疫苗应用实验思路，通过物理方法去掉登革病毒的病毒核心颗粒后，将携带病毒表面蛋白的登革病毒包膜重建为与天然病毒空间结构一致的病毒空壳[15]。通过细胞水平实验与动物水平实验，鉴定登革病毒空壳的免疫原性以及所激发抗体的 ADE 的活性，为登革病毒疫苗的开发提供新的方向，也为研制 4 价登革病毒疫苗打下基础。

为了开发新型的登革热疫苗，构建了重组质粒，其包含流行性乙型脑炎疫苗株 SA14-14-2 的全长 cDNA 序列，该序列的前置膜（PreM）和包膜（E）基因被 4 型登革热病毒的基因序列替代[16]。通过体外转染将重组质粒转入 BHK-21 细胞中，成功产生嵌合病毒 JEV/DENV4。通过全基因测序，免疫印迹和免疫荧光染色，该嵌合病毒被识别鉴定。该病毒的生长特征揭示它可以很好地适应仓鼠肾（PHK）细胞。研究它的遗传稳定性发现 PHK 细胞传代 20 代后只有一个无意义突变在 5-非编码区（5-UTR）。通过小鼠实验检测了该嵌合病毒的神经亲和力，神经毒性和免疫原性。另外，乙脑疫苗免疫的中和抗体水平受到嵌合病毒诱导的影响。据我们所知，这是第一个乙型脑炎疫苗株 SA14-14-2 和 DENV4 的嵌合病毒，它在组成一个四价的登革热嵌合疫苗方面有很大潜力。

6　肺炎链球菌疫苗

肺炎链球菌（*Streptococcus pneumoniae*，S. pn）是一种常见的定植于人类上呼吸道黏膜表面的革兰阳性菌，能引起肺炎、脑膜炎、败血症、中耳炎等一系列疾病。在老年人和儿童中发病率较高。肺炎链球菌疫苗是当前十分急需的疫苗，但目前使用较广的肺炎链球菌疫苗都有其明显的局限性，主要体现在生产成本高、血清型转换和所覆盖的血清型与发展中国家的感染高发血清型契合度不高等方面。

肺炎链球菌溶血素蛋白（Ply）是肺炎链球菌主要的毒力因子之，在肺炎链球菌侵袭和定植的过程中发挥着重要的作用。同时在已发现的各株肺炎链球菌间具有良好的保守性。正是由于具有这些特性，可将 Ply 蛋白作为肺炎链球菌蛋白疫苗组分之。Ply 作为溶血素，其野生型具有很强的细胞毒性，无法直接作为疫苗的免疫原使用。野生型 Ply 通过其羧基末端的色氨酸富集环（Trp-richloop）插入到细胞膜上，并寡聚化形成小孔，从而造成细胞膜破碎。色氨酸富集环在 Ply 发挥其溶血活性的过程中发挥着重要的作用。通过对 Ply 色氨酸富集环上两个关键的氨基酸位点进行点突变，设计 Ply 的减毒突变体 PlyM2。利用大肠杆菌原核表达系统成功表达了 PlyM2 及 PlyWT，并进行了纯化。经过变温圆二色谱与变温荧光光谱检测，证明了 PlyM2 相对于其野生型 PlyWT，结构无大改变、热稳定性略有降低。通过减毒安全性实验证明了 PlyM2 无明显细胞毒性，减毒成功。对小鼠使用氢氧化铝佐剂皮下免疫 PlyM2，证明了 PlyM2 具有良好的免疫原性。且在小鼠肺炎链球菌血清型 14 鼻腔攻毒模型中，得到了与市售疫苗相近的保护率[17]。

疫苗研究有除对病毒蛋白本身结构的研究，对佐剂的研究也极其重要，使用佐剂是提高疫苗保护效果的有效手段。Compound 48/80（C48/80）是 N-甲基-对甲氧基苯乙胺和甲醛缩合产生的聚合物，能够促进肥大细胞脱颗粒，是常用的肥大细胞活化剂。一系列研究提示 C48/80 在炭疽和流感疫苗的成年鼠模型中体现了良好的佐剂性。因此，有研究在评估以 C48/80 为佐剂的减毒活疫苗候选株 SPY1 在幼鼠模型中的保护效果并探究其保护机制，进而为针对幼年个体的肺炎疫苗研发提供理论和实践基础[18]。该发现说明在利用 SPY1 作为疫苗的幼鼠模型中，C48/80 作为佐剂，在刺激体液免疫和细胞免疫的能力方面与 CT 相当，优于 Pam2CSK4。C48/80 和 CT 均具有促进免疫记忆的能力，但 C48/80 与 CT 和 Pam2CSK4 相比具有抗肺炎链球菌定植的特殊能力。SPY1 及 C48/80 对在抗定植的过程中，均依 B 细胞和 IL-17A。在抗致死性 2 型肺炎链球菌感染的能力方面，C48/80 甚至优于 CT。在与 CT 佐剂的对比中，C48/80 展现了其在安全性方面的优势，这为 C48/80 应用于人体提供了可能性。

有研究证明了肺炎链球菌 SPY1 作为一种新型的减毒活疫苗对肺炎链球菌感染的小鼠模型的保护作用[19]。这株疫苗重要的特点是肺炎链球菌三个毒力因子的缺失，包括荚膜、磷壁酸和肺炎球菌溶血素。乳酸脱氢酶试验和体内动物试验显示了 SPY1 显著的减毒力和可以减少链球菌在鼻咽中定植。该研究同样还显示通过粘膜和系统性免疫 SPY1，可诱导产生针对肺炎链球菌的免疫反应。粘膜免疫 SPY1 比系统免疫 SPY1 可以提供针对 TIGR4 和血清型 19F 定植更好的保护作用。在侵入性感染模型中，粘膜免疫 SPY1 可给予机体针对 D39 和临床血清型 6B 和 3 的完全保护。相对于已上市疫苗，鼻内接种 SPY1 可给予机体针对肺炎链球菌更强效的保护。SPY1 被证实可以诱发高水平的血清独立型抗体以及混合细胞免疫反应。除此之外，SPY1 血清能够被动保护小鼠免受外来 D39 菌株的侵袭，表明抗体调节的反应保护作用。因此，SPY1 可能是一个潜力的预防肺炎球菌感染的活性疫苗株。

7　胃癌疫苗

幽门螺杆菌（Helicobacter pylori，Hp）感染世界约 50% 人口，并与慢性活动性胃炎、胃溃疡和胃癌密切联系。Hp 感染的机体中存在特异性调节性 T 细胞（regulatory T cells，Treg），抑制机体对 Hp 的过度免疫应答，但同时造成机体对 Hp 的免疫无能。有研究拟通过消减小鼠 Treg 细胞,研究小鼠 Treg 细胞在抗 Hp 感染的免疫保护的作用机制;同时 CpG-ODN 作为免疫佐剂,研究 CpG-ODN 能否通过 TLR9 通路逆转 Treg 细胞的抑制功能,阐明 CpG-ODN 增强疫苗免疫保护的机制[20]。该研究结果证实:通过消减 Treg 细胞能显著增强 Hp 疫苗诱发的 Th1 和 Th2 混合的细胞免疫和体液免疫应答,以及增强 CD8 + T 细胞的杀伤功能和抗原提呈细胞的递呈作用,从而增强 Hp 疫苗的免疫保护作用;CpG-ODN 通过激活 TLR9 信号通路,通过减少 Treg 细胞数量,逆转 Treg 细胞免疫抑制功能,CpG-ODN 可能通过活化巨噬细胞、DC,促进 IL-6 分泌,间接抑制 Treg 的功能,产生偏向 Th1 型的免疫应答,从而增强 Hp 疫苗的免疫保护作用。

有研究者研制出一种新型的以减毒鼠伤寒沙门氏菌菌蜕(SL7207-BG)为载体,递送幽门螺杆菌外炎症蛋白基因(oipA)编码的 DNA 疫苗,且用 C57BL/6 小鼠检测了该疫苗的有效性[21]。当小鼠口服载有 SL7207-BG 的 oipA DNA 疫苗后,在小鼠体内检测到了高水平的 IgG2a/IgG1 抗体和 IFN-/IL-4 细胞因子,表明该疫苗诱导产生了混合 Th1/Th2 免疫反应。当感染剂量的幽门螺杆菌 SS1 性侵染已经免疫的小鼠,以菌蜕为载体的疫苗可以减少细菌定植。此外,小鼠模型中,载有 SL7207-BG 的密码子优化的 oipA 质粒,显著减少了幽门螺杆菌的定植密度。研究结果证明,以细菌菌蜕为载体的 DNA 疫苗可以作为一个有潜力的防治幽门螺杆菌感染候选疫苗。

构建了一个新的多表位疫苗,CTB-UE,由霍乱毒素 B 亚基和幽门螺杆菌尿素酶 A 和 B 亚基的 B 细胞核 Th 细胞的串联拷贝组成[22]。研究者检测了多表位疫苗 CTB-UE 在沙土鼠模型中针对幽门螺杆菌的治疗效果,以及研究了其产生免疫保护的作用机制。实验结果显示,与模型对照组相比,在接种组中,脲酶活性,幽门螺杆菌定植密度,血清中的 IL-8 和 TNF 水平,以及胃组织中的 COX-2 和 NAP 水平均显著降低,而血清中的 IgG 水平和脾淋巴细胞中的 IFN 水平均显著升高。除此之外,接种疫苗后胃粘膜炎症明显减轻。结果表明,CTB-UE 对幽门螺杆菌感染有良好的治疗效果。因此,多表位疫苗 CTB-UE 是一个有潜力的治疗幽门螺杆菌的疫苗,对人类来说是一种新的治疗选择。

8 埃博拉疫苗

目前,埃博拉病毒疫苗的研究主要集中在能表达埃博拉病毒蛋白的各种重组载体上,包括痘苗病毒疫苗、委内瑞拉马脑炎病毒复制颗粒(VRP)疫苗、腺病毒载体疫苗(AD)、重组水泡性口膜炎病毒(VSV)疫苗、副流感病毒载体疫苗(PIV),其中,比较重要的是腺病毒载体疫苗病毒载体疫苗 AdVac,PER. C6(recombinant adenoviral vector vaccine)又名丝状病毒多价疫苗等[23],是一种治疗埃博拉病毒感染和马尔堡病毒感染的疫苗,该腺病毒载体疫苗的原研公司是荷兰 Crucell NV 公司,之后 Crucell NV 公司被美国强生公司(Johnson & Johnson)并购,而 AdVac,PER. C6 现研制资助实体为美国国立卫生研究院和 Crucell NV 公司,该疫苗目前处于临床 I 期试验。

我国的科技工作者们也进行了埃博拉病毒疫苗的相关研究。将扎伊尔型埃博拉病毒的 GP 蛋白基因优化后构建了 Peak13CD5LGP 质粒,3 次免疫小鼠后可诱导针对 GP 蛋白的特异性抗体[24]。利用 pcDNA3. 1 载体制备了表达埃博拉病毒 GP 蛋白的 DNA 疫苗,免疫小鼠后产生的抗体可以阻断埃博拉假病毒进入细胞。埃博拉病毒腺病毒载体疫苗的研究,分别制备了扎伊尔型和苏丹型埃博拉病毒腺病毒载体疫苗,疫苗可诱导小鼠产生有效的细胞免疫和体液免疫反应,而且免疫后小鼠血清的抗体在近一年的时间内可稳定维持。将苏丹型和扎伊尔型埃博拉重组腺病毒混合后进行免疫,两者不存在相互干扰作用。利用新城疫 LaSota 株制备的重组载体疫苗表达了埃博拉病毒 GP 蛋白,并在小鼠和家禽上评估了其安全性。他们发现引入的埃博拉病毒 GP 蛋白改变了新城疫病毒进入细胞的通路,提示了病毒载体功能的改变所引发的潜在生物风险。

埃博拉病毒由疾病控制和预防中心分类为生物安全四级的病原体,目前仍然没有批准的合适治疗方法和疫苗。尽管几种有前景的 EBOV 治疗药物和疫苗正处于第一试验阶段,但目前该病的流行速度超过药物和疫苗的产生速度。像其他病毒一样,EBOV 病毒很大程度上依赖于宿主细胞的生长复制和繁殖。我们总结了目前的治疗药物,包括法匹拉韦 Favipiravir(T-705)、氯奎宁、胺碘酮、达隆,还有一些转膜蛋白干扰素,Na/K ATP 酶抑制剂等[25]。研究表明这些药物可以有效的抑制埃博拉在细胞内的增殖。大部分的药物是直接针对宿主内固定的靶标,独立于突变病毒。这些药物经 FDA 批准也可用于治疗其他疾病。这些药对于正开发的靶向抗原有互补作用,尤其针对的易突变的埃博拉病毒。

在 2014 年 8 月初,ZMapp 这种药物被用来治疗患埃博拉病的两个美国工人。两人均表示在接受 ZMapp 的治疗后有明显的好转,且后来逐渐恢复正常。这是第一次有药物对埃博拉病有治疗效果[26]。自此 ZMapp 受到了人们的关注。ZMapp 是一种实验性药物由美国生物药物公司和加拿大公司联合研发。它由 3 个专门针对埃博拉 GP 蛋白的人源化单克隆抗体组成。3 个抗体中的一个是 MB-003 和 ZMAB 鸡尾酒单克隆抗体的一部分。ZMapp 的独特之处在于它的组成抗体来源于植物尤其是本氏烟草。Mapp 生物药物公司指出,这种烟草在严格的控制条件下经室内培养能够表达药物蛋白,而且流程可大规模快速培养。由于 ZMapp 的迅速成功,植物抗体迅速成为关注焦点。

9 流感疫苗

由于频繁的病毒抗原性变化,目前的流感疫苗需要每年重新制定,发展普遍性具有抗多种亚型的流感疫苗甲型流感病毒,微妙的抗原设计成为实现这一目标的最有效的因素之一。有效的通用流感疫苗的发展涉及高度的抗原设计保守蛋白表位。通常这些目标是不暴露于宿主的免疫系统,从而不受免疫压力源性抗原变化。这些抗原自然弱免疫原性,但会引起免疫反应,与更广泛的反应。目前,保守的流感基质蛋白2(M2)和HA结构域的表位为提高抗原设计目标[27]。流感M2表示为一个完整的跨膜蛋白,由97个氨基酸组成酸包括24的N-末端的氨基酸残基形成的胞外区(M2e)。人类流感病毒M2e是在其N端9个氨基酸的完全保守,并已在近膜区的微小变化。由于它的高保护在甲型流感病毒,M2e一直被视为一个有前途的目标诱导交叉同的流感病毒防护。然而,M2e特异性免疫应答由于季节性疫苗或病毒感染引起的低免疫原性造成的相对较低的抗原表位密度和较小的尺寸相比,其他2个表面抗原HA和神经氨酸酶(NA),它可以屏蔽M2e从宿主的免疫系统。相同的抗原表位可以提出的各种平台,包括可溶性蛋白与佐剂,亚基或域的抗原表位的融合载体蛋白骨干,病毒样颗粒(VLPs)和纳米颗粒。

为了构建、拯救重配甲型H7N9流感病毒疫苗候选株并制备甲型H7N9流感裂解疫苗,动物实验评价甲型H7N9流感裂解疫苗的免疫原性及免疫保护性效果,可以采用反向遗传学技术将A/Anhui/1/2013(H7N9)疫苗株的HA、NA基因和A/PuertoRico/8/34(PRB)毒株的PB2、PBI、PA、NP、M、NS基因进行重配,转染细胞后筛选拯救甲型H7N9流感病毒疫苗候选株,制备rgPRB-H7N9流感裂解疫苗抗原、腹腔注射免疫Balb/c小鼠,检测血清IgG、IgGl、IgG2a、HI效价,进一步用野生株攻毒,评价rgPRB-H7N9流感裂解疫苗的免疫保护效果,结果成功拯救甲型H7N9流感病毒疫苗候选株rgPRB-H7N9[28]。制备的重配甲型H7N9流感裂解疫苗对小鼠产生较高的HI抗体效价。IgGl/IgG2a亚型检测结果表明小鼠体内以诱导体液免疫为主。攻毒实验显示甲型H7N9流感裂解疫苗能够有效降低肺部的病毒载量,肺组织病变显著减轻、体质量下降后趋于稳定,疫苗剂量达到15ug即可全部存活。甲型H7N9流感裂解疫苗能够达到保护小鼠效果。结论成功拯救重配甲型H7N9流感病毒疫苗候选株rgPRB-H7N9,制备的甲型H7N9流感裂解疫苗具有较好的免疫原性及免疫保护性,为H7N9流感裂解疫苗的研发及进入临床研究提供了实验依据。

发展可以引起广泛和长期的免疫力的通用流感疫苗(UIV)已经成为一个主要的流感疫苗研究与发展趋势。保守的流感病毒蛋白,基质蛋白(M1、M2)和流感病毒核蛋白(NP)都有高度保守序列,成为当前主要研究目标抗原。M1肽的蛋白酶水解免疫反应的单克隆抗体。1/3的N端区域绑定到病毒的脂质层,C末端2/3区结合核糖核蛋白(RNP)[29]。M2是一种多功能蛋白,它可以作为一个离子通道,其变化直接影响病毒的复制起始过程。M2额外的N端24aa-细胞域(M2e)是高度保守的。特别是,氨基端氨基酸位置2-9抗原决定簇(SLLTEVET)。M2-相关的免疫反应和抗流感的免疫力研究早在1988年当就体外证明M2蛋白质可以抑制流感病毒复制。流感病毒NP是高度保守的,在进化中低变异率。NP是决定物种特异性的主要因素之一,它显示A型和B型流感病毒之间一个较低程度的同源性,尽管他们RNP为相同的功能。

为研究有效的通用流感疫苗,解决流感疫苗株定期更换的难题。一种方法是可以利用乙肝病毒核心抗原(Hepatitis B core atigen,HBcAg)蛋白可以形成病毒样颗粒(Viruslike larticle,VLP)的特点,将高致病性人禽流感A/Hubci/1/2010(H5N1)HA2的76-130氨基酸(Aminoacid,AA)线性保守区(Linear conserved rgion,LCR)与HYcAg融合表达,并对其进行免疫学评价[30]。其结果显示,优化后的LCR-HBc片段能够在pET30a大肠杆菌原核表达系统中大量表达。将纯化后的融合蛋白免疫小鼠,发现LCR-HBc疫苗组H5N1血凝素(Hcmoglutination,HA)特异性IgG抗体滴度可达到1:12 800以上。对免疫后小鼠的A/PR/8/34(PR8)致死剂量攻毒实验结果显示,LCR-HBc疫苗组肺病毒载量显著低于对照组($P<0.01$),对小鼠的保护率为50%,研究的开展为流感通用型疫苗的研制提供科学线索。

10 糖尿病疫苗

观察α-硫辛酸联合牛痘疫苗接种家兔炎症皮肤提取物治疗糖尿病神经病变的疗效[31]。将156例2型糖尿病神经病变患者随机分为试验组(81例)和对照组(75例)。对照组患者使用牛痘疫苗接种家兔炎症皮肤提取物7.2 NU,每日一次,共2周,治疗组在此基础上使用α-硫辛酸600 mg,每日一次,共2周。观察两组治疗前后临床症状的改善、神经病变总症状(TSS)评分和神经传导速度的变化,以及治疗的总有效率。结果治疗2周后,试验组和对照组的TSS总积分、疼痛积分、麻木积分、感觉减退积分、烧灼感积分均明显降低,运动神经和感觉神经传导速度均有所增加,且试验组的变化更加明显,差异均具有统计学意义($P<0.05$)。试验组总有效率明显高于对照组。结论α-硫辛酸联合牛痘疫苗接种家兔炎症皮肤提取物静脉滴注治疗糖尿病神经病变疗效显著,值得临床推广。

随着糖尿病发病机制和致病基因的破译等方面研究不断深入,为糖尿病的防治提供了新的思路和方法。前人们已经发现在临床高血糖症状之前,自身免疫抗原如胰岛素、谷氨酸脱羧酶(GAD65)、胰岛素瘤抗原(IA-2)、胰岛特异性6磷酸葡萄糖催化亚基相关蛋白(IGRP)、胰岛锌离子转运蛋白(ZnT8),针对这些已经发现的抗原,目前已经开发了数种疫苗,主要集中于自身免疫性T细胞上。针对自身抗原的疫苗能够诱导保护性免疫耐受,能够激活或者维持抗原特异性免疫调节机制并改变病理性自身免疫。免疫耐受通过消耗或失活效应 T 细胞和激活调节性 T 细胞(Treg 细胞)对糖尿病病理进程进行调节,能够延缓糖尿病发展。目前也有其他以胰岛素为基础的联合药物或者修饰药物正在开发。如将胰岛素 B 链与不完全弗氏佐剂(IBC-VS01)结合作为疫苗进行 T1DM 的治疗,Ⅰ期临床试验表明,该疫苗可以减缓或停滞 TIDM 发展,具有显著疗效。人胰岛素或者胰岛素类似物与重组人透明质酸酶联合用药,Ⅰ期临床研究表明,可以明显缩短到达最大药效的时间[32]。

IA-2-P2 是由来自 P277 多肽的 T 表位与胰岛素瘤相关蛋白 2(IA-2)的 B 表位组合而成的新疫苗肽[33],为验证其对 1 型糖尿病的治疗效果,采用多次小剂量注射链脲佐菌素(STZ)诱导 C57BL/6 雄性小鼠建立 1 型糖尿病模型,成模 2 w 后,sc 100 μg 多肽进行免疫治疗,间隔 3 w 免疫,共 6 次,每 3 w 收集被免疫动物的血清进行生化分析,测定血糖浓度和 IgG 抗体滴度并进行体重监测。结果显示 IA-2-P2 多肽能在一定程度上降低血糖,与对照组相比,IA-2-P2 组终末平均血糖下降 38%;并能维持小鼠的体重的稳定;多肽治疗能延长小鼠生存时间,在 32 w 观测期间,IA-2-P2 组小鼠生存率达 70%,较对照组 40% 的生存率有显著差异($P<0.05$);并且具有免疫调节作用,ELISA 结果显示多肽可以有效引起免疫应答产生,与对照组相比,抗体水平有显著差异($P<0.05$)。

亚血凝素 AlaHisLys 通过净化活性氧减轻了非胰岛素依赖型糖尿病小鼠的症状并激活了 PI3-K/AKT 信号通路[34]。受损的胰岛 B 细胞在 2 型糖尿病的发生和发展过程中起着重要作用,氧分压可能是其中的一个元素。在目前的研究中我们调查了亚血凝素 AlaHisLys(DhHP-3),一个微过氧化物酶,对非胰岛素依赖型糖尿病小鼠的作用及 DhHP-3 的作用机制。糖尿病小鼠中的高血糖,葡萄糖耐受和胰岛素抗性的特征和氧分压和受损的胰岛 B 细胞相关。注射 DhHP-3 对高血糖和胰岛素抵抗有所改善,保护胰岛细胞,降低丙二醛的含量,增加血浆超氧化物歧化酶活性,此外,DhHP-3 刺激 INS-1 细胞的增殖,抑制细胞凋亡,激活 PI3-K/AKT 信号通路,研究结果首次表明 DhHP-3 可以降低非胰岛素依赖型糖尿病小鼠的血糖水平,回收活性氧,激活 PI3-K/AKT 信号通路,抑制胰岛 B 细胞的凋亡。

11 HIV 疫苗

构建的表达中国 HIV-1 BC-gp120 共识序列的核酸疫苗和 pSW3891 空载体质粒。通过电转录方式对雌性 BALB/c 小鼠进行免疫实验,通过 T 细胞酶联免疫斑点实验(ELSPOT)检测小鼠脾脏分泌 γ 干扰素(IFN-γ)的 T 淋巴细胞的数量[35],结果以第 10 号肽(NGTYMFTYMPN)为刺激肽 HIV-1 BC-gp120 免疫组分泌 IFN-γ 的 T 淋巴细胞数高于空载体组($P<0.05$)表达中国 HIV-1 BC-gp120 共识序列的核酸疫苗可以诱导特异性的细胞免疫反应。

制备中国 HIV 1 流行株 CRF07_BC 膜蛋白 gp41 重组 DNA 蛋白疫苗,并观察其在 BALB/c 小鼠中的免疫效果,则从 CRF07_BC 毒株(CN54)中扩增 gp41 胞外段,删除抗原决定环 loop 区,引入 T569A 和 I675V 两个突变位点,制备含 N 端七价重复序列、C 端七价重复序列和近膜区的重组疫苗,以未改造的 gp41 相应区域为对照免疫原[36]。使用 DNA 疫苗初免蛋白疫苗加强的方式免疫 BALB c 小鼠,结果显示 CN54 gp41 野生型及改造型重组 DNA 疫苗质粒和原核蛋白表达质粒经双酶切及测序鉴定均构建正确;CN54 gp41W 和 CN54 gp41M 表达蛋白相对分子质量约在 12 000 ~ 15 000 之间,纯化的重组蛋白可被豚鼠抗 gp140 阳性血清识别。CN54M 组(CN54 gp41 改造抗原组)诱导出较高的结合抗体水平,而线性表位抗体水平明显低于 CN54W 组(CN54 gp41 未改造组),两组均未检测出具有保护性的中和抗体水平。表明 CN54 gp41 改造抗原经 DNA 疫苗初免蛋白疫苗加强免疫小鼠,可产生较高的结合抗体,且主要是针对空间构象表位,但不具有中和能力。

在研究中发现霍乱毒素 B 亚基(CTB)疗效的体外激活小鼠骨髓来源的树突状细胞(DC)通过 Toll 样受体信号通路。体外 RNA 转录水平分析阵列显示,引导高层次的 CTB Th1 和 Th2 型细胞因子,炎性细胞因子和趋化因子。基于这些分析结果的稳定性,通过检测 HIV 包膜蛋白特异性免疫诱导 CTB 共接种 HIV 包膜蛋白 DNA 疫苗肌肉注射体内,与单独的 DNA 疫苗相比,CTB 增强 HIV 包膜蛋白在包膜蛋白特异性 IFN-γ 固相酶联免疫斑点实验中的特异性细胞免疫反应。此外,CTB 诱导高水平的包膜蛋白特异性体液免疫反应和促进抗体成熟接种第三轮后,这种组合免疫策略诱导 Th2 型差异的反应是表示一个高比例的 IgG1/IgG2a。研究表明,CTB 作为一种增强 HIV-1 DNA 疫苗免疫原性的良好佐剂[37]。此外也有研究表明,以重组复制缺陷型腺病毒 5(rAd5)、壳聚糖的纳米复合物与糖基化聚乙烯亚胺三乙二醇(MPEI)作为 HIV 疫苗的免疫佐剂。[38]

12 SARS 疫苗

构建以杆状病毒为外源基因载体、昆虫细胞或活体昆虫为受体的杆状病毒表达系统(B/IC)。用 B/IC 系统制备 SARS-CoV 病毒样颗粒(virus-like particles, VLP)须同时表达 M 蛋白和 E 蛋白,在昆虫细胞内能组装成稳定光滑类似于 SARS-CoV 粒子的球形 VLP;若同时表达 S 蛋白,则能高效组装和释放分泌型 VLP;同时表达 3a 蛋白、M 蛋白和 E 蛋白,3a 蛋白也组装进 VLP[39]。SARS-CoV 病毒样颗粒不具备自主复制的能力,同时不具有感染性,较灭活疫苗或减毒活疫苗更安全,也比亚单位疫苗或 DNA 疫苗的免疫原性强。因此,SARS-CoV VLP 很有潜力成为候选应用疫苗。

将人工优化合成的 SARS-CoV 突刺蛋白(S 蛋白)受体结合区序列 RBD 与载体分子 CTB 融合基因导入烟草叶绿体-

基因组中[40]。PCR 和 Southern 杂交分析表明,外源融合基因已整合到烟草叶绿体基因组中,并获得同质化。Western 杂交分析表明,重组融合蛋白 CTB-RBD 在叶绿体转基因烟草中获得表达,且主要以可溶性单体形式存在。ELISA 分析表明,在不同生长阶段、不同生长部位和不同时间点烟草叶片中,重组融合蛋白 CTB-RBD 的表达水平呈现明显的变化。重组蛋白在成熟叶片中的表达水平最高可以达到 10.2% TSP。通过 SARS 亚基疫苗 RBD 在烟草叶绿体中的高效表达,有望为植物源 SARS 亚基疫苗的生产以及 SARS 血清抗体的检测提供一个有效的技术平台。

此外,研究表明,SARS 疫苗抗原组成的受体结合域(RBD)SARS 冠状病毒 S 蛋白可诱导有效的中和抗体反应和保护接种动物 SARS 冠状病毒。因此构建两个 RBD 蛋白变体:1)RBD193-WT(193-aa,残基 318-510)和糖基化形式(RBD193-N1,RBD193-N2,RBD193-N3);2)RBD219-WT 219-aa 残基 318-536)和糖基化形式(RBD219-N1,RBD219-N2,and RBD219-N3),所有结构在酵母中表达为重组蛋白。纯化的重组蛋白的结构进行了比较它们的抗原性,使用明矾作为佐剂增强对小鼠免疫功能[41]。我们发现,RBD219-N1 具有较高的表达量,并保持其抗原性和功能。更重要的是,RBD219-N1 诱导更强的 RBD 的特异性抗体反应和较高水平的中和抗体在免疫的小鼠比 RBD193-WT、RBD193-N1、RBD193-N3、RBD219-WT 显著。

也有一些研究表明,SARS 病毒特异性 CD8 记忆 T 细胞保护易感宿主免受致命的 SARS 冠状病毒感染,但也表明,SARS-CoV 特异性 CD4 T 细胞和抗体反应的完整的保护是必要的。病毒特异性 CD8 T 细胞是清除病原体 SARS-CoV 感染后的主要条件。然而,SARS 病毒特异性 CD8 记忆 T 细胞介导的保护后,SARS 病毒的攻克并没有发现之前实验时的作用。研究中,使用加强免疫的方法,发现病毒特异性 CD8 T 细胞保护易感 8 ~ 10 个月的小鼠免受致死性 SARS 病毒的威胁。因此,未来新兴冠状病毒疫苗应该着重强调记忆 CD8 T 细胞反应的最佳保护作用[42]。

13 狂犬病疫苗

狂犬病是由狂犬病毒侵犯中枢神经系统引起的人畜共患急性传染病,潜伏期一般在 3 个月以内,一旦发病,其发展速度极快,病程多在 3 ~ 5 d,由于临床上尚无有效的治疗方法而只能着重于预防,发病率达 10% ~70% 以上,死亡率几乎达 100%,因此有效接种狂犬疫苗对预防控制狂犬病有重大意义。

江西某县检验科为此采用 5 针免疫程序接种法和 2-1-1 免疫接种程序的相关实验数据进行对比,利用 PHOMO 安图酶标仪采用间接 ELISA 法,以纯化狂犬病毒抗原包被,与抗人 IgG 单克隆抗体酶结合物等试剂组成,检测狂犬病疫苗免疫后人血清中的 IgG 抗体,用 SPSS16.0 统计软件进行分析数据,从而对比两种接种方式的免疫效果[43]。实验结果表明两种接种方式免疫效果并没有很大差异,但是在不同年龄组就存在不同,因此针对不同情况应采取最有效的接种方式。

目前市场上采用的疫苗大多为以 Vero 细胞为基质生产的人用狂犬病疫苗,由于 Vero 细胞为连续传代细胞系,理论上其细胞 DNA 具有潜在的致瘤性。目前文献报道其 140 代左右无致瘤性,国内疫苗生产也限定在 150 代以内。中国食品药品检定研究院建立一种阈值法(threshold method)检测人用狂犬病疫苗 Vero 细胞 DNA 残留量的方法[44]。取样品进行 DNA 抽提后,与内控品经高温变性、冰浴后,37 ℃水浴 1 h,加入生物素标记的单链 DNA 结合蛋白和尿素酶标记的抗单链 DNA 的单抗,与变形的宿主细胞 DNA 结合形成复合物,经过滤、洗涤后,将复合物吸附于硝酸纤维素膜上,置 Threshold 仪器样品检测池中检测 DNA 残留量。结果表明该方法的最低检测限为 3 pg/500 μL,并且准确度较高,精密度良好,与传统的检测方法相比试验周期短,操作简便,具有较好的指导意义。

我国的科研工作者对一种特定对于鸡胚细胞的狂犬病疫苗毒株 CTN-1 进行了测序以及分子特性的研究,这种疫苗被特定地称为 CTNCEC25,该种疫苗具有较高的免疫原性[45]。最终科研工作者得到了完整的核苷酸序列。CTNCEC25 基因长度为 11924 个核苷酸,与 CTN-1 的基因序列相对比,发现有 16 个核苷酸发生了替换和 1 个消除,导致在五个结构蛋白质中 8 个氨基酸发生改变。与其他完全测定序列的狂犬病病毒毒株相比,CTNCEC25 的同源性从 81.4% 到 99%,种源分析也表明 CTNCEC25 更与近期的中国狂犬病毒株相关,病毒生长分析也表明 CTNCEC25 在培养细胞上具有更快的增长速度,因此 CTNCEC25 是以后为制备高品质的安全的人类疫苗的理想疫苗毒株候选。

有研究发现表达狂犬病病毒糖蛋白的重组副流感性感冒型病毒能够使感染小鼠存活 6 天。在实验中,实验减毒株 RABV 和重组 RABV 表达三种糖蛋白或者 GM-CSF,能够直接被注入小鼠内部并能刺激产生病毒中和抗体,提高血脑屏障的通透性,使中枢神经系统中的 RABV 清除。为了检测 PIV-5 是否能够治疗感染小鼠,研究员通过肌肉注射的方式以一针 50 IMLD50s 的剂量注射,3 天后病毒感染脑部,感染后第 4、5、6 天,脑内注射磷酸缓冲液和 10-7 FFU 的 PIV5, PIV5-G,在 6 到 8 天后,小鼠开始显示出临床反应,比如颤抖、不自主移动。结果表明,用 4dpi 的 PIV5-G 治疗时,超过 80% 的小鼠能够存活,而 5dpi 的时候只有 30%。综合结果,PIV5-G 减少了狂犬病感染的临床症状,所以 PIV5-G 有望成为针对狂犬病病毒感染预防和治疗的疫苗[46]。

14 乳腺癌疫苗

治疗性癌症疫苗是增强宿主免疫抑制肿瘤生长的另一

个策略。原则就是利用肿瘤相关抗原 TAAs 诱导肿瘤细胞的靶向免疫反应,许多临床前和临床研究表明癌症疫苗是安全的只有极低的毒性。将疫苗联合使用其他治疗方法时常常出现非常有效的结果。早期的乳腺癌临床疫苗主要是针对 Her-2 相关靶抗原的,治疗性疫苗 sialyl-TN-血蓝蛋白(STn-KLH),唯一不影响进展时间 TTP 和术后存活。然而最近的一个多通道双结合的随机三期临床实验表明转移性乳腺癌病人接受 STn-KLH 和激素的治疗后明显的延长了 TTP 和术后存活。其他实验表明转移性乳腺癌病人接受人端粒逆转录酶 STn-KLH 肽疫苗加上抗 CD25 抗体的治疗效果明显高于那些单独接受 STn-KLH 疫苗治疗的。这个结果表明乳腺癌的治疗效果可以得到提升通过抑制肿瘤微环境的组成成分,比如调节性 T 细胞[47]。

树突状细胞 DC 是人体免疫系统内专业的抗原递呈细胞。基于树突细胞的肿瘤疫苗已经在某些特定的恶性肿瘤包括乳腺癌中取得了一定成就。在这样研究中[48],我们电融合 MDA-MB-231 乳腺癌细胞和来源于外周血单核细胞的树突细胞,融合 3 天,探究融合疫苗的生物学特性及其体外抗肿瘤效应。通过添加鸡尾酒 TNF-a、IL-1β、IL-6 和 PEG2,第二天不成熟的树突细胞在第三天转化为成熟的细胞。三天后成熟树突细胞被标记电融合乳腺癌细胞生成融合疫苗。融合细胞的表型由荧光显微镜和流式细胞仪分析。融合疫苗的评估由 T 细胞增殖,IL-2 和 IFN-γ 的分泌以及诱导肿瘤特异性 CTL 反应分析。尽管表型不同,但 3 ~ 7 天的树突细胞可以表达细胞表面类似物。融合疫苗组分泌的 IL-2 和 IFN-γ 要比对照组高的多。与对照组相比,融合的树突肿瘤细胞可以更好地刺激同种异体 T 淋巴细胞的增殖,在体外杀伤更多的乳腺癌细胞。3 天的树突细胞和 7 天的细胞功能相同,但培养周期更短。我们的研究结果表明 3 天的树突状细胞融合整个凋亡的乳腺癌细胞可以引起有效的抗肿瘤 T 细胞体外反应,可能发展成为未来的候选免疫疗法。

探索表皮生长因子受体通路底物 8(epidermal growth factor receptor substrate 8,EPS8)疫苗对乳腺癌细胞的抑制效应及其可能的机制[49]。Western blotting 检测 EPS8 蛋白在小鼠乳腺癌 4T1 细胞株中的表达。通过基因重组、表达和纯化等技术制备特异性的小鼠源性 EPS8,以 EPS8 蛋白为靶点制备抗肿瘤疫苗并免疫 BALB/c 小鼠,间接 ELISA 测定免疫前后不同时间小鼠血清内抗 EPS8 抗体效价;流式细胞术检测免疫前后的脾 T 淋巴细胞亚群比例。建立乳腺癌 4T1 细胞荷瘤小鼠模型并接种 EPS8 疫苗,接种佐剂作为对照,比较 2 组荷瘤小鼠的生存期、肿瘤体积、肿瘤重量,计算 EPS8 疫苗抑瘤率;流式细胞术检测荷瘤小鼠脾 T 淋巴细胞亚群比例,LDH 法检测其细胞毒性 T 细胞(CTL)杀伤率。EPS8 蛋白在乳腺癌 4T1 细胞株中高表达。成功构建的 EPS8 蛋白疫苗免疫小鼠后产生抗 EPS8 抗体,且随着免疫次数的增加,小鼠体内抗 EPS8 抗体滴度呈上升趋势。EPS8 疫苗不仅具有诱导小鼠产生体液免疫应答的功能,还能够降低荷瘤小鼠体内 Treg 细胞比例,激活机体内 T 细胞免疫功能;EPS8 疫苗可抑制肿瘤的生长、有效延长荷瘤小鼠的生存期。

探讨 OK432 优化的人脐静脉内皮细胞(HU-VECs)疫苗对小鼠 EAC 乳腺癌的生长抑制作用[50]。体外培养 HUVECs,与佐剂 OK432 混合,制备 HUVECs-OK432 疫苗,以小鼠 EAC 乳腺癌皮下移植瘤模型考查 HUVECs-OK432 疫苗的抗肿瘤效应,并通过 ELISA、脾细胞增殖及细胞毒性 T 淋巴细胞(CTL)杀伤实验检测疫苗免疫后体液及细胞免疫应答水平。结果在预防性免疫中,HUVECs-OK432 疫苗可以明显抑制 EAC 乳腺癌生长;HUVECs-OK432 疫苗诱导小鼠产生了高滴度的特异性 HUVEC 抗体;HU-VECs-OK432 疫苗能有效刺激免疫小鼠脾淋巴细胞的增殖;HUVECs-OK432 组小鼠脾细胞诱导产生了明显的靶向 HU-VEC 细胞的 CTL 杀伤作用。结论 HUVECs-OK432 疫苗可以有效诱导机体产生靶向 HUVEC 的特异性体液及细胞免疫应答,从而有效抑制了小鼠 EAC 乳腺癌的生长。

15 轮状病毒疫苗

评价灭活轮状病毒(rotavirus,RV)与灭活肠道病毒 71 型(enterovirus 71,EV71)联合疫苗的免疫效果及两种抗原间的相互作用[51]。方法将灭活 RV 与 EV71 按不同抗原含量配比制成联合疫苗免疫 ICR 小鼠,同时设单价疫苗组,均经小鼠腿部肌肉注射,隔 2 周免疫 1 次,共 2 次,分别于每次免疫后 2 周,经小鼠尾静脉采血,分离血清,经 56 ℃ 灭活 30 min 后,采用血清中和试验检测小鼠血清中抗 RV 和抗 EV71 中和抗体效价。结果初次免疫后 14 d,各组小鼠血清中 RV 特异性中和抗体阳转率为 50% ~67%,中和抗体效价为 2.2 ~2.8,加强免疫后 14 d,抗体阳转率达 100%,中和抗体效价为 28.5 ~35.9。初次免疫后 14 d 各组小鼠血清中抗 EV71 中和抗体阳转率为 83% ~100%,中和抗体效价为 4.0 ~7.1 加强免疫后 14 d,中和抗体阳转率达 100%,中和抗体效价为 25.4 ~71.8;联合疫苗组与单价疫苗组间抗 RV 及抗 EV71 中和抗体效价差异无统计学意义($P>0.05$);RV 和 EV71 抗原量按 160/160 EU 配比时,可诱导出最高的抗 RV 抗体及抗 EV71 抗体应答。结论 RV 与 EV71 联合疫苗可诱导小鼠产生针对两种病毒的体液免疫应答,抗体应答水平与疫苗抗原配比剂量相关,未发现两种抗原间有协同或拮抗作用。

评价国产Ⅲ价轮状病毒基因重配株疫苗在中国健康成人、儿童和婴幼儿中服用的安全性和免疫原性。采用随机、双盲和安慰剂对照研究方法,按照 1∶1的比例分别给予 140 名健康观察对象(其中 18 岁以上 40 名、6 ~17 岁 40 名、2 ~35 月龄 60 名)接种我国某厂家生产的Ⅲ价轮状病毒基因重配株疫苗(简称Ⅲ价 RV 基因重配疫苗)和安慰剂。观察接种日和接种后 28 天内的全身反应;采用间接酶联免疫吸附试验方法(ELISA)检测婴幼儿试验对象免疫前后的抗轮状病毒 IgA 抗体[52]。Ⅲ价 RV 基因重配疫苗与安慰剂全身反应相似,均未见全身严重不良反应。经 3 剂免疫后特异性抗体滴度均增加,疫苗组为免疫前的 3.86 倍,安慰剂组为原来的 2.46 倍,免疫后两组间抗体滴度及增长倍数均无统计学差别($P>0.05$)。Ⅲ价 RV 疫苗在健康人群特别是 2~35 月龄目标人群中接种的安全性良好并具有一定的免疫原性。

尽管已有轮状病毒疫苗,但轮状病毒仍是全球范围内儿童腹泻的主要原因。Rotarix(葛兰素史克)和 RotaTeq(默克公司)疫苗有效的减少轮状病毒的发病率和死亡率。另一个人类轮状病毒灭活疫苗由野生型轮状病毒培养而来。这种疫苗用 PIA G1 链作为母链,包含轮状病毒 VP7 和 VP4 抗原。最初用先锋免疫治疗来修饰该疫苗,后来用母链疫苗株通过克隆和组织培养来修饰,最终该疫苗由葛兰素史克制成,被称为 RIX4414(Rotarix)[53]。在美国和芬兰进行的实验表明 Rotarix 的高效性。此外,这种疫苗也在拉丁美洲国家测试,总的来说,该疫苗对轮状病毒引起的疾病的功效有 86%。最近几年 Rotarix 已经被引入世界上 90 多个国家。

全球疫苗需求的不断增加、生物技术水平的日新月异,以及新型疫苗市场利好的强势促进是疫苗市场迅猛发展的主要原因。我国由于疫苗需求量稳定增长、公众的免疫观念加强以及政府的政策导向和支持,疫苗市场得以高速发展和增长,因此成为最具备发展潜力的市场,受到疫苗生产企业的重视。随着分子生物学理论和技术的进步,疫苗研制的技术水平也在不断提高和完善。利用现代生物技术生产疫苗,探索表位筛选联合免疫及分子佐剂的研究,核酸疫苗、表位疫苗、联合疫苗等新型疫苗不断问世,结合疫苗、肿瘤疫苗、治疗性疫苗等疫苗的基础研究和临床应用也不断纵深发展,为我国疫苗产业的发展注入新的力量。

参考文献

1 高　明,崔红玉,王笑梅,等.嗜酸乳杆菌表面锚定展示 H5N1 亚型禽流感病毒血凝素 HA1 蛋白的研究[J].中国预防兽医学报,2014,36(8):593-596.

2 王　增,冯华朋,朱鹏阳,等.H9N2 亚型禽流感病毒疫苗候选株的构建[J].中国预防兽医学报,2014,36(7):571-573.

3 Fan X, Hashem AM, Chen Z, *et al*. Targeting the HA2 subunit of influenza A virus hemagglutinin *via* CD40L provides universal protection against diverse subtypes[J]. *Mucosal Immunol*, 2015, 8(1): 211-220.

4 包琦锋,刘洪洋,张　婷,等.鞭毛蛋白 FliC 突变体/HPV18L2N 融合蛋白的表达与纯化[J].现代生物医学进展,2014(1): 7-12.

5 田晓娟,冯　娟,张丽芳,等.HPV16 L1 在整合型重组毕赤酵母中的表达及病毒样颗粒的纯化[J].中国人兽共患病学报,2014, 30(5):479-483.

6 Xu D, Wang D, Yang X, *et al*. Fusion of HPV L1 into Shigella surface IcsA: a new approach in developing live attenuated Shigella-HPV vaccine[J]. *Antiviral Res*, 2014, 102:61-69.

7 Zhou CM, Zhang GX, Ma XX. Characterization and evaluation of the immune responses elicited by a novel human papillomavirus (HPV) therapeutic vaccine: HPV 16E7-HBcAg-Hsp65 fusion protein[J]. *J Virol Methods*, 2014, 197:1-6.

8 张　岩,胡永浩,杨　帆,等. Asia 1 型口蹄疫病毒抗原表位突变株的构建及其生物学特性分析[J]. *Virus*, 2015, 31(1):96-104.

9 苏春霞,段相国,陈溥言.重组白介素-2 增强口蹄疫病毒多表位疫苗免疫效果研究[J].动物医学进展,2014,35(12):1-4.

10 Zhang C, Wang Y, Wang M, *et al*. Rapeseed oil and Ginseng saponins work synergistically to enhance Th1 and Th2 immune responses induced by the foot-and-mouth disease vaccine[J]. *Clin Vaccine Immunol*, 2014, 21(8):1113-1119.

11 王　曼.人类肠道病毒 71 型与 EB 病毒疫苗候选抗原在毕赤酵母中的表达及免疫原性研究[D].武汉大学,2014.

12 李月香.肠道病毒 71 型串联表位疫苗的分子设计与免疫效果评价[D].安徽医科大学,2014.

13 Cai Y, Ku Z, Liu Q, *et al*. A combination vaccine comprising of inactivated enterovirus 71 and coxsackievirus A16 elicits balanced protective immunity against both viruses[J]. *Vaccine*, 2014, 32(21):2406-2412.

14 袁吉振.重组登革病毒 EDIII 细菌膜泡的构建及免疫效能研究[D].第三军医大学,2014.

15 曹　政.登革病毒空壳疫苗研制及病毒空壳制备关键技术[D].重庆大学,2014.

16 Li Z, Yang H, Yang J, *et al*. Construction and preliminary investigation of a novel dengue serotype 4 chimeric virus using Japanese encephalitis vaccine strain SA14-14-2 as the backbone[J]. *Virus Res*, 2014, 191:10-20.

17 侯宏嘉.肺炎链球菌溶血素 Ply 蛋白疫苗及 BLP 技术应用的研究[D].吉林大学,2014.

18 曾令斌.以 Compound48/80 为佐剂的减毒肺炎球菌活疫苗 SPY1 对幼鼠的保护效果及机制研究[D].重庆医科大学,2014.

19 Wu K, Yao R, Wang H, *et al*. Mucosal and systemic immunization with a novel attenuated pneumococcal vaccine candidate confer serotype independent protection against Streptococcus pneumoniae in mice[J]. *Vaccine*, 2014, 32(33):4179-4188.

20 王　娜.消减调节性 T 细胞增强幽门螺杆菌疫苗的免疫保护作用机制研究[D].福建医科大学,2014.

21 Chen J, Li N, She F. Helicobacter pylori outer inflammatory protein DNA vaccine-loaded bacterial ghost enhances immune protective efficacy in C57BL/6 mice[J]. *Vaccine*, 2014, 32(46):6054-6060.

22 Lv X, Yang J, Song H, *et al*. Therapeutic efficacy of the multi-epitope vaccine CTB-UE against Helicobacter pylori infection in a Mongolian gerbil model and its microRNA-155-associated immuno-protective mechanism[J]. *Vaccine*, 2014, 32(41):5343-5352.

23 刁天喜,徐守军,赵晓宇,等.埃博拉出血热药物和疫苗研究开发态势分析[J].军事医学,2014,38(8):569-575.

24 武文姣,刘叔文. 埃博拉病毒疫苗的防治进展[J]. 南方医科大学学报,2014,34(10):1519-1522.

25 Kang Yiu Lai,Wing Yiu George Ng,Fan Fanny Cheng. Human Ebola virus infection in West Africa:areview of available therapeutic agents that targetdifferent steps of the life cycle of Ebola virus[J]. *Infect Dis Poverty*,2014,3(43):1-17.

26 Zhang YF,LI DP,Jin X,*et al.* Ebola with ZMapp:spotlight on plant-made antibody[J]. *Life Sci*,2014,57(10):987-988.

27 Zhang H,Wang L,Richard W. Compans and Bao-Zhong Wang. universal influenza vaccines,a dream to be realized soon[J]. *Viruses*,2014,6:1974-1991.

28 陈 锐,段跃强,赵忠鹏,等. 甲型 H7N9 流感裂解疫苗制备及免疫保护效果的评价[J]. 免疫学杂志,2014,30(7):608-611.

29 Zheng M,Luo J,Chen Z. Development of universal influenza vaccines based on influenza virus M and NP genes[J]. *Review*,2014,42:251-262.

30 辛 丽,杨星钮,于在江,等. 基于 H5N1 禽流感病毒 HA2 蛋白的通用型流感疫苗初步研究[J]. 病毒学报,2014,30(5):521-528.

31 吕丽芳,苏 永,张 云,等. α-硫辛酸联合牛痘疫苗接种家兔炎症皮肤提取物治疗糖尿病神经病变的疗效观察[J]. 医药论坛杂志,2014,35(12):136-138.

32 卢世平,金 亮,吴 洁. 1 型糖尿病疫苗临床研究进展[J]. 中国药科大学学报,2014,45(6):625-632.

33 吴 洁,申丽丽,黄东成,等. 新型疫苗肽 IA-2-P2 对 1 型糖尿病的治疗作用[J]. 药物生物技术,2014,21(4):293-296.

34 Lei LY,Zhang GJ,Li PF,*et al.*. Deuterohemin-AlaHisLys mitigates the symptoms of ratswith non-insulin dependent diabetes mellitus by scavengingreactive oxygen species and activating the PI3-K/AKT signaltransductionpathway [J]. *Chemico-Biological Interactions*,2014,220:64-74.

35 张 璐,张春华,刘 源,等. 中国 HIV-1 BC 亚型包膜蛋白 gp120 核酸疫苗诱导的细胞免疫反应[J]. 江苏医药,2014,40(25):2964-2966.

36 王妮丹,罗振武,孙红岩,等. HIV-1 CRF07_BC 毒株 gp41 重组 DNA 蛋白疫苗的制备及免疫[J]. 中国生物制品学杂志,2014,27(9):1113-1117.

37 Hou J,Liu Y,Hsi J enny,*et al.* Cholera toxin B subunit acts as a potent systemic adjuvant for HIV-1 DNA vaccination intramuscularly in mice [J]. *Hum Vaccines Immunotherapeutics*, 2014, 10 (5): 1274-1283.

38 Jiang YH,Li M,Zhang ZR,et al. Enhancement of nasal HIV vaccination with adenoviral vector-based nanocomplexes using mucoadhesive and DC-targeting adjuvants [J]. *Pharm Res*, 2014, 31 (10): 2748-2761.

39 孟娟丽,沈晓玲,谭文杰. SARS 冠状病毒病毒样颗粒疫苗的研究进展[J]. 生物技术通讯,2014,25(2):268-271.

40 钟 雪,齐广勋,杨 静,等. SARS 亚基疫苗-突刺蛋白受体结合区 RBD 在烟草叶绿体中的高效表达[J]. 生物工程学报,2014,30(6):920-930.

41 Chen WH,Du LY,Cha,SV,et al. Yeast-expressed recombinant protein of the receptor-binding domain in SARS-CoV spike protein with deglycosylated forms as a SARS vaccine candidate[J]. *Hum Vaccines Immunotherapeutics*,2014,10 (3):648-658.

42 Channappanavar Rudragouda,Fett Craig,Zhao Jincun. Virus-specific memory CD8 T cells provide substantial protection from lethal severe acute respiratory syndrome coronavirusinfection[J]. *J Virol*,2014,88(19):11034-11044.

43 贺艳娇,刘忠明,左小伟. 5 针免疫程序与 2-1-2 免疫程序接种狂犬疫苗效果分析比较[J]. 实验与检验医学,2014,32(3):353-354.

44 曹守春,李玉华,徐康为,等. 阈值法检测人用狂犬病疫苗 Vero 细胞 DNA 残留量方法的建立及初步验证[J]. 中国生物制品学杂志,2014,27(3):423-426.

45 Zhu SM,Wang CH,Zhang P,*et al.* Sequencing and molecular characterization of CTNCEC25, a China fixed rabies virus vaccine strain CTN-1 adapted to primary chicken embryo cells [J]. *Virology J*,2014,11:176-188.

46 Huang Y,Chen ZH,Huang JH,*et al.* Parainfluenza virus 5 expressing the G protein of rabies virus protects mice after rabies virus infection [J]. *Virology J*,2015,89(6):3427-3429.

47 Jiang XG. Harnessing the immune system for the treatment of breast cancer[J]. *Biomed Biotechnol*,2014 15(1):1-15.

48 Zhang Peng,Yi SH,Li X,*et al.* Preparation of triple-negative breast cancer vaccine through electrofusion with Day-3 dendritic cells[J]. *PLoS One*,2014,9,(7):e102197.

49 涂三芳,李玉华,宋朝阳,等. 表皮生长因子受体通路底物 8 疫苗对乳腺癌细胞的抑制效应及其可能机制[J]. 中国肿瘤生物治疗杂志,2014,21(1):55-61.

50 徐茂磊,周 玲,杨小平. OK432 优化的内皮细胞疫苗抗小鼠乳腺癌作用研究[J]. 中国药理学通报,2014,30(10):1425 -1430.

51 叶 静,米 鍇,吴晋元,等. 灭活轮状病毒与灭活肠道病毒 71 型联合疫苗的免疫效果[J]. 中国生物制品学杂志,2014,27(3):292-295.

52 黄 腾,李荣成,周 旭,等. 国产Ⅲ价轮状病毒基因重配株疫苗安全性和免疫原性初步研究[J]. 应用预防医学,2014,20(6):349-354.

53 Lin CL,Chen SC,Liu SY,*et al.* Disease caused by rotavirus infection [J]. *The Open Virology Journal*,2014,8:14-19.

药学研究

Pharmaceutical Research

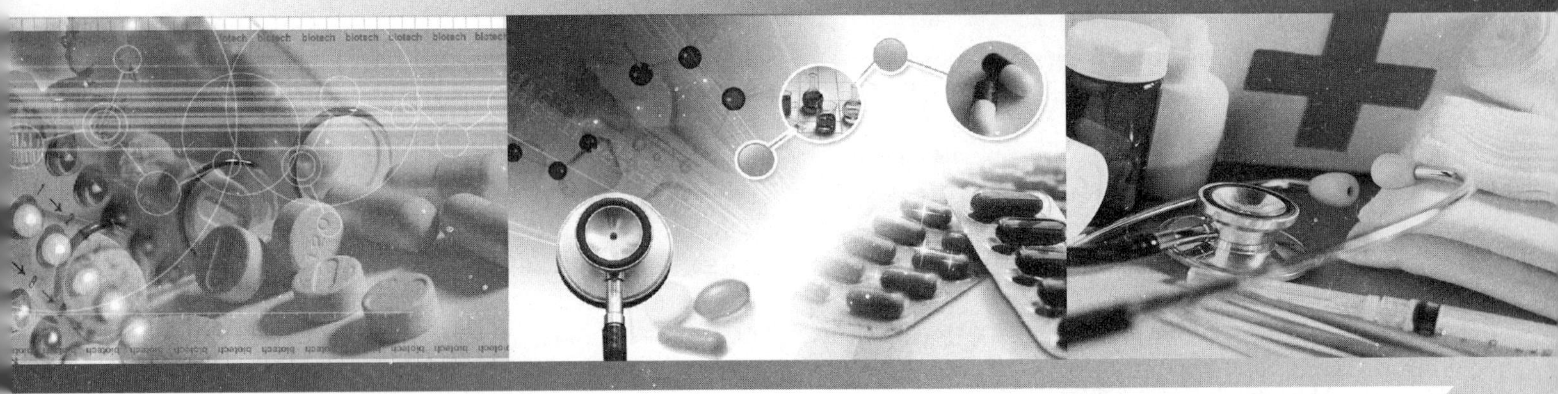

科研成果获奖项目

中药与天然药物

1. 中草药微量活性物质识别与获取的关键技术及应用

（国家科技进步奖二等奖　2014）

中国医学科学院药物研究所　北京科莱博医药开发有限责任公司

庾石山　石建功　张东明　于德泉　陈晓光　张建军　王　珂　申竹芳　马双刚　屈　晶

2. 中药材生产立地条件与土壤微生态环境修复技术的研究与应用

（国家科技进步奖二等奖　2014）

中国中医科学院中药研究所　浙江大学　中国科学院生态环境研究中心　北京中医药大学　昆明理工大学　云南省农业科学院药用植物研究所　皖西学院

郭兰萍　黄璐琦　虞云龙　陈保冬　王文全　崔秀明　刘大会　陈乃富　韩邦兴　杨　光

3. 中草药 DNA 条形码生物鉴定体系

（高等学校科学研究科技进步奖一等奖、中华中医药学会科学技术奖一等奖　2014）

北京协和医学院　中国中医科学院中药研究所　湖北中医药大学

陈士林　宋经元　姚　辉　韩建萍　庞晓慧　石林春　林余霖　刘　昶　李西文　陈科力　李　滢　朱英杰　马新业　罗　焜　高　婷

4. 药用草乌化学成分的系统研究

（高等学校科学研究自然科学奖一等奖　2014）

四川大学

王锋鹏　陈巧鸿　周先礼　陈东林　徐　亮　晁若冰　刘小宇　邹春兰　唐　培　简锡贤　谢光波　高　峰　刘志刚　程　航　张中堂

5. 基于药用植物生物学的根类药材最佳采收期研究方法的建立

（中华中医药学会科学技术奖二等奖　2014）

黑龙江中医药大学

都晓伟　王喜军　孙　晖　王　栋　孟祥才　杨　波　于　丹　吴军凯　李　滨　张　瑜

6. 绣线菊等长白山常用中药材活性组分及应用研究

（中华中医药学会科学技术奖二等奖　2014）

中国医学科学院药用植物研究所　吉林省中医药科学院　中国食品药品检定研究院

董政起　王隶书　王　威　程东岩　郭　鹏　赫玉芳　张英华　张才煜　董方言　南敏伦

7. 岭南地产药材抗流感病毒药效物质基础研究

（中华中医药学会科学技术奖二等奖　2014）

广州中医药大学　东莞广州中医药大学中医药数理工程研究院　广东众生药业股份有限公司

赖小平　苏子仁　张奉学　李　耿　黎玉翠　张绍日　张　军　黄　松　刘　鹏　龙超峰

8. 罗汉果遗传育种与良种推广

（中华中医药学会科学技术奖二等奖　2014）

中国医学科学院药用植物研究所广西分所

马小军　莫长明　缪剑华　白隆华　冯世鑫　王海英　唐　其　刘丽华　石　磊　覃嘉明

9. 通关藤质量评价体系及其活性部位的研究与应用

（中华中医药学会科学技术奖三等奖　2014）

辽宁中医药大学

张　慧　康廷国　裴志东　翟延君　谢　明　初正云　王添敏　才　凤

10. 湘银花、湘百合、湘玉竹种质评价和 GAP 种植关键技术研究及应用

（中华中医药学会科学技术奖三等奖　2014）

湖南中医药大学

周日宝　童巧珍　刘湘丹　王朝晖　贺又舜　刘笑蓉　雷志钧　王　珊

11. 山东道地药材黄芩品种优选及质量评价

（中华中医药学会科学技术奖三等奖　2014）

山东省中医药研究院　山东大学生命科学院

林慧彬　林建群　路俊仙　谷红霞　路　宁　杨金平　何希望　王　萌

12. 金刚藤药材资源、物质基础及其创新中药品种二次开发

（中华中医药学会科学技术奖三等奖　2014）

湖北中医药大学

干国平　刘焱文　黄必胜　陈树和　王光忠　吴和珍　方　颖　张秀桥

13. 常用中(傣)药千斤拔资源调查评价及可持续利用研究

（中华中医药学会科学技术奖三等奖　2014）

中国医学科学院药用植物研究所云南分所　中国医学科学院药用植物研究所　中国中医科学院中药研究所

张丽霞　高微微　邵爱娟　管燕红　张忠廉　李海涛　牛迎凤　唐德英

14. 高原雪灵芝的抗氧化作用及其用于改善密闭环境机体缺氧的研究

（军队医疗成果奖三等奖　2014）

第二炮兵总医院

雷　宁　李成敏　王　玲　曹　淼　吕晓杰　王佃亮　张　玮

15. 镰形棘豆防晒霜对海训官兵日晒伤的防护作用研究

（军队医疗成果奖三等奖　2014）

南京军区第175医院　兰州军区兰州总医院
陈锦珊　钱　江　胡永狮　李茂星　杜青云　洪佳妮
郭文勇

16. **调肝启枢化浊法防治糖脂代谢紊乱性疾病基础与应用研究**
（国家科技进步奖二等奖　2014）
广东药学院　广州白云山和记黄埔中药有限公司　广州中医药大学　中国中医科学院
郭　姣　李楚源　雷　燕　贝伟剑　荣向路　苏政权
德　勤　唐富天　唐春萍　何　伟

17. **四物汤类方治疗不同证型原发性痛经的功效物质基础与生物学机制**
（高等学校科学研究自然科学奖一等奖　2014）
南京中医药大学　江苏省中西医结合医院
段金廒　宿树兰　刘　培　范欣生　尚尔鑫　华永庆
唐于平　王佩娟　马宏跃　钱大玮　郭建明　李文林
陆　茵　刘　立　朱　敏　刘春美

18. **中医药整体治疗的网络调节机制研究**
（高等学校科学研究自然科学奖一等奖　2014）
澳门科技大学　香港浸会大学
刘　良　黄锦伟　姜志宏　王静蓉　梁丽娴　周　华
余英杰　李　婷

19. **艾灸的温补效应规律及其原理研究**
（高等学校科学研究科技进步奖二等奖　2014）
湖南中医药大学
常小荣　严　洁　刘　密　易受乡　岳增辉　王小娟
林亚平　郁保生　刘未艾　彭　亮

20. **中药芪苈强心胶囊治疗慢性心力衰竭研究**
（中华中医药学会科学技术奖一等奖　2014）
石家庄以岭药业股份有限公司　南京医科大学第一附属医院　中国医学科学院阜外心血管病医院　西安交通大学医学院第一附属医院　华中科技大学同济医学院附属协和医院　南方医科大学南方医院　复旦大学附属中山医院
贾振华　李新立　张　健　黄　峻　吴相君　王宏涛
魏　聪　马爱群　廖玉华　许顶立　邹云增　韩硕龙
刘敏彦　袁国强　吴以岭

21. **抗抑郁中药综合评价体系的建立与应用**
（中华中医药学会科学技术奖一等奖　2014）
中国人民解放军军事医学科学院毒物药物研究所
李云峰　张有志　崔承彬　赵毅民　于能江　杨　明
张黎明　赵　楠　陈红霞　薛　瑞　刘艳芹　安　磊
袁　莉　郭继芬　蔡　兵

22. **抗病毒颗粒抗新发传染性疾病的技术发明及其应用**
（中华中医药学会科学技术奖一等奖　2014）
国家中药现代化工程技术研究中心　丽珠医药集团股份有限公司
曹　晖　彭招华　曾永清　陶德胜　曾德成　管　轶
李绍平　高　进

23. **中药复方861及细胞因子对肝星状细胞调控的研究**
（中华中医药学会科学技术奖一等奖　2014）
中国人民解放军第252医院　首都医科大学附属北京友谊医院
王爱民　阴赪宏　王宝恩　王　军　李　洵　马　红
马志杰　马雪梅　魏艳荣　付晓霞　宋　鑫　朱志坚

24. **益气清热活血法治疗慢性胃炎及癌前病变的机制及其转化应用研究**
（中华中医药学会科学技术奖二等奖　2014）
江苏省中医院（南京中医药大学附属医院）
沈　洪　单兆伟　陆为民　刘增巍　季俊虬　刘亚军
郑　凯　骆　殊　张　露　朱萱萱

25. **气滞胃痛颗粒药效物质和作用机制研究**
（中华中医药学会科学技术奖三等奖　2014）
辽宁中医药大学
孟宪生　杨关林　何晓霞　康廷国　韩　凌　包永睿
潘　英　王　帅

26. **“太少合治”法治疗糖尿病微血管病变的应用与基础研究**
（中华中医药学会科学技术奖三等奖　2014）
中国人民解放军成都军区总医院　成都中医药大学　中国人民解放军第452医院
呼永河　谢春光　由凤鸣　李　静　周龙甫　沈　毅
刘爱琴　叶河江

27. **复方青龙衣胶囊抗肿瘤作用及作用机制研究**
（中华中医药学会科学技术奖三等奖　2014）
黑龙江省中医药科学院
王伟明　段玉敏　霍金海　张洪娟　张雅丽　韩德强
许庆瑞　张　强

28. **中药甾体皂苷的综合研究及应用**
（李时珍医药创新奖　2014）
中国人民解放军军事医学科学院放射与辐射医学研究所　云南白药集团股份有限公司　天津中医药大学
马百平　从玉文　冯　有　赵　阳　柳晓兰　熊呈琦
宋新波　高崇昆　杨晓源　丛　悦　张　洁　康利平
余河水　余祖胤　庞　旭

29. **基于中医病理新假说的老年性痴呆中药干预及其分子机制系列研究**
（中国中西医结合学会科学技术奖一等奖　2014）
深圳大学第一附属医院（深圳市第二人民医院）深圳市老年医学研究所　湖南中医药大学　美国 University of California，Los Angeles（UCLA）
吴正治　李映红　Andrew CJ Huang　张秋雁　曹美群
段丽红　王　林　张永锋　贾秀琴　戎志斌　黄飞娟

吴安民　李路军　王春宝　孙珂焕　李仲秋　杨　敏
陈嫚茵

30. 补肾益精法防治原发性骨质疏松症的疗效和机制
（中国中西医结合学会科学技术奖一等奖　2014）
上海中医药大学附属龙华医院　中国中医科学院中医临床基础医学研究所
王拥军　谢雁鸣　王永炎　施　杞　陈　棣　唐德志
梁倩倩　王燕平　支英杰　卞　琴　舒　冰　崔学军
莫　文　宇文亚　廖　星　王　晶　赵东峰　李晨光

31. 基于整合药理学策略的中药成分群-体内过程-药效活性的关联性研究
（中国中西医结合学会科学技术奖一等奖　2014）
中国中医科学院中药研究所　山东省科学院自动化研究所　中国科学院自动化研究所
杨洪军　许海玉　张迎春　马　艳　李　珂　卢　朋
陶　野　唐仕欢　张方博　吴宏伟　李德凤　张　毅
雷　云　黄　斌　陈晓萌

32. 中药辛热药性实质研究与认知模式构建
（中国中西医结合学会科学技术奖二等奖　2014）
北京中医药大学
张　冰　黄建梅　刘小青　林志健　孙建宁　金　锐
马长华　薛春苗　李　敏　李连珍　王春梅　钟赣生
卢建秋　吴嘉瑞　闫永红

33. 藤龙补中汤治疗大肠癌作用及肿瘤生物学基础研究
（中国中西医结合学会科学技术奖三等奖　2014）
上海中医药大学附属龙华医院　重庆三峡中心医院
胡　兵　沈克平　李　刚　许　玲　安红梅　邓　珊
杜　琴　史秀峰　魏蒙蒙　王双双

34. 补肾活血方抑制椎间盘退变研究
（中国中西医结合学会科学技术奖三等奖　2014）
江苏省中医药研究院
谢　林　康　然　陶永飞　徐文强　席志鹏　黄德健
王庚启

35. 前列宁胶囊的研制及其治疗前列腺疾病的作用研究
（中国中西医结合学会科学技术奖三等奖　2014）
福建中医药大学
洪振丰　徐　伟　林久茂　周建衡　彭　军　赵锦燕
李　煌　郑海音　武一曼　谢金东　钟晓勇　周海涛

36. 猪苓渗湿利尿功效在卡介苗抗大鼠膀胱癌中的减毒增效机制研究
（中国中西医结合学会科学技术奖三等奖　2014）
广州中医药大学第二附属医院
曾　星　张　娴　李彩霞　黄　羽　杨　明　张国伟
危建安　贺　毅　陈天良　连　绘　韩　凌　巫志峰
周　丹

37. 酸枣仁汤抗焦虑效用、机制及其物质基础的研究
（中国中西医结合学会科学技术奖三等奖　2014）
北京中医药大学　山东中医药大学
谢　鸣　王　欣　王守勇　孙志翠　潘思源　刘持年
高　琳　李军艳　刘西建　朱晓旭　郭　炜

38. 健脾消胀冲剂对上消化道动力作用机制的研究
（中国中西医结合学会科学技术奖三等奖　2014）
首都医科大学附属北京中医医院
刘　汶　张声生

39. 补肾方药治疗原发性骨质疏松症的生物学机制及新药研发
（中华医学科技奖三等奖　2014）
中国中医科学院中医临床基础医学研究所　中国中医科学院西苑医院　北京岐黄制药有限公司　福建省中医药研究院　四川省中医药科学院
谢雁鸣　王和鸣　邓文龙　鞠大宏　魏　戌　沈　霖
支英杰　宇文亚

生化药物及生物制品

40. CT 抗原筛选新方法建立及 LAMP 靶向作用的新型 BAP31 抗肿瘤疫苗研制
（高等学校科学研究技术发明奖二等奖　2014）
第四军医大学
杨　琨　宋朝君　金伯泉　孙元杰　李海涛　魏玉英

41. 我国耐药结核病流行状况及关键防治技术的研究
（中华医学科技奖二等奖　2014）
中国疾病预防控制中心　首都医科大学附属北京胸科医院　中国医学科学院病原生物学研究所　博奥生物集团有限公司　清华大学
赵雁林　许绍发　何广学　逄　宇　王　宇　程　京
金　奇　高微微　邢婉丽　郭　永

42. 联合抗菌药物对鲍曼不动杆菌的抗菌活性研究
（军队医疗成果奖三等奖　2014）
兰州军区第三医院
杨喜民　叶　明　徐修礼　王　刚　余　航

药物制剂

43. 中药注射剂全面质量控制及在清开灵、舒血宁、参麦注射液中的应用
（国家科技进步奖二等奖　2014）
神威药业集团有限公司　清华大学
李振江　陈　钟　罗国安　刘军锋　杨辉华　李军山
姜　海　梁琼麟　霍会斌　谢媛媛

44. 抗精神病新药奥氮平及其制剂的研制和应用
（国家科技进步奖二等奖　2014）
江苏豪森药业股份有限公司　上海医药工业研究院

中国药科大学
岑均达　钟慧娟　王广基　吕爱锋　洪文华　赵军军
孙长安　肖　军　陈亭亭　陈刚胜

45. **现代药物制剂研发关键技术及其应用**
（高等学校科学研究科技进步奖一等奖　2014）
江苏大学　扬子江药业集团有限公司　中国食品药品检定研究院　江苏省中医药研究院
徐希明　路显锋　胡昌勤　贾晓斌　李浩冬　丁丽霞
余江南　朱　源　刘宏飞　曹　霞　夏　博

46. **中药透皮制剂大品种丁桂儿脐贴的现代研究及产业化应用**
（中华中医药学会科学技术奖一等奖　2014）
亚宝药业集团股份有限公司　上海交通大学医学院附属瑞金医院　首都医科大学附属北京儿童医院　广州市妇女儿童医疗中心
任武贤　禹玉洪　王　鹏　葛季声　汤　柯　梁　军
周海燕　辛　艳　张凤平　许春娣　徐樨巍　何婉儿

47. **舒筋通络颗粒**
（中华中医药学会科学技术奖三等奖　2014）
神威药业集团有限公司
刘铁军　姜国志　杨宝翠　高会芹　周明霞　李香梅
姜　海　甄兰敏

48. **落花生枝叶制剂的研发及临床应用**
（中华中医药学会科学技术奖三等奖　2014）
上海市中医医院
徐　建　王翘楚　王国华　严晓丽　庞传宇　张雯静
王惠茹　许　良

49. **中药炮制与药性相关性及其饮片质量评价模式**
（李时珍医药创新奖　2014）
中国中医科学院中药研究所
肖永庆　李　丽　张　村　林　娜　梁日欣　隋　峰
刘　颖　栾　兰　刘春芳　殷小杰　于定荣　麻印莲
顾雪竹　逄　镇　陈东东

50. **治疗心衰常用中药静脉制剂对地高辛药动学影响及减毒增效机制研究**
（中国中西医结合学会科学技术奖二等奖　2014）
天津中医药大学第一附属医院
毛静远　刘昌孝　王恒和　赵志强　王贤良　魏广力
王　强　张振鹏　徐　昕　葛永彬　侯雅竹　毕颖斐
郭永铁

51. **基于多肽的脑肿瘤靶向递药研究**
（中国药学会科学技术奖二等奖　2014）
复旦大学
陆伟跃　陆五元　占昌友　李　翀　谢　操　付　伟
刘　敏　刘　瑜

52. **天麻素渗透泵缓释片及其关键技术的研究与应用**
（军队医疗成果奖二等奖　2014）
广州军区武汉总医院
樊光辉　刘　辉　刘　宏　谢　峻　陈利锋　谢向阳
匡长春　杨　汀　魏兰兰

药物分析

53. **新型手足口病疫苗研发质量控制和评价关键技术体系的建立与应用**
（中国药学会科学技术奖一等奖　2014）
中国食品药品检定研究院　江苏省疾病预防控制中心　广西壮族自治区疾病预防控制中心　北京微谷生物医药有限公司　北京科兴生物制品有限公司　中国医学科学院医学生物学研究所
王军志　梁争论　毛群颖　朱凤才　莫兆军　沈心亮
李琦涵　高　强　徐　苗　李凤祥　姚　昕　高　帆
吴　星　何　鹏　邱少辉

54. **广西壮药法定质量标准体系规范化研究**
（中国药学会科学技术奖三等奖　2014）
广西壮族自治区食品药品检验所
谭明杰　刘华钢　陆敏仪　黄汉儒　韦松基　赖茂祥
黄瑞松　黄　捷　谢培德

55. **统计学在药品监督与检定中的应用研究**
（中国药学会科学技术奖三等奖　2014）
中国食品药品检定研究院　沈阳药科大学
谭德讲　马双成　杨化新　项荣武　杜　颖　张　横
贺　庆　张　媛

56. **临床常用药物中微量杂质检测和安全控制关键技术研究与应用**
（中国药学会科学技术奖三等奖　2014）
中国医学科学院药物研究所　中国食品药品检定研究院　华润紫竹药业有限公司
吴　松　张启明　杜冠华　张金兰　杨庆云　郑　焱
宁保明　王　琰　等

药物产业

57. **中成药二次开发核心技术体系创研及其产业化**
（国家科技进步奖一等奖　2014）
天津中医药大学　浙江大学　中国中医科学院　正大青春宝药业有限公司　天津市医药集团有限公司
张伯礼　程翼宇　瞿海斌　刘　洋　范骁辉　谢雁鸣
高秀梅　张　平　刘　雳　王　毅　张俊华　康立源
胡利民　任　明　张艳军

58. **抗高血压沙坦类药物的绿色关键技术开发及产业化**
（国家科技进步奖二等奖　2014）
上海医药工业研究院　浙江华海药业股份有限公司

常州四药制药有限公司

时惠麟　胡功允　李巧霞　王晓东　周　虎　涂国良　彭俊清　单晓燕　陈　伟　陈　浩

59. 阿卡波糖原料和制剂生产关键技术及产业化

（国家科技进步奖二等奖　2014）

浙江工业大学　成都学院　华东医药股份有限公司　杭州中美华东制药有限公司　杭州华东医药集团新药研究院有限公司

郑裕国　李邦良　何璧梅　孙　敏　吴　晖　王远山　王亚军　周鲁谨　姚忠立　张　颖

60. 基于单抗和适配体的丙型肝炎病毒核心抗原检测关键技术及产业化

（高等学校科学研究技术发明奖一等奖　2014）

山东大学　山东莱博生物科技有限公司　烟台艾德康生物科技有限公司

王传新　王佳颖　刘　鹏　王丽丽　刘子忠　王　恒

61. 子宫内膜异位症治疗专利中药散结镇痛胶囊的研制及产业化

（中华中医药学会科学技术奖一等奖　2014）

江苏康缘药业股份有限公司

萧　伟　吴　云　赵宾江　曹　亮　秦建平　孙永城　周　军　孙　兰　陈　俊　钱　俊　丁为现　吕新勇　高晓艳　胡军华

62. 中药颗粒剂产业化关键技术研究与突破

（中华中医药学会科学技术奖二等奖　2014）

北京中医药大学　颈复康药业集团有限公司

倪　健　李云霞　郭振东　李　平　杜守颖　尹兴斌　董晓强　应晓军　曲昌海　邵安岭

63. 动态中药提取的溶出稳态性规律研究与科研产业化应用

（中华中医药学会科学技术奖三等奖　2014）

湖南中医药大学　九芝堂股份有限公司

贺福元　刘文龙　谷陟欣　石继连　周　晋　黄　胜　杨岩涛　邓凯文

64. 龙牙肝泰胶囊规模化生产

（中华中医药学会科学技术奖三等奖　2014）

黑龙江中医药大学　黑龙江久久药业有限责任公司

姜家康　马宝柱　丁　宁　陈大忠　张彦文　田振坤

65. 康复新液治疗慢性难愈合性创面的循证医学及产业化研究

（李时珍医药创新奖　2014）

四川好医生攀西药业有限责任公司　中华中医药学会外科分会　四川好医生药业集团有限公司

裴晓华　沈咏梅　李曰庆　李军祥　王　军　陈明岭　陆树良　傅超美　黄秀深　耿福能　马秀英　吴桃清　任君宇　黄媛莉　王春晖

66. 银杏叶全产业链集成技术及产业化

（中国药学会科学技术奖三等奖　2014）

浙江康恩贝制药股份有限公司　浙江现代中药与天然药物研究院有限公司

王如伟　叶剑锋　方　玲　姚德中　胡林水　姚建标　乔洪翔　金朱明　等

药理、毒理

67. 药物成瘾机制及综合干预模式研究与应用

（国家科技进步奖二等奖　2014）

中国人民解放军军事医学科学院毒物药物研究所　宁波市微循环与莨菪类药研究所　北京大学　中南大学湘雅二医院　中国人民解放军军事医学科学院基础医学研究所　云南省药物依赖防治研究所　上海市精神卫生中心

李　锦　郝　伟　周文华　崔彩莲　杨　征　李建华　刘志民　赵　敏　韩济生　苏瑞斌

68. 乙型肝炎病毒与Ⅰ型干扰素系统相互作用的新机制

（高等学校科学研究自然科学奖一等奖　2014）

复旦大学　上海交通大学医学院附属瑞金医院

袁正宏　李建华　陈捷亮　谢幼华　张欣欣　张小楠　邹　敏　施碧胜　于德敏

69. 抗病毒天然免疫信号转导机制

（高等学校科学研究自然科学奖一等奖　2014）

武汉大学

舒红兵　钟　波　王延轶　李　颖　雷曹琦　李　姝

70. 心血管病炎症调控关键节点的靶向学研究

（高等学校科学研究自然科学奖一等奖　2014）

南京医科大学

陈　琪　李跃华　徐　涌　朱旭冬　贲晶晶　柏　惠　胡玉龙　阙玲琍　孔小岑　吴晓燕

71. 自身免疫性疾病发生发展的分子机制

（高等学校科学研究自然科学奖二等奖　2014）

中南大学　香港大学

陆前进　陈德茂　赵　明　肖　嵘　张　鹏　苏玉文　张　庆　梁云生　赵　莎　丁　澍　廉晓日　刘　倩　龙　海

72. 以微管为靶的紫杉烷类分子抗肿瘤耐药应用基础研究

（高等学校科学研究自然科学奖二等奖　2014）

北京协和医学院

方唯硕　戴均贵　陈晓光　李　燕　王少戎　谢　丹　王洪波　杨春刚　刘　晓　李　燕　盛　莉　李　轩　邹建华　张　翼　王　磊　梅　梅

73. 肺动脉高压发病的分子机制和潜在药物研发的研究

（高等学校科学研究自然科学奖二等奖　2014）

哈尔滨医科大学

朱大岭　王　爽　马　翠　王志刚　郭　蕾　李　晶　李姗姗　聂晓伟　马　俊　刘　云

74. **适宜国情的艾滋病抗病毒治疗和免疫重建研究**
（高等学校科学研究科技进步奖一等奖　2014）
北京协和医学院
李太生　王福生　王爱霞　谢　静　张　政　金　磊　邱志峰　韩　扬　李雁凌　王焕玲　吕　玮　刘正印　马小军　宋晓璟

75. **ADMET 成药性评价关键技术和模型研究**
（高等学校科学研究科技进步奖二等奖　2014）
浙江大学
曾　苏　侯廷军　余露山　何俏军　蒋惠娣　杨　波　周　慧　胡海红　徐思云　陈枢青　罗沛华　李　丹

76. **基于药物血清的中药复方抗肝纤维化药理机制与效应成分研究**
（中华中医药学会科学技术奖二等奖　2014）
上海中医药大学附属曙光医院　上海中医药大学
刘成海　刘　平　杨　涛　陶艳艳　季　光

77. **隔药饼灸调节 PPAR/TLR 双通道延迟动脉粥样硬化形成机制的研究与应用**
（中华中医药学会科学技术奖二等奖　2014）
湖南中医药大学
岳增辉　郁保生　刘　密　常小荣　袁建菱　王小娟　严　洁　谭　静　刘未艾

78. **葛根素对 HCY 诱导的血管内皮细胞 Bip 基因表达的影响**
（中华中医药学会科学技术奖三等奖　2014）
河南中医学院
沈晓君　赵君玫　曹　珊　魏　群　谢有良　高爱社　韩　芬　徐向宇

79. **天然药物有效成分抑制哮喘气道炎症的作用机制研究**
（中华中医药学会科学技术奖三等奖　2014）
吉林省延边大学医学院
延光海　金光玉　李良昌　李光昭　秦向征

80. **黄芪对糖尿病外周血内皮祖细胞的影响及 p38MAPK 信号传导机制研究**
（中华中医药学会科学技术奖三等奖　2014）
贵阳中医学院
徐寒松　向　慧　吴　青　孔德明　雷闽湘　谢晓云　赵　胜　杨传经

81. **稳心颗粒治疗心律失常电生理以及分子机制研究**
（中国中西医结合学会科学技术奖一等奖　2014）
山东步长制药股份有限公司　中国中医科学院广安门医院　北京中医药大学东直门医院　首都医科大学安贞医院
赵步长　邢雁伟　伍海勤　高永红　王春梅　艾　辉　朱海燕　熊兴江　陈　钰　冯　博　王益民　薛人珲　南景一

82. **雷公藤活性成分的抗风湿病情改善作用及机制研究**
（中国中西医结合学会科学技术奖二等奖　2014）
中国中医科学院中药研究所
林　娜　刘春芳　孔祥英　吕爱平　陈卫衡　王建竹　莫淡雅　张彦琼

83. **雷公藤甲素、锝[^{99}Tc]亚甲基二膦酸盐治疗 Graves 眼病的机制研究**
（中国中西医结合学会科学技术奖三等奖　2014）
河南中医学院　郑州大学第一附属医院　上海中医药大学附属龙华医院
燕树勋　王　颖　方邦江　魏军平　黄　凯　李　允　李　恒

84. **蛋白质泛素化修饰的调控机制及其在骨质疏松促骨形成治疗中的应用**
（中华医学科技奖一等奖　2014）
中国人民解放军军事医学科学院放射与辐射医学研究所　香港浸会大学　香港中文大学　中国航天员科研训练中心
张令强　贺福初　张　戈　卢克锋　秦　岭　尹秀山　邢桂春　李英贤　崔　宇　何　珊

85. **蛋白质酪氨酸激酶和磷酸酶生物学功能新发现及抑制剂的筛选**
（中华医学科技奖三等奖　2014）
吉林大学
付学奇　邢　述　赵志壮　马俊锋　李婉南　胡　鑫　徐雪松　董洪钵

86. **肾上腺髓质素功能多样性及在心血管疾病中的作用和机制**
（中华医学科技奖三等奖　2014）
北京大学　北京大学第一医院
齐永芬　齐建光　金红芳　唐朝枢　杜军保　张　靓　滕　旭　蒋　维

87. **ADMET 成药性评价关键技术和模型研究**
（中国药学会科学技术奖二等奖　2014）
浙江大学药学院
曾　苏　侯廷军　余露山　何俏军　蒋惠娣　杨　波　周　慧　胡海红　徐思云　陈枢青　等

88. **中药药代动力学的关键科学技术研究和应用**
（中国药学会科学技术奖二等奖　2014）
天津药物研究院
刘昌孝　司端运　魏广力　李全胜　伊秀林　曾　勇　樊慧蓉　陆　榕　高　晶　肖淑华　等

89. **基于分子靶点的抗肿瘤药物活性评价及机制研究**
（中国药学会科学技术奖三等奖　2014）
浙江大学
杨　波　何俏军　朱　虹　曹　戟　应美丹　翁勤洁　罗沛华　杨晓春　等

90. **丹参通过调节水通道蛋白 2 治疗糖尿病肾病机制探讨**

（军队医疗成果奖三等奖　2014）
白求恩医务士官学校附属第 260 医院
胡　波　王燕舞　陈冰雪　王振国　姚　欣　鲍军强

临床研究

91. 源于中医临床的中药药效学评价体系的构建与应用
（国家科技进步奖二等奖　2014）
中国中医科学院西苑医院
刘建勋　林成仁　任钧国　李欣志　付建华　李　磊　任建勋　孙明谦　苗　兰　侯金才

92. 个体化药物治疗相关基因标志物检测技术创新与临床应用
（高等学校科学研究科技进步奖一等奖　2014）
南京大学　中国药科大学　南京军区军事医学研究所
周国华　杨　斌　宋沁馨　邹秉杰　武海萍　黄乐群　曹晓梅　张晓丹　卜　莹

93. 抗肿瘤新药临床评价研究技术平台的建立及推广应用
（高等学校科学研究科技进步奖一等奖　2014）
北京协和医学院
石远凯　孙　燕　王金万　徐兵河　冯奉仪　储大同　周际昌　张湘茹　王奇璐　李树婷　韩晓红　张和平　何小慧　杨　林　罗　健　胡兴胜

94. 益气养血安神中药防治冠心病心绞痛作用机制及临床疗效的研究
（高等学校科学研究科技进步奖二等奖　2014）
黑龙江中医药大学
周亚滨　客　蕊　刘影哲　郑佳新　韩佳瑞　关丽梅　张春芳　孟　涛　张丽丽　周　谓　张晓峰

95. 益气活血方及有效成分干预慢性肾病纤维化关键机制与临床转化应用
（高等学校科学研究科技进步奖二等奖　2014）
上海中医药大学
何立群　曹和欣　唐　英　张昕贤　邵命海　陈　刚　蒋宇峰　沈沛成　杨雪军　张新志　吴　锋

96. 活血化瘀法在肝病中的临床运用和作用机制
（高等学校科学研究科技进步奖二等奖　2014）
上海中医药大学
张　玮　王　磊　刘一博　王俐琼　李　莹　王　奕　陈云飞　王　妍　王育群　邢练军　张海燕

97. 临床重要耐药菌的发生和传播新机制及临床应用
（高等学校科学研究科技进步奖二等奖　2014）
广州医科大学　复旦大学附属华山医院　四川大学华西医院　北京大学第一医院　中国科学院上海药物研究所
卓　超　宗志勇　王明贵　郑　波　蓝乐夫　郭庆兰　钟南山

98. 中药六类新药苏黄止咳胶囊的开发及临床应用
（中华中医药学会科学技术奖一等奖　2014）
北京东方运嘉科技发展有限公司　扬子江药业集团北京海燕药业有限公司
晁恩祥　晁　燕　曾凤英　闫利颖　王海盛　肖　慧　王　玫　褚金哲　侯　鹏　周津梅

99. 基于“心肌能量代谢”的鹿角合剂治疗慢性心力衰竭的临床及基础研究
（中华中医药学会科学技术奖二等奖　2014）
上海中医药大学附属曙光医院
周　华　戎靖枫　瞿惠燕　王肖龙　郭　蔚　薛金贵　刘永明　刘　茜

100. 复黄片治疗肛肠疾病出血的临床研究与应用开发
（中华中医药学会科学技术奖二等奖　2014）
上海中医药大学附属龙华医院　上海交通大学
陆金根　曹永清　潘一滨　邱明丰　韩向晖　梁宏涛　王佳雯　苏　靖

101. 基于肝豆状核变性痰瘀病机的肝豆灵片作用机制及其临床应用研究
（中华中医药学会科学技术奖三等奖　2014）
安徽中医药大学第一附属医院
鲍远程　杨文明　张　波　陈怀珍　韩　辉　谢道俊　汪　瀚　张　娟

102. 活骨注射液治疗气滞血瘀型股骨头缺血性坏死的临床与实验研究
（中华中医药学会科学技术奖三等奖　2014）
黑龙江中医药大学附属第二医院
张晓峰　徐西林　张广美　于雪峰　蔡梦影　孙　辉　张　杰　匡海学

103. 温阳活血法防治慢性肾脏病的临床和实验研究
（中华中医药学会科学技术奖三等奖　2014）
上海市普陀区中心医院（上海中医药大学附属普陀医院）
上海市普陀区利群医院
彭　文　王　浩　王云满　金周慧　王　利　殷佩浩　刘育军　邢丽娜

104. 活血通络法治疗慢性前列腺炎的研究
（中华中医药学会科学技术奖三等奖　2014）
北京中医药大学东直门医院
李海松　王　彬　李兰群　贾玉森　党　进

105. “从脾论治”在敷贴结合导引治疗慢性疲劳综合征中的临床应用
（中华中医药学会科学技术奖三等奖　2014）
上海中医药大学附属岳阳中西医结合医院
陈云飞　房　敏　于心同　杨文佳　张春雁　刘　臻　朱　俊　郦兴红

106. 地参祛风合剂治疗变应性鼻炎和荨麻疹的临床和实验研究

（中华中医药学会科学技术奖三等奖　2014）
上海交通大学医学院附属瑞金医院
沈小珩　朱伟嵘　郑　岚　夏　翔　郭元彪

107. 蛇床子及其制剂抗湿疹机制的基础研究与临床应用
（李时珍医药创新奖　2014）
中国人民解放军第230医院
苑振亭　刘成刚　王　可　赵　磊　程丽萍　郇　瑜
赵中华　禚旭晶　高　丹

108. 扶正化瘀方及其组分预防肝硬化门脉高压出血的基础研究与临床应用
（中国中西医结合学会科学技术奖二等奖　2014）
上海中医药大学附属曙光医院　上海市公共卫生临床中心
上海市普陀区中心医院　福建省厦门市中医院
徐列明　周　扬　平　键　顾　杰　徐　虹　田　甜
张　杰　刘　平　刘成海　张文炜　张　琴　薛冬英
蔡　虹　赵长青

109. 扶肾颗粒提高腹透患者生存质量、防治腹膜纤维化相关研究
（中国中西医结合学会科学技术奖二等奖　2014）
天津中医药大学第一附属医院
杨洪涛　曹式丽　赵菁莉　林　燕　杨　波　范淑芳
张　琳　邢海涛　任　桐　姜　晨　支　勇　官欣茹
薛彤权　王艳松

110. 益气活血组方、有效组分抑制肾纤维化关键机制及临床转化应用
（中国中西医结合学会科学技术奖二等奖　2014）
上海中医药大学附属曙光医院
何立群　杨雪军　唐　英　曹和欣　陈　刚　沈沛成
蒋宇峰　邵命海　张新志　吴　锋

111. 扶正、清解法组方辅助治疗消化道肿瘤的临床与基础系列研究
（中国中西医结合学会科学技术奖二等奖　2014）
福建中医药大学　福建省第二人民医院
杜　建　曹治云　陈旭征　陈立武　纪　莎　廖联明
刘志臻　陈文列　胡海霞　赵红佳　蔡　晶　章尤权
兰　岚　郑良朴　林如辉　郑君婷　彭　军　庞文生
黄云梅　郑春松　戴启文　黄守清　魏开建　沈双宏

112. 骨碎补总黄酮及其联合肿瘤坏死因子－α拮抗剂治疗类风湿关节炎骨破坏的临床和基础研究
（中国中西医结合学会科学技术奖三等奖　2014）
上海市长宁区光华中西医结合医院
肖涟波　欧阳桂林　岳　涛　李宁丽　黄　正
高华利　解　骏　胡军林　孙松涛　黄志明
黄新星

113. 安子合剂补肾清热和血安胎在免疫性流产中的临床应用及疗效机制
（中国中西医结合学会科学技术奖三等奖　2014）
江苏省中医院（南京中医药大学附属医院）
陆启滨　任青玲　周琴妹　邵家德　卞慧敏　朱　姝
柳　静　许家莹　丁　超

114. 益肾调髓活骨法防治股骨头坏死的基础研究和临床应用
（中国中西医结合学会科学技术奖三等奖　2014）
浙江中医药大学　浙江中医药大学附属第一医院
童培建　金红婷　吴承亮　毛　强　厉　驹　单乐天
俞索静　尹　华　季卫锋　何帮剑　孙　燕　周　莉
王萍儿

115. 抗肿瘤新药临床评价研究技术平台的建立及推广应用
（中华医学科技奖二等奖　2014）
中国医学科学院肿瘤医院
石远凯　孙　燕　王金万　徐兵河　冯奉仪　储大同
周际昌　张湘茹　王奇璐　李树婷　韩晓红　李　青
周立强　张　频　王子平

116. 抗肿瘤新药临床评价研究技术平台的建立及推广应用
（中国药学会科学技术奖一等奖　2014）
中国医学科学院肿瘤医院
石远凯　孙　燕　王金万　徐兵河　冯奉仪　储大同
周际昌　张湘茹　王奇璐　李树婷　韩晓红　李　青
周立强　张　频　王子平

117. 注射用兰索拉唑及其注射级别原料药的关键技术研发与临床应用研究
（中国药学会科学技术奖二等奖　2014）
江苏奥赛康药业股份有限公司　上海长海医院
陈庆财　李兆申　赵　俊　杜奕奇　陈祥峰　宗在伟
金雪锋　李　谢　杜有国　韩继永　等

118. 蛇床子制剂的研究与临床应用
（军队医疗成果奖二等奖　2014）
沈阳军区第230医院
苑振亭　刘成刚　王　可　李东伟　赵中华　苏晓媛
苑艳飞　战玉红　高培平

119. 补肾解郁法治疗抑郁症基础与应用研究
（军队医疗成果奖二等奖　2014）
兰州军区第3医院
杨来启　林　昱　杨喜民　邱财荣　张　彦　邓自和
马文涛　戴　捷　贾　婷

120. 治疗痤疮中药新药玉容消痤汤/颗粒的基础研究及临床应用
（军队医疗成果奖二等奖　2014）
海军总医院　解放军302医院
李秀玉　魏振满　王蔼明　张　沂　王晓静　腰向颖
李　静　李超群　陈祎霏

121. 边疆医院临床药学应用研究

（军队医疗成果奖三等奖　2014）
成都军区第59医院
邓永坤　袁　芳　吴秀芝　余丽梅

122. 数字化药房的构建及其临床应用
（军队医疗成果奖三等奖　2014）
南京军区福州总医院
宋洪涛　刘　莹　于西全　陈　磊　刘　晔　陈维中

123. 小剂量碘治疗女性乳腺小叶增生的研究
（军队医疗成果奖三等奖　2014）
南京军区第102医院
瞿发林　过　伟　余海鹰　孙元琪　吴晓燕　董文燊
陈　颖

124. 循证药学证据指导临床危重疾病药物治疗的研究与应用
（军队医疗成果奖三等奖　2014）
成都军区昆明总医院
何洪静　徐贵丽　刘建昆　唐　斌　郝　江　王慧敏

125. 补肾活血方治疗原发性骨质疏松症的临床研究
（军队医疗成果奖三等奖　2014）
广州军区第421医院
丁　柱　朱兆洪　肖烈钢　郭新辉　刘艳红　曹　阳
凌　龙

126. 增液润节汤治疗阴虚血瘀型膝骨关节炎的实验与临床研究
（军队医疗成果奖三等奖　2014）
沈阳军区第208医院
王海燕　陈立忠　孙　艳　贾全章　徐　爽　郑　伟
张　雷

其　他

127. 高等真菌和植物的次级代谢物发酵过程调控
（高等学校科学研究自然科学奖一等奖　2014）
上海交通大学　华东理工大学
钟建江　汤亚杰　钱志刚　刘建文　唐　文　肖建辉

128. 中医药"上工治未病"工程项目以及中医药对亚健康防治干预研究
（中华中医药学会科学技术奖二等奖　2014）
中和亚健康服务中心　湖南中医药大学
孙　涛　何清湖　樊新荣　朱　嵘　刘朝圣

129.《中医药适宜技术社区推广与应用》
（中华中医药学会科学技术奖三等奖　2014）
上海交通大学附属第六人民医院
吴耀持　张峻峰　张　蓉　单宝枝　刘　静　黄承飞

130. 医药卫生科学数据共享网
（中华医学科技奖三等奖　2014）
中国医学科学院　中国人民解放军总医院　中国中医科学院中医药信息研究所　中国医学科学院基础医学研究所　中国疾病预防控制中心
刘德培　尹　岭　何　毅　王　恒　崔　蒙　陈　杰
洪晓顺　杜冠华

131. 药物经济学对国家医药制度科学化发展的作用
（中国药学会科学技术奖二等奖　2014）
北京大学中国卫生经济研究中心
刘国恩　吴久鸿　董朝晖　吴　晶　徐　菲　官海静

132. 国家标准《医药工艺用水系统设计规范》研究及制订
（中国药学会科学技术奖三等奖　2014）
中国医药集团联合工程有限公司
刘　元　张长银　李忠德　冯　庆　叶　萍　刘艳艳
李　云　陈功平

（由张桂兴　万　猛　李劲松　刘俊立　孔令青　孙文虹　赵　凯提供资料　由司伊康　程桂芳　金昕根整理）

国家自然科学基金资助项目

2014 年国家自然科学基金面上项目（药学相关项目选录）

项目编号	项目名称	负责人	依托单位
71473003G0308	基本药物制度下的县级公立医院绩效评价研究	王　珩	安徽医科大学
81472448H1621	乳源六肽结合 EEF1D 逆转卵巢癌细胞耐药性及其分子机制	秦宜德	安徽医科大学
81473536H2902	Nrf2/ARE 调控 COPD 肺支气管上皮 MRP1 表达及化痰降气方对其干预作用与机制研究	汪电雷	安徽中医药大学
81473535H2902	肝豆汤效应中药对 TX 小鼠铜代谢通路分子调控及内脏保护作用机制的研究	胡文彬	安徽中医药大学
81473277H3110	舒尼替尼与多巴胺联合治疗耐药性乳腺癌的机制及药物动力学/药效动力学研究	周田彦	北京大学
81473276H3110	中国北方多民族人群药物代谢酶 CYP450 与肿瘤耐药转运蛋白 MDR1 基因表观遗传多态性及机制的研究	章国良	北京大学
81473067H2611	基于通用数据模型的耐多药肺结核药物治疗不良反应主动监测方法学研究	詹思延	北京大学
81473084H3001	基于伤寒沙门菌 Vi 抗原结构的糖疫苗研究	叶新山	北京大学
81470172H28032	D－LC/MS 技术在中药药效成分发现中的应用研究	叶　敏	北京大学
81471381H0923	神经元发育通路为基础的哌甲酯药物遗传学研究	杨　莉	北京大学
81473236H3105	抗肝癌药物分子靶点的网络药理学研究	王　娟	北京大学
81471938H1904	蒽环类抗生素通过 RFX1 引起 HBV 再激活的机制研究	鲁凤民	北京大学
81471925H1903	念珠菌血症常见病原真菌对唑类药物耐药性的分子演化研究	刘　伟	北京大学
81473128H3004	saRNA 作为新型小核酸药物分子的机制和应用研究	梁子才	北京大学
81473235H3105	AQP1 参与 TGF－β 诱导肿瘤上皮间质转化及调控网络研究和化合物 ZX－1201 的作用及机制	李学军	北京大学
81470849H0315	广泛的药物性肝损伤及何首乌肝损伤致病基因研究	侯凤琴	北京大学
21474001B040304	苯硼酸酯类氧化敏感高分子及高分子前药的合成、性质	杜福胜	北京大学
81471353H0918	成体齿状回神经干细胞 microRNA－132/212 在阿片成瘾中的作用及分子机制	崔彩莲	北京大学
81473189H3101	新型钠通道开放剂角蒿酯碱的药理学机制研究	卞希玲	北京大学
21476018B060806	抗肿瘤双层智能纳米药物胶囊的结构设计与性能研究	张建军	北京化工大学
21475007B0509	多功能近红外荧光给药复合纳米胶囊的制备与应用	汪乐余	北京化工大学
51473017E031002	面向经皮给药的高分子可溶微针的优化设计与研究	郭新东	北京化工大学
11472048A020601	防渗油 PBX 炸药中石蜡微胶囊与粘结剂界面作用机制的研究	赵天波	北京理工大学
81473689H2709	基于 AQP 和 TLR/NF－κB 信号通路研究风药在溃疡性结肠炎治疗中的增效作用机制	张书信	北京中医药大学
81473370H2807	基于代谢组学特征的白芍养血柔肝“证-效”研究及芍药内酯苷作用机制	张建军	北京中医药大学
81473661H2708	扶正透邪、解毒化瘀法对多重耐药铜绿假单胞菌的抑菌作用及免疫损伤的干预机制研究	徐红日	北京中医药大学
81473365H2806	基于细胞共培养人体皮肤类似物模型研究挥发油对中药成分促透规律及其作用机制	吴　清	北京中医药大学
81473547H2903	基于三维立体数据库和多维数据挖掘的中药注射剂致过敏反应关键影响因素研究	吴嘉瑞	北京中医药大学
81473456H2901	基于网络药理学的丹七片治疗心肌缺血诱导脂质代谢紊乱 PPARs/RXR-CYP2C9 通路的药-效机制研究	王　勇	北京中医药大学
81473774H2718	基于“通督启神”法探讨不同电针对 AD 模型小鼠不同脑区小胶质细胞活化通路的影响	李志刚	北京中医药大学
11475035A050408	基于 p53-TLRs 通路的中药防治急性辐射损伤的效应及机制研究	胡素敏	北京中医药大学
81473362H2806	基于经典方的中药生物药剂学分类系统的构建研究	董　玲	北京中医药大学
81473426H2818	基于整体涌现性特征研究蒙药山沉香抗心肌缺血的物质基础和作用机制	柴兴云	北京中医药大学
81473612H2708	胃肠舒片促胃肠动力的药效物质基础及药代动力学	刘孟安	滨州医学院
31470246C010603	cbs/cse 核糖开关调控金黄色葡萄球菌 H2S 生成的耐药机制研究	贾　旭	成都医学院
81473371H2807	开窍药调控“神经血管单元”Wnt 信号通路表达"辛-心-开"性效的机制研究	王　建	成都中医药大学
81473419H2817	基于 MRP-GSH-氧化应激的大黄“至尊年高不可轻用”的毒理学机制研究	孟宪丽	成都中医药大学
81473427H2818	藏药"勇哇西汤"调控 DN 血管内皮网络稳态的配伍机制研究	赖先荣	成都中医药大学

（续表）

项目编号	项目名称	负责人	依托单位
81473101H3001	新型GP抑制剂Qin74的结构优化及其肝靶向前药的研究	张丽颖	承德医学院
21477001B070502	大连湾海域药物活性成分的高级多介质模型研究	董玉瑛	大连民族学院
81472492H1622	Gab2激活乳腺癌干细胞机制及其在HER2引起的耐药中的作用研究	袁予辉	大连医科大学
81473280H3110	PEPT1和P-gp介导白藜芦醇与乌苯美司发生药物相互作用的分子药代动力学机制	刘克辛	大连医科大学
81472014H2003	白血病耐药糖复合物标志物的筛选、鉴定及其功能研究	贾　莉	大连医科大学
81473726H2712	定喘汤"宣降清三法"干预合胞病毒感染T-bet哮喘易感基因及代谢组学研究	崔振泽	大连医科大学
81472447H1621	PIK3CA基因突变在子宫内膜癌发生发展中的作用及分子靶向治疗	程海凌	大连医科大学
31470959C100601	基因/化疗药物共输送的氧化还原响应性PLGA超声纳米泡协同抗肿瘤作用及其超声成像研究	杨　红	电子科技大学
31472241C180702	HNF-1调节GSTA1表达的机制及与JNK细胞信号通路关系研究	刘芳萍	东北农业大学
51473029E031002	基于生物可降解聚酯酰胺共聚物的铂类抗癌药物的合成及应用	邓明虓	东北师范大学
51473035E0310	新型pH响应型含糖嵌段共聚物及其自组装微结构的动态化学键固定对药物控释的影响	江晓泽	东华大学
21477018B070302	静电纺复合纳米二氧化钛正渗透膜削减再生水中抗生素和耐药性的特性及调控机制研究	黄满红	东华大学
21475020B0509	DNA的功能化组装及其在肺癌检测和治疗中的应用研究	卫　伟	东南大学
81471278H0910	Ca2 +/CaMKⅡ-T型钙通道相互调控在局麻药神经毒性损伤中的作用	文先杰	佛山市第一人民医院
31470238C010602	外膜蛋白LamB介导的细菌负调控耐药机制研究	林向民	福建农林大学
81471703H1807	光动力疗法中肿瘤耐药性的靶向调控	黄　正	福建师范大学
81472777H1609	构建结肠癌L-OHP耐药细胞模型并结合临床疗效鉴定新型耐药基因	卢星榕	福建医科大学
81470326H0812	核仁素(NCL)与miR-221相互作用调控急性白血病耐药的研究	胡建达	福建医科大学
81472848H1612	雷公藤氯内酯醇T4可能通过AEG-1调控肺癌多药耐药细胞自噬和耐药的机制研究	陈丽敏	福建医科大学
81472423H1621	FAK调控YB-1在卵巢癌淋巴转移中的作用及其机制研究	康　玉	复旦大学
21472026B020601	作用于磷酸甘油酸变位酶1变构位点的抑制剂设计、合成及生物活性测定	周　璐	复旦大学
81472424H1621	尿促卵泡素受体介导的靶向阻遏糖酵解途径对卵巢癌的化疗增敏及其机制	张晓燕	复旦大学
81473150H3008	脑神经元靶向纳米递药系统的构建及对阿尔茨海默病双靶点联合用药的研究	张奇志	复旦大学
81473175H3010	基于红外辅助提取技术的中药活性成分分析应用基础研究	郁颖佳	复旦大学
21474019B040304	治疗Ⅱ型糖尿病的可注射性凝胶/药物复合物体系	俞　麟	复旦大学
21474018B040304	运用疏水修饰的聚电解质输送蛋白质药物研究	姚　萍	复旦大学
51473037E031002	可还原降解的聚合物纳米凝胶用作抗肿瘤药物载体的研究	杨武利	复旦大学
81473409H2816	PBPK建模预测CYP3A5基因型对五酯胶囊和他克莫司药动相互作用的影响	相小强	复旦大学
81472456H1622	CapG调控PI3K信号通路影响乳腺癌内分泌治疗的疗效及机制研	究吴炅	复旦大学
21472022B020405	基于抗体药物偶联物弹头的具有抗肿瘤活性海洋天然产物Hoiamides A、Lyngbyabellin N等的多样性研究	魏邦国	复旦大学
21472025B020601	新型二芳基β-内酰胺类微管蛋白聚集抑制剂的设计、合成及抗肿瘤活性研究	王　洋	复旦大学
81473250H3106	肺炎克雷伯菌对替加环素的新耐药机制研究	王明贵	复旦大学
81472840H1612	KSR1与Raf结合调控ERK1/2信号诱导肝癌索拉非尼耐药机制研究	施国明	复旦大学
81473076H3001	新型螺环类三重重摄取抑制剂的设计、合成、抗抑郁活性和作用机制研究	邵黎明	复旦大学
81472873H1103	中国汉族人药物性皮炎相关T细胞受体的识别和功能验证	骆肖群	复旦大学
71473045G0308	中国基本药物制度下的药品利益转移研究	罗　力	复旦大学
31471147C1111	趋化因子受体CCR7调控上皮间质转化(EMT)促进肝癌耐药的机制研究	梁春敏	复旦大学
81473075H3001	新型STAT3小分子抑制剂的结构优化和生物学研究	李英霞	复旦大学
21472024B0206	α2C-肾上腺素受体拮抗活性导向的新型咪唑并[1,2-a]吡啶类化合物的合成研究	雷新胜	复旦大学
81472376H1619	表观抑制子EZH2通过维持肾癌干细胞样特性参与舒尼替尼抵抗的机制研究	郭剑明	复旦大学
81473136H3007	新型D1,D3受体双靶点抗帕金森药物设计、合成及生物活性研究	付　伟	复旦大学
81473421H2818	维药天山堇菜和一枝蒿治疗重症流感的物质基础研究	程志红	复旦大学
21473041B0310	基于氢键配对原则建立高效的先导药物优化方法及其初步应用	陈德良	赣南师范学院
81473082H3001	耐药菌特异性蛋白FtsZ新型抑制剂的发现与作用机制研究	卢宇靖	广东工业大学
21476052B060806	海藻酸钠-石墨烯基结肠靶向给药系统构建及门脉联控化疗机制研究	蔡　祥	广东省结核病控制中心
81472207H1615	双驱动基因驱动肺癌分子靶向治疗的耐药机制	杨衿记	广东省人民医院

（续表）

项目编号	项目名称	负责人	依托单位
81473413H2816	基于效应成分 PK-PD 关联融合多目标优化的复方脑脉通体内过程及配伍规律研究	王淑美	广东药学院
81473352H2805	基于定量代谢组学融合整体药代动力学的牡丹皮炭炮制机制研究	孟　江	广东药学院
81473401H2813	葛根芩连方/Genistein 通过 Ca^{2+} 介导的 IP3-DAG-PKC 和 CaMKII 通路调控 RV 感染性腹泻中 NHEs 的机制	赵文昌	广东医学院
81472002H1911	碘化钠提高亚甲基蓝介导的光动力学抗耐药革兰氏阳性和阴性菌作用及机制研究	黄力毅	广西医科大学
81473309H2801	广西道地药材山豆根种质资源迁地保育有效性评价机制研究	缪剑华	广西壮族自治区药用植物园
81472172H1615	T790M 及 EMT 在预测 EGFR-TKI 继发耐药后化疗疗效中的重要作用及机制	张为民	广州军区广州总医院
81470309H0812	NR3C1 基因突变在成人急性淋巴细胞白血病耐药与复发中的作用与机制研究	肖浩文	广州军区广州总医院
81471989H1908	从 IncX3 质粒的生物学特性探讨 blaNDM-1 在我国传播的广泛性和持续性	卓　超	广州医科大学
81473320H2803	千金子调控肺癌干细胞干性分子的药效物质基础及机制	张建业	广州医科大学
81470355H0818	去泛素化酶抑制剂克服肿瘤硼替佐米耐药的机制研究	师宪平	广州医科大学
81472763H1609	erbB2/erbB3/IGF-1R 异源三聚体在介导 erbB2 靶向治疗耐药中的作用及其机制研究	柳柏林	广州医科大学
81472184H1615	TCRP1 基因在肺癌恶性转化中的作用及机制研究	贺智敏	广州医科大学
81470186H2902	“芳香辟秽”中药作为流感疫苗黏膜佐剂的活性及其鼻黏膜免疫机制研究	徐培平	广州中医药大学
81473716H2711	疣毒净通过 PKR 信号通路延缓宫颈恶性肿瘤形成	肖　静	广州中医药大学
81473740H2716	基于 BAP 理论从细胞内 Aβ 清除和生物利用度角度探讨当归芍药散对阿尔茨海默病的作用机制研究	王　奇	广州中医药大学
81473698H2710	浸润性 T 淋巴细胞表达 IRF-7 对骨性关节炎微环境的调控作用与补肾活血中药干预的研究	刘　军	广州中医药大学
81473540H2903	黄连-吴茱萸药对改变肠道菌群结构与抗溃疡性结肠炎作用的相关性及其机制研究	廖琼峰	广州中医药大学
81473715H2711	基于 miR-27a 调控 P53/EGFR/STAT3 信号通路探讨加味芍药甘草汤对子宫腺肌病的干预机制	李坤寅	广州中医药大学
81473308H2801	基于双分子标记的甘草属药用亲缘关系研究	刘育辰	贵阳中医学院
21472028B0201	氮杂环卡宾催化酯的新活化模式：有机催化合成的前沿探索	池永贵	贵州大学
81472850H1612	阿霉素联合调控 DNA 损伤反应的 miRNA 靶向治疗脑胶质瘤多功能纳米粒子构建	吴　雁	国家纳米科学中心
31470905C100101	基底刚度影响抗肿瘤药物效果的生物力药理学研究	韩　东	国家纳米科学中心
21474025B0405	多室多酶蛋白质囊泡体系的构建及其在原细胞模拟等方面应用的探索	黄　鑫	哈尔滨工业大学
81472321H1617	c-MET 信号通路与肝癌耐药机制的研究	孙学英	哈尔滨医科大学
81472028H2005	基于蛋白质组学检测的卵巢癌化疗耐药生物标志物的提取及机制研究	娄　阁	哈尔滨医科大学
81473618H2708	益智仁-乌药调控线粒体氧化应激治疗肾阳虚型糖尿病肾病的机制研究	谢毅强	海南医学院
51472067E020403	有序微孔材料制备及其药物负载和控释性能研究	胡　全	杭州师范大学
21471043B010101	靶向近红外-可见上转换荧光纳米结构的构筑与癌细胞治疗研究	钱海生	合肥工业大学
31470961C100602	基于 pH 响应、可降解介孔二氧化硅/磷灰石复合纳米颗粒的制备及其在抗肿瘤方面的应用	张金超	河北大学
51473044E031002	实验动物肿瘤模型与肿瘤组织标本 EPR 效应关系的研究	申文增	河北大学
31471786C1403	枯草芽孢杆菌与黑曲霉的胞外酶降解烟嘧磺隆的协同增效机制	张金林	河北农业大学
81473799H2721	中医干预慢性病疾病负担评估适宜模型的建立与评价	余学庆	河南中医学院
81473507H2902	化瘀活血解毒方通过 MAPKs 信号通路抑制支架内新生动脉粥样硬化形成的机制研究	关怀敏	河南中医学院
81473368H2807	基于“病证-效应-生物样本分析”方法的生姜、干姜、炮姜药性物质研究	崔　瑛	河南中医学院
81473325H2803	五味子藤茎治疗老年痴呆的药效物质基础及作用机制研究	杨炳友	黑龙江中医药大学
81473351H2805	基于多糖等成分转化-性味-药效相关联的关黄柏盐炙机制研究	王秋红	黑龙江中医药大学
81473584H2705	基于新生大鼠脑瘫模型的六味地黄丸治疗“五迟”、“五软”证的作用机制及药效物质基础研究	王　萍	黑龙江中医药大学
81473359H2806	基于微透析/荧光内窥技术与 PK/PD 相结合的中药穴位给药内病外治“贮库应答效应”机制研究	李永吉	黑龙江中医药大学
81473717H2711	理冲生髓饮有效组分调控 PI3K/AKT 信号通路逆转卵巢癌干细胞耐药的实验研究	韩凤娟	黑龙江中医药大学

（续表）

项目编号	项目名称	负责人	依托单位
81472410H1619	PEG 修饰方式对磁性靶向酶解前药策略治疗前列腺癌效果影响的实验研究	周　洁	湖北省中医院
81473731H2712	基于代谢组学的儿童孤立性血尿湿热证生物标志物筛选及清法方药干预的研究	刘晓鹰	湖北省中医院
21475033B050206	抗菌类药物的电化学性质及高灵敏检测方法研究	俞爱民	湖北师范学院
81470178H2807	“茯苓-桂枝”药对改善心肌缺血的配伍机制研究	黄　芳	湖北中医药大学
81473564H2703	基于气道黏液高分泌研究 COPD“阴虚痰饮”生成机制及中药的干预作用	谭光波	湖南省中医药研究院
21476078B060703	有机手性小分子催化的基于醚键氧化的“一锅煮”串联反应及其在药物合成工艺研究中的应用	虞心红	华东理工大学
21472048B021201	Beta-内酰胺酶荧光探针及其在耐药菌检测中的应用	谢贺新	华东理工大学
81473422H2818	傣药竹叶兰“雅解（解毒）”药效物质基础及其神经保护作用	刘美凤	华南理工大学
21476086B060805	玉米醇溶蛋白修饰改性制备抗癌药物输送系统的研究	江燕斌	华南理工大学
31471788C1403	多胺及转运体基因在牛筋草对百草枯抗性中的功能验证	陈　勇	华南农业大学
31470927C1002	超临界流体技术构建共载 siRNA 和紫杉醇的微镶纳多孔高分子微球及其在肺癌治疗中的应用	陈爱政	华侨大学
81472201H1615	乏氧激活 HIF-1/ETS-1/CK2 正反馈通路在肺癌细胞向肺癌内皮细胞转化中的作用及其介导抗血管治疗耐药的探讨	伍　钢	华中科技大学
51473057E0310	nano-in-micro 多功能聚合物微球的可控制备及其在肝癌化疗栓塞疗法中药物可控释放研究	王　芹	华中科技大学
81472364H1618	LRIG2 调控 RTK 信号通路介导胶质瘤 EGFR 酪氨酸激酶抑制剂耐药的研究	王宝峰	华中科技大学
21474033B040301	可控形貌有机微孔聚合物空心微囊构建及其应用	谭必恩	华中科技大学
81473170H3008	聚合物胶束纳米载体对肝转运体和 CYP450 酶功能的干预作用及其机制研究	斯陆勤	华中科技大学
81470157H3002	基于多靶标网络调控研究三种南蛇藤属植物抗 RA 药效物质基础及作用机制	皮慧芳	华中科技大学
81473287H3111	利用 PBPK 模型整合生理、代谢酶与转运体等多种因素系统研究辣椒素-药物相互作用	吕永宁	华中科技大学
81472708H1606	SARI 蛋白在非小细胞肺癌对 ALK 抑制剂获得性耐药中的作用机制	刘　俊	华中科技大学
81471765H1816	透明质酸酶和药物脂质体对肝癌介入治疗中药物渗透和疗效的影响及机制研究	梁　斌	华中科技大学
81473198H3101	自噬诱导的伏隔核区 GABAA 受体功能异常在可卡因成瘾中的作用	陈建国	华中科技大学
81471996H1908	结核分枝杆菌中转录因子介导的耐药调控机制研究	何正国	华中农业大学
61471181F012405	基于滑动窗口组件式长链 RNA 结构预测模型的 lncRNA 胃癌耐药研究	朱晓冬	吉林大学
81472169H1615	RBM5 基因逆转人肺腺癌 EGFR-TKI 获得性耐药的分子机制研究	张　捷	吉林大学
81472419H1621	Bcl-2 与 SIRT3 通过整合细胞代谢-凋亡参与卵巢癌耐药机制的研究	孙连坤	吉林大学
31470418C020604	基于 Bcl-2 靶蛋白的救必应酸抗肿瘤衍生物的计算机辅助设计、构效关系及体内药代动力学研究	赫玉芳	吉林省中医药科学院
81473509H2902	“肾主骨，髓通脑”-基于神经肽信号网络研究补肾中药治疗骨质疏松的作用机制	张荣华	暨南大学
81471995H1908	白念珠菌对唑类耐药和粉防己碱逆转耐药过程中线粒体氧化磷酸化的主要机制	张　宏	暨南大学
81473336H2803	基于钠离子通道的中药蟾酥镇痛作用药效物质基础和作用机制研究	田海妍	暨南大学
81473247H3105	PRMT5 与 Bcr-Abl 正反馈相互调节促进白血病干细胞干性引起 Gleevec 耐药的机制研究	靳艳丽	暨南大学
81473454H2901	不同治法方药对不同饲养环境下 FM1 流感小鼠 TLR7/NF-κB、RLH 信号转导调控机制的研究	江振友	暨南大学
81473131H3004	Exosome 介导 let-7 靶向治疗乳腺癌的实验研究	陈小佳	暨南大学
81473430H2818	基于二维“组分-成分-效应关系”的蒙药苦地丁体内外抗炎物质基础及作用机制研究	朱粉霞	江苏省中医药研究院
81473394H2811	基于病理网络多靶标的丹皮多组分防治糖尿病肾病的整合调节机制研究	封　亮	江苏省中医药研究院
81473377H2808	蝎毒素多肽 BmK AGAP 的镇痛活性中心鉴定及与钠通道相互作用研究	曹　鹏	江苏省中医药研究院
81473342H2803	以 G 蛋白偶联受体空间构象变化为指针筛选中药中的镇静安神成分	徐天瑞	昆明理工大学
21475054B0512	基于多尺度分子模拟技术和复杂网络分析的丙型肝炎病毒耐药性机制研究及耐药性预测模型的构建	姚小军	兰州大学
51473072E0310	新型花形聚合物前药载体的设计、合成及其肿瘤靶向性能研究	魏　华	兰州大学
81473095H3001	肿瘤靶向穿膜肽的设计、合成及影响肿瘤靶向性相关因素分析	王　锐	兰州大学

（续表）

项目编号	项目名称	负责人	依托单位
21471071B010303	多功能稀土配合物光-磁纳米探针构筑及多模式成像和药物控释研究	唐　瑜	兰州大学
51475221E050202	基于压电材料剪切模式仿尾鳍摆动无阀药泵的研究	胡笑奇	丽水学院
81473741H2716	从泛素-蛋白酶体系统及内质网应激探讨祛风湿类中药对帕金森病多巴胺能神经元的保护机制	裴　媛	辽宁中医药大学
81473314H2802	基于灰色关联分析方法对鹿茸“补肾健骨”作用与品质相关性研究	李　峰	辽宁中医药大学
21473085B030803	儿茶素类天然生化调节剂-抗癌药物协同体系与蛋白质相互作用的量热学-谱学研究	刘　敏	聊城大学
81470335H0812	用于高通量药物筛选的斑马鱼 c-myb 过表达白血病模型的建立	张文清	南方医科大学
81472319H1617	抗氧化酶 PRDX1 调控结直肠癌转移和耐药性的机制及生物学意义	于莉娜	南方医科大学
81471272H0910	糖尿病抑制局麻药致神经元 DNA 损伤后重组修复通路中 DNA-PK 的机制研究	徐世元	南方医科大学
81473246H3105	具有逆转多药耐药特性的新型噻吩类微管蛋白抑制剂抗乳腺癌的作用机制研究	吕　琳	南方医科大学
31470966C100602	基于葛根素小分子水凝胶眼部给药体系的构建及其性能研究	陈敏生	南方医科大学
81471777H1818	肝癌细胞靶向性药物与 miR-122 共传输体系及其协同抗肿瘤作用机制研究	喻翠云	南华大学
81472756H1609	质子泵抑制剂下调 ATP6V1A 抑制自噬影响胃腺癌多药耐药的机制研究	邹晓平	南京大学
81473293H3113	钠钾 ATP 酶配体转录后精密调控 TH1 细胞因子 mRNA 稳定性的分子机制及其在脓毒症中的应用价值	殷　武	南京大学
21472090B0206	开发基于可控化学免疫技术(Altermune)的抗流感病毒疗法	宁兴海	南京大学
81472216H1617	肿瘤酶靶向及高穿透性纳米粒子/温敏凝胶“一体双相”系统对胃癌腹腔转移的疗效评价	李茹恬	南京大学
21474047B040304	可激活肿瘤细胞 Fas-FasL 凋亡通路的免疫纳米药物的制备及抗肿瘤效果研究	胡　勇	南京大学
41471243D010506	土壤因素对活血丹药材品质的影响机制研究	刘　丽	南京农业大学
81473241H3105	glibenclamide 通过靶向 SUR1-p70S6K 调控细胞代谢酶表达抑制非小细胞肺癌作用机制的研究	王雪融	南京医科大学
81473636H2708	基于 WAVE3 调控和代谢组学的黄芪-乳香配伍对卵巢癌耐药及侵袭能力作用的机制研究	王金华	南京医科大学
81472198H1615	E2F1 调控长链非编码 RNA MTX2 增强非小细胞肺癌顺铂耐药性的机制研究	王朝霞	南京医科大学
81470329H0812	慢性淋巴细胞白血病 NF-KappaB 信号通路乙酰化修饰及其靶点治疗价值研究	缪扣荣	南京医科大学
81472782H1609	长链非编码 RNA RP11-350N15.6 促进肺鳞癌顺铂耐药的机制研究	刘凌翔	南京医科大学
81470328H0812	慢性淋巴细胞白血病 NDRG2-p53 正反馈调控与耐药机制研究	李建勇	南京医科大学
81473608H2708	基于 microRNA 调控网络的消癌解毒方抗肿瘤作用机制研究	周红光	南京中医药大学
81473420H2818	基于 TLRs/NF-κB 通路的藏药镰形棘豆抗肿瘤作用机制研究	杨光明	南京中医药大学
81473390H2811	基于新型雌激素受体 ER-α36 探讨当归芍药散对骨质疏松症的干预效应及作用机制	华永庆	南京中医药大学
81473316H2803	板蓝根体内潜在药效成分的发现及其协同作用的研究	何立巍	南京中医药大学
81473147H3008	基于两亲性寡聚多肽药物结合物自组装构建多功能纳米药物的研究	陈志鹏	南京中医药大学
81470197H2709	膈下逐瘀汤调节内皮祖细胞构建肝纤维化微环境的机制研究	曹仕兵	南京中医药大学
21474055B040303	依据细菌结构特征和入侵机制构建具有特异性识别与可控黏附的光动力抗菌高分子研究	张新歌	南开大学
51473080E031002	可同步运载 MDR-1 siRNA 和阿霉素的多功能聚合物胶束及其逆转肿瘤多药耐药性的研究	王燕铭	南开大学
31470004C010301	铜绿假单胞菌 DsbM 调控抗氧化系统导致细菌耐药机制的研究	乔明强	南开大学
81473403H2814	基于“发汗解表、能量代谢、免疫调节”三位一体的“辛凉解表”方剂药效物质基础与作用机制研究	姜　民	南开大学
81471350H0918	前额皮层-基底外侧杏仁核-伏隔核环路在海洛因奖赏动机转换中的作用和调控机制	周文华	宁波大学
81473407H2814	当归补血汤有效组分抑制肝星状细胞活化的分子机制研究	牛英才	齐齐哈尔医学院
81472338H1617	四跨膜蛋白 TSPAN9 介导酸性微环境下的自噬效应促进胃癌 5-FU 耐药的机制研究	邱文生	青岛大学
31471735C140102	禾谷镰刀菌 CYP51 蛋白抗药性分子机制	黄金光	青岛农业大学
51478237E080402	制药废水致耐药性机制及去除工艺研究	左剑恶	清华大学
31470532C0309	大气可吸入颗粒物中微生物种群动态变化及抗药功能基因组研究	朱　昕	清华大学

（续表）

项目编号	项目名称	负责人	依托单位
61472205F020504	基于网络的药物-靶标相互作用预测的模型研究	曾坚阳	清华大学
81473174H3010	基于整合生物标志物体系的补肾中药延缓衰老作用基础研究	谢媛媛	清华大学
81470308H0812	铁磁微纳介质用于耐药白血病的磁感应靶向热疗及增敏化疗的研究	唐劲天	清华大学
81471749H1812	高通量药物筛选中全降解式可编码智能载药微芯片技术的研究	刘 冉	清华大学
31470720C050102	中心体蛋白 SAS-4/CPAP 及其复合物的结构与功能研究	李海涛	清华大学
81472001H1911	多功能 Au@ Ag 异质纳米棒探针的制备及在病原细菌诊疗中的应用研究	杨大鹏	泉州师范学院
81472530H1625	OCDRA1 负向调控 PERK 在口腔鳞状细胞癌 HCPT 耐药中的分子机制	张 彬	山东大学
81473238H3105	小分子天然化合物促前列腺癌细胞衰老并调节其分泌体的机制研究	苑辉卿	山东大学
81470575H0216	HMGB1 在腹主动脉瘤发生中的作用及机制研究	吴学君	山东大学
81473486H2902	砷剂逆转非霍奇金淋巴瘤细胞 SOCS1 及 SHP1 基因甲基化作用机制	王 欣	山东大学
81471991H1908	SpoT(ppGpp) 调控幽门螺杆菌适应抗生素压力分子机制研究	孙允东	山东大学
81473085H3001	以分泌型热休克蛋白 90α 为靶标的抗癌化合物的设计、合成和活性评价	宋 淳	山东大学
31470732C050102	铜绿假单胞菌 c-di-GMP 受体的结构与功能研究	谷立川	山东大学
81471222H0907	阿托伐他汀修饰的树突细胞源性 exosomes 对实验性重症肌无力胸腺 Treg 的诱导机制研究	段瑞生	山东大学
81473510H2902	黄芪丹参药对通过保护细胞骨架改善高血压肾损害的实验研究	李 伟	山东中医药大学
81473369H2807	基于“性-构”关系的中药成分寒热药性评价付	先 军	山东中医药大学
81470169H2801	青翘与老翘功效差异及关联物质基础的研究	倪 艳	山西省中医药研究院
81470115H1618	MicroRNA-195 在人脑胶质瘤替莫唑胺化疗耐药中的作用及机制研究	王宏勤	山西医科大学
81471618H1008	甲氨蝶呤或来氟米特周期联合环磷酰胺对类风湿关节炎患者 ABC 转运蛋白超家族介导的多药耐药性逆转机制的研究	王彩虹	山西医科大学
81473100H3001	天然来源卤酚类高活性衍生物 LM49 对 LPS 诱导的血管内皮炎症 MAPK 信号通路的调控作用与机制研究	李青山	山西医科大学
81473589H2705	基于 JAK-STAT 信号转导通路利用蛋白组学技术从方病证相关角度研究风湿宁胶囊治疗类风湿关节炎的作用机制	周 然	山西中医学院
81473730H2712	基于全基因表达谱揭示天灸药物白芥子散对哮喘大鼠免疫稳态重建的分子机制研究	秦艳虹	山西中医学院
21475081B0512	基于分子势能分布信息对肽的功能识别与活性预测研究	仝建波	陕西科技大学
81473711H2710	lncRNA 在左归丸、右归丸诱导 BMSCs 软骨分化中的表观遗传学机制	杨 锋	陕西中医学院
21471096B0101	非球形中空介孔氧化硅的择形可控制备及其多功能应用研究	张海娇	上海大学
21471097B0104	基于纳米二氧化钛的低毒、高效抗肿瘤纳米药物的免疫机制研究及其筛选	王 彬	上海大学
51473093E031002	核壳结构超支化共轭聚合物的双光子荧光增强及光动力治疗	朱新远	上海交通大学
81472110H0607	EM-PCLCol/ EM-PVA 纳米纤维管强化磷酸钙治疗骨髓炎的研究	周祖彬	上海交通大学
81473137H3007	蛋白别构位点识别方法发展及在药物设计中的应用	张 健	上海交通大学
81472572H1602	p53 诱导的外泌体-miRNAs 介导头颈肿瘤细胞化疗耐药的机制	张建军	上海交通大学
81470847H0315	MicroRNA31 在决定药物性肝损发生的关键炎症信号通路中调控机制研究	薛 峰	上海交通大学
31470820C050502	遗传和环境因素决定 UGT1 家族表达活性的机制研究	吴 强	上海交通大学
81472240H1617	Nrf2 蛋白 Neh3 结构域酪氨酸磷酸化修饰位点变异影响胆囊癌细胞化疗敏感性的机制研究	王 坚	上海交通大学
81470904H0322	一种新型的溶石药物控释金属支架治疗难治性胆总管结石的实验研究	宛新建	上海交通大学
81472379H1619	microRNA-31 调控整合素 α5β1 介导膀胱癌化疗抵抗的机制研究	沈周俊	上海交通大学
81472462H1622	IL-6 激活乳腺癌糖酵解代谢通路介导曲妥珠单抗耐药的研究	沈坤炜	上海交通大学
81471667H1805	单细胞水平实时可视研究超声联合微泡介导质膜穿孔后修复的机制	秦 鹏	上海交通大学
81470315H0812	利用 iPS 技术研究复发 T-细胞急性淋巴细胞白血病（T-ALL）细胞亚克隆中基因变异特征及其耐药复发机制	李彦欣	上海交通大学
81473318H2803	四君子汤多糖的肠道菌群介导免疫作用发挥机制及物质基础研究	李晓波	上海交通大学
21476137B060806	抗肿瘤安丝菌素生物合成途径系统优化	康前进	上海交通大学
81471685H1806	脂代谢显像与流量测定评价 SREBP1 对肺癌紫杉醇耐药的调节及其分子机制	黄 钢	上海交通大学
81472841H1612	磷脂/磷酸钙壳核组装序贯给药克服脑胶质瘤细胞耐药研究	段友容	上海交通大学
81473275H3110	霉酚酸对中国肝移植患者 IMPDH 与淋巴细胞活化影响的个体差异机制研究	陈 冰	上海交通大学
31470157C010201	Ansacarbamitocin 生物合成机制解析及安丝菌素的定向改造	白林泉	上海交通大学
81473429H2818	藏药“沙棘”籽粕抗动脉粥样硬化药效物质及作用机制研究	成 亮	上海医药工业研究院
81473322H2803	基于补骨脂与其他药味相互作用的青娥方配伍机制研究	张紫佳	上海中医药大学

（续表）

项目编号	项目名称	负责人	依托单位
81473366H2807	药性影响血液多元参数与机体形态结构的相关研究	俞仲毅	上海中医药大学
81473482H2902	基于 P-gp 途径研究蟾毒灵逆转结肠癌多药耐药的分子机制	殷佩浩	上海中医药大学
81473379H2809	基于 β2 受体通路探讨去甲乌药碱的强心、抗心肌细胞凋亡及诱导生理性肥大作用	吴美平	上海中医药大学
81473481H2902	ROCK/PTEN/PI3K 介导的 cofilin-1 线粒体转位在左金丸逆转胃癌耐药中的作用	汤庆丰	上海中医药大学
81473627H2708	扶正祛邪方调控肿瘤相关巨噬细胞介导的上皮间质转化预防肺癌转移的分子机制研究	李　雁	上海中医药大学
81473583H2705	基于表观遗传修饰探析衰老大鼠高皮质酮致海马 GR-学习记忆关键蛋白下调的分子机制及补肾益气方药的作用	金国琴	上海中医药大学
81473624H2708	抑癌方对 ROS/HIF-1α 途径调控血管拟态促进大肠癌侵袭转移的干预	侯风刚	上海中医药大学
81473732H2713	石斛夜光丸调控 Gq-GPCR/PLC/氧化应激通路干预视网膜光损伤的效应机制研究	陈　瑜	上海中医药大学
81473165H3008	“门控式”介孔二氧化硅难溶性药物递送系统与定位释药的机制	王思玲	沈阳药科大学
81470176H2804	蒲黄“生行熟止”的物质基础及质量评价	刘晓秋	沈阳药科大学
81473162H3008	非膜电位依赖型线粒体靶向传递策略：治疗药物性耳聋	刘洪卓	沈阳药科大学
81470135H1608	基于细胞表面纳米微观特征的肿瘤早期诊断及化疗药物评价技术研究	李艳春	沈阳药科大学
81473161H3008	辅料功能性与辅料性质和结构关系的构建及其功能性评价方法学研究	李三鸣	沈阳药科大学
81473324H2803	基于“药物-机体”双重代谢网络相互作用的经典名方开心散治疗阿尔茨海默病的药效物质基础与作用机制研究	李　清	沈阳药科大学
81473423H2818	筒鞘蛇菰、延龄草和神农香菊等 3 种土家族特色药材中抗炎药效物质基础的快速发现及作用机制研究	贾景明	沈阳药科大学
81473178H3010	衍生化环糊精修饰的纳米金粒子用于开管毛细管电色谱手性药物分离研究	郭兴杰	沈阳药科大学
81473643H2708	益气活血解毒中药化瘀丸通过肝素酶途径对血小板介导肿瘤细胞转移的干预作用研究	杨国旺	首都医科大学
81473333H2803	基于药动学与药效学相关联的荜茇总生物碱多成分对帕金森病伴发抑郁的保护作用机制研究	吴　霞	首都医科大学
81473500H2902	基于细胞外组蛋白-一种新的炎症分子探讨清肠利肝方治疗肝衰竭的作用机制	李秀惠	首都医科大学
81473640H2708	补肾生髓法通过 NF 及 NRG1 调节轴突髓鞘化作用机制的研究	樊永平	首都医科大学
81470139H1609	动态活细胞成像研究 MDSCs 在多发性骨髓瘤耐药中的作用及其分子机制	陈　峰	首都医科大学
81473168H3008	基于急性髓系白血病细胞 CD123 抗体介导的主动靶向免疫脂质体的构建	毛声俊	四川大学
51473099E031002	含磺酸甜菜碱两性离子的多功能高分子药物载体	罗祥林	四川大学
81473140H3007	新型组蛋白赖氨酸去甲基化酶 KDM5A 抑制剂的设计、合成与抗肿瘤活性研究	李琳丽	四川大学
71473170G0308	新医改多重政策实施背景下基本药物可及性评价：指标及方法的建立与实证	胡　明	四川大学
21472130B020601	基于多肽骨架的肿瘤靶向双靶点药物 Janus 型树枝状化合物的研究	郭　丽	四川大学
21474064B040303	具有可控膜穿透和定位壳脱落功能的阳离子半胱氨酸聚物载体的研究	丁明明	四川大学
81472418H1620	靶向雄激素受体突变基因 AR F876L 抑制剂先导化合物的优化和对前列腺癌活性研究	陈元伟	四川大学
81470180H2817	基于 Microtox 技术的中药毒性分级原理与标准研究	赵军宁	四川省中医药科学院
81473311H2801	濒危药用植物羌活（Notopterygiumincisum）地下部分发育对生境特征因子的响应	蒋舜媛	四川省中医药科学院
81470117H1621	卵巢上皮性癌 TP53K351N 突变相关铂类耐药的分子机制及临床研究	张国楠	四川省肿瘤研究所
81473090H3001	刺猬通路拮抗剂作为抗肿瘤药物的研发	张小虎	苏州大学
81473278H3110	合成生物学在阐明药物代谢酶及转运体相互关系研究中的应用	张洪建	苏州大学
81473166H3008	靶向免疫治疗与靶向化疗新制剂的抗肿瘤协同作用	杨　红	苏州大学
81472776H1609	miR-145 在 TR4 调控前列腺癌 CD133 阳性细胞化疗耐药中的作用机制	阳东荣	苏州大学
11475124A050408	新型放射免疫治疗药物 X-HOPO-mAb 的研究	许玉杰	苏州大学
81473633H2708	基于 TGF-β/smads/ILK/GSK-3 细胞信号通路探讨芪归益肾方延缓肾脏纤维化进展机制的实验研究	魏明刚	苏州大学
51473111E031002	还原敏感可逆交联生物可降解聚合物囊泡用于蛋白质药物的肿瘤靶向释放	孟凤华	苏州大学
61475115F051205	基于 XCT/FMT 成像技术的肿瘤组织荧光剂药代动力学关键技术研究	张丽敏	天津大学
31470925C1002	基于葡萄糖敏感的多孔微球/聚合物复合凝胶的胰岛素高效负载和控释	张建华	天津大学
81473425H2818	藏药藏锦鸡儿破血化瘀作用药效物质基础、品种体内外成分差异性及质量可控性研究	杨学东	天津大学
31470963C100602	持续定位输送模式下的多元协同促进纳米粒肿瘤内药物递送功效	董岸杰	天津大学
81470137H1609S	DH5 蛋白在 EGFR-TKI 治疗突变型肺腺癌患者原发性耐药中的作用	王长利	天津医科大学

（续表）

项目编号	项目名称	负责人	依托单位
81472761H1609	miR-506 多靶点调控 HR 和 β-catenin 信号通路对浆液性卵巢癌药物敏感性的影响	刘国艳	天津医科大学
81473544H2903	中医临床试验核心指标集（COS-TCM）构建方法研究	张俊华	天津中医药大学
81473543H2903	基于生物药剂学无标度复杂网络模式的中药复方（血脂宁）配伍的分子作用机制研究	任晓亮	天津中医药大学
81470090H1901	结核分枝杆菌 RD105 区缺失介导的多重耐药调控机制研究	秦莲花	同济大学
81470588H0220	20-HETE 在非甾体抗炎药致心血管损伤中的作用及机制研究	刘俊彦	同济大学
81472366H1618	长链非编码 RNA 调控胶质瘤血管生成，侵袭，耐药和癌干细胞特性的研究	夏洪平	皖南医学院
81473433H2819	基于甘草次酸受体和 PH 敏感双重介导的肝靶向斑蝥素治疗肝癌作用研究	卢向红	温州医科大学
21472142B020601	克服 T790M 突变耐药的新型嘧啶[5,6-d]并杂环类高效选择性 EGFR 抑制剂的设计、合成及抗肿瘤活性研究	刘志国	温州医科大学
81470007H0812	黄芩素诱导白血病细胞凋亡和克服耐药的分子机制探讨	刘尚勤	武汉大学
51473127E031002	生物响应、多功能脂质-聚合物杂化纳米药物输送系统研究	黄世文	武汉大学
81473290H3112	吡咯里西啶生物碱致母、胎肝毒性差异及其代谢活化机制	郭　喻	武汉大学
51473130E031002	HA/RGD 双受体介导的多靶点智能给药系统的构建及评价	许沛虎	武汉理工大学
31471660C200703	ABC 转运蛋白介导副溶血性弧菌耐药性产生的分子机制	周　敏	武汉轻工大学
81473203H3102	迷走刺激及拟胆碱药防治缺血性心脏病的线粒体质量控制研究	臧伟进	西安交通大学
81471771H1818	多功能"桑葚状"AQ4N /噻替哌纳米载体及其乏氧选择、双药协同抗肿瘤作用	吴道澄	西安交通大学
81472823H1611	DNA 甲基化在预测卵巢癌耐药指导后续化疗中的机制研究	宋　清	西安交通大学
71473192G0308	基本药物制度对慢性病用药可及性和卫生服务利用的影响及促进策略研究	方　宇	西安交通大学
81473177H3010	乳腺癌耐药分子标志物 Transgelin2 耐药功能与位点分析研究	董亚琳	西安交通大学
21475103B050102	固定化 O6-烷基鸟嘌呤-DNA 甲基转移酶标签重组蛋白构象表征新方法的建立及应用	赵新锋	西北大学
21472149B021103	水溶性非环状分子容器的靶向药物传递	曹利平	西北大学
31471802C140503	植物源农药川楝素剂量转移规律研究	周一万	西北农林科技大学
31471766C140202	细胞素色 P450 CYP6CY3 基因启动子区变异介导的禾谷缢管蚜对吡虫啉抗性的分子机制	陈茂华	西北农林科技大学
31470115C040505	AVMs 与朱砂叶螨受体-氯离子通道的互做机制研究	何　林	西南大学
31470922C1002	可注射聚合物短纤维的生物学特性及医学功能研究	李孝红	西南交通大学
81473251H3106	喹诺酮药物杀菌的两条分子途径研究	赵西林	厦门大学
81472031H2006	华法林个体化治疗表观遗传药理学标志物筛选及临床应用	叶辉铭	厦门大学
21472158B021207	单细菌水平毒素-抗毒素系统研究新方法	吴丽娜	厦门大学
81472231H1617	亲合体靶向修饰的砷纳米药物在肝癌治疗中的作用及机制研究	王效民	厦门大学
81472459H1622	E3 泛素连接酶 Smurf1 的小分子抑制剂在抗乳腺癌细胞扩散中的作用的研究	王洪睿	厦门大学
81472457H1622	Pygo2 在乳腺癌多药耐药中的作用及其上下游分子机制	李博安	厦门大学
21475113B0512	手性药物分子与生物大分子相互作用的化学信息学解析研究	尚永辉	咸阳师范学院
81472790H1609	miR-29c/FBXO31 信号通路在食管癌耐药机制中的调控作用及靶向治疗研究	张丽雯	香港大学深圳研究院
81470170H28013	种不同基源豨莶作同一药材使用合理性的再评价	余　华	香港浸会大学深圳研究院
81473341H2803	紫芝和赤芝多糖化学与生物活性的比较研究	韩全斌	香港浸会大学深圳研究院
21473150B030901	组蛋白 H4K20 单甲基转移酶 Set8 结构和反应机制的核磁共振研究	朱　广	香港科技大学深圳研究院
81472373H1618	驱动蛋白家族成员 14（KIF14）在髓母细胞瘤中表达上调的分子生物学研究及临床意义	吴浩强	香港中文大学深圳研究院
81472340H1617	非编码小 RNA-34a（microRNA-34a）小分子调控剂的抗肝癌效应及作用机制研究	陈扬超	香港中文大学深圳研究院
51473141E031002	基于多药协同作用和逆转肿瘤耐药性的纳米药物载体的设计和构筑	张雪飞	湘潭大学
81472615H1603	HOXA11 与其天然反义转录本 HOXA11-AS 在非小细胞肺癌顺铂耐药形成中的相互作用及表观遗传调控	张有为	徐州医学院
81471994H1908	基于 SOS 应答研究志贺菌对氟喹诺酮耐药调控机制	顾　兵	徐州医学院
81473188H3101	不均衡抑制 5-HT/NE/DA 再摄取的强度比例对抑郁治疗和改善传统抑郁药治疗缺陷的差异形成及机制	田京伟	烟台大学
21476190B060806	宽波长纳米金载药系统的制备及其组装机制和光响应研究	高大威	燕山大学

（续表）

项目编号	项目名称	负责人	依托单位
81470198H2709	大黄灵仙胶囊对胆结石胆汁代谢组学特征及胆小管侧膜运转蛋白表达影响的研究	唐乾利	右江民族医学院
81471128H0903	Mu 阿片受体基因甲基化修饰在神经病理性疼痛阿片药物镇痛中的作用以及机制研究	郁丽娜	浙江大学
81473074H3001	基于骨架修饰的 β-拟内吗啡肽设计、合成及活性评价	俞永平	浙江大学
81472755H1609	抗癌药物 PARP 抑制剂获得性耐药的进化研究	谢安勇	浙江大学
21474086B040303	具有核-壳-冠结构和多信号响应转变尺寸和表面特性功能的抗肿瘤药物载体系统	王利群	浙江大学
21472171B020801	手性胺基及羟基化合物的构型识别研究	孙翠荣	浙江大学
81473173H3009	具抑制 P 糖蛋白作用的自组装环糊精修饰载体的构建及其促药物口服吸收研究	邱利焱	浙江大学
21473157B030803	肿瘤细胞自噬过程的分子调节与量热学研究	雷群芳	浙江大学
81473144H3008	肿瘤干细胞化学治疗的纳米给药系统设计与评价	胡富强	浙江大学
81473143H3008	干细胞外泌体作为新型基因靶向载体用于缺血性脑卒中治疗的基础研究	高建青	浙江大学
81472210H1617	大肠癌 Cetuximab 治疗中获得性 KRAS 突变动态变化及克服耐药的机制研究	方维佳	浙江大学
81471986H1908	肠杆菌科细菌 blaNDM-1 基因跨种属转移及耐药进化研究	杜小幸	浙江大学
21472163B020101	铑(III)催化的杂环化合物的合成方法学及其在药物合成中的应用研究	崔孙良	浙江大学
81470685H1304	微环境对内耳毛细胞的保护作用及其分子机制研究	陈　烨	浙江大学
21474085B040303	以聚酰胺-胺树状大分子为基础的仿蛋白质分子纳米靶向药物研究	陈圣福	浙江大学
81473135H3007	DJ-1 蛋白抑制剂的分子设计、构效关系、生物活性测试及生物学作用机制研究	陈建忠	浙江大学
81473202H3101	周细胞 GPR124 信号介导缺血后脑微血管重建机制及调控研究	卢应梅	浙江大学城市学院
81473339H2803	岗茶 microRNA 类药效物质的新发现及其抗流感病毒作用机制	余陈欢	浙江省医学科学院
81473412H2816	基于药动学和药效学药物相互作用的附子甘草多组分配伍减毒强心机制研究	杨洁红	浙江中医药大学
81473434H2819	基于数学建模和肿瘤细胞 PK/PD 研究中药逆转肿瘤多药耐药的体内外相关性	熊　阳	浙江中医药大学
81473335H2803	抗流感病毒寒热药对黄连-厚朴调控 TLRs 信号通路的作用机制研究	吴巧凤	浙江中医药大学
81473645H2708	南方红豆杉水提物抑制 EGFR 旁路 HGF/MET 通路抗 EGFR-TKI 耐药的机制研究	舒琦瑾	浙江中医药大学
81473361H2806	砒霜活性成分三氧化二砷脂质囊纳米粒脑胶质瘤深部渗透靶向递药系统研究	李范珠	浙江中医药大学
81473389H2810	单甲基亚砷酸联合隐丹参酮激活 PKCδ-ASMase-神经酰胺通路协同抗耐药骨髓瘤的作用及机制研究	陈　喆	浙江中医药大学
81472835H1611	CD146 调控 EMT 过程驱动肺癌细胞“干性”获得致 EGFR-TKI 耐药后肺癌转移的机制研究	张晓菊	郑州大学
81473279H3110	人肝微粒体 CYP 代谢药物个体差异技术平台的建立及关键基础研究	乔海灵	郑州大学
61472372F020504	DNA 自组装载药体系的建模及其载药性能研究	王延峰	郑州轻工业学院
51473153E031002	响应性聚合物纳米载体稳定性和药物控释/成像性能的同步调控	张国颖	中国科学技术大学
31471014C0901	细胞膜胆固醇对甘氨酸受体的调节机制的研究	熊　伟	中国科学技术大学
31470965C100602	纳米载体系统同时输送针对肿瘤细胞和肿瘤干细胞的药物用于癌症治疗	王　均	中国科学技术大学
51473165E031002	多层次智能药物传输体系的制备及其逆转多药耐药性	庄秀丽	中国科学院长春应用化学研究所
21471144B010201	多功能稀土金属有机框架纳米复合材料的开发及其在抗癌药物控释与光学治疗中的应用	党　颂	中国科学院长春应用化学研究所
51472231E020403	基于 Cu2S 的多功能纳米复合材料的控制合成及其在癌症治疗中的应用	程子泳	中国科学院长春应用化学研究所
81471773H1818	FGFR 特异性核酸适体的筛选及在分子标记和靶向药物载体中的应用	王文超	中国科学院合肥物质科学研究院
21474115B040303	树枝状聚缩酮的合成、自组装及应用	吴德成	中国科学院化学研究所
21473220B0309	共轭聚合物与细菌的相互作用及群体感应与耐药性研究	刘礼兵	中国科学院化学研究所
81472862H1614	基于胶质母细胞瘤干细胞的高通量抗肿瘤药物筛选技术的建立和应用	赵旭东	中国科学院昆明动物研究所
81473121H3002	没药烷型倍半萜的抗乙肝病毒活性及其作用机制研究	许　敏	中国科学院昆明植物研究所
81471784H1819	诊疗一体化多级纳米超分子组装体的构建及提高肿瘤靶向输送的研究	李琳琳	中国科学院理化技术研究所
51472259E020403	可降解介孔磷酸钙的制备、功能化及肿瘤靶向治疗的基础研究	陈　峰	中国科学院上海硅酸盐研究所
81473245H3105	基于 BCL10 的活化型弥漫性大 B 细胞淋巴瘤靶向治疗的研究	杨成华	中国科学院上海生命科学研究院
81472784H1609	Cbx4 增强肝癌细胞对于化疗药物敏感性及其机制研究	徐　颖	中国科学院上海生命科学研究院
81471076H0717	转录活化因子 4(ATF4)调控酒精性肝病的作用与机制研究	王春霞	中国科学院上海生命科学研究院

（续表）

项目编号	项目名称	负责人	依托单位
81473244H3105	基于靶向抑制未折叠蛋白反应（UPR）的抗肿瘤活性化合物发现与作用机制研究	周宇波	中国科学院上海药物研究所
81473111H3002	旋花科树脂糖苷类成分的导向发现及活性研究	宣利江	中国科学院上海药物研究所
81473094H3001	基于 KRAS-PDEδ 蛋白作用的抗肿瘤药物设计、合成及生物活性研究	熊　兵	中国科学院上海药物研究所
81473344H2804	以人参属中药为例构建特征识别专家分析系统的研究	吴婉莹	中国科学院上海药物研究所
81473262H3107	新型抗糖尿病药物靶标 FABP4 及其小分子抑制剂药理机制研究	王贺瑶	中国科学院上海药物研究所
81473141H3007	基于 TORC2 调控机制的抗 2 型糖尿病药物先导结构的发现	沈　旭	中国科学院上海药物研究所
81473093H3001	基于非体循环药物策略的 TGR5 激动剂研究	沈建华	中国科学院上海药物研究所
81473130H3004	基于二硫键桥接的定点修饰抗体偶联药物研究	孟　韬	中国科学院上海药物研究所
81473092H3001	曲妥珠单抗导向的 PBD 类抗体-药物偶联物研究	马兰萍	中国科学院上海药物研究所
21472208B021206	针对 DNA 甲基转移酶 1 的药物发现与化学干预研究	罗　成	中国科学院上海药物研究所
81473243H3105	ALK 二代抑制剂 ZG006 抗肿瘤药效学评价及克服 Crizotinib 耐药研究	艾　菁	中国科学院上海药物研究所
81470155H3001	新型亲电基团在共价不可逆靶向药物和抗体药物共轭物设计中的应用	王召印	中国科学院上海有机化学研究所
21472227B020601	发展靶向 ATG5-ATG16 蛋白-蛋白相互作用的自吞噬抑制剂	王任小	中国科学院上海有机化学研究所
31470273C010803	流感病毒 NA 蛋白上位点突变的功能约束和进化选择机制	吴爱平	中国科学院生物物理研究所
31470240C010603	开发标的结核分枝杆菌二萜烯合成酶之抗生素：蛋白质晶体结构与高通量筛选	郭瑞庭	中国科学院天津工业生物技术研究所
21472233B020404	我国特色食药用真菌抗阿尔茨海默病新结构活性次级代谢产物的研究	刘宏伟	中国科学院微生物研究所
31472228C1806	Toll 样受体在中药成分保护肠黏膜微血管内皮细胞免受细菌毒素损伤中的作用研究	刘钟杰	中国农业大学
31471798C140501	新烟碱类手性农药立体环境行为及对映体毒理差异分子机制	董丰收	中国农业科学院植物保护研究所
81472892H1104	阿萨希毛孢子菌对唑类药物的耐药机制研究	李海涛	中国人民解放军北京军区总医院
81470156H3002	新骨架类黄酮假鹰爪素衍生物的优化设计合成及其抗肿瘤机制研究	吴久鸿	中国人民解放军第 306 医院
81472771H1609	氧化亚铜纳米粒抑制恶性黑色素瘤转移的分子机制研究	杨　庆	中国人民解放军第二军医大学
81472770H1609	EGFR 靶向抑制剂耐药新机制：GRHL2 介导上皮-间质转化和抑制 EGFR 再循环	颜宏利	中国人民解放军第二军医大学
81470158H3004	抗 Cbk1 单克隆抗体人源化改造及其抗耐药真菌活性与机制研究	阎　澜	中国人民解放军第二军医大学
81473445H2901	中药新方"斑晓胶囊"祛除"腑中之痰浊"抗动脉粥样硬化的机制研究	吴宗贵	中国人民解放军第二军医大学
81473327H2803	基于代谢组学的 PK-PD 研究阐释麝香保心丸的体内药效物质及其作用机制	柳润辉	中国人民解放军第二军医大学
31470964C100602	主-被动协同靶向纳米高分子载体的自组装制备及其抗肿瘤作用机制研究	李　威	中国人民解放军第二军医大学
81473258H3107	肾小球内皮细胞表达的 swiprosin-1 在早期糖尿病肾病发病中的作用及机制研究	李　玲	中国人民解放军第二军医大学
81472280H1617	LKB1 相关 ceRNA 调控肝外胆管癌自噬信号通路影响双胍类药物反应的机制	姜小清	中国人民解放军第二军医大学
81473300H2801	药油兼用红花品质形成的分子机制研究	郭美丽	中国人民解放军第二军医大学
81472829H1611	共载盐霉素和自噬相关基因 siRNA 的 CRGDK 肽修饰纳米脂质体的抗肝癌作用和机制研究	高　洁	中国人民解放军第二军医大学
81472768H1609	p28 调控自噬影响肝癌发生发展及耐药的机制研究	付　静	中国人民解放军第二军医大学
81470173H2803	桔梗在升陷汤中发挥引经作用的药代动力学机制与物质基础	陈万生	中国人民解放军第二军医大学
81472276H1617	HIF-1a/FOXO3a 抑制 DDR 功能执行的分子机制及其在胃肠道间质瘤 TKI 继发耐药形成中的作用	白辰光	中国人民解放军第二军医大学
31470928C1002	维持干细胞能量代谢稳态构建抗高糖损伤的工程血管	朱楚洪	中国人民解放军第三军医大学
81470325H0812	糖皮质激素下调 DOT1L 表达的分子机制及在儿童 ALL 激素耐药中的作用研究	张　立	中国人民解放军第三军医大学
81471774H1818	活性氧响应性材料的设计与合成及其释药系统在动脉粥样硬化治疗中的应用研究	张建祥	中国人民解放军第三军医大学
81473222H3104	微管相关蛋白 4（MAP4）在促微管聚合药物早期激活 NF-κB 作用及机制研究	刘　耀	中国人民解放军第三军医大学
81470850H0315	利福平所致胆汁淤积发病中肝细胞顶膜 MRP2 定位异常的机制研究	陈　磊	中国人民解放军第三军医大学
81470785H1409	针对骨质疏松的 RNAi 功能化种植体的构建、功效及机制研究	张玉梅	中国人民解放军第四军医大学
81472192H1615	多环芳香烃受体介导的肺癌 EGFR-TKIs 耐药新机制实验研究	张　艰	中国人民解放军第四军医大学
81472779H1609	IRAK1 激酶在结直肠癌中作为西妥昔单抗协同作用靶标的机制研究	张德新	中国人民解放军第四军医大学
81470174H2803	基于药效差示血清色谱法-代谢组学技术研究丹参-降香对药治疗冠心病的药效物质及作用机制	奚苗苗	中国人民解放军第四军医大学
81473252H3106	细菌群体感受器 QseC 抑制剂调控巨噬细胞焦亡介导抗菌应答效应的分子机制	罗晓星	中国人民解放军第四军医大学

（续表）

项目编号	项目名称	负责人	依托单位
81472778H1609	GMBP1 短肽通过 GRP78 逆转胃癌耐药的分子机制	梁树辉	中国人民解放军第四军医大学
81472598H1602	NDRG2 介导泛素化蛋白降解途径在抑制 HER2 阳性乳腺癌耐药中的作用及机制研究	李南林	中国人民解放军第四军医大学
81472350H1618	HPPCn 参与调控胶质瘤对替莫唑胺敏感性及其机制	张达矜	中国人民解放军海军总医院
81472497H1622	Mps1 通过磷酸化 ERα 参与乳腺癌内分泌耐药的分子机制研究	胡成进	中国人民解放军济南军区总医院
81473139H3007	以 HSP70 为靶的新型抗耐药肿瘤先导物的研究	钟　武	中国人民解放军军事医学科学院
81473193H3101	调控少突胶质细胞细胞周期在精神分裂症发病机制与治疗中的作用研究	杨红菊	中国人民解放军军事医学科学院
31470234C010503	纳米材料抗菌过程中诱导多重抗生素耐受细菌形成及机制研究	邱志刚	中国人民解放军军事医学科学院
81472985H2604	局域表面等离子共振放大的光子晶体快速筛查农药残留技术研究	彭　媛	中国人民解放军军事医学科学院
81473134H3006	抗炭疽致死毒素药物的发现研究	聂爱华	中国人民解放军军事医学科学院
81473024H2609	我国不同年份不同地区志贺菌耐药变迁与耐药机制的研究	刘雪林	中国人民解放军军事医学科学院
81472687H1606	基于功能激酶组学的新型 EMT 调节分子的筛选验证及调节机制研究	李琳娜	中国人民解放军军事医学科学院
81472477H1622	循环肿瘤细胞实时分子分型指导乳腺癌 HER2 靶向药物合理使用的探索性研究	江泽飞	中国人民解放军军事医学科学院
81473191H3101	β 淀粉样蛋白调节囊泡谷氨酸转运体功能的研究程	肖　蕊	中国人民解放军军事医学科学院
81471181H0906	经鼻给予重组腺病毒携带 TALEN 序列原位敲除 BDNF-AS 基因治疗缺血性脑卒中	姜永军	中国人民解放军南京军区南京总医院
81470160H3008	多种神经营养因子自调式递药系统的建立及其促进外周缺损神经再生的作用和机制研究	徐风华	中国人民解放军总医院
81471769H1816	载药微球用于前列腺动脉栓塞术治疗良性前列腺增生的基础研究	王茂强	中国人民解放军总医院
81472513H1624	Hippo/YAP 信号通路在骨肉瘤耐药过程中的功能和机制的研究	毕文志	中国人民解放军总医院
81473231H3105	基于 SDF-1α/CXCR4 生物轴的千层纸素逆转 CML 对伊马替尼耐药作用研究	赵　丽	中国药科大学
81473152H3008	靶向 MMPs 和肿瘤干细胞 CD44 受体温敏脂质体的功效与机制研究	尹莉芳	中国药科大学
21472243B020601	新型基于吡咯[4,3,2-de]喹啉类 STAT3 抑制剂的设计、合成与抗肿瘤活性研究	孙丽萍	中国药科大学
81473079H3001	小分子 TRF2 抑制剂的设计、合成及表征	孙海鹰	中国药科大学
81473317H2803	基于自由基代谢建立中药心血管活性物质基础的多评价体系	戚　进	中国药科大学
81473078H3001	新型抗耐药性 c-Met 选择性抑制剂的设计、合成及生物活性研究	陆　涛	中国药科大学
81473273H3110	基于 CYP3A 等 CYP450 酶活性诱导诠释阿托伐他汀等他汀类药物诱发新生糖尿病和加重糖尿病症状的作用及机制	刘　李	中国药科大学
81473343H2804	基于理气功效和代谢组学技术的柑橘属药材效应物质基础及质量控制研究	刘鄂湖	中国药科大学
81473176H3010	含朱砂中药柏子养心丸毒性与安全性的体内外汞物质形态关联研究	杭太俊	中国药科大学
31470916C1002	金纳米结合物用于肿瘤靶向治疗及其"构效关系"研究	丁　娅	中国药科大学
81473229H3105	针对伊马替尼耐药慢性粒细胞白血病的新靶点确证	陈依军	中国药科大学
81473272H3110	肺吸入给药的临床前药代动力学评价体系研究	陈西敬	中国药科大学
81473285H3111	静脉麻醉药物丙泊酚通过 NADPH 氧化酶通路对脑出血的保护作用及机制的研究	赵晓春	中国医科大学
81471809H1826	低频低强度超声与姜黄素联合作用逆转 ABCG2 介导的胶质瘤侧群细胞多药耐药性的机制研究	张　震	中国医科大学
81471720H1808	基于多模态影像学研究 Aβ 沉积对 AD 神经功能网络连接的影响机制	王晓明	中国医科大学
81472193H1615	微小 RNA-34 家族抑制 EMT 逆转肺癌 EGFR-TKI 获得性耐药的机制研究	胡雪君	中国医科大学
81473255H3106	新型 HIV 膜融合抑制剂的作用机制及优化	何玉先	中国医学科学院病原生物学研究所
81471956H1904	泛素化特异性蛋白酶 USP18 在丙肝病毒耐受干扰素中的作用及分子机制研究	陈利民	中国医学科学院输血研究所
81470163H3101	钾通道在糖尿病神经性疼痛发生中的作用及机制研究	于海波	中国医学科学院药物研究所
81470159H3007	UT 配体的 β-arrestin 信号通路偏向性机制及药物发现	杨秀颖	中国医学科学院药物研究所
81473096H3001	基于改善理化性质的选择性 S1P1 受体激动剂的研究	汪小涧	中国医学科学院药物研究所
81473398H2812	针对 syk 活性抑制的中药小分子物质筛选及其抗气道炎症作用机制研究	林明宝	中国医学科学院药物研究所
81472717H1606	TRB3 抑制 EGFR 降解促进肿瘤进展和耐药的作用及机制	花　芳	中国医学科学院药物研究所
81473305H2801	黄檗药材质量和种子品质形成与生态因子的相关性研究	张　昭	中国医学科学院药用植物研究所
81473346H2804	基于"流式微球-适体芯片"的中药真菌毒素现场高通量"掌上检测"体系构建	孔维军	中国医学科学院药用植物研究所
81473315H2802	地理格局及生态驱动揭示肉苁蓉品质生态型机制	黄林芳	中国医学科学院药用植物研究所

（续表）

项目编号	项目名称	负责人	依托单位
81473099H3001	基于P2区改造的新型HIV-1蛋白酶抑制剂的设计、合成及活性研究	王玉成	中国医学科学院医药生物技术研究所
81473098H3001	以ASBT(SLC10A2)为靶点的新型降胆固醇化合物的研究	王菊仙	中国医学科学院医药生物技术研究所
81472787H1609	基于新一代基因组测序和临床相关分析识别鉴定晚期视网膜母细胞瘤的个体化治疗的新靶点	李　亮	中国医学科学院医药生物技术研究所
31470272C010803	阻断Vpu下调Tetherin的抗HIV-1小分子的作用机制研究	岑　山	中国医学科学院医药生物技术研究所
81472752H1609	肺腺癌酪氨酸激酶抑制剂治疗耐药的逆转机制研究	石远凯	中国医学科学院肿瘤医院
11475267A050404	树形大分子与药物及生物分子相互作用的小角散射研究	李天富	中国原子能科学研究院
81473514H2902	中药注射剂不良反应随机森林信号模型建立及免疫毒理学评价方法研究	荆志伟	中国中医科学院
81473467H2902	基于中医"瘀毒"学说的扶正活血解毒方对肿瘤干细胞依赖于PMNs及异常血液流动状态而促进肿瘤转移的干预研究	张　英	中国中医科学院广安门医院
81473462H2902	"养阴清肺活血"法干预放射性肺损伤Notch信号调控Th17/Treg平衡的机制研究	侯　炜	中国中医科学院广安门医院
81473414H2816	基于药物相互作用的元胡止痛方配伍分子机制及其PK-PD关联性研究	许海玉	中国中医科学院中药研究所
81473372H2807	基于TRPV1通路介导UCP1调节热效应的温里中药药性表征的分子基础和整合机制研究	隋　峰	中国中医科学院中药研究所
81473548H2903	活血化瘀抗动脉粥样硬化与血栓形成的剪应力效应机制	廖福龙	中国中医科学院中药研究所
81473340H2803	基于"天然共融混合物"概念以当归补血汤为例研究汤剂中的增溶稳定增效作用	代云桃	中国中医科学院中药研究所
81473367H2807	基于矢量药理网络的中药寒热属性分类模型构建及药性混淆品种寒热属性厘清	姜　淼	中国中医科学院中医临床基础医学研究所
21473257B030506	淀粉样多肽自组装过程及其对磷脂膜损伤机制的体外重现及理论模拟	张　翼	中南大学
21472247B020601	多重选择性靶向肿瘤组织线粒体的药物设计、合成及活性研究	马大友	中南大学
81472847H1612	核IKKα-FAT10信号通路诱发激素依赖型乳腺癌抵抗他莫昔芬治疗机制的研究	罗均利	中南大学
21476266B060806	体外刺激响应型多肽自组装药物载体的设计及控制释放行为	刘又年	中南大学
81472434H1621	转录因子AhR靶向ABCG2和VEGF-B对绒癌干细胞样特性影响的研究	刘惠宁	中南大学
81473411H2816	通过ΣPK-ΣPD结合模型构建甘草多靶器官"解毒指数"探讨其解毒机制	方平飞	中南大学
81470181H2818	土家族药胡颓子叶治疗齁病的组分-效应关系及机制研究	葛月宾	中南民族大学
81473119H3002	假白榄烷型大环二萜类化合物抗非小细胞肺癌EGFR-TKIs获得性耐药的作用机制和构效关系研究	张维库	中日友好医院
81473525H2902	芍药甘草汤通过调控Notch信号通路影响Th17/Treg失衡治疗重症斑秃的机制研究	杨顶权	中日友好医院
81473358H2806	基于TRPV1通道探讨白芥子涂方穴位经皮给药促透和免疫增效的机制	徐月红	中山大学
81473138H3007	基于配体-靶标网络的抗2型糖尿病药物设计新方法研究	徐　峻	中山大学
81473319H2803	基于肠道微生态学结合代谢组学的黄连解毒汤改善2型糖尿病胰岛素抵抗的药效物质基础及其作用机制研究	谢智勇	中山大学
81473155H3008	基于介孔硅胶纳米粒的逆转多药耐药性siRNA/药物共传递体系的构建及其递送机制的研究	吴传斌	中山大学
81473283H3111	多基因及miRNA"网络"调控下丙戊酸个体化用药研究	王雪丁	中山大学
81471988H1908	新型超广谱β-内酰胺酶PME耐药传播分子机制	田国宝	中山大学
81472468H1622	肿瘤相关巨噬细胞分泌CCL18募集Tregs诱导乳腺癌赫赛汀耐药的机制研究	苏士成	中山大学
81472467H1622	肿瘤相关巨噬细胞对乳腺癌干细胞化疗耐药的调控机制研究	刘　强	中山大学
81472760H1609	从DC-Treg轴探讨microRNA在氧化苦参碱逆转肺癌顺铂耐药中的作用	刘　慧	中山大学
81470645H1205	补体因子在年龄相关性黄斑变性治疗药物基因组的作用及机制研究	李加青	中山大学
31472283C190303	溶藻弧菌NQR蛋白复合物耐药的研究	李　惠	中山大学
81473233H3105	MED12缺失或突变在EGFR-TKIs耐药中作用及其机制	符立梧	中山大学
81473083H3001	靶向19SRP去泛素化酶的新机制蛋白酶体抑制剂的发现与抗肿瘤研究	卜宪章	中山大学
71473284G0308	基于交易费用理论的我国医药卫生体制协同改革模式研究	王文娟	中央财经大学
81473424H2818	民族药白脉散有效成分组BMGEC治疗白脉病神经病变的"WENS"分子网络机制研究	刘庆山	中央民族大学

（续表）

项目编号	项目名称	负责人	依托单位
81470182H2901	基于线粒体自噬调控的苗药都木油活性成分抗 MIRI 的分子机制研究	黄秀兰	中央民族大学
81471992H1908	大肠埃希菌碳青霉烯异质性耐药及其分子机制研究	张莉萍	重庆医科大学
31470822C050601	纳秒电脉冲跨膜损伤铂耐药肿瘤细胞核质效应研究	于廷和	重庆医科大学
81473284H3111	ABCC10 在非小细胞肺癌吉非替尼获得性耐药中的作用以及基因多态性对其功能的影响	吴兰香	重庆医科大学
81471675H1805	肿瘤归巢-穿膜肽介导靶向载药相变纳米粒用于肿瘤超声分子成像与治疗研究	任建丽	重庆医科大学

2014 年重点项目(药学相关项目选录)

项目编号	项目名称	负责人	依托单位
81430098H27	稳心中药组分交互整合干预潜在恶性心律失常的效应特点及其机制	商洪才	北京中医药大学
21431001B0104	基于中药活性成分金属抗肿瘤配合物研究	梁　宏	广西师范大学
81430093H28	中药体内药效物质基础的系统分析方法学--中医方证代谢组学研究	王喜军	黑龙江中医药大学
81430087H31	桥接细胞与整体的纳米药代动力学研究	顾景凯	吉林大学
51433004E031002	具有配体可逆屏蔽-去屏蔽功能的纳米肝靶向药物传递系统研究	袁　直	南开大学
41430644D0309	抗抑郁类精神药物在典型城市水体中的污染特性及其生态风险分析	吴明红	上海大学
31430009C020102	LRR-RLKs 受体蛋白激酶控制水稻花药绒毡层特征和 PCD 的分子机制研究	张大兵	上海交通大学
81430071H1609	肿瘤耐药相关的蛋白质氧化还原修饰及信号调控	黄灿华	四川大学
81430096H2807	活血化瘀中药五味药性功效的化学及生物学基础研究	刘昌孝	天津药物研究院
81430095H2803	基于体内过程的调节糖脂代谢紊乱中药"味-功效物质-生物学"的基础研究	邱　峰	天津中医药大学
81430089H3112	基于 GC-IGF1 轴编程的药物发育毒性分子靶标及体外评价体系研究	汪　晖	武汉大学
81430081H30	抗体偶联药物细胞代谢动力学对药效学的作用机制研究	陈枢青	浙江大学
81430080H30	基于蛋白激酶 ALK 与非经典底物蛋白-蛋白相互作用及基因突变协同耐药机制的新型 ALK 抑制剂研究	张　翱	中国科学院上海药物研究所
81430084H30	针对表观遗传相关复合物蛋白质-蛋白质作用界面的药物发现与作用机制研究	陈凯先	中国科学院上海药物研究所
81430083H30	基于 Bcl-2 家族蛋白-蛋白相互作用网络研究的多靶标抗肿瘤活性化合物	王任小	中国科学院上海有机化学研究所
51437008E0711	超宽谱电磁脉冲协助药物通过血脑屏障及在脑肿瘤治疗中的应用研究	郭国祯	中国人民解放军第四军医大学
11432016A020501	极端力学环境下骨组织损伤、适应与重建的力学生物学机制研究	张西正	中国人民解放军军事医学科学院
81430090H3112	基于毒性通路扰动的药物线粒体毒性预测的研究	彭双清	中国人民解放军军事医学科学院
81430082H30	基于体外代谢特征的蛋白质类药物早期成药性评价体系研究	姚文兵	中国药科大学
81430092H28	整合 PK/PD 与代谢组学的黄连解毒汤体内药效物质基础研究	孔令义	中国药科大学
81430091H28	中药体内"三维药效物质基础"理论与方法学研究	郝海平	中国药科大学

2014 年重大研究计划(药学相关项目选录)

项目编号	项目名称	负责人	依托单位
91413102B020601	基于 NDB 为探针的核受体 FXR 调控肝糖异生新信号通路的发现	沈　旭	中国科学院上海药物研究所

2014 年国家杰出青年科学基金(药学相关项目选录)

项目编号	项目名称	负责人	依托单位
81425023H3008	靶向药物递释系统	蒋　晨	复旦大学
21425311B0307	光化学手段构建生物医药材料	朱麟勇	华东理工大学
51425305E0310	生物医用高分子材料	谭　鸿	四川大学
81425025H2810	中药抗肿瘤药理	周光飚	中国科学院动物研究所
81425022H3002	天然药物化学	鞠建华	中国科学院南海海洋研究所
81425024H31	受体药理学	谢　欣	中国科学院上海药物研究所

2014 年创新研究群体科学基金(药学相关项目选录)

项目编号	项目名称	负责人	依托单位
31421091C0902	精神药物成瘾和记忆机制	马　兰	复旦大学
81421091H3004	天然药源分子及其新作用特点	谭仁祥	南京大学
81421005H2803	中药活性成分群发现与作用机制	李　萍	中国药科大学

2014 年国际(地区)合作与交流项目(药学相关项目选录)

项目编号	项目名称	负责人	依托单位
81481220024H09	NSFC/CIHR 精神药理双边研讨会	张　岱	北京大学
81481220025H09	NSFC/CIHR 精神药理双边研讨会	张志珺	东南大学
81410308020H3001	2014 年国际天然药物学术会议	孙　逊	复旦大学
81410308006H09	国际老年医学专题研讨会	孙凤艳	复旦大学
31481240009C0915	参加 6th HOPE Meeting 会议	马　兰	复旦大学
81410308013H19	病毒进入抑制剂国际学术研讨会	姜世勃	复旦大学
81420108015H0916	基底核调控睡眠-觉醒行为的作用和分子机制	黄志力	复旦大学
31420103907C050202	氨基糖苷类抗生素核糖开关的作用机制	Alastair Murchie	复旦大学
21410302039B02	第二届国际天然产物合成和药物先进制造方法学术研讨会	姚祝军	南京大学
21410302012B020601	第十届 SINO-US 华人化学教授会议	方　浩	山东大学
51411130128E030906	三级同轴电纺制备零级药物缓控释给药系统研究	余灯广	上海理工大学
81410308010H3007	第九届世界华人药物化学研讨会	程卯生	沈阳药科大学
81481220026H0919	NSFC/CIHR 精神药理双边研讨会	李　涛	四川大学
51410305065E0310	第三届新型高分子材料与控制释放国际会议	钟志远	苏州大学
81481240279H3002	植物药物研究与开发国际学术会议	杨世林	苏州大学
21410302049B0401	纳米药物与纳米生物技术国际研讨会	申有青	浙江大学
81410308030H3002	天然产物化学及化学生物学国际学术研讨会	戚建华	浙江大学
21410302020B040303	国际生物医用材料研讨会:纳米生物材料和生物材料表/界面	高长有	浙江大学
21410302003B0201	第四届中国-爱尔兰合成化学双边会议	王官武	中国科学技术大学
31461143011C120115	通过干预 MBD3 和 NCoR/SMRT 抑制复合体完善体细胞重编程	裴端卿	中国科学院广州生物医药与健康研究院
81481340370H3007	第五届中泰天然产物与药物发现学术研讨会	沈　旭	中国科学院上海药物研究所
81461148027H3007	靶向离子通道电压感受区治疗神经兴奋性升高疾病	高召兵	中国科学院上海药物研究所
81481220023H0921	NSFC/CIHR 精神药理双边研讨会	毕晓莹	中国人民解放军第二军医大学
81481260323H27	2014 年海量数据学术研讨会	刘保延	中国中医科学院
81410308031H3111	高迁移率蛋白-1 国际学术研讨会	袁　洪	中南大学
51410305081E0310	转化纳米医学国际研讨会	陈永明	中山大学

2014 年联合基金项目(药学相关项目选录)

项目编号	项目名称	负责人	依托单位
U1404208B020802	基于手性 MOFs 修饰的开管毛细管电泳及其在药物手性拆分中的应用研究	袁柏青	安阳师范学院
U1404819H1609	多胺通过调节 p-糖蛋白诱导肿瘤细胞多药耐药的机制研究	张亚宏	河南大学
U1404831H2818	土家药四楞麻抗肝纤维化活性成分及作用机制研究	邓瑞雪	河南科技大学
U1404832H3008	眼局部纳米载药系统经角膜途径吸收分布特征及其对药物治疗效果的影响研究	周天洋	河南省眼科研究所
U1404806H0812	IDH1 在急性髓细胞白血病耐药中的作用及 microRNA 调控机制研究	马秋玲	河南中医学院
U1405215L01	马蓝药效物质形成分子机制的阐释及优异种质创新研究	刁　勇	华侨大学
U1402222L02	云南崖豆藤属植物中新型抗微管天然活性物质的发现、结构优化、成药性及作用机制研究	陈俐娟	四川大学
U1405220L02	基于中草药天然产物的核受体靶点药物筛选及调控结构机制研究	李　勇	厦门大学
U1405228L02	小檗碱通过视黄醇 X 受体抑制肠癌生长机制的结构生物学分析和相应药物改造	胡天惠	厦门大学
U1405223L02	基于海洋微生物的靶向抗肿瘤药物研究	邓贤明	厦门大学
U1404825H1820	以 PLGA 为药物载体的西罗莫司洗脱 MgCa 合金食道支架的研究	王战会	郑州大学
U1404833H3110	CYP3A4 启动子区 DNA 甲基化对肝移植病人术后他克莫司药动学的影响及分子机制	孟祥光	郑州大学
U1406402D06	海洋药物与生物制品	管华诗	中国海洋大学
U1432250A0805	应用高场核磁共振仪器针对胃肠间质瘤的抗耐药性新型抑制剂的发现及其功能机制研究	刘青松	中国科学院合肥物质科学研究院
U1403201L10	五种新疆特有贝母的药效物质基础研究与资源评价	阿布力米提·伊力	中国科学院新疆理化技术研究所
U1405227L02	东沙珊瑚共生微生物中药用活性菌株的筛选及相关功能基因研究	张　文	中国人民解放军第二军医大学

（续表）

项目编号	项目名称	负责人	依托单位
U1403122L02	基于抑制血小板选择素机制的维药香青兰抗肺癌血管生成作用	王　卓	中国人民解放军第二军医大学
U1401226L02	南药鸡骨草防治病毒性乙型肝炎的物质基础及作用机制	黄宝康	中国人民解放军第二军医大学
U1401223L02	番荔枝内酯防治肿瘤的关键科学问题及纳米靶向制剂成药性研究	王向涛	中国医学科学院药用植物研究所
U1403224L02	新疆药用肉苁蓉及其寄主种质资源评价研究	陈　君	中国医学科学院药用植物研究所
U1401242L04	用于肿瘤多靶点药物协同治疗的多功能聚合物载体材料研究	帅心涛	中山大学

2014 年青年科学基金项目（药学相关项目选录）

项目编号	项目名称	负责人	依托单位
21404001B0405	刺激响应性树枝形分子囊泡的构建、自组装及药物控制释放行为研究	方　敏	安徽大学
21405001B050304	可生物降解红色上转换磁性探针的设计合成及靶向成像和药物运输研究	丁玉洁	安徽工程大学
81403268H2902	基于代谢酶的复方丹参滴丸合用氯吡格雷协同增效机制研究	马世堂	安徽科技学院
81402327H1603	非整倍体在肿瘤细胞抗逆性和侵袭转移能力中的作用及其机制	易启毅	安徽医科大学
81401100H0916	臂旁核谷氨酸能神经元调控睡眠-觉醒周期的作用及神经环路机制	许　奇	安徽医科大学
81402947H3105	靶向自噬关键分子 LC3 的新型小分子化合物的抗肺癌作用及其机制探讨	徐有志	安徽医科大学
31400680C050203	新型 N-酰基高丝氨酸内酯酶的分子改造、表达及生物活性研究	范新炯	安徽医科大学
81403318H2705	基于有机配位理论和血清药物化学研究青黄散的物效基础	俞　娟	安徽中医药大学
81401695H1908	我国肺炎链球菌临床重要流行克隆的全基因组学研究	赵春江	北京大学
81403009H3111	伏立康唑复杂药物相互作用和变异机制的定量研究	张　弨	北京大学
21402003B020405	加兰他敏的全合成研究	王　媛	北京大学
81402863H3008	新型 RBP131 脂质体应用于 mRNA 体内外给药的性能与机制研究	黄渊余	北京大学
81400560H1409	丹参和麦门冬促唾液分泌的机制及在义齿黏附剂中的缓释调控研究	韩建民	北京大学
81402890H3010	基于三维仿生心肌微组织芯片的药物促干细胞分化活性筛选方法学研究	艾晓妮	北京大学
21402006B020701	基于自组装的多重靶向抗肿瘤多肽的设计与生物活性研究	陈　龙	北京化工大学
31402197C1805	大肠杆菌多重耐药调控基因的鉴定及分子机制的研究	王　真	北京农学院
81403283H2903	基于适应性设计的“双检验联合”建立中医病证多终点指标临床评价方法	胡　晶	北京市中医研究所
81401914H1615	中国晚期 NSCLC 患者 EGFR-TKIs 继发耐药分子机制研究及外周血无创检测平台建立	王玉艳	北京市肿瘤防治研究所
81403250H2902	活血化瘀药通过 Twist 介导的肿瘤转移调控通路对肺癌转移的干预作用研究	周　天	北京中医药大学
81403112H2806	串联型中药制药过程质量传递模型和全局优化方法研究	徐　冰	北京中医药大学
81403073H2803	基于药物代谢组学的中药肉苁蓉抗血管性痴呆体内药效物质及作用机制研究	宋月林	北京中医药大学
81403498H2720	二十味沉香丸“调隆”对卒中后 PTSD 大鼠脑内 GLU/GABA-Gln 代谢环路的作用机制研究	毛　萌	北京中医药大学
81403152H2811	基于谱效相关性探讨菊苣治疗高尿酸血症的药效机制	林志健	北京中医药大学
81403069H2803	基于计算量子化学和分子动力学模拟方法以 SHP-2 为靶分子研究雄黄抗肿瘤的药效物质和作用机制	关　君	北京中医药大学
21402010B0206	M2L2 型水溶性金属-药物配合物的定向合成与抗肿瘤活性研究	侯桂革	滨州医学院
21401013B0111	新型聚集荧光金纳米簇@聚丙烯酸/介孔磷酸钙智能纳米诊疗剂的构建及在肝癌诊治中的应用研究	王婷婷	长春理工大学
31400603C161201	母菊 MrSTS1 基因在 α-甜没药醇合成中的调控机制研究	常　杰	长江大学
11405013A050409	基于 99mTc 标记的 DNA 纳米结构的设计及其生物效应研究	夏姣云	长沙理工大学
31401099C060604	多粘菌素耐药鲍曼不动杆菌中 TnpISAba11 核糖开关的分子机制研究	栾广信	成都医学院
81403187H2818	基于脑保护的藏药蔓菁抗高原缺氧药效物质基础与作用机制研究	邝婷婷	成都中医药大学
81403185H2818	基于 PCR 技术及 G-qudruplex 比色探针的藏成药中藏红花可视化基因检测体系的建立及应用	陈　蓉	成都中医药大学
81403098H2804	中药材“走油”的发生机制/机制及科学干预策略研究——以枸杞子为例	陈　林	成都中医药大学
81403230H2902	中药五谷虫抗 MRSA 感染的血清药理学及抗菌和逆转耐药机制研究	张　振	大连医科大学
81403229H2902	运用微流控芯片研究银杏叶提取物对神经膜细胞增殖及神经轴突再生的影响	田曦亮	大连医科大学
81401697H1908	替加环素触发的肺炎克雷伯菌 sRNA 差异表达及其参与耐药调控作用	陈　杨	大连医科大学
81401081H0913	DNA 甲基化转移酶调控候选基因表达在耐药性癫痫形成中的作用机制	朱　琼	电子科技大学
81402500H1609	新型肺鳞癌靶向智能递药系统共载两种化疗药物协同提高抗癌效果的机制研究	蔡璐璐	电子科技大学

（续表）

项目编号	项目名称	负责人	依托单位
21401019B0111	Nd3 + 敏化上转换纳米晶与介孔二氧化硅及贵金属纳米复合药物载体在癌症诊疗中的应用研究	牛　娜	东北林业大学
81403021H3111	lncRNAH19 介导 NAT1 基因甲基化改变对乳腺癌他莫昔芬耐药的作用及其分子机制研究	孙　红	福建省立医院
81402842H3004	计算机辅助药物设计抗 TNF-α 青蛙缓激肽类似物及其机制研究	陈晓乐	福建医科大学
81403446H2717	从 TLR4/NF-κB 信号通路探讨芪药鸡金粥调控 5-FU 所致胃肠黏膜损伤肠道紧密连接蛋白表达的机制	谭景予	福建中医药大学
81403331H2708	基于 TGF-β/smad 通路与表观遗传学研究半夏泻心汤含药血清对 Hp 感染胃黏膜上皮细胞的影响	陈少芳	福建中医药大学
81403390H2708	基于磷酸化蛋白质组学调控网络的片仔癀逆转大肠癌耐药机制研究	蔡巧燕	福建中医药大学
81402781H3001	针对 KLF5 分子靶点的抗三阴性乳腺癌药物发现、结构优化及生物活性评价	陈海军	福州大学
81402727H2609	耐多药结核病传播优势的影响因素及分子流行病学研究	杨崇广	复旦大学
81400161H0818	基于 p21 途径探讨组蛋白去乙酰化酶抑制剂 SAHA 对化疗耐药 B 细胞淋巴瘤的影响及在化疗增敏中的作用	薛　恺	复旦大学
81402085H1619	肾癌微环境中 M2 型巨噬细胞活化促进舒尼替尼治疗抵抗的分子机制及逆转策略研究	许　乐	复旦大学
21403036B030204	多重药物外排泵 AcrB 的底物转运机制的计算模拟研究	翁经纬	复旦大学
81402976H3106	大肠埃希菌插入序列共同区（ISCR）转座酶表达调控机制	王明华	复旦大学
81401892H1615	RPS15a 介导内质网应激反应在肺癌 EGFR-TKI 获得性耐药中的作用及机制研究	王佳蕾	复旦大学
81402151H1621	TRPC3 膜定位及其下游信号通路影响卵巢癌顺铂耐药的机制	陶　祥	复旦大学
81401699H1908	碳青霉烯类耐药产气肠杆菌中外膜孔蛋白 OmpF 表达的 sRNA 调控机制研究	秦晓华	复旦大学
81402956H3105	非载药纳米免疫脂质体治疗淋巴瘤的机制研究	茅以诚	复旦大学
81402615H1106	外排泵在临床分离痤疮丙酸杆菌多重耐药性中的功能研究	马　英	复旦大学
81401976H1617	MicroRNA-616 对胃肠道肿瘤西妥昔单抗敏感性的影响及机制研究	刘　欣	复旦大学
31400912C0901	Beta-arrestin 在药物成瘾记忆消退中的作用及机制研究	李友杏	复旦大学
81402570H1612	基于转录组测序的美罗华治疗 B 淋巴细胞非霍奇金淋巴瘤耐药分子机制的研究	葛晓雯	复旦大学
31400131C010703	SreE 介导的铁调节对皮炎外瓶霉形态发生、药物敏感性及致病性的影响	高露娟	复旦大学
81402949H3105	miR-520b 在芹菜素逆转肝癌阿霉素耐药中的作用及其分子机制研究	高爱梅	复旦大学
21402031B020601	以微管蛋白和 VEGF-R2 为双靶点的新型血管靶向药物的设计、合成与构效关系研究	赵登高	广东工业大学
21402030B020402	藏药绿萝花化学成分及降糖生物活性的研究	马燕燕	广东工业大学
81403129H2808	基于“痰浊瘀血”理论从 TLR/NF-κB 信号通路探讨当归芍药散抗阿尔茨海默病（AD）的作用机制	曾　宇	广东药学院
81403075H2803	多组分、代谢网络多靶点的 PK-PD 研究左金丸的药效物质基础及配伍机制	邹忠杰	广东药学院
81403190H2818	基于“活性部位-血清成分-代谢成分”关联分析的壮药玉叶金花抗炎药效物质研究	潘利明	广东药学院
81403179H2816	败酱草总皂苷介导 PXR 抗炎症性肠病物质基础及作用机制研究	韩　亮	广东药学院
31401596C200703	奇异变形杆菌耐药基因岛在动物源性食品中的分布及水平转移机制研究	毕水莲	广东药学院
21401031B0104	新型骨癌靶向诊断治疗（theranostics）铂化合物研究	黄克斌	广西师范大学
21403039B030803	基于生物热力学方法的芳杂环甾体抗肿瘤药物与端粒 DNA 相互作用机制研究	黄　珊	广西师范学院
81403084H2803	基于微流控芯片的线虫感染模型的构建及其在清热解毒中药的效-谱-毒关系中的研究	姜志辉	广州军区广州总医院
81402881H3008	ASGPR 介导的 pH 敏感型肝癌靶向载药磁性脂质纳米粒的构建及其对肝癌 MRI 可视化靶向治疗的研究	韦敏燕	广州医科大学
81403019H3111	miRNA 基因多态性对环磷酰胺代谢个体差异的功能研究	舒文莹	广州医科大学
81403016H3111	基于代谢酶、转运体和受体基因多态性的拉莫三嗪治疗癫痫 PKPD 研究	尚德为	广州医科大学
81402497H1609	FOXO3a 通过促进肿瘤干细胞样特性增强乳腺癌化疗耐药作用的机制研究	刘　浩	广州医科大学
81403193H2819	基于菌种改良及过程动力学研究实现中药药渣资源化利用	张　英	广州中医药大学
81402887H3010	基于组合质谱技术与代谢组学方法的中药何首乌体内物质作用组群与肝毒性研究	徐　文	广州中医药大学

（续表）

项目编号	项目名称	负责人	依托单位
81403197H2901	CDR1、CDR2、MDR1 基因在香莲方逆转白念珠菌菌株对氟康唑耐药的作用研究	谢　婷	广州中医药大学
81403227H2902	TGF-β 与内质网应激 cross-talk 促肺癌细胞上皮间质转化机制及益气除痰方干预作用研究	孙玲玲	广州中医药大学
81403109H2806	多功能鸦胆子油分子配型组装纳米乳给药系统逆转肿瘤多药耐药的研究	马　燕	广州中医药大学
81403395H2709	基于 miRNA-155 调控 Th 细胞极化探讨清心培土法治疗特应性皮炎的疗效机制	林　颖	广州中医药大学
81403421H2710	补肾活血中药纳米微球对骨性关节炎软骨病变 RNA 结合蛋白 HUR 调控机制的干预研究	李永津	广州中医药大学
81403122H2807	基于肠-肾轴理论大黄-黄芪治疗慢性肾衰的机制研究	李海燕	广州中医药大学
21403043B030904	金纳米棒介导的温和热疗对乳腺癌干细胞的致敏作用和肿瘤干细胞靶向性多功能纳米药物设计	徐莺莺	国家纳米科学中心
51402073E020801	光磁双功能核壳型介孔氧化硅复合纳米材料的制备及药物输送性能研究	孔德艳	哈尔滨工业大学
81400394H1204	穿透性载药纳米粒子 MPP 治疗青光眼作用机制的研究	周欣荣	哈尔滨医科大学
81402170H1622	miR-181c 靶向调控 OPN 介导乳腺癌化疗耐药的机制研究	庞　慧	哈尔滨医科大学
81402666H2603	γ-生育三烯酚增加亚砷酸疗效及降低不良反应的分子机制研究	李　洋	哈尔滨医科大学
81401456H1808	新型 c-Met 肺癌靶向分子探针研制及纳米药物治疗评价	李伟华	哈尔滨医科大学
81402865H3008	抗体修饰的 miR-21 脂质体靶向急性缺血心肌的研究	李明慧	哈尔滨医科大学
81403025H3112	他汀类药物产生肝毒性的新机制——胆汁酸核受体 FXR	傅紫东	哈尔滨医科大学
31401134C060703	基于异质网络预测小分子和靶 miRNA 的互作及其功能研究	陈晓文	哈尔滨医科大学
21401035B010403	近红外光控释卟啉-核苷类前药的设计合成及双靶标抗癌作用机制的研究	张劲祥	韩山师范学院
21405030B050301	微流控芯片-等离子体质谱联用在单细胞金属药物代谢的应用研究	程和勇	杭州师范大学
31400049C010202	槐糖脂的结构修饰及其联合依托泊苷对食管癌细胞增殖的影响和机制研究	马晓静	合肥工业大学
21405031B050104	“多羟基化合物——硼酸络合酸”新型手性选择剂的原位合成及其在毛细管电泳分离手性药物中的应用研究	王利娟	河北大学
21402038B020506	基于透明质酸的药物(基因)载体的构筑及其生物活性研究	杨　洋	河北工业大学
81402886H3009	一种新型肿瘤主动靶向治疗载体-P-糖蛋白高表达的间充质干细胞的研究	张丽男	河北科技大学
81402720H2608	基于高度有序三维纳米金-DNA 复合膜传感器的农残及神经递质类目标物高灵敏检测新体系的研究	牛凌梅	河北医科大学
21402040B020506	基于柱芳烃“bola 型超两亲分子”自组装构筑的 pH 响应超分子囊泡及其作为抗肿瘤药物载体的研究	段群鹏	河南工程学院
31402253C180701	不同水温下氟苯尼考及其代谢物氟苯尼考胺在鲫鱼体内的生理药动学模型研究	杨　帆	河南科技大学
21404033B040705	基于不对称 Au-Ni 纳米复合水凝胶的 T1 核磁共振成像和靶向药物控释的研究	贾　磊	河南理工大学
21404034B040303	基于植物油多元醇的阳离子型聚碳酸酯的合成和应用	王华芬	河南省科学院高新技术研究中心
81403124H2807	基于肝脏转运体研究左金丸中吴茱萸“引药入肝”的作用机制	梁瑞峰	河南省中医药研究院
31400304C020604	基于体内过程的 CYP2E1 靶点酸浆降糖活性成分及其作用机制研究	孙丽娟	湖北大学
31400153C010803	PI3K/Akt 信号通路在 DHEA 衍生物抗 EV71 中的作用研究	魏艳红	湖北工业大学
81403093H2804	基于高效液相色谱-在线生物化学检测技术的治疗老年痴呆疾病中药药效成分的高通量筛选与评价	丁晓萍	湖北省食品药品监督检验研究院
81402994H3109	以尿素通道蛋白 UT-A1 为靶点的新型利尿药的发现及其药理学研究	李　飞	湖北医药学院
81403157H2811	基于高尿酸与高脂微环境下的 NALP3 炎性小体活化探讨大麻药抗痛风作用机制研究	兰　洲	湖北中医药大学
21405045B051403	荧光蛋白纳米颗粒的制备及其在生物成像分析以及药物运输中的应用	魏　琳	湖南师范大学
21405042B050202	酶抑制行为的压电电化学表征及分析应用	陈　超	湖南师范大学
81403486H2718	隔药饼灸对动脉粥样硬化兔内皮祖细胞的影响及机制研究	沈　菁	湖南中医药大学
81403437H2713	青光安颗粒剂对自发型青光眼小鼠房水动力学的影响及机制研究	龙　达	湖南中医药大学
81402780H3001	新型的异□唑类选择性的 σ1 受体配体的设计合成及其生物学评价	于丽芳	华东师范大学
21404020B040303	pH 逐级响应型多功能纳米药物载体的制备及其抗肿瘤活性评估	胡婧婧	华东师范大学
31402193C1805	沙门氏菌 CRISPR/Cas 系统抵御质粒介导的喹诺酮类药物耐药基因水平转移机制的研究	张建民	华南农业大学
81401959H1617	p38 MAPK 通路介导的 EMT 在人胃癌细胞多药耐药中的作用与机制研究	周　巍	华中科技大学
21407052B070302	超声协同铁氧化物/草酸光 Fenton like 体系降解磺胺类药物及铁循环演变机制	周　涛	华中科技大学

（续表）

项目编号	项目名称	负责人	依托单位
71403091G0308	基于我国抗菌药物管理政策的实证评价及其方法学研究	殷晓旭	华中科技大学
81401992H1617	HBV 相关性肝癌多药耐药调控的分子机制研究：SATB1 的作用及意义	涂　炜	华中科技大学
81402163H1621	Dicer1 调控 PGC-1α 导致卵巢癌线粒体相关性顺铂耐药的分子机制及靶向治疗研究	孙朝阳	华中科技大学
81402164H1621	网膜脂肪细胞分泌 MCP-1 促进卵巢癌侵袭转移及顺铂耐药的机制研究	李　娜	华中科技大学
71401060G01	基于离散-连续约束的医药供应链混合建模与优化	蒋智凯	淮海工学院
31400147C010803	基于 HIV-1 病毒感染必需因子 Vif 和其相互作用宿主蛋白的高通量小分子药物筛选体系	周小红	吉林大学
21405058B0514	具有荧光成像功能磁共振成像造影剂的合成及作为药物靶向制剂的研究	金　丽	吉林化工学院
21405060B0509	多功能夹芯型纳米复合物探针构建及其应用于原位监测药物可控释放和肿瘤光热化疗研究	王　玉	济南大学
81402820H3002	联苄类化合物的发现与逆转肿瘤多药耐药活性研究	刘　娜	济南大学
81402855H3008	两疏性抗癌药物新载体磷脂化多孔碳纳米球的构建及其体内释药机制研究	张兴旺	暨南大学
31400852C100602	分子印迹纳米微凝胶药物递送体系治疗老年黄斑变性的研究	施云峰	暨南大学
81401973H1617	Hes1 调控肿瘤干细胞特性和 EMT 在结肠癌化疗耐药中的机制研究	高　飞	暨南大学
21401077B0104	单功能荧光铂类配合物的设计合成及细胞作用机制研究	张俊勇	嘉兴学院
81402162H1621	CUL4-DDB1 泛素连接酶复合体对卵巢癌细胞增殖和耐药性形成的表观遗传学调节	潘巍巍	嘉兴学院
51403081E030905	智能靶向性介孔二氧化硅药物输送载体的制备和应用研究	张　权	江南大学
21406087B060803	超糖基化缺陷型酿酒酵母生产人源化糖蛋白 N-聚糖位点占有率定向调控	徐　沙	江南大学
81402165H1621	miR-137/YB-1 调控肿瘤细胞干性参与卵巢癌耐药调节的机制研究	朱小兰	江苏大学
81402880H3008	二聚肽介导的多功能脂质载体靶向联合治疗乳腺癌的应用及其机制研究	芮蒙杰	江苏大学
81402485H1609	miR-1260b 与 Wnt 通路协同调控人肺腺癌化疗耐药表型的分子机制研究	任　珽	江苏大学
81403386H2708	黄芪-丹参"药对"调控 STIM1/TRPC 介导的钙信号防治缺血性心肌病血管重构和心室重构的机制	王新东	江苏省中医药研究院
81403119H2806	人参稀有皂苷-多糖双组分立方液晶载药系统的构建及促吸收机制研究	金　鑫	江苏省中医药研究院
81403092H2803	基于"化学成分-代谢生物标志物相关联"策略探讨黄芪桂枝五物汤治疗脑缺血损伤的药效物质基础	成小兰	江苏省中医药研究院
81403191H2818	基于体内代谢多源归一特性的青阳参活性成分发现和多成分药动-药效学研究	向　诚	昆明理工大学
81403145H2810	雄黄微生物转化液 RTS 诱导白血病细胞及多药耐药白血病细胞凋亡和细胞自噬性死亡的机制研究	王　欣	兰州大学
21402076B020701	基于结构限制和侧链修饰的新型皮啡肽类似物的设计合成及镇痛活性研究	刘　鑫	兰州大学
21405068B0512	以棕榈酰基转移酶为靶标筛选与发现具有低毒副作用和强抗耐药性的弓形虫病药物先导	李书艳	兰州大学
81403177H2816	基于微生物转化模型辅助指导下的赤芍单萜苷体内过程与活性物质基础研究	刘玉峰	辽宁大学
81401499H1818	多功能靶向磁性荧光纳米载药探针用于肝癌的多模式成像下的诊疗一体化研究	王冠男	辽宁医学院
1403303H2704	培土生金法对肺癌顺铂耐药 Wnt/β-catenin 信号通路干预的分子机制研究	高　原	辽宁中医药大学
81402512H1609	共包裹盐霉素-阿霉素的 HER2 靶向纳米粒制备及其抗耐药乳腺癌作用研究	李　军	聊城大学
31402126C170202	苜蓿花药组织培养及 DH 群体构建	高　霞	内蒙古农业大学
81402495H1609	细胞周期蛋白 Cyclin G1 与肿瘤分子靶向治疗诱导多倍体耐药的机制研究	周伟华	南昌大学
81400105H0812	TGFβ 及 APCcdh1-Skp2-p27 通路对 CML 细胞 TKI 耐药的机制研究	王　蔷	南方医科大学
21401098B0112	含氨基三嗪环的金属钌配合物抑制肺炎链球菌靶标及其机制的研究	孙　斌	南方医科大学
81403300H2704	基于 TGF-β1/Smad 通路的益气养阴填髓法在非小细胞肺癌化疗的减毒增效机制及"金水相生"理论探讨	师　林	南方医科大学
81402854H3008	基于肿瘤微环境响应层次化释药金纳米棒靶向共载药系统的构建与评价	任　非	南方医科大学
31400858C100602	姜黄素多肽小分子水凝胶的制备及性能研究	区彩文	南方医科大学
81402127H1621	CUDC-101 联合 cisplatin 对卵巢癌腹水细胞 spheroid 形成及转移机制的相关研究	孟凡良	南方医科大学
81403063H2803	基于蛋白非酶糖基化的中药苦参干预糖尿病视网膜病变物质基础及机制研究	刘　怡	南方医科大学
31400810C1002	光控合成载 siRNA 的蛋白质纳米粒子治疗肿瘤的研究	谢金兵	南京大学

（续表）

项目编号	项目名称	负责人	依托单位
21405080B0509	基于药物—受体原位结合动力学的单克隆抗体药物耐药性机制研究	王　伟	南京大学
81402996H3110	药物代谢组学指导肾移植患者他克莫司个体化用药及机制研究	石　建	南京大学
81400832H0718	高糖高胰岛素环境中胰腺星状细胞与胰腺癌细胞的相互作用及其机制	陆　婧	南京大学
51403100E030902	多功能有机多孔骨架纳米材料的制备及其作为药物载体的研究	罗亚莉	南京工业大学
51405224E050601	基于压电复合结构的精确、可控、无创透皮给药装置的设计理论和方法	彭瀚旻	南京航空航天大学
81400981H0907	核因子 κB/孕烷 X 受体信号通路对癫痫脑 P 糖蛋白表达的影响	余　年	南京医科大学
81402483H1609	外泌体(exosomes)介导的细胞间信息传递在肺癌细胞顺铂耐药的作用及机制研究	于韶荣	南京医科大学
81402172H1622	miR-519d 调控自噬影响三阴性乳腺癌耐药的作用机制研究	殷　虹	南京医科大学
51403103E031002	pH 响应 γ-聚谷氨酸靶向纳米载药体系用于增强抗肿瘤效应及逆转乳腺癌多药耐药的机制研究	姚　俊	南京医科大学
81402489H1609	LncRNA PCAT-1 在肺癌顺铂耐药中的作用及机制研究	王　雁	南京医科大学
81403260H2902	基于肿瘤血管芽生调控网络剖析丹参酚酸/丹参酮的整合效应	祝娉婷	南京中医药大学
81403174H2816	以 Th17/IL-17 为靶标探讨雷公藤治疗类风湿关节炎的 PK-PD 相关性研究	刘史佳	南京中医药大学
81403116H2806	具有温敏变形性与高度变形性特征的中药复合磷脂传递体的构建与透皮机制研究	董　洁	南京中医药大学
81403478H2718	针刺增强丹参酮ⅡA 促缺血心肌血管新生效应及其 H3K9ac 调控机制研究	陈　霞	南京中医药大学
81402896H3010	基于石墨烯/磁纳米颗粒电化学免疫传感器的二氢吡啶类药物手性拆分及定量检测的研究	尹永梅	南开大学
21402100B020403	三株海洋共附生细菌中多重耐药性外排泵抑制剂成分研究	李建林	南通大学
81401506H1818	低氧靶向控释磁性聚合物药物载体的构建及作用机制研究	陈忠平	南通大学
31400165C010902	靶向单基因模型构建与新型小分子化合物 CB 抗衣原体分子作用机制研究	包小峰	南通大学
81401819H0607	关节假体术后感染的早期诊断和基因分型研究	彭兆祥	宁波市医疗中心李惠利医院
31401444C130410	枸杞 MS2 基因的克隆及其功能的初步研究	石　晶	宁夏大学
81403173H2816	基于"有故无殒"理论的三棱与莪术药对的药物代谢动力学研究	洪　博	齐齐哈尔医学院
81400118H0812	FoxM1 调控 DNA 损伤修复在慢性髓性白血病伊马替尼耐药中的作用及机制研究	章静茹	山东大学
81402962H3105	新型拓扑异构酶抑制剂 RiccardinD 选择性靶向 TopoIIα 的抗肿瘤作用分子机制研究	薛　霞	山东大学
81402181H1622	mPRα 经 PI3K/Akt/mTOR 信号通路调控乳腺癌化疗敏感性机制的研究	吴晓娟	山东大学
81403014H3111	CYP2E1 启动子区单核苷酸多态性与环孢素诱导肝损伤相关性分子机制	魏春敏	山东大学
81402867H3008	基于修饰型 siRNA 的基因和药物共递送纳米载体的构建及研究	刘春喜	山东大学
81402185H1622	Ndfip1/Nedd4-1 调控 PTEN 亚细胞定位参与乳腺癌化疗耐药的分子机制研究	林晓燕	山东大学
81402149H1621	岩藻糖基化修饰经 TLR4/Myd88 信号通路介导卵巢癌紫杉醇耐药的实验研究	李飞飞	山东大学
81402868H3008	适配体介导主动靶向与胞内触发释药的多功能纳米递药系统的构建及抗前列腺癌研究	贾乐姣	山东大学
81401634H19	乙型肝炎病毒 X 蛋白的三维结构研究和抗病毒药物新靶点发现	窦　好	山东大学
81403108H2805	基于 ADME 和灰色关联分析的地榆制炭止血物质基础和炮制原理研究	戴衍朋	山东省中医药研究院
11401349A011403	资源有限情况下艾滋病抗病毒治疗的动力学模型的研究	杨友苹	山东师范大学
81402895H3010	葫芦脲薄膜荧光传感器的研究及在药物分析中的应用	常银霞	山西师范大学
81400139H0812	ABL 基因剪接体 DelE7-8-9 和 DelE8-9 与慢性粒细胞白血病 TKIs 耐药的相关性研究	覃艳红	山西医科大学
21401125B0112	含氮锇配合物的结构及其抑制癌细胞增长研究	倪文秀	汕头大学
81402082H1619	衰老相关分泌模式促进肾癌肿瘤干细胞特性参与舒尼替尼抵抗的分子机制与干预策略研究	朱　煜	上海交通大学
81402618H1107	CO_2 点阵激光介导 5-FU 乙醇脂质体靶向干预皮肤瘢痕增生的调控机制研究	张　振	上海交通大学
81402806H3002	中药延胡索多巴胺活性成分的筛选与镇痛作用研究	张　岩	上海交通大学
81402478H1609	ALK 异常型神经母细胞瘤原发性耐药机制的磷酸化蛋白组学研究	武志祥	上海交通大学
21405104B0505	基于高通量双重同位素电荷标记的真菌甾醇代谢质谱分析新方法研究	汪　航	上海交通大学
21402120B0211	肿瘤激活型荧光探针介导的诊疗一体化多功能介孔纳米荧光材料的设计、制备及性能研究	程探宇	上海师范大学
81403089H2803	痰热清治疗急性肝损伤药效物质基础及作用机制研究	徐　英	上海中药标准化研究中心

（续表）

项目编号	项目名称	负责人	依托单位
81403429H2711	基于 miR-1、miR-199a 研究针药结合对子宫内膜异位症免疫微环境的调节机制	张春雁	上海中医药大学
81403353H2708	清金颗粒防治多重耐药细菌感染的免疫机制研究	鹿振辉	上海中医药大学
81402515H1609	基于 STAT3 信号通路研究绞股蓝皂苷元 H6 逆转肝癌细胞对索拉非尼获得性耐药的机制	刘祖龙	上海中医药大学
81403415H2710	补肾活血中药通过 VEGF-MARK 依赖途径调控骨形成的作用机制研究	郭海玲	上海中医药大学
81403360H2708	左金丸通过 PI3k/Akt/NF-κB 信号通路抑制 ABCB1 介导的大肠癌耐药的机制研究	付晓伶	上海中医药大学
81403110H2806	基于人工神经网络算法的中药硬胶囊剂设计原理研究	杜若飞	上海中医药大学
81403175H2816	基于代谢酶和转运子的茵陈蒿汤促进胆红素代谢的作用机制研究	丁　越	上海中医药大学
51402195E020403	基于铁掺杂层状双氢氧化物的新型纳米诊疗剂的设计合成及诊疗性能调控	王立军	绍兴文理学院
11404215A040214	两性肽链分子自组装的动力学模拟及机制研究	施碧云	绍兴文理学院
21406125B060702	基于肿瘤缺氧调控的药物靶向输送系统及其荧光成像的研究	杨志刚	深圳大学
81403065H2803	基于活性筛选和谱效表征的益智仁抗阿尔茨海默病药效物质基础研究	赵　旭	沈阳药科大学
81401501H1818	具有多重靶向及磁感应热疗功能的纳米载药体系研究	张　莹	沈阳药科大学
81403062H2803	基于"多维谱效关系"的热毒宁注射液抗急性肺损伤药效物质基础研究	王艳娟	沈阳药科大学
81403094H2804	北五味子基于保肝功效的综合质量指数评价模型的研究	凌俊红	沈阳药科大学
81400005H0104	TLR2 信号传导途径在激素干预大环内酯抗生素耐药支原体肺炎过程中的作用机制研究	曲久鑫	首都医科大学
81401739H2005	高通量测序技术用于早期快速检测耐药结核的研究	鲁　洁	首都医科大学
81401139H0929	HCN 离子通道在吸入麻醉药遗忘作用中的机制研究	周　诚	四川大学
81402564H1611	靶向 CD56 抗体-α-Amanitin 偶联物抗小细胞肺癌的研究	姚于勤	四川大学
51403138E031002	同时抑制普通肿瘤细胞和肿瘤干细胞的药物/microRNA 共传递系统的研究	孙　勇	四川大学
81402494H1609	微囊泡传递 MicroRNA-31-5p 在抗肿瘤多靶点小分子抑制剂耐药中的作用及分子机制研究	彭星辰	四川大学
81402860H3008	白蛋白包衣对纳米粒递药系统的保护作用	彭　强	四川大学
51403131E031002	单分散氧化还原敏感性及细胞膜仿生纳米药物载体用于肺癌治疗的研究	刘公岩	四川大学
81400123H0812	MDM2 在 Ph^+ 急性淋巴细胞白血病伊马替尼耐药中的作用	郭　勇	四川大学
81402866H3008	基于粒径智能调节、具有肿瘤微环境响应的脑转移瘤靶向递药系统研究	高会乐	四川大学
81402446H1607	自分泌 DKK4 在直肠癌干细胞中的作用及调控机制研究	范川文	四川大学
81403078H2803	基于代谢组学探究盾叶薯蓣降血脂的药效物质基础及作用机制	杜　丹	四川大学
1402262H1626	新型小分子化合物 SKLB226 抗黑色素瘤的作用机制研究	陈　新	四川大学
51403137E031002	功能化多嵌段-接枝结构生物降解高分子胶束载体材料的研究	曹　俊	四川大学
81401105H0918	伏隔核区 lncRNA uc. 84-调节可卡因成瘾及其分子机制研究	卜　迁	四川大学
31400806C1002	电刺激控制药物顺序释放的三维石墨烯神经电极材料的研究	张　琦	苏州大学
81401511H1819	石墨烯衍生物对药物导致的磷脂质病的影响	张乐帅	苏州大学
51403147E031002	靶向肿瘤的 pH 响应性葡聚糖-多肽卷曲螺旋纳米凝胶用于蛋白类药物的高效细胞内释放	张　建	苏州大学
81400114H0812	伴有 STAT5B-RARA 融合基因的急性早幼粒细胞白血病患者的耐药机制研究	姚　利	苏州大学
21405108B050902	稀土上转换纳米颗粒与血液作用的毒理学研究	杨燕美	苏州大学
81400154H0816	RelB 在慢性 B 淋巴细胞白血病中的活化机制及作为药物敏感性预测指标的探讨	徐晶晶	苏州大学
31400862C100603	外泌体(exosome)介导纳米颗粒外排及其在肿瘤细胞耐药性产生机制中的研究	田　欣	苏州大学
81401500H1818	基于纳米氧化石墨烯载体共载替莫唑胺及化疗增敏剂 O6BG 协同靶向治疗胶质瘤的研究	刘国栋	苏州大学
81402176H1622	长链非编码 RNA-TRA 调控乳腺癌内分泌耐药的机制研究	姜　敏	苏州大学
21401136B0112	线粒体靶向性铂配合物的设计合成及其抗肿瘤活性研究	郭正清	苏州大学
81402905H3101	Sigma-1 受体别构调节剂 SOMCL-668 抗癫痫作用及其机制的研究	郭　琳	苏州大学
81402902H3012	抑制剂调节 M2 通道荧光强度的机制研究及靶向流感新药高通量筛选的方法建立	仇晓琰	苏州大学
51403151E031301	新型两性葡聚糖包覆磁性纳米粒子的设计合成及药物传输载体特性研究	魏玉萍	天津大学
21406158B060204	微流体界面作用对药物多晶型成核与生长的影响规律及机制	党乐平	天津大学
21405110B0512	中药过程质量控制的近红外光谱高性能模型融合	卞希慧	天津工业大学
31400301C020604	逆向筛选落萼叶下珠中协同拉米夫定抗 HBV 活性成分的研究	王红颖	天津理工大学

（续表）

项目编号	项目名称	负责人	依托单位
81402481H1609	谷胱甘肽氧化还原代谢循环在脑胶质瘤耐药中的作用	朱仲玲	天津医科大学
81402575H1612	高效智能核壳纳米递送系统介导 survivin siRNA 和阿霉素逆转乳腺癌多药耐药的机制研究	赵培起	天津医科大学
81402889H3010	新型微柱细胞膜色谱及其在抗体类药物质量控制中的应用	徐　亮	天津医科大学
81402945H3105	PIAS3 在和厚朴酚诱导肿瘤细胞凋亡中的作用及机制研究	王先火	天津医科大学
21402143B021207	肿瘤细胞外膜蛋白 MMP-14 提高透膜性细胞穿透肽共轭物膜外周选择性富集的研究	孙　璐	天津医科大学
21401141B0112	基于“Build-and-Click”法的铂类 RNA 聚合酶 I 选择性抑制剂的构建、评价及亚细胞定位研究	乔　鑫	天津医科大学
81402480H1609	miR-106b-93-25 基因簇促进衰老相关分泌表型诱导乳腺癌化疗耐药的作用及机制研究	胡蕴慧	天津医科大学
81402856H3008	基于肿瘤靶向及特异性激活的“前药”性大分子药物给药系统治疗结肠癌的研究	贺慧宁	天津医科大学
81402857H3008	针对多药耐药肿瘤的可视化 pH 敏感主动靶向给药系统的研究	高　薇	天津医科大学
81403394H2709	基于 TOLL 样受体通路丹黄消炎液对感染泛耐药鲍曼不动杆菌皮肤溃疡作用的机制研究	徐　阳	天津中医药大学
81403059H2803	补骨脂中植物雌激素的辐射防护活性及机制研究	王春华	天津中医药大学
81403220H2902	扶正解毒祛瘀法联合蛋白敲除技术降解 ErbB 家族的抗胃癌作用及其机制研究	孔凡铭	天津中医药大学
21405113B051405	多功能石墨烯纳米系统用于中药抗肿瘤成像研究	陈美玲	天津中医药大学
81401882H1615	Wnt/β-catenin 与 EGFR 信号通路交互作用在 NSCLC 吉非替尼获得性耐药中的作用和机制研究	曾　郁	同济大学
81400006H0104	CYP2E1、SOD2 基因多态性与抗结核药物所致肝损伤易感性的相关性及其细胞分子机制的研究	孙　勤	同济大学
81402486H1609	SOX2 调控 EMT 参与肺鳞癌顺铂耐药的机制	苏春霞	同济大学
81402884H3009	可控“光活性”纳米药物载体的构建及其在肺癌光动力治疗中的应用	李　艳	同济大学
81402331H1603	基于组学数据研究组蛋白甲基化修饰对肺腺癌耐药机制的影响	李　旦	同济大学
81402839H3004	以 FGFR1 为靶标的肽衍生物设计与抗肿瘤活性研究	李物兰	温州医科大学
81400125H0812	化疗药物对转录因子 Ikaros 降解机制的研究	贺立彩	温州医科大学
81400121H0812	CCR9-CCL25 通路对药物耐受 T-ALL 白血病细胞干性调控机制的研究	肖睿璟	武汉大学
51403167E031002	聚阴离子接枝石墨烯/导电高分子复合水凝胶的构筑与药物控制释放研究	喻湘华	武汉工程大学
21402148B020601	HIV-1 逆转录酶/整合酶双重抑制剂 DKA-DAPYs 的分子设计、合成及抗 HIV 活性研究	古双喜	武汉工程大学
81403278H2903	丹参-黄芩干预大鼠脊髓损伤后早期炎症反应的作用机制及物质基础研究	张　前	西安交通大学
81402815H3002	以咖啡酸苯乙酯为先导物的新型 Nrf2 激动剂的设计合成、筛选及构效关系研究	陈福欣	西安科技大学
81402186H1622	阿司匹林协同拉帕替尼治疗 HER2 阳性乳腺癌的作用及分子机制研究	朱星枚	西安医学院
31400663C050201	针对 OGA 糖苷酶的新型活性片段筛选与生物活性分析研究	和　媛	西北大学
21404085B040301	基于敏感断裂键的多孔分子印迹材料的制备及药物控释研究	陈方方	西北工业大学
31402270C180803	金黄色葡萄球菌表面蛋白 IsdB 单链抗体-人 β 防御素 3 融合蛋白的细菌诱导型表达及其抗菌活性	罗　艳	西北农林科技大学
21402157B0204	从藏药材植物中靶向分离抗癌活性新成分	达娃卓玛	西藏藏医学院
21401151B010303	簇基 MOFs 纳米材料可控合成及药物缓控释研究	王萃娟	西南交通大学
31400811C1002	二重 pH 响应型 SPIO 基药物载体的组装及肿瘤诊疗一体化研究	王　伟	西南科技大学
21404086B040303	多功能磁性纳米药物载体的构建及其肿瘤治疗与磁共振成像一体化研究	周庆翰	西南民族大学
81402156H1621	miR-145 调控 B7-H1 介导的免疫耐受在卵巢癌铂类耐药中作用研究	盛青松	厦门大学
21405126B050902	基于纳米氧化石墨烯多重基因分型新方法检测 MDRAB 的研究	刘银环	厦门大学
81401971H1617	DHX32 在结肠癌 5-FU 耐药中的作用及机制	林华月	厦门大学
31400914C0901	TREM2 基因的表达调控研究及靶向药物筛选	陈小芬	厦门大学
81403087H2803	基于免疫细胞因子调控的补气名方“玉屏风散”配伍机制与作用机制研究	毕文川	香港科技大学深圳研究院
81403008H3111	他汀类降脂药物药动学与药效学个体反应差异的遗传学研究-从遗传药理学到表观遗传药理学	胡　森	香港中文大学深圳研究院
21406187B060703	口服胰岛素双功能纳米载体的分子设计与结构调控	吴志民	湘潭大学

（续表）

项目编号	项目名称	负责人	依托单位
81401519H1819	基于逆转肝癌多药耐药的 siRNA/化疗药物靶向纳米共载体系的研究	陈红丽	新乡医学院
81403001H3110	UGT 功能失调诱导的雌激素代谢紊乱在乳腺癌发生中的作用	周雪妍	徐州医学院
81402879H3008	基于介孔碳支撑磷脂双分子层的难溶性药物口服纳米给药系统的构建及其性能研究	张彦卓	徐州医学院
81400129H0812	EZH2 基因在白血病细胞耐药中的作用及机制的研究	邱婷婷	徐州医学院
81400157H0818	CIP2A 通过 Akt 调节多发性骨髓瘤地塞米松耐药的作用及机制研究	刘　莹	徐州医学院
81402789H3001	具有多重作用机制的新型肿瘤 MDR 逆转剂的设计、合成及其活性研究	谷小珂	徐州医学院
31400592C161201	miRNA 介导芍药花瓣黄色性状形成的转录后调控机制研究	赵大球	扬州大学
21404089B040304	两性离子多肽前药基的纳米药物传递系统	袁哲凡	浙江大学
81401698H1908	不动杆菌新 blaOXA 同源基因鉴定、功能及转移机制研究	阮　陟	浙江大学
81402862H3008	特异性靶向细胞内环境敏感递药胶束的乙肝基因治疗基础研究	缪　静	浙江大学
51403185E031002	通过调控肿瘤-间质相互作用来提高纳米药物抗肿瘤药效的研究	刘祥瑞	浙江大学
81403113H2806	基于“逐级靶向-免疫”机制的去甲斑蝥素介孔 SiO2/脂质复合递药系统克服肝癌多药耐药研究	刘敏臣	浙江大学
41406140D0609	Erythrobacter litoralis 新型金属 β-内酰胺酶的耐药特性、晶体结构及催化机制研究	江夏薇	浙江大学
81401071H0913	Nrf2/ARE 氧化应激信号通路在耐药性癫痫发病中的作用及其机制	陈　逸	浙江大学
81402778H3001	基于改变 Michael 加成反应活性的策略研究新型可克服耐药的 EGFR［T790M］靶向小分子抑制剂	陈文腾	浙江大学
81402873H3008	溶胀型脉冲释药系统的包衣受力分析和有限元爆破模拟	杨　燕	浙江工业大学
81402849H3007	靶向 menin-MLL 相互作用界面的药物发现与药物设计	叶　飞	浙江理工大学
81402470H1609	表观因子 SMYD2 所调控的异常在肝癌索拉非尼治疗耐药过程中的作用和分子机制的研究	王珊珊	浙江中医药大学
81402893H3010	核受体 PPARγ 组装 DNA 折纸色谱药物筛选新方法的研究	周　婕	郑州大学
81402232H1625	MTDH 与肿瘤酸性微环境相互作用对鼻咽癌紫杉醇化疗耐药的调控及分子机制研究	余长云	郑州大学
81401700H1908	CRISPR 系统与 MRSA SCCmec 特征及多耐药关系研究	杨海燕	郑州大学
81402380H1606	抗痛风药苯溴马隆通过 EYA/Six1 通路逆转三阴性乳腺癌多药耐药的作用及机制	李兆明	郑州大学
81401995H1617	P38 调控内质网应激诱导胃癌细胞对化疗药物产生耐药的分子机制	冯　若	郑州大学
21405143B050105	多重微环境因素下药物筛选的微流控细胞分析方法研究	吴　静	中国地质大学（北京）
81401691H1906	氨基醇类化合物抗细粒棘球蚴的作用靶点研究	刘丛珊	中国疾病预防控制中心寄生虫病预防控制所
51403198E031002	逆转肿瘤顺铂耐药的两亲性嵌段配位高分子纳米胶束	周东方	中国科学院长春应用化学研究所
21403208B030204	利用多维药物筛选方法开发蛋白激酶先导化合物	晏致强	中国科学院长春应用化学研究所
21401187B0111	基于氧化铈纳米粒子的多功能载药体系的构建	徐　灿	中国科学院长春应用化学研究所
51403204E0310	基于血管阻断剂和凝血机制的纳米药物肿瘤靶向策略研究	宋万通	中国科学院长春应用化学研究所
51403202E0310	纳米药物载体表面性质对其药物传递功能影响的研究	吕　强	中国科学院长春应用化学研究所
51402287E020403	具有 pH 响应的光磁功能化介孔氧化硅载体的制备及其在药物控释和医学影像方面的应用	黄珊珊	中国科学院长春应用化学研究所
81402822H3002	香豆素类化合物 GPR35 激动活性及其构效关系研究	王　平	中国科学院大连化学物理研究所
21403229B030204	基于立百病毒受体复合物的脑靶向载药多肽设计	崔　巍	中国科学院大学
21402195B020702	基于核酸适体技术的跨人血脑屏障药物转运的研究	赵　晨	中国科学院动物研究所
11405184A050407	水体中卡马西平等抗癫痫药品的辐照降解及机制研究	罗　敏	中国科学院高能物理研究所
21402205B020601	Hsp90 受体介导的抗肿瘤靶向药物偶联物的设计、合成及生物活性研究	陈超南	中国科学院广州生物医药与健康研究院
51403214E031002	细胞微环境双重响应的光动力药物载体的构建与应用研究	邹千里	中国科学院过程工程研究所
81402861H3008	基于 PEG-长链脂肪烷修饰的人生长激素长效剂型	季韶洋	中国科学院过程工程研究所
21405160B0505	脂质质谱分析用于卵巢癌疾病生物标志物及耐药机制研究	张阳阳	中国科学院化学研究所
31401137C060703	基于“标志物-靶标-药物”复合网络构建肿瘤个体化治疗模型的研究	李功华	中国科学院昆明动物研究所
31401142C060706	抗 HIV 新靶标的生物信息学发掘和实验验证	代绍兴	中国科学院昆明动物研究所
81401904H1615	抑制肺腺癌新靶标 ROR1 逆转 EGFR-TKI 获得性耐药的作用及机制	杨佳荟	中国科学院昆明植物研究所
21402212B020402	三种枪刀药属植物中新颖二萜结构的发现及其活性研究	吴兴德	中国科学院昆明植物研究所

（续表）

项目编号	项目名称	负责人	依托单位
31400148C010803	Hedgehog 信号通路在人呼吸道合胞病毒感染过程中作用机制研究	邹　罡	中国科学院上海巴斯德研究所
51402338E0207	用于乏氧肿瘤原位显像与可控化疗的智能稀土诊疗体系的研究	刘佳男	中国科学院上海硅酸盐研究所
81402276H1602	研究经典 wnt 信号通路在肺癌谱系分化中的作用及机制	韩向琨	中国科学院上海生命科学研究院
31400135C010703	白念珠菌开关蛋白 Sfl1 和 Sfl2 在菌丝发育和致病过程中的调控机制研究	戴宝娣	中国科学院上海生命科学研究院
81403176H2816	基于药代作用机制的参麦注射液用药配伍禁忌研究	杨军令	中国科学院上海药物研究所
81403028H3112	甘草酸对肝细胞药物转运体功能的调节和保肝作用新机制	邢国振	中国科学院上海药物研究所
21403283B030204	结合简振模式分析的蛋白质分子动力学模拟方法发展及应用研究	王进安	中国科学院上海药物研究所
19581402898H3010	氢氯噻嗪的药物-药物共结晶研究	王建荣	中国科学院上海药物研究所
81402883H3008	兼具调控自噬与促进凋亡功能的多肽类纳米载药系统在肿瘤治疗及逆转多药耐药中的应用	王慧媛	中国科学院上海药物研究所
31400932C0902	基于蛋白质组学的铁紊乱与神经突触功能障碍的分子机制与调控策略研究	黄霄天	中国科学院上海药物研究所
81402790H3001	丹参酮 I 衍生物的设计、合成及抗肿瘤活性研究	丁春勇	中国科学院上海药物研究所
81402885H3009	多功能磁性纳米给药系统对脑胶质瘤双模精准诊测和靶向治疗的研究	崔彦娜	中国科学院上海药物研究所
81402798H3001	具有抗阿尔茨海默症（AD）活性的高选择性 GSK-3β 抑制剂的设计、合成与应用研究	陈雯雯	中国科学院上海药物研究所
21404115B040303	智能化葡聚糖纳米药物载体的构建及其在肿瘤诊疗一体化中的应用	刘　朋	中国科学院深圳先进技术研究院
81401509H1818	基于透明质酸酶敏感纳米载药系统的肿瘤示踪与光化学治疗研究	李文军	中国科学院深圳先进技术研究院
21402232B020601	特异性结合 DNA 的吡咯-咪唑类聚酰胺系列衍生物的合成及生物活性研究	房丽晶	中国科学院深圳先进技术研究院
21404116B040308	基于光子晶体的智能隐形眼镜用于眼压实时监测和控制的研究	杜学敏	中国科学院深圳先进技术研究院
31400127C010603	结核分枝杆菌耐药相关非编码基因区的系统发现和耐药新机制研究	张泓泰	中国科学院生物物理研究所
81401701H1908	木糖氧化无色杆菌染色体基因组固有的新 β-内酰胺酶基因介导菌株天然耐药的作用机制研究	胡永飞	中国科学院微生物研究所
81402808H3002	一枝蒿酮酸衍生物的合成及初步的抗流感病毒药效学研究	赵江瑜	中国科学院新疆理化技术研究所
81402507H1609	钾通道 MaxiK 经 NF-κB/MGMT 途径参与恶性胶质瘤细胞替莫唑胺耐药的机制研究	肖雯婧	中国人民解放军成都军区总医院
81402190H1622	适体 TA 介导共载双靶向给药系统逆转乳腺癌耐药性作用的研究	范　伟	中国人民解放军第 425 医院
21402235B020701	p53-MDM2 界面环肽抑制剂的设计、合成、生物活性和作用机制研究	邹　燕	中国人民解放军第二军医大学
81400678H0321	新型 Alogliptin 释放型人造骨架的构建及其在胰岛移植中的作用研究	殷　浩	中国人民解放军第二军医大学
81401578H1502	缩血管反应在水母毒素致迟发毒性综合征中的作用研究	王倩倩	中国人民解放军第二军医大学
21401214B0111	新型亲水性有序介孔纳米碳球的制备及其难溶性药物载释调控研究	余　岚	中国人民解放军第二军医大学
81402469H1609	IFIT2 在头颈部鳞癌 mitoxantrone 耐药过程中的机制研究	纪顺龙	中国人民解放军第二军医大学
81401508H1818	刺激响应、可降解的多功能纳米药物剂型靶向治疗肺癌骨转移的作用及机制研究	蔡小攀	中国人民解放军第二军医大学
81403126H2807	中药“用-量关系”的探索性研究-以大黄为例	王伽伯	中国人民解放军第三〇二医院
81402864H3008	基于智能 pH 响应性的多功能肿瘤微环境靶向及抗肿瘤多药耐药性的自组装纳米药物递送系统研究	车　玲	中国人民解放军第三〇九医院
81402977H3106	新型抗菌增敏剂通过调控自溶系统逆转 MRSA 对 β-内酰胺类耐药性的分子机制研究	覃容欣	中国人民解放军第三军医大学
81402784H3001	硝基咪唑与 IR-780 的共价连接及其肿瘤靶向放疗增敏作用的实验研究	罗圣霖	中国人民解放军第三军医大学
81402513H1609	选择性自噬在 IBP 促进乳腺癌紫杉醇耐药中的作用及机制研究	陈　莎	中国人民解放军第三军医大学
81402545H1611	分子靶向泛素化——一种 EGFR-TKI 获得性耐药肺癌治疗新方法的研究	钟代星	中国人民解放军第四军医大学
81402975H3106	新型靶向双功能聚酰胺-胺树枝状抗菌分子的设计合成及其抗菌作用研究	薛小燕	中国人民解放军第四军医大学
81403292H2702	从息风药对肝癌细胞 EMT 的作用探讨“内风”是肝癌转移的关键病机	谢　娟	中国人民解放军第四军医大学
81402888H3010	四逆汤多组分代谢网络调控效应 PK-PD 结合模型构建的方法学研究	谭光国	中国人民解放军第四军医大学
81401109H0919	Notch 信号通路在非典型抗精神病药物调节海马神经发生中的作用	彭正午	中国人民解放军第四军医大学
81402047H1618	βig-h3 调控内质网应激介导胶质瘤多药耐药的机制研究	马　劼	中国人民解放军第四军医大学
81401069H0913	早老素在脑肿瘤致癫痫发作过程中的分子机制研究	刘　备	中国人民解放军第四军医大学
81402133H1621	双功能酶 APE1 在卵巢癌干细胞化疗耐药中的作用及分子机制研究	李　佳	中国人民解放军第四军医大学
81401104H0918	海马-前额叶同步振荡参与成瘾记忆再巩固的机制	葛顺楠	中国人民解放军第四军医大学
81402978H3106	液泡-ATP 酶作为氟康唑与小檗碱协同抗耐药白念珠菌新靶点的分子机制研究	许　懿	中国人民解放军济南军区总医院
81400009H0104	肺炎支原体体外诱导对四环素类耐药的研究	苑　鑫	中国人民解放军军事医学科学院
81402911H3101	长效阿片类镇痛药物镇痛与依赖分离的机制研究	雍　政	中国人民解放军军事医学科学院
81402847H3006	基于速释型结构的中枢靶向纳米药物应用于神经毒剂中毒救治的研究	杨　军	中国人民解放军军事医学科学院

（续表）

项目编号	项目名称	负责人	依托单位
81402562H1611	β2 肾上腺素能受体激活诱导 Her2 阳性乳腺癌靶向治疗耐药的相关机制研究	刘　丹	中国人民解放军军事医学科学院
81403002H3110	埃克替尼对 UGT1A1 的抑制效应及在不同遗传背景个体上引发 DDI 的风险预测研究	董瑞华	中国人民解放军军事医学科学院
81400859H0726	二苯乙烯苷通过调控 Wnt/FoxO3a 抑制氧化应激介导骨质疏松的作用及机制	张金康	中国人民解放军空军总医院
81403004H3110	高原低氧低气压对药物代谢动力学参数影响的机制研究	李文斌	中国人民解放军兰州军区兰州总医院
81401703H1908	WalKR 负调节耐甲氧西林金黄色葡萄球菌对阿米卡星适应性耐药的机制研究	袁文常	中国人民解放军兰州军区乌鲁木齐总医院
81402072H1618	Nrf2/miR-29b/Sp1 正反馈环路影响胶质瘤化疗敏感性的机制研究	潘　灏	中国人民解放军南京军区南京总医院
81402492H1609	Notch-1/AP-1/miR-451 信号轴参与人肺腺癌细胞化疗耐药表型形成的分子机制研究	陈一天	中国人民解放军南京军区南京总医院
81402552H1611	新型 HER2 抗体 TPC 对 HER2 阳性 Trastuzumab 耐受型乳腺癌的杀伤作用及分子机制研究	张　帆	中国人民解放军总医院
81402016H1617	PI3K/AKT/mTOR 通路对上皮细胞间质化的调控在胃癌化疗耐药中的作用及其机制研究	石　燕	中国人民解放军总医院
81402471H1609	利用已建立的随机基因突变调控技术功能筛选肺癌化疗耐药的关键分子	常　德	中国人民武装警察部队总医院
31402345C190603	P-糖蛋白介导的大黄素对有机磷农药在草鱼体内相互作用研究	符贵红	中国水产科学研究院东海水产研究所
81402878H3008	白蛋白纳米递药系统的细胞内生物药剂学与胞内药动-药效学研究	郑春丽	中国药科大学
81402791H3001	新型多片段同时对接法（MLSD）发现调控 STAT3“蛋白-蛋白”相互作用的抗肿瘤抑制剂	余文颖	中国药科大学
81403005H3110	基于 p53 动力学的阿霉素 PK/PD 结合研究	叶　慧	中国药科大学
81403057H2802	基于木质牙签离子化技术的代谢组学平台的建立及其在川贝母基原鉴定和亲缘学研究中的应用	辛贵忠	中国药科大学
81402899H3010	两亲性磁性碳纳米管表面分子印迹材料用于生物样品中痕量违禁药物的选择性富集与检测	肖得力	中国药科大学
21401216B0112	新型叶酸-金属配合物自组装纳米管作为纳米药物和多功能药物载体的抗肿瘤作用研究	王　越	中国药科大学
81402900H3010	全新天然环状杆菌肽键合核壳型手性固定相的药物对映体分离机制研究	苏梦翔	中国药科大学
81403314H2705	基于肠肝循环关键代谢酶和转运体介导的药物相互作用研究大黄-黄芩药对配伍机制	宋　瑞	中国药科大学
51408612E080402	电气石/H2O2-诱导结晶新技术回收制药废水中磷资源的研究	史　静	中国药科大学
81402859H3008	基于核酸适配体识别的肿瘤靶向自组装 DNA 纳米笼载药系统的研究	祁小乐	中国药科大学
81403080H2803	基于体内过程的“威灵仙-羌活”药对抗类风湿关节炎主效成分（群）的发现及作用机制研究	李　飞	中国药科大学
81402877H3008	无定型药物共晶的结晶行为及机制研究	蔡　挺	中国药科大学
81401143H2501	Hippo 传导通路在肌发生中的作用机制研究及老年性肌萎缩治疗药物探索	杨泽宇	中国医科大学
81402948H3105	mTOR 功能性单倍体通过 ERS-IRE1/α-JNK 通路调控乳腺癌细胞药物敏感性的机制研究	吴慧哲	中国医科大学
81401938H1617	ATR-Chk1 通路调控西妥昔单抗敏感性的机制研究	宋　娜	中国医科大学
81402088H1619	PKCα 与 UNC5B 相互作用调控膀胱癌细胞药物敏感性的分子机制	刘　娇	中国医科大学
81402130H1621	BRCA1 调节 EGFR 介导的自噬在卵巢癌顺铂耐药中的作用及机制研究	李　达	中国医科大学
81402473H1609	索拉菲尼耐药机制与肝癌标识滞留细胞的研究	姜洪磊	中国医科大学
81400174H0818	MiRNA-15a/-16 靶向调控 PHF19 基因对多发性骨髓瘤细胞增殖和耐药的影响及机制研究	郝　牧	中国医学科学院
81400175H0818	染色体 1q23 上关键基因高表达参与多发性骨髓瘤染色体不稳定和耐药的研究	安　刚	中国医学科学院
81403015H3111	在抗帕金森病新药的早期人体试验中应用 β + 电子发射断层人脑纹状体显像技术评价受体占有率的 PK/PD 研究	赵　芊	中国医学科学院北京协和医院
81403013H3111	叶酸辅助因子对甲氨蝶呤治疗类风湿关节炎疗效的影响及其与甲氨蝶呤的群体药动/药效学研究	刘东阳	中国医学科学院北京协和医院
81401333H1008	Toll 样受体-4 及其拮抗剂在类风湿关节炎发病机制和治疗中的作用	李　菁	中国医学科学院北京协和医院

（续表）

项目编号	项目名称	负责人	依托单位
81402800H3001	基于MDM2-p53结构的新型小分子抑制剂LJ1019的结构优化及抗肿瘤活性研究	薛司徒	中国医学科学院医药生物技术研究所
81402836H3003	基于合成生物学技术获得新型结构核苷肽类化合物的研究	雷　璇	中国医学科学院医药生物技术研究所
81403368H2708	基于胆固醇"吸收-合成-外排"平衡调控的降脂宁治疗高胆固醇血症的机制与效应成分研究	杨　然	中国中医科学院广安门医院
81403192H2819	基于红系分化相关lncRNA表达调控探讨益髓生血颗粒治疗β-地贫的分子机制	孙士鹏	中国中医科学院广安门医院
81403211H2901	基于药物代谢组学方法研究益气活血中药有效部位配伍增强阿司匹林抗血小板作用的机制	杨　琳	中国中医科学院西苑医院
81403053H2801	VeA蛋白协同调控灵芝有性发育与三萜类成分积累的机制研究	徐　江	中国中医科学院中药研究所
81403088H2803	桑源中药(桑叶、桑枝和桑白皮)同源异效的物质基础研究	魏　华	中国中医科学院中药研究所
81403046H2801	bHLH类转录因子SmMYC1、2、3调控丹参酚酸及丹参酮合成的功能解析	孙　伟	中国中医科学院中药研究所
81403125H2807	中药"五味"现代科学内涵的诠释—中药"苦味"与胃肠道苦味受体的相关性和关联机制研究	戴　丽	中国中医科学院中药研究所
81403282H2903	基于血清指纹图谱技术研究一种新的中药含药血清的制备方法	柏　冬	中国中医科学院中医基础理论研究所
81400132H0812	自噬对化疗药物诱导的白血病细胞抗肿瘤免疫效应的作用及机制研究	朱　珊	中南大学
81400138H0812	HSP27通过自噬调控急性髓系白血病M4/M5多药耐药的分子机制研究	杨良春	中南大学
81400126H0812	去乙酰化酶SIRT3调控线粒体ATP酶介导髓系白血病细胞能量代谢及耐药的机制研究	肖　湘	中南大学
81400642H0317	GSTA3蛋白对肝纤维化的作用及机制研究	彭　誉	中南大学
81402968H3105	铜离子转运体遗传多态与表达调控对卵巢癌顺铂耐药的影响及机制研究	刘英姿	中南大学
81402247H1625	Stx17通过自噬体-溶酶体融合过程调控视网膜母细胞瘤自噬及耐药的机制研究	刘　可	中南大学
81403017H3111	基于生物大数据挖掘技术的华法林个体化用药预测新模型的构建及应用	李　曦	中南大学
81403022H3111	CD147影响抗VEGFR药物疗效的机制研究	贺毅憬	中南大学
81401113H0919	探寻非典型抗精神病药物经INSIG/SCAP/SREBP通路致脂质代谢紊乱的生物标志物	蔡骅琳	中南大学
81403188H2818	傣药帕崩板激活肠肝轴AMPK治疗酒精性肝病的机制研究	李小军	中南民族大学
81401510H1818	基于天然材料的多功能膜控型纳米给药系统的构建及示踪评价	胡　燕	中南民族大学
81403186H2818	傣药龙血竭调制河豚毒素不敏感型钠通道和辣椒素受体的药效物质多靶点镇痛的药理研究	陈　素	中南民族大学
81401446H1806	新型99mTc(Ⅲ)复合体作为SPECT心肌灌注显像剂的研究	郑玉民	中日友好医院
81402942H3104	基于自噬途径探讨mTOR抑制剂对环孢素A肾毒性的双向作用机制	王晓星	中日友好医院
81401507H1818	三种纳米载体在口服吸收细胞模型及动物模型中吸收机制的比较性研究	杜雯雯	中日友好医院
81402505H1609	BARD1过表达促进了乳腺癌他莫昔芬耐药的发生	朱英华	中山大学
81402998H3110	SUMO化翻译后修饰影响核受体PXR转录调控的机制研究	许晨舒	中山大学
81402243H1625	Ezrin/FAK的激活调控化疗耐药舌鳞癌细胞失巢凋亡抗性的机制研究	王友元	中山大学
81400159H0818	白介素-2受体α(IL-2Rα)在NK/T细胞淋巴瘤中过表达及诱导化疗耐药的机制研究	王　亮	中山大学
81402794H3001	C-H键官能化新技术用于活性生物碱结构修饰或全合成的新策略和新方法	王洪根	中山大学
81402503H1609	ErbB4通路激活介导非小细胞肺癌EGFR-TKIs获得性耐药的分子机制研究	王　芳	中山大学
81402509H1609	肝癌相关成纤维细胞通过HGF/MiR-125a/ATG4D途径诱导肝癌耐药的机制研究	汪田甜	中山大学
81402116H1619	PKCε/ABCB1信号通路调节肾癌干样侧群细胞耐药特性的实验研究	黄　斌	中山大学
81400170H0818	抑制IGF-I通路克服多发性骨髓瘤对硼替佐米耐药的机制研究	黄蓓晖	中山大学
81401650H1903	黑素介导的monophora着色霉对唑类抗真菌药物耐药机制研究	冯佩英	中山大学
81402201H1622	miR-29c在乳腺癌Lapatinib耐药中的作用及机制研究	陈　凯	中山大学
81401424H1805	缓释型载药壳聚糖空心纳米粒的聚焦超声肿瘤靶向释药研究	余超群	重庆医科大学
81403120H2806	新型功能化可触发释药的当归多糖抗肿瘤药物载体的研究	陈美婉	珠海澳大科技研究院

2014 年地区科学基金项目(药学相关项目选录)

项目编号	项目名称	负责人	依托单位
10381460538H3007	LPAR3 选择性拮抗剂的设计、合成及抗口腔鳞状细胞癌的活性研究	洪 伟	北方民族大学
31460013C010103	甘肃省药用植物病原壳针孢属真菌分类和系统发育研究	王 艳	甘肃中医学院
81460707H2708	基于"痰、瘀、虚"理论的中医药干预肝纤维化肝窦毛细血管化机制研究	郑保平	赣南医学院
81460315H1908	基于分子对接技术的结核分枝杆菌耐异烟肼和利福平的分子机制研究	袁小亮	赣南医学院
10021463006B031003	广西民族药物资源数据库及检索平台的研究与设计	黄 钦	广西民族大学
31460232C050206	抗凋亡蛋白(Bcl-2)/人血白蛋白与抗肿瘤无机药物复合物的结构和功能	杨 峰	广西师范大学
21462008B020601	基于片段的靶向拓扑异构酶Ⅰ抗肿瘤新化学实体的设计、结构优化及其活性研究	苏桂发	广西师范大学
9881460544H3010	基于无酶级联信号放大技术的端粒酶活性分析新方法研究及抗癌药物筛选	黄 勇	广西师范大学
11221463008B0309	基于中药活性成分的金属抗肿瘤药物对线粒体靶向作用机制的研究	董家新	广西师范大学
81460687H2902	基于β-防御素-2 探讨补肾阳中药对气管切开大鼠肺部免疫功能的干预作用	潘宇政	广西医科大学
81460397H1621	潜在抑癌基因 NEK11 和癌基因 NEK2 对卵巢癌耐药的调控机制研究	刘 夏	广西医科大学
81460569H3110	基于新型肾功能标志物的中国成人万古霉素群体药物动力学模型的建立与给药方案的优化	刘滔滔	广西医科大学
81460587H2802	广西产铁皮石斛生长途径调控与药材品质相关性的研究	朱 华	广西中医药大学
81460724H2708	PKA 依赖 cAMP 信号介导 TRPV1 敏化调控内脏敏感性探讨疏肝健脾法防治肠易激综合征研究	张 涛	广西中医药大学
81460626H2813	藤茶双氢杨梅树皮素协同β-内酰胺类抗生素抗 MRSA 生物被膜的作用机制研究	曾春晖	广西中医药大学
81460740H2713	光毒性视细胞自噬及舒肝明目丸对其"氨基酸-ATP-AMPK"通路的效应机制	吴大力	广西中医药大学
81460765H2720	壮药龙钻通痹方调控类风湿性关节炎 HMGB1- TLR4/ RANKL-NF-κB 信号通路的时序性研究	庞宇舟	广西中医药大学
81460613H2809	PINK1 在阿霉素诱导心肌细胞凋亡中的作用及芍药苷保护机制的实验研究	李健哲	广西中医药大学
10881460711H2708	基于 MAPK 胰岛素信号通路探讨蒲黄总黄酮对血管平滑肌细胞增殖影响的机制	冯晓桃	广西中医药大学
31460479C1403	马唐对莠去津抗药性机制研究	王彦辉	广西壮族自治区农业科学院
31460237C0508	基于荧光锁频纳米粒子的中草药抗病毒成分筛选新方法	吴无畏	广西壮族自治区药用植物园
81460534H3002	几种艾纳香属植物中佛司可林类二萜化合物的靶向分离及环磷腺苷酶激活活性研究	宋志军	广西壮族自治区药用植物园
31460476C140205	药材甲羧酸酯酶家族基因对气调胁迫的应答	李 灿	贵阳学院
71463007G0308	基于环境因素的健康相关生命质量量表开发及效用值积分体系构建	伍红艳	贵阳医学院
81460642H2818	贵州苗族"消疤草"抗肝纤维化的活性成分及作用机制研究	吴亚云	贵阳医学院
31460312C120110	利用转基因斑马鱼研究 abcb4 基因在肿瘤耐药中的机制	舒莉萍	贵阳医学院
9781460630H2816	白及有效部位的吸收代谢机制及 PK-PD 研究	黄 勇	贵阳医学院
10481460640H2818	血人参保肝作用活性成分及其作用机制研究	郝小燕	贵阳医学院
10781460523H3001	基于肝靶向性转运机制的阿德福韦单 L-氨基酸酯,单胆酸酯衍生物的设计、合成与生物活性研究	傅晓钟	贵阳医学院
11581460314H1908	贵州省汉族、苗族和布依族人群幽门螺杆菌耐药和毒力表型及其相关基因多态性	陈峥宏	贵阳医学院
81460728H2708	从 SIRT1-TGF-β/Smads 信号途径研究贵州苗药刺梨抗氧化应激延缓肾纤维化形成机制	詹继红	贵阳中医学院
81460691H2702	P53-GADD45 通路对肝癌微血管生成的影响机制及土家族药东方蠊提取制干预研究	龙奉玺	贵阳中医学院
81460609H2806	基于"谱效"关联的戊己胃内漂浮释药系统制备工艺环节评价研究	刘 文	贵阳中医学院
10981460657H2818	基于鲜药研究背景的苗药六月还阳及其制品的综合质量研究	杜 江	贵阳中医学院
11181460588H2802	贵州产切面红色土茯苓(Smilax glabra)对类风湿性关节炎干预作用的效应物质及机制研究	董立莎	贵阳中医学院
21462014B020701	新型抗帕金森病寡肽前药库的建立与筛选	刘中强	海南大学
81460558H3105	索拉非尼上调 FoxM1 的分子机制及该机制在肝癌治疗抵抗中的意义研究	颜冬菁	海南医学院
81460020H0117	热带植物鱼泡草黄酮类抗哮喘活性成分及其作用机制研究	王才春	海南医学院
81460550H3102	线粒体/ox-CaMKII 通路在活性氮介导血管内皮细胞损伤中的作用及药物调控	刘启兵	海南医学院
81460591H28037	种活血化瘀中药抑制凝血因子 Xa 的活性成分及作用机制研究	李友宾	海南医学院
9521465009B0502	聚离子液体界面增强电化学检测恩施地区特色药用植物活性成分	瞿万云	湖北民族学院
81460372H1617	HMGB1 在氯喹增强胃癌顺铂化疗敏感性的作用研究	张慧卿	江西省肿瘤医院
81460371H1617	沉默 ARK5 基因逆转乏氧诱导胃癌多药耐药的机制研究	易 波	江西省肿瘤医院
81460575H2801	陈皮、化橘红和枳壳功效差异的物质基础研究	杨武亮	江西中医药大学
81460622H2811	基于 TLRs/NF-κB 信号通路的"黄芩-黄连"药对防治胰岛素抵抗作用机制研究	涂秀英	江西中医药大学

（续表）

项目编号	项目名称	负责人	依托单位
81460600H2804	基于目标成分敲出/敲入的贵重中药麝香药效物质辨识和质量评价方法研究	罗 云	江西中医药大学
81460708H2708	温肺化纤汤介导 Wnt 经典信号通路调控骨髓间充质干细胞向Ⅱ型肺泡细胞分化的机制研究	刘良徛	江西中医药大学
81460610H2807	麻黄-杏仁药对减轻气道损伤的配伍机制研究	李文宏	江西中医药大学
81460650H2818	藏药绿萝花中作用于 2 型糖尿病 PTP-1B，PPARs 多靶标的活性成分及作用机制研究	李 敏	江西中医药大学
81460631H2816	灯盏花多成分体内代谢多源归一特性及代谢产物抗脑血管损伤作用研究	向 诚	昆明理工大学
9681460457H1609	p53N236S 获得耐药表型的分子机制研究	贾舒婷	昆明理工大学
81460647H2818	创建去卵巢树鼩骨折模型研究彝药恒古骨伤愈合剂促骨形成作用机制	赵宏斌	昆明医科大学
81460593H2803	臭灵丹抗呼吸道病毒的实验研究	张荣平	昆明医科大学
9481460218H0923	奥氮平治疗早发精神分裂症的疗效与血药浓度及 5-HTR2A、DRD2、COMT 基因多态性的关联研究	康传媛	昆明医科大学
11381460322H2002	基于铜绿假单胞菌 CRISPRs/Cas 系统构建靶向 oprM 基因的 siRNA 表达载体及其抑制铜绿假单胞菌耐药性的探讨	单 斌	昆明医科大学
11681460578H2801	内蒙古产黄芪道地性与根际土壤微生物相关性研究	陈贵林	内蒙古大学
81460654H2818	蒙药小白蒿燥"希日乌苏"功效与抗炎作用机制的相关性研究	王青虎	内蒙古民族大学
81460653H2818	基于化学成分与酶学的蒙药长松萝解毒作用机制研究	拉喜那木吉拉	内蒙古民族大学
81460760H2720	蒙药乌兰温都苏-11 丸治疗高血压的机制研究	孟根杜希	内蒙古医科大学
81460759H2720	蒙药十三味红花密诀丸治疗过敏性鼻炎的实验机制研究	李 林	内蒙古医科大学
11881460651H2818	基于循证医学理念和血清药物学方法的蒙医瘟疫热病经典方剂"查干汤"抗流感药效物质基础及其代谢规律研究	包保全	内蒙古医科大学
81460030H0812	维甲酸类似物抑制 PI3K/Akt 信号通路逆转早幼粒白血病细胞维甲酸耐药的分子机制	余 莉	南昌大学
81460115H0312	细菌 AcrAB-TolC 外排泵在幽门螺杆菌耐药中的作用及其机制	谢 勇	南昌大学
10281460468H1612	膳食源性染料木素长期摄入对乳腺癌化疗药物敏感性的影响	胡晓鹃	南昌大学
21465019B050106	聚合物/纳米粒子/二氧化硅三明治结构的新型手性固定相的制备及分离手性药物对映体的研究	李媛媛	宁夏大学
81460646H2818	基于入血成分谱效关系的回药红柳治疗类风湿关节炎药效物质研究	姚 遥	宁夏医科大学
81460490H2602	温棚农药暴露致心血管疾病风险的队列研究	杨惠芳	宁夏医科大学
81460645H2818	苦豆子对糖尿病及其并发症整体调节的效应物质基础及分子机制研究	王汉卿	宁夏医科大学
81460757H2720	回医烙灸通过 Wnt/β-catenin 通路治疗膝骨性关节炎软骨退变的机制研究	林瑞珠	宁夏医科大学
11081460599H2804	基于"谱效关系＋一测多评"思路的黄芪药材质量评价研究	董 琳	宁夏医科大学
81460663H2818	基于网络药理学对藏药四味辣根菜汤散抗慢性缺氧性气管炎症的药效物质基础及作用机制研究	李占强	青海大学
81460540H3008	抗脑肿瘤干细胞脂质体的构建及其对脑肿瘤干细胞的调节机制研究	应 雪	石河子大学
81460574H2801	新疆特有阿魏属药用植物亲缘学研究	谭 勇	石河子大学
10531460673C1806	一定纯度中药复方多糖对不同 MHC B-LβII 基因型鸡免疫调节作用及其作用机制研究	谷新利	石河子大学
31460080C020604	新疆特色植物药桑降血糖活性成分及协同效应研究	杨 玲	塔里木大学
61461046F012506	基于神经网络的中药材显微图像处理与分析	刘 勍	天水师范学院
81460639H2818	藏药粘毛鼠尾草萜类抗肿瘤活性成分及作用机制研究	刘 勇	西北民族大学
21467027B070702	中空纤维固相微萃取法研究甘肃地区有机氯农药自环境至生物质的残留与迁移	李 佳	西北民族大学
81460659H2818	藏药"阿夏塞尔郡"保肝作用药效物质及其作用机制研究	索朗其美	西藏藏医学院
21462043B020901	蕈毒碱类抗白粉病药物分子的设计、合成及药物活性筛选	穆赫塔尔·伊米尔艾山	新疆大学
31460241C080902	新疆药用植物肉苁蓉醇提物作为疫苗耐受佐剂在抗原特异性免疫耐受中的作用及其机制研究	李金耀	新疆大学
81460571H3111	人类白细胞抗原基因与卡马西平等药物诱发皮肤型药物不良反应相关性在新疆维、汉民族患者间的差异性研究	于鲁海	新疆维吾尔自治区人民医院
81460662H2818	吐鲁番骆驼刺对 IBS-D 肠动力及内脏感觉调节机制的研究	魏鸿雁	新疆维吾尔自治区中药民族药研究所

（续表）

项目编号	项目名称	负责人	依托单位
10631460087C020604	维药大叶补血草化学成分分离及质量标准研究	古丽娜·沙比尔	新疆维吾尔自治区中药民族药研究所
81460637H2818	利用“组分中药”模式探讨哈萨克药材准噶尔乌头在体内的毒性标记物	张　帆	新疆医科大学
81460470H1103	JAK/STAT 信号通路异常在重症药疹肾脏损伤中作用的研究	于均峰	新疆医科大学
81460752H2720	维医异常黏液质型卵巢早衰病证大鼠模型建立及其生殖生物学基础比较研究	夏米西努尔·伊力克	新疆医科大学
81460360H1617	CBX4 在新疆地区维、汉族肝癌 EGFR-TKI 获得性耐药的作用、机制及其意义	王伯庆	新疆医科大学
81460700H2705	银翘散及其拆方对流感病毒感染自然杀伤细胞免疫监视作用影响的分子机制研究	马　荣	新疆医科大学
81460634H2818	新疆雪菊调节血脂的药效物质基础及作用机制研究	李雅丽	新疆医科大学
81460751H2720	维药降压液对异常黑胆质证候载体应激性高血压大鼠应激系统的调节作用及其机制	库热西·玉努斯	新疆医科大学
11781460633H2818	基于刺糖免疫活性及分子作用机制分析异常黑胆质成熟剂的拆方研究	常军民	新疆医科大学
31460261C0904	小脑皮层神经元对感觉信息传递的突触与时空机制	邱德来	延边大学
11481460643H2818	基于 HIF-1 信号通路的朝药泽兰对缺氧诱导心肌细胞损伤的保护作用及其机制研究	崔昊震	延边大学
21462046B020405	胡椒酸乙二胺的合成及其降血脂成药性研究	吐尔孙拜克·叶尔达	伊犁师范学院
10181460658H2818	从 RAAS 激活通路探讨壮药壮通饮干预冠心病心肌缺血血瘀模型大鼠的分子靶点	黄岑汉	右江民族医学院
21462049B020601	基于天然产物药效团的新型 mTOR 信号通路抑制剂的设计合成及抗肿瘤活性研究	羊晓东	云南大学
81460525H3001	以苯环为骨架的 γ-氨基丁酸转氨酶抑制剂的设计、合成及生物活性研究	陶云海	云南大学
81460542H3009	云南特色中药关键成分的控制释放	李宏利	云南民族大学
9981460535H3002	两种植物药中抗慢性支气管炎活性成分及其作用机制研究	黄相中	云南民族大学
31460322C1302	多效唑主要成分打破山药珠芽休眠的分子机制	龙雯虹	云南农业大学
81460649H2818	傣药雅盼抑制大鼠肾间质纤维化的分子机制研究	袁红伶	云南省第一人民医院
31460538C1506	药用真菌茯苓元素化学计量学及其内稳态机制研究	王元忠	云南省农业科学院
31460478C140206	云南药用野生稻耿马居群渗入系抗褐飞虱基因精细定位	李维蛟	云南省农业科学院
31460277C060101	西南特有濒危药用植物短柄乌头生态适应特性与遗传多样性研究	李娅琼	云南中医学院
31460246C1002	离子互补型纳米自组装短肽与水难溶性药物的相互作用和控释研究	唐富山	遵义医学院
81460317H1911	以肺炎链球菌 WalK 酶 HATPase_c 结构域为靶点的新型咪唑类抗菌药物的合成及其抗菌效应研究	闵　迅	遵义医学院
81460124H0316	肝细胞内质网应激对乙型肝炎病毒复制及核苷(酸)类抗病毒药物作用的影响	林世德	遵义医学院

2014 年海外及港澳学者合作研究基金（药学相关项目选录）

项目编号	项目名称	负责人	依托单位
81428023H2810	中药抗肿瘤的新概念-氧化剂与抗氧化剂的协同作用	刘亚玮	南方医科大学
81428011H0422	孕期服用抗抑郁药或 β2 受体激动剂致儿童神经发育紊乱的风险研究	李　樊	上海市计划生育科学研究所
51428303E0310	具有生物相容性的环境刺激响应的聚合物纳米管在抗癌药物控释体系中的应用	陈国防	中国科学院武汉植物园
31428008C2102	青春期抗精神病药物使用对心理功能的长期影响	李　鸣	中国科学院心理研究所
61428209F020504	基于网络控制的复杂疾病药物标靶识别研究	吴方向	中南大学

2014 年优秀青年科学基金项目（药学相关项目选录）

项目编号	项目名称	负责人	依托单位
81422006H0222	心血管生物信息学	崔庆华	北京大学
81422026H1819	纳米医学	孙天盟	吉林大学
81422054H2803	中药药效物质研究	高　昊	暨南大学
51422303E031002	纳米药物载体的制备及生物学效应研究	武　伟	南京大学
81422050H3104	抗炎免疫药物药理学	孙　洋	南京大学
21422505B050902	纳米生物化学分析方法	李　娜	山东师范大学

（续表）

项目编号	项目名称	负责人	依托单位
81422003H0202	干细胞与心血管疾病转化医学研究	兰　峰	首都医科大学
81422025H1818	药物、基因载体系统荷	马　玲	四川大学
21422605B0608	生物相容材料及生物医药工程应用	张　雷	天津大学
81422023H1808	肿瘤诊疗一体化分子影像探针	刘　刚	厦门大学
81422045H3002	靶向抗肿瘤药物学	邓贤明	厦门大学
51422209E020702	稀土上转换发光材料的合成及在生物医学领域应用	李春霞	中国科学院长春应用化学研究所
81422046H3002	天然药物化学	肖伟烈	中国科学院昆明植物研究所
21422208B0212	跨膜蛋白药物靶标的化学生物学	阳怀宇	中国科学院上海药物研究所
81422047H3007	基于结构的药物设计	许叶春	中国科学院上海药物研究所
81422048H3008	药剂学	黄永焯	中国科学院上海药物研究所
81422051H3105	肿瘤药理学	程　岩	中南大学
81422052H3111	遗传药理学与药物基因组学	陈小平	中南大学

2014 年应急管理项目（药学相关项目选录）

项目编号	项目名称	负责人	依托单位
81441051H1806	新型 miRNA 放射性探针在肿瘤端粒酶显像和联合治疗的研究	康　磊	北京大学
81450028H1617	GOLPH3 与着丝粒蛋白 H 相互作用调节结直肠癌化疗敏感性的机制研究	苏向前	北京市肿瘤防治研究所
21446013B060204	两步法制备磁性载药微球的超临界流体工艺基础研究	詹世平	大连大学
81441102H0215	基于清道夫受体 CD36 为靶点的抗动脉粥样硬化药物设计与发现	吴安辉	大连大学
21444008B040304	聚乙二醇共聚物偶联（抗癌药与 Chk1 抑制剂）的化学合成及生物测试	李高全	大连理工大学
21441010B01	集诊断、治疗和放疗增敏作用于一体的钙基纳米药物递送系统的研制	赵快乐	复旦大学
81441137H2818	基于 TLR4/NF-κB 信号通路研究黎药枫蓼肠胃康抗炎机制及药效物质基础	任守忠	海南医学院
21443011B0309	新型靶向肿瘤细胞的转铁蛋白包载抗肿瘤药物的纳米载药体系研究	张秀凤	河北联合大学
21442014B020601	含喹啉酮的噻唑类流感病毒神经氨酸酶抑制剂的设计、合成与活性研究	胡艾希	湖南大学
81441128H3001	特异性抑制 NADPH 氧化酶的胡黄连素类似物：设计、合成、构效关系和作用机制研究	蒋　杰	暨南大学
81441136H3103	天麻素对 Pr5Tau 转基因小鼠病理防治效果及作用机制	曾跃勤	昆明医科大学
81441131H2818	蒙药光明盐四味汤散治疗酒精性脂肪肝的物质基础研究	包桂花	内蒙古民族大学
81441083H1609	miR-21 通过调控 LATS1-Hippo 信号通路介导 EMT 参与胃癌细胞耐药	熊建萍	南昌大学
31440043C1002	基于三维打印 Sr-CaS/PLGA/NBD 多肽载药缓释微球支架材料研发及其修复感染性骨缺损的研究	余　斌	南方医科大学
81441075H1621	PARP-1/AP-1/Vimentin 信号通路调控 EMT 介导卵巢癌化疗耐药的机制研究	田永杰	山东大学
81442021H31	药理学“十三五”学科发展战略研究	丁　健	中国科学院上海药物研究所
81442018H28	中药学学科“十三五”发展战略研究	王峥涛	上海中医药大学
81450057H1908	结核分枝杆菌对乙胺丁醇耐药的适应性代价和补偿机制研究	申阿东	首都医科大学
81441067H2007	基于药物基因组学的儿童抗结核药物致肝毒性 DNA 标记物的筛选及预测	綦　辉	首都医科大学
81441095H2806	基于经络穴位理论治疗哮喘的新型经皮给药系统	杜丽娜	中国人民解放军军事医学科学院
81442020H30	药物学领域“十三五”规划战略研究	孙宏斌	中国药科大学
81441085H1609	小分子核酸靶向性缓释型纳米载药体系在 HER2 阳性乳腺癌治疗中的初步研究	刘　喆	中国医学科学院北京协和医院
21444003B040304	以脂溶性药物为亲酯链段的两亲性聚合物前药：合成、形态调控及药物转运	郭一飞	中国医学科学院药用植物研究所
81441084H1609	PTPRZ1 诱发三阴乳腺癌耐药机制的研究	易文君	中南大学
81441048H1013	早期乳腺癌（T1N0M0）患者化疗前后外周初始和记忆 T 细胞 CDR3 受体组库高通量测序和分析	姚新生	遵义医学院
81441124H1609	NAIF1 修饰组蛋白诱导自噬克服小细胞肺癌多药耐药	罗　清	遵义医学院

（吴　进）

药品专利

2014年公开的中国药品发明专利申请概况 据国家知识产权局中国专利数据库统计,2014年公开的中国药品发明专利申请数为44 008件,比2013年公开的33 375件增加了31.9%。下面按不同分类作进一步的分析。

1 根据专利申请人的类别分类统计

国内申请人与国外申请人的发明专利申请的比较 按申请人的国别分类,国内申请人的发明专利申请数为38 290件,比2013年的27 526件增加了39.1%,外国人申请的发明专利数为5 718件,比2013年的5 657件增加了1.1%,见表1。

国内发明专利申请职务发明与非职务发明的比较 在38 290件中国药品发明专利申请中,国内职务发明专利申请数为20 806件,比2013年的15 867件增加了31.1%,国内非职务发明专利申请数为17 304件,比2013年的11 659件增加了48.4%,国内职务发明专利申请数占总国内发明专利申请数的54.3%;国内非职务发明专利申请仍然主要集中在天然药物领域,见表2。在国内职务发明专利申请中,申请较多的依次是企业、大学、研究所、医院等,联合申请比去年增加,见表3。

外国人申请的中国发明专利的分类比较 外国人的发明专利申请总数为5 718件,申请总量最多的仍然是美国2 143件,申请数占外国人申请总数的37.5%,其次是日本、瑞士、德国、法国、韩国、荷兰、英国、瑞典、加拿大等,与去年相比,瑞典超过意大利位列第九,意大利位列第十三。在各方面的专利申请数量美国都是第一,见表4。

表1 2014年公开的国内发明专利申请与国外发明专利申请的比较

	含有机成分的药品发明专利申请(件)	含无机成分的药品发明专利申请(件)	天然药物发明专利申请(件)	含肽或抗原或抗体的药品发明专利申请(件)	纯药品制剂和药用辅料发明专利申请(件)	化妆品等其他发明专利申请(件)
国内申请	6 154	288	25 158	2 359	775	3 556
国外申请	2 666	70	217	1 521	441	803

表2 2014年公开的国内发明专利申请中职务发明与非职务发明的比较

	含有机成分的药品发明专利申请(件)	含无机成分的药品发明专利申请(件)	天然药物发明专利申请(件)	含肽或抗原或抗体的药品发明专利申请(件)	纯药品制剂和药用辅料发明专利申请(件)	化妆品等其他发明专利申请(件)
国内职务发明	5 313	211	10 158	2 140	699	2 285
国内非职务发明	784	72	14 939	184	70	1 255

表3 2014年公开的国内职务发明专利申请单位类型的比较

	含有机成分的药品发明专利申请(件)	含无机成分的药品发明专利申请(件)	天然药物发明专利申请(件)	含肽或抗原或抗体的药品发明专利申请(件)	药品制剂和药用辅料发明专利申请(件)	化妆品等其他发明专利申请(件)
企业	2 569	107	6 572	804	196	1 684
大学	1 561	56	1 311	660	354	325
研究所	491	11	517	328	87	106
医院	182	11	847	102	21	37
联合申请	480	24	774	221	37	109
其他	30	2	137	25	4	24

表4 2014年公开的中国药品发明专利申请数量排在前10位的国家分类比较

国别	含有机成分的药品发明专利申请(件)	含无机成分的药品发明专利申请(件)	天然药物发明专利申请(件)	含肽或抗原或抗体的药品发明专利申请(件)	药品制剂和药用辅料发明专利申请(件)	其他发明专利申请(件)	总计(件)
美国	972	20	42	687	172	250	2 143
日本	308	14	32	148	64	172	738
瑞士	299	2	14	106	24	25	470
德国	226	4	9	85	39	60	423
法国	117	4	9	52	19	114	315
韩国	125	2	52	56	20	37	292
荷兰	59	2	5	32	23	74	195
英国	88	3	4	39	19	22	175
瑞典	56	2	2	29	3	5	97
加拿大	28	2	5	42	9	3	89

注:表4中对含多种不同类成分的药品发明进行了重复计算。

2 根据专利申请的专业技术类别分类统计

按治疗疾病的类别分类,2014 年公开的药品发明专利申请中排前 10 位的依次是消化道疾病 7 225 件;抗感染药 7 111 件;治疗皮肤疾病 5 539 件;抗肿瘤药 5 099 件;止痛药、退热药、抗炎药 4 957 件;治疗心血管系统疾病 4 338 件;治疗神经系统疾病 4 048 件;治疗呼吸系统疾病 3 788 件;治疗代谢疾病 3 417 件;治疗生殖或性疾病 3 310 件。

含有机成分的药品发明专利申请　按治疗疾病的类别分类,含有机成分的药品发明专利申请中排前 10 位的依次是抗肿瘤药 2 546 件;抗感染药 2 157 件;治疗神经系统疾病 1 375 件;治疗心血管系统疾病 1 373 件;止痛药、退热药、抗炎药 1 230 件;治疗皮肤疾病 1 159 件;消化道疾病 1 139 件;治疗代谢疾病 1 084 件;治疗呼吸系统疾病 781 件;治疗骨骼疾病 664 件。

含无机成分的药品发明专利申请　按治疗疾病的类别分类,含无机成分的药品发明专利申请中排前 10 位的依次是治疗皮肤疾病 756 件;抗感染药 612 件;消化道疾病 545 件;止痛药、退热药、抗炎药 317 件;治疗呼吸系统疾病 256 件;治疗生殖或性疾病 244 件;治疗骨骼疾病 240 件;治疗神经系统疾病 231 件;治疗心血管系统疾病 211 件;抗肿瘤药 210 件。

含天然药物发明专利申请　按治疗疾病的类别分类,含天然药物发明专利申请中排前 10 位的依次是:消化道疾病 5 314 件;治疗皮肤疾病 3 428 件;抗感染药 3 266 件;止痛药、退热药、抗炎药 3 199 件;治疗呼吸系统疾病 2 642 件;治疗生殖或性疾病 2 504 件;治疗心血管系统疾病 2 483 件;治疗神经系统疾病 2 251 件;治疗骨骼疾病2 058 件;治疗代谢疾病 1 857 件。

含肽或抗原或抗体的生物药品发明专利申请　按治疗疾病的类别分类,含肽或抗原或抗体的生物药品发明专利申请中排前 10 位的依次是抗感染药 1 076 件;抗肿瘤药 820 件;治疗免疫或过敏性疾病 331 件;治疗代谢疾病 281 件;治疗心血管系统疾病 271 件;消化道疾病 227 件;止痛药、退热药、抗炎药 211 件;治疗皮肤疾病 196 件;治疗骨骼疾病 192 件;治疗神经系统疾病 191 件。

药品制剂发明专利申请　涉及药品制剂发明专利申请共 9 872 件,比 2013 年 6 879 件增加 43.5%。其中含有机成分的制剂有 3 448 件,含中药成分的制剂有 4 548 件,含无机成分的制剂有 689 件,含肽或抗原或抗体的生物制剂有 474 件,纯药品制剂或药用辅料有 713 件。按剂型类别分类,依次是颗粒剂 2 236 件,其中冻干粉 417 件;丸剂或片剂 2 177 件,其中持续释放或间断释放的丸剂或片剂 1 794 件;胶囊1 424 件,其中微型胶囊 230 件、持续释放或间断释放的胶囊 87 件;溶液剂 926 件;软膏剂 846 件;网状、片状或丝状剂型 645 件;分散液或乳剂 450 件,其中乳剂 297 件,气雾剂 479 件,脂质体 278 件;栓剂 141 件;供吸烟或吸入用的剂型 61 件;口香糖类剂型 21 件。

3 2014 年药品发明专利申请的特点

(1)从药品专利申请数量整体来看,与 2013 年相比,国内的申请在含有机成分药品、含无机成分药品、天然药物、生物药品、药用辅料和纯药物制剂方面的专利申请数量都超过了国外申请。

(2)在药品领域,2014 年国内职务发明专利申请总量仍然超过非职务发明专利申请总量,国内职务发明专利申请与非职务发明专利申请比例由 2013 年 1.36∶1下降到 2014 年的 1.20∶1。其中,在含有机成分药品发明专利申请方面,国内职务发明与非职务发明的比例为 6.78∶1,与 2013 年的比例 4.34∶1相比呈增长趋势。在含无机成分药品发明专利申请方面,国内职务发明与非职务发明的比例为 2.93∶1,与 2013 年的比例 2.21∶1相比国内非职务发明呈增长趋势。在天然药物发明的专利申请方面,国内职务发明与非职务发明的比例为 1∶1.47 与 2013 年 1∶1.39 的比例相比国内非职务发明呈增长趋势。在含肽或抗原或抗体的生物药方面,国内职务发明与非职务发明的比例为 11.6∶1,与 2013 年 8.93∶1 的比例相比国内职务发明呈增加趋势。

(3)在职务发明中,来自企业的专利申请占 57.3%,比 2013 年的 54.8% 增加了 2.5%。其次企业与研究所高校的专利申请比例为 2.05∶1,与 2013 年 1.67∶1的比例相比,企业专利申请仍呈增长趋势。在含有机成分药品、含无机成分药品、天然药物和含肽或抗原或抗体的生物药方面,企业申请超过大学申请,但在纯药品制剂和药用辅料方面,大学申请超过企业申请,这表明在药品制剂和药用辅料的研究方面大学仍是主力降。

(4)2014 年药品各领域发明专利申请数量依然都超过国外的专利申请,这表明在这个领域,国内持续加大研发力度。在国外药物的开发方面,美国依然保持第一位置,值得注意的是,在天然药物申请方面,韩国依然位列第一,需要国内同行加以关注。

(5)在药品治疗疾病的开发方面,在抗感染药、治疗心血管系统疾病药、治疗神经系统疾病药和治疗代谢疾病药方面天然药物略多于含有机成分药物;在抗肿瘤方面含有机成分药物是天然药物的近两倍,并且天然药物是生物药的两倍;在治疗皮肤疾病、治疗消化道疾病、止痛药、退热药、抗炎药、治疗呼吸系统疾病药和治疗骨骼疾病药中天然药物是含有机成分药物的三倍。

(6)在药品剂型的开发方面,专利申请主要集中在颗粒剂、丸剂或片剂、胶囊、溶液剂、软膏剂和网状、片状或丝状剂型。与去年相比,溶液剂的专利申请比 2013 年增长近三倍,上升到第四位,软膏剂和网状、片状或丝状剂型的专利申请下降到第五和第六位。气雾剂和脂质体的专利申请都比 2013 年有所增长;值得注意的是控释片剂的专利申请比 2013 年增长近 14 倍。

（张伟波）

↗ **2014 年授权公告的中国药品发明专利概况** 据国家知识产权局中国专利文献数据库统计,2014 年公告的授予专利权的中国药品发明专利数为 15 107 件,比 2013 年公告的中国药品发明专利数量 14 395 件增加了 4.9%。下面按不同分类作进一步的分析。

获得药品发明专利的国内专利人与国外专利权人的比较 按专利权人的国别分类,国内专利权人的发明专利数为 11 889 件,比2013 年的10 690 件增加了 11.2%,外国人获得的发明专利数为 3 218 件,比 2013 年的 3 578 件下降了 10.1%,见表5。

获得药品发明专利的国内职务发明与国内非职务发明的比较 在 11 889 件国内发明专利中,国内职务发明专利数为 8 105 件,比 2013 年的 7 098 件增长了 14.2%;非职务发明专利数为 3 752 件,比 2013 年的 3 592 件增加了 4.5%,非职务发明专利主要集中在天然药物领域,见表 6。

在职务发明专利中,含有机成分的药品、含无机成分的药品、天然药物中获权较多的依次是企业、大学、研究所、医院;在生物药、药物制剂和化妆品等发明专利中,大学第一,其次为企业、研究所和医院。见表 7。

中国药品发明专利中国外专利权人的分类比较 在 2014 年中国药品发明专利中专利权人为国外的总数为 3 218 件,有 53 个国家和地区获得中国专利权,获权最多的仍然是美国 1 001 件,占外国人获权总数的 31.1%,比 2013 年的 31.0% 增长 0.1%。其次为日本、瑞士、德国、法国、韩国、荷兰、英国、意大利和比利时,排名与 2013 年相比没有变化。日本在天然药物、含无机成分的药品和化妆品领域超过美国,含有机成分药品和生物药品方面仍然是美国第一,值得关注的是日本和韩国在天然药物领域获得的发明专利依然超过美国位居前两名。见表 8。

其他 2013 年公告的中国药品发明专利中涉及的剂型分布见表 9,2013 年公告的中国药品发明专利中涉及的前十位的疾病见表 10。

表 5 2014 年公告的国内发明专利与国外发明专利的比较

专利权人	含有机成分的药品发明专利(件)	含无机成分的药品发明专利(件)	天然药物发明专利(件)	含肽或抗原或抗体的药品发明专利(件)	药品制剂和药用辅料发明专利(件)	化妆品等其他发明专利(件)
专利人为国内的	2 887	116	6 435	1 226	438	751
专利人为国外的	1 653	44	171	657	243	450

表 6 2014 年公告的药品发明专利中国内职务发明与国内非职务发明的比较

	含有机成分的药品发明专利(件)	含无机成分的药品发明专利(件)	天然药物发明专利(件)	含肽或抗原或抗体的药品发明专利(件)	药品制剂和药用辅料发明专利(件)	化妆品等其他发明专利(件)
国内职务发明	2 625	93	3 194	1 141	405	611
国内非职务发明	221	20	3205	64	25	117

表 7 2014 年公告的国内职务发明专利单位类型的比较

单位类型	含有机成分的药品发明专利(件)	含无机成分的药品发明专利(件)	天然药物发明专利(件)	含肽或抗原或抗体的药品发明专利(件)	药品制剂和药用辅料发明专利(件)	化妆品等其他发明专利(件)
企业	1 155	41	1 669	377	138	340
大学	857	23	598	337	182	162
研究所	285	10	191	215	49	38
医院	61	11	342	63	12	11
专利权共有的	256	8	345	137	23	58
其他	11	0	49	12	1	2

表 8 2014 年公告的中国药品发明专利中排在前十位的国家比较

国家	含有机成分的药品发明专利(件)	含无机成分的药品发明专利(件)	天然药物发明专利(件)	含肽或抗原或抗体的药品发明专利(件)	药品制剂和药用辅料发明专利(件)	化妆品等其他发明专利(件)	药品专利总计(件)
美国	501	7	27	266	64	136	1 001
日本	263	16	34	88	41	137	579
瑞士	180	2	10	57	16	14	279
德国	128	3	6	35	30	32	234
法国	105	2	8	19	17	43	194

（续表）

国家	含有机成分的药品发明专利(件)	含无机成分的药品发明专利(件)	天然药物发明专利(件)	含肽或抗原或抗体的药品发明专利(件)	药品制剂和药用辅料发明专利(件)	化妆品等其他发明专利(件)	药品专利总计(件)
韩国	49	2	28	20	9	15	123
荷兰	36	2	7	14	13	42	114
英国	54	0	4	25	11	11	105
意大利	47	0	5	9	5	4	70
比利时	46	0	0	16	3	0	65

表9　2014 年公告的中国药品发明专利中涉及的剂型分布

对应剂型	总数量(件)
塞剂;栓剂	44
软膏剂;其基质	256
溶液	341
分散液	207
乳剂	123
气雾剂;泡沫剂	227
脂质体	161
细粒状,例如粉末	840
冻干粉末	218
丸剂、锭剂或片剂	734
持续释放或间断释放型丸剂或片剂	564
包衣的丸剂或片剂	229
糖衣药丸	99
胶囊制剂	484
微型胶囊	97
毫微胶囊	23
持续释放型或间断释放型胶囊	50
口香糖类型的制剂	7
网状、片状或丝状基料	278
供吸烟或吸入用的制剂	18

表10　2014 年公告的中国药品发明专利中涉及的前十位的疾病治疗药物

对应疾病	总计
抗感染药	2 441
消化道疾病	2 218
抗肿瘤药	2 131
治疗心血管系统疾病	1 558
止痛药、退热药、抗炎药	1 552
治疗皮肤疾病	1 523
治疗神经系统疾病	1 502
治疗代谢疾病	1 441
治疗骨骼疾病	1 134
治疗呼吸系统疾病	1 097

（张伟波）

2014 年授权公告的中国药品发明专利(国内职务发明)

专利号	发明专利名称	专利权人
一、含有机成分的药品发明专利		
1 专利权人为国内企业		
201110029604	高效抑制丙型肝炎病毒的多环化合物及其制备方法和用途	爱博新药研发(上海)有限公司
201210478773	依非韦伦片及其制备方法	安徽贝克生物制药有限公司
201310019384	一种含果糖的注射液及其制备方法	安徽丰原药业股份有限公司
201110372464	左旋盐酸司他斯汀及其制备方法	安徽省庆云医药化工有限公司
201210153738	二氟非诺贝特酸及其在药学上可接受的盐,以及它们的制备方法和应用	安润医药科技(苏州)有限公司
201210158276	一种 Cdc42 抑制剂及其应用	昂科生物医学技术(苏州)有限公司
201310111514	一种具有补钙和补锌作用的药物组合物	澳诺(中国)制药有限公司
201210368361	Brevilin A 在制备 JAK-STATs 信号靶向抑制剂中的应用	白银博赛宁生物科技有限公司
201110094733	靶向于组织因子基因的小核酸及其用途	百奥迈科生物技术有限公司
201210028544	含有取代方酸的乙酸妙林酯及其应用	北京艾百诺科技有限公司
201110033924	一种从红曲中分离的化合物、其制备方法及用途	北京北大维信生物科技有限公司
201310137516	一种新的塞来昔布组合物及其制备工艺	北京博爱旺康医药科技有限公司
201310054616	丁酸氯维地平注射剂	北京德立福瑞医药科技有限公司
201310054314	前列地尔注射剂	北京德立福瑞医药科技有限公司
200810246550	包含普拉克索的可在口中分散的药物组合物	北京德众万全药物技术开发有限公司
200810246552	一种含有阿莫西林和双氯西林钠的药物组合物	北京德众万全药物技术开发有限公司
200910082250	一种含吗替麦考酚酯的药物组合物	北京德众万全药物技术开发有限公司
200910082237	一种盐酸氨溴索缓释微丸及制备方法	北京德众万全药物技术开发有限公司
200910087798	一种含地诺孕素的口服固体药物组合物	北京德众万全药物技术开发有限公司
200710119089	一种硝酸布康唑中间体的制备方法	北京德众万全药物技术开发有限公司
200810224006	一种含有去甲文拉法新的盐的药物组合物及其制备方法	北京德众万全医药科技有限公司
200710304298	一种含有氨酚伪麻的药用组合物及其制备方法	北京德众万全医药科技有限公司
201310136853	一种缬沙坦氢氯噻嗪胶囊剂及其制备方法	北京费森尤斯卡比医药有限公司
201310138081	一种缬沙坦氢氯噻嗪片剂及其制备方法	北京费森尤斯卡比医药有限公司
201010515669	一种治疗脑梗死的药物组合物	北京福瑞康正医药技术研究所
200810051687	氨基甲醇衍生物及其盐类化合物及其合成方法和其药物用途	北京富龙康泰生物技术有限公司
201210036579	一种非洛地平缓释片	北京罡吉医药科技有限公司
201210265147	苯丁酸钠Ⅱ型晶体及其制备方法	北京恒瑞康达医药科技发展有限公司
201010185985	一种抗移植免疫排斥反应的新型 J2-海藻酸钠微球缓释免疫抑制剂、制备方法和用途	北京宏医耀科技发展有限公司
201110421660	安立生坦的晶型及制备方法	北京嘉林药业股份有限公司
201110403050	一种奥沙西罗晶体及含有该晶体的组合物	北京京卫顺康医药科技发展有限公司
201110451831	一种门冬氨酸钾药物组合物及其制备方法	北京京卫信康医药科技发展有限公司
201110278403	一种含喹啉基的羟肟酸类化合物及其制备方法、以及含有该化合物的药物组合物及其应用	北京康辰药业股份有限公司
201110036623	一种含磷取代基的喹啉类化合物及其制备方法、以及含有该化合物的药物组合物及其应用	北京康辰药业有限公司
201310140902	一种布洛芬化合物及其药物组合物	北京康瑞达彤医药科技有限公司
201210510108	天麻素化合物及其药物组合物	北京康瑞达彤医药科技有限公司
200910210364	热休克蛋白 90 抑制剂	北京科美森医药研发有限公司
201210300151	泊沙康唑干混悬剂及其制备方法	北京莱瑞森医药科技有限公司
200910091145	磷酸二甲啡烷的稳定晶型	北京利乐生制药科技有限公司
201210378794	一种稳定的盐酸头孢替安酯组合物	北京满格医药科技有限公司
201110290209	一种丁二磺酸腺苷酸肠溶组合物及制备方法	北京满格医药科技有限公司
200910136605	银杏内酯 B 的水溶性氨基酸酯衍生物	北京美倍他药物研究有限公司
200910211165	作为前药的达比加群的酯衍生物	北京美倍他药物研究有限公司
200910211164	达比加群的酯衍生物	北京美倍他药物研究有限公司
200610002391	取代五元氮杂环盐类化合物及其治疗蛋白老化相关疾病的用途	北京摩力克科技有限公司
201210252163	达比加群的酯衍生物及其制备方法和用途	北京普禄德医药科技有限公司
200880115249	用于癌症治疗的组合物和方法	北京强新生物科技有限公司

（续表）

专利号	发明专利名称	专利权人
201110253846	一种复方眼科药物组合物及其制备方法	北京秦武田制药有限公司
201110323624	柚皮苷在促进神经干细胞增殖和分化方面的应用	北京清美联创干细胞科技有限公司
200810223752	单硝酸异山梨酯鼻腔给药组合物及其制备方法	北京人福军威医药技术开发有限公司
201010000141	二苯乙烯类化合物及其在制备用于治疗和预防前列腺肥大有关疾病的药物中的用途	北京三有利科技发展有限公司
201010201029	四羟基苯并吡喃酮类化合物及其用途	北京盛诺基医药科技有限公司
200810240136	一种24-亚甲基环木菠萝醇阿魏酸酯组合物及其制备方法	北京世纪博康医药科技有限公司
201110004416	一种24-亚甲基环木菠萝醇阿魏酸酯的药物组合物	北京世纪博康医药科技有限公司
201110004491	一种谷维素药物组合物	北京世纪博康医药科技有限公司
201110297088	一种丁酸氯维地平液态脂质体制剂	北京泰德制药股份有限公司
201210518528	一种含有PGA1的脂质乳剂及其制备方法	北京泰德制药股份有限公司
201110035306	格列吡嗪渗透泵型控释片	北京天衡药物研究院南阳天衡制药厂
200910238189	一种烟酸辛伐他汀缓释组合物	北京万全阳光医学技术有限公司
200910238188	一种含非那雄胺的口腔崩解片及其制备方法	北京万全阳光医学技术有限公司
201210058649	卢帕他定在制备治疗慢性阻塞性肺病药物组合物中的应用	北京伟峰益民科技有限公司
200910001412	治疗免疫疾病的1,2-二苯基乙烯衍生物	北京文丰天济医药科技有限公司
201210045438	一种含瑞格列奈的药物组合物及其制备方法	北京协和药厂
201210040363	一种含恩替卡韦的药物组合物及其制备方法	北京协和药厂
201210341462	哌拉西林钠与舒巴坦钠共晶及其制备方法、以及包含该共晶的药物组合物及其应用	北京新天宇科技开发有限公司
200910084393	一种胡黄连苷Ⅱ磷脂组合物及其制备方法	北京星昊医药股份有限公司
201110270854	一种来曲唑口腔崩解片及其制备方法	北京以岭生物工程技术有限公司
200910075225	一种来曲唑薄膜衣片及其制备方法	北京以岭生物工程技术有限公司
200910241387	瑞舒伐他汀钙口腔崩解片及其制备方法	北京以岭生物工程技术有限公司
200910082159	罗红霉素缓释片及其制备方法	北京以岭生物工程技术有限公司
201210424908	一种抗肿瘤作用的药物组合物及其制剂	北京易明康元医药科技有限公司
201210072887	一种药物组合物	北京易明康元医药科技有限公司
201210072872	一种兰索拉唑的制备方法	北京易明康元医药科技有限公司
201210236286	一种治疗心脑血管疾病的川龙滴丸及其制备方法	北京正大绿洲医药科技有限公司
201110214181	1-取代芳基-3-(3,4,5-三甲氧基苯基)-1,2-丙二酮类化合物及衍生物	北京中融阳光投资管理有限公司
201080003084	作为蛋白激酶抑制剂的化合物和组合物	贝达药业股份有限公司
201110284698	一种治疗肠道疾病的药物缓控释微粒制剂及其制备方法	贝沃特医药技术(上海)有限公司
201310282484	一种脂肪胺聚合物盐快速崩解制剂	常州方圆制药有限公司
200910027420	一种含砷化合物及其制备方法和用途	常州高新技术产业开发区三维工业技术研究所有限公司
200910027418	一种治疗能量代谢异常的药物组合物和其应用	常州高新技术产业开发区三维工业技术研究所有限公司
201210039145	一种盐酸普萘洛尔片及其制备方法	常州康普药业有限公司
201010217153	一种复方注射剂的制备方法及质量控制方法	常州善美药物研究开发中心有限公司
201210057860	一种维生素C的组合物及其制备方法	常州市第四制药厂有限公司
201210569541	一种组合物及其制备方法、应用	常州亚当生物技术有限公司
201180030413	用于治疗增生性异常疾病的化合物	常州英诺升康生物医药科技有限公司
201210473164	白藜芦醇微胶囊的制备方法	晨光生物科技集团天津有限公司
201310096935	治疗心脑血管疾病的银杏内酯组合物	成都百裕科技制药有限公司
201310035122	一种不加抗氧剂的依达拉奉注射液及其制备方法	成都百裕科技制药有限公司
201210464185	加替沙星分散片及其制备方法	成都倍特药业有限公司
201110337918	一种二肽基肽酶抑制剂的草酸盐晶型及其制备方法和用途	成都地奥制药集团有限公司
201210155378	一种益母草生物碱和胆碱的药物组合物	成都第一药业有限公司
201210067756	一种含有盐酸莫西沙星的药物组合物及其制备方法	成都国为医药科技有限公司
201010552339	一种高纯度牛磺熊去氧胆酸及其制备方法	成都国为医药科技有限公司
201310043872	一种氯沙坦钾胃漂浮胶囊及其制备方法	成都恒瑞制药有限公司
201310044740	一种格列齐特胃漂浮片及其制备方法	成都恒瑞制药有限公司
201210001825	一种含有阿戈美拉汀的口腔黏膜或舌下给药的药物组合物	成都康弘药业集团股份有限公司

（续表）

专利号	发明专利名称	专利权人
201110081733	一种含右佐匹克隆的颗粒及其制备方法	成都康弘药业集团股份有限公司
201110314974	丹皮酚及其衍生物和芍药苷组合的医药新用途	成都科尔医药技术有限公司
201210578493	沙棘总黄酮的用途	成都科尔医药技术有限公司
201110222442	一种枸橼酸坦度螺酮化合物的晶型及其制备方法和用途	成都科瑞德医药投资有限责任公司
201210283663	一种注射用氯解磷定的制备工艺	成都力思特制药股份有限公司
201110388156	一种能够提高肌体免疫力的注射液的制备方法	成都盛尔嘉科技有限公司
201110215906	头孢妥仑的水溶性复合物及其制备方法和相应药物制剂	成都市考恩斯科技有限责任公司
201310250179	稳定的佐米曲普坦片剂	成都天台山制药有限公司
201010605819	一种含有布洛芬的注射剂及其制备方法	成都天台山制药有限公司
201310130102	穿琥宁的结晶及其制法	成都天台山制药有限公司
201310130425	炎琥宁结晶及其用途	成都天台山制药有限公司
201310096260	穿心莲内酯的新晶型	成都天台山制药有限公司
201310167087	泮托拉唑钠冻干粉针剂	成都天台山制药有限公司
201310298423	蔗糖铁注射液及其制法	成都天台山制药有限公司
201310076725	三磷腺苷二钠片剂药物组合物	成都天台山制药有限公司
201310076945	稳定的三磷腺苷二钠片剂	成都天台山制药有限公司
201210525806	一种Ⅲ晶型盐酸普拉克索片剂及其制备方法	成都欣捷高新技术开发有限公司
201210525618	一种高载药量、体外快速溶出的Ⅳ晶型利奈唑胺片的制备方法	成都欣捷高新技术开发有限公司
201210063088	氨基酸与丙泊酚的碳酸二酯水溶性衍生物及其用途	成都一平医药科技发展有限公司
201310063849	乌苯美司胶囊组合物及其制备方法	成都苑东药业有限公司
201310060430	富马酸比索洛尔片剂组合物及其制备方法	成都苑东药业有限公司
201210205700	一种噻唑类化合物及其制备方法	成都苑东药业有限公司
201110396812	一种嗯唑烷酮类化合物	成都苑东药业有限公司
201410143687	一种盐酸纳洛酮注射液药物组合物及其制备方法	成都苑东药业有限公司
201210205678	黄嘌呤衍生物	成都苑东药业有限公司
201310159617	一种盐酸法舒地尔注射液组合物及其制备方法	成都苑东药业有限公司
201210205622	一种反式-3-吲哚基-4-吲哚并二氮杂草环庚烷基-2,5-吡咯烷-2,5-二酮化合物及其制备方法	成都苑东药业有限公司
201410102893	一种注射用维库溴铵药物组合物及其制备方法	成都苑东药业有限公司
201210205893	一种2,4-嘧啶二胺类化合物及其制备方法	成都苑东药业有限公司
201410117923	一种注射用复方甘草酸苷药物组合物及其制备方法	成都苑东药业有限公司
201210205856	一种嗯唑烷酮化合物及其制备方法	成都苑东药业有限公司
201210205892	一种嘌呤胺类化合物及其制备方法	成都苑东药业有限公司
200910059157	一种治疗高血压和高胆固醇的缓释药物组合物	成都自豪药业有限公司
201210204771	一种盐酸戊乙奎醚的晶型及其制备方法	成都自豪药业有限公司
201010212378	罗氟司特的晶态及其制备方法	大道隆达（北京）医药科技发展有限公司
201310000690	用于治疗神经疾病的软胶囊剂	大连金石滩药业有限公司
201210050761	一种呱西替柳的工业化制备方法及干混悬剂的医药用途	大连名森制药有限公司
200910160084	脱氢苯基阿夕斯丁及其类似物以及脱氢苯基阿夕斯丁及其类似物的合成	大连万春药业有限公司
201210386959	微囊化氨基酸组合物及其制备方法	大连医诺生物有限公司
201010604246	一类N-不饱和脂肪酸酰化壳寡糖及其制备和应用	大连中科格莱克生物科技有限公司
200980108015	共价连接到取代苯基嗯唑烷酮的双环硝基咪唑类	丹诺医药（苏州）有限公司
201310321766	硝苯地平缓释片及其制备方法	德州博诚制药有限公司
201210380941	双氯芬酸钠缓释片及其制备方法	德州德药制药有限公司
201210380991	一种培美曲塞二钠注射用组合物及其制备方法	德州德药制药有限公司
201210380943	硝苯地平缓释片及其制备方法	德州德药制药有限公司
201210380945	一种硝苯地平控释组合物及其制备方法	德州德药制药有限公司
201110080494	含有芹菜素及芹菜素类衍生物和冬凌草甲素及冬凌草甲素类衍生物的药物组合物及其应用	鼎泓国际投资（香港）有限公司
201010506498	含有芹菜素及芹菜素类衍生物和组蛋白去乙酰化酶抑制剂的药物组合物及其应用	鼎泓国际投资（香港）有限公司
201010506509	含青蒿素及青蒿素类衍生物和Bcl-2抑制剂的药物组合物及其应用	鼎泓国际投资（香港）有限公司

（续表）

专利号	发明专利名称	专利权人
201110079008	含有雷公藤甲素及雷公藤甲素类衍生物和Bcl-2抑制剂的药物组合物及其应用	鼎泓国际投资（香港）有限公司
201010506500	含芹菜素及芹菜素类衍生物和Bcl-2抑制剂的药物组合物及其在制备治疗癌症的药物中的应用	鼎泓国际投资（香港）有限公司
201110079028	含有吴茱萸碱及吴茱萸碱类衍生物和Bcl-2抑制剂的药物组合物及其应用	鼎泓国际投资（香港）有限公司
201110080495	含有白藜芦醇及白藜芦醇类衍生物和Bcl-2抑制剂的药物组合物及其应用	鼎泓国际投资（香港）有限公司
201210541282	一种左氧氟沙星注射液及其制备方法	鼎正动物药业（天津）有限公司
201210167702	一种替米考星稳定制剂及其制备方法	鼎正动物药业（天津）有限公司
201310209113	一种小檗碱和二甲双胍的口服药物组合物及其制备方法	东北制药集团沈阳第一制药有限公司
201210445708	一种维生素C缓释微丸及其制备方法	东北制药集团沈阳第一制药有限公司
201210347555	一种维生素C泡腾颗粒及其制备方法	东北制药集团沈阳第一制药有限公司
201010574138	6-果糖氨-4-芳胺基喹唑啉衍生物及其用途	东莞南方医大代谢医学研发有限公司
201310152063	一种根皮素的制备方法	佛山市金骏康健康科技有限公司
201110205095	一种甲磺酸二氢麦角毒碱缓释胶囊及其制备方法	佛山市隆信医药科技有限公司
201210211137	阿戈美拉汀硫酸盐及其制备方法	福建广生堂药业股份有限公司
201010126780	富马酸替诺福韦酯的晶型及其制备方法	福建广生堂药业股份有限公司
200910112051	1-(肉桂酰基)-4-烷基酰胺哌嗪化合物及其制备方法	福州璐珈医药科技有限公司
201010571246	一种二元酯酸的氨丁三醇盐化合物及其制备方法和药物应用	福州乾正药业有限公司
201010571076	一种二元酯酸的精氨酸盐化合物及其制备方法和药物应用	福州乾正药业有限公司
201310088809	一种奥美拉唑肠溶微丸、胶囊及其制备方法	广东彼迪药业有限公司
201310118654	一种辛伐他汀片剂及其制备方法	广东彼迪药业有限公司
201310285623	一种头孢克肟干混悬剂剂及其制备方法	广东彼迪药业有限公司
201310136470	一种格列齐特片及其制备方法	广东彼迪药业有限公司
201210583508	一种头孢丙烯分散片及其制备方法	广东博洲药业有限公司
201210583506	一种头孢地尼分散片及其制备方法	广东博洲药业有限公司
201010271085	一种用于治疗痤疮的药物组合物	广东东阳光药业有限公司
201110134011	芦丁酯类化合物及其在药物中的应用	广东东阳光药业有限公司
201210456863	氨基喹唑啉类衍生物及其盐和使用方法	广东东阳光药业有限公司
201210239748	作为丙型肝炎病毒抑制剂的螺环化合物	广东东阳光药业有限公司
201110172291	鱼腥草衍生物及其在药物中的应用	广东东阳光药业有限公司
201210123473	3,6-二羟基-22(27)亚胺基-4-呋喃甾烯及其制备方法与应用	广东固升医药科技有限公司
201210188187	一种缓释型西罗莫司眼用制剂	广东宏盈科技有限公司
201310047144	一种灯盏花素磷脂复合物自微乳组合物及其制备方法	广东华南药业集团有限公司
201210385530	含有阿司匹林、对乙酰氨基酚和咖啡因的药物组合物及其制备方法	广东环球制药有限公司
201310250245	含少量抗氧化剂的十八复方氨基酸注射液及其制备方法	广东利泰制药股份有限公司
201210338859	5-甲基四氢叶酸或其盐的稳定药物组合物	广东岭南制药有限公司
201210408928	丹参酮IIA磺酸钠的稳定药物组合物	广东岭南制药有限公司
201210282680	兰索拉唑组合物肠溶胶囊及其制备方法	广东帅广医药有限公司
201310115112	一种复合硅凝胶护创敷料及其制备方法	广东泰宝医疗科技股份有限公司
201410209872	阿咖酚散及其制备方法	广东台城制药股份有限公司
201410198298	一种曲咪新乳膏及其制备方法	广东台城制药股份有限公司
201410184660	一种西咪替丁胶囊及其制备方法	广东台城制药股份有限公司
201210372884	一种适用于女性屏障杀精双重避孕作用的壳聚糖复合凝胶泡沫剂及其制备方法	广东同德药业有限公司
201310048233	一种吐根有效成分的组合物及其制备方法和应用	广东先强药业股份有限公司
201310057313	一种左卡尼汀片及其制备方法	广东先强药业股份有限公司
201310057299	一种阿格列汀脂质体固体制剂及其制备方法和应用	广东先强药业股份有限公司
201210013394	姜黄素-锌化合物在制备保健护理品中的应用	广东中大绿原生物科技有限公司
201210535461	治疗高胆固醇血症的普罗布考缓释颗粒及其生产方法	广西方略药业集团有限公司
201210377523	一种马尼地平缓释片的制备方法	广西南宁科冠医药科技开发有限公司
201110414948	一种三七总皂苷提取液的浓缩方法	广西梧州制药（集团）股份有限公司
201110337650	灵芝二维甲硫氨酸制剂及其生产方法	广西亿康药业股份有限公司
201310292561	注射用氟氯西林钠阿莫西林钠	广州安健实业发展有限公司

（续表）

专利号	发明专利名称	专利权人
201110084686	苦豆碱在制药中的新应用	广州白云山汉方现代药业有限公司
201210587763	含氯化钠药物载体的复方降血压片剂	广州白云山天心制药股份有限公司
201019050031	甘磷酸胆碱注射制剂及其配制方法和检测方法	广州汉光医药进出口有限公司
201210487119	月桂酸单甘油酯的医药新用途	广州嘉德乐生化科技有限公司
201210191225	一种快速融变的米索前列醇阴道用组合物及其制备方法和应用	广州朗圣药业有限公司
201210193407	一种乳酸环丙沙星氯化钠注射液的制备方法	广州南新制药有限公司
201210317756	一种壳聚糖抗菌成膜喷剂及其制备方法	广州润虹医药科技有限公司
201210119665	树豆酮酸A在制备糖尿病伴随症及高脂血症药物中的应用	广州允中生物科技有限公司
201110216623	异戊烯基黄酮醇糖苷类衍生物及其制备方法和应用	贵州同济堂制药有限公司
201210556321	一种妇科抗菌凝胶配方及其制备方法	贵州扬生医用器材有限公司
200810301358	一种布拉他辛抗艾滋病病毒的外用贴剂	贵州正鑫实业有限公司
201110029492	甲烯基双吲哚的制备方法及其应用	桂林商源植物制品有限公司
201210285037	甲氧沙林注射液及其制备方法	国药集团国瑞药业有限公司
201210512256	治疗痤疮的复方乳膏及其制备方法	哈尔滨乐泰药业有限公司
200810187987	一种苦参素冻干粉制剂及其制备方法	哈尔滨珍宝制药有限公司
201210538705	一种氟比洛芬酯脂肪乳注射液组合物及其制备方法	哈药集团技术中心
201210538703	一种多西他赛注射液组合物及其制备方法	哈药集团技术中心
201210574396	一种阿那曲唑片组合物及其制备方法	哈药集团技术中心
201210574447	一种注射用埃索美拉唑钠的制备	哈药集团技术中心
201310389274	一种孟鲁司特钠咀嚼片处方及其制备工艺	哈药集团技术中心
201310534233	一种达沙替尼片及其制备工艺	哈药集团技术中心
201210574400	一种注射用培美曲塞二钠的制备方法	哈药集团技术中心
201210538702	一种单唾液酸四己糖神经节苷脂钠注射液的制备方法	哈药集团技术中心
201210538704	一种卡培他滨分散片及其制备方法	哈药集团技术中心
201210423175	一种注射用奥沙利铂冻干药物组合物的制备	哈药集团生物工程有限公司
201210430518	一种阿莫西林舒巴坦钠药物组合物注射剂及其制备方法	哈药集团制药总厂
201210429135	一种氨苄西林舒巴坦钠药物组合物注射剂及其制备方法	哈药集团制药总厂
201210557263	一种银杏内酯B脂微球注射剂	海南百思特医药科技有限公司
201210347689	一种含有冰片的药物组合物	海南碧凯药业有限公司
201210241706	一种药物组合物	海南碧凯药业有限公司
201210241692	一种具有抗HPV感染的药物组合物	海南碧凯药业有限公司
201210241695	一种含有吉马酮、莪术烯和冰片的药物组合物	海南碧凯药业有限公司
201210347686	一种药物组合物	海南碧凯药业有限公司
201210347687	一种含有莪术二酮的药物组合物	海南碧凯药业有限公司
201210347688	一种含有冰片的药物组合物	海南碧凯药业有限公司
201210120707	一种具有治疗脑血管疾病作用的药物组合物	海南碧凯药业有限公司
201080026190	一种芒果苷小檗碱盐及其制备方法与用途	海南德泽药物研究有限公司
201310254612	一种注射用兰索拉唑复合胶束药物组合物及其制备方法	海南合美药业有限公司
201210171061	一种丹参酮ⅡA磺酸钠晶体化合物、其制备方法及含有该晶体化合物的药物组合物	海南合瑞制药股份有限公司
201210543245	一种头孢硫脒化合物晶体其制备方法及其药物组合物	海南合瑞制药股份有限公司
201210118649	一种盐酸头孢替安晶体化合物及其制备方法及含该化合物的药物组合物	海南合瑞制药股份有限公司
201210402725	一种头孢地嗪钠化合物及其制剂	海南合瑞制药股份有限公司
201210132968	一种头孢美唑钠晶体化合物及其制备方法及含该化合物的注射用无菌粉末	海南合瑞制药股份有限公司
201210235494	一种头孢替坦二钠化合物、其制备方法及其药物组合物	海南合瑞制药股份有限公司
201210341373	头孢米诺钠化合物晶体及其制备方法和含有该化合物晶体的无菌粉针	海南合瑞制药股份有限公司
201210471942	注射用头孢噻肟钠和他唑巴坦钠制剂及其制备方法	海南葫芦娃制药有限公司
201210132928	一种美托洛尔缓释片剂及其制备方法	海南华益泰康药业有限公司
201210261051	一种含安全可靠的增塑剂的延迟释放制剂及其制备方法	海南华益泰康药业有限公司
201210587183	一种奥美拉唑钠的药物组合物及其制备方法	海南锦瑞制药股份有限公司
201210589631	一种磷酸氟达拉滨的药物组合物及其制备方法	海南锦瑞制药股份有限公司
201210147684	一种奥沙利铂结晶化合物及其冻干粉针剂	海南锦瑞制药股份有限公司

（续表）

专利号	发明专利名称	专利权人
201210043070	一种兰索拉唑结晶化合物及其肠溶胶囊、及制备方法	海南锦瑞制药股份有限公司
201110411466	一种卡培他滨化合物、其药物组合物及其制备方法	海南锦瑞制药股份有限公司
201210578848	一种单磷酸阿糖腺苷的药物组合物及其制备方法	海南锦瑞制药股份有限公司
201110444966	非诺贝特化合物及其阿托伐他汀钙非诺贝特药用组合物	海南锦瑞制药股份有限公司
201310025427	一种泮托拉唑钠的药物组合物及其制备方法	海南锦瑞制药股份有限公司
201310106211	一种苯磺酸左旋氨氯地平晶体及含有该晶体的药物组合物	海南锦瑞制药股份有限公司
201110204228	一种氨氯地平和阿托伐他汀钙的药用组合物及其制备方法	海南锦瑞制药有限公司
201310061815	一种含左旋米那普仑的缓释组合物及其制备方法	海南康虹医药科技开发有限公司
201310332723	一种紫杉醇和西咪替丁的药物组合物	海南灵康制药有限公司
201310332935	一种注射用盐酸头孢替安和复方氨基酸注射液的药物组合物	海南灵康制药有限公司
201310332619	一种盐酸昂丹司琼和地塞米松的药物组合物	海南灵康制药有限公司
201310332725	一种含盐酸托烷司琼和醋酸地塞米松的药物组合物	海南灵康制药有限公司
201310332617	一种含盐酸托烷司琼和地塞米松磷酸钠的药物组合物	海南灵康制药有限公司
201310388714	一种微粉化的普拉格雷及其盐的化合物及药物组合物	海南灵康制药有限公司
201310332618	一种包含盐酸氨溴索和果糖的药物组合物	海南灵康制药有限公司
201210223995	盐酸伊立替康脂质纳米粒注射剂	海南灵康制药有限公司
201210222357	一种头孢西丁钠脂质体注射剂	海南灵康制药有限公司
201310398914	一种含头孢唑肟钠和小儿复方氨基酸注射液（19AA-I）的药物组合物	海南美大制药有限公司
201210222235	一种头孢妥仑匹酯脂质体固体制剂	海南美大制药有限公司
201310408961	一种包含小儿复方氨基酸注射液和盐酸头孢替安的药物组合物	海南美兰史克制药有限公司
201210052449	氯沙坦钾脂质体固体制剂	海南美兰史克制药有限公司
201210222234	瑞格列奈脂质体固体制剂	海南美兰史克制药有限公司
201210118807	一种阿利克仑缬沙坦药物组合物脂质体固体制剂	海南美兰史克制药有限公司
201210052793	福辛普利钠脂质体固体制剂	海南美兰史克制药有限公司
201210222110	一种拉呋替丁脂质体固体制剂及其制法	海南美兰史克制药有限公司
201210478554	头孢地尼胶囊及其制备方法	海南三叶美好制药有限公司
201210549066	一种盐酸甲砜霉素甘氨酸酯脂质体注射剂	海南圣欣医药科技有限公司
201210549029	一种甲磺酸多拉司琼脂质体注射剂	海南圣欣医药科技有限公司
201210549714	一种盐酸帕洛诺司琼脂质体注射剂	海南圣欣医药科技有限公司
201210552288	阿戈美拉汀脂质体固体制剂	海南圣欣医药科技有限公司
201210552259	一种喜炎平脂质体注射剂	海南圣欣医药科技有限公司
201210548880	奥美沙坦酯脂质体固体制剂	海南圣欣医药科技有限公司
201210551292	一种夫西地酸钠脂质体注射剂	海南圣欣医药科技有限公司
201210549704	一种盐酸拉贝洛尔脂质体注射剂	海南圣欣医药科技有限公司
201210547692	替比夫定脂质体固体制剂	海南圣欣医药科技有限公司
201310293951	一种枸橼酸苹果酸钙药物片剂	海南通用同盟药业有限公司
201310299918	低分子肝素钙注射剂	海南通用同盟药业有限公司
201310074685	阿莫西林钠克拉维酸钾药物组合物及其制备方法	海南卫康制药（潜山）有限公司
201310263322	注射用泮托拉唑钠组合物	海南卫康制药（潜山）有限公司
201210300817	甲硝唑组合物阴道冻干崩解片及其制备方法	海南卫康制药（潜山）有限公司
201110436960	一种布洛芬水合物晶体、及含该水合物晶体的药物组合物及其制备方法	海南正瑞医药科技开发有限公司
201310093503	泮托拉唑钠结晶化合物，其药物组合物及其制备方法	海南中化联合制药工业股份有限公司
201310093504	单磷酸阿糖腺苷结晶化合物、药物组合物及其制备方法	海南中化联合制药工业股份有限公司
201310043425	一种注射用盐酸头孢甲肟和复方氨基酸注射液的药物组合物	海南中元堂医药科技有限公司
201310044731	一种注射用头孢唑肟钠和复方氨基酸注射液的药物组合物	海南中元堂医药科技有限公司
201210306449	一种泮托拉唑化合物、制备方法及其药物制剂	杭州澳亚生物技术有限公司
201210234970	一种磷酸二甲啡烷晶型Ⅱ及制备方法和药物组合物	杭州澳医保灵药业有限公司
201180004924	粉防己碱的二酰亚胺化衍生物、其制备方法和应用	杭州本生药业有限公司
201180004923	杂环氨基粉防己碱衍生物、其制备方法和应用	杭州本生药业有限公司
201310197252	喹硫平的渗透泵型控释制剂	杭州和正医药有限公司
201110190175	一种含有瑞格列奈和盐酸二甲双胍的组合物及其制备	杭州华东医药集团新药研究院有限公司
201310092274	一种高纯度高稳定性的含有奥沙利铂的组合物及其制备方法	杭州华东医药集团新药研究院有限公司
201310093074	一种高品质的含有奥沙利铂的组合物及其制备方法	杭州华东医药集团新药研究院有限公司

（续表）

专利号	发明专利名称	专利权人
201210157610	一种含有奥美拉唑的颗粒及其制备方法	杭州华东医药集团新药研究院有限公司
201210178833	一种甲钴胺片及其制备方法	杭州康恩贝制药有限公司
201310008036	左旋沙丁胺醇在制备抗血管生成类药物中的应用	杭州雷索药业有限公司
200910097487	一种普伐他汀经皮给药制剂及其制备方法	杭州民生药业有限公司
200980158770	蓬莪术环二烯的晶型A、其制备方法及其在制备抗肿瘤药物中的应用	杭州民生药业有限公司
201010256938	1-(2-取代苯胺基-4-甲基-噻唑-5)-3-取代苯基-丙烯酮衍生物、制备方法及其制药用途	杭州民生药业有限公司
200910101004	邻苯胺基苯甲酸衍生物或其药学上可接受的盐、其制备方法及其用途	杭州民生药业有限公司
201310176569	2,3-二羟基苯甲酸酯类化合物在制备治疗糖尿病的食品和药物中的应用	杭州耐奇睿生物医药科技有限公司
201210188672	泮托拉唑盐晶型及其制备方法	杭州中美华东制药有限公司
201310219929	瑞格列奈二甲双胍的片剂	杭州朱养心药业有限公司
201310219926	瑞格列奈二甲双胍组合物	杭州朱养心药业有限公司
201210422426	一种新颖的莫匹罗星软膏剂药物组合物	杭州朱养心药业有限公司
201310003136	盐酸普拉克索片剂药物组合物及其制备方法	杭州朱养心药业有限公司
201210414678	左乙拉西坦片剂的固体药物组合物	杭州朱养心药业有限公司
201210179772	稳定的硫酸氢氯吡格雷片剂及其制备方法	杭州朱养心药业有限公司
201210196734	视黄酸及其衍生物在制备防治老年痴呆药物中的应用	合肥博太医药生物技术发展有限公司
201210197440	视黄酸及其衍生物在制备防治动脉粥样硬化药物中的应用	合肥博太医药生物技术发展有限公司
201210197351	视黄酸及其衍生物在制备防治骨质疏松药物中的应用	合肥博太医药生物技术发展有限公司
201210197368	视黄酸及其衍生物在制备防治糖尿病药物中的应用	合肥博太医药生物技术发展有限公司
201110326924	吲哚-3-甲醇、二吲哚甲烷及其衍生物在制备治疗老年痴呆药物中的应用	合肥博太医药生物技术发展有限公司
201110326731	吲哚-3-甲醇、二吲哚甲烷及其衍生物在制备治疗骨质疏松药物中的应用	合肥博太医药生物技术发展有限公司
201420170288	一种诺氟沙星胶囊	合肥今越制药有限公司
201420170302	一种薄膜包衣的水飞蓟宾片	合肥今越制药有限公司
201210574886	一种精氨酸布洛芬片剂及其制备方法	合肥科大生物技术有限公司
201210349112	一种白药子总生物碱提取物及其制备方法及应用	合肥七星医药科技有限公司
201210224594	麝香草酚酯类衍生物、制备方法和用途	合肥市济泉医药科技有限公司
201310196166	盐酸他喷他多晶型D及其制备方法和应用	合肥市新星医药化工有限公司
201080066448	嘧啶基吲哚化合物	和记黄埔医药(上海)有限公司
201080052921	化合物、其某些新形式、其药物组合物以及制备和使用方法	和记黄埔医药(上海)有限公司
201180024971	喹唑啉化合物	和记黄埔医药(上海)有限公司
201010257786	吡咯并嘧啶类化合物及其用途	和记黄埔医药(上海)有限公司
201210044349	一种咪唑衍生物及其医药用途	和记黄埔医药(上海)有限公司
201310616084	一种艾地苯醌药用预混料及其制备方法和含其药物制剂	河北龙海药业有限公司
201210403060	一种左舒必利片及其制备方法	河北仁合益康药业有限公司
201210550179	清开灵活性组分黄芩苷在制备抗多重耐药菌的药物中的应用	河北神威药业有限公司
201310065850	一种盐酸度洛西汀肠溶片及其制备方法	河北天成药业股份有限公司
201210248472	一种注射用复方维生素冻干制剂组合物	河北智同医药控股集团有限公司
201210248472	一种注射用复方维生素冻干制剂组合物	河北智同医药控股集团有限公司
201310215363	一种枸橼酸锌片及其制备方法	河南创新药业有限公司
201210499792	一种硫酸氢氯吡格雷片及其制备方法	河南润弘制药股份有限公司
201110359798	一种长春西丁注射液及其生产方法	河南润弘制药股份有限公司
201110361192	一种长春西丁注射液及其制备方法	河南润弘制药股份有限公司
201210366460	埃索美拉唑含药微丸及其制备方法	河南中帅医药科技股份有限公司
201320765681	一种方便折断的孟鲁斯特片	黑龙江福和华星制药集团股份有限公司
201110267979	一种高纯度银杏叶组合物,含其制剂及其制备方法	黑龙江珍宝岛药业股份有限公司
201210019316	一种无菌炎琥宁及其制备方法	黑龙江珍宝岛药业股份有限公司
201110432160	盐酸甲氯芬酯药物组合物及其冻干粉针剂的制备方法	湖北德康药业有限公司
201110432199	甲磺酸加贝酯药物组合物及其冻干粉针剂的制备方法	湖北德康药业有限公司
201110435919	环磷腺苷葡胺组合物注射液及其制备方法	湖北德康药业有限公司
201310082653	卡络磺钠化合物及其药物组合物	湖北济生医药有限公司
201310014961	一种泮托拉唑钠化合物及其药物组合物	湖北济生医药有限公司
201310220661	一种兰索拉唑化合物及其药物组合物	湖北济生医药有限公司

（续表）

专利号	发明专利名称	专利权人
201310021764	头孢孟多酯钠化合物及其药物组合物	湖北济生医药有限公司
201310014960	美洛西林钠化合物及其药物组合物	湖北济生医药有限公司
201310199326	一种可溶且稳定的帕托珠利组合物及其制备方法	湖北龙翔药业有限公司
201310082386	盐酸溴己新化合物及其药物组合物	湖北美林药业有限公司
201310365846	盐酸甲氯芬酯化合物及其药物组合物	湖北美林药业有限公司
201310274191	一种二氯醋酸二异丙胺化合物及其复方药物组合物注射剂	湖北美林药业有限公司
201210434853	甲钴胺冻干组合物及其制备方法	湖北人民制药有限公司
201210292211	一种丹皮酚包合物及其制备方法	湖北天圣康迪制药有限公司
201210155942	注射用奥沙利铂冻干制剂的制备方法	湖北一半天制药有限公司
201210014839	头孢克洛缓释片及其制备方法	湖南百草制药有限公司
201010244539	硝酸芬替康唑药物组合物	湖南方盛制药股份有限公司
201210587328	间苯三酚口腔崩解片及其制备方法	湖南湘药制药有限公司
201210326319	用于抗肿瘤药物的芳香脲的晶型及其制备方法	湖南有色凯铂生物药业有限公司
201210483604	FK506-A 化合物在制备免疫抑制剂中的应用	华北制药集团新药研究开发有限责任公司
200910073952	一种稳定的叶黄素油混悬液的制备方法	华北制药集团新药研究开发有限责任公司
201110000657	一类三萜类化合物、其制备方法及用途	华北制药集团新药研究开发有限责任公司
201110153948	一类倍半萜酯化合物及其制备方法和用途	华北制药集团新药研究开发有限责任公司
200910175231	一种碳酸利多卡因注射液的制备方法	华北制药集团制剂有限公司
201310254662	复方氨基酸注射液的制备方法	华仁药业股份有限公司
201110074385	盐酸莫西沙星的药物组合物及其制备方法	华润赛科药业有限责任公司
201110424511	一种无定形盐酸乐卡地平及其制备方法	华润赛科药业有限责任公司
201110425152	无定形盐酸乐卡地平及其制备方法	华润赛科药业有限责任公司
201210191094	含缬沙坦的固体组合物中水解杂质 H 的研究及控制方法	华润赛科药业有限责任公司
200910250225	阿替洛尔和氨氯地平的双层片剂	华润双鹤药业股份有限公司
201110086973	稳定的醋酸优力司特制剂	华润紫竹药业有限公司
201310348302	一种高纯度枸橼酸托烷司琼注射液	回音必集团抚州制药有限公司
201080026141	用于预防和治疗心衰的组合物和方法	基因雷克斯制药有限公司
201210190796	一种缬沙坦有机药物共晶及其制备方法	吉林三善恩科技开发有限公司
201210166310	一种药物组合物	吉林圣亚医药科技有限公司
200910131615	注射用前列地尔组合物	吉林天强制药有限公司
201410092322	磷酸川芎嗪化合物及含该川芎嗪化合物和银杏叶有效成分的药物组合物	吉林长舜制药有限公司
201310053859	一种普卢利沙星的分散片及其制备方法	济川药业集团有限公司
201210211151	用于抗肿瘤药物的对硝基芳甲氧基喜树碱缺氧激活前药	济南精合医药科技有限公司
201310110815	一种厄贝沙坦分散片及其制备方法	济南利民制药有限责任公司
201310110985	一种胞磷胆碱钠片及其制备方法	济南利民制药有限责任公司
201210051332	一种含丙酸倍氯米松、阿达帕林和阿维 A 的治疗皮肤病的外用药物及其应用	济南龙华医药技术有限公司
201210068317	一种含二氟拉松、阿达帕林和阿维 A 的治疗皮肤病的外用药物及其应用	济南龙华医药技术有限公司
201210540374	地塞米松-RGD 多肽缀合物,其制备方法及应用	济南向惠医药技术有限公司
201210351470	一种盐酸伊立替康组合物及其制备方法	江苏奥赛康药业股份有限公司
201110201186	替莫唑胺的晶型、其制备方法及其药用组合物	江苏奥赛康药业股份有限公司
201210539222	一种含雷贝拉唑钠的药物组合物及其制备方法	江苏奥赛康药业股份有限公司
201210433342	一种供注射用雷贝拉唑钠组合物	江苏奥赛康药业股份有限公司
201210196647	一种左旋泮托拉唑钠冻干药物组合物及其制备方法	江苏奥赛康药业股份有限公司
201110456843	一种 S-泮托拉唑钠三水合物及其制备和应用	江苏奥赛康药业股份有限公司
201210103806	一种埃索美拉唑钠多晶型物及其制备方法和应用	江苏奥赛康药业股份有限公司
201310370167	一种培美曲塞二钠冻干组合物及其制备方法	江苏奥赛康药业股份有限公司
201310370167	一种培美曲塞二钠冻干组合物及其制备方法	江苏奥赛康药业股份有限公司
201210103795	一种供注射用夫西地酸钠冻干组合物	江苏奥赛康药业股份有限公司
201210157512	地西他滨组合物及其制备方法和其在药用冻干制剂中的应用、成品及制备方法	江苏奥赛康药业股份有限公司
201210398888	一种右旋雷贝拉唑钠单水合物晶型及其制备方法	江苏诚信制药有限公司
201210038262	含有拉米夫定的药物组合物及制备方法和应用	江苏汉晨药业有限公司

（续表）

专利号	发明专利名称	专利权人
201210369291	一种瑞格列奈片剂及其制备方法	江苏豪森药业股份有限公司
201210438346	盐酸吉西他滨注射液及其制备方法	江苏豪森药业股份有限公司
201210260619	一种吉西他滨或其盐脂质体及其制备方法	江苏豪森药业股份有限公司
201180003990	酞嗪酮类衍生物、其制备方法及其在医药上的应用	江苏豪森药业股份有限公司
201210112773	一种固体药物组合物及其制备方法和用途	江苏豪森医药集团连云港宏创医药有限公司
201210007052	阿齐沙坦有机胺盐及其制备方法和用途	江苏豪森医药集团有限公司
201210540730	一种黄芪多糖注射液及其制备方法	江苏恒丰强生物技术有限公司
201180003790	决奈达隆固体分散体及其制备方法	江苏恒瑞医药股份有限公司
201180003766	含氨基酸稳定剂的替莫唑胺药物组合物及其制备方法	江苏恒瑞医药股份有限公司
201010244080	替莫唑胺的可注射的胃肠外用药物制剂及其制备方法	江苏恒瑞医药股份有限公司
201180003259	决奈达隆及其盐的制备方法	江苏恒瑞医药股份有限公司
201110033149	卡维地洛硫酸盐缓释制剂	江苏恒瑞医药股份有限公司
201280003321	苯并二氮杂□衍生物的托西酸盐及其多晶型、它们的制备方法和用途	江苏恒瑞医药股份有限公司
201310152399	复方抗高血压制剂	江苏吉贝尔药业有限公司
200910027678	抗菌、抗病毒、抗氧化及抗色素沉积的组合物	江苏康缘药业股份有限公司
201080028404	作为激酶抑制剂的脲衍生物	江苏迈度药物研发有限公司
201080032019	作为激酶抑制剂的氰取代化合物及其使用方法	江苏迈度药物研发有限公司
201080027836	作为激酶抑制剂的取代杂环化合物及其使用方法	江苏迈度药物研发有限公司
201310254820	一种治疗颈椎病的巴布剂及其制备方法	江苏七〇七天然制药有限公司
200910026748	杂环取代的二苯脲类衍生物及其用途	江苏省药物研究所有限公司
201310030590	一种治疗银屑病的复方外用药物	江苏圣宝罗药业有限公司
201310005439	一种含有马来酸氨氯地平的快速释放的口服固体制剂	江苏万高药业有限公司
200910089360	一种阿戈美拉汀新晶型及其制备方法	江苏万特制药有限公司
201110326844	一种药物组合物及其在制备治疗脑血管病药物中的应用	江苏先声药物研究有限公司
200910035934	硫代紫杉烷类衍生物及其制备方法和用途	江苏先声药物研究有限公司
200910032700	喹唑啉类化合物及其应用	江苏先声药物研究有限公司
201210104154	大环类化合物及其应用	江苏先声药物研究有限公司
200810022815	肽硼酸及其酯类化合物、制备方法及其用途	江苏先声药物研究有限公司
200810235724	一类β氨基酸组成的二肽硼酸及其酯类化合物、制备方法及其用途	江苏先声药物研究有限公司
201210106099	一类苯并咪唑类衍生物及其应用	江苏先声药物研究有限公司
201210024813	哌嗪类化合物及其应用	江苏先声药物研究有限公司
201210059422	一类酞嗪酮衍生物及其应用	江苏先声药物研究有限公司
201010604750	化合物、制备方法及应用	江苏先声药物研究有限公司
201110132750	苯甲酰胺类组蛋白去乙酰化酶抑制剂	江苏先声药物研究有限公司
201110322180	以氢氟烷烃和聚乙二醇为辅料氟替卡松丙酸酯气雾剂制剂	江苏长风药业有限公司
201210537003	包含丙酸氯倍他索和维A酸的固体分散体及其制备方法	江苏知原药业有限公司
201310374296	复方克林霉素和他扎罗汀脂质复合物的药物组合物	江苏知原药业有限公司
201310149980	一种含多种脂溶性维生素的药物组合物及其制剂	江西博意特科技有限公司
201310306010	一种盐酸溴己新化合物,其制备方法及其药物组合物和制剂	江西博意特科技有限公司
201210377622	一种L-硒-甲基硒代半胱氨酸包合物及其制备方法	江西川奇药业有限公司
201210487346	丹酚酸A冻干粉针用于制备改善脑缺血后的神经功能症状药物的用途	江西青峰药业有限公司
201210487644	一种丹酚酸A冻干粉针及其制备药物用途	江西青峰药业有限公司
201210487997	丹酚酸A冻干粉针用于制备保护脑血管内皮细胞药物的用途	江西青峰药业有限公司
201210109520	17-氢-9-去氢-14,17-环-穿心莲内酯-19-硫酸酯化物、制备方法及其制备药物用途	江西青峰药业有限公司
201210109536	8-表-异穿心莲内酯-19-硫酸酯化物、制备方法及其制备药物用途	江西青峰药业有限公司
201210109537	8-表-12-表-异穿心莲内酯-19-硫酸酯化物、制备方法及其制备药物用途	江西青峰药业有限公司
201410039333	一种紫芝多糖片剂及其制备方法	江西泽众制药股份有限公司
201410070934	一种紫芝多糖分散片及其制备方法	江西泽众制药股份有限公司
201410039431	一种紫芝多糖胶囊制剂及其制备方法	江西泽众制药股份有限公司
201210002378	一种盐酸二甲双胍缓释微丸及其制备方法	金陵药业股份有限公司
201210002261	一种枸橼酸钾缓释微丸及其制备方法	金陵药业股份有限公司
201210002380	一种盐酸沙格雷酯缓释微丸及其制备方法	金陵药业股份有限公司

（续表）

专利号	发明专利名称	专利权人
201210292520	脉络宁酯及其制备方法和用途	金陵药业股份有限公司
200910077161	硫氧还蛋白还原酶抑制剂化合物及其制备方法和其应用	凯熙医药（武汉）股份有限公司
201210179179	高溶散速率的伊来西胺药物组合物及其制法	康阳润和（北京）医药科技有限公司
201210519628	ATP 结合盒转运体 A1 表达上调剂及其应用	昆明贝克诺顿制药有限公司
201310225487	一种呋喃唑酮片的制备方法	昆明振华制药厂有限公司
201210527630	一种诺氟沙星片的制备方法	昆明振华制药厂有限公司
201010234771	5,6,7,4′-四羟基黄酮及其衍生物在制备防治高尿酸血症和痛风药物中的应用	昆明制药集团股份有限公司
201210315130	高芒果苷在制备防治老年痴呆及记忆力减退药物中的应用及其药物组合物与制剂	昆明制药集团股份有限公司
201110072303	一种复方磷酸萘酚喹微丸剂及其制备方法	昆明制药集团股份有限公司
201210001974	野黄芩苷甲酯的用途及其药物组合物与制剂	昆明制药集团股份有限公司
201210002162	3-甲氧基芒果苷在制备治疗脑卒中后抑郁药物中的应用	昆明制药集团股份有限公司
201010182555	5,6,7,4′-四羟基黄酮粉针剂及其制备方法	昆明制药集团股份有限公司
201110356870	1,3,6,7-四甲氧基山酮的晶型及其药物组合物、制备方法与应用	昆明制药集团股份有限公司
201110357001	芒果苷元晶型及其组合物、制备方法与应用	昆明制药集团股份有限公司
201110143291	一种芒果苷元结晶 I 及其制备方法	昆明制药集团股份有限公司
201210064044	一种天麻素两次脉冲释药制剂	昆明制药集团股份有限公司
201110288998	一种芒果苷元药用配合物及其制备方法与应用	昆明制药集团股份有限公司
201110298219	一种化合物、其制备方法及用途	昆明制药集团股份有限公司
201210291863	一种盐酸文拉法辛缓释胶囊及其制备方法	乐普药业股份有限公司
201210291983	一种盐酸氨溴索缓释胶囊及其制备方法	乐普药业股份有限公司
201210107787	一种右兰索拉唑迟释胶囊及其制备方法	乐普药业股份有限公司
200880102267	制备或纯化奥美沙坦酯的方法	力奇制药公司
201210442813	甲磺酸吉米沙星药物组合物的制备方法	丽珠医药集团股份有限公司
201010610953	一种艾普拉唑肠溶片剂及其制备方法	丽珠医药集团股份有限公司
201310088840	艾普拉唑晶型及其制备方法	丽珠医药集团股份有限公司
201210009891	结晶型艾普拉唑钠水合物及其制备方法	丽珠医药集团股份有限公司
201210186414	一种减少替加环素差向异构体化的粉针剂制备方法	丽珠医药集团股份有限公司
201210125133	(6RS)-5-甲基四氢叶酸钙盐晶型及其制备方法	连云港金康和信药业有限公司
201110289644	一种含 18 种氨基酸的复方注射液及其制备方法	辽宁海思科制药有限公司
201210006019	一种注射用复方维生素冻干粉针剂组合物	辽宁海思科制药有限公司
201110293563	一种中/长链脂肪乳注射液及其制备方法	辽宁海思科制药有限公司
201110104357	含有脂环结构化合物的抗肿瘤作用与应用	辽宁利锋科技开发有限公司
201210244466	包含左卡尼汀和羟苯磺酸盐的药物组合物	辽宁思百得医药科技有限公司
201210018591	色胺酮类化合物在制备 IDO 抑制剂中的用途	辽宁思百得医药科技有限公司
201210018592	一种新型吲哚胺-2,3-双加氧酶抑制剂及其制备方法和用途	辽宁思百得医药科技有限公司
201010107476	人参皂苷元 20(R)-甲氧基-达玛烷-3β,12β,25-三醇及其制备方法和医药用途	辽宁新中现代医药有限公司
201210054731	一种双环醇固体制剂及其制备方法	辽宁亿灵科创生物医药科技有限公司
201010299279	牛蒡子苷元在制备防治辐射或化学品引起的骨髓抑制的药物中的用途	鲁南制药集团股份有限公司
200910211362	一种治疗真菌感染的外用药物组合物	鲁南制药集团股份有限公司
201110082340	牛蒡苷元的微乳制剂	鲁南制药集团股份有限公司
201010622436	治疗糖尿病的药物组合物及其应用	鲁南制药集团股份有限公司
201310134160	一组替诺福韦酯化合物、制备方法及其在抗病毒方面的应用	洛阳聚慧投资股份有限公司
201310134491	一组替诺福韦酯化合物、制备方法及其在抗病毒方面的应用	洛阳聚慧投资股份有限公司
201210570601	含三磷腺苷二钠的药物组合物及其制备方法	马鞍山丰原制药有限公司
201180032581	含有多奈哌齐的经皮吸收制剂	纳尔制药有限公司
201110304914	肾脏型谷氨酰胺酶抑制剂及其制备方法和用途	南昌滨西科技有限公司
201210585889	一种咪达那新片剂及其制备方法	南京艾德凯腾生物医药有限责任公司
200980132101	作为 EP4 受体拮抗剂的杂环酰胺衍生物	南京奥昭生物科技有限公司
201210042978	含有阿莫西林和克拉维酸钾的干混悬剂	南京臣功制药股份有限公司
201210139192	盐酸特比萘芬固体分散体及其片剂	南京臣功制药股份有限公司

（续表）

专利号	发明专利名称	专利权人
201210195234	一种盐酸伊立替康注射液及其制备方法	南京臣功制药股份有限公司
201210161689	氯法拉滨注射液及其制备方法	南京臣功制药股份有限公司
201320886853	可以显示发热状态的退热贴	南京梵康医疗科技有限公司
201310153589	莫西沙星的口服液体制剂及其制备方法和应用	南京海融医药科技有限公司
201110286874	布洛芬注射液及其制备方法	南京恒道医药科技有限公司
201210308857	含有泰比培南酯的口服制剂	南京华威医药科技开发有限公司
201310047056	含达比加群酯或其盐和水合物的药用组合	南京华威医药科技开发有限公司
201210424451	从肝素副产物中分离提纯肝素钠和硫酸乙酰肝素的方法	南京健友生化制药股份有限公司
201110356393	水溶性维生素 E 衍生物修饰的双亲性抗癌药物化合物和制剂、该化合物的制备方法及应用	南京美西宁医药科技有限责任公司
201010579341	一种四氢吡咯并吡唑基氧代喹啉羧酸类化合物	南京明生医药技术有限公司
201210448975	一种碳酸司维拉姆药用片剂组合物及其制备方法	南京生命能科技开发有限公司
201110173055	达沙替尼分散体及其制备方法和其在片剂中的应用	南京圣和药业股份有限公司
201110309841	氨基甲酸酯类化合物及其在抗肿瘤药物中的应用	南京圣和药业有限公司
201210043316	抗肿瘤的氮杂苯并[f]薁衍生物其制备方法及其用途	南京天易生物科技有限公司
201110121095	一种妥曲珠利干混悬剂及其制备方法	南京威泰珐玛兽药研究所有限公司
201210073596	一种抗肿瘤的双药纳米载药微球及其制备方法	南京维赛医药科技有限公司
201210178854	吡咯并[2,1-f][1,2,4]三嗪衍生物及其抗肿瘤用途	南京药石药物研发有限公司
201110168945	一种头孢丙烯干混悬剂及其制法	南京亿华药业有限公司
201280001822	1-(芳基甲基)喹唑啉-2,4(1H,3H)-二酮作为 PARP 抑制剂及其应用	南京英派药业有限公司
201310007759	一种含奥美沙坦酯和氨氯地平的片剂及其制备方法	南京正大天晴制药有限公司
201310006476	一种含厄贝沙坦和氢氯噻嗪的药物组合物	南京正大天晴制药有限公司
201310211425	一种阿折地平片剂及其制备方法	南京正大天晴制药有限公司
201210462072	一种含有钙阻滞剂的药物组合物	南京正大天晴制药有限公司
201310383392	一种恩替卡韦胶囊剂及其制备方法	南京正大天晴制药有限公司
201210161325	一种盐酸阿扎司琼注射液及其制备方法	南京正大天晴制药有限公司
201310208519	一种吡非尼酮片剂及其制备方法	南京正大天晴制药有限公司
201310038827	一种注射用更昔洛韦及其制备方法	南京正宽医药科技有限公司
201310307967	枸橼酸他莫昔芬滴丸	南通广泰生化制品有限公司
201310673039	一种多层固体药物剂型	南通联亚药业有限公司
201310420660	帕罗西汀注射液及其制备方法	南通丝乡丝绸有限公司
201310420340	帕罗西汀冻干粉针及其制备方法	南通丝乡丝绸有限公司
201110086102	一类具有抗肿瘤活性的喜树碱衍生物	宁波天衡药业股份有限公司
201310025821	美洛昔康药物组合物及其制备方法	宁夏康亚药业有限公司
201210492151	一种兰索拉唑肠溶片及其制备方法	宁夏康亚药业有限公司
201310072193	一种美洛昔康滴眼液及其制备方法和应用	宁夏康亚药业有限公司
201310068778	膦甲酸钠滴眼液及其制备方法	宁夏康亚药业有限公司
201210414112	改善了溶出度的非布司他片剂	宁夏康亚药业有限公司
201110271473	环氧炔醇类化合物及其制剂和用途	帕潘纳(北京)科技有限公司
201110260462	一种化合物及其制剂和用途	帕潘纳(北京)科技有限公司
201110271469	一种环氧炔醇类化合物及其制剂和用途	帕潘纳(北京)科技有限公司
201110271471	一种人参环氧炔醇类化合物及其制剂和用途	帕潘纳(北京)科技有限公司
201310163081	一种注射用哌拉西林钠他唑巴坦钠冻干制剂的生产方法	齐鲁天和惠世制药有限公司
201210065170	一种含氨磺必利的口服制剂	齐鲁制药有限公司
201210026670	一种能快速溶出、稳定的孟鲁司特钠口服固体制剂及其制备方法	齐鲁制药有限公司
201110234005	一种伊立替康脂质体制剂及其制备方法	齐鲁制药有限公司
200910265402	作为酪氨酸激酶抑制剂的4-(取代苯胺基)喹唑啉衍生物	齐鲁制药有限公司
201110104922	一种含有福沙吡坦的无菌冻干制剂及其制备方法	齐鲁制药有限公司
201180027853	吡咯取代的2-二氢吲哚酮衍生物、其制备方法及用途	齐鲁制药有限公司
201310711466	纳洛酮的酶法制备及其药物组合物	奇方(天津)医药科技有限公司
201310169866	一种奥美拉唑肠溶片的制备方法	青岛双鲸药业有限公司
201310169684	一种氯雷他定片的制备方法	青岛双鲸药业有限公司
201310052975	复方酚麻美敏滴丸及其制备方法	青岛正大海尔制药有限公司

（续表）

专利号	发明专利名称	专利权人
201310053721	复方酚麻美敏干混悬剂及其制备方法	青岛正大海尔制药有限公司
201310092726	一种酚麻美敏缓释胶囊及其制备方法	青岛正大海尔制药有限公司
201310094580	一种酚麻美敏缓释颗粒及其制备方法	青岛正大海尔制药有限公司
201310095114	一种酚麻美敏肠溶胶囊及其制备方法	青岛正大海尔制药有限公司
201310092633	一种酚麻美敏肠溶片及其制备方法	青岛正大海尔制药有限公司
201310053765	复方酚麻美敏胶囊及其制备方法	青岛正大海尔制药有限公司
201310056365	复方酚美麻敏缓释制剂及其制备方法	青岛正大海尔制药有限公司
201310052951	复方酚麻美敏分散片及其制备方法	青岛正大海尔制药有限公司
201310093175	一种酚咖缓释胶囊及其制备方法	青岛正大海尔制药有限公司
201310053103	酚咖胶囊及其制备方法	青岛正大海尔制药有限公司
201310053424	酚咖分散片及其制备方法	青岛正大海尔制药有限公司
201310094579	一种酚咖肠溶片及其制备方法	青岛正大海尔制药有限公司
201310092729	一种酚咖肠溶胶囊及其制备方法	青岛正大海尔制药有限公司
201310052962	酚咖滴丸及其制备方法	青岛正大海尔制药有限公司
201310053787	酚咖干混悬剂及其制备方法	青岛正大海尔制药有限公司
201310093172	一种酚咖缓释颗粒及其制备方法	青岛正大海尔制药有限公司
201310053458	酚咖缓释制剂及其制备方法	青岛正大海尔制药有限公司
201310092558	骨化三醇和雷尼酸锶的混悬颗粒及其制备方法	青岛正大海尔制药有限公司
201310093174	一种包含胶体果胶铋的药物组合物	青岛正大海尔制药有限公司
201310053157	维生素 C 干混悬剂	青岛正大海尔制药有限公司
201310052961	维生素 C 包合物分散片	青岛正大海尔制药有限公司
201310053156	维生素 C 滴丸	青岛正大海尔制药有限公司
201310014979	一种快速崩解的维生素 C 泡腾片及其制备方法	青岛正大海尔制药有限公司
201310053640	维生素 C 软胶囊	青岛正大海尔制药有限公司
201310014981	含有埃索美拉唑的冻干粉针	青岛正大海尔制药有限公司
201310053457	阿法骨化醇干混悬剂及其制备方法	青岛正大海尔制药有限公司
201310052953	阿法骨化醇分散片及其制备方法	青岛正大海尔制药有限公司
201310053422	阿法骨化醇胶囊及其制备方法	青岛正大海尔制药有限公司
201310092590	骨化三醇软膏及其制备方法	青岛正大海尔制药有限公司
201310093243	骨化三醇溶液剂及其制备方法	青岛正大海尔制药有限公司
201310092701	骨化三醇注射液及其制备方法	青岛正大海尔制药有限公司
201310092609	骨化三醇混悬剂及其制备方法	青岛正大海尔制药有限公司
201310092768	骨化三醇乳剂及其制备方法	青岛正大海尔制药有限公司
201310093229	骨化三醇散剂及其制备方法	青岛正大海尔制药有限公司
201310093160	一种骨化三醇缓释颗粒及其制备方法	青岛正大海尔制药有限公司
201310093295	一种阿法骨化醇缓释颗粒及其制备方法	青岛正大海尔制药有限公司
201310092517	骨化三醇肠溶颗粒及其制备方法	青岛正大海尔制药有限公司
201310091555	骨化三醇混悬颗粒及其制备方法	青岛正大海尔制药有限公司
201310092579	骨化三醇微丸及其制备方法	青岛正大海尔制药有限公司
201310091573	骨化三醇控释颗粒及其制备方法	青岛正大海尔制药有限公司
201310092565	骨化三醇片及其制备方法	青岛正大海尔制药有限公司
201310053459	阿法骨化醇滴丸及其制备方法	青岛正大海尔制药有限公司
201310093292	骨化三醇缓释剂片	青岛正大海尔制药有限公司
201310092519	骨化三醇胶囊及其制备方法	青岛正大海尔制药有限公司
201310092574	骨化三醇肠溶胶囊及其制备方法	青岛正大海尔制药有限公司
201310120522	一种骨化三醇软胶囊及其制备方法	青岛正大海尔制药有限公司
201310092705	一种骨化三醇缓释胶囊及其制备方法	青岛正大海尔制药有限公司
201310093366	一种阿法骨化醇缓释胶囊及其制备方法	青岛正大海尔制药有限公司
201310093241	骨化三醇控释胶囊及其制备方法	青岛正大海尔制药有限公司
201310093209	依托泊苷干混悬剂	青岛正大海尔制药有限公司
201310092498	一种依托泊苷肠溶颗粒	青岛正大海尔制药有限公司
201310092527	一种依托泊苷缓释颗粒	青岛正大海尔制药有限公司
201310092518	一种依托泊苷颗粒	青岛正大海尔制药有限公司

（续表）

专利号	发明专利名称	专利权人
201310092429	一种依托泊苷片剂	青岛正大海尔制药有限公司
201310092559	一种分散片	青岛正大海尔制药有限公司
201310092505	包含依托泊苷的滴丸	青岛正大海尔制药有限公司
201310092530	一种依托泊苷缓释片	青岛正大海尔制药有限公司
201310091448	一种依托泊苷肠溶片	青岛正大海尔制药有限公司
201310092501	一种依托泊苷肠溶胶囊	青岛正大海尔制药有限公司
201310053450	苷糖酯干混悬剂及其制备方法	青岛正大海尔制药有限公司
201310093327	一种甘糖酯缓释颗粒及其制备方法	青岛正大海尔制药有限公司
201310053104	甘糖酯分散片及其制备方法	青岛正大海尔制药有限公司
201310053637	包含甘糖酯的滴丸及其制备方法	青岛正大海尔制药有限公司
201310014980	一种甘糖酯缓释片及其制备方法	青岛正大海尔制药有限公司
201310053630	含有甘糖酯的缓释制剂及其制备方法	青岛正大海尔制药有限公司
201310093191	一种甘糖酯肠溶胶囊及其制备方法	青岛正大海尔制药有限公司
201310092650	包含胶体果胶铋的滴丸	青岛正大海尔制药有限公司
201310092639	胶体果胶铋胶囊	青岛正大海尔制药有限公司
201310052041	藻酸双酯钠干混悬剂	青岛正大海尔制药有限公司
201310093332	一种藻酸双酯钠缓释颗粒及其制备方法	青岛正大海尔制药有限公司
201310052570	藻酸双酯钠冻干粉针	青岛正大海尔制药有限公司
201310052057	藻酸双酯钠咀嚼片	青岛正大海尔制药有限公司
201310052170	藻酸双酯钠分散片	青岛正大海尔制药有限公司
201310091063	一种藻酸双酯钠片剂及其制备方法	青岛正大海尔制药有限公司
201310052146	藻酸双酯钠软胶囊	青岛正大海尔制药有限公司
201310052043	藻酸双酯钠滴丸	青岛正大海尔制药有限公司
201310093377	一种藻酸双酯钠肠溶胶囊及其制备方法	青岛正大海尔制药有限公司
201310097185	一种藻酸双酯钠缓释胶囊及其制备方法	青岛正大海尔制药有限公司
201310052955	阿法骨化醇缓释制剂及其制备方法	青岛正大海尔制药有限公司
201310092640	骨化三醇控释片及其制备方法	青岛正大海尔制药有限公司
201310092667	骨化三醇肠溶片及其制备方法	青岛正大海尔制药有限公司
201310092539	依托泊苷冻干粉针	青岛正大海尔制药有限公司
201310092546	依托泊苷软胶囊	青岛正大海尔制药有限公司
201310093330	一种甘糖酯肠溶片及其制备方法	青岛正大海尔制药有限公司
201310093352	一种甘糖酯控释片及其制备方法	青岛正大海尔制药有限公司
201310052569	藻酸双酯钠脂质体片剂	青岛正大海尔制药有限公司
201310093333	一种藻酸双酯钠控释片及其制备方法	青岛正大海尔制药有限公司
201310092652	一种藻酸双酯钠肠溶片及其制备方法	青岛正大海尔制药有限公司
201210298564	一种阿比多尔缓控释胶囊及其制备方法	人福医药集团股份公司
201010132446	一种治疗类风湿性关节炎的紫草提取物及其软胶囊	山东靶点药物研究有限公司
201110132731	聚合度为59的聚天冬酰-L-半胱氨酸、聚天冬酰-L-甲硫氨酸，其制备方法和应用	山东百因制药技术有限公司
201210070686	含有并环的二氢吡唑类化合物	山东亨利医药科技有限责任公司
201180031781	二氢吡唑类化合物	山东亨利医药科技有限责任公司
201420024376	一种硫酸安普霉素预混剂生产装置	山东金瑞生物科技有限公司
201310105856	一种头孢呋辛赖氨酸的药用组合物	山东罗欣药业股份有限公司
201210336203	醋氯芬酸肠溶微丸颗粒组合物及其制备方法	山东罗欣药业股份有限公司
201110293567	奥硝唑水合物晶体、其制备方法及含有该晶体的组合物片剂	山东罗欣药业股份有限公司
201210414475	一种硝酸益康唑化合物晶体、其制备方法及其药物组合物	山东罗欣药业股份有限公司
201310275510	一种硫酸氢氯吡格雷组合物片剂及其制备方法	山东罗欣药业股份有限公司
201310105280	一种奈拉滨注射液组合物及其制备方法	山东罗欣药业股份有限公司
201210388820	一种硝呋太尔组合物片剂及其制备方法	山东罗欣药业股份有限公司
201310106253	磷酸二甲啡烷片组合物及其制备方法	山东罗欣药业股份有限公司
201310125429	一种夫西地酸钠冻干粉针剂及其制备方法	山东罗欣药业股份有限公司
201310223462	一种头孢地尼组合物胶囊及其制备方法	山东罗欣药业股份有限公司
201310187673	一种依达拉奉组合物注射液及其制备方法	山东罗欣药业集团股份有限公司

（续表）

专利号	发明专利名称	专利权人
201410101694	一种多索茶碱化合物及其药物组合物	山东罗欣药业集团股份有限公司
201310164771	一种头孢泊肟酯组合物干混悬剂及其制备方法	山东罗欣药业集团股份有限公司
200910017647	(dl)β-(3,4-二羟基苯基)-α-羟基丙酰肼、制备方法及其药物组合物和用途	山东绿叶天然药物研究开发有限公司
200910017646	D(+)β-(3,4-二羟基苯基)-α-羟基丙酰肼、制备方法及其药物组合物和用途	山东绿叶天然药物研究开发有限公司
201180049447	罗替戈汀、其衍生物或罗替戈汀或其衍生物药用盐的组合物	山东绿叶制药有限公司
201110398553	一种泮托拉唑钠药物组合物及其制备方法	山东绿叶制药有限公司
201310095614	升麻中分离的吲哚生物碱化合物、制备方法及其用途	山东绿叶制药有限公司
201280006994	利培酮缓释微球组合物	山东绿叶制药有限公司
201210582392	一种泰妙菌素碱油膏及其制备方法	山东胜利生物工程有限公司
201310154224	一种可直压性甘露醇颗粒的制备方法	山东天力药业有限公司
201310148183	一种小儿贝诺酯维B1颗粒及其制备工艺	山东翔宇健康制药有限公司
201310347985	一种布洛芬混悬液及其制备方法	山东翔宇健康制药有限公司
201310374599	一种盐酸氨基乙酰丙酸搽剂及其制备工艺	山东翔宇健康制药有限公司
201210273702	乙氧苯柳胺乳膏及其制备工艺	山东新华制药股份有限公司
201010235814	含有牛蒡苷元的药物组合物及其用途	山东新时代药业有限公司
201010249776	一种抗癌药物组合物	山东新时代药业有限公司
201010203827	含有克拉维酸的药物组合物及其用途	山东新时代药业有限公司
201310146004	一种替吉奥胶囊的制备方法	山东新时代药业有限公司
201010253767	一种抗肿瘤药物组合物及其用途	山东新时代药业有限公司
201010285373	含有牛蒡苷元的药物组合物及其医药用途	山东新时代药业有限公司
201010505163	氢溴酸普拉格雷片剂及其制备方法	山东新时代药业有限公司
201010576337	一种地西他滨冻干粉针剂	山东新时代药业有限公司
201210252675	一种地西他滨冻干粉针剂及其制备方法	山东新时代药业有限公司
201010543097	一种硫酸氢氯吡格雷片剂	山东新时代药业有限公司
200880020521	苯磺酰胺亚甲基取代的巯基吡咯烷碳青霉烯衍生物	山东轩竹医药科技有限公司
201110245023	桥环取代的磷酸二酯酶抑制剂	山东轩竹医药科技有限公司
201110245003	咪唑并喹啉类PI3K和mTOR双重抑制剂	山东轩竹医药科技有限公司
201110074920	含有五元杂环的噁唑烷酮抗生素	山东轩竹医药科技有限公司
201110279262	PI3K和mTOR双重抑制剂类化合物	山东轩竹医药科技有限公司
201010534369	一种头孢菌素衍生物	山东轩竹医药科技有限公司
201110309200	并环激酶抑制剂	山东轩竹医药科技有限公司
201180006795	苯并咪唑衍生物及其药物组合物和应用	山东轩竹医药科技有限公司
201110329226	苯胺取代的喹唑啉衍生物	山东轩竹医药科技有限公司
201210254911	杂环取代的嘧啶类化合物	山东轩竹医药科技有限公司
201110245014	螺环取代的磷酸二酯酶抑制剂	山东轩竹医药科技有限公司
201110259234	苯胺取代的喹唑啉衍生物	山东轩竹医药科技有限公司
201180041772	苯胺取代的喹唑啉衍生物及其制备方法与应用	山东轩竹医药科技有限公司
201110245007	二氢吡啶衍生物	山东轩竹医药科技有限公司
201310722331	一种氢溴酸右美沙芬口腔分散膜剂及其制备方法	山西皇城相府药业有限公司
201310081059	一种注射用门冬氨酸钾镁冻干粉针制剂及其制备方法	山西普德药业股份有限公司
201210569901	一种注射用培美曲塞二钠及其制备方法	山西普德药业股份有限公司
201310054673	一种泛酸钠化合物及含有该化合物的组合物制剂	山西普德药业股份有限公司
201010104180	一种注射用伏立康唑磷酸酯或其药用盐的组合物及其制备方法	陕西合成药业有限公司
201310496764	拉米夫定口服溶液及其制备方法	陕西兴邦药业有限公司
201210220537	格列美脲组合物片及其制备方法	汕头金石制药总厂
201210112497	从牛樟芝菌丝体萃取的化合物与其用途	善笙生物科技股份有限公司
201080051130	四肽类似物及其制备和应用	上海艾力斯医药科技有限公司
200980110404	4-苯胺喹唑啉衍生物多晶型物及其制法和应用	上海艾力斯医药科技有限公司
201080040643	稠合杂芳基化合物及其制备方法和应用	上海艾力斯医药科技有限公司
200910049958	一种盐酸安非他酮缓释片及其制备方法	上海安必生制药技术有限公司
200980110077	基于吡咯烷的化合物	上海靶点药物有限公司

（续表）

专利号	发明专利名称	专利权人
201210411002	氟苯尼考粉剂组合物及其制备方法	上海邦森生物科技有限公司
201110240286	牛膝多糖的应用	上海辰川生物技术发展有限公司
201210017701	一种丁酸氯维地平脂肪乳剂及其制备方法	上海创诺制药有限公司
201110386631	一种达沙替尼片	上海创诺制药有限公司
201080070268	杂环衍生物、制备方法及其药学用途	上海迪诺医药科技有限公司
201010143887	一种供注射用丹参酮ⅡA磺酸钠的制备方法	上海第一生化药业有限公司
201210157754	一种常春藤皂苷元及其盐的制备方法	上海砝码斯医药生物科技有限公司
201110446337	盐酸美金刚缓释胶囊及其制备方法	上海复星医药产业发展有限公司
201210299910	一种叶酸偶联抗体药物及其制备方法与应用	上海汉升生物科技有限公司
200910063357	叶酸-IgG偶联物及其制备方法与应用	上海汉升生物科技有限公司
201010150326	用于动物的抗寄生物组合物	上海汉维生物医药科技有限公司
201210111799	苯磺酸左旋氨氯地平片及其制剂工艺	上海禾丰制药有限公司
201310113327	大黄素-8-O-β-D-葡萄糖苷在制备保肝利胆药物中的用途	上海和黄药业有限公司
201110144445	乙酰谷酰胺葡萄糖注射液的一种配制方法	上海华中药业有限公司
201210563739	一种高粘弹性玻璃酸钠凝胶制备方法	上海景峰制药股份有限公司
200910056437	一种自微乳组合物、一种微乳，及它们的制备方法	上海开拓者医药发展有限公司
201110131311	一种治疗病毒性肺炎的药物组合物	上海凯宝药业股份有限公司
201210189086	作为蛋白激酶抑制剂的苯并噁唑化合物及其制备方法和用途	上海科州药物研发有限公司
201210189087	作为蛋白激酶抑制剂的苯并噻二唑化合物及其制备方法和用途	上海科州药物研发有限公司
201110119820	松萝酸及其衍生物在制备治疗马拉色菌引起皮肤疾病药物中的用途	上海莱博生物科技有限公司
201110431431	荷叶碱或含其的植物提取物的应用	上海莱博生物科技有限公司
201010183570	一种含肌醇的纳米级南瓜提取物及其制备方法和用途	上海诺金科生物科技有限公司
201110407438	一种苯并噻唑类化合物、其中间体、制备方法和应用	上海如絮生物科技有限公司
200810201791	激酶抑制剂及其在药学中的用途	上海睿星基因技术有限公司
200910057926	含水飞蓟素的药物制剂及其制备方法	上海生物医药公共技术服务公司
201010232026	卡前列素氨丁三醇的晶体及其制备方法和用途	上海天伟生物制药有限公司
201110153348	一种前列腺素类似物的晶型及其制备方法和用途	上海天伟生物制药有限公司
201210346355	一种制备复方阿莫西林克拉维酸钾注射液的方法	上海同仁药业有限公司
201210346356	一种制备盐酸头孢噻呋混悬注射液的方法	上海同仁药业有限公司
201310050112	一种氯已定治疗口腔牙周疾病的口腔黏膜药物缓释制剂	上海微丸医药开发有限公司
201110317976	含泽泻醇A的组合物及其在医药上的应用	上海现代药物制剂工程研究中心有限公司
201310272024	苯磺酸氨氯地平膜状制剂	上海现代药物制剂工程研究中心有限公司
201010177055	吡咯酮类化合物及其制备方法和应用	上海现代制药股份有限公司
201310111278	一种治疗肝纤维化的6组分植物药组合物及其制备方法	上海现代中医药股份有限公司
201210103354	苯磺酸氨氯地平片的制备方法	上海信谊百路达药业有限公司
201110456951	头孢克肟口腔崩解片及其制备方法	上海信谊百路达药业有限公司
201310142869	一种高稳定性辛伐他汀片及其制备方法	上海信谊万象药业股份有限公司、上海信谊延安药业有限公司
200910196481	含非离子表面活性剂的拉坦前列素滴眼液及制备方法	上海信谊药厂有限公司
201010291824	一种尼索地平控释片剂及其制备方法	上海星泰医药科技有限公司、上海复星医药（集团）股份有限公司
200910056478	稳定的复方酮酸制剂及其制备方法	上海秀新臣邦医药科技有限公司
201310118912	一种储存稳定的供注射用的兰索拉唑组合物	上海秀新臣邦医药科技有限公司
201210209012	缬沙坦氨氯地平复方固体制剂及其制备方法	上海医药集团股份有限公司
201110105540	一种包载难溶性抗肿瘤药物的聚合物胶束冻干制剂	上海谊众生物技术有限公司
201210178635	阿戈美拉汀硫酸复合物及其制备方法	上海右手医药科技开发有限公司
201210235157	一种阿立哌唑药物制剂及其制备方法	上海中西制药有限公司
201110180034	一种镇静催眠药物制剂及其制备方法	上海中西制药有限公司
201310067431	一种治疗皮炎的药物组合物及其制备方法	邵武市美菰林卫生用品有限公司
201010103095	一种唾液酸-蛋氨酸锌新型偶联物、制备工艺及其应用	深圳伯美生物医药有限公司
200910189044	一种治疗胃肠道恶性肿瘤的胃内滞留漂浮缓释片	深圳海王药业有限公司
201010216461	含二苯乙烯片段的苯基硝酮类化合物及其用途	深圳海王药业有限公司
201210519662	一种喜树碱类药物脂质体组合物及其制备方法	深圳海王药业有限公司

（续表）

专利号	发明专利名称	专利权人
201210586436	一种西他列汀缓释微丸及其制备方法	深圳翰宇药业股份有限公司
201310074120	一种头孢呋辛酯颗粒药物组合物	深圳立健药业有限公司
201110147727	一种治疗牙周炎的药物组合物及其制备方法及应用	深圳南粤药业有限公司
201210147203	替卡格雷缓释片系统及其制备方法	深圳市华力康生物医药有限公司
201010594633	芳香型二脒化合物及其合成方法	深圳市普迈达科技有限公司
201110206199	一种美罗培南和舒巴坦钠的药物组合物	深圳市新泰医药有限公司
201010140134	一种腺苷钴胺与腺苷组合物的制剂及其制备方法	深圳市资福药业有限公司
201310055941	包含八种氨基酸和十一种维生素的复方氨基酸胶囊	深圳万和制药有限公司
201210295717	一种复方聚乙二醇电解质组合物	深圳万和制药有限公司
201210295722	复方聚乙二醇电解质散及其制备方法	深圳万和制药有限公司
201310052238	*N*-取代的氨基丁内酯衍生物及其用途	深圳万和制药有限公司
201210593342	罗氟司特片及其制备方法	深圳万乐药业有限公司
200910189173	醋酸阿比特龙的多晶型物及其制备方法	深圳万乐药业有限公司
201110460857	盐酸依福地平片的制备方法	深圳万乐药业有限公司
200910176474	具有组蛋白去乙酰化酶抑制活性的三环化合物、其制备方法及应用	深圳微芯生物科技有限责任公司
201210271422	一种氟伐他汀缓释药物组合物	深圳信立泰药业股份有限公司
201110355469	一种地氯雷他定药物组合物	深圳信立泰药业股份有限公司
201080060362	作为二肽基肽酶Ⅳ(DPP-Ⅳ)抑制剂的3-(3-氨基哌啶-1-基)-5-氧代-1,2,4-三嗪衍生物	深圳信立泰药业股份有限公司
201310260277	一种富马酸替诺福韦酯细粒剂	神威药业集团有限公司
201210304748	2-戊酰基-1,5-环己二烯-1-羧酸及其合成方法和应用	神威药业集团有限公司
201210344704	一种阿司匹林维生素C泡腾片及其制备工艺	沈阳奥吉娜药业有限公司
201210344710	一种阿司匹林肠溶片及其制备工艺	沈阳奥吉娜药业有限公司
201110093026	非布司他的晶型和其制备方法以及应用	沈阳禾晶医药科技有限公司
201010119758	异戊酰螺旋霉素Ⅱ的分离制备	沈阳同联集团有限公司
201110136228	左旋可利霉素、其药物组合物、制备方法及应用	沈阳同联集团有限公司
201110136254	左旋异戊酰螺旋霉素Ⅲ、其制剂、制备方法及应用	沈阳同联集团有限公司
201110136529	左旋异戊酰螺旋霉素Ⅰ、其制剂、制备方法及应用	沈阳同联集团有限公司
200880131381	7*H*-咪唑并[1,2-a]吡喃并[2,3-c]吡啶类衍生物及其应用	沈阳中海药业有限公司
200880119635	喹诺酮类似物及其相关方法	生华生物科技股份有限公司
201080051605	一种用以治疗与食欲素受体1、食欲素受体2、体抑素受体2或多巴胺D2L受体相关的疾病的方法和组合物	晟德大药厂股份有限公司
201080041928	一种内含用以治疗神经退化性疾病的立即释出与长效释出药物的口服剂量配方	晟德大药厂股份有限公司
200910180487	治疗雌激素受体相关疾病的化合物及其方法	盛诺基医药科技有限公司
201210052421	一种药物组合物	施慧达药业集团(吉林)有限公司
201210379721	一种盐酸溴己新晶体及其制备方法和用途	石家庄东方药业有限公司
201210580064	一种复方制剂缬沙坦氨氯地平片(Ⅰ)及其制备方法	石家庄市华新药业有限责任公司
201210592375	一种泮托拉唑钠肠溶片及其制备方法	石家庄市华新药业有限责任公司
201110450713	一种含有丁苯酞和依达拉奉的复方注射液及制备方法	石家庄中硕药业集团有限公司
201110111024	一种丁苯酞或其衍生物的微乳透皮凝胶剂及其制备方法	石药集团恩必普药业有限公司
201110450711	一种治疗或预防高血压或由高血压所引起的疾病的药物制剂	石药集团欧意药业有限公司
201310459892	一种奥拉西坦胶囊及其制备方法	石药集团欧意药业有限公司
201110249065	一种阿齐沙坦酯化合物、制备方法及其药物组合物	石药集团欧意药业有限公司
201110281776	一种埃索美拉唑化合物、制备方法及其药物组合物	石药集团欧意药业有限公司
201210592280	新型阿莫西林舒巴坦组合物	石药集团中诺药业(石家庄)有限公司
201110234595	一种氨酚咖敏维C制剂及其制备方法	石药集团中诺药业(石家庄)有限公司
201210585865	新型阿莫西林克拉维酸组合物	石药集团中诺药业(石家庄)有限公司
201210357557	一种缬沙坦药用胶囊及其制备方法	石药集团中诺药业(石家庄)有限公司
201210531835	一种格列美脲分散片及其制备方法	石药集团中诺药业(石家庄)有限公司
201210133809	一种吉非替尼药物组合物及其制备方法	石药集团中奇制药技术(石家庄)有限公司
201210170115	一种匹伐他汀钙片及其制备方法	石药集团中奇制药技术(石家庄)有限公司
201210028081	用于通便和清肠的药物组合物及其制备方法	舒泰神(北京)生物制药股份有限公司

（续表）

专利号	发明专利名称	专利权人
201210294055	一种马来酸氟吡汀胶囊的制备方法	四川百利药业有限责任公司
201210000304	一种尼莫地平胶束注射剂及其制备方法	四川百利药业有限责任公司
201210280146	一种利巴韦林颗粒的制备方法	四川百利药业有限责任公司
201210234747	别嘌醇类衍生物及其制备方法和用途	四川国康药业有限公司
201110164799	新型N-氨基酸取代蒽磺酰胺药物的制备与抗胃溃疡作用	四川国康药业有限公司
201110370779	一种马尼地平片剂	四川海思科制药有限公司
201310148269	一种氯乙酰左卡尼汀化合物的晶型	四川海思科制药有限公司
201310250002	一种富马酸卢帕他定化合物	四川海思科制药有限公司
201110408564	环烯醚萜类化合物在制备抗骨质疏松药物中的应用	四川浩源生物科技有限公司
201210086313	绿原酸的抗癌用途	四川九章生物化工科技发展有限公司
201010513639	复方氨基酸注射液的检测方法	四川科伦药物研究有限公司
201110021703	一种用双腔袋包装的氨基酸葡萄糖注射液及其制备方法	四川科伦药物研究有限公司
201010541537	一种治疗肿瘤的药物组合物及其制备方法	四川科伦药物研究有限公司
201010606891	一种硫酸卡那霉素注射液及其制备方法	四川科伦药物研究有限公司
201210180386	一种普卢利沙星口服固体组合物及其制备方法	四川科伦药业股份有限公司
201210028529	丙戊酸钠化合物及其制备方法和用途	四川科瑞德凯华制药有限公司
201210028838	丙戊酸钠的晶型及其制备方法和用途	四川科瑞德凯华制药有限公司
201110063582	利奈唑胺的新晶型及其制备方法和用途	四川美大康佳乐药业有限公司
201310000906	一种羟乙基淀粉注射液及其制备方法	四川美大康佳乐药业有限公司
201210167000	含有坎地沙坦、氨氯地平的组合物及其制备、检验方法和用途	四川升和药业股份有限公司
201110104472	一种稳定的替加氟注射液及其制备方法	四川升和药业股份有限公司
201310078165	一种哌拉西林钠与舒巴坦钠的药物组合物	四川省惠达药业有限公司
201310291049	一种哌拉西林钠和他唑巴坦钠的药物组合物及其制备方法	四川省惠达药业有限公司
201310160864	一种头孢哌酮钠和他唑巴坦钠的药物组合物及其制备方法	四川省惠达药业有限公司
201310150662	一种脂溶性维生素的药物组合物及其制备方法	四川省惠达药业有限公司
201310161009	一种奥扎格雷钠的化合物、其制备方法及其药物组合物	四川省惠达药业有限公司
201310166872	一种氨曲南化合物、其制备方法及其药物组合物	四川省惠达药业有限公司
201310127929	一种埃索美拉唑钠化合物及药物组合物	四川省惠达药业有限公司
201310144366	一种盐酸甲氯芬酯化合物及其药物组合物	四川省惠达药业有限公司
201310090630	一种阿莫西林化合物及该化合物和克拉维酸钾的药物组合物	四川省惠达药业有限公司
201310080659	一种舒巴坦钠化合物及其与美洛西林钠的药物组合物	四川省惠达药业有限公司
201310136309	一种头孢克肟化合物及其药物组合物	四川省惠达药业有限公司
201310203102	一种头孢泊肟酯化合物、其制备方法及其药物组合物	四川省惠达药业有限公司
201310092270	一种注射用盐酸头孢甲肟化合物及其药物组合物	四川省惠达药业有限公司
201310167047	一种盐酸头孢替安化合物、其制备方法及其药物组合物	四川省惠达药业有限公司
201310106658	一种含有头孢孟多酯钠化合物的药物组合物	四川省惠达药业有限公司
201310229537	一种盐酸头孢吡肟化合物、其制备方法及其药物组合物	四川省惠达药业有限公司
201310268908	一种克林霉素磷酸酯化合物,其制备方法及其药物组合物	四川省惠达药业有限公司
201310572967	兰索拉唑肠溶微丸胶囊及其制备方法	四川智强医药科技开发有限公司
201080001560	含脲基的5,6元杂芳双环化合物作为激酶抑制剂	苏州爱斯鹏药物研发有限责任公司
201110183274	吡啶类化合物、其制备方法、包含该化合物的药物组合物及其用途	苏州东南药业股份有限公司
201110135473	一种含替米沙坦氨氯地平药物组合物及制备方法	苏州东瑞制药有限公司
201210167798	嘧啶类化合物及其用途	苏州科捷生物医药有限公司
201010132461	紫草萘醌类化合物的医药用途	苏州雷纳药物研发有限公司
201210078590	喹唑啉巴豆基化合物及其在制备抗恶性肿瘤药物中的用途	苏州迈泰生物技术有限公司
201210069348	氨基喹唑啉衍生物及其在制备抗恶性肿瘤药物中的用途	苏州迈泰生物技术有限公司
201010113335	油酸酯及其制备方法和在制备用于治疗高血压及其并发症的药物中的应用	苏州润新生物科技有限公司
201310074196	一种注射用右旋兰索拉唑组合物及其制备方法	苏州特瑞药业有限公司
201310172355	一种注射用埃索美拉唑组合物及其制备方法	苏州特瑞药业有限公司
201010284497	葡萄烯糖及其衍生物在制备药物中的应用	苏州天人合生物技术有限公司
201310088363	三乙酰葡萄烯糖在制备抗肿瘤药物中的应用	苏州天人合生物技术有限公司
201310089030	三乙酰葡萄烯糖在制备抗病毒药物中的应用	苏州天人合生物技术有限公司
200910247577	卤代双去氧糖衍生物及其制备方法与应用	苏州天人合生物技术有限公司

（续表）

专利号	发明专利名称	专利权人
201210543504	协同起效的药用辅料及其抗肿瘤应用	苏州友林生物科技有限公司
201180014391	氘代的ω-二苯基脲及衍生物以及包含该化合物的药物组合物	苏州泽璟生物制药有限公司
201180014388	含氟的氘代二苯基脲的合成方法	苏州泽璟生物制药有限公司
201210584846	一种遇水呈非凝胶状态的头孢呋辛酯胶囊及其制备方法	苏州中化药品工业有限公司
201210586889	一种遇水呈非凝胶状态的头孢菌素酯类药物颗粒、其制备方法和应用	苏州中化药品工业有限公司
200780101762	含多烯紫杉醇化合物的注射剂及其配制方法	台湾东洋药品工业股份有限公司
200980121713	前列腺素类似物和其中间体的制备方法	台湾神隆股份有限公司
201210179789	吡咯甲酰胺衍生物、其制备方法和用途	天津渤海职业技术学院
201210206009	水溶性铂配合物在制备防治肿瘤药物的用途	天津谷堆生物医药科技有限公司
200610015439	含氨基糖苷类抗生素的抗生素复方	天津和美生物技术有限公司
200910071116	具有高活性的表柔比星的衍生物及其制备和应用	天津和美生物技术有限公司
201110370384	氯吡格雷盐酸盐的单晶晶型，它们的制备及应用	天津红日药业股份有限公司
201210421359	一种含替罗非班的注射液	天津红日药业股份有限公司
201210127205	一种莫西沙星注射制剂	天津红日药业股份有限公司
201010130620	一种法舒地尔的晶型及其药物应用	天津红日药业股份有限公司
201010622357	一种法舒地尔的晶型Ⅳ及其制备方法和用途	天津红日药业股份有限公司
201310026921	一种含有伊班膦酸钠的注射液	天津红日药业股份有限公司
201210268700	一种含有法舒地尔的药物组合物	天津红日药业股份有限公司
201210543288	腹膜透析液（乳酸盐）组合物	天津金耀集团有限公司
201210543292	一种腹膜透析液（乳酸盐）（低钙）组合物	天津金耀集团有限公司
201110184122	含有巯乙基磺酸钠和糖皮质激素的吸入制剂及其制备方法	天津金耀集团有限公司
201210378524	阿达帕林凝胶	天津金耀集团有限公司
201210250496	曲安西龙片剂及晶型与制备方法	天津金耀集团有限公司
201010556783	一种制备环索奈德的16,17缩酮中间体	天津金耀集团有限公司
201010556798	一种制备布地奈德的16,17-缩酮中间体	天津金耀集团有限公司
201010556796	一种制备布地奈德的16,17-二羟基中间体	天津金耀集团有限公司
200910244944	雷莫司琼衍生物及其制备方法和用途	天津康鸿医药科技发展有限公司
201110280219	罗氟司特晶型化合物、其制备方法、组合物及应用	天津康鸿医药科技发展有限公司
201010117316	一种含有活性成分奈必洛尔的缓释微丸及其制备方法	天津康鸿医药科技发展有限公司
201310520131	多索茶碱半水化合物	天津梅花医药有限公司
201310268779	一种稳定性好的盐酸地尔硫卓化合物及药物组合物	天津梅花医药有限公司
201110255240	含有薁磺酸钠的口腔溃疡喷剂	天津市顶硕科贸有限公司
201110300777	供注射用的布洛芬药物组合物	天津市汉康医药生物技术有限公司
201110408363	稳定安全的供注射用奥拉西坦药物组合物	天津市汉康医药生物技术有限公司
201110343023	奥扎格雷钠化合物	天津市汉康医药生物技术有限公司
201110237138	高生物利用度的罗氟司特化合物	天津市汉康医药生物技术有限公司
201110227345	一种稳定的盐酸左氧氟沙星化合物	天津市汉康医药生物技术有限公司
201110121448	一种稳定的盐酸法舒地尔水合物化合物	天津市汉康医药生物技术有限公司
201010106298	N-[2-(7-甲氧基-1-萘基)乙基]乙酰胺及其组合物	天津市汉康医药生物技术有限公司
201110343682	稳定的左卡尼汀化合物	天津市汉康医药生物技术有限公司
201110343081	门冬氨酸鸟氨酸化合物	天津市汉康医药生物技术有限公司
201110408358	稳定安全的供注射用托拉塞米药物组合物	天津市汉康医药生物技术有限公司
201110202737	一种用于2型糖尿病及并发症预防和治疗的药物组合物	天津市聚星康华医药科技有限公司
201110202736	一种用于2型糖尿病及并发症的药物组合物	天津市聚星康华医药科技有限公司
201110278270	一种米索前列醇阴道缓释栓剂及其制备方法	天津市聚星康华医药科技有限公司
201210517136	一种苯并咪唑衍生物及其制备方法和应用	天津市斯芬克司药物研发有限公司
201210332730	一种注射用无定型盐酸头孢甲肟化合物药物组合物	天津市嵩锐医药科技有限公司
201010264341	布南色林结晶及其制备方法	天津市医药集团技术发展有限公司
201110114072	无定型安贝生坦及其制备方法	天津市医药集团技术发展有限公司
201010517770	阿戈美拉汀及其药物组合物	天津泰普药品科技发展有限公司
200910070679	一种治疗冠心病的药物及其制备方法	天津天士力现代中药资源有限公司
200910070932	一种含有螯合剂的紫杉烷类药物溶液及其制备方法	天士力控股集团有限公司
201080022754	一种含有pH值调节剂的紫杉烷类药物溶液及其制备方法	天士力控股集团有限公司

（续表）

专利号	发明专利名称	专利权人
200910070930	一种含有助溶剂的紫杉烷类药物溶液及其制备方法	天士力控股集团有限公司
201019102001	一种从降香中提取的化合物的抗血小板聚集作用	天士力制药集团股份有限公司
201010169679	5′-甲氧基-3′,4′-次甲二氧基桂皮酸异丁基酰胺在制备抗抑郁药物中的应用	天士力制药集团股份有限公司
200710111276	三七皂苷 R1 在制备治疗肝损伤的药物中的应用	天士力制药集团股份有限公司
200910228463	一种人参皂苷 Rh2 提取物及制备方法	天士力制药集团股份有限公司
201010135800	一种丹酚酸化合物的制备方法和用途	天士力制药集团股份有限公司
200910069801	一种水飞蓟宾注射剂及制备方法	天士力制药集团股份有限公司
200810052596	一种侧柏叶的有效组分及其制备方法	天士力制药集团股份有限公司
200810052602	白茅根有效组分及其制备方法	天士力制药集团股份有限公司
200910127058	麦角甾-7,22-二烯-3β-醇的用途及其配方	维特健灵生物科技有限公司
201310063042	一种 Bcr/Abl 酪氨酸激酶抑制剂及其制备方法和在治疗慢性粒细胞白血病中的应用	无锡爱内特生物科技有限公司
201110389164	一种螺旋霉素的口服组合物及其制备方法	无锡福祈制药有限公司
201210418326	Houttuynoid C 在制备治疗子宫内膜癌药物中的应用	无锡华奇生物科技有限公司
201310079429	氟比洛芬酯的制备方法	武汉大安制药有限公司
201210287615	3-氨基-1-丙烷磺酸及其衍生物在制备治疗脑卒中的药物中的应用	武汉华纳联合药业有限公司
201210090100	一种多糖组合物及其制备方法和用途	武汉华纳联合药业有限公司
201210038415	姜辣素与草酸铈组合物在制备癌症化疗中减毒增效药物中的用途	武汉康丽源医药科技有限公司
201310720423	一种奥卡西平片剂及其制备方法	武汉人福药业有限责任公司
201210437623	一种右旋酮洛芬注射液及其制备方法	西安德天药业股份有限公司
201210264257	右旋酮洛芬氨丁三醇缓释微粒及其制备方法和缓释制剂	西安德天药业股份有限公司
201010609753	阿司匹林固体分散体、其制备方法、药物组合物和用途	西安力邦医药科技有限责任公司
201110447966	一种治疗心脑血管疾病的复方注射制剂及其制备方法	西安力邦制药有限公司
201110447957	二十二碳六烯酸（DHA）脂肪乳制剂配方和制备方法	西安力邦制药有限公司
201110187602	静脉注射用缓释青蒿素及其衍生物脂肪乳的配方及制备	西安力邦制药有限公司
201210539097	一种用于治疗表皮过度增殖疾病的药物组合物及其制剂	西安力邦制药有限公司
201210544063	一种奥硝唑化合物	西安万隆制药股份有限公司
201310350046	阿糖胞苷前药制药用途	西安新通药物研究有限公司
201310349522	Pradefovir 制药用途	西安新通药物研究有限公司
201210356179	一种药物组合物及其制剂和用途	西藏博睿生物科技有限公司
201210022939	一种具有抗炎镇痛作用的药物组合物	西藏易明西雅生物医药科技有限公司
201210309030	那格列奈片及其制备方法	西南药业股份有限公司
201310092197	格列本脲片及其制备方法	西南药业股份有限公司
200980151491	用于降低脂类水平的化合物、组合物和方法	西威埃医药技术（上海）有限公司
200810036520	氧化阿朴菲衍生物的制药用途	湘北威尔曼制药股份有限公司
201010505225	莫达非尼分散片及其制备方法	湘北威尔曼制药股份有限公司
201110008846	胺基噻唑烷酮化合物及其制备方法与在制备抗肿瘤药物中的应用	湘北威尔曼制药股份有限公司
201010505826	非布司他的晶型及其制备方法	欣凯医药化工中间体（上海）有限公司
201010199421	具有羧酸基与酰胺基的化合物及其应用	新钰生技股份有限公司
201210228046	一种恩替卡韦固体分散体、药物组合物及其制备方法和药物应用	信泰制药（苏州）有限公司
200880009519	神经芽细胞增殖促进剂及神经突起伸展剂	杏辉天力（杭州）药业有限公司
201210573744	天冬氨酸酶靶向激活的阿霉素衍生物、其制备方法和用途	亚飞（上海）生物医药科技有限公司
201010264666	具有抗肿瘤活性的间苯二酚衍生物及其制备方法和用途	烟台赛尔斯生物技术有限公司
201210114649	台湾绿蜂胶萃取物用于减缓患者病情发展的用途	彦臣生技药品股份有限公司
200810215685	用于抑制组织蛋白去乙酰酶的化合物	彦臣生技药品股份有限公司
201210230661	厄贝沙坦胶囊及其制备方法	扬子江药业集团广州海瑞药业有限公司
201210394843	一种 S-泮托拉唑或其盐的肠溶片及其制备方法	扬子江药业集团有限公司
201080056068	蛋白-聚合物偶联物的治疗用途	药华医药股份有限公司
201110331486	一种含福尔可定的用于治疗感冒的复方药物制剂	宜昌人福药业有限责任公司
201010502339	用于哮喘的吸入性复方组合物	益得生物科技股份有限公司
201010554603	包含五味子的放射性增敏剂组合物	益生生物科技有限公司
201210486669	一种硫酸羟氯喹片的制备工艺	远大医药（中国）有限公司
201310460314	一种注射用炎琥宁粉针制剂及其制备方法	悦康药业集团有限公司

（续表）

专利号	发明专利名称	专利权人
201310412801	一种更昔洛韦化合物、制备方法及其药物组合物	悦康药业集团有限公司
201110160986	一种注射用盐酸头孢吡肟组合物及其制备方法	悦康药业集团有限公司
201210541380	一种含草乌甲素的片剂制剂方法	云南昊邦制药有限公司
201210214446	一种含有西他沙星的药物组合物	长春海悦药业有限公司
201310086030	一种托特罗定成膜水凝胶制剂及其制备方法	长春健欣生物医药科技开发有限公司
201110241546	帕潘立酮及帕潘立酮衍生物的注射用缓释凝胶剂	长春健欣生物医药科技开发有限公司
201210104974	一种盐酸乐卡地平和氯沙坦钾复方制剂及其制备方法	兆科药业（合肥）有限公司
201210076709	一种治疗胃溃疡的复方制剂及其制备方法	兆科药业（合肥）有限公司
201210570807	戒断海洛因成瘾贴剂、制备方法及其应用	肇庆新丰环保材料有限公司
201310070877	一种苯磺酸左旋氨氯地平片剂及其制备方法	浙江昂利康制药有限公司
201310278671	一种硝苯地平缓释片剂及其制备方法	浙江昂利康制药有限公司
201310285622	一种头孢克洛颗粒剂及其制备方法	浙江昂利康制药有限公司
201110066722	作为蛋白激酶抑制剂的N-苯基苯甲酰胺衍生物	浙江大德药业集团有限公司
201310011060	氨基康普立停衍生物的合成及其作为口服抗肿瘤药物的应用	浙江大德药业集团有限公司
200980130124	一种对δ亚型过氧化物酶增殖物激活受体具有激动作用的化合物、其制备方法和应用	浙江海正药业股份有限公司
201080035472	氮杂环丁酮类化合物及医药应用	浙江海正药业股份有限公司
201010603059	埃罗替尼的合成中间体及其制备方法	浙江海正药业股份有限公司
201010187734	含有缬沙坦的固体制剂及其制备方法	浙江华海药业股份有限公司
201310081888	阿莫西林克拉维酸钾干混悬剂及其生产工艺	浙江华立南湖制药有限公司
201310044280	一种头孢克洛分散片及其制备方法	浙江华立南湖制药有限公司
201310065167	一种头孢克肟胶囊及其制备方法	浙江华立南湖制药有限公司
201110154822	丙泊酚衍生物及其制备方法和应用	浙江九旭药业有限公司
201210109953	注射用卡络磺钠混悬剂及制备方法	浙江磐谷药源有限公司
201310285771	头孢呋辛酯药物组合物	浙江瑞新药业股份有限公司
201210535400	一种前列腺素类药物组合物及其制成的前列腺素类药物栓剂	浙江圣博康药业有限公司
201320521431	硝苯地平缓释片释放阻滞剂加液器	浙江泰利森药业有限公司
201310011847	一种含醋酸炔诺酮的复方雌二醇透皮缓释制剂及其制备方法	浙江亚太药业股份有限公司
201310459384	一种埃索美拉唑钠冻干制剂及其制备方法	浙江亚太药业股份有限公司
201210350519	一种泮托拉唑钠冻干制剂及其制备方法	浙江亚太药业股份有限公司
201310459384	一种埃索美拉唑钠冻干制剂及其制备方法	浙江亚太药业股份有限公司
201210350403	一种氯诺昔康冻干制剂及其制备方法	浙江亚太药业股份有限公司
201210276899	一种枸橼酸阿奇霉素冻干制剂及其制备方法	浙江亚太药业股份有限公司
201310459373	一种头孢唑肟钠化合物晶型、制备方法及其药物制剂	浙江亚太药业股份有限公司
201010602338	一种高生物利用度的类胡萝卜素油悬浮液及其制备方法	浙江医药股份有限公司新昌制药厂
201110218316	一种大环内酯类抗生素肠溶微丸及其包衣液	浙江众益制药股份有限公司
201110116348	一种喜树碱衍生物的药物组合物及其制备方法	正大天晴药业集团股份有限公司
201010107061	替加环素组合物及其制备方法	正大天晴药业集团股份有限公司
201010245688	喹啉衍生物的结晶及其制备方法	正大天晴药业集团股份有限公司
201010624215	一种阿瑞匹坦固体分散组合物	正大天晴药业集团股份有限公司
201110355747	水溶性维生素E衍生物修饰的脂溶性抗癌药物化合物和制剂、该化合物的制备方法及应用	正大天晴药业集团股份有限公司
201210446427	一种姬松茸多糖提取物在制备降血脂药物中的用途	中海科创（北京）生物医药科技有限公司
201010523646	克林沙星氨基衍生物及其应用	重庆巴仕迪动物药业有限公司
201310219838	注射用头孢硫脒他唑巴坦钠的药物组合物	重庆福安药业集团庆余堂制药有限公司
201310219837	注射用头孢美唑钠克拉维酸钾药物组合物	重庆福安药业集团庆余堂制药有限公司
201310559626	一种聚乙二醇4000散剂	重庆华森制药有限公司
201310219836	一种阿戈美拉汀片剂及其制备方法	重庆华森制药有限公司
201010239408	一种枸橼酸莫沙必利缓释片	重庆健能医药开发有限公司
201210029322	一种替米沙坦药物组合、片剂及其制备方法	重庆康刻尔制药有限公司
201110202389	一种炎琥宁无菌粉及其制备方法	重庆莱美药业股份有限公司
201110063492	一种可快速溶出的地诺孕素口服制剂及其制备方法	重庆莱美药业股份有限公司
201110376607	左旋奥拉西坦、奥拉西坦在制备预防或治疗昏迷药物中的应用	重庆润泽医药有限公司

（续表）

专利号	发明专利名称	专利权人
201010136863	左旋奥拉西坦在制备预防或治疗认知功能障碍药物中的应用	重庆润泽医药有限公司
201110101436	一种稳定的坎地沙坦酯氨氯地平药物组合物及其制备方法	重庆市力扬医药开发有限公司
201210096075	西甲硅油组合物	重庆天如生物科技有限公司
200910191252	一种稳定的雷沙吉兰组合物	重庆医药工业研究院有限责任公司
200910103096	一种高生物利用度非布司他口服固体制剂及其制备方法	重庆医药工业研究院有限责任公司
201010183099	一种奥昔布宁醇质体组合物及其制备方法	重庆医药工业研究院有限责任公司
200910104762	雷奈酸锶干混悬剂	重庆医药工业研究院有限责任公司
200910191253	阿戈美拉汀的晶型及其制备方法	重庆医药工业研究院有限责任公司
201310301469	洛索洛芬钠化合物及其药物组合物	珠海金鸿药业股份有限公司
201110415275	一种盐酸二甲双胍肠溶胶囊	珠海润都制药股份有限公司
201210157605	一种埃索美拉唑镁肠溶微丸及其制备方法	珠海润都制药股份有限公司
201210101818	一种以吡非尼酮为活性成分的固体制剂及其应用	珠海亿邦制药股份有限公司
201310471731	Fluevirosines A 在制备治疗阿尔茨海默病药物中的应用	淄博齐鼎立专利信息咨询有限公司
2 专利权人为国内大学		
201210164988	一种吡唑肟醚类化合物及其制备与在抗癌治疗中的应用	安徽农业大学
201310016231	降木脂素类化合物在制备抗抑郁药物中的应用	安徽医科大学
201110327436	吲哚酮类化合物在制备神经保护药物中的应用	澳门大学
201110093462	双酚芴及其衍生物在制备防治癌症药物中的应用	北京大学
201210348167	一种异戊烯基黄酮类化合物的药物用途	北京大学
201210018901	7-氯代硫犬尿酸在制备预防和(或)治疗单相抑郁症的药物中的用途	北京大学
201110294297	天然化合物 P21 在抑制肿瘤细胞生殖生长中的应用	北京大学
201210287792	多西他赛脂质纳米粒的制备和应用	北京大学
201010268939	一类水溶性紫杉烷类药物的制备方法和应用	北京大学
201210068849	一种具有抑制神经炎症活性的化合物及其制备方法与应用	北京大学
201210043814	9-取代三氮唑并萘酰亚胺衍生物及其制备方法和用途	北京大学
201010155136	D,L-鸟嘌呤核苷类似物及其制备方法和应用	北京大学
201010133380	以曲酸衍生物为配体的钒类配位化合物及制备方法与应用	北京大学
201010168525	一种治疗免疫疾病的药物组合物、其制备及用途	北京大学
201110197701	新的异戊烯基黄酮类化合物及其应用	北京大学
200910237030	氮杂糖类化合物及其制备方法和应用	北京大学
201210232643	一种尿素通道蛋白抑制剂及其制备方法与应用	北京大学
201210064883	一种共轭亚油酸与吉西他滨连接的前体药物制备方法及其应用	北京大学
201210521312	三苯基膦-聚乙二醇 1 000 维生素 E 琥珀酸酯共轭化合物及其制备方法与应用	北京大学
201010208308	新型 HEPT 类 HIV-1 逆转录酶抑制剂的制备及其应用	北京大学
201010202388	唾液酸(α-(2→6))-D-吡喃糖衍生物及其合成方法和应用	北京大学
201110279736	具有 β-分泌酶抑制功能的化合物及其制备方法与应用	北京大学
201010606363	环乙二胺基竹红菌乙素在光动力抗肿瘤药物中的应用	北京工业大学
201310138685	一种控释药物的材料的制备方法	北京工业大学
201310007327	一种具有磷酸钙壳的两亲性聚合物载药胶束的制备方法	北京工业大学
201210442344	冷冻干燥技术制备壳聚糖/透明质酸衍生物纳米纤维复合膜的方法	北京化工大学
201010122654	一种药物透明纳米分散体及其制备方法	北京化工大学
201210142624	一种尼美舒利的热熔挤出速释制剂及其热熔挤出方法	北京化工大学
201110129683	采用多元辅料制备吲哚美辛速释制剂的热熔挤出工艺	北京化工大学
201210063762	邻氨基苯甲酸磺酰化衍生物及其制备方法和应用	北京科技大学
201310064193	一种光/pH 敏感型两亲性偶氮苯聚合物胶束的制备方法	北京科技大学
201310224564	一种分离甘草总三萜、甘草总黄酮和甘草总多糖的方法	北京理工大学
201010110079	一种 9-肟醚酮内酯衍生物、制备方法及其药物组合物	北京理工大学
201010171484	一种酮内酯衍生物、制备方法及其药物组合物	北京理工大学
201010539890	一种 O-季铵盐低聚壳聚糖香草醛席夫碱抑菌剂及其制备方法	北京联合大学生物化学工程学院
201110203033	醒脑静鼻用制剂及制备方法	北京中医药大学
201110362604	4-胺基嗯二唑表鬼臼毒素衍生物及其制备方法和用途	常州大学

（续表）

专利号	发明专利名称	专利权人
201210296425	萝卜硫素衍生物及其制备方法和用途	常州大学
201010155329	用于抑制癌细胞生长的含安卓幸的药学组成物	朝阳科技大学
201210210375	一种抗肿瘤联合用药物	成都医学院
201210547936	一种治疗消化系统疾病的中药贴剂	成都中医药大学
201310349863	一种治疗消化系统疾病的药物组合物及制备方法和用途	成都中医药大学
201210590271	羟喜树碱的用途及鼻腔给药剂	成都中医药大学
201310269891	一种治疗高脂血症的药物组合物及制备方法和用途	成都中医药大学
201310132096	一种治疗中枢神经系统疾病的药物组合物及其制备方法和用途	成都中医药大学
201210182776	一种治疗慢性腹泻的药物组合物及制备方法和用途	成都中医药大学
201210475896	一种吡嗪类化合物及其制备方法	成都中医药大学
201310541796	一种萜类化合物及其制备方法和用途	成都中医药大学
201210355240	紫杉醇的新用途以及紫杉醇鼻腔给药制剂	成都中医药大学
201210504691	芳环取代戊酸乙酯的制备及其医药用途	大理学院
201210504527	苯基丙酸取代四氢吡喃酮用于制备抗真菌感染药物的用途	大理学院
201210504552	取代四氢吡喃酯化合物的制备及其药物用途	大理学院
201210504707	取代四氢吡喃-4-基酯化合物的制备及其药物用途	大理学院
201210504830	取代吡喃酮类化合物用于制备抑制真菌生长的药物用途	大理学院
201210505416	对氯苯胺取代吡喃酮用于制备抗真菌感染药物的用途	大理学院
201210504786	对甲氧基苯氨基吡喃酮用于制备抗真菌感染药物的用途	大理学院
201210504531	含哌啶基吡喃酮化合物在制备抗真菌感染药物中的应用	大理学院
201210505156	一个取代吡喃酮化合物的制备及其药物用途	大理学院
201210488535	含哌嗪基的苄腈用于制备抗真菌感染药物的用途	大理学院
201210491155	一种取代哌嗪类化合物用于制备抗真菌感染药物的用途	大理学院
201210504576	一种双甲基哌嗪吡喃酮用于制备抗真菌感染药物的用途	大理学院
201210504602	一种多取代哌嗪吡喃酮用于制备抗真菌感染药物的用途	大理学院
201210505377	取代苯甲腈用于制备抗真菌感染药物的用途	大理学院
201210484562	氟苄基取代哌嗪类化合物及其制备和医药用途	大理学院
201210490467	取代哌嗪类化合物及其制备方法和药物用途	大理学院
201210045032	一种金花茶黄酮苷及其制备方法和用途	大连大学
201210153776	嘧啶胺类化合物在制备乙酰胆碱酯酶抑制剂中的应用	大连理工大学
200910220428	一种具有镇痛抗炎作用的苯甲酰乌头原碱透皮凝胶剂	大连理工大学
201310064261	一种亚砜生物碱类化合物及其制备方法与应用	大连理工大学
201210235719	一类抗肿瘤含苯并噻唑杂环结构的化合物及其应用	大连理工大学
201110439132	计明胺类甾体生物碱衍生物、其制备及在抗血栓药物中的应用	大连理工大学
201310357199	一种巯基苯并噻唑取代的苊并杂环类化合物及其应用	大连理工大学
201210218670	一类蒽醌类化合物及其应用	大连理工大学
201110375880	薯蓣皂苷在制备预防及治疗糖尿病药物中的应用	大连医科大学
201310060138	一种多巴胺脑靶向纳米粒的制备方法	德州学院
201110169681	10-甲氧基喜树碱衍生物、制备方法和用途	东北林业大学
201210193023	一种利用静电纺丝技术制备自组装酮洛芬脂质体的方法	东华大学
201310057666	一种聚酰胺-胺树状大分子负载 α-Tos 的制备方法	东华大学
201210469811	3-哌嗪基-4-吲哚马来酰亚胺化合物及其制备和应用	东华大学
201210277499	用锂皂石粘土纳米颗粒负载阿霉素盐酸盐抗癌药物的方法	东华大学
201210593688	一种 alpha-TOS 负载的树状大分子包裹的纳米金颗粒的制备方法	东华大学
201310371108	基于聚乙二醇及叶酸接枝的聚乙烯亚胺改性的 PLGA 载药空心微囊的制备方法	东华大学
201310182180	一种一氧化氮供体型内皮素受体拮抗剂和其制备方法及其应用	东南大学
201210472521	聚乳酸羟基乙酸-聚赖氨酸-聚乙二醇-粉防己碱和柔红霉素共聚物纳米粒及其制备和应用	东南大学
201210296532	二苯并呋喃衍生物及其制备方法与用途	东南大学
201210537128	一种可控释放药物的纳米载体粒子及其制备方法	东南大学
201310005909	叶下珠多糖在制备抗乙肝病毒的药物中的应用	福建农林大学
201310006353	叶下珠多糖组分在制备抗乙肝病毒的药物中的应用	福建农林大学

（续表）

专利号	发明专利名称	专利权人
200810072457	姜黄素哌啶酮结构类似物及其用于制备抗肿瘤药物的应用	福建医科大学
201210104507	姜黄素水杨酰单酯及其合成方法以及其在抗肿瘤、抗炎方面的应用	福建医科大学
201310054365	钩吻素子缓释制剂及其制备方法	福建医科大学
201210092662	龙须藤总黄酮在制备治疗类风湿性关节炎的药物中的用途	福建中医药大学
201310016472	一种源于棘孢曲霉的苯醌螺环化合物及其应用	福州大学
201310208563	一种源于桔绿木霉的内酯衍生物及其应用	福州大学
201210155097	氨乙基苯氧基修饰的酞菁硅及其制备方法和应用	福州大学
201310203717	一种希夫碱配体和其铜配合物及应用	福州大学
201210176672	含哌嗪乙氧基修饰基团的酞菁金属配合物及其制备方法	福州大学
201210176671	含哌嗪乙氧基修饰基团的酞菁金属配合物的应用	福州大学
201310373706	一种酞菁与白蛋白复合物在制备声敏剂中的应用	福州大学
201110031837	二氧六环参与配位的稀土配合物及其制备方法和用途	阜阳师范学院
200910199645	炔丙基半胱氨酸在制备治疗阿尔茨海默病药物中的用途	复旦大学
201110346956	N,N'-1,2-亚乙基双[N-(2,3-二羟基苯甲基)]甘氨酸及其衍生物在制药中的用途	复旦大学
201110008036	益母草碱-半胱氨酸缀合物在制备治疗缺血性心肌病药物中的用途	复旦大学
201110174751	一种包载紫杉醇的生物可降解纳米复合物及其制备方法	复旦大学
201110355511	一种增溶与同步溶出银杏内酯的方法	复旦大学
201210301743	注射用紫杉烷类药物白蛋白纳米粒制剂及其制备方法	复旦大学
201110174752	一种靶向整合素受体的紫杉醇纳米复合物及其制备方法	复旦大学
201310029010	叶酸修饰的壳聚糖季铵盐-紫杉醇聚合物药物及其制备方法和应用	复旦大学
201110338946	紫草酚类化合物及其在制备抗补体药物中的用途	复旦大学
201010591886	2-取代色原酮类化合物及其制备方法和用途	复旦大学
201210238709	5-取代粉防己碱类化合物及其在制备抗癌药增敏剂中的用途	复旦大学
201110033828	左旋美普他酚双分子衍生物和(或)其盐及其制备方法和用途	复旦大学
201010609516	三萜类化合物及其在制备抗补体药物中的用途	复旦大学
201110135396	一类达玛烷糖苷及其制备方法与应用	复旦大学
201010615265	一种通过微生物转化黄芪总皂苷制备黄芪甲苷的方法	复旦大学
201110034492	一种双功能抗血小板聚集药物及其用途	复旦大学
201110218038	一种环烷基芳基嘧啶类衍生物及其制备方法和用途	复旦大学
201210503794	负载阿霉素并具有叶酸受体靶向功能的白蛋白纳米粒子制剂及其制备方法	复旦大学
201110130562	苯多烯类化合物及其制备方法和用途	复旦大学
201110050749	二芳基嘧啶酮腙衍生物及其制备方法和用途	复旦大学
201210316146	丁苯酞在制备治疗支气管哮喘药物中的应用	甘肃中医学院
201210028221	九里香酮的合成方法及其用途	赣南医学院
201210274309	一种螺甾皂苷类化合物及其用途和制备方法	广东工业大学
201210117361	一种苯胺基取代甲基苯并呋喃喹啉衍生物及其制备方法和应用	广东工业大学
201210139846	一种青霉素冰片组合物在制备抗菌药物中的应用	广东药学院
201210139848	一种诺氟沙星冰片组合物	广东药学院
201210139847	一种头孢氨苄冰片组合物	广东药学院
201210139849	一种头孢拉定冰片组合物	广东药学院
201110338498	一种雾水葛提取物的应用	广东药学院
201310035607	白簕多糖在制备治疗糖尿病药物中的应用	广东药学院
201210470639	一种他克莫司传递体溶液及其制备方法	广东药学院
201310120981	尼莫地平聚合物共混胶束制剂及其制备方法	广东药学院
201310035579	一种尼莫地平自微乳化渗透泵控释胶囊的制备方法	广东药学院
201110152334	一种杂氮锗三环类化合物及其制备方法和应用	广东药学院
201210530954	一种载辣椒素壳聚糖微球肠溶片及其制备方法	广东药学院
201110239772	一种从松针中提取的α-蒎烯及其提取方法和在抗肿瘤中的应用	广东药学院
201310087797	一种异羟肟酸类化合物及其制备方法和应用	广东药学院
201310087778	一种液晶纳米粒透皮剂及其制备方法	广东医学院
201210294365	以绿原酸为原料制备两种有机复合物的方法及其用途	广西大学
201210203105	四种喜树碱-甾体缀合物的合成及其应用	广西民族大学

（续表）

专利号	发明专利名称	专利权人
201210168347	一种生物法制备中低分子量右旋糖酐的方法	广西民族大学
201210455298	胡椒乙胺缩3-甲基-5-氯水杨醛及其合成方法和应用	广西师范大学
201210455312	胡椒乙胺缩5-氯水杨醛及其合成方法和应用	广西师范大学
201110324535	新的哌嗪和高哌嗪类衍生物及其制备方法和应用	广西师范大学
201210092658	齐墩果酸-嘧啶类缀合物及其制备方法和应用	广西师范大学
201210510935	一种双核有机金属钌化合物及其制备方法和用途	广西师范学院
201210104979	两个黄酮碳苷化合物及其制备方法和用途	广西医科大学
201110325249	一种芒果苷五乙酯化衍生物	广西中医药大学
201110325256	芒果苷七丙酯化衍生物	广西中医药大学
201110325285	一种芒果苷六丁酯化衍生物的制备方法及其药理作用	广西中医药大学
201210299248	一种胡桃醌衍生物及其应用	广州中医药大学
201210065753	蓑衣莲酮在制备预防和治疗肝损伤药物中的用途	贵阳医学院
201210297187	富贵草胺碱G的用途	贵阳中医学院
201210246079	构树雄花序硬胶囊的制备方法	贵州大学
201010556477	瓜馥木内酰胺碱化合物的制备方法及其在制备抗肿瘤药物中的应用	贵州大学
201310339556	增加10-羟基树碱在水中溶解度的方法及制备产物和应用	贵州大学
201110210201	N-(2-(取代苯并噻唑-2-氨基甲酰基)-苯基)-苯甲酰胺及其制备方法和用途	贵州大学
201110122258	含磺酸酯基团的1,4-戊二烯-3-酮类化合物、其制备方法及用途	贵州大学
201110210183	N-(2-(取代苯并噻唑-2-氨基甲酰基)-苯基)-取代吡唑甲酰胺类化合物及其制备方法和用途	贵州大学
201210470282	一种西罗莫司/磁性羧甲基壳聚糖纳米载药微球的制备方法	桂林电子科技大学
201210407465	3-希夫碱-2(1H)-喹啉酮衍生物及其制备方法和应用	桂林师范高等专科学校
201210489904	甲基阿魏酸在制备预防和治疗肝纤维化药物中的应用	桂林医学院
201310520140	具有靶向性四氧化三铁-卟啉复合纳米粒子的制备方法	哈尔滨工业大学
201210250467	一种温敏性聚N-异丙基丙烯酰胺/聚氨酯载药电纺纤维膜及其制备方法	哈尔滨工业大学
201110145459	一种用于治疗脑胶质细胞瘤的植入剂及其制备方法	哈尔滨医科大学
201310029756	色氨酸纳米微球在制备治疗肿瘤疾病药物中的用途	哈尔滨医科大学
201210450959	4-[6-(4-异丙氧基)吡唑并[1,5-a]嘧啶-3-基]喹啉在制备自噬抑制剂或肿瘤增敏药物中的用途	哈尔滨医科大学
201110405170	色氨酸葡萄糖美拉德反应产物,及其制备方法和应用	哈尔滨医科大学
201210190793	骨形成蛋白-4在筛选抗心肌肥厚、抗心衰或抗心脏纤维化的药物中的用途	哈尔滨医科大学
201210483348	一种奥沙利铂叶酸靶向脂质体及其应用	杭州师范大学
201110434209	一种呫吨酮类衍生物及其用途	合肥工业大学
201210030621	一种N-(2-氯-6-甲基苯基)-2-(苯丙烯酰胺)噻唑-5-甲酰胺衍生物、其制备方法及其用途	合肥工业大学
201110416785	一种以芘酮和吩噻嗪为骨架结构的杂二联体化合物及用途	合肥工业大学
201110434465	一种苯并噻唑类衍生物及其用途	合肥工业大学
201010293994	噻唑(嗪)烷酮并氮杂糖衍生物及合成方法和其在药物制剂中的应用	河北大学
201110337478	一种多胺萘酰亚胺化合物及其在制备药物制剂中的应用	河北大学
201310304896	苯烯莫德纳米乳及其制备方法	河北科技大学
201310233021	一种防治糖尿病心脏损伤的中药单体复方制剂及制备方法	河北联合大学
201210486363	皂角刺总黄酮在制备预防和治疗肿瘤药物方面的应用	河南大学
201210200729	含异穿心莲内酯固体脂质纳米粒的混悬液及其制备方法和应用	河南大学
201210249096	氟喹诺酮醛缩异烟腙及其制备方法和应用	河南大学
201210249727	一种氟喹诺酮醛缩异烟腙及其制备方法和应用	河南大学
201210186124	含氮曲克芦丁衍生物及其制备方法和用途	河南工业大学
201210000997	一种利多卡因醇质体的制备方法	河南科技大学
201110203683	一种杜仲活性单体化合物、制备方法、药物组合物及其用途	河南科技大学
201010212515	一种丹参花中三萜类化合物及其提取方法和应用	河南科技大学
201110379757	从全蝎中制备抗菌化合物的方法	河南科技大学
201110023502	(S)-2-羟烷基-1,4-二羟基-9,10-蒽醌与糖基缀合物的合成及抗肿瘤活性	河南师范大学
201110023054	具有抗癌活性的3′-叠氮基表柔比星的合成	河南师范大学
201210326824	具有抗真菌活性的丹皮酚-1,2,3-三氮唑类化合物及其制备方法	河南师范大学

（续表）

专利号	发明专利名称	专利权人
201210328217	具有抑菌活性的吲哚及其衍生物-三氮唑类化合物及其制备方法	河南师范大学
201310005920	具有抗真菌活性的苯并咪唑-1,2,3-三氮唑类化合物及其制备方法	河南师范大学
201110187214	马鞭草总苷在制备防治脑缺血药物中的应用	河南中医学院
201210148521	从紫花碎米荠中提取的黄酮苷及其制备方法	河南中医学院
201210422267	4,5-二氢咪唑[1,2-a]喹啉衍生物及其应用	黑龙江八一农垦大学
201110158614	制备查尔酮衍生物的方法	黑龙江大学
201310043654	一种含二茂铁基的三环已基锡配位聚合物及其制备方法与应用	衡阳师范学院
201110437103	一种美味牛肝菌菌体中水溶性活性多糖的制备方法及应用	湖北工业大学
201310041239	2-(4-芳氧基苯氧基)烷酰胺及其应用	湖南大学
201210194951	N-(2-取代酰基)吡唑鱼藤酚及其作为药物的应用	湖南大学
201110156453	5-叔丁基-3-芳基-4-(1,2,4-三唑-1-基)异□唑啶-5-醇及其应用	湖南大学
201210508529	4-叔丁基-5-(2-硝乙基)-2-氨基噻唑及其制备方法与应用	湖南大学
201210106643	2-(2,2-二甲基-2,3-二氢苯并呋喃-5-基)吗啉及其制备方法与应用	湖南大学
201210080015	4-烷基-6-芳基-5-(1,2,4-三唑-1-基)-2-氨基-1,3-噻嗪作为制备抗抑郁药物的应用	湖南大学
201110281257	2-氨基-4-(2-吡啶)-嘧啶双过氧钒铵盐配合物及单晶培养及应用	湖南科技大学
201210345842	盐酸青藤碱在制备治疗男性抗精子抗体阳性免疫不育药物中的应用	湖南中医药大学
201210052988	一种肠道靶向缓释型氨基酸药物及其制备方法	湖州师范学院
201110045768	一种β-胡萝卜素的β-环糊精包合物的制备方法	华东理工大学
201310001240	一种广谱抗肿瘤药物及其应用	华东理工大学
201210199226	苯磺酰胺类化合物及其用途	华东理工大学
201210430633	萘酰亚胺衍生物及其用途	华东理工大学
200910258534	双联和氧桥杂环新烟碱化合物及其制备方法	华东理工大学
201210186758	一种环境响应基础共聚物及其制备方法	华东理工大学
201110054331	具有抗肿瘤作用的N-苯基-N′-(末端羧酸取代酰氧基)辛二酰胺类化合物及其药用盐	华东理工大学
201110037134	一种α,β-二氨基酸衍生物及其合成方法和应用	华东师范大学
201110326410	酰基四氢-β-咔啉类化合物及其衍生物、用途及其制备方法	华东师范大学
201210269522	2,3-二芳香基噻唑啉酮类化合物及类似物及其在制备抗血管新生药物中的用途	华东师范大学
201210174929	氮原子多取代的芳香酰胺类小分子有机化合物及其衍生物、用途及其制备方法	华东师范大学
201310157378	一种士的宁-β-环糊精聚合物脂质体及其制备方法、应用	华南理工大学
201210194142	4-(3-氯-4-甲氧基苯胺基)-6-(3-胺基苯基)喹唑啉类化合物或其药学上可接受的盐和制备方法与应用	华南理工大学
201210560598	一种卡佩他滨药物载体及其制备方法	华南理工大学
201210560472	一种靶向缓释载药纳米微球及其制备方法	华南理工大学
201010513726	3,5-二甲氧基二苯乙烯衍生物及其制备方法与抗耐药性细菌的应用	华南理工大学
201210344317	2-取代苯炔基-1,2-二氢-1-萘醇化合物及其制备方法与在制备抗乙酰胆碱酯酶药物中的应用	华南师范大学
201310011987	大花八角醇在制备抗抑郁症药物中的应用	华侨大学
201210097663	N-取代-4-(7-氯喹啉-4-氨基)-苯甲酰胺衍生物的制备方法和应用	华侨大学
201110081818	一种抗肿瘤化合物及其制备方法和应用	华中科技大学
201110280066	一种降血脂化合物及其制备方法和应用	华中科技大学
201110216334	含巯基他克林衍生物及其制备方法和应用	华中科技大学
201110216344	氨基噻唑衍生物及制备方法和医药用途	华中科技大学
201110435049	葱莲中具有抗肿瘤作用的化合物及其分离制备方法和应用	华中科技大学
201110280053	一种保肝化合物及其制备方法和用途	华中科技大学
201210043990	齐多夫定喹啉共轭化合物及其制备方法和抗肝癌之应用	华中科技大学
201210273551	香豆素类化合物及其制备方法与用途	淮海工学院
201210208499	一种持续释放的治疗青光眼药物及制备工艺	吉林大学
201310194780	一种松籽油皮诺敛酸微胶囊及其制备方法	吉林大学
201110204387	海因布洛芬衍生物及其合成方法及其用途	吉林大学

（续表）

专利号	发明专利名称	专利权人
201210179098	具有不同P3位结构的腈腈类组织蛋白酶抑制剂及应用	吉林大学
201310021388	腈腈类组织蛋白酶K抑制剂及其在治疗骨质疏松症方面的应用	吉林大学
201210121516	一种盐酸倍他司汀脂质体及其制备方法	吉林大学珠海学院
201210590437	芳基丙酰氧肟酸类尿素酶抑制剂及其合成和用途	吉首大学
201310403581	烷基连接吡咯酮-喹啉酮型化合物及其制法和用途	吉首大学
201210202249	木豆素在制备治疗或预防股骨头坏死药物中的应用	暨南大学
201110441526	3,4-二羟基苯甲酸甲酯在制备防治神经退行性疾病药物中的应用	暨南大学
201310162746	2-[(2-O-葡萄糖基-5-羟基苯甲酰基)胺基]-5-羟基苯甲酸甲酯的用途	暨南大学
201110124349	一种淡竹叶提取物及其制备方法和用途	暨南大学
201110444832	一种白藜芦醇倍半氧锗化合物及其制备方法和应用	暨南大学
201210568016	一种具有α-糖苷酶抑制活性的化合物及其制备方法和用途	暨南大学
201110157657	具有抗肿瘤及抗氧化活性的苯并硒二唑衍生物及制备与应用	暨南大学
201110212987	一种可抑制人1型11β-羟基类固醇脱氢酶活性的姜黄素类化合物的制备及其应用	暨南大学
201110205766	可抑制人2型11β-羟基类固醇脱氢酶活性的姜黄素类似物的制备及其应用	暨南大学
201210059684	一种有机锗配合物及其制备方法和应用	暨南大学
201110327452	一种能抑制肿瘤血管形成的钌配合物及其制备方法与应用	暨南大学
201110032045	23-羟基白桦酸衍生物及其制备方法和用途	暨南大学
201110281597	蟾蜍内酰胺类化合物及其制备方法与应用	暨南大学
201110086382	丹参素川芎嗪衍生物及其制备方法和应用	暨南大学
201110114196	以鬼臼毒素为主要活性成分的药物组合物及其制备方法	嘉兴学院
201210318388	转录因子NFATC3作为药物靶点在逆转肿瘤多药耐药中的应用	江南大学
201210094330	一种离子液体、纳米荧光椭球体及其制备方法	江苏大学
201110314705	去丙二酸单酰基阿扎霉素F衍生物及其制备方法和在制备抗菌药物中的应用	江西农业大学
201010158806	一种降低高脂血症模型的胆固醇胶囊处方和应用	江西中医药大学
201010107814	一种对氯苯氧异丁酸甲氧基苯丙酸脂化合物及其合成方法	江西中医药大学
201210240768	替普瑞酮防治吗啡所致的肾脏损伤的用途	昆明理工大学
201110377784	替普瑞酮在制备预防和(或)治疗抑郁症药物中的应用	昆明理工大学
201210493852	紫丹参乙素的医药用途	昆明理工大学
201310187204	熊竹素在制备抑制血管异常新生药物中的应用	昆明理工大学
201210494022	紫丹参甲素的医药用途	昆明理工大学
201210141458	N-取代苯基-2-((1H-苯并咪唑-2-基)巯基)乙酰胺类衍生物及其用途	昆明理工大学
201210010392	2-(4-烃基甲酰氧基苯基羰基甲基硫基)嘧啶酮类化合物及其应用	昆明理工大学
201310059903	12β-羟基雄甾-4,6,8(9),13(14)-四烯-3,11,16-三酮及其应用	昆明理工大学
201310059966	雄甾-4,6,8(9),13(14)-四烯-3,11,16-三酮及其应用	昆明理工大学
201210006522	隆萼当归线型呋喃香豆素化合物及其应用	昆明医学院
201310454221	手性螺环吲哚-吡喃嘧啶碱类化合物在制备抗炎药物中的应用	兰州大学
201210031988	党参多糖硒化的方法及其应用	兰州大学
201110151169	一种金线莲提取物自旋标记类似物及制备与用途	兰州大学
201110283640	手性2,4-二取代-噻唑酮类化合物及其制备和在制备抗癌药物中的应用	兰州大学
201110138538	手性螺环吲哚-吡喃嘧啶碱类化合物及其制备和应用	兰州大学
201110184445	γ-羟基炔酸酯衍生物及其在制备抗肿瘤药物中的应用	兰州大学
201210356090	苦瓜二醇A在制备治疗糖尿病的药物中的应用	辽宁大学
201310174864	含有四氢萘酰胺化合物或其可药用盐的高药物载荷片剂	辽宁大学
201310238831	血红铆钉菇菌丝体多糖在制备降血糖药物中的应用	辽宁石油化工大学
201110397525	8-吡唑取代黄嘌呤类A2B腺苷受体拮抗剂及其合成方法和应用	辽宁医学院
201110170180	槲皮素-谷氨酸Cu(Ⅱ)配合物及其制备方法和用途	辽宁中医药大学
201210234605	一种三苯基锡配位化合物及其制备方法与应用	聊城大学
201110279935	一种Schiff碱Cu(Ⅱ)配位化合物及其制备方法与应用	聊城大学
201210334292	一种萘酚醛类Schiff碱钴配位聚合物及其制备方法与应用	聊城大学
201210243379	一种核苷酸序列及其用途	泸州医学院
201210387080	一种溴酚化合物及其应用	鲁东大学

（续表）

专利号	发明专利名称	专利权人
201210086997	二喹唑啉二硒醚类化合物及制备方法和生物活性	鲁东大学
201310032627	一种(3E,5E)-3,5-双哌啶-4-酮类似物及其制备方法与应用	牡丹江医学院
201210087393	亚胺类豆甾醇衍生物及其在抗癌药物中的应用	南昌大学
201310221568	一种丹皮酚微海绵制剂及其制备方法	南方医科大学
201210167122	化合物 mangostenone F 及其制备方法和在制备抗肿瘤药物中的应用	南方医科大学
201210359684	紫檀芪在制备预防和治疗慢性肾小球疾病药物中的应用	南京大学
201210412954	Aphanamixoid A 在制备治疗喉癌药物中的应用	南京大学
201210412955	Aphanamixoid A 在制备促进小肠蠕动药物中的应用	南京大学
201210413773	Aphanamixoid A 在治疗白血病药物中的应用	南京大学
201210413973	Aphanamixoid A 在制备治疗胰腺癌药物中的应用	南京大学
201210414051	Aphanamixoid A 在治疗卵巢癌药物中的应用	南京大学
201210414599	Aphanamixoid A 在制备降低血糖药物中的应用	南京大学
201210415210	Gypensapogenin A 在抗幽门螺杆菌药物中的应用	南京大学
201210415362	Gypensapogenin A 在升高白细胞的药物中的应用	南京大学
201210416990	Gypensapogenin A 在抗甲型流感病毒药物中的应用	南京大学
201210417013	Gypensapogenin B 在预防或治疗胰腺纤维化的药物中的应用	南京大学
201210417261	Gypensapogenin A 在抗雌激素缺乏导致的骨质疏松药物中的应用	南京大学
201210417262	Gypensapogenin A 在抗细菌药物中的应用	南京大学
201210417664	Gypensapogenin B 在治疗黄热病毒感染药物中的应用	南京大学
201210418058	Gypensapogenin A 在治疗或预防急性心衰的药物中的应用	南京大学
201210418608	Gypensapogenin B 在抗结核菌药物中的应用	南京大学
201210419178	Gypensapogenin A 在治疗或预防口腔溃疡药物中的应用	南京大学
201210417186	Houttuynoid E 在防治肝脏损伤药物中的应用	南京大学
201210417496	Houttuynoid B 在治疗乳腺癌药物中的应用	南京大学
201210418560	Houttuynoid A 在制备治疗或预防肾纤维化的药物中的应用	南京大学
201210418622	Houttuynoid A 在治疗结直肠癌药物中的应用	南京大学
201210418624	Houttuynoid B 在制备治疗膀胱癌药物中的应用	南京大学
201210419352	Houttuynoid C 在治疗胰腺癌药物中的应用	南京大学
201210419464	Houttuynoid E 在预防或治疗胰腺纤维化的药物中的应用	南京大学
201210419618	Houttuynoid D 在制备治疗卵巢癌药物中的应用	南京大学
201210046532	特异性抑制肌肉微小核糖核酸的化合物及其合成方法和应用	南京大学
201110252629	STAT3 小分子选择性抑制剂及其制备方法和应用	南京大学
201110114745	青藤碱衍生物及其制备方法和应用	南京大学
201210122226	紫草宁苯氧羧酸酯类衍生物及其合成方法和应用	南京大学
201110063740	含1,4-苯并二噁烷的噻二唑衍生物及其制法与其抗菌活性	南京大学
200810124176	齐墩果酸衍生物及其制备方法和应用	南京大学
201110248970	蛋白载药纳米粒子的合成方法	南京大学
200910262954	一类尿素衍生物及其制法与用途	南京大学
201310206456	阳离子聚甘油酯类脂质及其合成方法和应用	南京大学
201210081607	苯基苄胺类化合物及其应用	南京大学
201110188224	果糖基化芒果苷及其制备方法与用途	南京工业大学
201110119350	果糖基化葛根素及其制备方法与用途	南京工业大学
201310016152	一种基于药物交联的多聚糖微球的制备方法	南京理工大学
201210035875	脱氢枞胺衍生物及其在制备抗肿瘤药物中的应用	南京林业大学
201310456446	一种地黄多糖脂质体的制备方法	南京农业大学
201110329661	一类气体信号分子供体物及其制备方法和用途	南京师范大学
201110312179	一类具有新型结构的化合物及其制备方法和用途	南京师范大学
201410030032	咪唑喹啉在制备抑制精子运动的药物中的应用	南京医科大学
201210440778	取代芳氧乙基哌嗪类衍生物及其制备方法和应用	南京医科大学
201110154291	抗血小板聚集的药物	南京中医药大学
201210306272	带有一氧化氮供体的芳香酸衍生物在制备治疗恶性肿瘤疾病药物中的应用	南京中医药大学
201310031014	具有降血糖作用的红豆杉提取物及其制备方法与应用	南京中医药大学
201310032630	金松双黄酮在制备防治糖尿病药物中的应用	南京中医药大学

（续表）

专利号	发明专利名称	专利权人
201310028251	治疗肺癌的中药活性成分复方制剂及其制备方法	南京中医药大学
201210085304	蟾蜍甾烯类化合物在制备治疗口腔黏膜恶性肿瘤药物中的应用	南京中医药大学
201210130344	能促进经皮吸收的普萘洛尔复合磷脂传递体及其制备方法与应用	南京中医药大学
201210198834	基于体内代谢机制的灯盏乙素苷元甲基化产物及其制备方法和其应用	南京中医药大学
201210198829	灯盏乙素苷元 Mannich 衍生物及其制备方法和应用	南京中医药大学
201210524106	一种荆芥内酯邻溴苯甲酸酯及其制备工艺和用途	南京中医药大学
201210523879	一种荆芥内酯三氟甲基苯甲酸酯及其制备工艺和用途	南京中医药大学
201210523880	一种荆芥内酯对溴苯甲酸酯及其制备工艺和用途	南京中医药大学
201310125787	苍耳亭衍生物及其药物用途	南京中医药大学
201210454520	一种具有抗疱疹病毒作用的化合物	南京中医药大学
201210183216	具有抗肿瘤活性的二萜化合物及其制备方法与应用	南京中医药大学
201210051802	三尖杉碱类似物及制备方法和应用	南开大学
201210538680	一种胰蛋白酶调控的纳米超分子囊泡及制备方法和应用	南开大学
201010141807	一种在革兰氏阳性菌中合成的 cDP-2-甘油及其制备方法	南开大学
201310027834	(反式)-3-(3-羟基-4-甲氧基苯基)丙烯醛及其衍生物在制备预防和治疗骨代谢异常疾病的药物组合物中的应用	南通大学
201310169292	牡荆子总黄酮提取物及其制备方法和医药用途	南通大学
201210270043	原人参二醇过氧化衍生物及其制备方法与应用	南通大学
201310416403	一种治疗肿瘤的双靶点药物化合物及其制备方法和用途	南通大学
201110122119	新型截短侧耳素衍生物、其制备方法及其医药用途	南通大学
201110051108	绿原酸类似物及其制备方法和应用	内蒙古大学
201210547691	一种氧化苦参碱肝靶向纳米给药系统及制备方法	宁夏医科大学
201310099525	一种治疗脑缺血、脑梗死的药物组合物	齐齐哈尔大学
201310000099	一种奥利司他片剂及其制备方法	青岛大学
201310000098	一种苯磺酸氨氯地平片剂及其制备方法	青岛大学
201310000097	一种埃索美拉唑钠肠溶片剂及其制备方法	青岛大学
201310032613	一种奥利司他口服制剂及其制备方法	青岛大学
201310000100	一种奥美拉唑肠溶双层缓释片剂	青岛大学
201210055938	一种复方昆布氨酸氢氯噻嗪抗高血压制剂	青岛科技大学
201210152654	防治脑缺血用的含有麻黄碱提取物的口服液的制备方法	清华大学
201310124591	一种制备稳定的白蛋白纳米颗粒的方法	清华大学
201110435411	药物舍吲哚的用途	清华大学深圳研究生院
201210537237	纳米级多烯紫杉醇及其制备方法	清华大学深圳研究生院
201210537240	纳米级紫杉醇及其制备方法	清华大学深圳研究生院
201110426313	2′-氯-4′-硝基黄酮及其衍生物以及它们的制备与应用	清华大学深圳研究生院
201010560841	取代的(S)-苯甲磺酰基吡咯烷-3-氨基衍生物及其制备方法与应用	清华大学深圳研究生院
201210008715	6-苯基咪唑并[2,1-b]噻唑-3-酰胺类衍生物及其制备方法与应用	清华大学深圳研究生院
201210537211	纳米级环磷酰胺及其制备方法	清华大学深圳研究生院
201210537087	纳米级盐酸阿霉素及其制备方法	清华大学深圳研究生院
201210537141	纳米级卡培他滨及其制备方法	清华大学深圳研究生院
201010214397	聚乙二醇 1000 维生素 E 琥珀酸酯修饰的嵌段共聚物及其制备方法与应用	清华大学深圳研究生院
201110277609	PcL-Tween 80 共聚物及其制备方法与应用	清华大学深圳研究生院
201210345453	1-(3,4,5-三羟基)苯基-1-烷酮在制备预防或治疗黑色素瘤药物中的应用	厦门大学
201310112138	脂肪酸类化合物在制备预防和治疗肝癌药物中的应用	厦门大学
201210020358	真菌环氧二烯烟酸类衍生物在制备促炎介质抑制剂的应用	厦门大学
201210403320	伊维菌素及其衍生物的用途	厦门大学
201210100100	一种六碳糖酯及其合成方法与用途	厦门大学
201210334295	一种丹酚酸 A 高含量的药材、制备方法和用途	山东大学
201110115663	双联苄类化合物在制备抗炎药物中的应用	山东大学
201210004615	一种治疗脉管炎的白花丹参总菲醌提取物、药物组合物及制备方法	山东大学
201210370987	一种 H2 纳米结晶制剂及其制备方法	山东大学
201210364524	一种载多西他赛的混合胶束冻干制剂及其制备方法	山东大学

（续表）

专利号	发明专利名称	专利权人
201210178823	紫杉烷类药物-羧甲基壳聚糖两亲性大分子前药、胶束制剂和冻干胶束制剂及其制备方法	山东大学
201210376553	一种半乳糖介导的冬凌草甲素白蛋白纳米粒及其制备方法	山东大学
201210384370	一种聚乙二醇为载体的冬凌草甲素的前药及其制备方法	山东大学
201210205143	噻唑烷酮衍生物及其在制备抗肺癌药物中的应用	山东大学
201210382195	喹喔啉酮酰胺类化合物、其制备方法与应用	山东大学
201210234354	一种哒嗪类 HIV-1 逆转录酶抑制剂的制备与应用	山东大学
201210146803	一种 2-氨基-6-氨甲基嘌呤类化合物及其制备方法和应用	山东大学
201310433276	一种取代噻二嗪三酮类衍生物及其制备方法与应用	山东大学
201310166879	一种侧链芳环修饰活性维生素 D3 类似物及其制备方法与应用	山东大学
201210330875	(2-(3-甲硫基-1,2,4-噻二嗪)乙氧基)甲基膦酸酯类衍生物及其制备与应用	山东大学
201210146323	5-芳基-1,2,3-噻二唑-4-巯基乙酰胺类衍生物及其制备方法和应用	山东大学
201210002065	末端含吸电子基取代的4″-O-氨基甲酸酯类克拉霉素衍生物及其中间体制备方法和应用	山东大学
201110146229	4″-((取代苯甲酰胺基)烷基)氨基甲酸酯阿奇霉素 11-氨基甲酸酯衍生物及其中间体	山东大学
201210240489	4″-O-(反式-β-芳基烯丙酰胺)氨基甲酰基阿奇霉素衍生物	山东大学
201210525830	自组装药物囊泡及其构建方法	山东大学
201210030683	一种呋喃类化合物及其制备方法与应用	山东大学
201210351689	三嗪巯乙酰胺类衍生物及其制备方法与应用	山东大学
201310092606	邻氨基苯甲酰胺类化合物及其制备方法与应用	山东大学
201210310638	对乙酰氨基酚酸衍生物、制备方法及其用途	山东理工大学
201210258907	对硝基肉桂酸金属配合物、其制备方法及其用途	山东理工大学
201210311328	对乙酰氨基酚酮衍生物、制备方法及其用途	山东理工大学
201310142212	一种从蟾酥中提取脂蟾毒配基的方法	山东中医药大学
201310142353	一种从蟾酥中提取华蟾酥毒基和蟾毒灵混合物的方法	山东中医药大学
201210565382	多羟基溴代二苯甲酮类化合物及其衍生物在治疗和预防动脉粥样硬化中的应用	山西医科大学
201210312945	扎考比利作为制备抗心室重构药物的应用	山西医科大学
201310017221	杜鹃素固体分散体的制备方法	山西医科大学
201210016508	1-芳基-3-取代-5-取代氨基-4-吡唑甲酰胺类化合物及其应用	陕西理工学院
201110366800	一种姜黄素类化合物肺靶向制剂及其制备方法与应用	上海交通大学
201210244811	苯并吡喃生物碱的应用	上海交通大学
201210408662	包载多烯紫杉醇的 PLGA 纳米粒子及其制备方法	上海交通大学
201010204620	白藜芦醇二聚体衍生物及其制备和应用方法	上海交通大学
201210559631	达玛烷型三萜类化合物及其制备方法和应用	上海交通大学
201080028220	不对称膜的聚合物囊泡	上海交通大学
201110242547	苯并呋喃类化合物及其制备方法、用途	上海交通大学
201110292388	3-甲酮-6-取代-苯并呋喃类化合物及其制备方法和用途	上海交通大学
201210142467	一种用于高脂血症治疗的静电纺丝纤维膜制剂及其制备方法	上海交通大学
201210251910	双功能纳米粒载体及双功能纳米粒制剂的制备方法	上海交通大学
201310044118	外消旋体紫草素萘茜母核羟基甲基化羰基肟衍生物及其制备和用途	上海交通大学
201310044877	高光学纯度紫草素和阿卡宁萘茜母核羟基甲基化羰基肟衍生物及其制备和用途	上海交通大学
201210401794	N-取代四氢吡啶连吲哚-单克隆抗体 cD14 结合物及其制备方法和应用	上海师范大学
201210219865	N-(4-氟苄基)-3,5-双(4-三氟甲基苄叉基)-4-哌啶酮及制备和应用	上海师范大学
201210461709	凉粉草多糖及其制备方法和其应用	上海应用技术学院
201110181294	丁酸类化合物及其衍生物在制备降血糖药物中的用途	上海中医药大学
201210586005	辛夷脂素的医药用途	上海中医药大学
201210553437	土木香内酯在制备防治溃疡性结肠炎的药物或食品中的应用	上海中医药大学
201010128441	蛇床子素衍生物及其制备方法和在制备抗乳腺癌药物中的应用	上海中医药大学
201210120958	一种 20(S)-原人参二醇干混悬剂及其制备方法	上海中医药大学
201210169305	一种蒲公英多糖提取物及其制备方法和用途	上海中医药大学

（续表）

专利号	发明专利名称	专利权人
201210085912	一种噻唑衍生物及其制备方法与用途	绍兴文理学院
201210536369	一种双吲哚嗪取代衍生物及其制备方法和用途	绍兴文理学院
201210458914	一种硒化聚甘露糖醛酸制备方法及其应用	深圳大学
201110354326	一种具有抗肿瘤活性的甘草次酸修饰物及其制备方法	沈阳化工大学
201110398548	普罗布考纳米分散物及其制备方法	沈阳药科大学
201110373281	6-[2-(二甲氨基)乙氧基]黄酮的医药用途	沈阳药科大学
200810229078	尼莫地平固体分散体及其制备方法	沈阳药科大学
201110092060	一种含有加替沙星的复方抗结核制剂及其制备方法	沈阳药科大学
201210431969	一种复方抗结核制剂的制备工艺	沈阳药科大学
201110462333	抗结核药物复方制剂的制备方法	沈阳药科大学
201110373270	1-{4-[3-(4-吗啉基)丙氧基]-2-羟基苯基}-3-(4-吗啉基)-2-丙烯-1-酮及其用途	沈阳药科大学
201010508775	一种孕甾双烯醇酮类化合物在制备抗肿瘤药物中的应用	沈阳药科大学
200910012312	具有抗炎镇痛作用的地榆总三萜及其制备方法	沈阳药科大学
200910188074	葫芦素在制备治疗咳嗽药物中的应用	沈阳药科大学
200910012907	包含葫芦素类活性成分的经皮给药组合物	沈阳药科大学
200910219744	复方坦洛新和非那雄胺缓释胶囊及其制备方法	沈阳药科大学
200910219743	一种坦洛新和非那雄胺复方缓释片及其制备方法	沈阳药科大学
200910219747	一种复方坦洛新和非那雄胺控释片及制备方法	沈阳药科大学
200910219748	阿司匹林和氯吡格雷或其药学上可接受的盐的复方缓释制剂	沈阳药科大学
201110456626	一种注射用复合维生素亚微乳冻干粉针及其制备方法	沈阳药科大学
201110462328	一种药物组合物及其应用	沈阳药科大学
201010209399	辅酶 Q_{10} 纳米混悬剂冻干组合物及其制备方法和应用	沈阳药科大学
201210174535	辅酶 Q_{10}/直链淀粉包合物及其制备方法	沈阳药科大学
200910010319	羟基黄酮衍生物及其抗血小板聚集的用途	沈阳药科大学
201010150845	呋喃并[3,2-g]色烯类化合物及其应用	沈阳药科大学
201210208426	一种水飞蓟宾-熊去氧胆酸的固体分散体及其制备方法	沈阳药科大学
200910011753	青蒿素类衍生物及其应用	沈阳药科大学
201110090738	一个倍半萜内酯化合物、制备方法及其应用	沈阳药科大学
200810230093	2,3-二取代芳基噻吩类衍生物及其用途	沈阳药科大学
201010568237	苹果酸舒尼替尼脂质体及其制备方法	沈阳药科大学
201010156257	4,5-二取代芳基异硒唑类衍生物及其用途	沈阳药科大学
201210308640	一种硒唑甲酸类化合物及其制备方法和用途	沈阳药科大学
201210458855	含有噻唑环的色满类化合物及其类似物和医药用途	沈阳药科大学
201110219451	格雷司琼经皮贴剂及其制备方法	沈阳药科大学
200910013060	氰基吡啶基取代的噁唑烷酮类化合物	沈阳药科大学
201010572235	6,7-亚甲二氧基-1,2,3,4-四氢异喹啉衍生物及其制备方法和用途	沈阳药科大学
201110105021	1-(6,7-二氢-5H-呋喃[3,2-g]色烯-3-乙酰基)-4-苯基哌嗪及其用途	沈阳药科大学
201110105027	呋喃并[3,2-g]色烯类化合物及其应用	沈阳药科大学
201010194295	1,4-二氢噻吩并[3′,2′:5,6]噻喃并[4,3-c]吡唑-3-羧酸衍生物及其应用	沈阳药科大学
201110454196	复方抗结核包芯片及制备方法	沈阳药科大学
200910011754	吡咯并[2,1-b]喹唑啉类天然产物的衍生物及其制备方法和用途	沈阳药科大学
200910003525	噻唑并[3,2-a]嘧啶类衍生物及其应用	沈阳药科大学
201210398563	新噁嗪类化合物及其抗血小板聚集的用途	沈阳药科大学
201210425442	新噁嗪类化合物及其用途	沈阳药科大学
201110456642	嘧啶及三嗪类化合物的制备方法和应用	沈阳药科大学
201010209415	葫芦素 E 纳米混悬剂组合物及其制剂	沈阳药科大学
201310027916	拟人参皂苷 F11 磷脂复合物及制备方法和用途	沈阳药科大学
200910012341	红霉素衍生物及其用途	沈阳药科大学
201110172112	一种新的抗癌活性化合物 selaginellin N 及其用途	沈阳药科大学
201110172114	一种抗癌活性化合物 selaginellin M 及其用途	沈阳药科大学
201110105030	一种含有二甲双胍囊泡类给药系统及其应用	沈阳药科大学
201110096130	β-榄香烯吲哚衍生物及其制备和应用	沈阳药科大学

（续表）

专利号	发明专利名称	专利权人
201210456396	缬沙坦喷雾干燥纳米混悬剂及其制备方法	沈阳药科大学
201110115070	3,4-二芳基-1,2,5-硒二唑类衍生物及其用途	沈阳药科大学
201010604437	含有吲哚酮的4-噻唑烷酮类衍生物及其应用	沈阳药科大学
201010555294	含有胍基的青蒿素类衍生物及其应用	沈阳药科大学
200910219745	一种喜树碱类化合物磷脂复合物水分散体及其制备方法	沈阳药科大学
201210403708	环-反-4-L-羟脯氨酰-L-丝氨酸注射液及其制备方法	沈阳药科大学
201010555321	异戊烯基化吲哚类生物碱及其制备方法和应用	沈阳药科大学
201110219386	(E)-3-[2-溴-5-(3-取代丙氧基)]苯基-N-{4-甲基-3-[4-(吡啶-3-基)嘧啶-2-基]氨基}苯基丙烯酰胺类化合物	沈阳药科大学
201010249244	异黄酮衍生物-色烯(满)并噁嗪类化合物及其制备方法和应用	沈阳药科大学
201110455647	一种芳香酸类化合物及其用途	沈阳药科大学
201110426032	唾液酸衍生物在制备PEG脂质衍生物修饰制剂中的应用	沈阳药科大学
201010228966	6-羟基-2-O-β-D-吡喃葡萄糖基庚烷及其制备方法和应用	沈阳药科大学
201010228969	5,7,4′-三羟基8-甲氧基-3-O-α-L-鼠李糖苷及其活性组合物的制备方法和应用	沈阳药科大学
200810010039	四氢姜黄素衍生物及盐类	沈阳药科大学
201010186784	一类香芹醇酯类衍生物及含有该衍生物的经皮吸收制剂	沈阳药科大学
201110456539	维生素E琥珀酸酯-壳聚糖接枝物及其制备方法和应用	沈阳药科大学
200910011325	3,4-二芳基呋喃-2,5-二酮类衍生物与3,4-二芳基-1H-吡咯-2,5-二酮类衍生物及其用途	沈阳药科大学
201210169320	具有α-葡萄糖苷酶抑制活性的2H-1-苯并吡喃-2-酮类化合物及其药用组合物	沈阳药科大学
200910012317	高异黄酮、二氢高异黄酮、高异黄烷类衍生物及其用途	沈阳药科大学
201010519120	五环三萜类皂苷及其用途	沈阳药科大学
200810010386	2-亚甲基-5-取代亚甲基环戊酮类衍生物及其应用	沈阳药科大学
201110318338	2-羟亚胺苯丙酰胺基乙二硫基类衍生物及其应用	沈阳药科大学
201010139255	噁二唑基哌嗪衍生物及其用途	沈阳药科大学
201210111918	含哌嗪乙酰肼的双芳基脲类衍生物及其应用	沈阳药科大学
200910010633	2-苯胺嘧啶衍生物及其制备和用途	沈阳药科大学
200810229961	朝鲜槐中提取的黄酮类化合物	沈阳药科大学
200980147890	双芳基脲类衍生物及用途	沈阳药科大学
200710157364	白藜芦醇衍生物、类似物及其制备方法和用途	沈阳药科大学
200910011748	一种胃漂浮型缓释微丸及其制备方法	沈阳药科大学
201310174267	莪术中倍半萜类化合物及其制备方法和用途	沈阳药科大学
200910012315	1,3-二芳基丙烷类衍生物及其用途	沈阳药科大学
201010621249	四氢异喹啉类化合物及其制备方法和用途	沈阳药科大学
200910012090	二氢吡啶类钙离子拮抗剂的固体自乳化口服给药系统及其制备方法	沈阳药科大学
201010291462	莪术中的二苯庚烷类化合物及其医药用途	沈阳药科大学
201210281120	3-芳基-7H-噻唑并[3,2-b]-1,2,4-三嗪-7-酮类衍生物及其应用	石家庄学院
201210088392	芳基烷酸并环磷酰胺衍生物及其制备方法与应用	石家庄学院
201210128476	吲哚-2-酮的哌嗪硫代甲酰肼衍生物及其制备方法和用途	首都师范大学
201210228488	喹唑啉-4-哌嗪二硫代甲酸酯及其制备方法和用途	首都师范大学
201110257528	2,4-二氨基喹唑啉的哌嗪二硫代甲酸酯衍生物及其制备方法和抗肿瘤用途	首都师范大学
201110141753	(1S,3S)-1-亚甲二氧基苯-1,2,3,4-四氢-β-咔啉-3-甲酰氨基酸甲酯、其制备方法和应用	首都医科大学
201110237056	6-(1-甲基-β-咔啉-3-羧酸乙酰基)-6-脱氧-β-环糊精及其与阿霉素超分子包结配合物的制备和应用	首都医科大学
201110130065	一种具有镇痛和抗炎活性的化合物,其制备方法及应用	首都医科大学
201010177167	β-咔啉类氨基酸苄酯及其制备和应用	首都医科大学
201210054432	脂肪酸-RGD-脂肪醇偶联物介导表柔比星靶向脂质体制备及抗肿瘤活性评价	首都医科大学
201110067824	和厚朴酚在制备预防或治疗颅内占位性病变和颅内组织器官炎症的药物中的用途	四川大学

（续表）

专利号	发明专利名称	专利权人
201110113842	牛磺酸在制备预防成瘾药物引起的神经细胞损伤的药物中的用途	四川大学
201310040869	二氢色原酮骨架化合物在制备治疗恶性肿瘤的药物中的应用	四川大学
201310528463	一种靶向于细菌 RNA 聚合酶的抗结核小分子化合物	四川大学
200810045870	用于制备雷美替胺的化合物、其制备方法和用途	四川大学
201010179579	联苯双酯衍生物及其在制备自身免疫性疾病药物中的应用	四川大学
201110378820	一种化合物及其制备方法和应用	四川大学
201110191935	一类二元酸茄尼醇烷基替加氟二酯制备及其抗癌作用	四川大学
201210234899	别嘌醇衍生物及其制备方法和用途	四川大学
201210184490	一种丹参酮Ⅰ类衍生物及其合成方法和应用	四川大学
201210252981	一种提高生物利用度的氧化石蒜碱组合物及其制剂	四川大学
201210036038	吡啶并嘧啶酮类衍生物以及在制备抗肿瘤药物方面的用途	四川大学
201210289992	一类用于治疗和(或)预防神经退行性相关疾病的化合物	四川大学
201210121288	载有抗肿瘤药物的可生物降解超分子水凝胶及制备方法	四川大学
201110453651	槲皮素羟丙基 β-环糊精包和物脂质体及其制备方法和用途	四川大学
201310013990	一类黄酮烷基胺类化合物、其制备方法和用途	四川大学
201110139840	苯并噻嗪硫酮衍生物及其制备方法和用途	四川大学
201110355766	系列联苯醚衍生物以及在制备抗结核病药物方面的用途	四川大学
201210038183	1,3-二氢-1-氧-2H-异吲哚类化合物、其制备方法和用途	四川大学
201210351375	(E)-2-(3,5-二甲氧基苯亚甲基)-环戊酮在制备治疗脑血管疾病的药物中的应用	苏州大学
201310310596	(E)-2-(3,5-二甲氧基苯亚甲基)-环戊酮在制备治疗疼痛性疾病的药物中的应用	苏州大学
201210344253	酸浆苦素 B 在制备治疗和(或)预防血吸虫病药物中的应用	苏州大学
201310310564	5-(3′,5′-二甲氧基苯甲撑基)-2-硫代-咪唑-4-酮在制备治疗脑血管疾病的药物中的应用	苏州大学
201210036790	齐墩果烷型皂苷在制备治疗和(或)预防血吸虫病药物中的应用	苏州大学
201210036808	齐墩果烷型皂苷在制备治疗和(或)预防血吸虫病药物中的应用	苏州大学
201210319217	连翘苷作为唯一活性成分在制备改善认知功能及治疗阿尔茨海默症药物中的应用	苏州大学
201210363306	一种口腔速溶膜剂及其制备方法	苏州大学
201110142538	一种吡喹酮衍生物及其制备和应用	苏州大学
201110263953	4,7-二氢四唑[1,5-a]嘧啶衍生物及其在制备抗肿瘤药物中的应用	苏州大学
201110122471	一种联苯环辛烯类化合物及其制备和应用	苏州大学
201210569309	高载药量的具有组合治疗效果的多功能纳米药物的制备	苏州大学
201010590798	扎那米韦固体脂质纳米粒的口服制剂及其制备方法	苏州大学
201210579414	一种基于硅纳米线的药物载体制备方法	苏州大学
201310241009	一种酸敏感聚合物前药、其纳米粒及该纳米粒的应用	苏州大学
201010590911	一种非甾体抗炎药制备方法及其抗炎镇痛作用	苏州大学
201310047296	一种环索奈德纳米冻干粉及其制备方法	台州职业技术学院
201210203694	2-苯基-3-取代咪唑并[1,2-a]吡啶类衍生物及其制备方法	泰山医学院
201210568780	一种无定形普拉格雷硫酸氢盐及其制备方法	天津大学
201210562147	具有抗组胺活性的三环类化合物、制备方法及用途	天津大学
201210168123	具有基因药物时序性释放性能的金纳米球壳载体及制备方法	天津大学
201110102800	4-甲氧基-1,3-苯二甲酸二酯衍生物及其制备和应用	天津理工大学
201210445465	一类苯并氮杂䓬类衍生物及其制备方法和用途	天津商业大学
201010114809	一种抗肿瘤转移作用的转筋草生物碱类化合物	天津医科大学
201010519266	一种黄酮类似物、制备及其作为抗糖尿病药物的用途	天津医科大学
201110364762	5-取代苄亚甲基咪唑烷-2,4-二酮类衍生物及其应用	天津医科大学
201110364739	5-取代亚甲基咪唑烷-2,4-二酮类衍生物及其药物组合物与应用	天津医科大学
201210126376	L-酪氨酸类衍生物及其药物组合物与应用	天津医科大学
201210209683	续断化学成分的用途	天津中医药大学
200910070298	一种黄芩苷黏附型纳米滴眼液及其制备方法	天津中医药大学
201110045668	一种 pH 敏感型黄芩苷眼用在体凝胶制剂	天津中医药大学

（续表）

专利号	发明专利名称	专利权人
201210018766	黄蜀葵花提取物及其化学成分的用途	天津中医药大学
201210173988	一种 pH 敏感且生物相容高效抗菌的聚合物胶束及其制备方法	同济大学
201210024217	一种干预氧化应激的香椿子超临界总多酚萃取物的制法	潍坊医学院
201110329343	一种瑞舒伐他汀-右旋糖酐酯的制备方法	温州大学
201210080477	一种治疗恶性肿瘤的药物组合物	武汉大学
201310081701	7,4′-二取代异黄酮衍生物及其制备方法与应用	武汉大学
201210585852	多功能可降解聚天冬酰胺改性聚合物及其制备方法	武汉大学
201210488273	阻断 H5N1 禽流感病毒进入的 L-亮氨酸衍生物及其制备方法	武汉大学
201210169994	具有抗艾滋病病毒活性的棉酚衍生物及其制备	武汉大学
201310162740	一种 EX527 靶向多功能介孔硅纳米粒子的制备方法	西安电子科技大学
201310016135	一种携载棉酚衍生物的多功能介孔硅纳米制剂的制备方法	西安电子科技大学
201110432473	姜黄素 c 及其衍生物 c3 在防治视网膜黄斑变性药物中的应用	西安交通大学
201210231642	基于雌马酚激活 BKca 通道的应用	西安交通大学
201210451911	α-硫辛酸，乙酰左旋肉碱，辅酶 Q10 及羟基酪醇配伍在防治肌萎缩发生中的应用	西安交通大学
201310229332	一种双功能聚乙二醇-阿霉素偶联物及其制备方法	西安交通大学
201010550366	一种作为抗肿瘤药物的联苯化合物及其制备方法	西安交通大学
201310241311	一种具有抑制组蛋白去乙酰化酶活性的化合物及其制备方法	西安交通大学
201310161088	一种具有抗肿瘤活性的联苯脲化合物及其制备方法	西安交通大学
201210224812	2,3,5-三取代苯甲酰胺类化合物及其制备方法和用途	西安交通大学
201310043951	一种米格列醇缓释片的制备方法	西安科技大学
201210391465	1-脱氧-D-木酮糖 5-磷酸还原异构化酶抑制剂及其制备方法	西北大学
201210173293	泊洛沙姆-烟酸前药及其制备方法	西北大学
201210463228	聚乳酸纳米颗粒表面仿细胞外层膜结构的改性方法及应用	西北大学
201010240840	一种塑料容器包装的辅酶 Q10 注射药物组合物	西南大学
201310389329	克林沙星氨基衍生物及其可药用盐在制备抗结核药物中的应用	西南大学
201010104781	卤苄叔胺类双溴抗微生物化合物的医药用途	西南大学
201210164365	3-取代-1-甲基-2,4-喹唑啉二酮类化合物及其制备方法和应用	西南大学
201110434041	一种对乙酰氨基酚—磷酰氮芥抗肿瘤药物及其制备方法	西南大学
201110424586	环磷酰胺类衍生物及作为抗肿瘤药物的用途	西南大学
201210449741	伊维菌素水溶性固体分散体及其制备方法	西南大学
200910191773	抗微生物活性的糖双芳基三唑类化合物、合成方法及医药用途	西南大学
201210125184	4-(4-氨基苯磺酰胺基)苯乙酸衍生物及其制备方法和应用	西南大学
201110363357	黄芩苷金属配合物及其制备方法和应用	西南大学
200910191659	具抗微生物活性的磺酰氯乙烯唑类化合物及制备方法和医药用途	西南大学
201210151996	苯并咪唑胺类化合物及其制备方法和应用	西南大学
201110200837	L-苯甘氨酸衍生物及其应用	西南大学
201210292193	一种吡咯里西啶生物碱及其用途	西南交通大学
201210229262	一种红景天苷嵌段共聚物脂质纳米粒制剂	西南民族大学
201010246367	黄连总生物碱提取物的新用途	香港大学
201080049820	用于治疗癌症的含有环金属 N-杂环卡宾络合物的药物组合物	香港大学
200810210952	用于控制释放药物活性成分的新型脂质组合物气雾剂	香港浸会大学
201110342820	含抗坏血酸或其盐的灌洗液及其用途	香港中文大学
201310153647	内毒素的新用途	新乡医学院
201210015481	一种蓝萼甲素衍生物及其制备方法和应用	新乡医学院
201210378498	一种加雷沙星滴眼剂	新乡医学院
201310021906	非甾体类抗炎药物在制备预防和治疗糖尿病脑病药物中的应用	徐州医学院
201110235390	一种壳聚糖衍生物的制备方法及其在抗凝血药物上的应用	烟台大学
201210532685	一种姜黄素眼用多芯囊泡凝胶制剂及其制备方法	烟台大学
201210283389	一种叶黄素微胶囊的制备方法	盐城工学院
201210494561	一种骨肉瘤细胞抑制剂及制备方法	玉林师范学院
201210392457	一种肺癌细胞抑制剂及制备方法	玉林师范学院
201210237371	2-苄基取代苯并呋喃—咪唑盐类化合物及其制备方法	云南大学

（续表）

专利号	发明专利名称	专利权人
201210329029	一种咕吨酮类化合物及其制备方法与应用	云南民族大学
201210131014	一种竹叶兰中的呋喃黄酮类化合物、制备方法及应用	云南民族大学
201210320996	一种紫檀烷类化合物及其制备方法与应用	云南民族大学
201310225729	一种联苯类化合物及其制备方法与应用	云南民族大学
201310014162	一种芴酮类化合物及其制备方法和应用	云南民族大学
201210317876	一种黄酮类化合物及其制备方法与应用	云南民族大学
201310023235	一种罗通定透皮贴剂及其制备方法	云南中医学院
201110056707	苯基甘氨酸衍生物对大肠杆菌有抑菌和杀菌活性	浙江大学
201010612275	氨基甲酸紫草素酯在制备丙酮酸激酶抑制剂中的应用	浙江大学
201210379837	羟基红花黄色素 A 油溶液及其制备方法和应用	浙江大学
201210132453	4 位-1H-1,2,3-三唑-β-内酰胺衍生物的用途	浙江大学
201210336602	氯喹类药物和紫杉醇类药物共载脂质体及其制备方法	浙江大学
201210242927	人参二醇皂苷组分在制备防治癫痫药物中的用途	浙江大学
201210242928	人参二醇皂苷组分制备及在防治帕金森氏病中的药物用途	浙江大学
201210242929	人参二醇皂苷组分在制备防治皮炎和疤痕药物中的用途	浙江大学
201210199606	新橙皮苷在制备防治糖尿病药物中的应用	浙江大学
201310045827	一种苯骈七元杂环类化合物及其制备方法和应用	浙江大学
201210329622	从中药鬼箭羽中提取的化合物及其用途	浙江大学
201210045425	一种齐墩果酸衍生物及其制备方法和应用	浙江大学
201110347315	菲律宾刺参硫酸软骨素多糖及其提取方法和用途	浙江大学
201310046059	一种连钱草酚及其制备方法和应用	浙江大学
201210037574	一种脑苷脂类化合物的制备方法及用途	浙江大学
201110433183	一种糖苷酯化合物及其制备方法和应用	浙江大学
201310107619	超顺磁性氧化铁纳米粒在经皮给药系统中的应用	浙江大学
201110433222	一种木脂素三糖苷化合物及其制备方法和应用	浙江大学
201110456721	一种类异胡豆苷生物碱及制备方法和用途	浙江大学
201110335127	3,4,5,-三取代氨基噻吩类化合物及其制备和用途	浙江大学
201310000108	苯丙氨酸类衍生物及制备方法和用途	浙江大学
201110433164	一种木脂素三糖苷化合物及其制备方法和应用	浙江大学
201310133154	一种稀土掺杂氧化镓载药体的制备方法	浙江大学
201110359236	糖苷化 4,4′-二甲基花椒毒素衍生物及其用途	浙江大学
201210433011	一类具酪氨酸酶抑制活性的化合物的制备方法与用途	浙江大学
201010039661	反式 3-取代苯基丙烯酸衍生物制造方法及用途	浙江大学
201210078412	一种全反式维甲酸酰胺衍生物及其制备方法和应用	浙江大学
201010103089	苯甲酸酯类衍生物及制备方法和应用	浙江大学
201210008855	一种抑制二肽激肽酶的化合物及制备方法和用途	浙江大学
201210055274	(4-取代苯甲酰)氟苯水杨酰胺类化合物在制备抗肺癌药物中的应用	浙江工业大学
201210069280	一种菊花总黄酮自乳化体系组合物及其应用	浙江工业大学
201110428106	N1,N4-二正丁基-3,6-二甲基-1,2,4,5-四嗪-1,4-二甲酰胺及制备和应用	浙江工业大学
201110297019	1,4-二取代基-1,4-二氢苯并吡喃[4,3-c]吡唑类化合物	浙江工业大学
201210042031	一种非洛地平缓释微球及其制备方法	浙江工业大学
201110422414	一种喹啉香豆素衍生物及其制备方法及用途	浙江工业大学
201210016341	一种 5-氟嘧啶-4(3H)-酮类化合物在制备抗肿瘤药物中的应用	浙江工业大学
201210054984	一种苯乙酰氟苯水杨酰胺类化合物及应用	浙江工业大学
201210055432	一种(4-取代苯甲酰)氟苯水杨酰胺类化合物及应用	浙江工业大学
201110149894	含异噁唑杂环的 2-甲基苯并呋喃类衍生物及制备与应用	浙江工业大学
201210154072	4-取代-2-丁氧基-5-氟嘧啶类化合物及其制备方法和应用	浙江工业大学
201210069365	一种原花青素自乳化体系组合物及其应用	浙江工业大学
201110150016	含三唑杂环的 2-甲基苯并呋喃类化合物及其制备与应用	浙江工业大学
201110149900	一种 2-甲基苯并呋喃类化合物及其制备与应用	浙江工业大学
201210555100	一种 pH 敏感性萝卜硫素壳聚糖微球的制备方法	浙江科技学院
201210323180	神经激肽受体 2 的拮抗剂在白血病治疗中的用途	浙江理工大学
201310418243	卤素取代的四氮唑羧酸类化合物、其制备方法和用途	浙江医药高等专科学校

（续表）

专利号	发明专利名称	专利权人
201310192334	含吡唑类化合物、其制备方法和用途	浙江医药高等专科学校
201310308098	一类抗肿瘤化合物、其制备方法和用途	浙江医药高等专科学校
201310308097	一类化合物、其制备方法和用途	浙江医药高等专科学校
201310308088	含噻吩取代的化合物、其制备方法和用途	浙江医药高等专科学校
201310033386	大豆异黄酮-壳聚糖缓释微囊的制备方法	浙江中医药大学
201310165248	一种槲皮素衍生物在制备抗肿瘤药物中的应用	郑州大学
201210029634	穿心莲内酯 c15 位取代衍生物在制备抗丙型肝炎药物中的应用	郑州大学
201210226321	15-苄亚基-14-脱氧-11,12-脱氢穿心莲内酯衍生物在制备治疗糖尿病药物中的应用	郑州大学
201310063583	一种可预防结核杆菌呼吸道传播的干粉吸入剂	郑州大学
201110387499	用于防治肿瘤的药物组合物	郑州大学
201310021070	一种厚朴酚的脂肪乳剂及其制备方法	郑州大学
201210278328	RLT 多肽介导的多西紫杉醇肿瘤靶向亚微乳剂及其制备方法	郑州大学
201210358667	含 γ-亚基丁烯内酯穿心莲内酯衍生物、其合成方法和用途	郑州大学
201210573805	多机制治疗肿瘤光热控释长循环药物转运系统的制备方法及其应用	郑州大学
201210397112	一类含三唑基的氨基二硫代甲酸酯化合物、制备方法及其应用	郑州大学
201110279509	一种雄甾并[17,16-d][1,2,4]三氮唑并[1,5-a]嘧啶类衍生物及其合成、应用	郑州大学
201210335467	一种含抗肿瘤药物 2-甲氧基雌二醇的缓释微球注射剂	郑州大学
201210406707	一种水溶性富勒烯及其应用	郑州大学
201210186122	三氮唑烯醚类、肟醚类化合物及其制备方法与应用	郑州大学
201210302962	一种马尾藻甾醇的用途	中国海洋大学
201210439029	低聚甘露糖醛酸或其药用盐在制备防治白细胞减少症药物中的应用	中国海洋大学
201210192675	一种具有 pH 敏感性的包载盐酸阿霉素的壳聚糖羧甲基壳聚糖纳米缓释微粒的制备方法	中国海洋大学
201210208157	线叶旋覆花内酯 A 在制备治疗多发性硬化症药物中的应用	中国人民解放军第二军医大学
201310023924	二苄基丁内酯类化合物络石藤苷元、牛蒡子苷元、络石藤苷在制备防治肝炎病毒药中的应用	中国人民解放军第二军医大学
201110130944	紫玉盘内酰胺和马兜铃内酰胺 BI 在制备抗癌药物中的应用	中国人民解放军第二军医大学
200910046551	一种靶向于人磷脂酰乙醇胺结合蛋白 4 的抗肿瘤小分子化合物	中国人民解放军第二军医大学
201010556623	尼古丁的应用和一种药物组合物	中国人民解放军第二军医大学
201110447488	一种脲类化合物的应用	中国人民解放军第二军医大学
201110343880	积雪草三萜类成分在用于制备抗颅脑损伤产品中的应用	中国人民解放军第二军医大学
201210537637	赖氨酸作为增效剂在制备抗真菌药物中的应用	中国人民解放军第二军医大学
201310008044	一种兼具止血和杀菌活性的聚合物	中国人民解放军第二军医大学
201210384902	具有抗肿瘤和抗菌活性的十二元环内酯类化合物及其应用	中国人民解放军第二军医大学
201110262956	异噁唑衍生物及其应用	中国人民解放军第二军医大学
201110133568	酰化黄酮苷化合物及其在制备补体抑制剂药物中的应用	中国人民解放军第二军医大学
201110277632	氮唑类抗真菌化合物、盐类及其制备方法和用途	中国人民解放军第二军医大学
201110198303	青藤碱衍生物、其盐类及其制备方法和用途	中国人民解放军第二军医大学
201110150452	硫代苯二氮䓬类化合物及其作为药物的用途	中国人民解放军第二军医大学
201010180162	Bcl-2 蛋白的 N-取代苯磺酰基-取代苯甲酰胺类小分子抑制剂及其应用	中国人民解放军第二军医大学
201110146702	一种紫玉盘双酰胺类衍生物及其制备方法和应用	中国人民解放军第二军医大学
201110094585	取代四氢咔唑类抗真菌化合物及其制备方法	中国人民解放军第二军医大学
201210016124	包封 USPIO 的隐形纳米脂质体注射液及其制备方法与应用	中国人民解放军第二军医大学
201210026933	具有协同抗真菌作用的化合物及其在药学中的用途	中国人民解放军第二军医大学
201210370725	从龙血竭中提取的中药单体化合物的应用	中国人民解放军第四军医大学
201210008092	三七素在制备治疗神经变性病药物中的应用	中国人民解放军第四军医大学
201110403436	一种以羟基红花黄色素 A、丹参素钠制备而成的注射液	中国人民解放军第四军医大学
201110348675	一种含有延胡索乙素和欧前胡素的药物组合物	中国人民解放军第四军医大学
201210218147	Tempol 类衍生物作为抗肿瘤药物的应用	中国人民解放军第四军医大学
201210147681	苦杏仁甙保护缺血心脏的应用	中国人民解放军第四军医大学
201210425548	一种黄酮苷类化合物在制备治疗脑卒中药物中的应用	中国人民解放军第四军医大学

（续表）

专利号	发明专利名称	专利权人
201210048527	Tempol类衍生物的合成及辐射防护作用	中国人民解放军第四军医大学
201110181973	一种从太白银莲花提取的三萜皂苷类化合物的用途	中国人民解放军第四军医大学
201210425758	一种三萜皂苷类抗心肌缺血化合物	中国人民解放军第四军医大学
201210203043	聚酰胺胺型树枝状大分子结构修饰物的制备方法和应用	中国人民解放军第四军医大学
201210520344	氨基取代羧酸类化合物的制备及其应用	中国人民解放军第四军医大学
201210426185	从甘青铁线莲中提取的三萜皂苷类化合物及用途	中国人民解放军第四军医大学
201210461886	一种从甘青铁线莲中提取的三萜皂苷类抗心肌缺血化合物	中国人民解放军第四军医大学
201210467752	三萜皂苷类化合物及其提取方法和在治疗心肌缺血/再灌注损伤中的应用	中国人民解放军第四军医大学
201210325241	一种姜黄素的用途	中国药科大学
201310112169	一种黄酮化合物在制备预防或治疗肿瘤药物中的用途	中国药科大学
201210544405	一类愈创木烷型倍半萜类辣椒素受体拮抗剂的镇痛用途	中国药科大学
201310000028	一类炔亚甲基吲哚-2-酮类衍生物的用途	中国药科大学
201310000027	一类3-氨基-2-吡啶酮类衍生物的用途	中国药科大学
201210544402	一类氨基喹唑啉表皮生长因子受体拮抗剂的抗肿瘤治疗用途	中国药科大学
201110024707	防治糖尿病的黄酮类化合物及其药物用途	中国药科大学
201210543761	一类具有外周镇痛作用的κ阿片受体激动剂	中国药科大学
201010135620	具有抗炎活性的取代羟胺类衍生物、其制备方法及用途	中国药科大学
201210151095	一类具有抗肿瘤活性的2-苯基-4-喹诺酮化合物、其制备方法及用途	中国药科大学
201210543764	一类具有外周镇痛作用的κ阿片受体激动剂	中国药科大学
201210104216	噁唑酮并喹唑啉衍生物、制备方法及用途	中国药科大学
201010224690	拼合杂环的23-羟基白桦酸类衍生物、其制备方法、制剂及用途	中国药科大学
201010224698	3,23,28位修饰的23-羟基白桦酸类衍生物、其制备方法、制剂及用途	中国药科大学
200810020695	用于防治糖尿病的化合物及其合成制备方法与药物用途	中国药科大学
201110299784	一种包裹紫杉烷类药物的蛋白纳米颗粒及其制备方法	中国药科大学
201110347886	一类藤黄属衍生物、其制备方法和医药用途	中国药科大学
201310005709	具有抑制黄嘌呤氧化酶和降尿酸作用的化合物以及组合物	中国药科大学
201110115922	一种3-取代苯并[c]呋喃酮的硫代、硒代同系物、其制备方法及医药用途	中国药科大学
201310178912	酒石酸唑吡坦择时脉冲控释微丸及其制备方法	中国药科大学
201210152246	一类具有凝血酶抑制作用的一氧化氮供体,其制法以及医药用途	中国药科大学
201210146603	一类低氧激活抗肿瘤化合物及其用途	中国药科大学
201310081971	4-咪唑基喹啉类及喹唑啉酮类芳香化酶抑制剂、制备方法和医药用途	中国药科大学
201110178862	一氧化氮供体型冬凌草甲素14位羟基修饰衍生物、其制备方法及用途	中国药科大学
201210521152	具有靶向特性的去氢骆驼蓬碱衍生物的抗肿瘤前药	中国药科大学
201210063287	一类苯丙基哌嗪衍生物及其镇痛用途	中国药科大学
201210543873	一类选择性α2A受体激动剂的治疗阿尔茨海默病用途	中国药科大学
201210001077	甾体类5α-还原酶抑制剂、其制备方法及其医药用途	中国药科大学
201110092963	一种肿瘤靶向的脱氧葡萄糖复合药物及其制备方法	中国药科大学
201210189996	一种靶向特性的可示踪贵金属荧光探针及抗肿瘤前药	中国药科大学
201010018167	一类辣椒碱衍生物、其制备方法及其制备新型镇痛药物的用途	中国药科大学
201110034321	治疗脑癌或用以降低脑癌细胞对替莫唑胺的抗药性的医药组合物	中国医药大学
201210154491	一种补骨脂提取物及其制备和应用方法	中南大学
201010171470	1-(取代芳基)-5-((取代芳胺基)甲基)吡啶-2(1H)酮化合物、制备方法及其用途	中南大学
201310133817	一种两亲性羧甲基葡聚糖修饰的磁性脂质体及其制备和应用方法	中南大学
201310375755	一种具有抗菌增效作用的化合物及其制备方法和应用	中南民族大学
201310375755	一种具有抗菌增效作用的化合物及其制备方法和应用	中南民族大学
201110377528	一种β-苯丙氨酸类化合物作为醛糖还原酶抑制剂的应用	中山大学
201210589250	一种提高细菌对血清敏感性的物质	中山大学
201010586597	Xyloketal B在制备调节血脂水平药物中的应用	中山大学
201210578973	苯骈α-吡喃酮类化合物作为抗γ型人类疱疹病毒药物的应用	中山大学
201210407849	一种抗癌药物硅质体微胶囊及其制备方法	中山大学
201110437407	聚半乳糖醛酸硫酸酯在制备抗幽门螺旋杆菌药物中的应用	中山大学
201210345460	亚甲基缩氨基硫脲基取代苯氧羧酸衍生物,其制备方法及其应用	中山大学

（续表）

专利号	发明专利名称	专利权人
201210404443	一种海洋真菌来源的二倍半萜类化合物及其制备方法和应用	中山大学
201210012510	天然产物 Bostrycin 衍生物Ⅲ、其制备方法和用途	中山大学
201110273138	喹唑酮衍生物及其制备方法和应用	中山大学
201210424260	一种10-羟基树碱纳米微球及其制备方法	中山大学
201210548950	一种2-苯基喹唑啉衍生物及其制备方法与在制备抗癌药物中的应用	中山大学
201210078802	利培酮微球制剂及其制备方法	中山大学
201210280123	N-取代吡唑并[3,4-d]嘧啶酮类化合物、其制备方法及其应用	中山大学
201210302084	氨基取代吴茱萸次碱类似物及其合成方法与在制备抗肥胖症药物中的应用	中山大学
201110417134	一种具有Y型结构的三核铂配合物及其对人胃腺癌细胞的靶向性	中山大学
201010518447	一种三联苯化合物及其制备方法和作为α-葡萄糖苷酶抑制剂的应用	中山大学
201210454499	4-氨基硫脲缩甲醛基苯甲(氨基酸)酰胺化合物及其应用	中山大学
201110398837	一种咔唑衍生物及其制备方法和作为抗癌药物的用途	中山大学
201110244787	一种苯并吖啶衍生物的制备方法及其作为抗癌药物的用途	中山大学
201110414430	四吡啶基卟啉桥联十字形四核铂配合物及其制备方法和抗肿瘤活性	中山大学
201210470199	骨化三醇固体脂质分散体及其制备方法	中山大学
201210457832	硫酸奈替米星吸入粉雾剂及其制备方法	中山大学
201010132979	一种 Salen Zn(Ⅱ)配合物及其制备方法和应用	中山大学
201110269753	氨基取代的黄酮类化合物及其制备方法和应用	中山大学
201210012518	天然产物 Bostrycin 衍生物Ⅱ、其制备方法和用途	中山大学
201010618518	天然产物 S6-2 衍生物及其制备方法和作为抗肿瘤药物的用途	中山大学
201210191464	一种治疗前列腺炎的栓剂及其制备方法	重庆大学
201310166673	脉羊耳兰提取物单体化合物、制备方法及其应用	重庆理工大学
201310223310	一种蛇床子素混合软膏、制备方法及应用	重庆师范大学
201310133108	溴新斯的明多囊脂质体及其制备方法	重庆医科大学
201210041981	吴茱萸碱纳米乳	重庆医科大学
201210226291	一种抗肿瘤化合物及其药学上可接受的盐、及制备方法和应用	重庆医科大学
201310149856	淫羊藿苷在制备治疗痛风药物中的应用	遵义医学院
3　专利权为国内研究所		
200910241753	药物组合物	北京本草天源药物研究院
200910091877	一种药物晶体及其制备方法和用途	北京本草天源药物研究院
201110155384	bumetanide 在抑制肝癌细胞转移中的应用	北京蛋白质组研究中心
200910169820	酒石酸美托洛尔骨架缓释片	北京天衡药物研究院
201080010989	氮杂蒽化合物	财团法人工业技术研究院
200910006503	咪唑-4-酮及咪唑-4-硫酮化合物	财团法人国家卫生研究院
200980126979	抗癌口服制剂	财团法人卫生研究院
201110305266	42-(二甲基亚膦酰)西罗莫司固体组合物及其包衣方法	福建省微生物研究所
200910112919	治疗类风湿性关节炎的透皮吸收生物贴剂及其制备方法	福建省医学科学研究院
200910112425	治疗类风湿性关节炎的透皮吸收涂膜剂及其制备方法	福建省医学科学研究院
201210121693	Irosustat 在制备抗柔嫩艾美耳球虫药物中的应用	广东省农业科学院兽医研究所
201210475563	一种化合物在制备抗细菌药物中的应用	广东省微生物研究所
201310016774	木霉酸在制备抗真菌药物中的应用	广东省微生物研究所
201210590565	甘露醇在制备抗胃癌药物中的应用	广西壮族自治区肿瘤防治研究所
201210590584	甘露醇在制备抗胃腺癌药物中的应用	广西壮族自治区肿瘤防治研究所
201210590592	甘露醇在制备抗胰腺癌药物中的应用	广西壮族自治区肿瘤防治研究所
201210590661	甘露醇在制备抗乳腺癌药物中的应用	广西壮族自治区肿瘤防治研究所
201110461840	甲磺酸左旋尤利沙星晶体及其制备方法和用途	广州医药工业研究院
201110461860	乳酸左旋尤利沙星晶体及其制备方法和用途	广州医药工业研究院
201310089306	一种调控肿瘤对 TRAIL 耐受性的药物	广州中国科学院先进技术研究所
201310024973	一种可同时识别 OdDHL 和 BHL 的核酸适体及其应用	国家纳米技术与工程研究院
201010119176	氨基嘧啶修饰的金纳米颗粒及其制备方法和用途	国家纳米科学中心
201110266839	一种载药纳米粒子及其制备方法和应用	国家纳米科学中心

（续表）

专利号	发明专利名称	专利权人
201110402420	纳米粒子药物组合物的制备方法和纳米粒子药物组合物	国家纳米科学中心
201110099898	一种纳米粒子药物组合物及其制备方法	国家纳米科学中心
200980115577	作为极光激酶抑制剂的稠合双环嘧啶化合物	国家卫生研究院
201010185981	胡黄连素衍生物及其制备与应用	暨南大学新药研究所
201310032742	氧化白藜芦醇在制备抗卵巢衰老药物中的应用	江苏省中国科学院植物研究所
201310152284	一种白子菜总咖啡酰奎宁酸的制备方法和在抗糖尿病药物或保健品中的应用	江苏省中国科学院植物研究所
201310032741	木犀草素在制备抗卵巢衰老药物中的应用	江苏省中国科学院植物研究所
201210315017	海滨锦葵木脂素提取物、其制备方法及其应用	江苏省中国科学院植物研究所
201310032743	金丝桃苷在制备抗卵巢衰老药物中的应用	江苏省中国科学院植物研究所
201310032744	紫云英苷在制备抗卵巢衰老药物中的应用	江苏省中国科学院植物研究所
201110434057	一种新盐角草皂苷及其制备方法和用途	江苏省中国科学院植物研究所
201010169063	一种聚炔苷的制备方法和用途	江苏省中国科学院植物研究所
201010154866	一种新石蒜异喹诺酮类生物碱及其制备方法和用途	江苏省中国科学院植物研究所
201110284783	一种忍冬硫酸酯皂苷及其制备方法和用途	江苏省中国科学院植物研究所
200910213159	一种忍冬绿原酸酯皂苷及其制备方法和用途	江苏省中国科学院植物研究所
201210439698	一种姜黄素纳米混悬剂及其制备方法	江苏省中医药研究院
201310317644	一种齐墩果酸纳米混悬剂及其制备方法	江苏省中医药研究院
201210126064	一种生物降解材料宫内缓控释给药系统及其制备方法	辽宁省计划生育科学研究院
201210126962	一种宫内缓控释给药系统	辽宁省计划生育科学研究院
201210531607	复方青藤片	上海浦东高星生物技术研究所
200910198736	丝氨酸蛋白酶抑制剂在抗胚胎着床和抗肿瘤方面的应用	上海市计划生育科学研究所
201010188198	一种甾体激素类涂膜剂及其制备方法	上海市计划生育科学研究所
201110153195	左旋美普他酚衍生物、其制备方法和其制药用途	上海市计划生育科学研究所
200910195524	含孕激素的固体分散体及其制备方法，以及包含所述固体分散体的组合物	上海市计划生育科学研究所
201110418167	芳香化酶抑制剂在制备抗肝硬化或抗肝纤维化的药物中的应用	上海市肿瘤研究所
201110136319	卢拉西酮组合物	上海医药工业研究院
200910047329	阿戈美拉汀的晶型 VI 及其制备方法和应用	上海医药工业研究院
201010141713	普拉格雷盐酸盐乙酸溶剂合物及其结晶和制备方法	上海医药工业研究院
201010526519	紫芝菌丝体多糖精制物冻干粉针剂及其制备方法	上海医药工业研究院
201110117395	一种阿司匹林脉冲释放微丸和其制剂及其制备方法	上海医药工业研究院
200910198984	去氢克林霉素磷酸酯，其分析制备方法和用途	上海医药工业研究院
200910198985	克林霉素磷酸酯异构体，其分析制备方法和用途	上海医药工业研究院
200910201157	酯类化合物、其制备方法和应用	上海医药工业研究院
201010174743	芳烷二胺类衍生物及其作为抗抑郁症药物的应用	上海医药工业研究院
201210157296	芳烷环烷胺哌嗪衍生物及作为多靶点抗抑郁药的应用	上海医药工业研究院
201110170107	一种苯磺酰或苯甲酰哌嗪类化合物及其制备方法和用途	深圳市湘雅生物医药研究院
201210568220	纳米药物载体、还原响应的纳米药物颗粒与纳米药物颗粒制剂及其制备方法	深圳先进技术研究院
201210567023	细菌纤维素凝胶复合材料的制备方法	深圳先进技术研究院
201210034468	四氢姜黄素的用途	四川省中医药科学院
201310148177	射干苷元注射液	四川省中医药科学院
201210326074	水飞蓟宾双层缓释片及其制备方法	四川省中医药科学院
201110051727	稳定的艾夫他滨药物组合物及其制备方法	天津药物研究院
201110154228	一种甘草次酸衍生物的用途	天津药物研究院
201110454983	一种降血脂的中药组合物及其制备方法和应用	天津药物研究院
201010543645	胡黄连总苷提取物在制备用于预防和治疗脂肪肝药物中的用途	天津药物研究院
201110254865	一种复方艾夫他滨药物组合物及其制备方法和用途	天津药物研究院
201110080235	含无定型态阿戈美拉汀的共聚物、其制备方法、其药物组合物及用途	天津药物研究院
200910228308	喹唑啉衍生物、制备方法和用途	天津药物研究院
201110319830	肟类化合物	天津药物研究院
201110243771	具有抗肿瘤活性的噻唑类化合物	天津药物研究院
201110243774	噻唑衍生物、其制备方法和用途	天津药物研究院
201110243775	异恶唑衍生物、其制备方法和用途	天津药物研究院

（续表）

专利号	发明专利名称	专利权人
201110319866	吡咯衍生物、其制备方法和用途	天津药物研究院
201110319870	呋喃衍生物、其制备方法和用途	天津药物研究院
201110231476	噻吩衍生物、其制备方法和用途	天津药物研究院
201110198707	具有抗胃溃疡作用的噻吩衍生物	天津药物研究院
201110243801	噻二唑衍生物、其制备方法和用途	天津药物研究院
201210092417	达比加群酯 2-酮戊二酸盐及其制备方法和应用	天津药物研究院
201110265003	达比加群的酯衍生物及其制备方法和用途	天津药物研究院
201110337461	噁唑烷酮衍生物及其制备方法和用途	天津药物研究院
201010297208	一种制备伊潘立酮的方法	天津药物研究院
201210424506	地氯雷他定衍生物及其制备方法和用途	天津药物研究院
201310040737	一种吲唑衍生物的晶型及其制备和用途	天津药物研究院
201110319829	含嘧啶的肟类化合物、其制备方法和用途	天津药物研究院
201110042721	一类含吡唑结构的磷脂酶 A2 抑制剂及用途	天津药物研究院
201210106155	具有利尿作用的化合物、其制备方法和用途	天津药物研究院
201010596305	4-取代苯胺基-7-取代烷氧高哌嗪基-喹唑啉衍生物及其制备方法和用途	天津药物研究院
201210364729	一类齐墩果酸的衍生物及其制备方法和用途	天津药物研究院
200910228905	6 位取代的喹唑啉类衍生物、其制备方法和用途	天津药物研究院
201110147169	盐酸普罗帕酮缓释制剂及制备方法	天津药物研究院
201310016846	一类含环己烷结构的苯基 c-葡萄糖苷衍生物、其制备方法和用途	天津药物研究院
201010512024	N-甲酰羟胺类化合物及其制备方法和用途	天津药物研究院
201110109045	含苯并五元杂环的环外亚胺化合物、其制备方法和用途	天津药物研究院
201010596396	喹唑啉芳基脲衍生物及其制备方法和用途	天津药物研究院
201210383102	齐墩果酸的哌嗪衍生物及其制备方法和用途	天津药物研究院
201110293407	一类含异头位烷基的苯基 c-葡萄糖苷衍生物、其制备方法和用途	天津药物研究院
201010512017	N-甲酰羟胺类化合物及其制备方法和用途	天津药物研究院
201210155260	肉桂酰胺类组蛋白去乙酰化酶抑制剂及其制备方法和应用	潍坊博创国际生物医药研究院
201110185229	一氧化氮供体型他米巴罗汀衍生物、其制备方法和用途	潍坊博创国际生物医药研究院
201110417321	一种治疗多囊卵巢综合征 PcOS 与糖代谢异常并存疾病的药物	西安交通大学苏州研究院
201110102556	大豆苷元-羟丙基-β-环糊精包合物及其制备方法	香港理工大学深圳研究院
201210039436	贝母素乙在制备逆转胃癌多药耐药性药物的新用途	新疆维吾尔自治区药物研究所
201310457767	一种从玛咖中提取有效成分的方法	云南省农业科学院药用植物研究所
201210066572	一种制备纤细薯蓣皂苷的方法及其用途	云南省药物研究所
201010206421	含止吐剂成分的透皮吸收贴剂	浙江省医学科学院
201310020617	一种可促口服吸收的积雪草酸脂质纳米粒及其制备方法	浙江省医学科学院
201310021018	一种选择性雌激素受体调节剂的应用	浙江省医学科学院
201310410522	葛根素在 TBBPA 诱导心脏发育毒性中的保护作用	中国环境科学研究院
201010281183	一类降血脂化合物及其制备方法和用途	中国科学院成都生物研究所
201210375428	具有丹参酮骨架结构的羧酸酯酶抑制剂及其应用	中国科学院大连化学物理研究所
201210202059	氘代苯并吡喃类化合物及其应用	中国科学院广州生物医药与健康研究院
201110143591	用作蛋白聚糖酶调节剂的化合物及其应用	中国科学院广州生物医药与健康研究院
201110369551	含哒嗪取代基的哌嗪酰胺类化合物	中国科学院广州生物医药与健康研究院
201180040373	杂环炔苯类化合物及其药用组合物和应用	中国科学院广州生物医药与健康研究院
201210111601	一种胺基喹唑啉衍生物及其制备方法和用途	中国科学院广州生物医药与健康研究院
201010279888	一种酰胺类化合物	中国科学院广州生物医药与健康研究院
201210005970	一种海藻酸铋及其制备方法和应用	中国科学院海洋研究所
201110211132	紫菜多糖在制备肾脏疾病治疗药物或预防保健品中的应用	中国科学院海洋研究所
201110080563	一种苯酚类化合物及其制备方法和应用	中国科学院海洋研究所
201010147883	一种 PTP1B 抑制剂及其合成和应用	中国科学院海洋研究所
201010557924	一种双内酯类衍生物及其制备方法和应用	中国科学院海洋研究所
200910084615	一种酪氨酸蛋白激酶抑制剂及其制备方法	中国科学院化学研究所
201210111785	一种富含鸟嘌呤的核酸适体	中国科学院化学研究所
201210153215	一种能够调节胃肠道平滑肌的含胺基纤维素接枝共聚物	中国科学院化学研究所
200810223531	5 位-巯基磺酸取代痂囊腔菌素衍生物及其制备方法与应用	中国科学院化学研究所

（续表）

专利号	发明专利名称	专利权人
201210097833	一种海藻酸钙微胶囊及其制备方法与应用	中国科学院化学研究所
201110162471	一种多羟基去甲基托品烷类化合物及其制备方法与应用	中国科学院化学研究所
201110097981	手性伪核苷类化合物及其制备方法与应用	中国科学院化学研究所
200910235509	一种含芳基氮杂糖化合物及其制备方法与应用	中国科学院化学研究所
201210351307	京尼平苷的应用	中国科学院近代物理研究所
201310185250	鄂西香茶菜素作为Wnt信号通路抑制剂及抗癌药物的应用	中国科学院昆明植物研究所
201310005484	以黄皮属植物中的咔唑生物碱为抗肿瘤活性成分的药物组合物及其制备方法与应用	中国科学院昆明植物研究所
201310438223	灵芝酚A及其在制药和食品中的应用	中国科学院昆明植物研究所
201210247655	化合物1,10-N-亚癸基双石蒜碱二溴盐及其药物组合物和其在医药中的应用	中国科学院昆明植物研究所
201210439727	苯并吡喃三萜,其药物组合物及其制备方法与应用	中国科学院昆明植物研究所
201110318704	一种岩藻糖化糖胺聚糖衍生物及其制备方法	中国科学院昆明植物研究所
201110296073	化合物Blapsins A和B,含其的药物组合物及其制备方法和应用	中国科学院昆明植物研究所
201210148883	二倍半萜类化合物及其制备方法与应用	中国科学院昆明植物研究所
201210044133	贝壳杉烷型二萜衍生物及其药物组合物和其在医药中的用途	中国科学院昆明植物研究所
201210242294	双异戊烯基香豆素及其制备方法和应用	中国科学院南海海洋研究所
201210230665	抗生素Tetrathiazomycin A及其制备方法和在制备抗肿瘤药物中的应用	中国科学院南海海洋研究所
201210146953	链霉菌和吲哚倍半萜类化合物及其制备方法和在制备抗菌抗肿瘤药物中的应用	中国科学院南海海洋研究所
201310066917	磷酸钙/有机物复合纳米颗粒的制备方法	中国科学院上海硅酸盐研究所
200910052109	具有抗肿瘤活性的化合物	中国科学院上海生命科学研究院
201110004969	增强阿片镇痛剂的镇痛作用的方法及试剂	中国科学院上海生命科学研究院
201010620105	细胞外基质蛋白1及其调节剂在制备过敏性疾病诊断或治疗药物中的应用	中国科学院上海生命科学研究院
201010220627	三聚体丹酚酸的用途	中国科学院上海药物研究所
201110079284	(3R)-去-O-甲基毛狄泼老素在制备预防或治疗抑郁症的药物中的用途	中国科学院上海药物研究所
201110310346	一类2,4,6-三异丙基苯类化合物在制备治疗糖尿病的药物中的用途	中国科学院上海药物研究所
201010581618	一类喹唑啉类化合物在制备抗黄病毒科病毒的药物中的用途	中国科学院上海药物研究所
201110222980	一种药物组合物及其用途	中国科学院上海药物研究所
201110206355	拟海桑内酯甲素、其制备方法和用途以及含有该拟海桑内酯甲素的药物组合物	中国科学院上海药物研究所
201210038785	缬沙坦的多晶型及其制备方法	中国科学院上海药物研究所
201110080672	一种具有环氧化酶-2异常表达抑制活性的芍药苷类化合物,其制备方法及其用途	中国科学院上海药物研究所
201210078474	石杉碱甲多晶型体、其制备方法、包含所述多晶型体的药物组合物及其用途	中国科学院上海药物研究所
201110056076	一类咪唑并吡啶类化合物及其制备方法和用途	中国科学院上海药物研究所
201110091576	二萜化合物豆荚丙素或丁素及其在制备药物中的用途	中国科学院上海药物研究所
201110170501	一种能够自组装成胶束的多西他赛聚氧乙烯-聚氧丙烯-聚氧乙烯化合物	中国科学院上海药物研究所
201210017717	蟾毒配基衍生物及其制备方法、包含该衍生物的组合物、及其用途	中国科学院上海药物研究所
201010554183	桔梗多糖及其降解产物,制备方法和用途	中国科学院上海药物研究所
201110051209	一种雷贝拉唑钠肠溶微粒及其制备方法	中国科学院上海药物研究所
201110164858	一类喹啉-8-甲酰胺类化合物、其制备方法及其医药用途	中国科学院上海药物研究所
201010580420	一类阿朴啡类化合物及其制备方法和用途	中国科学院上海药物研究所
201010530933	一类五元杂环并嘧啶类化合物及其制备方法和用途	中国科学院上海药物研究所
201010563283	普罗布考口服纳米固体制剂及其制备方法	中国科学院上海药物研究所
201210326164	芬戈莫德粘酸盐及其晶体的制备方法和用途	中国科学院上海药物研究所
201010599930	羟乙基三唑类化合物或氨乙基三唑类化合物及其制备方法和用途	中国科学院上海药物研究所
201110091671	二萜类化合物豆荚甲素—己素、其制备方法及其在制备药物中的用途	中国科学院上海药物研究所
201010104963	1-(3-(S)-氨基丙基)-哌啶-4-氨基酰胺类化合物、其药物组合物及其制备方法和用途	中国科学院上海药物研究所
200910047206	一类新的DPP-Ⅳ抑制剂及其制备方法和用途	中国科学院上海药物研究所
201110180360	溴化烯炔类化合物及其制备方法和用途	中国科学院上海药物研究所

（续表）

专利号	发明专利名称	专利权人
201110394240	1,2,4-三噁烷类化合物、合成方法和用途	中国科学院上海有机化学研究所
201110112440	2-氨基-3-全氟乙酰吲哚类化合物及其衍生物、制备方法和应用	中国科学院上海有机化学研究所
200980146616	新基因簇	中国科学院上海有机化学研究所
201210305540	载药纳米胶束及其制备方法和应用	中国科学院深圳先进技术研究院
201210563118	含聚合物与磷脂的纳米载药系统及其制备方法	中国科学院深圳先进技术研究院
201110447701	一种环匹阿尼酸类化合物及其制备和应用	中国科学院沈阳应用生态研究所
201110051193	来源于金针菇的倍半萜化合物的新用途	中国科学院微生物研究所
201110443960	一种降倍半萜类化合物及其制备方法与应用	中国科学院微生物研究所
201110436175	抗多种耐药菌化合物及其制备方法与应用	中国科学院微生物研究所
201210067370	抗肿瘤化合物及其制备方法与应用	中国科学院微生物研究所
201010221389	具有抗肿瘤活性的螺内酰胺生物碱化合物及其制备方法与应用	中国科学院微生物研究所
201110431751	蛇孢菌素类二倍半萜化合物及其制备方法与应用	中国科学院微生物研究所
201310135091	一株适用于油藏环境的假单胞菌菌株及其应用	中国科学院微生物研究所
201310175162	一种盐酸苯海拉明在制备治疗或预防流感病毒药物中的应用	中国科学院武汉病毒研究所
201110316744	一种 T0901317 在制备治疗或预防丙型肝炎药物中的应用	中国科学院武汉病毒研究所
201110316725	一种 GW3965 在制备治疗或预防丙型肝炎药物中的应用	中国科学院武汉病毒研究所
201310175163	一种马来酸氯苯那敏在制备治疗或预防流感病毒药物中的应用	中国科学院武汉病毒研究所
201310176427	一种琥珀酸多西拉敏在制备治疗或预防流感病毒药物中的应用	中国科学院武汉病毒研究所
201310176428	一种吡拉明马来酸盐在制备治疗或预防流感病毒药物中的应用	中国科学院武汉病毒研究所
201110317934	一种防己诺林碱在制备治疗或预防艾滋病毒药物中的应用	中国科学院武汉病毒研究所
201310168243	一种石榴皮鞣素在制备治疗或预防丙型肝炎病毒感染药物中的应用	中国科学院武汉病毒研究所
201210318801	苇叶獐牙菜中新的抗肿瘤成分 Swertiridoid A	中国科学院西北高原生物研究所
201110404970	一种具有保护肝损伤活性的丽江大黄提取物及其制备方法	中国科学院西北高原生物研究所
201110213454	山莴苣素衍生物及其制备方法和用途	中国科学院新疆理化技术研究所
201210131065	松针脂溶性提取物在制备治疗肿瘤药物中的应用	中国林业科学研究院林产化学工业研究所
201110247285	一种黄烷衍生物的用途	中国人民解放军军事医学科学院毒物药物研究所
201110115171	穿琥宁口服药物组合物及其制备方法	中国人民解放军军事医学科学院毒物药物研究所
201010544300	一种咪达唑仑组合物、其制备方法及用途	中国人民解放军军事医学科学院毒物药物研究所
201110155194	繁缕黄酮苷类提取物、其制备方法及制药用途	中国人民解放军军事医学科学院毒物药物研究所
200910177472	作为 HIV 逆转录酶抑制剂的吡啶类化合物及其制备方法和用途	中国人民解放军军事医学科学院毒物药物研究所
200510079136	4-氨基哌啶类化合物及其医药用途	中国人民解放军军事医学科学院毒物药物研究所
201010212441	一种肺部给药的环丙沙星药用组合物及其制备方法	中国人民解放军军事医学科学院毒物药物研究所
201010172482	己烯酮类化合物及其医药用途	中国人民解放军军事医学科学院毒物药物研究所
201010296465	无环核苷酸类似物的盐及其晶型和药物组合物	中国人民解放军军事医学科学院毒物药物研究所
200910177471	含糖基的 α-胺基膦酸衍生物,其制备方法及其医药用途	中国人民解放军军事医学科学院毒物药物研究所
201210080716	托吡酯缓释药物组合物、其制备方法及用途	中国人民解放军军事医学科学院毒物药物研究所
201210249256	苯并环庚烯类衍生物、其制备方法及医药用途	中国人民解放军军事医学科学院毒物药物研究所
201010191891	4-羟基喹啉-3-酰胺衍生物及其制备方法和用途	中国人民解放军军事医学科学院毒物药物研究所
201010123179	以氨基酸或寡肽为连接子的大分子-长春碱偶合物	中国人民解放军军事医学科学院毒物药物研究所
201280002759	苯丙酸化合物、其制备方法及其医药用途	中国人民解放军军事医学科学院毒物药物研究所
200910176366	高度取代的 α-胺基膦酸衍生物、其制备方法及其医药用途	中国人民解放军军事医学科学院毒物药物研究所
200910207020	白藜芦醇衍生物及其医药用途	中国人民解放军军事医学科学院毒物药物研究所
200980139777	新型多巴胺 D3 受体配体,其制备方法及其医药用途	中国人民解放军军事医学科学院毒物药物研究所
201210041310	补身烷型倍半萜环己烯酮衍生物、其制备方法及用途	中国人民解放军军事医学科学院毒物药物研究所
201110062879	含肟类的氨基衍生物、其药物组合物、其制备方法及用途	中国人民解放军军事医学科学院毒物药物研究所
201110054666	一种催眠药的新多晶型 β	中国人民解放军军事医学科学院放射与辐射医学研究所
200880130152	知母皂苷 BII 的合成	中国人民解放军军事医学科学院放射与辐射医学研究所
200810184620	具有调节血脂作用的 α,β-苯基取代的丙烯酰胺衍生物	中国人民解放军军事医学科学院放射与辐射医学研究所、北京三有利科技发展有限公司
201210167881	一种碳酸酐酶抑制剂的用途	中国人民解放军军事医学科学院卫生学环境医学研究所、北京赛德维康医药研究院

（续表）

专利号	发明专利名称	专利权人
201310030532	饱和胺类化合物在制备抗辐射损伤药物中的应用	中国人民解放军军事医学科学院野战输血研究所
201210412035	二甲双胍在对放化疗损伤起保护作用的药物中的应用	中国医学科学院放射医学研究所
200910136377	化合物结构及制备方法与用途	中国医学科学院放射医学研究所
201110060538	5-(4-羟基-3-甲氧基苯亚甲基)罗丹宁在制备治疗帕金森氏病药物中的用途	中国医学科学院基础医学研究所
201310258476	一种肿瘤特异性靶向多肽及其应用	中国医学科学院基础医学研究所
201210201345	一种水溶性紫杉醇化合物的制备方法及用途	中国医学科学院生物医学工程研究所
201210247786	一种水溶性多烯紫杉醇化合物的制备方法及用途	中国医学科学院生物医学工程研究所
201110127231	丹酚酸A预防和(或)治疗脑微血管血栓栓塞性疾病的应用	中国医学科学院药物研究所
200910236960	紫杉醇胆固醇复合物	中国医学科学院药物研究所
200910092140	黄连碱在制备预防和治疗心肌缺血性疾病的药物中的应用	中国医学科学院药物研究所
200910086481	化合物制备骨破坏抑制剂的用途	中国医学科学院药物研究所
201110410629	一种含有水杨酸甲酯乳糖苷的药物组合物、片剂及其制备方法	中国医学科学院药物研究所
201010199465	大黄酸晶B型固体物质及制备方法与用途	中国医学科学院药物研究所
200910091093	二聚咖萨因生物碱、其制法和其药物组合物与用途	中国医学科学院药物研究所
200910236959	以胆固醇复合物为中间载体的紫杉醇亚微乳	中国医学科学院药物研究所
200810168213	紫杉醇脂质复合物	中国医学科学院药物研究所
201210535776	木犀草素α晶型物质、其制法和其药物组合物与用途	中国医学科学院药物研究所
201210543669	7-羟基异黄酮的晶c型、其制法和其药物组合物与用途	中国医学科学院药物研究所
201010188750	岩白菜素的B晶型固体物质及其制备方法与用途	中国医学科学院药物研究所
201010188765	岩白菜素的c晶型固体物质及其制备方法与用途	中国医学科学院药物研究所
200910089238	13a-(S)去氧娃儿藤宁的盐、其制法和药物组合物与用途	中国医学科学院药物研究所
201010191012	罗通定晶c型固体物质与制备方法与用途	中国医学科学院药物研究所
201010191013	罗通定晶B型固体物质与制备方法与用途	中国医学科学院药物研究所
200810223650	罗红霉素三种晶型物质、制法以及药物组合物与用途	中国医学科学院药物研究所
200810114594	N6-取代腺苷衍生物、其制法以及药物组合物与用途	中国医学科学院药物研究所
200810223651	丹酚酸A的β晶型物质、制法以及药物组合物与用途	中国医学科学院药物研究所
200710303688	吲唑及四氢吲唑类化合物及其制法和其药物组合物与用途	中国医学科学院药物研究所
200910082224	水杨酸甲酯糖苷类化合物、其合成方法与用途	中国医学科学院药物研究所
201010528676	水杨酸乙酯苷类化合物、合成方法及其用途	中国医学科学院药物研究所
200910081639	一种腺苷衍生物及其制备方法和应用	中国医学科学院药物研究所
200910088580	一种咖萨因生物碱类似物、其制法和药物组合物与用途	中国医学科学院药物研究所
200910236595	拮抗cKLF1/ccR4相互作用的3-哌嗪基香豆素衍生物	中国医学科学院药物研究所
200710303687	紫杉烷衍生物及其制法和用途	中国医学科学院药物研究所
201210371029	安石榴苷的应用	中国医学科学院医学实验动物研究所
201310055549	诃黎勒酸在制备治疗人肠道病毒71型感染引发疾病药物中的应用	中国医学科学院医学实验动物研究所
201210333694	一种抗菌药物组合物及其应用	中国医学科学院医药生物技术研究所
201110331382	含醇的他克莫司组合物及其制备方法	中国医学科学院医药生物技术研究所
201110067053	吴茱萸次碱类化合物的用途	中国医学科学院医药生物技术研究所
201110408340	阿霉素的脂质药物组合物	中国医学科学院医药生物技术研究所
201210250045	2-硫代-6-氮杂尿苷在制备抗HIV-1病毒的药物中的应用	中国医学科学院医药生物技术研究所
200810097818	甲基黄青霉素酯及其盐类、其制备方法和应用、以及药物组合物	中国医学科学院医药生物技术研究所
201210473479	一种异香豆素类化合物及其制备方法和应用	中国医学科学院医药生物技术研究所
201110124932	抗肿瘤抗生素安可霉素及其衍生物	中国医学科学院医药生物技术研究所
201210034285	灰黄青霉、由其产生的抗菌活性化合物及应用	中国医学科学院医药生物技术研究所
201110079787	结核菌核糖体蛋白L12和L10相互作用阻断剂筛选模型及应用	中国医学科学院医药生物技术研究所
201110332447	一种中药成分组合物及其用途	中国中医科学院中药研究所
201110388382	青蒿素B的制备方法及其在免疫领域的应用	中国中医科学院中药研究所
201110075776	川芎嗪在辅助治疗类风湿性疾病药物中的应用	中国中医科学院中医临床基础医学研究所
201210394394	三磷腺苷或其可药用盐在制备治疗子宫内膜异位症的药物中的应用	北京大学人民医院
201210045470	乳酸依沙吖啶软膏和制备方法及应用	北京市肛肠医院
201110172522	一种胃癌细胞的核酸适配体序列及用途	复旦大学附属华山医院
201210361728	含阿霉素纳米药物微球及其制备方法	复旦大学附属金山医院

（续表）

专利号	发明专利名称	专利权人
201210231048	一种培养神经元的含酚红无血清培养体系以及酚红新用途	复旦大学附属中山医院
201210228698	一种用于治疗 IgA 肾病复方制剂	广东省人民医院
201210562381	刺木骨苷 B1 在治疗或预防流感类抗病毒药物中的应用	广东省中医院
201310109702	千层纸素 A 的应用	广东医学院附属医院
201210155481	对羟基苄叉丙酮在制备预防和(或)治疗脑病药物中的应用	广州军区广州总医院
201210489904	甲基阿魏酸在制备预防和治疗肝纤维化药物中的应用	桂林医学院
201210551228	具有抗肿瘤活性的黄蜀葵花多糖及其制备方法	江苏省中医院
201210018172	一种复方盐酸表柔比星 PLGA 纳米粒及其制备方法	丽水市中心医院
201210265911	白藜芦醇的制药用途	南方医科大学南方医院
201310185560	多羟基二苯甲酮衍生物及其应用	南京医科大学第一附属医院
201210512955	去-O-甲基毛狄泼老素在制备治疗肾脏病药物中的应用	南京医科大学附属南京儿童医院
201310079474	治疗胃癌的含补骨脂素的中药组合物及其制备方法和应用	南京中医药大学附属医院
201210462118	2,3-二氢-3-羟甲基-6-甲基-[1,4]-苯并嗯嗪在制备抗乳腺癌药物中的应用	山东大学齐鲁医院
201210512342	一种塞来昔布咀嚼片及其制备方法	山东省立医院
201210076414	四环素类药物联合应用氟康唑在制备抗真菌产品中的应用及其产品	山东省千佛山医院
201420441748	一种烧伤护理用湿巾	山东省千佛山医院
201210014980	藤黄精酸衍生物及其制备方法和应用	上海交通大学医学院附属第九人民医院
200910198345	青蒿素衍生物在制备治疗克罗恩病的药物中的应用	上海交通大学医学院附属仁济医院
201110282718	二甲双胍在制备治疗淋巴瘤疾病药物中的应用	上海交通大学医学院附属瑞金医院
201210158747	一种治疗非小细胞肺癌的组合药物	上海交通大学医学院附属瑞金医院
201310293789	多西紫杉醇干酏剂及其制备方法和应用	上海市第八人民医院
201210534240	透明质酸寡聚糖包裹的紫杉醇脂质体及其制备方法	上海市第六人民医院
201310332523	噻唑并嘧啶类在近平滑假丝酵母菌感染性疾病应用	上海市第十人民医院
201310332527	一种药物在光滑假丝酵母菌感染性疾病应用	上海市第十人民医院
201310332528	噻唑并嘧啶类化合物在制药中的应用	上海市第十人民医院
201310332521	一种吡唑并嘧啶类化合物在制备抗烟曲霉菌感染性疾病药物中的应用	上海市第十人民医院
201310332522	一种嘧啶类化合物在制备抗真菌药物中的应用	上海市第十人民医院
201310332525	嘧啶类化合物在制备真菌药物的应用	上海市第十人民医院
201310245320	一种丹参酮衍生物及其制备方法和应用	上海市奉贤区中心医院
201110056269	一种治疗脂肪性肝病的中药复方药物	上海中医药大学附属曙光医院
201210125805	一种可用于麻醉剂的化合物	四川大学华西医院
201210065065	4-(甲氧羰基)-4-(N-苯基丙酰胺基)-哌啶-1-取代化合物、制备方法及药学用途	四川大学华西医院
201210065067	4-甲氧甲基-4-(N-丙酰基)巴米品类化合物、制备方法及用途	四川大学华西医院
201210065063	4-甲氧甲基-4-(N-取代)巴米品类化合物、制备方法及用途	四川大学华西医院
201210065066	4-取代-4-(N-丙酰基)苯胺哌啶类化合物、制备方法及用途	四川大学华西医院
201210184937	一种预防或治疗自身免疫性糖尿病的化合物及其制备方法和用途	四川大学华西医院
201310333714	超短效麻醉效应的 N-取代咪唑羧酸酯类化合物、制备方法和用途	四川大学华西医院
201110321583	嘧啶并嘧啶化合物及其核苷类似衍生物和制备方法及用途	四川大学华西医院
201310274445	治疗耐药性结核病的药物组合物	四川绵阳四〇四医院
201110396218	用于表面麻醉的盐酸利多卡因高分子脂质体及制备方法	天津医科大学口腔医院
201110258892	一种治疗冠心病的西药复方及用途	新乡医学院第一附属医院
201210211020	原花青素 B2 的用途	浙江萧山医院
201210584156	靶向小胶质细胞的 miR-30b 复合物及其制备方法和应用	中国人民解放军第三军医大学第二附属医院
201210226416	用于治疗牙周炎的药物组合物及其制备缓释微球的方法	中国人民解放军第三军医大学第三附属医院
201210584158	具有靶向性的多肽-基因复合物及其制备方法和应用	中国人民解放军第三军医大学第一附属医院
201110107522	一类多胺化合物及制备方法和用途	中国人民解放军第三军医大学第一附属医院
201210462636	一种中药蛇床子中总香豆素的提取方法	中国人民解放军兰州军区乌鲁木齐总医院
201110208622	5-(3,4-亚甲二氧基苯基)-2E,4E 戊二烯酸正丙胺酰胺在制备治疗神经疾病产品中的应用	中国人民解放军总医院
201010172484	脲类化合物及其医药用途	中国人民解放军总医院
201210420731	一种治疗婴幼儿浅表血管瘤的盐酸普萘洛尔凝胶	中南大学湘雅医院

（续表）

专利号	发明专利名称	专利权人
5　专利权人为国内其他		
201110404979	1-羟基-2-吡咯烷酮类化合物及其制备方法和应用	贵州省中国科学院天然产物化学重点实验室
201210369806	鹿蹄草纯多糖 LTc-0-1 及其应用	贵州省中国科学院天然产物化学重点实验室
201110048393	三羟基取代五环三萜类化合物及其制备方法和应用	贵州省中国科学院天然产物化学重点实验室
201210016371	20(S)-原人参二醇衍生物及20(S)-原人参三醇衍生物在制备抗抑郁药物中的用途	上海中药创新研究中心
201310093728	双酮类化合物 FLBG-1108 或者其药用盐在制备抗癌药物中的应用	深圳市仙湖植物园管理处
201210094426	莫纳西林类β-雷琐酸大环内酯在血吸虫病防治中的用途	中国科学院华南植物园
201210191314	2-(2-羟基-5-(甲氧羰基)苯氧基)苯甲酸及其制备方法和应用	中国科学院华南植物园
201110330955	氮唑类抗真菌化合物及其制备方法和应用	中国人民解放军南京军区联勤部药品仪器检验所
201110087640	黄酮醇类化合物在制备抗缺氧药物或食品中的应用	中国人民解放军总后勤部卫生部药品仪器检验所
6　专利权为国内共有的		
201210285429	米屈肼薄膜衣片	安徽赛诺医药化工有限公司、江苏开元医药化工有限公司、南京赛诺医药科技有限公司
201310264197	一种苯并噻嗪衍生物的医药用途	安徽中医学院、合肥医工医药有限公司
201310264185	苯并噻嗪类化合物、其制备方法及其抗肿瘤用途	安徽中医学院、合肥医工医药有限公司
201210265480	吲哚-3-乙腈-6-O-β-D-吡喃葡萄糖苷在制药中的应用	澳门科技大学、广州呼吸疾病研究所、呼吸疾病国家重点实验室、广州白云山和记黄埔中药有限公司
201080037200	分离升麻消旋体 A 的方法	宝佳生物科技有限公司、港大科桥有限公司
201110272455	一种复方α酮酸药物组合物及其制备方法	北大方正集团有限公司、方正医药研究院有限公司、北大国际医院集团有限公司
201110134820	脂族胺聚合物的用途及其药物组合物和制备方法	北大方正集团有限公司、方正医药研究院有限公司、北大国际医院集团有限公司
200910152099	氰基取代的喹啉衍生物	北大方正集团有限公司、方正医药研究院有限公司、北大国际医院集团有限公司
201010591694	一种阿戈美拉汀的晶型、其制备方法、用途及药物组合物	北大方正集团有限公司、方正医药研究院有限公司、北大国际医院集团有限公司
201110210652	丙戊酸半钠片剂及其制备方法	北大方正集团有限公司、方正医药研究院有限公司、北大国际医院集团有限公司
200910152098	氰基取代的喹啉衍生物及其制备方法和用途	北大方正集团有限公司、方正医药研究院有限公司、北大国际医院集团有限公司
201110267068	一种烟酸司维拉姆及其制备方法和用途	北大方正集团有限公司、方正医药研究院有限公司、北大国际医院集团有限公司
201110435847	芳基脲衍生物	北大方正集团有限公司、方正医药研究院有限公司、北大国际医院集团有限公司
200910086277	降糖药物组合物及其用途	北京奥萨医药研究中心有限公司、深圳奥萨医药有限公司
200910086274	含有 HMG-coA 还原酶抑制剂、阿司匹林、叶酸、烟酸的药物组合物及其用途	北京奥萨医药研究中心有限公司、深圳奥萨医药有限公司
201010515280	吡啶酮类 HIV-1 逆转录酶抑制剂的制备及其应用	北京大学、中国疾病预防控制中心性病艾滋病预防控制中心
201210111413	含缬沙坦、氨氯地平和氢氯噻嗪的微丸药物组合	北京哈三联科技股份有限公司、哈尔滨三联药业有限公司
201110117918	4-羧基苯基视黄酰胺基乙醇合物及其制备方法和药物组合物	北京吉科特科技有限责任公司、北京瑞盈通投资有限公司
201110348708	聚乙二醇-氨基酸寡肽-依诺替康药物结合物及其药物组合物	北京键凯科技有限公司、天津键凯科技有限公司
201210333516	盐酸罗沙替丁醋酸酯冻干粉针剂及其制备方法和其应用	北京四环制药有限公司、通化济达医药有限公司、北京澳合药物研究院有限公司
201110030051	一种白藜芦醇纳米分散体及其制备方法	北京万生药业有限责任公司、北京化工大学
201110380218	一种伏立康唑纳微复合粉体及其制备方法	北京万生药业有限责任公司、北京化工大学
201210069425	注射用盐酸表柔比星制剂的制备方法及制剂	北京协和药厂、北京济圣康泰国际医药科技有限公司
201210205833	一种鲁拉西酮药物组合物和制法	北京鑫开元医药科技有限公司、陈有钟

（续表）

专利号	发明专利名称	专利权人
201280001986	cDDO 乙基酯的多晶型物及其用途	北京志健金瑞生物医药科技有限公司、王志健、张晓红
201080036139	一种以苯甲酸和有机酸防腐剂相联合作为有效成分的组合物及其用途	曾忠铭、周汝云
201210038886	2-苄硫基苯并杂环衍生物、其制备方法及其医药用途	常州方圆制药有限公司、中国药科大学
200910160758	2-[3-氰基-4-异丁氧基苯基]-4-甲基噻唑-5-甲酸晶型及其制备方法	常州市第四制药厂有限公司、北京利乐生制药科技有限公司
201210112043	醋酸乌利司他的多晶型及其制备方法	常州市第四制药厂有限公司、上海优拓医药科技有限公司
201310399929	一种姜黄素口服纳米粒及其制备方法	常州市第一人民医院、南京大学
201310534212	一种氟苯尼考组合物可湿性固体分散粉及其制备方法	成都乾坤动物药业有限公司、上海西默农生物科技有限公司
201310149946	一种注射用甲磺酸加贝酯组合物及其制备方法	成都苑东药业有限公司、成都天台山制药有限公司
201310148197	一种萜类化合物的用途	成都中医药大学、成都第一药业有限公司
201210000583	大精酸共晶物、其制备方法、纯化方法及其在制备治疗糖尿病并发症药物中的应用	丛晓东、戴德哉
201210086799	一种盐酸伊托必利分散片组合物	迪沙药业集团有限公司、迪沙药业集团山东迪沙药业有限公司、威海迪素制药有限公司
201210084330	一种稳定的头孢克洛咀嚼组合物	迪沙药业集团有限公司、迪沙药业集团山东迪沙药业有限公司、威海迪素制药有限公司、威海威太医药技术开发有限公司
201210084203	一种稳定的坎地沙坦酯片剂组合物	迪沙药业集团有限公司、迪沙药业集团山东迪沙药业有限公司、威海迪素制药有限公司、威海威太医药技术开发有限公司
201110452731	一种四氢卟吩类化合物及其制备和应用	东华大学、陈志龙
201110027174	手性 cB1 受体抑制剂、制备方法及其医学用途	范如霖、陈志远
201180053876	一组提高激酶活性的化合物及其应用	福建海西新药创制有限公司、浙江贝达药业有限公司、康心汕
201180053876	一组提高激酶活性的化合物及其应用	福建海西新药创制有限公司、浙江贝达药业有限公司、康心汕
201110002261	一种结晶型 N-脂肪酰基谷氨酸盐的制备方法	福建科宏生物工程有限公司、广州壹凡化工有限公司
201110045332	具有抗白血病活性的大黄素二正辛基季铵盐及其制备方法	福建医科大学附属协和医院、福州大学
201110202561	一种抑制革兰阴性菌的信号转导系统 PhoQ 蛋白的制剂	复旦大学、中国科学院上海药物研究所
201110202555	一种抑制细菌信号转导系统 PhoQ 组氨酸激酶活性的制剂	复旦大学、中国科学院上海药物研究所
201110137006	异戊烯基黄酮化合物及其在制备胰脂肪酶抑制剂中的用途	复旦大学、中国科学院上海药物研究所
201010254261	吲哚苯酰胺类衍生物及其药物用途	复旦大学、中国科学院上海药物研究所
200910194423	芳香胺类衍生物或其类似物及其应用	复旦大学、中国科学院上海有机化学研究所
200810202929	一种含苯并 2-氨基咪唑骨架的抑制剂类化合物及其制备方法	复旦大学、中国医学科学院药物研究所
200980120187	5-去甲氧基烟曲霉醇及其衍生物	港大科桥有限公司、晨兴创投有限公司
201210154087	一种基于青藤碱的用于镇痛的药物组合产品	高同强、徐晓军、郝景霞、高天乐、苏珊·维森非尔德·哈林
201110265671	一种微囊型动物药品的包被工艺	广东大华农动物保健品股份有限公司、广东省兽药与饲料监察总所
201210329194	一种畜禽用复方喹诺酮类注射液及其制备方法	广东大华农动物保健品股份有限公司、肇庆大华农生物药品有限公司
201210067250	取代的喹啉化合物及其使用方法和用途	广东东阳光药业有限公司、刁宁
201310083157	一种鱼类表面处理液	广东海大畜牧兽医研究院有限公司、中国水产科学研究院珠江水产研究所
201110145974	一种米诺膦酸晶型 II 及其制备方法	广东宏远集团药业有限公司、合肥医工医药有限公司
201310199904	3β,22α-二羟基羊毛甾-8,25-二烯-24-酮在制备抗病毒药物中的应用	广东省微生物研究所、广东粤微食用菌技术有限公司

（续表）

专利号	发明专利名称	专利权人
201110169820	(6R,7R)-3-甲基-7-[α-(N,N'-二异丙基脒硫基)-乙酰氨基]-8-氧代-5-硫杂-1-氮杂双环[4,2,0]-辛-2-烯-2-甲酸内铵盐晶体	广州白云山制药股份有限公司广州白云山化学制药厂、广州白云山制药股份有限公司广州白云山制药总厂
201110190447	(6R,7R)-3-羟甲基-7-[α-(N,N'-二异丙基脒硫基)-乙酰氨基]-8-氧代-5-硫杂-1-氮杂双环[4,2,0]-辛-2-烯-2-甲酸内铵盐	广州白云山制药股份有限公司广州白云山化学制药厂、广州白云山制药股份有限公司广州白云山制药总厂
201210234482	一种结晶药物化合物及其制备方法和用途	广州白云山制药股份有限公司广州白云山制药总厂、广州呼吸疾病研究所
201210234440	S-(羧甲基)-半胱氨酸药物化合物及其制备方法和用途	广州白云山制药股份有限公司广州白云山制药总厂、广州呼吸疾病研究所
201110362314	阿德福韦酯药物组合物	广州白云山制药股份有限公司广州白云山制药总厂、南京威尔曼药物研究所有限公司
201010019296	一种具有抗血小板活化、聚集及炎症作用的化合物及其制备方法和用途	广州医学院第二附属医院、厦门大学
201210214331	山大颜提取物及其制备方法与抗肿瘤应用	广州中医药大学、暨南大学
201210002612	雷莫司琼的液体药物组合物	韩斌、高纪理
201010000138	格尔德霉素衍生物及其制备方法和用途	杭州华东医药集团生物工程研究所有限公司、上海任洲生化科技有限公司
200910215193	一种盐酸帕洛诺司琼的晶型及其制备方法	杭州九源基因工程有限公司、杭州海达医药化工有限公司
201080002890	异羟肟酸衍生物	杭州民生药业有限公司、诺斯莱克生物制药有限责任公司
200910153422	一种维生素氨基酸的复合制剂及其制备方法	杭州赛利药物研究所有限公司、海南普利制药有限公司、浙江普利药业有限公司
201010164271	美他沙酮胶囊及其制备方法	杭州赛利药物研究所有限公司、海南普利制药有限公司、浙江普利药业有限公司
200910156969	一种盐酸左氧氟沙星微丸胶囊及其制备方法	杭州赛利药物研究所有限公司、海南普利制药有限公司、浙江普利药业有限公司
200910153793	一种盐酸缬更昔洛韦固体制剂及其制备方法	杭州赛利药物研究所有限公司、海南普利制药有限公司、浙江普利药业有限公司
200910156970	一种抗结核药物制剂及其制备方法	杭州赛利药物研究所有限公司、海南普利制药有限公司、浙江瑞达药业有限公司
201010126925	马来酸曲美布汀干混悬剂及其制备方法	杭州赛利药物研究所有限公司、海南普利制药有限公司、浙江瑞达药业有限公司
201010253991	抗过敏药物凝胶剂及其制备方法	杭州赛利药物研究所有限公司、海南普利制药有限公司、浙江瑞达药业有限公司
201210443889	以粒毛盘菌胞外多糖作为制备预防胃溃疡药的应用	合肥工业大学、安徽卢氏生态科技有限责任公司
200910000238	4-异硫尿基丁腈盐酸盐及其衍生物的用途	何兰、潘宣
201310258453	一种泼尼松龙注射液组合物及其制备方法	河北康润医疗器械有限公司、珠海市长河企业策划有限公司
201110245782	嘧啶核苷衍生物、合成方法及其在制备抗肿瘤、抗病毒药物中的应用	河南省科学院高新技术研究中心、郑州格然林医药科技有限公司、郑州大学
201310120583	一种注射用阿莫西林钠舒巴坦钠及其制备方法	黑龙江省汇丰动物保健品有限公司、青岛汇丰动物保健品有限公司、黑龙江省百洲生物工程有限公司
201310124129	一种复方阿莫西林油混悬液组方及其制备方法	黑龙江省汇丰动物保健品有限公司、青岛汇丰动物保健品有限公司、黑龙江省百洲生物工程有限公司
201310353728	一种阿扑西林化合物,其药物组合物、制剂及制备方法	湖南三清药业有限公司、长沙市博亚医药科技开发有限公司
201210088644	一种制备盐酸青藤碱胶囊剂的方法	湖南正清制药集团股份有限公司、长沙原道医药科技开发有限公司
201110086701	苯并吡喃酮类衍生物及其应用	华中科技大学、江苏恩华药业股份有限公司
201110082555	[1,3,4]噁二唑类衍生物及其应用	华中科技大学、江苏恩华药业股份有限公司

（续表）

专利号	发明专利名称	专利权人
200910127799	一种防治糖尿病患者机体酸化的组合物	淮北中润生物能源技术开发有限公司、美国升阳制药公司
201310018301	一种青钱柳提取物及其应用	黄晓航、王庆华
201310000708	一种奥硝唑注射液及其制备方法	济南瑞丰医药科技有限公司、北京国仁堂医药科技发展有限公司、珠海亿邦制药股份有限公司
201110060557	一种淫羊藿苷苷元衍生物及其制备方法和应用	暨南大学、广东华南新药创制中心
201110060544	一种白藜芦醇类似物及其制备方法和应用	暨南大学、广东华南新药创制中心
201310060527	奥氮平晶型及其制备方法和用途	江苏豪森药业股份有限公司、中国药科大学
201210250563	一种高吸收及高生物利用度的奥氮平固体制剂及其制备方法	江苏豪森药业股份有限公司、中国药科大学
201110125307	O-去甲基文拉法辛盐酸盐的水合物及其制备方法	江苏豪森医药集团有限公司、东南大学
201010109040	3-氰基-6-氨基喹啉类衍生物、其制备方法及其在医药上的应用	江苏恒瑞医药股份有限公司、上海恒瑞医药有限公司
201080030048	6-氨基喹唑啉或3-氰基喹啉类衍生物、其制备方法及其在医药上的应用	江苏恒瑞医药股份有限公司、上海恒瑞医药有限公司
201210344390	丹参酮ⅡA衍生物及其制备和应用	江苏九旭药业有限公司、李宏
201210525009	头孢曲松钠舒巴坦钠的药物组合物脂质体的制备方法	江苏开元医药化工有限公司、安徽赛诺医药化工有限公司、南京赛诺医药科技有限公司
201210451233	一种治疗痤疮的药物组合物及其制备方法和用途	江苏山信药业有限公司、成都山信药业有限公司
201210167054	一种供静脉给药用的硫辛酸注射液	江苏神龙药业有限公司、江苏诚创新药研发有限公司
201210460829	一类噻吩并咪唑衍生物及其应用	江苏先声药业有限公司、江苏先声药物研究有限公司
201110362240	一种姜黄素衍生物及其制备方法和用途	江西东邦药业有限公司、中南大学
201210568122	五缺位铁双七钨磷氧簇化合物的制备方法	金华职业技术学院、浙江尖峰药业有限公司
201310104300	一种色酮化合物的医药用途	昆明理工大学、中国科学院昆明植物研究所
201310104292	四种黄杨生物碱化合物的医药用途	昆明理工大学、中国科学院昆明植物研究所
201310104175	羊毛甾烷三萜类化合物及其应用	昆明理工大学、中国科学院昆明植物研究所
201210134353	一种螺旋藻多糖的应用	昆明振华制药厂有限公司、中国科学院上海药物研究所
201110190918	一种以环糊精为载体的灯盏花乙素前药及其制备方法	昆明制药集团股份有限公司、昆明理工大学
201010591867	一种伏立康唑滴耳液及其制备方法和用途	丽珠集团丽珠制药厂、丽珠医药集团股份有限公司
201310097715	一种艾普拉唑钠肠溶口崩片及其制备方法	丽珠集团丽珠制药厂、丽珠医药集团股份有限公司
201310097794	一种艾普拉唑肠溶口崩片及其制备方法	丽珠集团丽珠制药厂、丽珠医药集团股份有限公司
201010247885	一种制备用于体内递送药理活性物质的蛋白纳米粒的方法	南京大学、南京一方药物研发中心有限公司
201210535803	双环醇-硫普罗宁酯及其制备方法与应用	南京工业大学、南京英沛生物技术有限公司
201110141335	甲磺酸伊马替尼多晶型物及其药用组合物	南京卡文迪许生物工程技术有限公司、严荣
201110157098	甲磺酸伊马替尼多晶型物及其药用组合物	南京卡文迪许生物工程技术有限公司、严荣
201110261873	(1R,5R)-(－)-3-芳亚甲基诺蒎酮类紫外线吸收剂及其制备方法	南京林业大学、福建省清流县闽山化工有限公司、赣州市林业局
201310468019	一种甘氨双唑钠组合物及其制备方法	南京绿叶思科药业有限公司、山东绿叶制药有限公司
201210444412	一种用于制备片剂的碳酸司维拉姆原料药及其制备方法和应用	南京生命能科技开发有限公司、南京恒生制药有限公司
201310202366	VEGFR-2单克隆抗体与cPP联合修饰的普萘洛尔隐形脂质体的制备方法及其产品	南京市妇幼保健院、南京中医药大学
201210104054	左旋奥拉西坦的新晶型及制备方法	南京优科生物医药研究有限公司、南京优科生物医药有限公司、南京优科制药有限公司
201210201778	西他沙星富马酸盐晶型A和其制药用途	南京优科生物医药研究有限公司、南京优科生物医药有限公司、南京优科制药有限公司

（续表）

专利号	发明专利名称	专利权人
201210162848	3-吡咯并环己亚基-2-二氢吲哚酮衍生物及其用途	南京优科生物医药研究有限公司、南京优科制药有限公司
201210152144	一种抗产生β内酰胺酶细菌的组合物	南京优科生物医药有限公司、南京新港医药有限公司
201210571394	阿莫西林颗粒及其制备工艺	南京长澳制药有限公司、南京长澳医药科技有限公司
200610106515	大黄酸或大黄酸类化合物的复合物在制备胃肠功能恢复及预防肠粘连药物中的应用	南京中敬医药科技研究所、丛晓东
201010613121	核苷类化合物在制备治疗肠病毒71(EV71)感染疾病药物的应用	南开大学、清华大学、天津国际生物医药联合研究院
201310073395	牛蒡子苷元在制备抗心律失常药物中的用途	南开大学、天津医科大学
200980158058	化合物及其用于治疗炎症和调节免疫应答的用途	培力有限公司、港大科桥有限公司
201210256437	2-硫代-4-胺基-1-萘酚衍生物、其制备方法和用途	齐鲁制药有限公司、山东大学
201210496984	一种盐酸文拉法辛缓释微丸制剂及其制备方法	青岛黄海制药有限责任公司、青岛华海药物研究院有限公司
201210362775	肠病毒71型3c蛋白酶的晶体结构及其应用	厦门大学、上海药明康德新药开发有限公司
201180036015	4-甲基苯甲酸4-[2-二甲基胺基-1-(1-羟基环己基)乙基]苯酯盐酸盐的多晶型物、制备方法及其应用	山东绿叶制药有限公司、李又欣
201210462311	一种门冬酰胺片剂及其制备方法	上海朝晖药业有限公司、上海复星医药产业发展有限公司
201210032807	海姆泊芬的异构体	上海复旦张江生物医药股份有限公司、泰州复旦张江药业有限公司
201280001564	(E)-N-[4-[[3-氯-4-(2-吡啶基甲氧基)苯基]氨基]-3-氰基-7-乙氧基-6-喹啉基]-3-[(2R)-1-甲基吡咯烷-2-基]丙-2-烯酰胺的可药用的盐、其制备方法及其在医药上的应用	上海恒瑞医药有限公司、江苏恒瑞医药股份有限公司
201180003767	c-芳基葡萄糖苷衍生物、其制备方法及其在医药上的应用	上海恒瑞医药有限公司、江苏恒瑞医药股份有限公司
201180002959	5,5-双取代-2-亚氨基吡咯烷类衍生物、其制备方法及其在医药上的应用	上海恒瑞医药有限公司、江苏恒瑞医药股份有限公司
200980151607	一种乙氧基二苯乙烷衍生物及其制备方法和用途	上海华理生物医药有限公司、浙江野风药业有限公司
201110418589	通过分子胶连接的两亲性嵌段共聚物及其合成方法与应用	上海交通大学、华东理工大学
200810137653	芬维A胺及其活性衍生物的新用途及其药物组合物	上海交通大学医学院附属瑞金医院、中国科学院上海生命科学研究院
201010565368	一种吡喃酮类化合物的应用	上海来益生物药物研究开发中心有限责任公司、上海交通大学、浙江医药股份有限公司新昌制药厂、皖西学院
200910052850	一种异黄酮苷类化合物及其制备方法	上海来益生物药物研究开发中心有限责任公司、浙江医药股份有限公司新昌制药厂
201110234306	一种积雪草三萜酸单葡萄糖苷组合物及其制备方法、定量分析方法和应用	上海师范大学、上海新康制药厂
201110071212	靶向人La蛋白的先导化合物及其在制备抗乙型肝炎病毒的药物中的用途	上海市第一人民医院、上海交通大学医学院
200980145293	一类含有嘧啶酮苯基的化合物、其药物组合物及其制备方法和用途	上海特化医药科技有限公司、中国科学院上海药物研究所、山东特珐曼医药原料有限公司
201310046849	氯雷他定膜状制剂	上海现代药物制剂工程研究中心有限公司、海南康芝药业股份有限公司
200910196296	从茶花中提取制备茶花多糖的方法及所得茶花多糖的用途	上海新康制药厂、上海师范大学
201310142869	一种高稳定性辛伐他汀片及其制备方法	上海信谊万象药业股份有限公司、上海信谊延安药业有限公司
201010291824	一种尼索地平控释片剂及其制备方法	上海星泰医药科技有限公司、上海复星医药(集团)股份有限公司
201080014201	普拉格雷氢溴酸盐的晶体	上海医药工业研究院、南京正大天晴制药有限公司
200980118764	二氢吲哚酮衍生物	上海医药工业研究院、正大天晴药业集团股份有限公司

（续表）

专利号	发明专利名称	专利权人
201010599423	一类五环三萜类化合物及含其的植物提取物的应用	上海医药工业研究院、中国科学院上海巴斯德研究所
201210044049	一种芳基糖苷类化合物及其制备方法和应用	上海璎黎科技有限公司、凯惠药业（上海）有限公司
201110132465	丹参酮ⅡA 在降低机体血中砷含量中的用途	上海中医药大学、李禄金、盛玉成
201110132422	靛玉红在降低机体血中砷含量中的用途	上海中医药大学、许羚、王鲲
201110132435	丹参酮ⅡA 和靛玉红联用在降低机体血中砷含量中的用途	上海中医药大学、郑青山、石劲敏
201010511698	一种氨麻美敏胶囊的制备方法	深圳市天和医药科技开发有限公司、深圳市中联制药有限公司
201210513123	一种盐酸氨溴索化合物及其药物组合物	沈阳新马药业有限公司、西藏林芝百盛药业有限公司
200910011915	N-苯甲基喹啉羧酸类化合物、组合物及其制备方法	沈|阳药科大学、成都地奥制药集团有限公司
201210111920	喹啉类及噌啉类化合物及其应用	沈阳药科大学、沈阳药科大学（本溪）医药科技有限公司
201210167867	2-乙基-3-(4-羟基)苯甲酰基苯并呋喃类化合物、组合物及其制备方法	沈阳药科大学、圣大（张家口）药业有限公司
200810229960	抗真菌剂-硫色满酮缩氨基（硫）脲系列物	沈阳药科大学、四川科伦药物研究有限公司
201010523300	抗真菌剂—2-［(2,3-二氢-4H-苯并［b］噻喃-4-亚基)亚肼基］-4-氧代四氢噻唑-5-乙酸衍生物	沈阳药科大学、四川科伦药业股份有限公司
201210184007	一种坎地沙坦酯氨氯地平片剂组合物及其制备方法	石药集团中诺药业（石家庄）有限公司、石药集团有限公司
201210049073	一种头孢曲松钠组合物及其制备方法	石药集团中诺药业（石家庄）有限公司、石药集团有限公司
200710102706	一种阿托伐他汀和左旋氨氯地平的组合物及其制备方法	石药集团中奇制药技术（石家庄）有限公司、石药集团欧意药业有限公司
201110288865	土槿皮酸类衍生物及其制备方法和用途	宋云龙、邵志宇
201180002886	吡唑衍生物	苏州汉德森医药科技有限公司、苏州汉德景曦新药研发有限公司
201210378497	一种西他沙星颗粒组合物的制备方法	孙建岭、段海平、崔瑛
201210205474	一种含氟水溶性铂配合物在制备防治肿瘤药物的用途	天津谷堆生物医药科技有限公司、江苏万高药业有限公司
200910131855	具有高活性的四环蒽醌类抗生素的衍生物及其制备和应用	天津和美生物技术有限公司、海南海灵化学制药有限公司
201080063137	吡啶基氰基胍衍生物	天津和美生物技术有限公司、天津米雪儿科技发展有限公司
201210160247	一种苦柯胺 B 盐注射剂及其制备方法	天津红日药业股份有限公司、中国人民解放军第三军医大学第一附属医院
201010612977	(R)-N-溴甲基纳曲酮晶型化合物、其制备方法、组合物及应用	天津康鸿医药科技发展有限公司、天津药物研究院
201110009287	帕拉米韦水合物晶体、制备方法、药用组合物及其用途	天津药物研究院、北京普世康医药技术有限公司
201010536652	利可瑞特化合物结晶形态、其制备方法及用途	天津药物研究院、天津红日药业股份有限公司
201080070092	黄酮衍生物、制备方法及其医药用途	天津医科大学、段宏泉、秦楠、牛文彦、靳美娜、史利欢、陈莹
201110146331	肾病和心脏病的治疗药物及其用途	温州医学院、梁广
201110265824	含环戊酮的姜黄素单羰基结构类似物及其用途	温州医学院生物与天然药物开发中心有限公司、温州医学院
200910049133	一类香豆酰精脒类化合物或其植物提取物的应用	武汉小蜜蜂农产品加工工程技术研究有限公司、上海医药工业研究院
201310044338	一种基于改性直链淀粉的纳米螺旋油相触发速释体及其制备方法	西安交通大学医学院第一附属医院、中国人民解放军第四军医大学
201010575712	一种脂溶性维生素冻干针剂及其制备方法	西藏海思科药业集团股份有限公司、辽宁海思科制药有限公司、四川海思科制药有限公司
201110048015	一种改进的 13 种复合维生素注射液及其制备方法	西藏海思科药业集团股份有限公司、四川海思科制药有限公司、辽宁海思科制药有限公司

（续表）

专利号	发明专利名称	专利权人
200910118977	3-(4-氨基-1-氧代-1,3-二氢异吲哚-2-基)哌啶-2,6-二酮及其衍生物的盐或盐的多晶型物及其制备和应用	峡江和美药业有限公司、天津和美生物技术有限公司
200910056941	一种二萜内酯类化合物的用途	湘北威尔曼制药股份有限公司、中国科学院上海药物研究所
201010208264	磷酸苯丙哌林颗粒剂	宜昌长江药业有限公司、广东东阳光药业有限公司
201110316690	一种马铃薯淀粉-透明质酸复合止血粉及其制备方法	袁暾、四川三泰医药科技有限公司
201310369286	一种含拉呋替丁的组合物及含其制剂	悦康药业集团有限公司、河南康达制药有限公司
201110358811	2-(2-羟基-2-取代苯乙基硫基)-3H-嘧啶-4-酮类化合物及其合成方法与用途	云南大学、昆明理工大学
200910249693	黄体酮制剂组合物及其制备方法	浙江爱生药业有限公司、邓金明、吴海英
201010275734	哌啶-4-羧基酰胺类衍生物及制备方法和用途	浙江大学、中国科学院上海药物研究所
201210047434	嘧啶醚类化合物作为制备抗肿瘤药物的应用	郑州大学、沈阳化工研究院有限公司
201210045877	一种抗肿瘤多药耐药抑制剂色满和色烯衍生物及其制备方法和应用	中国海洋大学、香港理工大学
201110151780	甲苯达唑软胶囊剂	中国疾病预防控制中心寄生虫病预防控制所、青海省地方病预防控制所
201110188679	噻吩并嘧啶酮类 DPP-IV 抑制剂	中国科学院广州生物医药与健康研究院、正大天晴药业集团股份有限公司
201310262991	具有抗肿瘤活性的间苯三酚类化合物及其药物组合物	中国科学院昆明植物研究所、广州中医药大学
201310236152	倍半萜类化合物及其药物组合物与其在制药中的应用	中国科学院昆明植物研究所、云南极粹生物科技有限公司
201310080161	三氮唑类化合物,其药物组合物和其制备方法与应用	中国科学院昆明植物研究所、中国科学院上海生命科学研究院
201110085574	猴头菌抑制幽门螺杆菌的生物小分子及其在治疗消化道疾病中的应用	中国科学院上海生命科学研究院、上海市农业科学院
200910223497	丹参多酚酸盐及其制备方法和用途	中国科学院上海药物研究所、上海绿谷制药有限公司
201010286711	吲哚类生物碱菲地鳃甲素、菲地鳃乙素及其制备方法和用途	中国科学院上海药物研究所、意大利国家研究委员会生物分子化学研究所(那不勒斯)、那不勒斯第二费德里科大学药学系
201010183800	8-苯基黄嘌呤类化合物、其制备方法、包含该化合物的药物组合物及其用途	中国科学院上海药物研究所、中国科学院上海生命科学研究院营养科学研究所
201010148170	双环嘧啶酮以及其应用	中国科学院上海有机化学研究所、爱维艾珂瑟有限公司
201110375143	一种抗肿瘤活性的新化合物及其制备方法和应用	中国科学院微生物研究所、中南大学
201210548128	一种担载蒽环类抗肿瘤抗生素的纳米胶束制剂及制备方法	中国科学院长春应用化学研究所、哈尔滨纳微生物材料工程技术有限公司
201210362468	3-氰基吡啶衍生物及其制备和应用	中国林业科学研究院林产化学工业研究所、中国药科大学
201110053707	抗结核药物三联复方微球血管靶向栓塞缓释剂及其制备方法和用途	中国人民解放军第三〇九医院、北京圣医耀科技发展有限责任公司
201110172073	一类可用于口服的凝血酶抑制剂、其制法以及医药用途	中国药科大学、合肥医工医药有限公司
201210203325	关白附总生物碱及关附壬素的新用途	中国药科大学、吉林敖东洮南药业股份有限公司
201210384090	一种抗肿瘤 2-氨基烟腈及其应用、制备方法	中国药科大学、中国林业科学研究院林产化学工业研究所
201210141657	奥司他韦衍生物、其制备方法及其医药用途	中国药科大学、中国医学科学院药物研究所
200810160957	双环醇的磷脂复合物及其制备方法	中国医学科学院药物研究所、北京协和药厂
200810160956	双环醇亚微乳及其制备方法	中国医学科学院药物研究所、北京协和药厂
200910084245	一类克洛皂苷及其制法与抗高致病 H5N1 流感病毒的应用	中国医学科学院药物研究所、中国海洋大学
200910084246	一类熊果酸皂苷及其制法与抗高致病 H5N1 流感病毒的应用	中国医学科学院药物研究所、中国海洋大学
201310045892	一种西洋参提取物的制备方法及其在制备防治艾滋病药物中的应用	中国医学科学院药用植物研究所、河南中医学院
201110285832	一种二芳基硫醚化合物、制备方法及其抗肿瘤应用	中南大学、江西东邦药业有限公司
201210405800	兰索拉唑 N 晶型及其制备方法和应用	中山大学、峨眉山通惠制药有限公司
201310123882	一种抗癌微丸剂及结肠靶向剂	中山火炬职业技术学院、赵斌、王琼

（续表）

专利号	发明专利名称	专利权人
201310123881	一种抗癌的药物组合物	中山火炬职业技术学院、赵斌、王琼
201210181278	一种甲基斑蝥胺脂肪乳剂及其制备方法	重庆市中药研究院、香港浸会大学
201110051928	一种含头孢呋辛的药物组合物及其制剂和制备方法	珠海联邦制药股份有限公司、北京满格医药科技有限公司
二、含无机成分的药品发明专利		
1　专利权人为国内企业		
201310019283	一种复方氯化钠注射液及其制备方法	安徽丰原淮海制药有限公司
201110108512	用于治疗包括脑血栓致偏瘫的缺血性脑卒中的中药组合物	北京泛宇智慧脑血栓中药技术开发有限公司
201210475934	一种复方电解质注射液组合物及其制备方法	北京金康驰医药投资有限公司
201310359464	一种治疗烧伤和烫伤的药物的生产方法	郴州铼福矿物分离科技有限公司
201310551549	一种氢化可的松琥珀酸钠复方药物组合物	福安药业集团湖北人民制药有限公司
201210547843	一种氯膦酸二钠脂质体注射剂	海南圣欣医药科技有限公司
201110459509	一种多维矿物制剂	杭州海王生物工程有限公司
201210152612	氢氧化镁口服固体制剂	杭州天诚药业有限公司
201210137629	一种以盐酸林可霉素为主方的牛用泡腾片及其制备工艺	河南省康星药业股份有限公司
201210542082	氯化钾缓释胶囊	河南中帅医药科技股份有限公司
201320754504	奥美拉唑和碳酸氢钠包芯片	黑龙江福和华星制药集团股份有限公司
201320754505	装有奥美拉唑片和碳酸氢钠片的片剂胶囊	黑龙江福和华星制药集团股份有限公司
201310161855	复方金属离子补充剂及其制备方法	湖北新济药业有限公司
201310293744	一种炉甘石粉原料药的合成方法	湖南尔康制药股份有限公司
201310239823	一种手术用防粘连冲洗液	济南环肽医药科技有限公司
201320871909	含氢成分的微胶囊构造	联群生技有限公司
201210187022	一种转化糖电解质注射液的制备方法	辽宁海思科制药有限公司
201210223693	一种治疗湿疹的外用药物组合物及其制备方法	马应龙药业集团股份有限公司
201210492152	氯化钠滴眼液及其制备方法	宁夏康亚药业有限公司
201110125431	一种药物组合物及其用途	攀枝花兴辰钒钛有限公司
201310091552	骨化三醇和碳酸钙的混悬颗粒及其制备方法	青岛正大海尔制药有限公司
201310240035	一种活性凹凸棒石药物及其制备方法	山东司邦得制药有限公司
201210579331	一种氯化钾缓释片的制作方法	上海海虹实业(集团)巢湖今辰药业有限公司
201110332256	一种含有维生素D的钙制剂及其制备方法	上海诺成药业股份有限公司
201210572201	磷酸硒盐复合物的医药用途	深圳福山生物科技有限公司
201210295757	包含聚乙二醇和电解质的药物组合物	深圳万和制药有限公司
201210511887	结肠靶向氧化锌微丸及其制备方法	四川省川龙动科药业有限公司
201210542654	腹膜透析液(乳酸盐)(低钙)组合物	天津金耀集团有限公司
201210186371	液态碘消毒制剂、制备方法及使用的容器	维尔信科技(潍坊)有限公司
201210187057	一种固态分子碘消毒制剂及其制备方法	维尔信科技(潍坊)有限公司
201210408703	一种聚维酮碘膏剂及其制备方法	武汉迪奥药业有限公司
201210348874	一种口服补液盐的药物组合物	西安安健药业有限公司
201210348871	包含葡萄糖的粉末组合物及其制备方法	西安安健药业有限公司
201210388229	治疗腹泻的药物	西安新通药物研究有限公司
201210568326	止痒组合物及其在制备止痒剂中的应用	长春普莱医药生物技术有限公司
201310306765	钠钾镁钙葡萄糖注射液及其制备方法	珠海经济特区生物化学制药厂
201310306791	混合糖电解质注射液及其制备方法	珠海经济特区生物化学制药厂
2　专利权人为国内大学		
201310176626	炉甘石的炮制工艺及炉甘石分散片	成都中医药大学
201110450744	含镍夹心多金属氧酸盐抗癌药物及其合成方法	哈尔滨师范大学
201010580193	一种海洋微生物提取天然、多形态、抑制肿瘤的含砷化合物提取液的制备方法及其应用	华侨大学
201210101200	功能化纳米硒在抑制肿瘤血管生成和抗肿瘤药物中的应用	暨南大学
201210407984	透明质酸纳米硒及其制备方法和用途	江苏大学
201110445576	甲壳胺-硒纳米微量元素营养调节剂的制备	辽宁师范大学
201310000622	一种含奥美拉唑碳酸氢钠复方胶囊制剂	青岛大学

（续表）

专利号	发明专利名称	专利权人
201310248676	一种血管栓塞剂及其注射装置和用途	清华大学
201310069965	含硒化合物及其制备方法、药物组合物	清华大学
201210509486	基于磁性碳量子点/壳聚糖复合微球的药物载体的制法	上海交通大学
201110439349	富勒醇固体脂质纳米粒及其制备和应用	苏州大学
201210025807	叶酸修饰顺铂靶向非离子表面活性剂泡囊及其制备方法	苏州大学
201310042026	一种诱导多发性骨髓瘤细胞线粒体凋亡的药物组合物	浙江大学
201210114603	一种含有海洋深层水的保健饮用液在制备预防或治疗高脂血症的药物或保健品中的应用	中国海洋大学
201210239571	小分子核酸 miR-302 用于治疗或预防睾丸癌的用途	中国科学技术大学
200810040794	一种用于制备抗湿疹皮炎产品的配方及其制备方法	中国人民解放军第二军医大学
201210037920	一种顺铂长循环脂质体及其制备方法	中国药科大学
3 专利权人为国内研究所		
201110200958	一种煅烧贝壳/纳米 cu2O 复合材料的应用	中国科学院海洋研究所
201210172056	一种用于无机光动力治疗的复合纳米粒子及其制备方法	中国科学院宁波材料技术与工程研究所
201210430624	一种顺铂配合物及其制备方法	中国科学院长春应用化学研究所
201210382696	顺铂配合物及其制备方法	中国科学院长春应用化学研究所
201210154125	一种生物抗菌剂及其制备方法与应用	中国科学院长春应用化学研究所
4 专利权人为国内医院		
201110372832	一种治疗面部痤疮的药物	吉林省第二荣复军人医院
201110372835	一种治疗皮肤病的药物复方黄芩苷乳膏	吉林省第二荣复军人医院
201110242207	氯化锂在制备抑制角质形成细胞增殖疾病药中的应用	上海中医药大学附属岳阳中西医结合医院
201110277839	定向控释微量元素的药物组合物及制备方法和应用	四川大学华西医院
201310095530	ALHA 心脏停搏液及其制备方法	新疆医科大学第一附属医院
201210293061	一种复方纳米银乳膏及其制备方法	中国人民解放军济南军区第四０一医院
201310067939	包含中性磷酸盐的片剂药物组合物	中国人民解放军总医院
201310068149	中性磷酸盐片剂药物组合物	中国人民解放军总医院
201310154479	一种氧氟脂质微泡及其制备方法	重庆医科大学附属儿童医院
5 专利权人为国内其他(无)		
6 专利权为国内共有		
201110084448	氢氧化铝类化合物在制备治疗微生物持续性感染药物中的用途	复旦大学、北京生物制品研究所
201310001741	一种脂质体纳米银凝胶及其制备方法	华绣科技有限公司、张文正
201210108196	一种含有锶、钙和维生素 D 的混合制剂	深圳大学、周光前、范准
201110349992	亚硫酸钠的新用途	中国人民解放军军事医学科学院放射与辐射医学研究所、苏州科景生物医药科技有限公司
三、含天然成分的药品发明		
1 专利权人为国内企业		
201210011513	一种用于慢性肾功能不全的复方中药以及由该复方中药制备活性组合物的方法	安徽安科生物工程(集团)股份有限公司
201210244278	一种用于治疗痹症和伤筋的挥发油及其制备方法	安徽安科余良卿药业有限公司
201210558472	一种紫草根的提取方法、所得提取物及其用途	安徽丰原药业股份有限公司
201210578611	一种治疗高血压的中药组合物及其制备方法	安徽丰原药业股份有限公司
201210337749	一种治疗咳嗽的中药组合物	安徽丰原药业股份有限公司
201210555224	一种具有去火生津通便的中药组合物及其制备方法	安徽丰原药业股份有限公司
201210191529	一种醋延胡索的炮制方法	安徽广印堂中药股份有限公司
201210486277	一种治疗心血管疾病的中药及其制备方法	安徽华佗国药股份有限公司
201210486328	治疗脑血管疾病的中药及其制备方法	安徽华佗国药股份有限公司
201210366384	一种用于治疗感冒的中药	安徽金太阳生化药业有限公司
201210365442	一种利用兰石草果治疗偏头痛的中药	安徽金太阳生化药业有限公司
201210412263	一种治疗萎缩性胃炎的中药散剂及其制备方法	安徽金太阳生化药业有限公司
201310109478	一种抗感染的中药组合物及其制备方法	安徽精方药业股份有限公司
201110345584	一种用于烧烫伤的茶膏及其制备方法	安徽省天旭茶业有限公司

（续表）

专利号	发明专利名称	专利权人
201210222521	一种有保健功能的蜂胶灵芝软胶囊及其制备方法	安徽省王巢食品有限公司
201110330667	一种石斛中药组合物、其制备方法及其用途	安徽圣农生物科技股份有限公司
201310092824	治疗前列腺病的中药	安徽圣芝堂生物科技有限公司
201310092760	治疗心脑血管病的中药	安徽圣芝堂生物科技有限公司
201110339850	一种抗菌、抑菌、杀菌的中药制剂及其制备方法	安徽亿人安卫生科技有限公司
201210139941	一种治疗癫痫病的中药及其制备方法	安徽智远生物科技有限公司
201210139952	一种治疗烫伤的中药及其制备方法	安徽智远生物科技有限公司
201210139942	一种治疗便秘的中药及其制备方法	安徽智远生物科技有限公司
201210139953	一种治疗胸膜炎的中药及其制备方法	安徽智远生物科技有限公司
201210139950	一种治疗贫血的中药组合物及其制备方法	安徽智远生物科技有限公司
201210139944	一种治疗紫斑的中药及其制备方法	安徽智远生物科技有限公司
201210139937	一种治疗肺炎的中药及其制备方法	安徽智远生物科技有限公司
201210139935	一种治疗淋症的中药及其制备方法	安徽智远生物科技有限公司
201210139947	一种治疗支气管炎的中药及其制备方法	安徽智远生物科技有限公司
201210139943	一种治疗上呼吸道感染的中药及其制备方法	安徽智远生物科技有限公司
201210139946	一种治疗糖尿病的中药及其制备方法	安徽智远生物科技有限公司
201210139949	一种治疗男性不育症的中药及其制备方法	安徽智远生物科技有限公司
201210139954	一种治疗心悸、心痛的中药及其制备方法	安徽智远生物科技有限公司
201210139939	一种治疗口腔溃疡的中药及其制备方法	安徽智远生物科技有限公司
201210139945	一种治疗萎缩性胃炎的中药及其制备方法	安徽智远生物科技有限公司
201210139948	一种治疗湿阻中焦的中药及其制备方法	安徽智远生物科技有限公司
201210139940	一种治疗反复呕吐的中药及其制备方法	安徽智远生物科技有限公司
201210067351	一种乳康片的制备方法	安康正大制药有限公司
201410019889	一种改善微循环、缓解疼痛的中药热敷贴	鞍山市康鑫医疗器械厂
201410019889	一种改善微循环、缓解疼痛的中药热敷贴	鞍山市康鑫医疗器械厂
201110317484	中草药羌活提取物在制备减肥降脂药物或制备具有脂肪酶活性抑制作用的药物中的应用	北京北大维信生物科技有限公司
201110317399	中草药白薇提取物在制备减肥降脂药物或制备具有脂肪酶活性抑制作用的药物中的应用	北京北大维信生物科技有限公司
201110317368	中草药金银花提取物在制备减肥降脂药物或制备具有脂肪酶活性抑制作用的药物中的应用	北京北大维信生物科技有限公司
201110002531	一种降血糖的药物组合物及其用途	北京北大维信生物科技有限公司
201110317409	中草药代代花提取物在制备减肥降脂药物或制备具有脂肪酶活性抑制作用的药物中的应用	北京北大维信生物科技有限公司
201010545834	一种对化学性肝损伤有辅助保护作用的中药组合物及其制备方法和用途	北京博远欣绿科技有限公司
201110020164	一种八角枫的炮制方法	北京创立科创医药技术开发有限公司
201110020171	一种八角枫碱的含量测定方法	北京创立科创医药技术开发有限公司
201010132045	一种中药组合物	北京创新美凯科技开发有限公司
200810084963	紫檀乙醇提取物用作直接血管舒张剂的制备方法及应用	北京富华安德生物医药科技开发有限公司
200810084962	紫檀水提取物用作内皮依赖血管舒张剂的制备方法及应用	北京富华安德生物医药科技开发有限公司
200810084965	紫檀提取物在抑制血小板聚集药物中的用途	北京富华安德生物医药科技开发有限公司
201210450985	一种植物乳杆菌在改善酒精性肝损伤中的应用	北京和美科健生物技术有限责任公司
200910083272	含骺板软骨细胞复方微胶囊制剂及其制备方法和应用	北京宏医耀科技发展有限公司
201010133082	一种鳄鱼血冻干粉及其制备方法和用途	北京洪源澳达生物技术发展有限公司
201210412899	治疗结节型痤疮的外用中药组合物、制剂及其制备方法	北京华夏众芳生物科技有限公司
201310129933	具有祛痘功效的中药组合物、护肤精华素及其制备方法	北京华夏众芳生物科技有限公司
201210228623	具有抗菌止痒修复功效的外用中药组合物、制剂及制备方法	北京华夏众芳生物科技有限公司
201210340058	一种缓解运动性疲劳的组合物及其制备方法和应用	北京康比特体育科技股份有限公司
201110363274	一种改善睡眠的组合物及其制备方法	北京康比特体育科技股份有限公司
201110427281	一种改善视疲劳的组合物及其制备方法和应用	北京康比特体育科技股份有限公司
201310470649	一种具有调和肝脾、抗炎止痛作用的中药颗粒剂及其制备方法	北京康远制药有限公司
201310470649	一种具有调和肝脾、抗炎止痛作用的中药颗粒剂及其制备方法	北京康远制药有限公司
201310470444	一种具有祛瘀止痛作用的中药颗粒剂及其制备方法	北京康远制药有限公司

（续表）

专利号	发明专利名称	专利权人
201310470444	一种具有祛瘀止痛作用的中药颗粒剂及其制备方法	北京康远制药有限公司
201210177474	一种中药组合物及其制法	北京六盛合医药科技有限公司
201010165892	一种用于治疗前列腺炎的中药组合物及其制备方法	北京六盛合医药科技有限公司
201110333238	一种治疗慢性支气管炎的药物组合物及其制法	北京六盛合医药科技有限公司
200910162467	药物组合物	北京美倍他药物研究有限公司
200910169046	红曲米胶囊及其制备方法	北京晴川健康科技股份有限公司
201310039207	一种具有降血糖作用的药物组合	北京润康普瑞生物技术有限公司
201310073498	一种预防婴幼儿上火调节肠胃的颗粒剂及其制备方法	北京三奇医药技术研究所
201310373867	一种中药软膏剂的制备方法	北京首儿药厂
201310373870	杏贝止咳祛痰口服液的制备方法	北京首儿药厂
201110350151	西洋参软化工艺	北京同仁堂健康药业（福州）有限公司
201110401319	一种缓解眼疲劳的组合物	北京同御康泰科技有限公司
201110355748	一种治疗糖尿病的中药组合物及其制备方法	北京万辉双鹤药业有限责任公司
201010291311	预防和治疗糖尿病的组合物、其制备方法及应用	北京信安康生物科技有限公司
200910080432	一种翠云草提取物滴丸及其制备方法	北京星昊医药股份有限公司
201210301707	千山活血膏在制备防治动脉粥样硬化疾病药物中的应用	北京修成药业有限公司
201210301715	一种治疗老年原发性骨关节炎的药物组合物及其制备方法	北京修成药业有限公司
201210137750	一种具有抗炎解热作用的中药组合物	北京亚东生物制药有限公司
201110115626	一种清热解毒凉血消肿的中药组合物制剂及其制备方法	北京亚东生物制药有限公司
201210019979	一种治疗高脂血症性脂肪肝的中药组合物、其制备方法和质量检测方法及应用	北京亚东生物制药有限公司
201010256168	一种解表祛暑的泡腾剂及其制备方法和用途	北京亚东生物制药有限公司
201210313866	一种治疗月经不调的中药组合物及其制备方法	北京亚东生物制药有限公司
201010256171	一种止咳化痰的泡腾剂及其制备方法	北京亚东生物制药有限公司
201210350668	一种治疗视疲劳的中药组合物及其制备方法	北京亚东生物制药有限公司
201310071291	一种治疗肝癌的中药组合物及其制备方法	北京亚东生物制药有限公司
201110115649	一种制备小青龙合剂的方法	北京亚东生物制药有限公司
201210212011	治疗头痛的中药组合物的质量检测方法	北京亚东生物制药有限公司
201110212969	宣肺平喘的中药组合物的检测方法	北京亚东生物制药有限公司
201210106429	一种治疗骨病的组合物及制法	北京阳光一佰生物技术开发有限公司
201210106882	一种改善视力的组合物及制法	北京阳光一佰生物技术开发有限公司
201210106852	一种祛痘的组合物及制法	北京阳光一佰生物技术开发有限公司
200810104909	一种中药组合物在制备治疗支气管炎药物中的应用	北京以岭药业有限公司
200810225995	一种中药组合物在制备治疗流行性腮腺炎药物中的应用	北京以岭药业有限公司
200910082162	一种中药组合物在制备治疗人禽流感药物中的应用	北京以岭药业有限公司
201010271500	一种中药组合物在制备治疗中暑药物中的应用	北京以岭药业有限公司
201110028714	一种治疗心律失常的药物组合物及其制备方法	北京因科瑞斯医药科技有限公司
201010258624	一种治疗乳腺良性增生类疾病的中药组合物及其制备方法	北京因科瑞斯医药科技有限公司
201110235044	Melan-A 表位肽及其在预防和（或）治疗肿瘤中的用途	北京永泰免疫应用科技有限公司
201210075373	一种三七总皂苷的纯化方法及其制剂	北京中海康医药科技发展有限公司
201110078897	一种抗心肌梗死和心肌缺血的药物组合物及其制备方法	北京中研同仁堂医药研发有限公司
201210469405	一种无硫白术饮片的生产方法	亳州市永刚饮片厂有限公司
201210469320	一种党参饮片的生产方法	亳州市永刚饮片厂有限公司
201210469370	一种王不留行饮片的生产方法	亳州市永刚饮片厂有限公司
201210469300	一种延胡索饮片的生产方法	亳州市永刚饮片厂有限公司
201310142100	一种制何首乌的生产工艺	亳州市永刚饮片厂有限公司
201210469335	一种黄精饮片的生产方法	亳州市永刚饮片厂有限公司
201210469331	一种白芍的种植方法	亳州市永刚饮片厂有限公司
201210267055	富血小板血浆的提取方法和提取的富血小板血浆	博雅干细胞科技有限公司
201210379431	从血液中分离免疫细胞的方法及其在治疗疾病中的应用	博雅干细胞科技有限公司
201210230438	一种中药制剂的制备方法	渤海造船厂集团有限公司
201210039217	一种治疗月经不调的中药制剂	常熟华港制药有限公司
201210039216	一种治疗骨伤的药物	常熟华港制药有限公司

（续表）

专利号	发明专利名称	专利权人
201210072037	一种有效治疗手足口病的复方组合药物	常熟华港制药有限公司
201210072015	一种防脱生发内服中药组合物	常熟华港制药有限公司
201210072026	一种快速有效止血中药酊剂	常熟华港制药有限公司
201210086755	治疗慢性附件炎性包块的中药及制备方法	常熟华港制药有限公司
201210063453	用于预防和治疗牙龈炎的中药、中草药牙粉及制备方法	常熟华港制药有限公司
201210049927	一种治疗便秘的中药组合物	常熟华港制药有限公司
201210072028	一种有效防治鸡黑头病的中药饲料添加剂	常熟华港制药有限公司
201210086771	治疗慢性盆腔炎性包块的中药及制备方法	常熟市常福有机复合肥有限公司
201210064078	一种复方丹参口服液的制备方法	常州康普药业有限公司
201010152952	多穗石柯叶药材的质量控制方法	常州善美药物研究开发中心有限公司
201310172831	银杏内酯注射液及含量测定方法	成都百裕科技制药有限公司
201310172784	治疗心脑血管疾病的银杏内酯组合物中残留物的测定方法	成都百裕科技制药有限公司
201110364953	川贝母总生物碱在制备拮抗卵蛋白致敏的哮喘药物中的应用	成都恩威投资（集团）有限公司
201310329690	治疗烧伤烫伤兼治化脓性感染、开放性外伤的纯中药制剂	成都泓泰生物制品有限公司
201210260676	一种桂枝茯苓丸的制备方法	成都九芝堂金鼎药业有限公司
201110422857	治疗血小板减少症的药物组合物及其制备方法和用途	成都康禾鑫医药科技有限责任公司
201110328013	一种含有贯叶金丝桃提取物的胶囊	成都康弘药业集团股份有限公司
201110367253	药物组合物在制备预防或治疗老年性痴呆的药物中的应用	成都康弘药业集团股份有限公司
201110121163	一种预防或治疗老年性痴呆的药物组合物	成都康弘药业集团股份有限公司
201110193479	一种清热泻火解毒化瘀凉血止血的药物组合物及制备方法	成都康弘制药有限公司
201110389726	药物组合物在制备预防或治疗新生血管性疾病药物中应用	成都康弘制药有限公司
201210129134	地榆总皂苷的分离纯化方法	成都科尔医药技术有限公司
201310262883	一种治疗肠道细菌感染的兽用中药组合物及其制备方法和用途	成都乾坤动物药业有限公司
200910158823	治疗腹泻的中药组合物和中药药物及其制备方法	成都晟铭医药科技有限公司
201210312573	祛斑美容组合物及其制作方法	成都舒乐科技发展有限公司
201110454053	一种金雀异黄素、灵芝孢子粉和虫草菌丝体组合物	成都一平医药科技发展有限公司
201210428028	治疗前列腺增生的药物组合物	成都医路康医学技术服务有限公司
201210428702	治疗前列腺增生的药物组合物	成都医路康医学技术服务有限公司
201210428004	一种治疗心脑血管病的药物组合物	成都医路康医学技术服务有限公司
201210428585	治疗糖尿病足的药物组合物	成都医路康医学技术服务有限公司
201210428335	一种治疗心脑血管病的药物组合物	成都医路康医学技术服务有限公司
201210428002	治疗前列腺增生的药物组合物	成都医路康医学技术服务有限公司
201210428305	一种治疗心脑血管病的药物组合物	成都医路康医学技术服务有限公司
201210428581	治疗糖尿病足的药物组合物	成都医路康医学技术服务有限公司
201210429349	一种治疗心脑血管病的药物组合物	成都医路康医学技术服务有限公司
201210431071	治疗痛风的药物组合物	成都医路康医学技术服务有限公司
201210428641	治疗糖尿病足的药物组合物	成都医路康医学技术服务有限公司
201210427824	治疗前列腺增生的药物组合物	成都医路康医学技术服务有限公司
201210429670	一种治疗心脑血管病的药物组合物	成都医路康医学技术服务有限公司
201210428766	一种治疗消化不良的药物组合物	成都医路康医学技术服务有限公司
201210428513	一种治疗心脑血管病的药物组合物	成都医路康医学技术服务有限公司
201110222873	一种治疗脂肪肝的中药组合物	成都永康制药有限公司
201210533020	一种贴剂及其制备方法	楚雄蕴萃生物科技有限公司
201210370685	一种富含β-蜕皮激素的露水草提取物及其制备方法	楚雄州百草岭药业发展有限公司
201320315100	预防及治疗肥胖与微脂代谢的纤体顺畅胶囊结构	船井生医股份有限公司
201210404986	一种治疗白癜风的药物组合物	慈溪市锐玛电子有限公司
201210404990	一种用于治疗糖尿病的药物	慈溪市锐玛电子有限公司
201310038998	一种牡丹精油脚气油的制备方法	慈溪市校杰电器有限公司
201110416322	一种具有降血糖作用的新型纯植物复合浓缩饮液及其制法	大连蓝德奥科技有限公司
201210118118	治疗伤科疾病的药物组合物及其制备方法、应用、药物制剂和质量控制方法	大连美罗中药厂有限公司
201010618817	一种抗炎、抗菌、抗感染的复方中药粉雾剂及其制备方法	东莞广发制药有限公司
201210411805	一种预防和治疗颈椎病的中药组合物及其制备方法	东莞市雅路家用纺织品有限公司

（续表）

专利号	发明专利名称	专利权人
201210414909	一种预防和治疗高血压的中药组合物及其制备方法	东莞市雅路家用纺织品有限公司
201210093298	保健组合物及其制备方法和用途	东莞市亚洲制药有限公司
201310083252	一种治疗鳖白底板病的中药剂	东营市黄河口鳖原种繁育开发有限责任公司
201210454610	一种治疗痔疮的中草药药汤剂及其制作方法	都匀市基佑生物科技有限公司
201110441848	一种用于治疗卒中偏瘫的双组方药物及其制备方法	峨眉山天梁星制药有限公司
201110441891	一种用于治疗失眠症的双组方药物及其制备方法	峨眉山天梁星制药有限公司
201110441850	一种用于治疗脂肪肝的双组方药物及其制备方法	峨眉山天梁星制药有限公司
201010226627	一种红车轴草异黄酮的生产方法	恩施济源药业科技开发有限公司
201310068978	一种治疗湿疹的药物组合物及其制备方法	福建澳树佳生物科技有限公司
201210466904	红色诺卡氏菌细胞壁骨架口含片及其制备方法	福建广生堂药业股份有限公司
201310727656	一种具有美容功能的羊胎盘素黑醋栗组合物及其应用	福建金源泉科技发展有限公司
201310043010	一种灵芝孢子油中抗肿瘤组合物及其制备方法	福建仙芝楼生物科技有限公司
201310042500	一种缓解体力疲劳的胶囊及其制备方法	福建仙芝楼生物科技有限公司
201310042499	一种灵芝助眠胶囊及其制备方法	福建仙芝楼生物科技有限公司
201210243511	复方甘草口服溶液制备工艺	福州海王金象中药制药有限公司
201110101487	吐根酊精制工艺	福州海王金象中药制药有限公司
201110192581	一种用于止咳的中药复方制剂及其制备工艺	福州长富星生物医药科技有限公司
201420201477	一种肉苁蓉生产线	富阳康华制药机械有限公司
201010258384	一种治疗头晕目眩的汤剂药物	富阳原野生物科技有限公司
201210523876	一种用于治疗风湿性关节炎的中药组合物及其制备方法和应用	甘肃岷县康达药业开发有限责任公司
201010185787	一种抗炎镇痛或抗炎免疫药物组合物及其制备方法和用途	甘肃奇正藏药有限公司
201210303750	如意珍宝丸/片在制备治疗血管性痴呆药物中的应用	甘肃奇正藏药有限公司
200910158073	一种用于治疗流行性感冒的药物及其制备和检测方法	甘肃奇正藏药有限公司
201310318577	一种增强人体免疫力的滋补组方及滋补汤料生产方法	甘肃天容堂药业有限公司
201310318550	具有补肾壮阳祛风除湿作用的茶组方及速溶茶生产方法	甘肃天容堂药业有限公司
201420506621	一种连续进出料的金银花杀青机	赣州庚艺农业生物科技有限公司
201210396448	新颖的洛德乳酸杆菌菌株及其应用于改善自体免疫疾病的用途	光晟生物科技股份有限公司
201320836920	从板蓝根分离提取氨基酸的制备工艺生产线	广东和平君乐药业有限公司
201320818868	一种用于大青叶的天然植物有效成分提取装置	广东和平君乐药业有限公司
201010216645	复方丹参浓缩制剂及其制备、检测方法	广东环球制药有限公司
201310313860	一种具有清肺功能组合物及制备方法	广东九天绿药业有限公司
201310113534	一种用于治疗体质虚弱，增强免疫力的中药组合物及其制备方法和应用	广东联康药业有限公司
201310263419	治疗系统性红斑狼疮及风湿病的制品及其制备方法	广东三才石岐制药有限公司
200910174452	一种中药及其制备方法	广东太安堂药业股份有限公司
201210283911	一种增强免疫力和抗病毒的口服液及其制备方法	广东太阳神集团有限公司
201210434638	一种治疗风湿骨痛乳香风湿气雾剂及其制备方法	广东同德药业有限公司
201210435340	一种用于开窍醒脑中药醒脑静鼻腔给药制剂及其制备方法	广东同德药业有限公司
201210279416	治疗乳腺增生的外用药物及其制备方法	广东丸美生物技术股份有限公司
201210278432	治疗更年期综合征的外用药物及其制备方法	广东丸美生物技术股份有限公司
201210295364	治疗便秘的外用药物及其制备方法	广东丸美生物技术股份有限公司
201210279410	治疗宫寒的外用药物及其制备方法	广东丸美生物技术股份有限公司
201410011427	仙鹤草有效组分的制备方法与用途	广东幸美化妆品股份有限公司
201010213713	一种化痰消咳片的检测方法	广东逸舒制药有限公司
201210553995	板蓝根浸膏酶解-醇沉除杂的方法	广西禅方药业有限公司
201210497488	一种治疗乳腺癌的药物及其制备方法	广西东兴市创新特色医药科技发展有限公司
201210569006	一种治疗胃病的药物及其制备方法	广西东兴市创新特色医药科技发展有限公司
201310035860	一种治疗癫痫病的药物及其制备方法	广西东兴市创新特色医药科技发展有限公司
201210569047	一种治疗肾结石的药物及其制备方法	广西东兴市创新特色医药科技发展有限公司
201310016963	一种治疗三高症的药物及其制备方法	广西东兴市创新特色医药科技发展有限公司
201310016965	一种治疗风湿、类风湿的药物及其制备方法	广西东兴市创新特色医药科技发展有限公司
201210418528	治疗颈椎病的中药及其制备方法	广西嘉进药业有限公司
201210061760	一种治疗鼻炎的中成药-芷鹅鼻炎颗粒及其制备方法	广西强寿药业集团有限公司
201210522277	止泻颗粒及其制备方法	广西梧州三鹤药业有限公司

（续表）

专利号	发明专利名称	专利权人
201210522204	用于清消痤疮的药物组合物及其制备方法	广西梧州三鹤药业有限公司
201210038083	治疗胃肠疾病的中药组合物及质量检测方法	广西梧州三鹤药业有限公司
201210205824	治疗皮肤瘙痒的药物组合物及质量检测方法	广西梧州三鹤药业有限公司
201210064864	治疗皮肤损伤的药物组合物的检测方法	广西梧州三鹤药业有限公司
201210548059	一种治疗子宫内膜炎的中药组合物及其制备方法	广西梧州制药(集团)股份有限公司
201210547729	一种治疗妇科炎症的中药组合物及其制备方法	广西梧州制药(集团)股份有限公司
201210547700	一种治疗痛经的中药组合物及其制备方法	广西梧州制药(集团)股份有限公司
201210374246	一种降血脂、调节免疫力的组合物	广西梧州制药(集团)股份有限公司
201210379731	一种降血脂的组合物	广西梧州制药(集团)股份有限公司
201110444633	一种500 mg以上装量的三七总皂苷冻干粉针的冷冻干燥方法	广西梧州制药(集团)股份有限公司
201310260520	一种退热液及其制备方法	广西信业生物技术有限公司
201310321952	一种新型微孔医用止血材料及其制备方法	广西信业生物技术有限公司
201310031314	治疗风湿关节疼痛和跌打肿痛的外用制剂及其制备方法	广西玉林大金大药业有限公司
201110000922	消肿止痛酊中马兜铃酸A的检测方法	广西壮族自治区花红药业股份有限公司
201010550714	一种镇咳祛痰、平喘的中药制剂的检测方法	广西壮族自治区花红药业股份有限公司
201210567179	一种川明参养胃口服液及其制备方法	广元五行天酒业有限责任公司
201210271743	红葱根在制备保护胃黏膜的药物中的应用	广州白云华南生物科技有限公司
201210094257	一种润肠通便的中药及其制品	广州白云山和记黄埔中药有限公司
201110370374	一种补肾阳滋肾阴的中药方剂及其制品	广州白云山和记黄埔中药有限公司
201210234027	九节茶提取物在降低流感病毒易感性上的应用	广州白云山敬修堂药业股份有限公司
201210245108	一种提高芪鹿益肾片浸膏粉防潮性能的方法	广州白云山明兴制药有限公司
201210114969	中药组合物在制备预防和改善肺部PM2.5沉积的药物中的应用	广州白云山潘高寿药业股份有限公司
201110150550	一种药物组合物在制备预防和治疗糖尿病心肌病的药物中的应用	广州白云山中一药业有限公司
201110167948	一种治疗糖尿病的中药组合物及其制备方法	广州白云山中一药业有限公司
201310144469	华泽兰的应用	广州共禾医药科技有限公司
201210065155	一种护肝药物及其制备方法	广州海博特医药科技有限公司
201210377379	一种具有去头屑功能的中药组合物提取物及其在化妆品中的应用	广州环亚化妆品科技有限公司
201210044042	一种体现防辐射作用的中药组合物	广州加原医药科技有限公司
201110061047	一种治疗更年期综合征的中药组合物	广州加原医药科技有限公司
201210044039	一种体现改善胃肠功能的中药组合物及其制备方法	广州加原医药科技有限公司
201210044025	一种具有缓解视力疲劳作用的中药组合物及其制备方法	广州加原医药科技有限公司
201210044066	一种治疗子宫肌瘤的中药组合物及其制备方法	广州加原医药科技有限公司
201210268217	一种治疗癌性疼痛的巴布剂及其制备方法	广州加原医药科技有限公司
201010257789	一种改善更年期综合征的中药制剂及其制备方法	广州加原医药科技有限公司
201310201453	一种缓解视疲劳的组合物及其制备方法	广州加原医药科技有限公司
201210055549	一种治疗糖尿病的竹笋制品及其制备方法	广州蓝韵医药研究有限公司
201210055544	一种治疗酒精性肝病的竹笋制品及其制备方法	广州蓝韵医药研究有限公司
201210055594	一种通便竹笋制品及其制备方法	广州蓝韵医药研究有限公司
201310300430	一种具有预防口腔上火作用的咸味牙膏	广州立白企业集团有限公司
201210176934	一种具有辅助降血脂功能的组合物及其制备方法	广州市奥海生物科技有限公司
201210478031	一种治疗乳腺疾病的中药组合物及其制备方法	广州市白云区天芳化妆品厂
201210164167	一种治疗卵巢囊肿的中药组合物及其制备方法	广州市和亨生物科技有限公司
201310343056	一种用于治疗精神分裂症的中药有效部位组合物及其制备方法	广州市云桥生物科技有限公司
201310197803	一种用于治疗胃下垂的中药有效部位组合物及其制备方法	广州市云桥生物科技有限公司
201310197808	一种用于治疗慢性肾炎的中药有效部位组合物及其制备方法	广州市云桥生物科技有限公司
201310198015	一种用于治疗斑秃的中药有效部位组合物及其制备方法	广州市云桥生物科技有限公司
201310186940	一种用于治疗水肿的中药组合物	广州市云桥生物科技有限公司
201310187032	一种用于治疗支气管哮喘的中药组合物	广州市云桥生物科技有限公司
201310197807	一种用于治疗骨质增生的中药有效部位组合物及其制备方法	广州市云桥生物科技有限公司
201310197801	一种用于治疗高血压的中药有效部位组合物及其制备方法	广州市云桥生物科技有限公司
201310186939	一种用于治疗大叶性肺炎的中药组合物	广州市云桥生物科技有限公司
201310187013	一种用于治疗慢性支气管炎的中药组合物	广州市云桥生物科技有限公司
201310198014	一种用于治疗白癜风的中药有效部位组合物及其制备方法	广州市云桥生物科技有限公司

（续表）

专利号	发明专利名称	专利权人
201310197799	一种用于治疗乳腺增生的中药有效部位组合物及其制备方法	广州市云桥生物科技有限公司
201310186962	一种用于治疗湿疹的中药组合物	广州市云桥生物科技有限公司
201310187031	一种用于治疗感冒的中药组合物	广州市云桥生物科技有限公司
201110028306	一种药物组合物及其制备方法	广州万正药业有限公司
201010159712	防治鼻炎的药物制剂及其制备方法	贵阳春科药业技术研发有限公司
201010171595	一种防治失眠等精神疾病的药物制剂及其制备方法	贵阳春科药业技术研发有限公司
201210149694	一种治疗风湿痹痛的药物及其制备方法	贵阳德昌祥药业有限公司
201210407985	一种止咳、祛痰的糖浆剂及其制备方法	贵阳德昌祥药业有限公司
201210407505	胃舒欣制剂的制备方法	贵州百花医药股份有限公司
201210407036	解毒止泻缓释胶囊的制备方法	贵州百花医药股份有限公司
201210324532	金马肝泰制剂的制备方法	贵州百花医药股份有限公司
201210326241	骨增生镇痛制剂的制备方法	贵州百花医药股份有限公司
201310027103	一种治疗睡眠障碍的中药制剂及其制备方法	贵州百灵企业集团制药股份有限公司
201420427411	一种天麻片自动加工装置	贵州德江县康奇药植开发有限责任公司
201210059065	能修复妊娠纹的复方精油及其制备方法	贵州宏宇药业有限公司
201310115998	一种治疗皮肤癌的药膏及制法	贵州鸿德中药开发有限公司
201310332422	一种治疗骨质增生的苗药及制备方法	贵州鸿德中药开发有限公司
201310291336	一种治疗面部神经炎的苗药及制备方法	贵州鸿德中药开发有限公司
201310291338	一种治疗淋巴结核的苗药及制备方法	贵州鸿德中药开发有限公司
201310237366	一种治疗坐骨神经痛的中药及其制备方法	贵州鸿德中药开发有限公司
201310115557	一种治疗糖尿病的苗药	贵州鸿德中药开发有限公司
201310115865	一种治疗重感冒的中药	贵州鸿德中药开发有限公司
201310237367	一种治疗类风湿关节炎的中药及其制法	贵州鸿德中药开发有限公司
201310116060	一种治疗腰椎间盘突出和骨折的外用苗药	贵州鸿德中药开发有限公司
201310237262	一种治疗功能性子宫出血的苗药及其制法	贵州鸿德中药开发有限公司
201310115653	一种降血压的苗药	贵州鸿德中药开发有限公司
201310291354	一种治疗肺气肿的苗药及制备方法	贵州鸿德中药开发有限公司
201310237360	一种治疗泌尿系结石的中药及其制法	贵州鸿德中药开发有限公司
201310115584	一种治疗乳腺包块的苗药	贵州鸿德中药开发有限公司
201310115899	一种治疗肿瘤的苗药	贵州鸿德中药开发有限公司
201310237257	一种治疗输尿管结石的中药及其制备方法	贵州鸿德中药开发有限公司
201310115773	一种治疗胆囊炎的苗药	贵州鸿德中药开发有限公司
201310237258	一种治疗妇女痛经的药物及其制备方法	贵州鸿德中药开发有限公司
201310237252	一种治疗神经性头痛的中药及其制备方法	贵州鸿德中药开发有限公司
201210428512	一种白芷、蛇床子、花椒、土木香的提取方法及制药应用	贵州健兴药业有限公司
201210468172	一种虫草斑蝥组合物、肠溶制剂及其应用和制法	贵州金桥药业有限公司
201310070884	复方伤复宁膏及其制备方法	贵州金桥药业有限公司
201310071502	一种用于跌打损伤的中药巴布膏剂及其制备方法	贵州金桥药业有限公司
201210168293	一种治疗肩周炎症的中药制剂及其制备方法	贵州苗药药业有限公司
201110247040	治疗冠心病的药物组合物及其制备方法	贵州神奇集团控股有限公司
201310050951	一种治疗阿尔茨海默病的中药组合物及其制备方法	贵州神奇投资有限公司
201310268359	一种降血压、降血脂的袋泡茶的制作方法	贵州神奇药业股份有限公司
201210126076	一种消除肢体疲劳和运动障碍以及缓解疼痛的中药组合物	贵州省铜仁梵天生物科技有限责任公司
201310117231	重楼解毒酊及其制备方法	贵州圣济堂制药有限公司
201210474864	调节妇女内分泌平衡的口服液	贵州盛昌药业有限公司
201110264123	一种温肾壮阳的中药组合物及其制备方法	贵州同济堂制药有限公司
201310339503	一种治疗乳腺增生的药物组合物及其制备方法	贵州铜仁梵康生物科技有限责任公司
201310339912	一种治疗脱发的药物组合物及其制备方法	贵州铜仁梵康生物科技有限责任公司
201210559516	治疗妇科炎症、宫颈糜烂、宫寒的苗药外用药膏	贵州万胜药业有限责任公司
201210301384	热淋清颗粒原料的醇提有效部位及其制备方法和用途	贵州威门药业股份有限公司
201210299871	热淋清颗粒药材醇提有效部位及其制备方法	贵州威门药业股份有限公司
201210301416	具有抗炎作用的热淋清颗粒原料头花蓼提取物	贵州威门药业股份有限公司
201210301660	具有抗淋球菌作用的热淋清颗粒原料头花蓼提取物	贵州威门药业股份有限公司

（续表）

专利号	发明专利名称	专利权人
201310407135	热淋清颗粒药材头花蓼的采收和加工方法	贵州威门药业股份有限公司
201010283280	一种抗凝血酶制剂及其制备方法	贵州信邦制药股份有限公司
201010041802	一种花芪中药制剂的质量检测方法	贵州信邦制药股份有限公司
200910312147	治疗关节肿痛的胶囊制剂的检测方法	贵州益佰制药股份有限公司
201110131335	一种治疗营养性贫血的药物组合物制剂	贵州益佰制药股份有限公司
201010279527	一种治疗阳痿的药物组合物的制备方法	贵州益佰制药股份有限公司
200910312108	治疗胸痹心痛的滴丸制剂的检测方法	贵州益佰制药股份有限公司
201420023749	可重复揭贴且可重复涂布药物的贴膏	桂林安和药业有限公司
201110105310	一种治疗口腔疾病的中药组合物及其制备工艺、检测方法	桂林三金药业股份有限公司
201110028946	一种金樱根的检测方法	桂林三金药业股份有限公司
201080049971	用于治疗口腔溃疡、肿瘤的中药组合物及其制备方法和用途	桂林商源植物制品有限公司
201180007632	一种含有醇溶性且非水溶性甘草提取物的药物组合物，及其药物制剂、制药用途、治疗方法和制备方法	桂林商源植物制品有限公司
201210314159	肝脏X受体激动剂的筛选方法	国鼎生物科技股份有限公司
201110117427	肝祖细胞及其应用	国玺干细胞应用技术股份有限公司
201210526602	一种治疗脱发的中药制剂	哈尔滨市阿城区雅妮植物养生堂
201210574522	一种用于治疗浅部真菌感染的外用搽剂及其制备方法	哈尔滨五牛生物技术开发有限公司
201210405528	双黄连口服液的制备方法	哈药集团三精制药股份有限公司
201210405529	一种制备蛇胆川贝口服液的方法	哈药集团三精制药股份有限公司
201210504304	一种中药水蛭提取物的制备方法	哈药集团中药二厂
201210508699	一种采用沸腾干燥制粒制备双黄连颗粒的方法	哈药集团中药二厂
201210159679	一种健康养发、护发、黑发的中药组合物	还童一号（福建）健康科技有限公司
201310343430	一种用于治疗咳嗽的中药组合物	海安常大技术转移中心有限公司
201210558271	一种银杏内酯脂质体注射剂	海南百思特医药科技有限公司
201310044233	一种注射用水溶性维生素、注射用脂溶性维生素和脂肪乳注射液的药物组合物	海南百思特医药科技有限公司
201320386716	一种灵芝三萜类化合物的分离提取系统	海南海佑南山野生灵芝生物科技有限公司
201210358523	一种复方氨酚烷胺微丸的制备方法	海南葫芦娃制药有限公司
201210222358	一种益坤宁药物组合物固体脂质纳米粒制剂	海南美兰史克制药有限公司
201210220528	治疗男性不育的复方中药制剂及其制备方法	海南三叶制药厂有限公司
201210559121	一种复方骨肽脂质体注射剂	海南圣欣医药科技有限公司
201310044348	一种注射用水溶性维生素、脂溶性维生素注射液和脂肪乳注射液的药物组合物	海南圣欣医药科技有限公司
201310177033	一种全粉末型胶囊制剂	海南通用同盟药业有限公司
201110021684	一种采用超滤工艺制备药物组合物的方法	邯郸摩罗丹药业股份有限公司
200810056502	摩罗口服液及其制剂的质量标准及检测方法	邯郸制药有限公司
201210536048	一种抗病毒口服液制备方法及其产品	杭州老桐君制药有限公司
201310181758	一种治疗不孕不育的中药组合物及其制备方法	杭州天诚药业有限公司
201310191044	治伤胶囊及其制备方法	杭州朱养心药业有限公司
201110387642	一种华蟾素多活性成分控释片的制备方法	合肥华方医药科技有限公司
201420298202	一种宁心宝胶囊	合肥今越制药有限公司
201420170290	一种田基黄的新剂型	合肥今越制药有限公司
201420298201	一种复方桔梗止咳片	合肥今越制药有限公司
201310223538	一种治疗原发性痛经的中药组合物及其制备方法	河北奥星集团药业有限公司
201210519431	一种清热解毒药物组合物及其原液的制备方法	河北神威药业有限公司
201010215325	一种西洋参药材指纹图谱的测定方法	河北以岭医药研究院有限公司
200910073669	一种何首乌的水提液的精制方法	河北以岭医药研究院有限公司
201010141230	一种中药组合物在制备一氧化氮供体药物中的应用	河北以岭医药研究院有限公司
201010141184	一种中药组合物在制备治疗冠心病恶性心律失常药物中的应用	河北以岭医药研究院有限公司
201010525649	一种中药组合物在制备治疗糖尿病神经病变药物中的应用	河北以岭医药研究院有限公司
200810079623	一种中药组合物在制备治疗脑动脉硬化症药物中的应用	河北以岭医药研究院有限公司
200710163210	一种中药组合物在制备治疗代谢综合征的药物中的应用	河北以岭医药研究院有限公司
201110274565	一种中药组合物在制备治疗房室传导阻滞药物中的应用	河北以岭医药研究院有限公司

（续表）

专利号	发明专利名称	专利权人
200910075664	一种中药组合物在制备治疗糖尿病心肌病的药物中的应用	河北以岭医药研究院有限公司
201110186089	一种中药组合物在制备治疗脏器纤维化的药物中的应用	河北以岭医药研究院有限公司
201110213505	一种中药组合物在制备治疗肺源性心脏病的药物中的应用	河北以岭医药研究院有限公司
201110220263	一种中药组合物在制备治疗心律失常的药物中的应用	河北以岭医药研究院有限公司
201110213502	一种中药组合物在制备治疗病毒性心肌炎的药物中的应用	河北以岭医药研究院有限公司
201210078759	一种中药组合物在制备治疗急性肝损伤的药物中的应用	河北以岭医药研究院有限公司
201010178929	一种治疗高脂血症的药物	河北以岭医药研究院有限公司
201010226761	一种中药组合物在制备治疗代谢综合征药物中的应用	河北以岭医药研究院有限公司
200910175342	一种中药冻干注射剂及其制备方法	河北以岭医药研究院有限公司
201210513568	一种增强人体免疫力的中药组合物及其制备工艺	河北御芝林药业有限公司
201210225046	一种用于治疗颈椎病的中药胶囊	河南金鸿堂制药有限公司
201210073670	一种治疗缺氧的颗粒剂及其制备方法	河南九势制药股份有限公司
201210134160	一种热熔压敏胶及其制备方法	河南羚锐制药股份有限公司
201310113336	一种小牛血去蛋白提取物的制备方法	黑龙江迪龙制药有限公司
201010268876	治疗白癜风的中药洗药	黑龙江省亨发药业有限公司
201010268890	治疗白癜风的中药擦剂	黑龙江省亨发药业有限公司
201010268850	治疗牛皮癣、各种顽癣、瘙痒症的中药擦剂	黑龙江省亨发药业有限公司
201010268868	治疗牛皮癣、各种顽癣、瘙痒症的中药药膏及其制备方法	黑龙江省亨发药业有限公司
201010268864	治疗白癜风的胶囊及其制备方法	黑龙江省亨发药业有限公司
201010268862	治疗牛皮癣、各种顽癣、瘙痒症的中药胶囊	黑龙江省亨发药业有限公司
201010268886	治疗白癜风的中药药膏及其制备方法	黑龙江省亨发药业有限公司
201010268881	治疗牛皮癣、各种顽癣、瘙痒症的中药洗药	黑龙江省亨发药业有限公司
201110354637	治疗乳腺疾病的中药及其制备方法	黑龙江天龙药业有限公司
201110258734	一种银杏叶组合物及其制备方法	黑龙江珍宝岛药业股份有限公司
201210422499	一种黄芪注射液及其制备方法	黑龙江珍宝岛药业股份有限公司
201210253178	一种抗病毒的药物组合物，含其制剂及其应用	黑龙江珍宝岛药业股份有限公司
201310358911	一种双黄连提取物的提取方法	黑龙江珍宝岛药业股份有限公司
201010124975	一种益气活血颗粒的制备方法	弘美制药（中国）有限公司
201310115125	一种止咳平喘糖浆及其制备方法	湖北东信药业有限公司
201110107340	一种治疗慢性盆腔炎的中药组合物	湖北福人药业股份有限公司
201110107353	一种治疗慢性盆腔炎的药物及其制备方法	湖北福人药业股份有限公司
201310240616	能改善心、脑血管代谢功能植物酵素饮品的制备方法	湖北富程祥云生物科技有限公司
201210566343	一种用于冠心病、心绞痛的药物及其制备方法	湖北汇中制药有限公司
201310153538	肌氨肽苷提取物及其药物组合物	湖北济生医药有限公司
201210192006	一种银杏达莫药物组合物及其制备方法	湖北济生医药有限公司
201310231754	一种行气活血消肿散结远红外磁疗贴	湖北金鹰生物科技有限公司
201310232322	一种温经通络活血止痛热磁治疗贴	湖北金鹰生物科技有限公司
201210525755	一种用于治疗肾结石的中药组合物及其制备方法和应用	湖北诺克特药业有限公司
201210294351	一种地贞颗粒及制备方法	湖北天圣康迪制药有限公司
201010190715	防治糖尿病并发症及衰老的植物提取物组合物	湖北万博特生物科技有限公司
201310134265	一种新型维c银翘片	湖北武当金鼎制药有限公司
201210045880	用于治疗糖尿病的中药组合物	湖南福湘生物技术有限公司
200910162217	一种调节血脂、防治心脑血管疾病复方制剂及其制备方法	湖南福湘生物技术有限公司
201110186977	一种膜分离制备中药博落回提取物的方法	湖南汉清生物技术有限公司
201210308315	裸花紫珠分散片及其制备方法	湖南华纳大药厂有限公司
201210307629	前列安通胶囊及其制备方法	湖南华纳大药厂有限公司
201210308220	归芍调经胶囊及其制备方法	湖南华纳大药厂有限公司
201210577977	治疗骨关节炎与类风湿关节炎的中药组合物及其制备方法	湖南敬和堂制药有限公司
201310373355	一种生血中药组合物	湖南康寿制药有限公司
201110459427	一种药物组合物及其制备方法和用途	湖南明瑞制药有限公司
201110445789	雷公藤胶囊剂及其应用	湖南千金协力药业有限公司
201210094444	一种治疗血癌的新药	湖南荣富创新中医药研究有限公司

（续表）

专利号	发明专利名称	专利权人
201110213012	一种治疗风湿性关节炎、类风湿性关节炎的药物及其制备方法	湖南省湘中制药有限公司
201310069617	一种预防或治疗糖尿病的中药组合物及其制备方法和用途	湖南希尔天然药业有限公司
201310069256	一种用于治疗糖尿病的药物组合物及其制备方法和应用	湖南希尔天然药业有限公司
201310069212	一种药物组合物及其制备方法和应用	湖南希尔天然药业有限公司
201110401949	用于治疗青光眼的药物的制备方法	湖南湘雅制药有限公司
201110307943	半夏泻心滴丸及其制备方法	湖南易能生物医药有限公司
201210577191	一种中药材干燥方法	湖州新驰医药科技有限公司
201210021264	一种止嗽青果合剂及其制备方法	华润三九（枣庄）药业有限公司
201310062704	一种从甘草渣中提取甘草黄酮的方法	惠州市九惠制药股份有限公司
201210270621	一种治疗尖锐湿疣的软膏剂及其制备方法	惠州市九惠制药股份有限公司
201210584353	用于小儿气管-支气管炎、肺炎治疗的外敷软膏及其制法	慧广世纪医疗技术（天津）有限公司
201080030502	用于预防和治疗脑部疾病和疾病状态的组合物和方法	基因雷克斯制药有限公司
201110365476	一种治疗肝损伤和肾虚的贞杞药物组合、制备方法及应用	吉林国药制药有限责任公司
201310088455	一种增加骨密度的中药保健制剂及其制备方法	吉林华康食元生物科技有限公司
201010253445	一种治疗胃脘痛的中药组合物及其制备方法	吉林华康药业股份有限公司
201010571764	一种治疗糖尿病的药物及其制备方法	吉林吉春制药股份有限公司
201210310523	一种温补肾阳的药物组合物、制剂及其制备方法	吉林金麦通制药有限公司
201210401427	一种治疗胸痹心痛的中药组合物及其制备方法、检测方法和用途	吉林康乃尔药业有限公司
201310586316	丹黄祛瘀胶囊及其制备方法	吉林龙鑫药业有限公司
201310324134	一种益气养阴、滋补肝肾的中药制剂	吉林省东北亚药业股份有限公司
201210003786	荨麻提取物的提取方法	吉林省宏久生物科技股份有限公司
201010209654	一种治疗心血管疾病的药物组合物及其制备方法	吉林省集安益盛药业股份有限公司
201110457059	含有人参原料用于治疗脱发的复方外用搽剂及制备方法	吉林省集安益盛药业股份有限公司
201010506851	一种无糖型中药口服液及其制备方法	吉林省集安益盛药业股份有限公司
201210174110	一种改善睡眠、增强机体免疫力的中药组合物及临床制剂	吉林省通化博祥药业股份有限公司
201310160118	一种肾石通颗粒及其制备方法	吉林万通药业集团梅河药业股份有限公司
201210281985	一种制备治疗颈椎疼痛药物的方法	吉林万通药业有限公司
201010574028	一种淫羊藿提取物的药用用途及制备方法	吉林修正药业新药开发有限公司
201210033532	一种具有缓解视疲劳功能的中药及制备方法	吉林修正药业新药开发有限公司
201210524411	一种治疗痔疮的药物组合物及其制备方法	吉林一正药业集团有限公司
201210536780	一种改善睡眠的组合物及其制备方法和应用	吉林一正药业集团有限公司
201210078140	一种用于治疗急慢性胆囊炎和急慢性胰腺炎的药物组合物	吉林紫鑫药业股份有限公司
201310090588	具有护足功效的中药组合物、制剂及其制备方法	集粹坊科贸（北京）有限责任公司
201210118517	一种用于治疗卒中的中药组合物	济川药业集团有限公司
201310008508	马齿苋低温避光提取物在制备治疗痔疮药物中的应用	济南康众医药科技开发有限公司
201310008498	冻干马齿苋在制备治疗湿疹药物中的应用	济南康众医药科技开发有限公司
201310008046	一种治疗湿热蕴结型癌性发热的药物	济南康众医药科技开发有限公司
201210536161	治疗过敏性鼻炎和支气管哮喘的药物	济南康众医药科技开发有限公司
201210469431	一种胡黄连总皂苷的制备方法	济南康众医药科技开发有限公司
201310008813	一种地黄炮制方法及其在制备药物中的应用	济南康众医药科技开发有限公司
201310008661	治疗痤疮的冻干鲜地黄	济南康众医药科技开发有限公司
201310008836	治疗脱发的鲜地黄	济南康众医药科技开发有限公司
201310065766	治疗红斑狼疮的龙葵	济南康众医药科技开发有限公司
201310065771	治疗红斑狼疮的龙葵果	济南康众医药科技开发有限公司
201310065763	治疗癌症的冻干蜀羊泉	济南康众医药科技开发有限公司
201310008646	冻干山药在制备药物中的应用	济南康众医药科技开发有限公司
201210242830	治疗急性中耳炎的中药	济南伟传信息技术有限公司
201210053966	用于手术后刀口快速愈合的中药	济南伟传信息技术有限公司
201110334947	一种治疗头痛的中药	济南伟传信息技术有限公司
201210402223	一种治疗月经失调的中药	济南伟传信息技术有限公司
201210389282	一种治疗儿童感冒的中药	济南伟传信息技术有限公司
201210295056	治疗实证眩晕的中药	济南伟传信息技术有限公司

（续表）

专利号	发明专利名称	专利权人
201210265586	一种治疗小儿夜啼的中药	济南伟传信息技术有限公司
201210402221	一种治疗产后风的中药	济南伟传信息技术有限公司
201210331815	一种治疗痢疾的中药	济南伟传信息技术有限公司
201210024535	一种治疗咯血的中药	济南伟传信息技术有限公司
201210446623	一种治疗水肿的中药	济南伟传信息技术有限公司
201210446607	一种治疗肝硬化的中药	济南伟传信息技术有限公司
201210320963	一种治疗头痛的中药	济南伟传信息技术有限公司
201110324191	一种治疗颈椎病的中药	济南伟传信息技术有限公司
201210080153	一种治疗胃脘痛的中药	济南伟传信息技术有限公司
201110396637	治疗小儿惊风的中药	济南伟传信息技术有限公司
201110278631	一种治疗冻疮肿痛未溃的中药	济南伟传信息技术有限公司
201210463369	一种治疗妊娠呕吐的中药	济南伟传信息技术有限公司
201310307132	一种治疗神经性呕吐的中药	济南伟传信息技术有限公司
201210574410	一种从阔叶缬草中提取缬草烯酸的方法	江口县苗药生物科技有限公司
201110401134	一种艾片的制取方法与制取设备	江口县苗药生物科技有限公司
201420290309	一种一体化钩藤总碱提取装置	江口县苗药生物科技有限公司
200780027994	桂枝茯苓组合物及其应用	江苏康缘药业股份有限公司
200910179263	一种具有解热、镇痛、抗病毒作用的中药组合物及其制法	江苏康缘药业股份有限公司
200910025326	治疗高尿酸血症及相关疾病的药物组合物及制法与用途	江苏康缘药业股份有限公司
201210432239	一种水飞蓟宾分散片及其制备方法	江苏鹏鹞药业有限公司
201110446099	一种具有治疗痛经作用及美容作用的组合物	江苏普诺生生物科技有限公司
201310049047	一种治疗心血管疾病的中药胶囊	江苏七〇七天然制药有限公司
201310049028	一种消肿拔毒的中药巴布贴	江苏七〇七天然制药有限公司
201310006596	一种用于提取中药有效成分的全自动渗漉设备及渗漉法	江苏七 O 七天然制药有限公司
201210328929	一种微生态调节剂及其制备方法	江苏仁寿药业有限公司
201210348160	一种樟芝口服液及其制备方法	江苏神华药业有限公司
201210151457	一种抗肿瘤药物组合物及其制备方法	江苏苏南药业实业有限公司
201210151431	一种治疗脾胃湿热的中药配方	江苏苏南药业实业有限公司
201210151471	治疗女性内分泌不调的中药制剂及其制备方法	江苏苏南药业实业有限公司
201210151437	治疗过敏性鼻炎的中药组合物及其制备方法和应用	江苏苏南药业实业有限公司
201210151446	治疗老年痴呆症的药物组合物	江苏苏南药业实业有限公司
201210151473	一种治疗肩周炎的中药	江苏苏南药业实业有限公司
201110425710	预知子活性组分的制备方法及其制剂的制备方法与其在制备抗肿瘤药物中的应用	江西本草天工科技有限责任公司
201210217004	一种穿心莲复方掩味颗粒及其制备方法	江西本草天工科技有限责任公司
201210306141	一种白头翁提取物及其制备方法和应用	江西本草天工科技有限责任公司
201110140250	一种小白菊提取物的制备方法	江西海富生物工程有限公司
201110207038	一种具有补肾作用的杞椹饮料及其制备方法	江西江中制药(集团)有限责任公司
201310451609	一种复方鱼腥草制剂的制备方法	江西天施康中药股份有限公司
201210120199	一种滋心阴制剂的制备方法	江西天施康中药股份有限公司
201110270713	一种治疗慢性肝炎的中药组合物及其制备方法	江中药业股份有限公司
201110275659	中药组合物在制备缓解体力疲劳保健食品或药品中的应用	江中药业股份有限公司
201110428240	抗菌抗病毒组合物	金利油脂(苏州)有限公司
201310144236	一种治脚气药物	景宁畲艺坊服饰有限公司
201210404018	新颖乳杆菌及其组合物和在制备改善糖尿病及其并发症药物中的应用	景岳生物科技股份有限公司
201010205942	新颖乳杆菌及其组合物和在制备改善糖尿病及其并发症药物中的应用	景岳生物科技股份有限公司
201110294540	一种复方丹参片的制备方法	九芝堂股份有限公司
201110200973	裸花紫珠提取物及其制备方法和应用	九芝堂股份有限公司
201210180120	一种半枝莲总黄酮组合物及由其制备的口服制剂和制法	康阳润和(北京)医药科技有限公司
201210446595	用美洲大蠊提取物生产治疗乙型肝炎药物的生产方法	昆明赛诺制药有限公司
201210446628	治疗乙型肝炎用的美洲大蠊提取物的制备方法	昆明赛诺制药有限公司
201210446618	治疗消化道溃疡用的美洲大蠊提取物的提取方法	昆明赛诺制药有限公司
201210446614	去除美洲大蠊提取物中的油脂及其检测方法	昆明赛诺制药有限公司
201210446593	用美洲大蠊提取物制备治疗消化道溃疡药物的生产方法	昆明赛诺制药有限公司

（续表）

专利号	发明专利名称	专利权人
201310341035	一种药物组合物及其制备方法、制剂与应用	昆明中药厂有限公司
201110107986	抗A型流感病毒或肠病毒的药物组合物	丽丰实业股份有限公司
201110109524	抗病毒药物组合物	丽丰实业股份有限公司
201210351586	一种治疗腰腿神经痛的中药组合物及其制备方法	溧阳市天目湖保健品有限公司
201210484069	一种治疗软组织挫伤的中药组合物及其制备方法	溧阳市天目湖保健品有限公司
201310067339	一种治疗软组织挫伤的中药组合物及其制备方法	溧阳市天目湖保健品有限公司
201310067314	一种治疗风湿病的中药组合物	溧阳市天目湖保健品有限公司
201210441546	一种治疗冠状动脉粥样硬化性心脏病的中药	溧阳市天目湖保健品有限公司
201210440779	一种治疗糖尿病性心脏病的中药	溧阳市天目湖保健品有限公司
201210445069	一种治疗糖尿病心脏自主神经病变的中药	溧阳市天目湖保健品有限公司
201210440906	一种治疗子宫肌瘤的中药组合物	溧阳市天目湖保健品有限公司
201210445070	一种治疗前列腺炎的中药配方	溧阳市天目湖保健品有限公司
201210419109	一种治疗心脏病的中药配方	溧阳市天目湖保健品有限公司
201110069494	一种治疗癫痫的药物及其制备方法	辽宁富东制药有限公司
201010540457	一种减少金银花药材药效成分损失的加工方法	鲁南制药集团股份有限公司
201210521295	一种复方中药超微粉分散体制剂及其制备方法	鲁南制药集团股份有限公司
201210113741	一种用于养肝护肝的组合物及其应用	禄美生物科技（上海）有限公司
201210525769	一种抗疲劳的中药组合物及其制备方法和应用	禄劝圣草峰生物科技有限公司
201310005949	一种治疗胃病的中药胶囊及其制备方法	洛阳本草生物制药股份有限公司
201310005986	一种止咳定喘含片及其制备工艺	洛阳本草生物制药股份有限公司
201310005958	一种儿童清热口服液及其制备方法	洛阳本草生物制药股份有限公司
201310005967	一种小儿安神口服液及其制备方法	洛阳本草生物制药股份有限公司
201310005933	一种宁心安神口服液及其制备方法	洛阳本草生物制药股份有限公司
201310005997	一种止痛抑酸片及其制备方法	洛阳本草生物制药股份有限公司
201310126918	一种加入菊花浸提液制备枸杞子粉的方法	洛阳本草生物制药股份有限公司
201210179467	一种抑制皮肤褥疮的药物及其制备方法	洛阳旺草生物技术开发有限公司
201310506224	一种含牡丹籽精油和牡丹花瓣异黄酮的软胶囊的制备工艺	洛阳祥和牡丹科技有限公司
200980155742	用包含黄芪提取物的组合物治疗特发性血小板减少性紫癜	美国医科华股份有限公司
201210217032	粗壮唐松草用于提取治疗人类心血管疾病的药物的用途	耐珀（北京）科技有限公司
201210218346	一种治疗高血压的粗壮唐松草提取物及其用途	耐珀（北京）科技有限公司
201310130674	荷丹制剂在制备糖尿病药物中的应用	南昌济顺制药有限公司
201210041280	一种具有祛黄褐斑功能的组合物及其制备方法	南京辰逸生物科技有限公司
201310008555	具有抗肿瘤作用的中药组合物及其制备方法和应用	南京海昌中药集团有限公司
201310131441	治疗痛经的外用中药组合物及其制备方法和应用	南京海思创新生物科技有限公司
201310210283	治疗偏头痛的鼻喷雾剂组合物及其制备方法	南京海思创新生物科技有限公司
201210439331	一种具有祛痘功效的药物组合物及其制备方法	南京慧博生物科技有限公司
201210388218	一种抗卵巢功能衰退的中药组合物及其应用	南京美福天然药物科技有限公司
201310032745	一种调经助孕药物处方、制备工艺及其应用	南京长江医院集团有限公司
201310196687	一种治疗骨折的药物	南宁多灵生物科技有限公司
201210586848	一种治疗肝炎的药物	南宁多灵生物科技有限公司
201210586847	一种治疗咳嗽的中药组合物	南宁多灵生物科技有限公司
201210582875	一种治疗冠心病的药物	南宁多灵生物科技有限公司
201210073809	一种治疗子宫肌瘤的中药验方	南宁市净雪皇生物工程有限公司
201110078254	三位一体祛痘药物	南宁市品迪生物工程有限公司
201310080065	一种治疗肿瘤肠梗阻的药物及其制备方法	南通良春中医医院有限公司
201310090566	一种降脂保肝的药物组合物及其制备方法和应用	内蒙古博日吉汗高新技术开发有限公司
201010550479	鹿茸提取方法及由该方法获得的鹿茸提取物	内蒙古中鹿科技有限责任公司
201210227508	一种治疗上呼吸道感染的中药组合物及其制备方法	宁波保税区欣诺生物技术有限公司
201210227564	一种治疗急慢性病毒性肝炎的中药组合物及其制备方法	宁波保税区欣诺生物技术有限公司
201310445295	一种治疗痤疮的中药乳膏剂	宁波保税区欣诺生物技术有限公司
201310445308	一种治疗脱发的中药组合物	宁波保税区欣诺生物技术有限公司
201310445270	一种治疗骨质疏松的中药片剂的制备方法	宁波保税区欣诺生物技术有限公司

（续表）

专利号	发明专利名称	专利权人
201310445306	一种治疗偏头痛的中药组合物	宁波保税区欣诺生物技术有限公司
201210104207	岩黄连生物碱提取物及制备方法	宁波德沃生物科技有限公司
201110309363	一种增强免疫力、促进睡眠功能保健药物	宁波海逸生物科技有限公司
201110309361	一种改善营养性贫血、增强免疫力功能的保健药物	宁波海逸生物科技有限公司
201110383476	一种调节血脂、增加免疫力的保健药物配方	宁波海逸生物科技有限公司
201210344701	一种含白芍总苷和牛蒡苷的药物组合物及应用	宁波立华制药有限公司
201210233465	一种缓解甲沟炎疼痛的外用膏	宁波市鄞州奥胜生物科技有限公司
201210207672	一种预防口腔溃疡的药物	宁波市鄞州福瑞达生物科技有限公司
201210261129	一种预防冻疮的膏药	宁波市鄞州福瑞达生物科技有限公司
201210249036	缓解网球肘疼痛的中药	宁波市鄞州福瑞达生物科技有限公司
201310106861	一种用于预防和治疗高尿酸血症的中药复方提取物及应用	宁波泰康红豆杉生物工程有限公司
201210484355	一种防治支气管哮喘、降血糖、健脾益肾的中药制剂及其制备方法	宁波御坊堂生物科技有限公司
201210491570	治疗糖尿病足的中药	宁夏易欣回药科技有限公司
201210535975	活血生肌软膏制备方法及活血生肌软膏	宁夏易欣回药科技有限公司
201210432445	一种预防和治疗褥疮的按摩油	普洱联众生物资源开发有限公司
201310085927	一种含白葡奈氏菌的膜包衣片剂	齐鲁制药有限公司
201310710776	一种改进的复方中药制剂	奇方（天津）医药科技有限公司
201010509716	一种疏肝理气、利胆的中药及其制备方法和质量标准	秦皇岛皇威制药有限公司
201310358624	一种可用于骨质疏松病人食用的面粉	青岛福加德面粉有限公司
201210590890	治疗单纯疱疹病毒性角膜炎的中药组合物及其制备方法	青岛恒波仪器有限公司
201210593558	用于治疗急性咽炎的中药组合物及其制备方法	青岛恒波仪器有限公司
201210594231	用于治疗小儿慢性鼻窦炎的中药组合物及其制备方法	青岛恒波仪器有限公司
201210593651	用于治疗急性湿疹的内服中药组合物及其制备方法	青岛恒波仪器有限公司
201210594240	用于治疗儿童急性鼻窦炎的中药组合物及其制备方法	青岛恒波仪器有限公司
201210590786	用于治疗慢性鼻窦炎的中药组合物及其制备方法	青岛恒波仪器有限公司
201210593293	用于治疗急性湿疹的外用中药组合物及其制备方法	青岛恒波仪器有限公司
201210594232	用于治疗萎缩性鼻炎的中药组合物及其制备方法	青岛恒波仪器有限公司
201210585238	用于治疗过敏性紫癜性肾炎的中药组合物及其制备方法	青岛恒波仪器有限公司
201210590862	用于治疗婴幼儿慢性湿疹的中药组合物及其制备方法	青岛恒波仪器有限公司
201210593859	用于治疗急性鼻窦炎的中药组合物及其制备方法	青岛恒波仪器有限公司
201210590888	用于治疗慢性湿疹的中药组合物及其制备方法	青岛恒波仪器有限公司
201210593488	用于治疗婴幼儿急性湿疹的中药组合物及其制备方法	青岛恒波仪器有限公司
201210594484	用于治疗腹泻型肠易激综合征的中药组合物及其制备方法	青岛恒波仪器有限公司
201210585244	用于治疗乳腺增生的中药组合物及其制备方法	青岛恒波仪器有限公司
201210585263	用于治疗妇女更年期综合征的中药组合物及其制备方法	青岛恒波仪器有限公司
201210585187	用于治疗结核性渗出性胸膜炎的中药组合物及其制备方法	青岛恒波仪器有限公司
201210299423	一种治疗腰椎间盘突出的中药组合物及其制备方法	青岛华仁技术孵化器有限公司
201210480686	用于治疗慢性肥厚性鼻炎的外用中药及其制备方法	青岛华仁技术孵化器有限公司
201210583057	一种治疗肾阳虚的中药制剂及其制备方法	青岛华仁技术孵化器有限公司
201210298862	一种治疗阴虚内热型病毒性心肌炎的中药制剂及其制备方法	青岛华仁技术孵化器有限公司
201210583197	一种治疗溃疡性结肠炎的中药制剂及其制备方法	青岛华仁技术孵化器有限公司
201210594230	一种治疗皮炎、湿疹的中药外用制剂及其制备方法	青岛华仁技术孵化器有限公司
201210581247	一种治疗肾阴虚的中药制剂及其制备方法	青岛华仁技术孵化器有限公司
201210581205	一种治疗妇女更年期综合征的中药制剂及其制备方法	青岛华仁技术孵化器有限公司
201310136143	用于治疗支气管哮喘缓解期的中药组合物	青岛华仁技术孵化器有限公司
201210318483	一种治疗溃疡性结肠炎的灌肠剂及其制备方法	青岛华仁技术孵化器有限公司
201210583279	一种治疗小儿支气管炎的中药制剂及其制备方法	青岛华仁技术孵化器有限公司
201210583201	一种缓解筋骨疼痛、关节疼痛的中药保健品及其制备方法	青岛华仁技术孵化器有限公司
201210594281	一种治疗小儿反复呼吸道感染的中药制剂	青岛华仁技术孵化器有限公司
201210583272	一种治疗小儿轮状病毒肠炎的中药组合物及其制备方法	青岛华仁技术孵化器有限公司
201210594723	治疗小儿呼吸道感染伴纳差不食的中药制剂	青岛华仁技术孵化器有限公司
201210594727	治疗小儿痰多咳嗽呼吸道感染的中药制剂	青岛华仁技术孵化器有限公司

（续表）

专利号	发明专利名称	专利权人
201210585691	一种治疗慢性前列腺炎的中药灌肠剂及其制备方法	青岛华仁技术孵化器有限公司
201210594342	一种治疗慢性前列腺炎的中药直肠给药栓剂及其制备方法	青岛华仁技术孵化器有限公司
201310181157	用于治疗脓毒症的中药组合物	青岛华仁技术孵化器有限公司
201210594554	一种防治血管性痴呆葛根补脑益智口服液及其制备方法	青岛华仁技术孵化器有限公司
201210027653	用于治疗肝纤维化的中药制备方法	青岛华仁技术孵化器有限公司
201210259764	一种治疗风邪入侵眶上神经痛的中药制剂及其制备方法	青岛华仁技术孵化器有限公司
201210469557	用于治疗慢性单纯性鼻炎的外用中药及其制备方法	青岛华仁技术孵化器有限公司
201210299242	一种治疗慢性结肠炎的中药制剂及其制备方法	青岛华仁技术孵化器有限公司
201210364364	用于治疗特发性面神经麻痹的中药组合物及其制备方法	青岛华仁技术孵化器有限公司
201210319645	一种治疗糖尿病足的外用中药制剂及其制备方法	青岛华仁技术孵化器有限公司
201210327550	用于治疗耐药性肺结核病的中药及其制备方法	青岛华仁技术孵化器有限公司
201210583165	一种治疗癫痫的中药制剂及其制备方法	青岛华仁技术孵化器有限公司
201210594650	治疗小儿发热高烧呼吸道感染的中药制剂	青岛华仁信息技术开发有限公司
201310092177	一种放入鼻腔通过鼻嗅治疗过敏性鼻炎的超微粉中药制剂	青岛市海慈医疗集团
201210561369	一种治疗健忘的中药组合物	青岛蔚蓝生物集团有限公司
201210569027	一种健肝药	青岛蔚蓝生物集团有限公司
201310272580	一种抗氧化的动物双歧杆菌及其应用	青岛蔚蓝生物集团有限公司
201210473402	一种治疗子宫脱垂的中药组合物	青岛文创科技有限公司
201210543069	用于辅助治疗的中药	青岛文创科技有限公司
201210259087	一种用于糖尿病性冠心病辅助治疗的药物组合物	青岛文创科技有限公司
201210527417	一种治疗气虚型月经先期的中药组合物	青岛文创科技有限公司
201210546767	一种褥疮膏	青岛文创科技有限公司
201210546951	一种治疗鼻衄的中药汤剂	青岛文创科技有限公司
201210563195	一种治疗肠炎的组合物	青岛文创科技有限公司
201210546952	一种治疗肾炎的中药	青岛文创科技有限公司
201310093326	一种药物组合物	青岛正大海尔制药有限公司
201310053599	一种治疗肝炎的药物组合物、制备方法及新用途	青岛正大海尔制药有限公司
201310053451	一种治疗肝炎的中药组合物	青岛正大海尔制药有限公司
201310053439	一种治疗糖尿病的药物组合物、制备方法及其用途	青岛正大海尔制药有限公司
201310053468	一种治疗糖尿病的中药组合物及其制备方法	青岛正大海尔制药有限公司
201310053596	一种治疗肝炎的中药组合物及其制备方法	青岛正大海尔制药有限公司
201310053704	一种治疗慢性胃炎的中药组合物及其制备方法	青岛正大海尔制药有限公司
201310058875	一种治疗肝炎的药物组合物	青岛正大海尔制药有限公司
201310053467	一种治疗慢性胃炎的药物组合物及其制备方法	青岛正大海尔制药有限公司
201310053654	一种治疗肝炎的药物组合物	青岛正大海尔制药有限公司
201310053437	一种治疗糖尿病的药物组合物及其制备方法	青岛正大海尔制药有限公司
201310092547	一种和胃健脾的颗粒剂	青岛正大海尔制药有限公司
201310093268	一种和胃健脾的微丸制剂	青岛正大海尔制药有限公司
201310097624	一种小儿泡腾片	青岛正大海尔制药有限公司
201310092578	一种和胃健脾的微胶囊制剂	青岛正大海尔制药有限公司
201310053651	一种治疗糖尿病的中药组合物	青岛正大海尔制药有限公司
201310053453	一种治疗慢性胃炎的药物组合物及其制备方法	青岛正大海尔制药有限公司
201310053561	一种治疗慢性胃炎的药物组合物、制备方法及其新用途	青岛正大海尔制药有限公司
201210341970	枸杞叶总黄酮提取物的用途	青海红鼎生物工程有限公司
201310093086	藏制羊胎盘善姆饮片的制备方法	青海金本藏药有限公司
201310021191	一种治疗慢性糜烂性胃炎的中药	权健自然医学科技发展有限公司
201310231555	治疗痔疮外用中药制剂的检测方法	荣昌制药(淄博)有限公司
201210111010	治疗烧烫伤的中药外用制剂及其制备、质量检测方法	荣昌制药(淄博)有限公司
201310295808	一种改善睡眠质量的中药	瑞安市路搏汽车配件有限公司
201210578262	一种外用祛除黄褐斑的中药液	瑞安市明光灯饰有限公司
201310295607	一种用于治疗扭伤的外用中药	瑞安市视尚光学眼镜科技有限公司
201310295807	一种治疗神经性皮炎的外用中药	瑞安市视尚光学眼镜科技有限公司
201310042310	一种治疗呼吸系统疾病的药物及其制备方法、应用	三普药业有限公司

（续表）

专利号	发明专利名称	专利权人
201210314634	一种治疗月经不调的中药组合物	厦门鹰君药业有限公司
201210300190	一种降糖中药组合物	厦门鹰君药业有限公司
201310375315	新癀片中药成分镇痛作用的机制研究方法	厦门中药厂有限公司
201210197517	一种中药组合物雪山胃宝咀嚼片及其制备方法	山东阿如拉药物研究开发有限公司
201210422694	一种药物组合物在防治糖尿病中的应用	山东阿如拉药物研究开发有限公司
201210501363	一种温肾助阳的药物组合物及其制备方法和制剂	山东阿如拉药物研究开发有限公司
201210306806	一种用于治疗神经官能症的药物提取物组合物及其制备方法和制剂	山东阿如拉药物研究开发有限公司
201110449193	一种治疗卒中后遗症的药物组合物制剂的制备方法	山东阿如拉药物研究开发有限公司
201210205141	一种用于除湿通痹的药物组合物、制剂及其制备与应用	山东阿如拉药物研究开发有限公司
201110009435	一种安儿宁颗粒的检测方法	山东阿如拉药物研究开发有限公司
201210366758	一种藏药组合物珍龙醒脑胶囊及其制剂中铁含量的检测方法	山东阿如拉药物研究开发有限公司
201010618178	一种阿胶原粉及其制备方法	山东东阿阿胶股份有限公司
201210349161	一种用于血瘀体质的组合物及其制备方法和用途	山东东阿阿胶股份有限公司
201110403842	用于肿瘤患者放化疗后康复的中药组合物及其制备方法	山东东阿阿胶股份有限公司
201110228494	一种阿胶清心膏及其制备方法	山东东阿阿胶股份有限公司
201310127480	治疗虚损劳伤的中药制剂制备方法及所得的中药制剂	山东方健制药有限公司
201210341638	一种参茸阿胶及其制备方法	山东福胶集团东阿镇阿胶有限公司
201310368134	阿胶冰糖雪梨膏及其制备方法	山东福胶集团有限公司
201210449066	一种治疗胃溃疡的药物及其制备方法	山东华鲁制药有限公司
201310039314	一种复方丹参片的逆流提取工艺及其制备工艺	山东华信制药集团股份有限公司
201010126373	一种治疗高尿酸血症的中药组合物	山东绿叶制药有限公司
201210067259	一种奥沙普秦及其制备工艺	山东仁和堂药业有限公司
201210067273	一种盐酸苯乙双胍及其制备工艺	山东仁和堂药业有限公司
201210447876	一种治疗脉管炎溃烂、坏疽的外用中药制剂及其制备方法	山东盛宏医药科技有限公司
201310395013	一种远红外线药灸基质、含有所述药灸基质的远红外线药灸及远红外线药灸的制备方法	山东盛宏医药科技有限公司
201210311244	具有降血脂功能含壳寡糖的药物组合物	山东卫康生物医药科技有限公司
201210178365	治疗心脑血管疾病和糖尿病的抗氧化功能的药物组合物	山东卫康生物医药科技有限公司
201310002206	一种治疗心脑血管疾病的中药组合物及制备方法	山东沃华医药科技股份有限公司
201310002494	一种治疗心脑血管疾病的中药组合物	山东沃华医药科技股份有限公司
201310002188	一种治疗阿尔茨海默症的中药制剂	山东沃华医药科技股份有限公司
201310391469	一种香麻寒喘贴及其制备工艺	山东翔宇健康制药有限公司
201310400910	一种治疗小儿遗尿症的中药片剂及其制备方法	山东中泰药业有限公司
201210224058	一种降血脂中药	陕西白鹿制药股份有限公司
201210264349	一种治疗肝炎的中药制剂及其制备方法	陕西步长高新制药有限公司
201210560283	一种含有硝苯地平和中药提取物的药物组合物	陕西步长高新制药有限公司
201210228287	一种治疗卒中病的中药制剂及其制备方法	陕西步长高新制药有限公司
201310346720	一种补肾壮阳的中药组合物及其制备方法	陕西步长高新制药有限公司
201210124064	一种治疗冠心病心绞痛的中药制剂及其制备方法	陕西步长高新制药有限公司
201210438394	一种治疗胆结石、胆囊炎的中药制剂及其制备方法	陕西步长高新制药有限公司
201310006209	一种用于治疗原发性低血压病的中药制剂及制备方法	陕西步长高新制药有限公司
201210228789	一种治疗卒中病的中药制剂及其制备方法	陕西步长高新制药有限公司
201310145248	一种用于温肾健脾的中药组合物及其制备方法	陕西东泰制药有限公司
201310145247	一种用于肝肾阴虚、阴血不足的中药组合物及其制备方法	陕西东泰制药有限公司
201110350958	一种安神益脑中药组合物及其制备方法	陕西方舟制药有限公司
201210126832	养阴降糖中药组合物及其制备方法和检测方法	陕西方舟制药有限公司
201310175314	一种治疗慢性肝炎的中药组合物及其制备方法	陕西立众制药有限公司
201310250524	一种补气养血的中药组合物及其制备方法	陕西立众制药有限公司
201310250525	一种用于补气养血的中药组合物及其制备方法和质量控制方法	陕西立众制药有限公司
201310236642	一种用于治疗内耳眩晕症、头晕、目眩症的中药组合物的制备方法	陕西立众制药有限公司
201310236641	一种潜阳镇肝的中药组合物及其制备方法	陕西立众制药有限公司
201310162889	一种用于养心安神的中药组合物及其制备方法	陕西立众制药有限公司
201310175311	一种补肾壮阳、填精固真的中药组合物及其制备方法	陕西立众制药有限公司

（续表）

专利号	发明专利名称	专利权人
201310175312	一种用于壮阳的中药组合物及其制备方法	陕西立众制药有限公司
201310236643	一种用于祛风除湿、活血止痛的酊剂及其制备方法和检测方法	陕西立众制药有限公司
201110369040	一种抑制胃酸修复溃疡的中草药制剂及其制备方法	陕西盘龙药业集团股份有限公司
201210178725	一种楤白皮总皂苷及其制备方法和应用	陕西新药技术开发中心
201210405699	一种具有促血管新生作用的中药提取物及其制备方法和应用	陕西新药技术开发中心
201210170659	一种用于治疗头痛的药物	陕西新药技术开发中心
201210030826	一种用于银屑病的中药组合物及其制备方法	陕西兴邦药业有限公司
201010148138	一种用于防治眼科疾病的中药敷贴	陕西中美天顺药业有限公司
201210022600	一种远红外凝胶组合物及凝胶膏剂的制备	上海慈济药业有限公司
201210242550	一种治疗感冒的中药制剂及其制备方法	上海迪冉郸城制药有限公司
201210177450	白茅根水段提取物及其应用	上海和黄药业有限公司
201310415512	陈皮的制备方法	上海华宇药业有限公司
201110221462	一种抗流感和普通感冒的中药复方及其制备方法和应用	上海现代制药股份有限公司
201310111817	一种治疗肝纤维化的4组分植物药组合物及其制备方法	上海现代中医药股份有限公司
201210283387	一种中药组合物及其制备方法	深圳惠民制药有限公司
201210302638	一种治疗卵巢早衰的药物及其制备方法	深圳市安美信生物医药科技有限公司
201210361349	治疗心脑血管疾病的复方富硒中药组合物及其制备方法	深圳市安美信生物医药科技有限公司
201210399588	一种中药组合物及其制备方法和用途	深圳市国源药业有限公司
201210349049	治疗妇科疾病、肝病、前列腺炎的中药制剂及其制备方法	深圳市国源药业有限公司
201210057372	一种妇炎康分散片及其制备方法	深圳市国源药业有限公司
201210492425	一种积雪草有效提取物聚乙二醇软膏剂及其制备方法	深圳市海普瑞药业股份有限公司
201110199166	治疗妇科炎症的中药凝胶剂及其制备方法	深圳市佳泰药业股份有限公司
201110199117	治疗子宫肌瘤的药物及其制备方法	深圳市佳泰药业股份有限公司
201110448207	一种治疗抑郁症的中药及其制备方法	深圳市嘉轩医药科技发展有限公司
201210157835	一种治疗呼吸道病毒感染性疾病的中药组合物及其制备方法	深圳市齐旺投资有限公司
201210157867	一种治疗病毒性感冒的中药组合物及其制备方法	深圳市齐旺投资有限公司
201210398608	使人乳头状瘤病毒阳转阴治疗宫颈糜烂的药物	深圳市思恩腾科技有限公司
201310186727	一种用于治疗糖尿病及其适应证的药物组合物	深圳市仙蒂诗生物科技有限公司
201110420211	一种治疗慢性盆腔炎的中药组合物及其制备方法	深圳太太药业有限公司
201210520944	一种治疗滑膜炎的药物及其制备方法	神威药业（张家口）有限公司
201310228827	太空诱变高效长双歧杆菌、其应用及其胶囊制剂的制备方法	神舟太空产品高科技成果推广中心集团有限公司
201310217079	太空诱变高效灵芝菌、其应用及其胶囊制剂的制备方法	神舟太空产品高科技成果推广中心集团有限公司
201310216943	太空诱变高效两歧双歧杆菌、其应用及其胶囊制剂的制备方法	神舟太空产品高科技成果推广中心集团有限公司
201310217118	太空诱变高效纳豆芽孢杆菌、其应用及其片剂的制备方法	神舟太空产品高科技成果推广中心集团有限公司
201310216809	太空诱变高效冬虫夏草菌、其应用及其胶囊制剂的制备方法	神舟太空产品高科技成果推广中心集团有限公司
201310216762	太空诱变高效蛹虫草菌、其应用及其胶囊制剂的制备方法	神舟太空产品高科技成果推广中心集团有限公司
201110328655	一种苦碟子有效成分组合物的制备方法和用途	沈阳双鼎制药有限公司
201110007491	一种苦碟子黄酮苷元的制备方法及应用	沈阳双鼎制药有限公司
201110031474	一种木犀草素-7-龙胆二糖苷的制备方法及应用	沈阳双鼎制药有限公司
201310056331	一种用于治疗肾结石的中药组合物及其制备方法和应用	嵊州市林美生物科技有限公司
201310056320	一种用于治疗高脂血症的中药组合物及其制备方法和应用	嵊州市林美生物科技有限公司
201210052411	一种用于治疗高血压的药物组合物	施慧达药业集团（吉林）有限公司
201210270527	一种用于治疗更年期综合征的中药制剂及其制备方法	施慧达药业集团（吉林）有限公司
201210230643	一种预防或治疗高血压的药物组合物	施慧达药业集团（吉林）有限公司
201210169241	一种治疗软组织损伤的药物组合物及其制备方法	石家庄平安医院有限公司
201210169341	一种治疗类风湿性关节炎的药物组合物及其制备方法	石家庄平安医院有限公司
201210169216	一种治疗皮肌炎的药物组合物及其制备方法	石家庄平安医院有限公司
201210487895	一种治疗慢性溃疡性结肠炎的药物组合物及其制备方法	石家庄平安医院有限公司
201210300998	一种蜂胶番茄红素组合物及其制备方法	石药集团中奇制药技术（石家庄）有限公司
201310369513	一种制备内源性洋地黄因子的方法	顺昊细胞生物技术（天津）有限公司
201210570623	一种清热利胆、消食药物的制备方法	四川百草堂龙人药业有限公司
201210281572	一种中药材的提取方法	四川大千药业有限公司

（续表）

专利号	发明专利名称	专利权人
201310190444	强腰壮骨膏及其制备方法	四川厚生天佐药业有限公司
201310190605	消肿镇痛膏及其制备方法	四川厚生天佐药业有限公司
201110089005	中药超微颗粒饮片及其制备方法	四川金岁方药业有限公司
201310335720	一种中药细粉的制备方法	四川金岁方药业有限公司
201310028933	一种人参刺五加口服液及其生产工艺	四川科伦新光医药有限公司
201110132727	一种冠心七味滴丸指纹图谱的检测方法	四川科伦药物研究有限公司
201210541836	一种当飞利肝宁胶囊的防潮包衣方法	四川美大康药业股份有限公司
201310191930	一种含聚乙二醇十二羟基硬脂酸酯的香丹药物注射制剂及其制备方法	四川升和药业股份有限公司
201320459570	一种低温提取三七皂苷系统	四川省砚山中药饮片有限公司
201210137036	一种重叠压制中药饮片或中药材的方法	四川省中药饮片有限责任公司
201210290275	一种提取柠檬黄酮的方法	四川泰康药业有限公司
201210368617	压缩灭菌现代中药饮片制备工艺	四川泰乐制药有限公司
201210223126	一种叠鞘石斛提取物及其配方颗粒	四川万安石斛产业开发有限公司
201210321533	一种间充质干细胞冻存液及注射液	四川新生命干细胞科技股份有限公司
201110088367	板蓝根膨化颗粒剂及其制备方法	四川旭阳药业有限责任公司
201110088709	水溶性石淋通膨化颗粒剂及其制备方法	四川旭阳药业有限责任公司
201110088683	银黄膨化颗粒剂及其制备方法	四川旭阳药业有限责任公司
201110089023	夏桑菊膨化颗粒剂及其制备方法	四川旭阳药业有限责任公司
201110089021	抗感解毒膨化颗粒剂及其制备方法	四川旭阳药业有限责任公司
201110088487	复方板蓝根膨化颗粒剂及其制备方法	四川旭阳药业有限责任公司
201110088361	玄麦甘桔膨化颗粒剂及其制备方法	四川旭阳药业有限责任公司
201110088364	银柴膨化颗粒剂及其制备方法	四川旭阳药业有限责任公司
201110088510	中药胶囊剂及其制备方法	四川旭阳药业有限责任公司
201110088735	中药膨化颗粒剂及其制备方法	四川旭阳药业有限责任公司
201110088694	水溶性板蓝根膨化颗粒剂及其制备方法	四川旭阳药业有限责任公司
201110088496	石淋通膨化颗粒剂及其制备方法	四川旭阳药业有限责任公司
201110088507	通脉膨化颗粒剂及其制备方法	四川旭阳药业有限责任公司
201110088731	新生化膨化颗粒剂及其制备方法	四川旭阳药业有限责任公司
201210404523	治疗冠心病的药物及制备方法	四川元安药业有限公司
201210223949	一种治疗老年轻度认知障碍的中药组合物及其制备方法	四川中方制药有限公司
201310036165	一种改性蛇毒凝胶剂及其制备方法	苏州人本药业有限公司
201310134821	一种中药组合物及其制备方法以及在制备治疗脂肪肝药物中的应用	苏州深久医药生物技术有限公司
201310301074	一种平肝熄风胶囊及其制备方法	苏州市天灵中药饮片有限公司
201310303705	一种治疗胃溃疡的汤剂	苏州市天灵中药饮片有限公司
201310304799	一种包含马钱子粉的中药及其制备方法	苏州市天灵中药饮片有限公司
201110310504	一种治疗和预防高血压的中药制剂及其制备方法	苏州同立医药技术有限公司
201210254563	一种防治过敏性鼻炎的中药吸粉	太仓市伟基生物科技有限公司
201210063470	具有促排石作用的中药组合物片剂、散剂、口服液及制备方法	太仓云联信息科技有限公司
201110247763	清眩片的制备方法	太极集团重庆涪陵制药厂有限公司
201110247782	生脉饮的制备方法	太极集团重庆涪陵制药厂有限公司
201210435542	川芎茶调丸的制备方法	太极集团重庆中药二厂有限公司
201210435448	藿香正气丸的制备方法	太极集团重庆中药二厂有限公司
201210435435	逍遥丸的制备方法	太极集团重庆中药二厂有限公司
201210435606	香砂养胃丸的制备方法	太极集团重庆中药二厂有限公司
201310032946	复方阿胶参芪片剂及其制备方法	汤臣倍健股份有限公司
201310032990	辅助降血糖的苦瓜葛根片	汤臣倍健股份有限公司
201310055945	天麻酸枣仁复合胶囊	汤臣倍健股份有限公司
201110036952	一种改善脑部血液循环的中药组合物及其制备方法	天津百瑞森科技有限公司
201110191577	一种具有抗炎镇痛作用的中药组合物及其制备方法与应用	天津达仁堂京万红药业有限公司
201210544186	治疗扭伤的外用药物组合物及制备方法	天津尖峰弗兰德医药科技发展有限公司
201210378523	九华膏	天津金耀集团有限公司
201210580738	一种降血脂的组合物	天津凯镛药业有限公司
201310088211	一种治疗手足皲裂的药物组合物	天津科丝美特生物科技有限公司

（续表）

专利号	发明专利名称	专利权人
201110276660	具有退翳明目、清热泻火功能的中药组合物及其制备方法	天津瑞贝特科技发展有限公司
201110210805	复方中药口腔黏膜修复液	天津市顶硕科贸有限公司
201110202738	一种用于预防和治疗2型糖尿病及并发症的药物组合物	天津市聚星康华医药科技有限公司
201110437518	一种中药降压贴	天津市乐草堂生物科技开发有限公司
201010205502	治疗儿童急性上呼吸道感染的中药组合物及其制备方法与应用	天津市石天药业有限责任公司
201310251077	一种防治酒精性脂肪肝的药物组合物及制备方法	天津市石天药业有限责任公司
200910070687	一种治疗冠心病的药物及提取方法	天津天士力现代中药资源有限公司
200910070683	一种治疗冠心病的药物及制备	天津天士力现代中药资源有限公司
200910228468	一种白芍提取液中的芍药苷含量的NIR在线检测方法	天津天士力现代中药资源有限公司
200810153766	丹参水溶性提取物、其制剂及用途	天津天士力之骄药业有限公司
200810153770	一种五味子,人参和麦冬的提取方法及其制剂	天津天士力之骄药业有限公司
200910068768	一种中药粉针及其质量控制方法	天津天士力之骄药业有限公司
200610014230	一种生脉有效部位组合物及其制剂的制备方法	天津天士力之骄药业有限公司
200610014219	生脉有效部位组合物及其制剂的制备方法	天津天士力之骄药业有限公司
201010541638	一种注射剂中5-羟甲基糠醛含量的测定方法	天津天士力之骄药业有限公司
201010608589	一种冠脉通片的检测方法	天津同仁堂集团股份有限公司
201210356654	一种治疗肝硬化腹水的纯中药制剂	天津鑫瑞生物医药科技有限公司
201210356946	一种纯中药降糖制剂	天津鑫瑞生物医药科技有限公司
201210147449	一种浙贝母中生物碱的提取工艺	天津药业集团新郑股份有限公司
201210160960	一种治疗小儿厌食的外用药及其制备方法	天津药业集团新郑股份有限公司
201010576897	一种消食健胃的药物组合物及其制备方法	天津中新药业集团股份有限公司达仁堂制药厂
201110064162	一种中药组合物在制备抗心肌细胞凋亡和(或)抗心肌细胞凋亡相关疾病的药物中的应用	天津中新药业集团股份有限公司乐仁堂制药厂
201010583361	一种清热平肝的中药组合物及其制备方法	天津中新药业集团股份有限公司隆顺榕制药厂
201410026974	一种用于降低血糖的组合物及其应用	天津铸源健康科技集团有限公司
201110033563	一种大和当归微胶囊的制作方法	天明制药股份有限公司
201210005851	一种丹参药材有效成分的提取方法	天圣制药集团股份有限公司
200910228486	一种人参次苷H提取物及制备方法	天士力制药集团股份有限公司
201010564325	一种治疗原发性高血压的中药组合物的制备方法	天士力制药集团股份有限公司
200910228131	一种具有催乳作用的中药组合物及其制备方法	天士力制药集团股份有限公司
201010261864	一种治疗肾病的药物组合物及制备方法	天士力制药集团股份有限公司
201180004827	复方丹参滴丸胶囊	天士力制药集团股份有限公司
201010506123	一种养血清脑颗粒的气相色谱指纹图谱检测方法	天士力制药集团股份有限公司
201010506121	一种养血清脑颗粒的HPLc指纹图谱检测方法	天士力制药集团股份有限公司
200910070826	一种中药溶散片剂及制备方法	天士力制药集团股份有限公司
200910217956	一种舒血宁注射液的制备方法	通化谷红制药有限公司
201210126908	苦碟子注射液在制备治疗痴呆药物中的应用	通化华夏药业有限责任公司
201310208967	一种药物组合物在制备治疗头痛药物中的应用	通化金马药业集团股份有限公司
201210382677	高效强力天麻杜仲软胶囊或制剂	通化利民药业有限责任公司
201110376195	快速通过血脑屏障的豨红通络口服液	通化卫京药业股份有限公司
201210206424	红景天注射液微波破壁协助提取方法	通化玉圣药业有限公司
201310255645	一种高硬度冬虫夏草纯粉片的制备方法	通化臻尊生物科技有限公司
201310294740	一种治疗糖尿病的蒙药	通辽东北六药业有限公司
201110343026	一种治疗失眠的茶膏及其制备方法	铜陵市松马食品包装机械制造有限责任公司
201110000660	调整血脂及保护心血管的组合物	统欣生物科技股份有限公司
201210223857	茶籽黄酮苷的应用及其制剂	完美(中国)有限公司
201110358123	一种具有缓解视疲劳功能的中药组合物及其制备方法	完美(中国)有限公司
201110357824	一种具有辅助降血糖功能的中药组合物及其制备方法	完美(中国)有限公司
201310080438	一种治疗神经衰弱的药物制剂	威海东宝制药有限公司
201310095021	一种治疗风热咳嗽的中药组合物	威海高科医疗设备有限公司
201210562004	一种治疗乏力的中药组合物	威海高科医疗设备有限公司
201310258958	一种治疗癃闭的中药组合物	威海高科医疗设备有限公司
201310258940	一种治疗痹症的中药组合物	威海高科医疗设备有限公司

（续表）

专利号	发明专利名称	专利权人
201210562009	一种治疗头痛的中药组合物	威海高科医疗设备有限公司
201420176642	石斛有效成分提取机构	文成县刀锋科技有限公司
201210270799	一种两色金鸡菊提取物	乌鲁木齐三高和药业有限公司
201210141831	金鸡菊提取物及其在制备抗糖尿病药物中的应用	乌鲁木齐三高和药业有限公司
201210454946	一种治疗风湿和类风湿性关节炎的中药组合物及其制备方法	无锡力盟生物科技有限公司
201110023489	一种陈皮提取物及其制备方法和应用	无限极（中国）有限公司
201210300613	一种保肝组合物	芜湖市诺康生物科技有限公司
201010116275	重组Ⅱ型单纯疱疹病毒载体及其制备方法、重组病毒、药物组合物及应用	武汉滨会生物科技有限公司
201310381453	一种半夏和胃中成药的新型制备方法	武汉福星生物药业有限公司
201310381453	一种半夏和胃中成药的新型制备方法	武汉福星生物药业有限公司
201310131619	一种中药制剂及应用	武汉珈创生物技术有限公司
201210282530	从咖啡豆中提取咖啡多酚的方法	武汉金紫红生物技术有限公司
201310203395	一种治疗慢性肝炎、初期肝硬化的中药制剂及其制备方法	武汉钧安制药有限公司
201310203391	一种治疗小儿肺炎的中药制剂及其制备方法	武汉钧安制药有限公司
201310163173	一种治疗糖尿病中药的制备方法	武汉诺贝药业有限公司
201310163090	一种治疗糖尿病的中药	武汉诺贝药业有限公司
201310293685	一种治疗糖尿病肾病的中药及其制备方法	武汉市健恒药业有限公司
201210455732	一种疏表解肌治疗风热感冒的中药复方及其制剂	武汉双龙药业有限公司
201310603578	一种治疗乳腺增生的乳康软胶囊制剂	西安帮信医药保健品科技有限公司
201210550192	一种治疗乳腺增生的中药制剂	西安碑林药业股份有限公司
201310254848	一种六锐胶囊的制备方法	西安大唐制药集团有限公司
201110173554	用于治疗乳腺增生或乳腺炎的中药组合物及其制备方法	西安千禾药业有限责任公司
201110173840	一种用于治疗乳腺增生的中药组合物及其制备方法	西安千禾药业有限责任公司
201110185453	一种用于治疗癫痫病的药物组合物及其制备方法和用途	西安千禾药业有限责任公司
201110175327	一种益母草注射液、其制备方法和总生物碱的检测方法	西安千禾药业有限责任公司
201210235691	用于治疗冠心病的葛兰心宁软胶囊的固体脂质纳米粒及其制备方法和用途	西安千禾药业有限责任公司
201210179308	一种具有更长有效期的含蔗糖和无糖型参坤养血颗粒	西安仁仁药业有限公司
201110326021	一种治疗慢性肾功能衰竭的肾康复方制剂及其制备方法	西安世纪盛康药业有限公司
201110325940	肾康注射液在制备治疗慢性肾功能衰竭并发症或由透析引起的并发症的药物中的应用	西安世纪盛康药业有限公司
201110358262	肾康注射液在制备防治深静脉栓塞药物中的应用	西安世纪盛康药业有限公司
201110358263	肾康注射液在制备防治心脑血管疾病药物中的应用	西安世纪盛康药业有限公司
201210039727	肾康注射液在制备防治放疗或化疗所致肾毒性药物中的应用	西安世纪盛康药业有限公司
201110417582	一种用于治疗各种出血症的纯中药药物组合物及其制备方法	西安泰科迈医药科技有限公司
201110417580	一种用于冠心病的中药制剂及其制备方法	西安泰科迈医药科技有限公司
201110408896	一种用于高血脂肥胖症的纯中药药物组合及其制备方法	西安泰科迈医药科技有限公司
201110400527	一种中药含片及其制备方法	西安泰科迈医药科技有限公司
201210210499	用于胃肠病的中药组合物及其制备方法	西安新通药物研究有限公司
201210210629	用于治疗风热感冒的中药组合物及其制备方法	西安新通药物研究有限公司
201310234092	用于治疗咽炎的药物组合物及其制备方法	西安新通药物研究有限公司
201310312125	治疗头痛的中药组合物及其制备方法	西安新通药物研究有限公司
201210426183	一种药用植物与活性矿物质组合的毛发生长剂及其制备方法	西安莹朴生物科技股份有限公司
201210146735	治疗乳腺增生的口服药物	西安洲良明康生物医药科技有限公司
201210327839	一种瓜蒌皮注射制剂及其制备方法	西藏博睿生物科技有限公司
201210344290	一种含藏药滇结香的辅助降血糖组合物及制备方法	西藏藏真堂藏药产业有限公司
201310029920	藏药组合物及其在防治酒精性肝病产品制备中的应用	西藏福田藏医药研究开发有限公司
201310085664	藏药仁青芒觉在制备治疗腹泻型肠易激综合征药物中的应用	西藏奇正藏药股份有限公司
201210371532	一种藏药组合物在制备用于治疗惊厥的药物中的应用	西藏奇正藏药股份有限公司
201210121871	清肺止咳制剂的检测方法	西藏奇正藏药股份有限公司
201210075583	一种治疗白脉病的药物组合物及其制备方法	西藏日喀则地区藏诺药业有限公司
201210460788	一种β-葡聚糖组合物及其应用	西藏天麦力健康品有限公司
201110309035	治疗肝损伤的药物组合物、药物及制备方法	西藏西玛医药科技有限公司

（续表）

专利号	发明专利名称	专利权人
201310352684	冬虫夏草菌丝体发酵物及其应用	西藏现代农业有限公司
201210006364	一种功能红曲菌株及其功能青稞红曲制备方法和应用	西藏月王生物技术有限公司
201110340467	藏药组合物及其在制备消炎止痛药物与卫生产品中的用途	西藏正源生物科技有限公司
201110346212	具有消炎、止痒和消毒杀菌功效的外用制剂及其制备方法	西藏芝芝药业有限公司
201210303818	一种铁皮石斛灵芝胶囊	西双版纳增靓生物科技有限公司
201110291511	抗感冒中药组合物	新疆华世丹药业有限公司
201210247167	一种分离与富集雪莲浸膏粉中总黄酮和总多糖的方法	新疆天山莲药业有限公司
201320699392	抑制血糖的多功能草本微粒结构	星科生物科技股份有限公司
201210200458	一种治疗胃胀的中药组合物	徐州金牌药业有限公司
201110206294	一种鱼腥草注射液及其制备方法	雅安三九药业有限公司
201210042516	一种促进和改善微循环的保健品及其制备方法	烟台开发区迈得康生物技术有限公司
201210500296	用于防治酒精性脂肪肝的松花粉水提取物肠溶片	烟台新时代健康产业有限公司
201110369113	祛火消炎组合物及其制备方法和药用制剂	烟台新时代健康产业有限公司
201210584906	促进一氧化氮生成的用于心血管病防护的含精氨酸、三七提取物的组合物	扬州丁家宜农业科技有限公司
201110412611	一种用于感冒风寒，肺胃郁热的药物组合物	扬子江药业集团北京海燕药业有限公司
201110204103	一种治疗老年人肺炎的药物组合物及其制备方法	扬子江药业集团有限公司
201210290449	一种妇炎舒胶囊的制备方法	杨凌东科麦迪森制药有限公司
201310139135	一种治疗晚期非小细胞肺癌的中药组合物的制备方法	杨凌无为制药集团有限公司
201110220367	一种三七余甘子组合物及用途	玉溪市维和维生堂保健食品有限公司
201210301525	一种用于治疗足癣及甲癣的药物	岳池县神龙科技研发有限公司
201210384291	通脉降脂颗粒及其制备方法	悦康药业集团有限公司
201310031806	附子和甘草组合物透皮贴剂	云南白药集团无锡药业有限公司
201210503262	一种具有提高睡眠质量延长深度睡眠时间的组合物及其应用	云南白药天颐茶品有限公司
201210240620	一种玛咖、人参和枸杞组合物及其应用	云南滇隆制药有限公司
201310049577	一种治疗肾功能衰竭中药的制备方法	云南理想药业有限公司
201310401962	一种治疗子宫内膜异位症的中药组合物及其制备方法	云南盘龙云海药业有限公司
201310003453	一种玛咖提取物的制备方法	云南圣草峰生物科技有限公司
201310218736	一种用于治疗跌打损伤的药物组合物及其制备方法、制剂和应用	云南施普瑞生物工程有限公司
201310218749	一种治疗月经不调药物组合物及其制备方法、制剂和应用	云南施普瑞生物工程有限公司
201310218635	一种用于骨折恢复的药物组合物及其制备方法、制剂和应用	云南施普瑞生物工程有限公司
201310197809	一种用于治疗更年期综合征的中药有效部位组合物及其制备方法	云南文山坤七药业有限公司
201210240888	一种治疗皮肤病的中药有效部位组合物及其制备方法	云南文山坤七药业有限公司
201310025158	一种用于预防和治疗牛皮癣的复方精油及其制备方法	云南伊纳姿生物科技有限公司
201210323035	一种治疗失眠症的三七药物组合物及其制备方法与应用	云南云药科技股份有限公司
201210353963	一种具有抗疲劳作用的药物组合物及其制备方法与应用	云南云药科技股份有限公司
201210516058	一种健脾消食通便排毒中药或食品及其制备方法与应用	云南中参生物科技有限公司
201310184104	一种治疗高血脂的中草药剂及其制备方法	张家界金鲵生物工程股份有限公司
201210197567	一种治疗跌打损伤的药物组合物的制备方法	漳州片仔癀药业股份有限公司
201210197570	一种治疗脂肪肝的药物组合物及其质量检测方法	漳州片仔癀药业股份有限公司
201210489317	一种九制熟地黄的加工方法	漳州市聚善堂药业有限公司
201210489204	一种中药足浴粉及其加工方法和使用方法	漳州市聚善堂药业有限公司
201210205937	一种降血脂的中药及制备方法	长春康彼达科技有限公司
201110207916	一种具有抗肝纤维化作用的药物组合物及制备方法	长春康彼达科技有限公司
201210205637	一种降血糖的中药及制备方法	长春康彼达科技有限公司
201310168929	一种防治糖尿病的人参桑菊组合物	长春三德天晟科技有限公司
201010592918	一种杞黄益肾制剂的制备方法和检测方法	长春新安药业有限公司
201210072768	一种治疗股骨头坏死的中药组合物及其制备方法	长春英平药业有限公司
201210072704	一种治疗干燥综合征的中药组合物及其制备方法	长春英平药业有限公司
201210460813	一种用于预防和治疗男性不育症的中药组合物及其用途	长春远大国奥制药有限公司
201210061334	红芦籽颗粒及其制备方法和应用	浙江奥默生物医药有限公司
201210367211	一种白芍超微粉及其制备方法	浙江百草中药饮片有限公司
201210569059	一种石斛超微粉制备工艺	浙江百草中药饮片有限公司
201210405167	一种治疗颈椎病的中药组合物及应用其制成的药枕	浙江百山炭业科技有限公司

（续表）

专利号	发明专利名称	专利权人
201110442521	复合益生菌、其在治疗过敏性疾病中的应用及孕产妇防过敏益生菌冲剂	浙江贝因美科工贸股份有限公司
201310024533	一种治疗痤疮的植物复方凝胶剂及其制备方法	浙江萃清生物科技有限公司
201110418895	一种中药灵芝颗粒及其制备方法和检测方法	浙江大德药业集团有限公司
201110419315	治疗慢性疲劳综合征的无糖颗粒剂的检测方法	浙江大德药业集团有限公司
201010617659	一种无糖银杏口服液及其制备方法和检测方法	浙江大德药业集团有限公司
201110062834	蝉花在制备治疗脚气的药物中的新用途	浙江泛亚生物医药股份有限公司
201110120360	一种生产蝉拟青霉菌丝体的液体发酵方法及其培养产物的应用	浙江泛亚生物医药股份有限公司
201110120603	一种蝉拟青霉菌株及其应用	浙江泛亚生物医药股份有限公司
201310166402	一种抗氧化红曲的制作方法	浙江国曲生物科技有限公司
201010154914	治疗痛经的中药组合物及其制备方法	浙江海正药业股份有限公司
201210589200	一种盐霉素高产菌株	浙江升华拜克生物股份有限公司
201210026505	铁皮石斛在制备治疗慢性萎缩性胃炎低胃酸药物中应用	浙江天皇药业有限公司
201110282431	铁皮石斛在制备治疗幽门螺杆菌感染的药物中的应用	浙江天皇药业有限公司
201210590773	一种痛经宁颗粒及其制备	浙江万邦药业股份有限公司
201310138940	一种用于提高人体免疫力的药物组合物	浙江维康药业有限公司
201210588590	一种治疗颈腰椎病的中药组合物	浙江新力塑料股份有限公司
201310295756	一种治疗冻疮的外用中药	浙江新力塑料股份有限公司
201420263094	流动净化型中草药超微粉碎分装专用车	浙江亚林生物科技股份有限公司
201310148738	一种鲜铁皮石斛西洋参颗粒及其制备方法	浙江亚林生物科技股份有限公司
201210202261	一种抗衰老复方中药制剂及其生产方法	浙江永宁药业股份有限公司
201110396774	一种红花黄色素舌下片及其制备方法和应用	浙江永宁药业股份有限公司
201210547122	一种中药固体颗粒组合物及其制剂	浙江佐力药业股份有限公司
201210051920	抗衰老中药组合物在制备改善男性内分泌的药物中的应用	正大青春宝药业有限公司
201210477093	一种治疗乳腺增生的中药及其制备方法	郑州瑞龙制药股份有限公司
201210482404	一种牛黄解毒片的制备方法	郑州瑞龙制药股份有限公司
201110414604	克咳制剂的新应用	中山市恒生药业有限公司
201010597862	一种具有降血脂功能的组合物及其应用	中山市中健药物研究所有限公司
201010547780	一种石歧外感中药糖浆	中山市中智药业集团有限公司
201110390606	一种中药铁皮石斛口含片	中山市中智药业集团有限公司
201110390559	一种中药绞股蓝口含片	中山市中智药业集团有限公司
201210106191	一种具有预防流行性感冒功效的药物组合物	中山市中智药业集团有限公司
201110391084	一种中药西洋参口含片	中山市中智药业集团有限公司
201210283620	一种预防和治疗牙齿敏感的中药组合物及其牙膏和制备方法	重庆登康口腔护理用品股份有限公司
201210230628	中药复方生发剂及其制备方法	重庆港铁生物科技有限公司
200910244055	治疗痤疮及瘢痕的天然药物复方	重庆华邦制药有限公司
200910244056	积雪苷维甲酸药物组合物	重庆华邦制药有限公司
201210344412	一种治疗风热感冒的中药组合物及其制备方法和应用	重庆桑禾动物药业有限公司
201210389746	一种健肝片的制备方法及应用	重庆桑禾动物药业有限公司
201210258152	一种治疗皮肤瘙痒的药物组合物及其制备方法	重庆希尔安药业有限公司
201310026879	一种规模化生产转移因子的方法	重庆永健生物技术有限责任公司
201310134114	用于治疗失眠的中药组合物及其口服制剂的制备方法	重庆之道医疗器材有限公司
201210272279	一种具有活血散瘀、消肿止痛作用的活血止痛滴丸及其制备方法	珠海安生凤凰制药有限公司
201210171840	一种防治经期疾病的药物组合物及其制备方法和应用	株洲千金药业股份有限公司
201210172369	一种防治产褥感染的产妇巾药水及其制备方法	株洲千金药业股份有限公司
201010580133	一种治疗妇科疾病的中药组合物及其制备方法	株洲千金药业股份有限公司
201310055572	一种治疗急性乳腺炎的外用中药散剂及制备方法	遵义市时慧母婴保健护理有限公司
2　专利权人为国内大学		
201110257194	一种高纯度桔梗总皂苷的制备方法	安徽中医学院
201110324682	防治焦虑失眠的药物组合物及其制备方法	澳门科技大学
201110139090	一种雷公藤有效部位粉末的制备方法	澳门科技大学
201110324712	防治慢性疲劳的药用组合物及其制备方法	澳门科技大学
201210423104	一种治疗癫痫的中药制剂	北华大学
201110026026	苦丁茶冬青叶的提取方法、总皂苷及其用途	北京大学

（续表）

专利号	发明专利名称	专利权人
201010587758	红花提取物在预防或治疗神经退行性疾病中的用途	北京大学
201210072224	乌骨藤颗粒冲剂及其制备方法	北京电子科技职业学院
201010572470	一种具有基质金属蛋白酶抑制功效的中药提取物及其制备方法与应用	北京工商大学
201210029017	具有消肿修复功效的中药组合物、制剂及其制备方法	北京工商大学
201010588369	一种治疗骨质增生的中药复方滴丸及其制备方法	北京联合大学生物化学工程学院
201210142102	一种螺旋藻 γ-亚麻酸提取物及其制备方法	北京林业大学
201010159078	一种治疗围绝经期妇女泌尿系感染的中药组合物	北京师范大学
201210175143	一种治疗便秘的中药组合物及含其制剂和应用	北京中医药大学
201110220466	一种用于止痛的微乳型药物组合物凝胶膏剂及其制备方法	北京中医药大学
201110007916	一种抗疲劳的药物组合物	北京中医药大学
201210139249	一种治疗萎缩性胃炎的药物组合物及其制备方法与应用	北京中医药大学
201210439468	一种治疗脚部扭伤的中药	滨州医学院
201310050340	一种治疗湿热偏盛型睑缘炎的中药制备方法	滨州职业学院
201310050494	一种治疗气虚型反流性食管炎的中药制备方法	滨州职业学院
201110175405	一种治疗病毒性肺炎的中药制剂及其制备方法和应用	成都大学
201210061163	一种治疗类风湿性关节炎的药物组合物及其制备方法和用途	成都中医药大学
201110428899	钟花报春花总黄酮的用途	成都中医药大学
201210189524	钟花报春花或其提取物的新用途	成都中医药大学
201310016091	食用土当归总有机酸提取工艺	成都中医药大学
201210216789	川木香或其提取物在制备治疗慢性萎缩性胃炎的药物中的用途	成都中医药大学
201210148096	皮寒药提取物及其用途	成都中医药大学
201210218449	一种微波辅助提取黄芪皂苷和黄芪多糖的工艺	成都中医药大学
201110401921	甘草总皂苷作为唯一活性成分在制备治疗肠易激综合征的药物中的用途	成都中医药大学
201310128021	一种治疗神经退行性疾病的药物组合物及其制备方法和用途	成都中医药大学
201310010964	一种治疗感冒的中药组合物及其制备方法和用途	成都中医药大学
201310015809	一种治疗过敏性鼻炎的中药组合物及其制备方法	成都中医药大学
201310202132	一种治疗关节炎的药物组合物及其制备方法和用途	成都中医药大学
201310015916	一种治疗痛经的药物组合物及制备方法	成都中医药大学
201210482642	厚朴炙远志炮制品及其制备方法	成都中医药大学
201210551797	一种治疗出疹的外用药物组合物及其制备方法和用途	成都中医药大学
201310075063	大黄地上部分提取物及其提取纯化方法和用途	成都中医药大学
201310153061	一种大黄的加工方法	成都中医药大学
201210443908	一种治疗风湿性关节疾病的药物组合物及制备方法和用途	成都中医药大学
201110400856	枳实或枳实提取物的新用途	成都中医药大学
201210253430	一种治疗慢性乙型肝炎的药物组合物及其制备方法和用途	成都中医药大学
201210413227	一种用于通便减肥的药物组合物及其制备方法和用途	成都中医药大学
201310127935	由黄连、吴茱萸组成的药物组合物的用途及其制备方法	成都中医药大学
201210061159	一种预防或(和)治疗压疮的药物组合物及其制备方法和用途	成都中医药大学
201210159942	一种治疗前列腺炎的药物组合物及其制备方法和用途	成都中医药大学
201310020073	一种治疗大头瘟的药物组合物及其制备方法和用途	成都中医药大学
201210288815	一种治疗阑尾炎的药物组合物及其制备方法和用途	成都中医药大学
201210552271	一种治疗出疹疾患的外用药物组合物及其制备方法和用途	成都中医药大学
201210041200	一种治疗心血管疾病的药物组合物及其制备方法和用途	成都中医药大学
201310250094	一种治疗骨质增生的药物组合物及其制备方法和用途	成都中医药大学
201210551894	一种治疗发斑的药物组合物及其制备方法和用途	成都中医药大学
201110390352	一种麦冬的综合提取利用技术	成都中医药大学
201210345168	治疗不明原因发热的药物组合物及其制备方法和用途	成都中医药大学
201210447671	一种治疗出疹疾患的药物组合物及其制备方法和用途	成都中医药大学
201210394954	一种治疗神昏的药物组合物及其制备方法和用途	成都中医药大学
201210448126	一种治疗出疹的药物组合物及其制备方法和用途	成都中医药大学
201210553063	一种治疗出疹的外用药物组合物	成都中医药大学
201210549896	一种治疗皮肤瘙痒的中药组合物及其制备方法和用途	成都中医药大学
201310015810	一种治疗小儿遗尿症的外用贴剂及其制备方法	成都中医药大学

（续表）

专利号	发明专利名称	专利权人
201010622748	草豆蔻油在制备治疗细菌感染性疾病的药物中的用途	成都中医药大学
201410069332	一种口腔真菌抑菌剂及制备方法	成都中医药大学
201210548043	一种治疗抑郁症的药物组合物及其制备方法	成都中医药大学
201310123699	一种治疗乳腺炎的药物组合物及其制备方法和用途	成都中医药大学
201310080070	一种治疗子宫肌瘤的药物组合物及其制备方法和用途	成都中医药大学
201210105062	一种用于预防或治疗阳虚证候的药物组合物及其制备方法和用途	成都中医药大学
201410069103	一种治疗口腔真菌感染的药物组合物及其制备方法和用途	成都中医药大学
201410069103	一种治疗口腔真菌感染的药物组合物及其制备方法和用途	成都中医药大学
201010296064	鸦胆子油自乳化制剂及其制备方法	成都中医药大学
201310038673	一种利咽口含片及其制备方法	成都中医药大学
201210150906	皮寒药中化学成分的分离纯化方法	成都中医药大学
201010117327	云南松属植物的松塔提取物及其制备方法和药物用途	大理学院
201210179124	紫地榆有效部位的制备及其防治结肠炎的药物用途	大理学院
201210193637	一种生物中药药膜及其制备方法	大连大学
200910219911	一种治疗口腔溃疡的口胶及其制备方法	大连大学
201310225163	一种协同口服药治疗湿疹的药浴浸膏	大连民族学院
201210356117	一种超声提取紫花苜蓿中香豆素的方法	大连民族学院
200910249032	从植物中提取 α-葡萄糖苷酶活性抑制剂的方法	大连水产学院
201210101516	一种龙须藤乙酸乙酯提取物、正丁醇提取物及其制备方法和用途	福建中医药大学
201210446075	一种治疗和改善睡眠功能障碍的太子参复方中药	福建中医药大学
201210019196	地菍提取物及其在制备治疗艾滋病药物中的用途	复旦大学
201210070292	红芪总黄酮及总皂苷的提取分离方法	甘肃中医学院
201210070290	黄芪总黄酮及总皂苷的提取方法	甘肃中医学院
201210374823	黄芪、红芪有效部位的应用	甘肃中医学院
201210168858	一种治疗妇科疾病的药物及其制备方法	甘肃中医学院
201310067489	一种抗肝纤维化的中药复方制剂及其制备方法	甘肃中医学院
201210502344	透皮促进剂及其在促透中的应用	甘肃中医学院
201210437895	一种治疗咳嗽的中药制剂	甘肃中医学院
201310119454	一种预防和治疗老年性痴呆病的药物	甘肃中医学院
201310064643	一种用于治疗骨病的中药组合物及其制剂	赣南医学院
201310022398	一种防治白内障的中药复方滴眼剂及其制备方法	广东岭南职业技术学院
201210501484	一种穿心莲提取物及其制备方法	广东药学院
201310034871	一种丹参、三七复方的纳米混悬剂	广东药学院
201110444366	一种祛斑液及其制备方法和应用	广东药学院
201210257210	微波辅助双水相-反胶束萃取分离苦参生物碱的方法	广东药学院
201210493958	一种抗炎抗过敏组合物及其制备方法	广东药学院
201310116630	一种凉血愈伤方提取物及治疗皮肤烧伤的复方白藜芦醇凉血愈伤油制剂	广东药学院
201310154547	一种治疗皮肤创伤的外用制剂	广东药学院
201310238678	一种治疗妇科炎症的药物组合物及其制备方法	广东药学院
201310035225	一种菥蓂提取物及其制备方法与用途	广西大学
201310072951	裂果薯总皂苷提取物在抗肝癌与鼻咽癌中的应用	广西医科大学
201210409722	保护胃黏膜的梭子蟹壳制剂及其制备方法	广西中医药大学
201210183992	一种具有保肝降酶作用的中药制剂及其生产方法	广西中医药大学
201310123827	中药复方当归补血汤有效部位及其同步制备方法和应用	广州中医药大学
201110416602	一种治疗非酒精性脂肪肝的药物	广州中医药大学
201210119628	一种治疗艾滋病的药物组合物及其制备方法、质量控制方法和用途	广州中医药大学
201310242122	一种治疗功能性消化不良的药物及其制备方法	广州中医药大学
201210299894	三两银总生物碱的新用途	贵阳中医学院
201210489802	熟地黄和熟地汁制首乌联合同时炮制方法	贵阳中医学院
201110384498	中药瑞香及其提取物在制药中的新用途	贵阳中医学院
201210581948	一种抗细菌黏附口服液的制备	贵州大学
201110210066	一种山慈菇提取物的提取方法	贵州大学
201310228040	小槐花提取物及提取方法和提取物的新用途	贵州大学

（续表）

专利号	发明专利名称	专利权人
201210524007	一种紫香益母制剂及其制备方法和检测方法	贵州师范大学
201310089721	从明日叶中提取香豆素类提取物的方法及产品和应用	桂林师范高等专科学校
201210290157	杠板归提取物在制备抗肝纤维化药物中的应用	桂林医学院
200680050858	山药低分子提取物与制备方法	台湾阳明大学
201210562152	一种用于眼表重建的羊膜脂质体及其制备方法和应用	哈尔滨医科大学
201310021369	预防和治疗胃癌的口服液及其制备方法	哈尔滨医科大学
201310240999	一种治疗肠气囊肿的中药	哈尔滨医科大学
201310032605	血芝-香菇柄固态发酵复合物、其制备方法及其用途	河北大学
201110436508	慢性咽炎口服液	河北工程大学
201310241071	一种治疗淋巴结结核的中药	河北工程大学
201310256517	一种治疗脾胃虚弱引起的骨质增生的复方药物及制备方法	河北工程大学
201310219676	一种治疗白癜风的中药	河北工程大学
201210486111	过山蕨总黄酮在制备预防和治疗肿瘤药物方面的应用	河南大学
201210580952	大叶糙苏提取物、提取方法及其应用	河南大学
201210000983	山茱萸果核提取物及其在制备降血压组合物中的应用	河南科技大学
201310061651	一种具有保肝和治疗肝纤维化作用药物的制备方法	河南科技大学
201210252577	用于外伤创面的中药药膏及其制备方法	河南科技大学
201210270757	一种用于治疗手指麻木的中药组合物	河南科技大学
201210339580	一种治疗瘢痕的中药药膏及其制备方法	河南科技大学
201210340472	一种治疗瘢痕的磁性中药敷料及其制备方法	河南科技大学
201110414640	一种治疗风湿类关节炎的中药	河南科技大学
201210270730	一种用于治疗肾结石的中药组合物	河南科技大学
201310001212	一种用于治疗骨伤科疾病的外敷中药组合物及其制备方法	河南科技大学
201210393953	一种用于防治肝癌疼痛的外用中药组合物	河南科技大学
201310051232	一种用于治疗妇科炎症的中药组合物及其制备方法	河南科技大学
201210252565	用于寒区外伤创面的急救敷料及其制备方法	河南科技大学
201310299960	具有逆转白血病多药耐药活性的小叶莲总黄酮的制备方法及应用	河南中医学院
201310014114	治疗风湿骨病、颈腰肌劳损、肩周炎引起的疼痛病症的中药外用膜剂	河南中医学院
201210237999	一种治疗溃疡性结肠炎的中药汤剂	河南中医学院
201310065705	治疗溃疡性结肠炎的生物黏附结肠定位微片	河南中医学院
201310055565	一种治疗肩手综合征的中药膏及其制备方法	河南中医学院
201310003396	一种治疗白塞氏病的中药组合物	河南中医学院
201310288881	一种治疗痉挛型脑瘫患儿姿势异常的中药熏洗液	河南中医学院
201210250479	一种地骨皮水提物在制备雌激素类药物中的应用	河南中医学院
201310203065	一种治疗帕金森病阴虚血瘀证的中药	河南中医学院
201310241251	一种用于治疗系统性红斑狼疮的中药组合物	河南中医学院
201310387736	一种治疗宫颈糜烂的中药膜	河南中医学院
201310203106	一种治疗顽固性头痛的中药	河南中医学院
201310089836	一种治疗卒中后肢体麻木的中药	河南中医学院
201310089956	一种治疗顽固性失眠的中药	河南中医学院
201310046473	一种治疗乳腺增生及乳腺癌的中药	河南中医学院
201210293475	治疗慢性胃炎的夏连抑幽胶囊	河南中医学院
201310194466	一种治疗疼痛的中药膏	河南中医学院
201210550503	一种石胆草中苯乙醇苷和黄酮碳苷的提取方法	河南中医学院
201110127596	月见草油微胶囊及粉末化方法	黑龙江大学
201210268870	一种具有保肝降酶作用的紫苏籽提取物在制备保肝降酶的药物中的用途	黑龙江大学
201310308505	从乌头属植物中快速制备脂类生物碱的方法	黑龙江大学
201310516102	一种具有改善肠功能紊乱的中药组合物及其应用	黑龙江中医药大学
201310516102	一种具有改善肠功能紊乱的中药组合物及其应用	黑龙江中医药大学
201310030989	一种具有降血糖降血脂作用的组合物	黑龙江中医药大学
201210265671	葛根葛花抗口腔溃疡颗粒及其制备方法	湖南工程学院
201110178359	一种治疗缺血性卒中的中药组合物及其制备工艺	湖南中医药大学
201110230392	一种具有活血化瘀、疏经通络的外用制剂及制备工艺	湖南中医药大学

（续表）

专利号	发明专利名称	专利权人
201110312524	一种治疗艾滋病的中药组合物及制备工艺	湖南中医药大学
201210137731	莲子用于制备 AcE 抑制剂的应用	华东理工大学
201110120205	腐植酸活性组分、其制备方法、应用及含其的药物组合物	华东理工大学
201210039716	一种叶下珠抗流感病毒有效部位微囊及其制备方法和应用	华南理工大学
201210535171	一种含有番石榴二醛总杂源萜的提取物及其制备方法和应用	华南理工大学
201310033025	一种眼科外用药物组合物及其在治疗葡萄膜炎中的应用	华南理工大学
201210141624	用于治疗慢性阻塞性肺疾病的中药组合物及其制备方法	黄淮学院
201210141661	用于治疗肝硬化纤维化的中药组合物及其制备方法	黄淮学院
201310009902	一种用于治疗肝硬化纤维化的中药组合物	黄淮学院
201310272711	一种灵芝和人参复合提取物及其制备方法和应用	吉林大学
201210384866	一种治疗腰椎间盘突出症的中药制剂	吉林大学
201310110812	一种预防和治疗大肠杆菌病的中草药饲料添加剂	吉林大学
201210154097	一种治疗鼻炎的中药制剂	吉林大学
201210580613	一种治疗妇科炎症的中药制剂	吉林大学公共卫生学院
201210122660	一种具有抗疲劳、提高免疫力作用的保健品及制备方法	吉林大学珠海学院
201210124688	一种具有镇痛活性的中药制剂及制备方法	吉林大学珠海学院
201210122637	一种提高机体免疫力、抗疲劳度的中药复方制剂	吉林大学珠海学院
201210123924	一种具有解酒保肝活性的中药复方制剂及其制备方法	吉林大学珠海学院
201210124125	一种中西结合抗真菌脂质体及其制备方法	吉林大学珠海学院
201310207179	一种治疗妇科病的药物组合物及其制备方法	吉首大学
201210449444	一种抗蛇毒口服液的制备方法	吉首大学
201310099450	峨眉双蝴蝶提取物及其制备方法	吉首大学
201210277182	一种枇杷花联产精油和黄酮的方法	集美大学
201210527023	益生菌发酵中药制剂制备的组合物及其制备方法和应用	济南大学
201210375202	一种逆转肿瘤多药耐药的中药组合物及其制备方法	暨南大学
201110377167	一种逆转肿瘤多药耐药的中药组合物及其制备方法和应用	暨南大学
201210005899	一种治疗湿温型流感的中药及其制备方法与应用	暨南大学
201210335925	一种从桑叶中提取总黄酮的方法	嘉兴职业技术学院
201310220050	具有预防糖尿病作用的鼠李糖乳杆菌 ccFM0528	江南大学
201210566747	一种高生物活性灵芝孢子油及其超临界制备方法	江南大学
201210180781	红藤活性部位、在制备抗炎免疫和抗衰老药物中的应用	江苏大学
201210288619	一种提取玫瑰茄花萼中有效成分的方法	江苏大学
201210498924	一种海南大风子抗肿瘤有效组分提取物及其制法和用途	江苏大学
201210467137	北葶苈子抗肿瘤有效组分提取物及其制法和用途	江苏大学
201210467197	一种合欢皮抗肿瘤有效组分提取物及其制法和用途	江苏大学
201210467244	炒北葶苈子抗肿瘤有效组分提取物及其制法和用途	江苏大学
201310277299	一种姜厚朴的新型炮制方法	江西中医学院
201310044585	一种治疗慢性胃炎的中药组合物及制备方法和应用	江西中医药高等专科学校
201210122227	一种能消除大肠杆菌耐药性的中药复方及其制备方法和应用	金陵科技学院
201310208565	一种治疗风牙疼的中药汤剂	昆明理工大学
201310393032	一种巴布剂及制备方法	昆明理工大学
201110175246	一种抗糖尿病药物及制备方法	兰州理工大学
201210195186	红花在制备抗朊病毒药物中的应用	辽宁大学
201210158336	黑树莓提取物在制备治疗胃癌药物中的应用	辽宁大学
201210521908	枳实在制备抗朊病毒药物中的应用	辽宁大学
201210521909	烟草在制备抗朊病毒药物中的应用	辽宁大学
201210459461	一种改善胃肠功能的中药巴布剂及其制备方法	辽宁大学
201210458916	一种抑制子宫肌瘤生长的中药组合物	辽宁大学
201310093767	治疗人体烧烫伤的中草药组合物	辽宁农业职业技术学院
201210402024	牛蒡苷及苷元在制备抗帕金森病药物中的用途	辽宁中医药大学
201010550435	一种治疗心律失常的中药及制备方法	辽宁中医药大学
201110081854	中药止痛贴	辽宁中医药大学
201110063755	一种治疗过敏性紫癜的中药复方制剂及制备方法	辽宁中医药大学

（续表）

专利号	发明专利名称	专利权人
201010158052	一种抗疲劳、延缓衰老中药复方浓缩丸的制备方法	辽宁中医药大学
201310335120	一种西洋参阿胶珠炮制品及其炮制方法	辽宁中医药大学
201210109821	一种治疗肾炎的中药复方制剂制备方法	辽宁中医药大学
201210230552	一种治疗慢性淋巴细胞性甲状腺炎的中药	辽宁中医药大学
201210072570	一种治疗免疫性血小板减少性紫癜的中药	辽宁中医药大学
201420063155	一种大蒜黄酮苷和甾体皂苷的连续分离提取设备	临沂大学
201210079233	一种具有清咽功能的中药组合物	临沂大学
201310243667	一种从新鲜大黄中提取总蒽醌的方法	陇东学院
201310129292	一种治疗骨折内服中药	漯河医学高等专科学校
201310147723	一种治疗绝经后骨质疏松症的中药	漯河医学高等专科学校
201310129294	一种中药在社交恐怖症心理疗法中的配合应用	漯河医学高等专科学校
201210315995	红旱莲总黄酮及其提取方法与应用	南昌大学
201210367645	一种板蓝根提取液与纳米银抑菌组合物	南昌大学
201210366517	一种含连翘提取液的纳米银抑菌组合物	南昌大学
201210366620	中药抑菌组合物	南昌大学
201210366515	黄连提取物与纳米银抑菌组合物	南昌大学
201210376139	一种预防和治疗脑梗死及冠心病、高血压的中药组合物及制备方法	南昌大学
201310391507	一种从江香薷中综合提取挥发油、多糖和黄酮的方法	南昌大学
201210439583	一种缓解女性性疲劳的药物组合物	南方医科大学
201310165140	蔓茎堇菜在制备治疗病毒性肝炎药物中的应用	南方医科大学
201310015464	一种治疗糖尿病肾病的药物组合物	南方医科大学
201310121687	一种防治亚健康的药物组合物及其制备方法	南方医科大学
201210327982	一种防治亚健康疲劳的药酒及其制备方法	南方医科大学
201310410600	一种治疗单纯性肥胖症的外用药物及其制备方法	南方医科大学
201310028254	一种鱼腥草水提液及其制备方法和应用	南京大学
201310067394	用于发酵预处理改进银杏叶黄酮提取的发酵菌种及应用	南京林业大学
201110036882	一种消炎、镇痛中药提取物及其制备方法	南京农业大学
201210336242	马兰在制备降血脂药物或功能性食品中的应用	南京师范大学
201210235613	鲜泽漆汁在制备抗单纯疱疹病毒药物中的应用	南京中医药大学
201310132996	大枣叶提取物及其在制备防治肝损伤药物及保健食品中的应用	南京中医药大学
201310169577	一种调节 Th1/Th2 细胞比例的组合物及制法	南京中医药大学
201210248283	一种用于增强记忆力的中药组合物及其制备方法和应用	南京中医药大学
201310080860	一种对酒精性肝损伤有辅助保护功能的中药制剂及其制备方法	南京中医药大学
201210248285	一种治疗糖尿病神经病变的中药组合物及其制备方法和应用	南京中医药大学
201310216324	一种含冰片的复方制剂及其制备方法和应用	南京中医药大学
201210529345	一种香附四物汤透皮贴剂及其制备方法	南京中医药大学
201210283513	一种减轻放疗副反应的中药复方及其制备方法和应用	南京中医药大学
201210193160	具有抗舌鳞癌作用的中药复方在制备防治舌鳞癌药物中的应用	南京中医药大学
201110304299	一种治疗静脉损伤的中药组合物及其制备方法和应用	南京中医药大学
201110313737	一种治疗肝癌的中药癌毒方及其在制药中的应用	南京中医药大学
201210282311	一种减轻化疗副反应的中药组合物及其制备方法和应用	南京中医药大学
201210226041	淡竹叶总黄酮在制备防治心肌缺血疾病的药物及功能性食品中的应用	南京中医药大学
201310159461	一种治疗急慢性肝炎的缓释微丸及其制备方法和应用	南京中医药大学
201210052976	用于治疗血管性痴呆的中药组合物及其制备方法和应用	南京中医药大学
201210275460	一种抗乳腺癌转移复发中药复方及其制备方法和应用	南京中医药大学
201310027831	一种杜仲提取物及其用途	南通大学
201310078905	复方鱼腥草洗剂及其制备方法	南通大学
201210459441	治疗脑动脉硬化的中药制剂	南阳理工学院
201210589029	治疗盆腔瘀血综合征的中药制剂	南阳理工学院
201210459463	治疗假性延髓麻痹的中药制剂	南阳理工学院
201210507200	瓜子金抗炎有效部位的分离纯化工艺	南阳理工学院
201210517809	一种促进创面愈合的中药混剂	南阳医学高等专科学校
201210355898	一种治疗胃阴虚的中药	南阳医学高等专科学校

（续表）

专利号	发明专利名称	专利权人
201210129836	荒漠寄生植物锁阳的综合利用方法及其产物和它们的应用	内蒙古大学
201210390073	一种清火片的制备方法及应用	内蒙古科技大学
201210557259	一种超临界二氧化碳萃取海马或海龙骨粉脂质的方法	宁波大学
201310020644	一种抑制温和气单胞菌的中草药	宁波大学
201310020695	一种抑制爱德华氏菌的中草药组合物	宁波大学
201310097103	一种抑制蛋白酪氨酸磷酸酶-1B 的药物	宁波大学
201310020743	一种抑制鳗弧菌的中草药配方	宁波大学
201210575570	一种治疗女性更年期失眠症的中药复方	宁夏医科大学
201210532705	一种中药组合物及其制备方法	青岛农业大学
201310127920	一种具有止痢作用的药物组合物及其制备方法	青岛农业大学
201110201046	一种用于治疗酒精性肝损伤的药物组合物	三峡大学
201210570380	龙眼核多酚的提取方法	厦门大学
201210594775	从马齿苋中提取吲哚啉类酰胺生物碱的工艺及其检测方法	山东大学
201210521873	一种蒲公英中总黄酮的提取方法	山东大学
201210031890	一种白花丹参总酚酸提取物、制备方法及用途	山东大学
201210247324	一种治疗病毒性心肌炎的口服液	山东大学
201310045348	一种消肿止痛、活血通络的中药	山东大学
201210370075	一种治疗小儿支原体肺炎的口服液	山东大学
201310269926	一种适于Ⅱ型糖尿病服用的口含片	山东大学
201210203427	一种治疗鼻窦炎的中药胶囊	山东大学
201310181674	一种提高精子质量的中药组合物及其制备方法	山东大学
201210008497	一种治疗可复性牙髓炎的中药及制备方法	山东大学
201310076846	一种治疗冠心病的药物制剂	山东大学
201310509901	一种治疗风湿病的中药组合物	山东大学
201310509901	一种治疗风湿病的中药组合物	山东大学
201210132683	一种卡介菌多糖核酸吸入气雾剂、制备方法及用途	山东大学
201310019580	一种抗足癣作用的复方黄柏制剂	山东大学(威海)
201210413383	乳香、没药的二氧化碳超临界萃取工艺	山东中医药大学
201010558680	一种中药组合物及其制备方法	山东中医药大学
201210013577	一种治疗痤疮的外用中药组合物及其制备方法	山东中医药大学
201210430554	一种复方沙棘双嘧片及其制备方法	山西大同大学
201310214150	合欢皮水提物在制备抗肿瘤药物中的应用	山西大学
201210420995	一种用于医用高分子绷带的中药组合物	山西大学
201310001562	一种降血脂的中药组合物	山西师范大学
201310013069	一种治疗肠炎中药组方及其制备方法	山西师范大学
201210569005	一种用于治疗运动后腿痛的中药制剂	山西体育职业学院
201210521363	一种治疗腹泻的中药制剂	山西医科大学
201310029475	治疗风湿痹痛疾病的外用制剂及其制备方法和应用	山西医科大学
201210521047	一种用于治疗阳虚久泻的中药制剂	山西医科大学
201210470865	一种治疗妇女赤白带下的中药制剂	山西医科大学
201310151922	一种治疗肾阳虚哮喘的中药制剂	山西医科大学
201210527958	一种治疗腹痛寒泄的中药制剂	山西医科大学
200910074704	中华苦荬菜在制备治疗糖尿病药物中的应用	山西中医学院
201210062720	一种用于治疗老年性痴呆的中药组合物及其制法和用途	山西中医学院
201310148576	一种四君子滴丸制剂	山西中医学院
200910219362	一种用于治疗消化系统疾病的中成药	陕西中医学院
201210110112	一种治疗胃和十二指肠溃疡的药物及其制备方法和用途	陕西中医学院
201010190202	治疗膝关节疼痛骨性关节炎的中药组合物及其制备方法	陕西中医学院
201010190201	一种治疗神经根型颈椎病的中药组合物及其制备方法	陕西中医学院
201210242188	牛白藤治疗疾病的新用途	汕头大学医学院
201210158624	中药小茴香的新用途	上海大学
201310135898	降解河豚毒素的提取液及其制备方法	上海海洋大学
201210097727	从催吐萝芙木中提取多种生物碱的方法	上海交通大学

（续表）

专利号	发明专利名称	专利权人
201310214555	一种制备薰衣草粗提液的方法及该粗提液的应用	上海师范大学
201310250408	黄芪总皂苷的医药用途	上海中医药大学
201110398718	一种用于中药丹参浸膏粉或颗粒的防潮包衣方法	上海中医药大学
201110328074	一种治疗代谢综合征的中药组合物及其制备方法和应用	上海中医药大学
201110322045	一种治疗血小板减少症的中药组合物及其制备方法和应用	上海中医药大学
201310010283	一种中药止痒凝胶剂及制备方法	上海中医药大学
201210122074	一种治疗抑郁症的中药组合物及其制备方法和应用	上海中医药大学
201010221559	具有防治癌症作用的中药组合物及其应用	上海中医药大学
201010221571	具有防治癌症作用的中药组合物及其医药用途	上海中医药大学
201310134180	一种治疗单纯性肥胖的中药组合物及其制备方法和应用	上海中医药大学
201210431785	醋柳黄酮组合物及其应用	上海中医药大学
201110393267	一种从中药材五指毛桃中脱除有害元素的方法	深圳大学
201210456113	一种五味子有效部位的制备工艺	沈阳药科大学
201210047295	一种改善睡眠的五味子活性部位及其制备方法	沈阳药科大学
201210538204	樱桃核中总酚酸的制备方法及新用途	沈阳药科大学
201010186781	一种治疗溃疡性结肠炎的丸剂及其制备工艺	沈阳药科大学
201010186774	鸦胆子油肠溶微囊及其制备方法	沈阳药科大学
201210458891	叶黄素酯肠溶微囊及其制备方法	沈阳药科大学
201010196515	黄腊果皂苷类成分及其制备方法和应用	沈阳药科大学
200810010676	过山蕨有效成分及其提取方法和用途	沈阳药科大学
201210010573	从草果中提取的活性成分及其在制备降糖药品与食品中的应用	石家庄学院
201210018895	一种治疗糖耐量低减的中药提取物及其制备方法	首都医科大学
201310060574	一种治疗胎盘蜕膜残留的中药及其制备方法	首都医科大学
201210330031	从花椒叶中提取抗氧化活性植物多酚的方法	四川大学
201210011139	靶向人 VEGFR-1 的基因工程化淋巴细胞及其制备方法和用途	四川大学
201310295240	一种活血化瘀、消炎止痛膏及其制备方法	四川农业大学
201310121790	一种治疗皮肤癣菌病的中药复方涂膜剂及其制备方法	四川农业大学
201010590797	一种镇静安神的缬草制剂及其制备方法	苏州大学
201210011318	含有人参皂苷和斑蝥素的药物组合物及其用途	苏州大学
201110459715	鹿茸草提取物的应用	苏州大学
201110051770	治疗呼吸道感染与炎症的金莲花提取物干粉吸入剂及其制备方法	苏州大学
201210386349	一种高效提取生物碱的复合溶媒	塔里木大学
201310061207	南蛇藤醇提物在制备治疗非酒精性脂肪肝的药物中的应用	泰山医学院
201210164786	一种治疗口腔溃疡的复合膜及其制备方法	泰山医学院
201210047749	一种血竭纳米药物结晶制剂及其制备方法	泰山医学院
201210192205	一种治疗痤疮的药物组合物	唐山职业技术学院
201210245742	一种治疗不稳定性心绞痛的药物的咀嚼片制备方法	唐山职业技术学院
201310079305	具有抗肺癌和肝癌作用的中药组合物	天津大学
201310172401	一种防治肝癌的中药组合物	天津大学
201210301655	川芎内酯在制备抗血栓药物中的用途	天津中医药大学
201010181495	新颖的荷叶总生物碱提取物及其制备方法和用途	天津中医药大学
201210398011	一种治疗原发性痛经的中药制剂及制备方法与应用	天津中医药大学
201310527422	一种复方中药痤疮凝胶及其制备方法	天津中医药大学
201310527422	一种复方中药痤疮凝胶及其制备方法	天津中医药大学
201210302290	具有抗脂质累积活性的枳壳组分制备方法及用途	天津中医药大学
201210045343	一种治疗早期糖尿病足的药物组合物及制备方法	天津中医药大学
201210113194	瓜蒌薤白颗粒的制备方法及检测方法	皖南医学院
201210321204	一种止痒消肿护肤精华膏及其制备方法	皖南医学院
201210024221	一种具有抗糖尿病肾病作用的香椿子提取物制备方法	潍坊医学院
201410086249	一种治疗封闭抗体缺乏型反复自然流产的中药及其制备方法	潍坊医学院
201210055473	一种防治前列腺疾病的药物组合物	温州医科大学
201210178208	从黄芪中同时提取和分离黄酮富集物、皂苷富集物和多糖的方法	武汉工程大学
201210178211	双水相萃取分离黄芪黄酮、皂苷和多糖的方法	武汉工程大学

（续表）

专利号	发明专利名称	专利权人
201210440570	从人参须中同时提取和分离皂苷富集物和多糖富集物的方法	武汉工程大学
201310274896	老山芹总香豆素抗代谢综合征的应用及其提取方法	西安交通大学
201310116070	一种半仿生-酶法提取拐枣七总生物碱的方法	西安交通大学
201210563417	治疗儿童咳嗽的中药及其外用贴剂的制备方法	西安医学院
201310016133	用于治疗女性痛经的中药及其外用贴剂的制备方法	西安医学院
201210168614	茯苓皮提取物及其在制备利尿作用药物中的应用	西北大学
201210235819	茯苓皮提取物及其在治疗慢性肾衰竭药物中的应用	西北大学
201210588012	治疗2型糖尿病的中药组合物	西北大学
201310113838	一种防治流感的组合物及其制剂制备方法和应用	西北农林科技大学
201210102395	一种对麻黄素组织损伤修复的中药组合物及其生产工艺	西北师范大学
201210153013	一种抗麻黄素损伤的中药组合物及其生产工艺	西北师范大学
201420248395	一种黄连产地加工生产线	西南大学
201310058428	一种中药组合物及其制剂和制备方法	西南大学
201110187032	蜘蛛香提取物在制备降脂的药物中的用途	西南交通大学
201210005752	治疗哮喘的药艾卷及其制备方法	西南交通大学
201210247998	一种固本延年的药物制剂及其制备方法	西南交通大学
201210008216	一种治疗偏头痛的药物制剂	西南交通大学
201210107913	一种消食导滞的药物制剂	西南交通大学
201210345102	从淫羊藿中同时提取分离淫羊藿苷和淫羊藿次苷Ⅱ的方法	西南民族大学
201210490687	一种治疗局部肌肉和关节疼痛的马钱子生物碱贴剂与制备方法	湘潭大学
201210558125	抗白癜风用阿育魏实乙酸乙酯提取物及其制备方法	新疆大学
201210223147	制备具有保肝作用药物的菊苣香豆素及其提取纯化方法	新疆农业大学
201210084025	一种准噶尔乌头总生物碱的提取方法	新疆医科大学
201210523490	一种提高缺氧耐受力的中药组合物及其制备方法和应用	新乡医学院
201110286855	一种治疗更年期综合征的中药组合物及其制备方法	新乡医学院
201310080664	一种降压中药丸	新乡医学院
201310091861	一种治疗白喉的中药胶囊	新乡医学院
201210389611	一种中成药的制备方法及应用	新乡医学院
201210344502	一种治疗雷诺氏病的中药及其加工工艺	新乡医学院
201310239827	一种治疗失眠症的中药	新乡医学院
201210389720	一种通脉灵片的制备方法及应用	新乡医学院
201210564138	一种治疗心脑血管疾病的中药组合物及其制备方法	徐州医学院
201210108641	一种银杏叶提取物渗透泵控释制剂及其制备方法	徐州医学院
201210428879	一种治疗黄褐斑的散剂及其制备方法	延安大学
201210428902	一种治疗黄褐斑的药膏及其制备方法	延安大学
201210554507	一种治疗抑郁症的药物	延安大学
201420416171	一种蝎毒提取装置	延安大学
201210500238	用于解酒的蜂胶乙醇提取物、制备方法及在生产肠溶片中的应用	扬州大学
201210500237	用于防治酒精性脂肪肝的蜂胶乙醇提取物、制备方法及在生产口含片中的应用	扬州大学
201210148895	治疗2型糖尿病的药物及其制备方法	云南中医学院
201210440802	治疗支气管哮喘急性发作期的中药组合物	长春中医药大学
201310041217	一种从红腺忍冬花制备总酚酸的方法	长沙理工大学
201310041220	一种从红腺忍冬花提取总酚酸的提取技术	长沙理工大学
201110113893	一种同时提取丹参中酮类物质和丹酚酸类物质的方法	长沙理工大学
201210147289	一种穿心莲有效部位的应用	浙江大学
201210533245	一种治疗痔疮的栓剂	浙江大学
201210534847	一种治疗烧烫伤的膏剂	浙江大学
201310218687	一种用于治疗异位妊娠的中药组合物及应用	浙江大学
201210323169	一种治疗肺纤维化病的中药组合物及其应用	浙江大学
201110280293	一种用于治疗盆腔炎的中药组合物及应用	浙江大学
201210306843	一株海洋真菌小红酵母及其在制备抗肿瘤药物中的应用	浙江工业大学
201310453490	一种银杏提取物延迟脉冲胶囊及其质量控制方法	浙江工业大学

（续表）

专利号	发明专利名称	专利权人
201210574083	一株海洋真菌产黄青霉及其在制备抗肿瘤药物中的应用	浙江工业大学
201210572388	一株海洋真菌桔青霉及其在制备抗肿瘤药物中的应用	浙江工业大学
201210594892	一种具有降血糖活性竹叶黄酮提取物的制备方法	浙江工业大学
201210569198	一种预防肠道疾病的灌肠液及其用途	浙江农林大学
201010606278	一种同时测定雷公藤药材中多个活性成分含量的方法	浙江农林大学
200910154495	一种防治肝癌的药物组合物	浙江医药高等专科学校
200910154496	一种治疗乙型肝炎的药物组合物及其制备方法	浙江医药高等专科学校
201310048648	一种山核桃叶中总黄酮苷元的提取方法	浙江中医药大学
201110269192	胡柚皮黄酮的制备工艺及其用途	浙江中医药大学
201210471293	治疗缺血性卒中病的中药组合物	浙江中医药大学
201210173886	鸦胆子油干乳胶囊及制备工艺	浙江中医药大学
201210106336	一种治疗结肠癌的芪蟾口服结肠靶向片的制备方法	浙江中医药大学
201210020780	富硒土鳖虫冻干粉胶囊	浙江中医药大学
201210207705	哈密瓜籽油的药物新用途	中国农业大学
201110183280	猫人参提取物及其制备方法和用途	中国人民解放军第二军医大学
201210228529	牡丹皮用于制备抗真菌药物增效剂产品的用途	中国人民解放军第二军医大学
201110402687	解毒抗癌、活血散结的中药复方制剂在制备抗肝癌药物中的用途	中国人民解放军第二军医大学
201110403159	健脾疏肝的中药复方制剂及其用途	中国人民解放军第二军医大学
201110339527	预防与治疗静脉炎的中药巴布剂	中国人民解放军第二军医大学
201210054711	一种治疗便秘口服药物的组方及制备工艺	中国人民解放军第四军医大学
201210081095	治疗输液静脉炎的中药复方制剂及其制备方法和应用	中国人民解放军第四军医大学
201210018748	治疗痤疮、脂溢性皮炎的中药复方制剂及其制备方法和应用	中国人民解放军第四军医大学
201210411384	一种治疗围绝经期肾虚血瘀的中药组合物及其制备方法	中国人民解放军第四军医大学
201110349707	一种咽炎咀嚼片及成型工艺	中国人民解放军第四军医大学
201210310902	一种用于防治日光性皮肤损伤的中药复方组合物及其应用	中国人民解放军第四军医大学
201310304117	具有抗疲劳作用的火麻仁酶解发酵液及制备方法及用途	中国人民武装警察部队后勤学院
201210134193	杜仲叶提取物及其制备方法和应用	中国药科大学
201310034893	一种治疗带状疱疹后遗神经痛的外用中药组合物及其制备方法	中山大学
201310034910	防治痤疮及后遗色斑、瘢痕形成的中药组合物及其制备方法	中山大学
201210535219	治疗和改善胰岛素抵抗的仙鹤草活性组分及其应用以及其提取方法	重庆大学
201310202224	一种治疗慢性湿疹的药物及其制造方法	重庆三峡医药高等专科学校
201310108266	治疗乳腺增生疾病的中药组合物和制剂及其制备方法	重庆邮电大学
201010276394	毛蕊提取物在制备治疗或预防急慢性肝损伤药物中的应用	遵义医学院
3	专利权人为国内研究所	
201310228744	一种蛇伤急救药	安徽省祁门县蛇伤研究所
201310228741	一种蛇伤康复药	安徽省祁门县蛇伤研究所
200810223151	用于预防出生缺陷并能改善记忆的药物组合物	北京冠五洲生物科学研究院
201110197220	补中益气颗粒及其制备方法	北京汉典中西药研究开发中心
201210298059	一种复方中药抗癌制剂	亳州康复肿瘤药物研究所
201110427884	苎麻属植物的萃取物、包含其的医药组合物及其在改善肝脏功能与治疗肝脏疾病中的用途	财团法人工业技术研究院
201010110158	五加属植物提取物、其制备方法及其用途	财团法人食品工业发展研究所
201110438845	紫菀萃取物于治疗鸦片类药物所引发便秘的用途	财团法人医药工业技术发展中心
201310027917	一种人工熊胆粉及其制备方法	成都康奥药物研究所
201310011304	清热祛湿冲剂在制备防治手足口病中药中的应用	东莞广州中医药大学中医药数理工程研究院
201310014246	石岐外感茶在制备防治手足口病中药中的应用	东莞广州中医药大学中医药数理工程研究院
201210024378	一种药物组合物及其用途	东莞广州中医药大学中医药数理工程研究院
201210229915	一种中药降糖复方制剂及降糖鞋垫	凤台县城关中医药提取研究所
201210386537	一种治疗成人病毒性肝炎的汤剂	凤台县经济开发区中医药研究所
201210386545	一种治疗小儿病毒性肝炎的汤剂	凤台县经济开发区中医药研究所
201210386542	一种治疗新生儿黄疸的汤剂	凤台县经济开发区中医药研究所
201310117351	一种采用速冻与脉冲技术提高藤本豆总黄酮提取率的方法	福建省农业科学院农业工程技术研究所

（续表）

专利号	发明专利名称	专利权人
201210432685	一种竹荪孢子有效成分超临界 CO_2 萃取方法	福建省农业科学院土壤肥料研究所
200910112811	对化学性肝损伤有治疗作用的保健胶囊及其制备方法	福建省医学科学研究院
200910112812	对酒精性肝损伤有辅助治疗作用的保健胶囊及其制备方法	福建省医学科学研究院
201210103028	一种可食性植物干燥剂	福建省中医药研究院
201210492053	治疗抑郁症的中药制剂	甘肃省药物研究院
201310320821	防治带状疱疹及带状疱疹后遗神经痛的中药制剂及其制备方法	广东省中医药工程技术研究院
201210024772	拟黑多翅蚁提取物的医药用途	广西壮族自治区中医药研究院
201310022966	岗松总黄酮的制备及其检测方法	广西壮族自治区中医药研究院
201210248471	治疗免疫性不孕症中药组合物的制备方法	河北省计划生育科学技术研究院
201210248473	治疗免疫性不孕症的中药组合物及其在制备治疗免疫性不孕症药剂中的应用	河北省计划生育科学技术研究院
201310273950	一种用于治疗损伤早期的中药制剂及其制备方法	河南省正骨研究院
201010257757	一种青龙衣活性提取物及其制备方法和用途	黑龙江省中医研究院
201210058799	一种防治前列腺疾病的药物组合物	吉林省中医药科学院
201210382533	一种治疗软组织损伤的中药制剂	吉林省中医药科学院
201210558045	一种蟾皮提取物干粉吸入剂及其制备方法、应用	江苏省中医药研究院
201310234901	一种防治肾纤维化的白首乌提取物	江苏省中医药研究院
201310343132	一种具有治疗肝功能异常功效的中药组合物	江苏省中医药研究院
201210228054	滋肾凉肝方在制备治疗类更年期症状的药物中的应用	江苏省中医药研究院
201210159888	一种治疗慢性萎缩性胃炎的中药组合物	江苏省中医药研究院
201210159926	一种治疗腹泻型肠易激综合征的中药组合物	江苏省中医药研究院
201210390728	一种蟾酥脂溶性提取物干粉吸入剂及其制备方法、应用	江苏省中医药研究院
201210557847	一种蟾皮提取物干粉吸入剂	江苏省中医药研究院
201210390670	一种蟾酥脂溶性提取物干粉吸入剂及其制备方法、应用	江苏省中医药研究院
201210558099	一种蟾皮提取物干粉吸入剂及其制备方法、应用	江苏省中医药研究院
201210272717	一种从柑橘果皮中提取高纯度类黄酮和果胶的方法	江西省科学院应用化学研究所
201210102605	一种促消化中药组合物和制备方法及用途	江西省中医药研究院
201310007470	一种用于治疗咽喉炎症的药物	普洱市民族传统医药研究所
201210403221	一种奇异变形菌及其在微生物被膜抑制和减毒中的应用	清华大学深圳研究生院
201110402968	一种治疗过敏性紫癜的中药组合物	荣成市科学技术情报研究所
201210376954	一种清眩片的制备方法及应用	山东江河湿地生态研究院
201310309788	具有补血功效的咀嚼片的制作方法	山东省农业科学院农产品研究所
201310012310	一种防治雌激素缺乏导致骨丢失的中药及其制备方法	山东省医学科学院基础医学研究所
201210472874	一种促进乳汁分泌的中药	山东省医学科学院基础医学研究所
201310016972	一种防治不明原因复发性流产的中药及其制备方法	山东省医学科学院基础医学研究所
200910019725	一种用于治疗消化系肿瘤的中药组合物及其制备方法	山东省医药工业研究所
201210032285	一种抗骨质疏松的中药制剂及其制备方法	山东省中医药研究院
201310170208	一种治疗急性面神经麻痹的中药组合物及其制备方法	山东省中医药研究院
201310170956	一种治疗颈椎病的中药组合物	山东省中医药研究院
201310108421	一种防治酒精性肝损伤的中药及其制备方法	山东省中医药研究院
201210332380	一种治疗冠心病的中药组合物及其制备方法和应用	山东省中医药研究院
201210324053	一种治疗痛经的中药贴膏及其制备方法	山东省中医药研究院
201310283964	一种防治雾霾引起的呼吸道病症的饮品及其制备方法	山东省中医药研究院
201210109977	一种治疗慢性乙型肝炎的中药复方制剂及其制备方法	山东省中医药研究院
201310000192	一种治疗失眠症的药物及其制备方法	山西省针灸研究所
201310267213	一种治疗腰椎间盘突出症的药物	山西省针灸研究所
201310192099	一种活血降脂药酒及其制备方法	山西省肿瘤研究所
201310166156	一种防辐射护肤凝胶及其制备方法	山西省肿瘤研究所
201110334097	一种治疗慢性肾小球肾炎的药物	陕西省中医药研究院
201210545294	倒卵叶五加的抗消化性溃疡的应用及所制备的药物	陕西中药研究所
201210464030	一种治疗癌症后疼痛的复方中成药及其使用的方法	上海浦东高星生物技术研究所
201310007275	一种治疗坐骨神经痛的中成药	上海浦东高星生物技术研究所
201210590025	明视胶囊	上海浦东高星生物技术研究所

（续表）

专利号	发明专利名称	专利权人
201310006889	一种治疗哮喘的中成药	上海浦东高星生物技术研究所
201210531644	复方苁蓉片	上海浦东高星生物技术研究所
201310071042	治疗肩周炎的软胶囊	上海浦东高星生物技术研究所
201110261149	一种萃取灵芝子实体三萜类化合物的方法	上海市农业科学院
201010589965	醋制柴胡提取物、其制备方法及其在制备降血脂药物中的应用	上海医药工业研究院
201010558574	一种丹参水提物及其制备方法	上海医药工业研究院
201010562489	夏天无总生物碱精制物、其制备方法及其用途	上海医药工业研究院
200910200696	一种中药颗粒剂矫味方法	上海张江中药现代制剂技术工程研究中心
200910200689	一种用于口气清新和口腔清洁的中药组合物及其制剂	上海张江中药现代制剂技术工程研究中心
201210084288	一种用于降血糖的药物组合物及其制备方法和应用	上海中药创新研究中心
201210090653	制附片的炮制加工方法	四川省中医药科学院
201210455679	附子或川乌总生物碱提取物的制备方法	四川省中医药科学院
201210559436	乌头属药材或其加工品中总生物碱提取物的制备方法	四川省中医药科学院
201210030704	一种治疗乙型病毒性肝炎的药物组合物及制备方法和用途	四川省中医药科学院
201210209472	一种治疗乳癖的药物组合物及其制备方法和用途	四川省中医药科学院中医研究所
201210547902	八角莲提取物、含该提取物的药物组合物及其制法和用途	四川省自然资源科学研究院
201010242813	一种制备桂附地黄滴丸的工艺方法	天津丹溪国药研究所
201010242822	一种制备桂附地黄胶囊的工艺方法	天津丹溪国药研究所
201210093960	一种制备抗肿瘤药物牛蒡根提取物的方法	天津市医药科学研究所
201010158323	一种药物组合物及其制备方法和用途	天津药物研究院
201010617138	一种凝胶膏剂及其制备方法和用途	天津药物研究院
201110459966	一种治疗骨关节病的痛痹宁滴丸及其制备方法	天津药物研究院
201110327357	一种阿霉素-多肽复合物、药物组合物的制备方法和应用	天津药物研究院
201210386997	通过靶向导入肾区复能而治疗肾病的中药组合物	潍坊复能肾病研究院
201210573716	组合物在制备预防动物疯草中毒的中药复方剂中的应用	西藏自治区农牧科学院
201310162262	一种用于治疗咳嗽的傣药合剂	西双版纳傣族自治州民族医药研究所
201210343756	复方新塔花胶囊及其制备方法和应用	新疆维吾尔自治区药物研究所
201110321711	雪莲提取物微乳剂组合物	新疆维吾尔自治区药物研究所
201210582702	骆驼刺提取物胶囊及其制备方法	新疆维吾尔自治区中药民族药研究所
201210582703	骆驼刺提取物及其制备方法	新疆维吾尔自治区中药民族药研究所
201010205712	从骆驼刺植物中提取治疗过敏性结肠炎药物的方法及其药物和用途	新疆维吾尔自治区中药民族药研究所
201210446827	太芪培元颗粒及制备方法和治疗获得性免疫缺陷综合征药物的应用	新疆维吾尔自治区中医药研究院
201210461250	一种治疗胃病的中药及其制备方法	宜昌市九灵中医药研究所
201210184134	一种水杉皮提取物及其制备方法和用途	浙江省医学科学院
201210325323	红豆杉在制备治疗湿疹的药物中的应用及组合物	浙江省中医药研究院
201210051095	用于制备神经干细胞的培养基及其用途	中国科学院广州生物医药与健康研究院
201210025000	一种超声波协同磁性吸附剂强化萃取中草药有效成分的方法	中国科学院过程工程研究所
201310025115	一种罗氏海盘车提取物在制备抗肿瘤药物中的应用	中国科学院南海海洋研究所
201110035903	一种预防或改善高脂血症及补充维生素 D 的组合物	中国科学院上海生命科学研究院
201110004874	一种保护肝脏并具醒酒功能的组合物	中国科学院上海生命科学研究院
201110274467	miR-146a 作为调节血管生长靶标的用途	中国科学院上海生命科学研究院
201010531420	一种新的制备肝实质细胞的方法	中国科学院上海生命科学研究院
201110165662	红豆蔻醇提物及其医药用途	中国科学院上海生命科学研究院湖州营养与健康产业创新中心
201320650641	治疗风湿性关节炎的自发热中药敷贴	中国科学院深圳先进技术研究院
201110459864	富含麦角硫因的功能性口服制剂的制备方法	中国科学院天津工业生物技术研究所
201110087576	组织干细胞提取物及其制备方法和应用	中国科学院微生物研究所
201210129629	石榴在制备治疗或预防乙型肝炎病毒感染药物中的应用	中国科学院武汉病毒研究所
201210121950	一种从微孔草籽粕中分离纯化黄酮类化合物的制备方法	中国科学院西北高原生物研究所
201310259917	一种治疗消化性溃疡的红景天复方组合物	中国科学院西北高原生物研究所
201310259957	一种红景天复方组合物在治疗糜烂性胃炎中的用途	中国科学院西北高原生物研究所
201310260997	一种红景天复方组合物在制备治疗十二指肠溃疡的药物中的用途	中国科学院西北高原生物研究所
201310260962	一种红景天复方组合物在制备治疗胃溃疡的药物中的用途	中国科学院西北高原生物研究所

（续表）

专利号	发明专利名称	专利权人
201110441239	榅桲果实降血糖有效部位的制备方法及其用途	中国科学院新疆理化技术研究所
201310078943	一种治疗慢性肝病的复方药物及其制备方法	中国科学院新疆理化技术研究所
201210288312	一种治疗抑郁症的中药组合物及其制备方法和应用	中国热带农业科学院热带生物技术研究所
201310140295	一种中药组合物及其制备方法	中国热带农业科学院热带生物技术研究所
201010127153	紫金砂中香豆素和色原酮类提取物、其制备方法及用途	中国人民解放军军事医学科学院毒物药物研究所
201010135582	鹿蹄草提取物及其制备方法和用途	中国人民解放军军事医学科学院毒物药物研究所
201010511801	中药复方藤黄霖、其制备方法及其应用	中国人民解放军军事医学科学院放射与辐射医学研究所
201310420539	一种山女鳟用中草药免疫增强剂	中国水产科学研究院黑龙江水产研究所
201210395658	一种抗病毒复方中药及制备方法和应用	中国水产科学研究院长江水产研究所
200910209321	人脂肪来源的间充质干细胞在肾脏、眼底疾病中的用途	中国医学科学院基础医学研究所
201010518490	基因修饰 cDR3δ 移植型 γδT 淋巴细胞及其抑癌用途	中国医学科学院基础医学研究所
200810247396	一种榅树提取物、其制备方法及其组合物与用途	中国医学科学院药物研究所
201210279723	一种中药材硫黄熏蒸方法和设备	中国医学科学院药用植物研究所
201210209139	一种鸡屎藤的乙酸乙酯提取物及其应用	中国医学科学院药用植物研究所
201210386020	一种提高免疫力、抗疲劳、改善性功能的中药复合物	中国医学科学院药用植物研究所云南分所
201210086722	巨噬细胞在制备治疗人肠道病毒 71 型感染疾病药物中的应用	中国医学科学院医学实验动物研究所
201110331597	一种中药提取物组合物、其制备方法及其用途	中国中医科学院中药研究所
201110053280	包含大蒜油、大蒜总多糖和大蒜总皂苷的组合物的抗癌用途	中国中医科学院中医基础理论研究所
201010617125	大蒜总多糖的抗癌用途、制备方法及组合物	中国中医科学院中医基础理论研究所
201210574902	一种治疗单纯舒张期高血压的中药组合物	中国中医科学院中医临床基础医学研究所
201210545606	一种用于促进皮肤创面愈合的涂膜剂及其制备方法	重庆市科学技术研究院
201210131167	一种治疗痛风的药物组合物及其制备方法和用途	重庆市中药研究院
201210494156	一种治疗动脉硬化、冠心病的中药制剂及其制备方法	重庆市中药研究院
201310083794	用于治疗急性期脑梗死的中药及其制备方法	重庆市中医研究院
201210104001	一种活血止痛壮骨膏的制备方法	珠海市吉莲神农医学药物研究所
201210401183	一种治疗肛瘘的中药制剂及其制备方法	遵义市成云中医药研究所
201210401986	一种治疗痔瘘的中药注射液	遵义市成云中医药研究所
4　专利权人为国内医院		
201310032323	杏苏止咳糖浆及其制备方法	蚌埠市第三人民医院
201210046360	复方鱼肝油软膏和制备方法及应用	北京市肛肠医院
201310368135	一种治疗骨髓炎的中药组合物及其制备方法	北京香山医院
201310026251	一种治疗焦虑、失眠的中药组合物及其制备方法	北京中医药大学东方医院
201310150580	一种补肾通络的中药组合物及其制备方法	北京中医药大学东方医院
201110122365	一种治疗肺间质纤维化的药物及其制备方法	北京中医药大学东方医院
201310056651	一种治疗血管性眩晕的中药组合物	北京中医药大学东方医院
201210050017	治疗乳腺疾病的组合药袋及其制备方法	北京中医药大学东方医院
201110042447	一种预防或治疗非酒精性脂肪性肝炎的药物组合物	北京中医药大学东方医院
201210380257	一种治疗结膜炎的中药组合物及其制备方法和应用	滨州医学院附属医院
201310508370	一种治疗白血病的中药组合物	滨州医学院附属医院
201210487659	一种用于熏洗治疗痔瘘术后肛门坠胀的中药组合物	滨州医学院附属医院
201310155086	一种治疗肺癌的中药组合物	滨州医学院附属医院
201310145860	一种治疗肝癌的中药组合物	滨州医学院附属医院
201210449880	一种治疗糖尿病足的药物	滨州医学院附属医院
201310050475	一种治疗酗酒型胁痛的中药制备方法	滨州医学院附属医院
201210425624	一种治疗颈性眩晕的中药制剂	滨州医学院附属医院
201310050488	一种治疗咽痛型反流性食管炎的中药制备方法	滨州医学院附属医院
201210070339	一种治疗复发性口腔溃疡的中草药物	滨州医学院附属医院
201210422766	一种具有化痰止咳功效的中药制剂	滨州医学院附属医院
201210487656	促进外科手术后伤口愈合的中药组合物及制备方法和应用	滨州医学院附属医院
201210525648	一种用于治疗高脂血症的中药组合物及其制备方法和应用	滨州医学院烟台附属医院
201210525775	一种用于治疗萎缩性胃炎的中药组合物及其制备方法和应用	滨州医学院烟台附属医院

（续表）

专利号	发明专利名称	专利权人
201210397748	一种治疗痛经的药物组合物及其制备方法和用途	成都中医药大学附属医院
201210345360	一种治疗牙周病的药物组合物及其制备方法和用途	成都中医药大学附属医院
201210381430	一种治疗病毒性感冒的中药组合物	肥西县中医院
201210381625	一种治疗斑秃的中药	肥西县中医院
201210381352	一种治疗慢性肾炎的中药	肥西县中医院
201210381256	一种治疗高血压的中药	肥西县中医院
201210381211	一种治疗湿疹的中药及其制备方法	肥西县中医院
201210381425	一种治疗淋症的中药组合物及其制备方法	肥西县中医院
201210381514	一种治疗肾病综合征的中药组合物及其制备方法	肥西县中医院
201210381610	一种治疗白癜风的中药组合物及其制备方法	肥西县中医院
201210381560	一种治疗扁平疣的中药	肥西县中医院
201210381311	一种治疗冠心病的中药组合物及其制备方法	肥西县中医院
201210381584	一种治疗老年痴呆的中药	肥西县中医院
201210381426	一种治疗腹水症的中药组合物	肥西县中医院
201210381249	一种治疗由慢性胃炎引起的反复呕吐的中药	肥西县中医院
201210456003	一种治疗便秘的中药组合物	凤台县中医院
201210456378	一种利用琼越线蕨治疗紫斑的中药	凤台县中医院
201210455859	一种治疗肾精亏损型男性不育症的中药	凤台县中医院
201210547452	一种治疗斑秃的中药组合物	凤台县中医院
201210455943	一种治疗子宫脱垂的中药组合物	凤台县中医院
201210547453	一种治疗发热的中药	凤台县中医院
201210456272	一种治疗风热犯肺型支气管炎的中药	凤台县中医院
201210456379	一种利用玉溪天仙藤治疗肾病综合征的中药	凤台县中医院
201210455942	一种治疗Ⅱ型糖尿病的中药组合物	凤台县中医院
201210456032	一种利用鸡肫草治疗支气管炎的中药	凤台县中医院
201210547378	一种治疗病毒性感冒的中药组合物	凤台县中医院
201210547405	一种治疗高血压的中药	凤台县中医院
201210456381	一种治疗脾肾阳虚型肾病综合征的中药	凤台县中医院
201210547418	一种治疗肺炎的中药	凤台县中医院
201210456054	一种治疗胃炎的中药汤剂	凤台县中医院
201210547270	一种治疗慢性腹泻的中药组合物	凤台县中医院
201210456053	一种治疗萎缩性胃炎的中药组合物	凤台县中医院
201210455941	一种清热解毒的中药组合物	凤台县中医院
201210456380	一种治疗胸痹、心痛的中药	凤台县中医院
201210456004	一种治疗眩晕的中药	凤台县中医院
201210456241	一种治疗痛风的中药组合物及其制备方法	凤台县中医院
201310116303	一种治疗慢性心衰的中药组合物及其制剂	福建省第二人民医院
201210024565	一种用于治疗胃脘痛的中药组合物及制备方法和应用	福建省立医院
200810207844	淫羊藿总黄酮在制备靶器官保护药物中的用途	复旦大学附属华山医院
201210293111	一种用于治疗慢性肝病的药物组合物	复旦大学附属金山医院
201210197227	一种治疗红斑狼疮的中药胶囊及其制备方法	复旦大学附属中山医院
201210294607	用于祛风止痛散寒除湿的药物组合物及其制备方法	甘肃省中医院
201210296740	骨痹止痛液及其制备方法	甘肃省中医院
201310149808	针穴外敷药袋	甘肃中医学院附属医院
201210218011	一种治疗白癜风的外用药水	固镇县中医院
201210187000	一种用于胃部术后气滞型功能性胃排空障碍的中药理气汤	固镇县中医院
201210187006	一种用于胃部术后虚寒型功能性胃排空障碍的中药理气汤	固镇县中医院
201210176182	一种适用于手术期实热型患者的中药复元汤	固镇县中医院
201210218014	一种治疗高血压的中药及其制备方法	固镇县中医院
201210177328	一种治疗血小板减少症的中药制剂	固镇县中医院
201210175355	一种治疗肝肾阴虚型血小板减少症的中药	固镇县中医院
201210217991	一种治疗烫伤的中药及其制备方法	固镇县中医院
201210218013	一种治疗冻疮的外用药膏及其制备方法	固镇县中医院

（续表）

专利号	发明专利名称	专利权人
201210175362	一种治疗脾虚型血小板减少症的中药丸剂	固镇县中医院
201210175131	一种治疗瘀血型胃病的中药汤剂	固镇县中医院
201210175134	一种治疗热痛型胃病的中药汤剂	固镇县中医院
201210218016	一种治疗自汗、盗汗的穴位贴膏	固镇县中医院
201210186667	一种用于胃部术后功能性胃排空障碍的中药理气汤	固镇县中医院
201210176184	一种适用于手术期瘀血型患者的中药复元汤	固镇县中医院
201210175353	一种健脾治疗血小板减少症的中药	固镇县中医院
201210217979	一种治疗支气管炎的膏药	固镇县中医院
201210218010	一种治疗儿童咳喘的外治贴脚药膏	固镇县中医院
201210218015	一种壮元降压的中药及其制备方法	固镇县中医院
201210557334	治疗退行性膝关节病的中药制剂及其制备方法	广东省第二中医院
201210343125	治疗老年男性高脂血症的药物组合物及其制备方法和应用	广东省中医院
201210255164	一种中药组合物及凝胶膏剂和制备方法	广东省中医院
201210029862	一种治疗慢性肾脏病的中药制剂及其制备方法	广东省中医院
201210428468	一种防治抑郁症的中药制剂	广州市精神病医院
201310195901	一种消肿止痛中药凝胶剂及其制备方法	广州市荔湾区骨伤科医院
201310699732	半仿生提取法在消除中药液体制剂中沉淀物的应用	广州市中医医院
201310043546	防治慢性肾小球疾病的药物组合物及其制法	广州中医药大学第二附属医院
201310127742	一种治疗急性咽炎的中药制剂及其制备方法	贵阳中医学院第二附属医院
201310126797	一种治疗肺胀病肺肾气虚的补肺胶囊及其制备方法	贵阳中医学院第二附属医院
201310083269	一种治疗骨折气滞血瘀症的中药胶囊及其制备方法	贵州省黔南布依族苗族自治州中医医院
201310083206	一种治疗骨折后肝肾亏虚的中药胶囊及其制备方法	贵州省黔南布依族苗族自治州中医医院
201310077895	一种巴布剂基质及其制备方法	桂林市中医医院
201210290157	杠板归提取物在制备抗肝纤维化药物中的应用	桂林医学院
201110438155	一种治疗过敏性紫癜的中药胶囊及其制备方法	河南科技大学第一附属医院
201110423518	治疗特发性血小板减少性紫癜的中药胶囊及其制备方法	河南科技大学第一附属医院
201310041195	一种治疗贲门癌的中药组合物	河南科技大学第一附属医院
201310323266	一种治疗骨质疏松的中药组合物及其制备工艺	河南省洛阳正骨医院
201310323009	一种治疗骨质疏松的骨松强骨配方及其制备工艺	河南省洛阳正骨医院
201310088341	一种治疗慢性肾炎及早期肾衰的药物	呼和浩特市第一医院
201310164388	一种人肝癌细胞系 HLCZ01 及其应用	湖南省肿瘤医院
201210565162	一种用于治疗新生儿红臀软膏及其制备方法	淮安市第一人民医院
201210107939	防治肺损伤和肺纤维化的中药组合物及制备方法	淮安市第一人民医院
201210546013	治疗婴幼儿湿疹的复方甘锌乳及其制备方法	黄石市第一医院
201310302486	一种治疗阳痿早泄的中药组合物及其制备方法和应用	黄石市中心医院（普爱院区）
201210317024	一种消肿止痛的中药	霍山县中医院
201210317239	一种治疗脑梗死疾病的中药	霍山县中医院
201210316562	一种治疗慢性习惯性便秘的中药	霍山县中医院
201210316543	一种利用苍耳子治疗慢性鼻炎和慢性鼻窦炎的中药丸剂	霍山县中医院
201110372842	一种治疗痤疮的药物	吉林省第二荣复军人医院
201210551452	一种具有防治卵巢功能早衰作用的组合物及其制备方法	江苏省中医院
201210278256	聚精枸橘中药复方及其制备方法和应用	江苏省中医院
201310037166	一种用于治疗人乳头瘤病毒感染的中药组合物及其制备方法和应用	江苏省中医院
201210320619	一种治疗晚期胃癌的复方中药组合物及其制备方法和应用	江苏省中医院
201210346375	治疗小儿慢性腹泻的敷脐中药	胶南市妇幼保健院
201210477947	治疗风湿骨痛的外贴膏药及其制备方法	金秀瑶族自治县瑶医医院
201210482015	庞桶药浴舒筋活络型保健药包及其制备方法	金秀瑶族自治县瑶医医院
201210478049	风湿骨痛外擦药酒及其制备方法	金秀瑶族自治县瑶医医院
201110038726	温肺平喘颗粒及其制备工艺	辽宁中医药大学附属第二医院
201310141543	一种治疗慢性心力衰竭的中药组合物及制备方法	辽宁中医药大学附属医院
201210573485	治疗儿童功能性腹痛的中药及其制备方法	柳州市中医院
201210573291	治疗湿热型骨关节炎的中药及其制备方法	柳州市中医院
201210573538	治疗肝癌腹水的中药及其制备方法	柳州市中医院

（续表）

专利号	发明专利名称	专利权人
201210573348	治疗白血病的中药及其制备方法	柳州市中医院
201210573231	治疗鼻咽癌的中药及其制备方法	柳州市中医院
201210573549	治疗腰椎压缩性骨折的中药及其制备方法	柳州市中医院
201210573526	治疗慢性胃炎的中药及其制备方法	柳州市中医院
201210576758	治疗慢性萎缩性胃炎的中药及其制备方法	柳州市中医院
201210573551	治疗早期肝硬化的中药及其制备方法	柳州市中医院
201210573420	治疗骨性关节炎的中药及其制备方法	柳州市中医院
201210019889	用于清除晚期氧化蛋白终产物的药物组合物及其用途	南方医科大学南方医院
201110434186	一种治疗感冒的热毒清中药组合物及其制备方法	南方医科大学珠江医院
201110302307	一种抗肿瘤药物及其制备方法和应用	南京中医药大学附属医院
201210351735	婴幼儿支气管炎中药洗液及其制备方法	南宁市第一人民医院
201210322550	降低血液粘度和血脂的中药组合物及其制备方法	南通大学附属医院
201210497914	一种治疗气滞血瘀型肝癌的中药	宁国市中医肿瘤医院
201210497723	一种治疗肝郁气滞型不孕症的中药	宁国市中医肿瘤医院
201210497777	一种治疗不孕症的中药汤剂	宁国市中医肿瘤医院
201210497830	一种治疗气血瘀阻型不孕症的中药	宁国市中医肿瘤医院
201210497776	一种扁竹测治疗肺癌的丸剂	宁国市中医肿瘤医院
201210497756	一种治疗阴虚阳亢型卒中的中药	宁国市中医肿瘤医院
201210497688	一种治疗肝癌的中药	宁国市中医肿瘤医院
201210497695	一种治疗肺癌的中药	宁国市中医肿瘤医院
201210497811	一种治疗卒中的中药	宁国市中医肿瘤医院
201210497867	一种治疗阴虚内热型肺癌的中药汤剂	宁国市中医肿瘤医院
201080005013	从干细胞生成神经细胞的方法、神经细胞及其应用	宁夏医科大学附属医院
201310132324	一种治疗骨性关节炎的回药膏及其制备方法	宁夏张氏回医正骨医院
201110004867	一种治疗癫、狂的药物配方及其制备方法	平阴县孔村卫生院
201310253979	一种治疗呃逆症的中药	青岛大学附属医院
201210299001	一种治疗压疮的中药制剂	青岛大学附属医院
201210315363	逆萎康及其制备方法	青岛大学医学院附属医院
201210509106	用于治疗慢性肠炎的中药组合物及其制备方法	青岛大学医学院附属医院
201310059506	用于治疗慢性盆腔炎的中药及其制备方法	青岛大学医学院附属医院
201210513063	一种治疗肠炎的中药组合物	青岛大学医学院附属医院
201210307568	肝阳上亢降压脐贴膏及其制备方法	青岛市市立医院
201310136372	一种治疗冠心病的中药	青岛市市立医院
201310177928	一种治疗后背大脊梁空痛症的中药组合物	青岛市市立医院
201310373431	一种防治化疗性口腔炎的药物组合物	青岛市市立医院
201310499969	一种治疗牙龈肿痛的中药组合物	青岛市市立医院
201210528313	一种治疗关节炎的药物组合物及其制备方法	青岛市市立医院
201310221489	一种治疗关节炎的外用药物及其制备方法	青岛市市立医院
201310213926	一种中药组合物及其制备方法和在治疗失眠中的应用	青岛市市立医院
201310051593	一种治疗急性胰腺炎的中药组合物	青岛市市立医院
201310177947	一种治疗肛门瘙痒症的外用中药组合物及制备方法	青岛市市立医院
201310012022	一种治疗盆腔炎的中药口服液及其制备方法	青岛市市立医院
201210576078	一种治疗支气管扩张的中药组合物	青岛市市立医院
201310392254	促进动静脉内瘘成熟及减少并发症的中药组方及应用和使用方法	青岛市市立医院
201310219670	一种治疗痤疮的中药	青岛市市立医院
201310175645	一种治疗鼻咽癌放疗后毒副作用的中药制剂及制备方法	青岛市市立医院
201210576452	一种治疗面瘫的药物组合物及其制备方法	青岛市市立医院
201310257402	一种治疗痤疮的中药汤剂及应用	青岛市市立医院
201310385224	一种治疗慢性胆囊炎的中药组合物及其应用	青岛市市立医院
201210525397	一种用于治疗肾炎的中药组合物及其制备方法和应用	青岛市市立医院
201310081009	一种治疗银屑病的中药制剂	青岛市市立医院
201210528130	一种治疗胃病的药物组合物及其制备方法	青岛市市立医院
201410007274	一种治疗乳腺增生的中药制剂	青岛市中心医院

（续表）

专利号	发明专利名称	专利权人
201210514931	用于治疗角结膜干燥症的中药及其制备方法	青岛市中心医院
201210092061	一种治疗肝炎的中药组合物	青岛市中心医院
201410007733	一种治疗更年期高血压的中药制剂	青岛市中心医院
201310110796	治疗心肌梗死的中药组合物粉剂及其制备方法	青岛市中心医院
201410007733	一种治疗更年期高血压的中药制剂	青岛市中心医院
201310091157	一种治疗胃下垂的药膳及其制备方法	青岛市中心医院
201210388747	一种感冒退烧片的制备方法及应用	青岛市肿瘤医院
201310017043	治疗咽喉癌的中药制剂及其制备方法	青岛市肿瘤医院
201310017007	一种治疗胃癌的中药组合物及其制备方法	青岛市肿瘤医院
201210499927	一种治疗糖尿病神经病变的中药及其制备方法	厦门大学附属第一医院
201310299562	一种治疗绝经妇女骨质疏松症的中药组合物	山东大学齐鲁医院
201210014814	中药口服贴片、及其制备方法	山东大学齐鲁医院
201210331786	一种治疗粉刺的中药膏	山东大学齐鲁医院
201210114967	一种治疗口腔黏膜扁平苔藓的复方制剂	山东大学齐鲁医院
201210386520	一种治疗体癣的中药膏	山东大学齐鲁医院
201310085137	一种治疗过敏性鼻炎的药物及其制备方法	山东省立医院
201010170315	一种治疗顽固性瘙痒症的药石配方及其制备方法	山东省立医院
201310046899	一种复合皮肤消毒剂及其制备方法	山东省立医院
201310423153	一种治疗哮喘的中药组合物	山东省立医院
201310423153	一种治疗哮喘的中药组合物	山东省立医院
201210325541	一种治疗荨麻疹的口服药	山东省立医院
201310060818	一种治疗慢性肾小球肾炎的中药组合物	山东省立医院
201310138987	一种治疗胆结石的药物	山东省立医院
201210023151	一种治疗带状疱疹的中药组合物及其制备方法	山东省千佛山医院
201310064157	一种治疗牙痛的外用中药组合物	山东省千佛山医院
201310064803	一种治疗牙痛的中药冲剂	山东省千佛山医院
201110437076	一种治疗糖尿病的药物及其制备方法	山东省千佛山医院
201310141359	一种治疗脚气的外用膏剂	山东省千佛山医院
201310064153	一种治疗牙痛的中药制剂	山东省千佛山医院
201210336304	一种治疗周围血管疾病的外用中药制剂	山东省千佛山医院
201310221302	一种治疗白喉的中药丸	山东省肿瘤医院
201310005735	一种治疗葡萄膜炎的眼用凝胶及其制备方法	山东施尔明眼科医院
201210441481	一种治疗眼部疾病的药物组合物及其制备方法	山东施尔明眼科医院
201310005743	一种治疗葡萄膜炎的滴眼液及其制备方法	山东施尔明眼科医院
201210501217	一种治疗慢性支气管炎的药物及其制备方法	山东中医药大学附属医院
201310318569	一种制备稳定性质白术挥发油的方法	山西省肿瘤医院
201310350897	一种五味三果补肺补阴膏及其制备方法	汕头大学医学院第一附属医院
201110266835	一种治疗三叉神经痛的中药组方	上海交通大学医学院附属第九人民医院
201110272492	一种治疗呼吸系统疾病的药物及其应用	上海交通大学医学院附属新华医院
201210062467	一种预防帕金森病的中药组合物及其用途	上海交通大学医学院附属新华医院
201210063008	一种预防帕金森病的中药组合物	上海交通大学医学院附属新华医院
201210063009	一种缓解帕金森病运动并发症的中药组合物	上海交通大学医学院附属新华医院
201210063022	一种预防帕金森病的药物及其应用	上海交通大学医学院附属新华医院
201210062272	一种治疗帕金森病运动并发症的中药组合物及其应用	上海交通大学医学院附属新华医院
201210063023	一种治疗帕金森病运动并发症的药物及其应用	上海交通大学医学院附属新华医院
201210062345	一种中药组合物在制备治疗帕金森病运动并发症药物中的用途	上海交通大学医学院附属新华医院
201110009164	耻垢分枝杆菌 IL-17A 及其制备方法	上海市第六人民医院
201210413386	药物筛选方法、用于促进胞外基质交联的药物及其应用	上海市第十人民医院
201210109616	一种治疗白癜风中药复方制剂及其制备方法	上海市第一人民医院
201110197956	一种治疗痛经的中药制剂	上海市第一人民医院
201210310532	一种治疗急性胸肋部软组织损伤的中药组合物及其应用	上海市黄浦区中心医院
201310158130	一种用于治疗慢性气道炎症的中药组合物	上海市普陀区中心医院
201310096541	一种治疗缓慢型心律失常的中药组合物及其应用	上海市普陀区中心医院

（续表）

专利号	发明专利名称	专利权人
201010103204	治疗老年骨质疏松症的纯中药配方及其免煎颗粒剂	上海市杨浦区中心医院
201210310522	治疗慢性肠功能紊乱的纯中药组合物及由其制备的纯中药外用粉贴剂	上海市杨浦区中心医院
201310360885	一种清热消肿止痛的中药制剂及其制备方法	上海市长宁区光华中西医结合医院
201310273432	一种治疗类风湿性关节炎的中药组合物及其用途	上海市长宁区光华中西医结合医院
201110407564	一种治疗哮喘的中药组合物	上海市中医医院
201110407125	一种中药组合物在制备治疗冠心病心绞痛气虚血瘀证药物中的应用	上海市中医医院
201110407138	一种防治冠心病心室重构的中药组合物及其应用	上海市中医医院
201110407584	一种治疗小儿反复呼吸道感染的中药组合物	上海市中医医院
201210005314	一种治疗焦虑抑郁障碍的药物及其应用	上海市中医医院
201110407531	一种治疗心力衰竭的中药组合物及其应用	上海市中医医院
201210262822	一种治疗胃食管反流病的药物及其应用	上海市中医医院
201310197503	一种治疗子宫肌瘤和子宫内膜癌的中药组合物及其应用	上海市中医医院
201210415109	一种治疗帕金森病的中药组合物及其应用	上海市中医医院
201210334624	一种治疗肠癌和抑制肠癌血管拟态形成的药物及其应用	上海市中医医院
201210334755	一种抑制肠癌血管拟态和微血管形成的中药组合物及其应用	上海市中医医院
201110355601	调控低密度脂蛋白水平的中药组合物	上海中医药大学附属龙华医院
201010239740	一种治疗人乳头瘤病毒感染症的中药制剂及其制备方法和应用	上海中医药大学附属曙光医院
201210061922	一种黄芪提取物的应用	上海中医药大学附属曙光医院
201110275415	一种治疗哮喘的中药复方制剂及其制备方法	上海中医药大学附属曙光医院
201110446157	一种改善肾功能并抑制肾组织纤维化的中药组合物	上海中医药大学附属曙光医院
201210234853	一种防治肝病的中药复方组合物及其用途	上海中医药大学附属曙光医院
201110257716	一种防治酒精性肠病的中药复方制剂	上海中医药大学附属曙光医院
201110423226	一种治疗慢性肝病的中药有效部位组合物及其制备方法和应用	上海中医药大学附属曙光医院
201310092513	一种治疗多囊肾病的中药组合物及其制备方法	上海中医药大学附属曙光医院
201110431064	一种中药组合物在制备治疗病毒性疣的药物中的应用	上海中医药大学附属曙光医院
201210039617	一种治疗慢性肝病的中药组合物及其用途	上海中医药大学附属曙光医院
201110060156	一种治疗子宫内膜异位症的中药复方制剂及其制备方法	上海中医药大学附属曙光医院
201210038803	一种防治慢性肝病的中药组合物及其用途	上海中医药大学附属曙光医院
201310196387	一种用于药罐疗法的治疗感冒的中药组合物及其应用	上海中医药大学附属岳阳中西医结合医院
201210293965	一种治疗下肢动脉粥样硬化性疾病的中药组合物及其应用	上海中医药大学附属岳阳中西医结合医院
201210197606	一种治疗慢性疲劳综合征的药物及其制药应用	上海中医药大学附属岳阳中西医结合医院
201210213724	治疗银屑病的中药颗粒及其制备工艺	上海中医药大学附属岳阳中西医结合医院
201310084969	一种治疗慢性胃炎的中药组合物及其应用	上海中医药大学附属岳阳中西医结合医院
201210214013	一种中药组合物及其应用	上海中医药大学附属岳阳中西医结合医院
201310136671	一种治疗胆囊炎胆石症的中药组合物及其应用	上海中医药大学附属岳阳中西医结合医院
201320661222	一种药艾条贴剂	上海中医药大学附属岳阳中西医结合医院
201310311094	一种治疗非酒精性脂肪性肝炎的药物及制备方法	邵阳县中医医院
201310065213	药熨贴中锌-枸橼酸发热体系	绍兴市中医院
201210590355	一种治疗小儿秋季腹泻的洗脚用中药	石家庄市中医院
201210397806	一种促神经修复材料及其制备方法和用途	四川大学华西医院
201310242913	一种治疗肩周炎用的口服制剂	台州骨伤医院
201310287511	一种治疗高血压并蛋白尿的中药组合物	太仓市中医医院
201310287945	一种中药组合物在制备治疗高血压并蛋白尿的药物中的应用	太仓市中医医院
201310143713	一种治疗肝郁型乳腺增生的中药及制备方法	泰山医学院附属医院
201310224889	用于预防和(或)治疗哮喘的药物组合物、其制备方法及用途	天津中医药大学第二附属医院
201310127392	一种预防治疗呼吸系统疾病的药物组合物及其用途	天津中医药大学第二附属医院
201110419614	一种治疗早期骨伤及软组织损伤的药物	天长市中医院
201110420159	一种用于癌症恢复期的中药组合物	天长市中医院
201110419650	一种用于恶性肿瘤放化疗后巩固治疗的药物组合物及用途	天长市中医院
201110419628	一种治疗脾胃病的药物组合物及其用途	天长市中医院
201210467207	一种治疗肝肾精血亏损引起腰痛的中药方剂	桐乡市龙翔街道卫生院
201210467289	一种治疗胃下垂兼补中益阳的中药方剂	桐乡市龙翔街道卫生院
201210467210	一种治疗肺肾阴虚造成失音的中药方剂	桐乡市龙翔街道卫生院

（续表）

专利号	发明专利名称	专利权人
201210467166	一种用于辛凉解表的中药	桐乡市龙翔街道卫生院
201210467282	一种健脾化痰止咳的中药方剂	桐乡市龙翔街道卫生院
201210467267	一种降呃逆的中药	桐乡市龙翔街道卫生院
201210584739	一种治疗急进性高血压的药物	威海市妇女儿童医院
201210583303	一种治疗小儿慢性荨麻疹的中药配方	潍坊市市直机关医院
201210079512	治疗肝硬化内毒素血症的中药灌肠液	温州医学院附属第一医院
201110454347	一种治疗血管性痴呆的药物及制备方法	武汉市中医医院
201010168151	复方芪鹰颗粒及其制备方法	新疆维吾尔自治区中医医院
201310154567	一种治疗慢性泄泻的中药	新乡医学院第三附属医院
201210377532	一种痢必灵片的制备方法及应用	新乡医学院第一附属医院
201210523489	一种用于治疗骨折的中药组合物及其制备方法和应用	新乡医学院第一附属医院
201210524144	一种用于治疗干燥综合征的中药组合物及制备方法和应用	新乡医学院第一附属医院
201210351436	金参疏肝胶囊在制备平喘药物中的应用	新乡医学院第一附属医院
201210378293	一种治疗腹泻的中药组合物及其制备方法和应用	新乡医学院第一附属医院
201210024791	外擦用跌打损伤治疗药及其生产方法	玉林市骨科医院
201310074393	静脉炎外敷中药制剂	枣庄市立医院
201310076383	治疗复发性口腔溃疡的中药组合物	长春八一医院
201310050224	一种中药组合物及其应用	浙江省中医院
201210367309	治疗膝关节骨性关节炎的增生活络丸	郑州中医骨伤病医院
201210366719	治疗强直性脊柱炎的寒湿痹停丸	郑州中医骨伤病医院
201210367270	治疗颈椎病的颈痛康复丸	郑州中医骨伤病医院
201210369178	治疗强直性脊柱炎的湿热痹清丸	郑州中医骨伤病医院
201210368170	治疗膝关节滑膜炎的利湿消肿丸	郑州中医骨伤病医院
201210367173	治疗强直性脊柱炎的瘀血痹通丸	郑州中医骨伤病医院
201010126105	一种能无限自我更新的神经干细胞、其制备方法及其用途	中国人民解放军第二军医大学东方肝胆外科医院
201110339057	一种能预防和治疗放射性氡及其子体肺损伤的中药组合物	中国人民解放军第二炮兵总医院
201310216121	人面子叶乙酸乙酯提取物在制备治疗乙型病毒性肝炎药物中的应用	中国人民解放军第三〇二医院
201210353292	一种治疗黄疸的中药注射剂及其制备方法	中国人民解放军第三〇二医院
201210242135	一种治疗皮肤瘙痒的中药制剂及其制备方法	中国人民解放军第三〇二医院
201310244040	九香虫总生物碱在制备具有抗菌、消炎、解热和免疫促进功能的药物或保健品中的应用	中国人民解放军第三军医大学第一附属医院
201210053834	一种治疗自身免疫性肝病的中药组合物及其制备方法	中国人民解放军第三〇二医院
201210594382	一种治疗肝炎的中药制剂	中国人民解放军第三七一医院
201210222340	一种用于治疗头痛、头晕、脑震荡后遗症的中药制剂	中国人民解放军第三七一医院
201210194487	用于皮肤疾病的药物组合物	中国人民解放军总医院
201210194733	用于皮肤疾病的中药喷雾剂	中国人民解放军总医院
201210152213	银花清咽片剂及其制备方法	中国人民解放军总医院
201010591788	一种降血脂的复方中药制剂及其制备工艺	中国医科大学附属第一医院
201310091864	一种用于治疗肺癌的中药组合物	中国中医科学院广安门医院
201310042448	一种含有丹参和三七成分的多组分同步均衡释药长效制剂	中国中医科学院广安门医院
201210125434	一种用于治疗盆腔炎性疾病后遗症的中药组合物及其用途	中国中医科学院广安门医院
201210575122	一种预防和(或)治疗卒中先兆的中药药物及其制备方法	中国中医科学院广安门医院
201210210740	一种治疗痔疮及缓解痔切除术后疼痛及水肿的药物及其制备方法	中国中医科学院广安门医院
201110268875	一种用于治疗冠心病心绞痛的中药组合物及其用途	中国中医科学院广安门医院
201110053166	一种中药药物组合物的用途	中国中医科学院广安门医院
201210544397	一种防治心血管疾病的药物及其制备方法	中国中医科学院西苑医院
201110186793	一种基因工程乳酸杆菌及其应用	中南大学湘雅二医院
201210068436	一种复合酶-热水浸提黄柏生物碱的方法	重庆市中医院
201110440628	一种骨折内服药及其生产和使用方法	株洲市中医伤科医院
201110172547	一种微波提取石菖蒲挥发油的方法	遵义医学院附属医院
5　专利权人为国内其他		
201210235259	治疗鼻炎的汤剂及其制备方法	黄平县润发药业农民专业合作社
201210310457	一种治疗肾虚型腰腿痛的中药	黄平县润发药业农民专业合作社

（续表）

专利号	发明专利名称	专利权人
201210302273	一种治疗腰痛的中药配方	黄平县润发药业农民专业合作社
201210310458	一种治疗气虚型脱肛的中药配方	黄平县润发药业农民专业合作社
201210240501	一种滋阴补肾的中药汤剂及其制备方法	黄平县润发药业农民专业合作社
201110338169	一种舒筋活血止痛膏及其制备方法	津市市金鱼岭街道社区卫生服务中心
201310274949	一种治疗腰椎间盘突出症的药物组合物	南通市电梯部件业商会
201310453742	治疗高血压高血糖高血脂的组合药物	南阳市食用菌技术交流中心（普通合伙）
201310453742	治疗高血压高血糖高血脂的组合药物	南阳市食用菌技术交流中心（普通合伙）
201110142027	一种治疗附件炎、盆腔炎的药物	沁源县宏业种植合作社
201210349565	一种促进产后产妇恢复、缩短恶露时间的中药制剂	山东省妇幼保健所
201210146540	一种治疗软组织损伤的按摩用药物	山东省血液中心
201210559198	一种免疫抑制剂体外诱导耐受性树突状细胞的方法	上海市血液中心
201110425246	一种脐带血调节性T细胞体外扩增及低温保存方法	上海市血液中心
201310229030	一种治疗气郁质妇女的中药组合物	上海市闸北区妇幼保健所
201210464907	治疗脚气的外用中药	桐乡市濮院毛针织技术服务中心
201210114447	一种治疗结核病的中药组合物及其制备方法	延吉市天缘中医诊所
201210390320	一种得生片的制备方法及应用	章丘市妇幼保健院
201210378259	一种妇科调经片的制备方法及应用	章丘市妇幼保健院
201310198039	一种清洁鼻腔的中药组合物及其用途	浙江天草中药材专业合作社
201210236548	红景天在预防和治疗肌萎缩疾病中的应用	中国航天员科研训练中心
201310325320	一种治疗寻常型牛皮癣的中药制剂	中国人民解放军71633部队
201310060018	维药瘤果黑种草子黄酮在制备治疗慢性阻塞性肺病药物的应用	中国人民解放军新疆军区联勤部药品仪器检验所
200910242309	一种检测中药制剂中是否非法添加有化学药品的方法	中国人民武装警察部队药品仪器检验所
201310017374	一种治疗妇科疾病的药物	遵义县南白镇华南药房
6　专利权为国内共有		
201110251556	一种玉米须总黄酮的提取与纯化方法及其应用	安徽农业大学、安徽万士生物制药有限公司
201210124919	一种用于治疗退行性关节炎的中药膏剂及其制备方法	安徽普元生物科技股份有限公司、傅苗苗
201210143195	防治电脑与手机辐射引起的皮肤炎症的外用制剂	百正药业股份有限公司、中山市尤利卡天然药物有限公司
201110409862	用于治疗心脑血栓性疾病的药物活性成分和应用	北京大学、吉林省中医药科学院
200910081120	一种治疗冻伤皲裂的膏剂	北京协和药厂、中国人民解放军三〇二医院
201210216431	一种鲜天麻干制的加工方法	北京中医药大学、陶育照、苏洪全
201210530498	一种改善人体亚健康状况的药物	博森生物科技（北京）有限公司、梁海泳、王亮
201010100298	一种中药组合物及其制备方法和应用	常州善美药物研究开发中心有限公司、常州高新技术开发区三维工业技术研究所有限公司
201210231565	藿香油在制备治疗阴道炎的药物中的用途	成都华神集团股份有限公司、成都中医药大学
201210171048	一种预防或治疗前列腺疾病的保健品或药物组合物	成都六木保健品科技开发有限公司、吴小勇
201210590325	白及乙酸乙酯提取物的用途	成都中医药大学、四川大学
201210248679	新复方阿胶浸膏粉配方及其制备和应用	程孝慈、南京景景中药开发研究所
201210005887	一种中药复方组合物	迪沙药业集团山东迪沙药业有限公司、迪沙药业集团有限公司、威海迪素制药有限公司
201210350877	灵芝子实体中功能性成分的提取方法	福建省健神生物工程有限公司、江南大学
201210236141	一种姜半夏生产工艺	福建瑶理药业有限公司、熊斌
200980125228	大规模诱导和扩增治疗性同种异体抗原-特异性的人调节性T细胞的方法	港大科桥有限公司、利兰·斯坦福青年大学托管委员会
201310186990	一种含替米考星的中西药复方制剂及其制备方法	广东大华农动物保健品股份有限公司、肇庆大华农生物药品有限公司
201310191636	一种西青果的中药制剂	广西正堂药业有限责任公司、刘静明
201310191571	一种南板蓝根的中药制剂	广西正堂药业有限责任公司、刘静明
201210492986	一种治疗艾滋病的海洋药材组合物及其制剂和用途	广西中医药大学、林湧
201010160780	用于预防和治疗代谢紊乱综合征的组合物	广州赛吉生物科技有限公司、广州诺金制药有限公司
201010216380	一种祛痰止咳颗粒的检测方法	广州市花城制药厂、中山大学

（续表）

专利号	发明专利名称	专利权人
201210210017	一种治疗艾滋病的药物组合物及其制备方法、质量控制方法和用途	广州中医药大学、中国科学院华南植物园、中国科学院昆明动物研究所
201210304469	一种治疗卒中后遗症头疼头晕的中药组合物	国家电网公司、河北省电力公司职业技术培训中心
201310011345	牛大力提取物及其在制备治疗骨质疏松药物中的应用	海南师范大学、河北大学
201310012052	大果榕提取物及其在制备治疗骨质疏松药物中的应用	海南师范大学、河北大学
200910159348	一种中药组合物及制备方法	杭州华东医药集团新药研究院有限公司、浙江大学城市学院
201210449280	一种养血解郁汤	杭州市第一人民医院、杭州市妇幼保健院
201210234616	治疗皮肤疾病的药物组合物	杭州朱养心药业有限公司、杭州宝力中医门诊部有限公司
201210584991	益心通脉颗粒	河南辅仁堂制药有限公司、辅仁药业集团有限公司、河南辅仁医药科技开发有限公司
201210586535	一种小儿清热宁中药颗粒	河南辅仁堂制药有限公司、辅仁药业集团有限公司、河南辅仁医药科技开发有限公司
201110185788	一种治疗前列腺增生的益芪胶囊	河南中医学院、河南辅仁堂制药有限公司
201210388267	一种调经活血片的制备方法及应用	黑龙江中医药大学、吕鑫
201210257499	半夏泻心汤胃内滞留片的制备方法	黑龙江中医药大学、杨志欣
201320681432	一种前列腺光电理疗仪	胡瑞义、南阳医学高等专科学校第一附属医院
201210054972	一种治疗骨关节炎的中药组合物及其制备方法	湖南中医药大学、李顺祥、高洁生
201210055046	一种治疗婴幼儿湿疹的中药组合物	湖南中医药大学、李顺祥、杨永芳
201310066570	一种治疗慢性阑尾炎的内服中药	华北石油管理局总医院、李桓
201210105489	一种治疗高血压的中药组合物及其制备方法	华润三九（枣庄）药业有限公司、华润三九医药股份有限公司
201310461409	治疗冻疮的中药及其制备方法	黄荣、广西今传古草生物科技有限公司
201210463363	一种治疗滴虫性阴道炎的外用中药	济南伟传信息技术有限公司、刘锋
201210264681	一种防治麻疹的中药	济南伟传信息技术有限公司、王玲玲
201210389073	一种治疗胃溃疡的中药组合物	济南伟传信息技术有限公司、王秀丽
201210315588	用于预防或治疗便秘的中药复方制剂及其制备方法和应用	江苏华生安颐生物科技有限公司、安徽科技学院
201310316750	一种治疗颈椎病、腰椎病的中药组合物及其制备方法	江苏神龙药业有限公司、江苏诚创新药研发有限公司
201010234120	一种中药制剂银黄颗粒的制备方法	江西济民可信集团有限公司、江西济民可信药业有限公司
201110431551	一种阿归养血颗粒的制备方法	江西济民可信药业有限公司、江西济民可信集团有限公司
201210085458	一种中药制剂维 c 银翘片的制备方法	江西济民可信药业有限公司、江西济民可信金水宝制药有限公司
201110372186	水煎煮提取的枳实或枳壳总黄酮提取物及其用途	江西青峰药业有限公司、江西青峰药物研究有限公司
201310063866	一种能够清热利咽的提取物及其制备方法和应用	康美药业股份有限公司、广东康美药物研究院有限公司
201210442702	中药佛手参饮片及其炮制方法和用途	康美药业股份有限公司、广东康美药物研究院有限公司
201310053461	一种用于治疗银屑病的中草药组合物	李超、亳州师范高等专科学校
201310199191	鸦胆子油乳组合物	李宏、江苏九旭药业有限公司
201110079938	中药组合物在制备抗 71 型肠道病毒的药物中的用途	丽珠医药集团股份有限公司、国家中药现代化工程技术研究中心
201210441375	荔枝螺在制备解热抗炎药物中的应用	南京中医药大学、国家海洋局第三海洋研究所
201110433335	一种药食同源补钙口服液	聂存良、深圳市国盛源药业有限公司
201210206469	鸡屎藤水提取物、其制备方法和用途	宁波大昌药业有限公司、上海医药工业研究院
201210106428	梭菌制剂及其应用	青岛东海药业有限公司、北京普尔康医药高科技有限公司
201010179638	复方鹿角霜制剂及其制备方法及应用	三峡大学第一临床医学院、宜昌市中心人民医院

（续表）

专利号	发明专利名称	专利权人
201110345973	一种复方海蜇降压分散片及其制备方法	山东好当家海洋发展股份有限公司、山东省科学院生物研究所
201310269075	一种治疗自主神经紊乱的中药制剂	山西康禾农业有限责任公司、马金成、成根杰
201210014153	一种富硒安络小皮伞菌提取物制剂及其制备方法	山西康欣药业有限公司、广东信东医药有限公司
201310170080	一种治疗脾肾阳虚少、弱精症的中药组合物	上海交通大学医学院附属仁济医院、上海方心健康科技发展有限公司
201010206313	一种苏冰滴丸制剂及其制备	上海雷允上药业有限公司、上海市中药研究所
201110350897	治疗口腔溃疡的中药组合物	上海市浦东新区北蔡社区卫生服务中心、顾桂明
200910194674	一种从知母中提取芒果苷和知母总皂苷的方法	上海新康制药厂、上海师大科技开发总公司
201210019982	广东紫珠低极性成分提取物、含有其的药物组合物、其制备方法及用途	上海医药工业研究院、中国医药工业研究总院
201110189244	一种提高阿托伐他汀生物利用度的药物	上海中医药大学附属曙光医院、瑞德肝脏疾病研究(上海)有限公司
201110243254	通过 mRNA 诱导体细胞为多能干细胞的方法	深圳市北科生物科技有限公司、胡继繁
201310166804	干细胞在制备治疗帕金森病的制剂中的用途	深圳市北科生物科技有限公司、辽宁北科生物科技有限公司
201210265865	一种治疗慢性萎缩性胃炎癌前病变的药物组合物及其制备方法	沈舒文、陕西中医学院
201310370708	一种中药组合物及其制备方法和应用	史志辉、陕西君碧莎制药有限公司
201210147373	一种用于治疗淋证的中药组合物及其制备方法	四川光大制药有限公司、丽珠医药集团股份有限公司
201310226557	一种治疗胃肠动力障碍的药物组合物	苏州市中医医院、任光荣
201310194381	一种抗肝纤维化的药物组合物	苏州市中医医院、任光荣、朱牧
201010217394	一种中药贴膏剂	王胜春、西安新润药业有限公司
201310095123	一种用于提高机体免疫力、抗肿瘤的制剂	威海康博尔生物药业有限公司、中国人民解放军第二炮兵总医院
201210146676	一种降血糖的药物组合物	温州医科大学、马吉胜
201210360517	用于治疗皮肤真菌感染的中药	武汉市健恒药业有限公司、武汉健民药业集团股份有限公司
201110417912	一种预防或(和)治疗红细胞增多症的药物或保健食品组合物	西藏藏医学院、成都中医药大学
201310037765	抗焦虑并促进睡眠的药物组合物	西南大学、李学刚
201310089823	一种罗布麻提取物的制备方法及用途	新疆艾比湖戈宝麻有限公司、新疆阿勒泰戈宝麻有限公司、戈宝绿业(深圳)有限公司
201010594307	一种建立新疆雪莲高效液相色谱指纹图谱的方法	新疆天山莲药业有限公司、复旦大学
201310453086	一种提取高纯度荷叶黄酮的方法	徐君、扬州宝莲生物科技有限公司
201210251720	一种快速简单提取植物黄酮化合物的生产工艺	雅安太时生物科技有限公司、四川农业大学
201110177962	来自松花粉与姜黄的组合物及其制备方法和该组合物在制备保护胃黏膜的药物中的应用	烟台新时代健康产业有限公司、新时代健康产业(集团)有限公司
201310194544	用于癌症辅助治疗的中药制剂雷丸粉的制备方法	浙江农林大学、浙江磐谷药源有限公司
201110052398	六味地黄汤总提取物组合物在制备治疗糖尿病肾病药物中的应用	浙江中医药大学中药饮片厂、南京中敬医药科技研究所
201110052385	六味地黄汤总提取物组合物、制备方法及在制备应激反应心、脑、睾丸并发症药物中的应用	浙江中医药大学中药饮片厂、南京中敬医药科技研究所
201210453882	石菖蒲提取物制备治疗老年痴呆症药物的用途	中国科学院华南植物园、陈峰
201310031267	异叶青兰有效部位的制备方法及用途	中国科学院新疆理化技术研究所、新疆医科大学
201210251344	一种沙棘提取物及其制备方法与在抑制脂肪酸合酶活性中的应用	中国科学院研究生院、中国科学院西北高原生物研究所
201310042545	一种唐古特白刺总酚提取物及其提取方法和应用	中国林业科学研究院、南京理工大学
201320605313	一种艾纳香膏药贴	中国热带农业科学院热带作物品种资源研究所、庞玉新
201210101636	草麻黄、草麻黄水提物作为制备治疗创伤性脑打击的药中的应用	中国人民解放军第三军医大学第一附属医院、重庆润泽医药有限公司
201210216952	从粗壮唐松草提取治疗人类高血压疾病药物的方法	中国医学科学院药用植物研究所、陈峰
201210454671	治疗痴呆症的石菖蒲提取物及其提取方法	中国医学科学院药用植物研究所、陈峰
201210491524	一种酒炙豨莶草的炮制方法	中国医学科学院药用植物研究所、香港浸会大学

（续表）

专利号	发明专利名称	专利权人
201210384659	一种蜜炙枇杷叶的炮制方法	中国医学科学院药用植物研究所、香港浸会大学
201010183856	一种温肾疏肝醒脾和胃清肠祛宿便排毒的中药颗粒制剂	中山市新运来医药科技开发有限公司、李运乃
201210501448	参仙组合药物在制备治疗男性不育药物中的应用	重庆市中药研究院、香港浸会大学
201210501203	参仙组合药物制备治疗骨质疏松药物中的应用	重庆市中药研究院、香港浸会大学
四、含肽、抗原或抗体的药品发明专利		
1 **专利权人为国内企业**		
201210211999	抑制丙型肝炎病毒的大环状杂环化合物及其制备和应用	爱博新药研发(上海)有限公司
201310073573	一种重组人干扰素 α2b 制剂	安徽安科生物工程(集团)股份有限公司
201210108940	重组人干扰素 α2b 乳膏及其制备方法	安徽安科生物工程(集团)股份有限公司
200910081145	一种修饰的小干扰核酸及其制备方法	百奥迈科生物技术有限公司
201010521988	多靶标干扰核酸分子及其应用	百奥迈科生物技术有限公司
201110461294	用于白血病和自身免疫疾病的抗体融合蛋白及其制备方法	百泰生物药业有限公司
201110445061	防御素及其在制备抗菌药物中的应用	保罗生物园科技股份有限公司
201310170001	一种新型的人源化抗 cD22 抗体	北京东方百泰生物科技有限公司
201210166714	亚全能干细胞、其制备方法及其用途	北京汉氏联合生物技术有限公司
201110195871	一种暹罗鳄血液提取物及其提取方法和用途	北京洪源澳达生物技术发展有限公司
201410119240	PEG-SA 及其药物组合物	北京凯因科技股份有限公司
201110335377	一种用于减少运动损伤和促进运动损伤修复的组合物	北京康比特体育科技股份有限公司
201210458987	尖吻蝮蛇血凝酶-B	北京康辰药业有限公司
200910082730	多价重组人乳头瘤病毒疫苗及其应用	北京康乐卫士生物技术有限公司
201310215041	一种适于口服的脊髓灰质炎病毒疫苗	北京科兴生物制品有限公司
201110447936	一种柯萨奇病毒 A16 型病毒株及其应用	北京科兴生物制品有限公司
201210593056	HPV16L1-f 蛋白及其编码基因与应用	北京民海生物科技有限公司
201210592939	HPV16L1-h 蛋白及其编码基因与应用	北京民海生物科技有限公司
201210138467	增加骨密度的药物组合物或保健品及其制备方法	北京润康普瑞生物技术有限公司
201010192915	脱端基纤维蛋白原及其制备方法和应用	北京赛升药业股份有限公司
201210078288	核苷酸、包括其的重组载体、细胞、组合物及它们的应用	北京三诺佳邑生物技术有限责任公司
201210235912	干扰素 α 的干粉吸入剂	北京三元基因工程有限公司
201310069953	干扰素 α 突变体及其聚乙二醇衍生物	北京三元基因工程有限公司
200780039068	HPV 抗原融合蛋白疫苗组合物及其应用	北京沙东生物技术有限公司
200780024115	TRAIL 受体结合剂和其用途	北京同为时代生物技术有限公司
201110415244	用于拯救麻疹病毒的组合物、试剂盒、用途及方法	北京微谷生物医药有限公司
201110452570	人血管内皮生长因子抗原表位及其表位疫苗	北京五康新兴科技有限公司
201110433656	一种蒿属花粉变应原疫苗及其制备方法	北京新华联协和药业有限责任公司
201110433658	蒿属花粉变应原注射用疫苗及其制备方法	北京新华联协和药业有限责任公司
201210541524	蒿属花粉变应原疫苗含片及其制备方法	北京新华联协和药业有限责任公司
201210540093	一种治疗肺曲霉病的药物组合物	北京新华联协和药业有限责任公司
201310208864	一种微管蛋白解聚剂多肽 5 及其应用	北京新领先医药科技发展有限公司
201310208867	一种微管蛋白解聚剂多肽及其应用	北京新领先医药科技发展有限公司
201210306812	一种复方氨基酸(15)双肽(2)注射液的制备方法	北京紫萌同达科技有限公司
201180000352	GLP-1 衍生物及其应用	贝达药业股份有限公司
201310320887	双离子交换层析分离纯化眼镜蛇神经毒蛋白的方法及制剂	奔驰生物科技(云南)有限公司
201110215692	肝细胞生长因子受体活性基团的融合蛋白	常州新泉生物医药科技有限公司
201310208943	一种微管蛋白解聚剂多肽及其应用	常州亚当生物技术有限公司
201310209092	肿瘤坏死因子-α 多肽抑制剂及其应用	常州亚当生物技术有限公司
200810240539	控制胸腺肽 α1 微球中有机溶剂残留的方法	成都地奥九泓制药厂
200810045838	一种胸腺肽 α1PLGA 缓释微球制剂及其制备方法	成都地奥九泓制药厂
201010267503	一种含有抑制血管增生的融合蛋白的药物组合物及用途	成都康弘生物科技有限公司
201310053079	一种含有重组腺病毒的制剂	成都康弘生物科技有限公司
201110382631	大流行流感病毒裂解疫苗	成都康华生物制品有限公司
201310430624	狂犬疫苗冻干制剂的制备方法	成都康华生物制品有限公司
201210393381	一种 Hib 多糖与精制破伤风类毒素偶联工艺	成都欧林生物科技股份有限公司

（续表）

专利号	发明专利名称	专利权人
201310188248	一种制备 b 型流感嗜血杆菌多糖结合疫苗的方法	成都欧林生物科技股份有限公司
201210323329	一种人巨细胞病毒免疫原融合蛋白及其制备方法和用途	成都蓉生药业有限责任公司
200910051047	一种特异性结合 cD15 的全人源抗体及应用	成都生物制品研究所有限责任公司
200910051046	一种特异性结合 cD4 的全人源抗体及应用	成都生物制品研究所有限责任公司
201310195689	生长抑素冻干粉针剂	成都天台山制药有限公司
201010507000	长效干扰素融合蛋白及其用途	成都正能生物技术有限责任公司
201210415543	一种口含干扰素片剂及其制备方法	福建广生堂药业股份有限公司
201110306043	一种马来酸依那普利的片剂组合物及其制备与应用	广东彼迪药业有限公司
201210167568	尖吻蝮蛇凝血酶及其分离方法	广东瑞昇药业有限公司
201310048268	一种胸腺法新壳聚糖/β-环糊精复合微球给药系统及制备方法	广东先强药业股份有限公司
201210223576	改善稳定性的匹多莫德注射液及其制备方法	广州博济医药生物技术股份有限公司
201110256689	一种抗菌肽缓释微球制剂及其制备方法	广州和仕康生物技术有限公司
201210264028	一种改善胃肠功能的组合物及制备方法	广州加原医药科技有限公司
201210020969	一种非洛地平雷米普利复方缓释制剂及其制备方法	广州科的信医药技术有限公司
201310253764	蚯蚓纤溶修饰酶壳聚糖肠溶微球胶囊的制备方法	广州润虹医药科技有限公司
201110449577	人干细胞生长因子脂质体及其制备方法与应用	广州赛莱拉干细胞科技股份有限公司
201310062784	仿生型妇科护理液及其制备方法	广州市科玮生物技术有限公司
201110005676	一种嵌合病毒样颗粒疫苗及其制备方法	广州市元通医药科技有限公司
201310529896	一种长效重组人促卵泡激素融合蛋白	广州优联康医药科技有限公司
201310529896	一种长效重组人促卵泡激素融合蛋白	广州优联康医药科技有限公司
201210202567	治疗肿瘤的药物组合物及其制备方法	贵州金桥药业有限公司
201210200259	一种抗肿瘤用药物组合物及应用、试剂盒及包装件	贵州神奇集团控股有限公司
201210337684	一种用于治疗或预防脑血管及相关疾病的药物组合物	贵州神奇集团控股有限公司
201180025490	含有病毒去活化的生长因子且 PDGF 与 VDGF 耗尽的血小板裂解物及其制备方法	国维联合科技股份有限公司
201110030778	一种生产静注人免疫球蛋白的方法	哈尔滨派斯菲科生物制药股份有限公司
201110030795	一种层析法提取破伤风人免疫球蛋白的方法	哈尔滨派斯菲科生物制药股份有限公司
201310149700	一种内外治结合治疗口腔溃疡的口含贴片	海南光宇生物科技有限公司
201310139272	一种硼替佐米的药物组合物及其制备方法	海南锦瑞制药股份有限公司
201210052504	一种胸腺法新化合物及其新制法	海南灵康制药有限公司
201310169143	一种脑蛋白水解物及其注射剂制剂	海南通用同盟药业有限公司
201110326639	N(2)-L-丙氨酰-L-谷氨酰胺/复方氨基酸注射液(18AA-V)药物组合制剂	杭州长典医药科技有限公司
201110090874	一种肌氨肽苷注射液的制备方法	河南科伦药业有限公司
201210571589	一种骨肽组合物及其制备方法	黑龙江珍宝岛药业股份有限公司
201210263919	生长因子基因药物在应激性胃肠损伤防治中的应用	厚朴生物科技(苏州)有限公司
201210296146	一种由动物肝脏水解得到的多肽的药物组合物及其制备方法	湖北济生医药有限公司
201310179431	一种聚明胶肽代血浆组合物	湖北美林药业有限公司
201110178342	新型重组双功能融合蛋白及其制法和用途	华博生物医药技术(上海)有限公司
201180005144	治疗肝炎病毒感染的组合物及方法	华肝基因股份有限公司
200910067154	一种重组高密度脂蛋白的制备及其应用	吉林圣元科技有限责任公司
201210358522	一种蛋白琥珀酸铁口服溶液及其制备方法	济川药业集团有限公司
201210358524	一种蛋白琥珀酸铁的制备方法	济川药业集团有限公司
201110452136	一种冻干剂型蛋白组合物及其制备方法	嘉和生物药业有限公司
200810207231	一种 TNFR-Fc 融合蛋白及其用途	嘉和生物药业有限公司
201080010768	白介素-22 在预防和(或)治疗多器官功能障碍综合征(MODS)中的用途	健能隆医药技术(上海)有限公司
201180041737	白介素-22 在治疗病毒性肝炎中的应用	健能隆医药技术(上海)有限公司
201210325266	一种阿加曲班药物组合物及其制备方法和应用	江苏奥赛康药业股份有限公司
201110458284	一种注射用醋酸奥曲肽冻干组合物及其制备方法	江苏奥赛康药业股份有限公司
201310098935	一种含胸腺法新的注射用冻干组合物及其制备方法	江苏奥赛康药业股份有限公司
201110072451	人膜联蛋白 V 变体及其表达、制备和应用	江苏靶标生物医药研究所有限公司
201310136405	一种治疗阴道炎的药物组合物、凝胶剂及其用途	江苏迪沃生物制品有限公司
201280002760	一种聚乙二醇干扰素偶联物	江苏恒瑞医药股份有限公司
201210057651	一种可同时抑制 T、B 淋巴细胞功能的免疫融合蛋白、其制备方法及其应用	江苏健德生物药业有限公司

（续表）

专利号	发明专利名称	专利权人
201310098154	用于治疗糖尿病的长效免疫融合蛋白	江苏健德生物药业有限公司
201210328369	一种 coxA16 病毒株和人用 coxA16 灭活疫苗	江苏康淮生物科技有限公司
201010601506	细胞微粒子-siRNA 复合物的制备及其在艾滋病治疗中的应用	江苏命码生物科技有限公司
201310282127	EGF-Fc 融合蛋白及其哺乳动物表达体系高表达生产方法	江苏普罗赛生物技术有限公司
201310030618	皮肤局部用水解胶原蛋白脂质体及其制备方法	江苏圣宝罗药业有限公司
201010132859	一种精氨酸脱亚氨酶突变体及其制备与应用	江苏泰康生物医药有限公司
201210018812	一种匹多莫德的口服液体制剂	江苏吴中医药集团有限公司
201210235031	一种制备含重组人血管内皮抑制素的多孔凝胶的方法	江苏先声药物研究有限公司
201110278490	一种能促进细胞新生及延缓皮肤老化的医学美容多胜肽	康立为生医科技股份有限公司
201310008911	米诺环素微囊和溶菌酶微囊组成的注射剂在制备治疗牙周病药物中的应用	昆明宝尔曼科技有限公司
201010264218	一种乙型脑炎疫苗的生产方法	丽珠集团疫苗工程股份有限公司
201080021344	GLP-1 类似物的衍生物或其可药用盐和用途	连云港豪森生物医药有限公司
201110178605	具有抑制纤溶酶活性的重组 textilinin-1 及其制备方法和应用	辽宁诺康生物制药有限责任公司
03812810	活化凝血酶原的蛋白	辽宁诺康生物制药有限责任公司
201210464105	伤寒甲型副伤寒结合疫苗及其制备方法	罗益（无锡）生物制药有限公司
201210465759	c/Y/W135 群脑膜炎球菌多糖精制工艺	罗益（无锡）生物制药有限公司
201210578970	一种注射用含细胞色素 c 药物组合物的冻干制剂、制备方法	马鞍山丰原制药有限公司
201210278174	用于口服胰岛素递送的包含阳离子纳米粒子的肠溶包衣胶囊	纳米及先进材料研发院有限公司
201210285206	用于口服胰岛素递送的 pH 敏感性纳米粒子	纳米及先进材料研发院有限公司
201210485772	一种表皮细胞抑裂素及其制备方法和应用	南京必优康生物技术有限公司
201310062253	一种治疗乳腺癌的基因工程菌及其构建方法和应用	南京华贞生物医药科技有限公司
201210066098	含有麦角新碱与缩宫素类似物的药物组合物及制备方法	南京先宇科技有限公司
201210236543	依赖纳米粒子包裹 GM-cSF 的缓释型肝癌细胞疫苗	南京新赛尔思生物科技有限公司
201110283227	一种新颖的多肽化合物	南京一如医药科技有限公司
201310208863	一种微管蛋白聚合剂多肽 6 及其应用	南通广泰生化制品有限公司
201310208878	一种微管蛋白解聚剂多肽及其应用	南通广泰生化制品有限公司
201310209065	基质金属蛋白酶-2 多肽抑制剂及其应用	南通广泰生化制品有限公司
201010539936	乙肝治疗性疫苗	南通生物科技园开发投资有限公司
201110275159	口蹄疫纯化疫苗及其制备方法和应用	内蒙古必威安泰生物科技有限公司
201110437661	一种骨关节保健组合物及其应用	内蒙古伊利实业集团股份有限公司
201210021946	一种戈舍瑞林缓释植入剂的制备方法	赛乐医药科技（上海）有限公司
201210323133	一种治疗脑血管意外后遗症的药物组合物及其制备方法和应用	山东阿如拉药物研究开发有限公司
201210539716	氢化可的松-RGD 多肽缀合物，其制备方法及应用	山东百因制药技术有限公司
201210545873	一种运用激流式生物反应器生产猪细小病毒灭活疫苗的方法	山东滨州沃华生物工程有限公司
201210542216	一种氢氧化铝纳米胶佐剂的制备方法	山东滨州沃华生物工程有限公司
201110282857	注射用还原型谷胱甘肽单钠盐制剂的制备方法	山东金城医药化工股份有限公司
201210418553	一种新型防御素 pdBD 及其基因、和应用	山东隆科特酶制剂有限公司
201180047259	钙调磷酸酶抑制因子 1 在制备治疗与 NF-κB 活性升高相关的疾病的药物中的用途	山东维真生物科技有限公司
201010285328	一种药物组合物及其应用	山东新时代药业有限公司
201110171267	用于预防及治疗急性冠脉综合征及抗凝抗血栓治疗的多肽及其应用	陕西麦科奥特科技有限公司
201210043214	一种能与 EGFR、HER2、VEGF 高效结合的融合蛋白、其编码序列及用途	上海白泽生物科技有限公司
201010125263	一种全人源抗 VEGF 单克隆抗体、其制备方法及用途	上海百迈博制药有限公司
201010125249	一种全人源抗 TNF-α 单克隆抗体、其制备方法及用途	上海百迈博制药有限公司
201010125241	一种全人源抗 HER2 单克隆抗体、其制备方法及用途	上海百迈博制药有限公司
201010125247	一种全人源抗 EGFR 单克隆抗体、其制备方法及用途	上海百迈博制药有限公司
201010125261	一种全人源抗 cD20 单克隆抗体、其制备方法及用途	上海百迈博制药有限公司
201010125245	一种全人源抗 IgE 单克隆抗体、其制备方法及用途	上海百迈博制药有限公司
201110289667	抗呼吸道合胞病毒的人单克隆抗体	上海博沃生物科技有限公司
200610026628	淋巴毒素在制备增加化疗药物敏感性的药物中的应用	上海复旦张江生物医药股份有限公司
201110427788	阻断 HIV 病毒复制及向宿主细胞 DNA 整合的复合生物制剂	上海汉明波生物科技有限公司
201210356034	一种抗 cD20 单克隆抗体及其制备方法和用途	上海瀚康生物医药科技有限公司

（续表）

专利号	发明专利名称	专利权人
201010116260	一种眼用凝胶组合物	上海昊海生物科技股份有限公司
201110190137	治疗皮肤和黏膜创伤的喷雾剂	上海昊海生物科技股份有限公司
201210177978	乙型肝炎病毒表面L蛋白相关肽	上海贺普药业股份有限公司
200610116318	人源人血管内皮生长因子单克隆抗体及其制备方法	上海杰隆生物工程股份有限公司
200910057954	一种高亲和力的抗HER2单克隆抗体	上海抗体药物国家工程研究中心有限公司
200910207822	抗人cD20人源化抗体、其制备方法及用途	上海抗体药物国家工程研究中心有限公司
201110076555	3-氨基-2-羟基-4-苯基-缬氨酰-异亮氨酸的应用	上海来益生物药物研究开发中心有限责任公司
201110076554	3-氨基-2-羟基-4-苯基-缬氨酰-异亮氨酸及其制备方法和应用	上海来益生物药物研究开发中心有限责任公司
201310141233	一种制备醋酸亮丙瑞林微球的方法	上海丽珠制药有限公司
200910247594	用于治疗烈性肠道传染病的含霍乱毒素疫苗的制剂	上海联合赛尔生物工程有限公司
201310090565	抗细胞表面异位表达的单克隆抗体及其制备方法和用途	上海麦柏星生物科技有限公司
201010119612	核糖核酸酶和青蒿素的联用	上海南方模式生物科技发展有限公司
201310077323	一种神经再生生物胶及其制备方法和用途	上海神因生物科技有限公司
201110434022	一种低杂质含量的卡泊芬净制剂及其制备方法和用途	上海天伟生物制药有限公司
201110034055	一种含有棘白菌素类抗真菌剂米卡芬净的药用组合物及其制备方法和用途	上海天伟生物制药有限公司
201110433700	一种含有棘白菌素类抗真菌剂的药用组合物及其制备方法和用途	上海天伟生物制药有限公司
201010230751	一种肽类物质的晶体及其制备方法和用途	上海天伟生物制药有限公司
201210090377	一种环肽类化合物的水合物及其制备方法和用途	上海天伟生物制药有限公司
201210090338	一种高纯度环肽化合物及其制备方法和用途	上海天伟生物制药有限公司
201210090352	一种高纯度环肽类物质的晶体及其制备方法和用途	上海天伟生物制药有限公司
201210034872	抑制丙肝病毒复制的大环类化合物	上海纬诺医药科技有限公司
201280002022	用于合成卡帕芬净的中间体及其制备方法	上海源力生物技术有限公司
201010505941	一种抗HPV的抗体、其制备方法和应用	上海泽润生物科技有限公司
200710093834	神经调节蛋白的新用途	上海泽生科技开发有限公司
200880106157	神经调节蛋白用于器官保护的方法和组合物	上海泽生科技开发有限公司
200980144923	纽兰格林及其用途	上海泽生科技开发有限公司
201210214756	D-谷氨酰-D-色氨酸钠结肠定位释药制剂及其制备方法	深圳翰宇药业股份有限公司
201110376326	一种稳定的西曲瑞克药物组合物及其制备方法	深圳翰宇药业股份有限公司
201110142532	一种稳定的艾塞那肽缓释微球制剂及制备方法	深圳翰宇药业股份有限公司
201110417193	利拉鲁肽缓释微球制剂及其制备方法	深圳翰宇药业股份有限公司
201210280517	一种甲型肝炎病毒的提纯方法	深圳康泰生物制品股份有限公司
201180004304	一种PA-MSHA菌株IgY及其制备方法和应用	深圳市宝舜泰生物医药股份有限公司
201210175205	经修饰的树突状细胞及包含该树突状细胞的疫苗	深圳市博泰生物医学科技发展有限公司
201110427805	一种含抗利尿成分的缓释注射剂及其制备方法	深圳市健元医药科技有限公司
201210494756	一种醋酸艾塞那肽缓释微球制剂及其制备方法	深圳市健元医药科技有限公司
201210494722	一种人α-心房肽缓释微球制剂及其制备方法	深圳市健元医药科技有限公司
201210494743	一种醋酸奈西立肽缓释微球制剂及其制备方法	深圳市健元医药科技有限公司
201210574476	促进自体前脂肪细胞分化及脂滴形成的组合物及制备方法	深圳市金因生物技术有限公司
201110223760	静注巨细胞病毒人免疫球蛋白及其制备方法	深圳市卫光生物制品股份有限公司
200810068439	纳米脂质体抗人乳头瘤病毒（HPV）及抗妇科炎症病原体特异性复合IgY及其组合制剂	深圳雅臣生物科技有限公司
201110313514	人乳头瘤病毒药物组合物及其应用	沈阳三生制药有限责任公司
201310016616	天然人促红细胞生成素类似物	沈阳三生制药有限责任公司
201310078783	减毒肠毒素c2超抗原突变蛋白及其制备方法和应用	沈阳协合集团有限公司
201310022113	一种聚乙二醇修饰的rhG-cSF注射液及其制备方法	石药集团百克（山东）生物制药有限公司
201310022113	一种聚乙二醇修饰的rhG-cSF注射液及其制备方法	石药集团百克（山东）生物制药有限公司
201110031305	一种胰岛素纳米粒及其制备方法	四川科伦药物研究有限公司
201310521850	一种用于治疗粉刺的膏剂	苏州奥然日用品有限公司
201310521850	一种用于治疗粉刺的膏剂	苏州奥然日用品有限公司
201110306828	恶性B细胞淋巴瘤抗体药物的新用途	苏州工业园区晨健抗体组药物开发有限公司
201010234261	全人TNFα-Fab抗体及其PEG化抗体	苏州工业园区晨健抗体组药物开发有限公司
201180042517	抗流感病毒的免疫方法及其组合疫苗	苏州工业园区唯可达生物科技有限公司
201310132969	一种抗高血压活性肽VPPIPP	苏州凯祥生物科技有限公司

（续表）

专利号	发明专利名称	专利权人
201310209064	基质金属蛋白酶-2多肽抑制剂及其应用	苏州普罗达生物科技有限公司
200910178454	FAM3B基因的抑制剂和组合物及抑制方法以及脂肪肝的疗法和抑制剂的制药用途	苏州瑞博生物技术有限公司
200980126405	乙型肝炎病毒基因的小核酸干扰靶位点序列和小干扰核酸及组合物和应用	苏州瑞博生物技术有限公司
201210228397	重组促红细胞生成素及制备方法	苏州元基生物技术有限公司
201310124218	一种含有利妥昔和苦参的组合药物	太仓市胜舟生物技术有限公司
201210416321	一种预防和控制人乳头瘤病毒感染的生物蛋白敷料及隐形膜	太原锦波生物医药科技有限公司
201310055816	以乳矿物盐为原料的增加骨密度的片剂及其制备方法	汤臣倍健股份有限公司
201210131115	一种冻干灭活乙型脑炎疫苗	天津百若克医药生物技术有限责任公司
201210499830	一种含有胸腺法新的冻干制剂	天津红日药业股份有限公司
201310004538	GLP-1类似物及其制备方法与应用	天津嘉宏科技有限公司
201310211440	一种去除人同源性的肺炎链球菌表面蛋白A、纯化方法及用途	天津康希诺生物技术有限公司
201110061840	抗乙型肝炎病毒X蛋白多肽药物	天津托普泰克生物科技有限公司
201210242609	一种抗衰老、保护心血管软胶囊及其制备方法	威海百合生物技术股份有限公司
201210376034	一种新型枯草芽孢杆菌多价载体疫苗及其应用	无锡海健生物科技有限公司
201110196028	全人源抗人VEGF单抗分子及其应用	无锡天演生物技术有限公司
201110196255	全人源抗人cD20单抗分子及其应用	无锡天演生物技术有限公司
201110218000	杨树菇凝集素AAL-2及其编码基因、其制备方法和应用	武汉奥力生物科技有限公司
201110430767	一种环肽在制备治疗或预防动脉粥样硬化药物中的应用	武汉光谷世傲生物科技有限公司
201110430788	一种Safenour环肽在治疗糖尿病的口服胰岛素药物中的应用	武汉光谷世傲生物科技有限公司
201110248318	抗单纯疱疹病毒多肽及其应用	武汉摩尔生物科技有限公司
201010588272	蝎活性多肽及其制备方法与应用	武汉摩尔生物科技有限公司
201210150061	DAPK3基因hsa-miR-20a的作用靶位点	武汉生命之美科技有限公司
201210533681	一种破伤风类毒素疫苗的制备方法	武汉生物制品研究所有限责任公司
201210295545	无细胞百白破/b型流感嗜血杆菌-Ac群脑膜炎球菌联合疫苗	武汉生物制品研究所有限责任公司
201210491223	乙型脑炎减毒活疫苗冻干保护剂	武汉生物制品研究所有限责任公司
201110171747	狂犬病毒病毒样颗粒及其制备方法	武汉生物制品研究所有限责任公司
201210534121	甘氨酸-L-半胱氨酸-高牛磺酸三肽及其应用	武汉思达创新科技有限公司
201210579815	N(2)-L-丙氨酰-L-谷氨酰胺的化合物	西安万隆制药股份有限公司
201210082835	一种双重病毒灭活制备破伤风人免疫球蛋白的方法	新疆德源生物工程有限公司
200910047143	N端缺失型p43蛋白及其在肿瘤治疗药物中的应用	信谊药厂
200910047144	c端缺失型p43蛋白及其在肿瘤治疗药物中的应用	信谊药厂
201310116417	重组组织型纤溶酶原激活剂及其制备方法与用途	旭华(上海)生物研发中心有限公司
201210146902	重组二聚化人尿胰蛋白酶抑制剂、其制备方法及其应用	旭华(上海)生物研发中心有限公司
201210373392	抗肿瘤靶向激活的多肽阿霉素、其制备方法和用途	亚飞(上海)生物医药科技有限公司
201010150303	一种人源化抗cD20单克隆抗体	永卓博济(上海)生物医药技术有限公司
201310056588	芸豆植物凝集素在制备人用药物中的应用及其药物组合物	云南康洲生物科技有限公司
201110463091	靶向免疫融合蛋白的构建、表达和纯化方法	长春金赛药业有限责任公司
201310080636	一种治疗外阴阴道念珠菌病的药物组合物	兆科药业(广州)有限公司
201210454279	一种肌动蛋白结合肽及其用途	兆科药业(广州)有限公司
201010252717	一种抑血管生成素、纯化方法及含有它们的药物组合物	兆科药业(广州)有限公司
201310228219	一种抗血小板溶栓素在制备治疗低剪切力条件下血管栓塞性疾病的药物中的应用	兆科药业(合肥)有限公司
201110149452	一种制备那西肽预混剂颗粒的系统及方法	浙江汇能动物药品有限公司
201010252525	一种编码苦瓜多肽P的核酸序列	浙江日升昌药业有限公司
201010122347	一种稳定的含有变应原的膜剂药物组合物及其制备方法	浙江我武生物科技股份有限公司
201310287513	药物组合物复方消化酶胶囊(II)及其制备方法	浙江众益制药股份有限公司
201310288017	药物组合物胰酶肠溶胶囊及其制备方法	浙江众益制药股份有限公司
201310030954	一种具有增加骨密度功能的组合物及其制备方法和用途	中哈福生物医药科技(上海)有限公司
200910143571	一种合成肽疫苗及其制备方法	中牧实业股份有限公司
201310180792	一种阻断白介素12 p40功能的单克隆抗体及其编码基因和应用	中山康方生物医药有限公司
201310066722	抗疲劳复合地龙蛋白制剂	珠海博康药业有限公司
201310073427	辅助调节血脂复合地龙蛋白制剂	珠海博康药业有限公司

（续表）

专利号	发明专利名称	专利权人
2　专利权人为国内大学		
201110204191	人重组蛋白 PDcD5 在治疗自身免疫病中的应用	北京大学
201010519816	一种修饰后的短肽及其应用	北京大学
201210362094	新的抑癌基因 UNc5D 及其编码蛋白的新应用	北京大学
201210214451	定点突变和定点修饰的生长激素、其制备方法及其应用	北京大学
201210293185	一种预防和(或)治疗疼痛的多肽及其应用	北京大学
201110297912	抑制癌细胞生长的短肽及其编码基因与应用	北京大学
201310319395	一种半抗原与载体共价结合的吗啡/海洛因疫苗及其应用	北京大学
201210580459	与转基因植物外源 Bt 蛋白相互作用的人类蛋白 NDUFA10	北京大学
201210390829	一种重组脊髓灰质炎病毒Ⅰ型病毒样颗粒的制备方法	北京工业大学
201310003786	一种葡萄糖响应性胰岛素自调节释放载体的制备方法	北京化工大学
201210133385	一种羧基末端特异的抗人淀粉样蛋白单克隆抗体基因和其编码多肽及应用	北京交通大学
201180026884	通过阻断 IL-20 受体活性治疗与 IL-20 受体介导的信号通路相关的病症	成功大学
201210055509	一种重组海参溶菌酶 N 端多肽、其制备方法和应用	大连工业大学
201210460183	滇南臭蛙天然抗氧化肽的改造体及其制备方法、应用	大连理工大学
201210186945	细鳞鱼 cathelicidin 抗微生物肽 cATH_BRALE 及其基因、制备、应用	大连理工大学
201110441909	一种海南湍蛙抗微生物肽 Hainanenin-5 及其基因、应用	大连理工大学
201110234348	苦瓜蛋白、制备方法及在制备抗肿瘤药物中的应用	大连医科大学
201210341909	一种抗菌肽缓释微胶囊的制备方法	东北农业大学
201210296758	一种抗菌肽 GW13 及其制备方法和应用	东北农业大学
201310115210	突变 hFGF-21 蛋白成熟肽及其与聚乙二醇的交联物以及它们的应用	东北农业大学
201110211205	利用 Runx2 和 Osterix 促进成骨细胞分化的方法及其应用	东北师范大学
201210506953	一种含糖温度响应性蛋白质类药物载体的制备方法	东华大学
201110145312	壳聚糖接枝共聚物多孔缓释微球的制备方法	东华理工大学
201210538671	一种与乳腺癌脑转移细胞特异性结合的多肽	东南大学
201210294545	一种转移肿瘤缺失蛋白抑制剂多肽	东南大学
201310025437	一种栓塞剂及其制备方法	东南大学
201210265374	一种蝎毒蛋白多肽的结肠靶向制剂及其制备方法	福建卫生职业技术学院
201210007101	SOD-TAT 融合蛋白在制备防治放射损伤药物中的应用	福州大学
201210561062	棘孢肽类化合物及其制备方法和用途	福州大学
201110315516	一种级联脑部靶向药物递送系统及其制备方法和用途	复旦大学
201110217429	一种防治老年痴呆症复合疫苗及其制备方法	复旦大学
201210000465	一种具有抗 HIV-1 病毒的结核基因疫苗及其制备方法和应用	复旦大学
201010202426	一种用于抗癌的镜像多肽脂质纳米制剂	复旦大学
201110005236	壳寡糖递送系统组装的结核黏膜基因疫苗及其制备和应用	复旦大学
201210154208	一种环糊精胶原三肽包结物水溶液的制备方法及用途	复旦大学
201110000898	一种光敏剂结合蛋白/多肽及其在光动力基因治疗中的应用	复旦大学
201310019108	一种狂犬病毒疫苗增效蛋白及编码该蛋白的基因和应用	复旦大学
201110325885	一种人源抗人 IgE 的抗体 Fab 片段、编码基因及用途	复旦大学
201110122517	一种抑制人乙型肝炎病毒感染的短肽及其应用	复旦大学
201110039085	一种高效复制的人乙型肝炎病毒重组载体及其应用	复旦大学
201210014892	脂质体凝胶制剂及其制备方法和用途	广东药学院
201110097205	一类抗凝血多肽及其应用	广东医学院
201210313778	一种 N-(3-氧化十二烷酰基)-L-同型丝氨酸内酯核酸适体及其筛选方法和应用	广东医学院
201210365888	防治冠状动脉支架植入术后再狭窄的药物及制备方法	贵阳中医学院
201310131313	一种务川臭蛙抗氧化肽 wuchuanin-G 及其编码序列的基因与应用	贵州师范大学
201310131315	一种绿臭蛙抗菌肽 odorranain-H-OM1 及其编码序列的基因与应用	贵州师范大学
201210179129	蟾蜍蛆虫蛋白质在制备治疗结肠癌药品中的应用	哈尔滨工业大学
201210179146	蟾蜍蛆虫蛋白质在制备治疗宫颈癌药品中的应用	哈尔滨工业大学
201210179119	蟾蜍蛆虫蛋白质在制备治疗直肠癌药品中的应用	哈尔滨工业大学
201210179015	一种免疫类毒素的制备方法	哈尔滨工业大学
201110422839	含有柯萨奇 B3 病毒 3A 蛋白中 51-89 位氨基酸基序的蛋白质及其应用	哈尔滨医科大学

（续表）

专利号	发明专利名称	专利权人
201110422856	含有柯萨奇 B3 病毒 2c 蛋白中 1-79 位氨基酸基序的蛋白质及其应用	哈尔滨医科大学
201110422868	含有柯萨奇 B3 病毒 2B 蛋白中 36-83 位氨基酸基序的蛋白质及其应用	哈尔滨医科大学
201310256088	DNA-PKcs 在制备改变肿瘤细胞对 MTX 耐药性的药物中的应用	哈尔滨医科大学
201310030621	一种具有心肌保护作用的融合肽及其制备方法和应用	哈尔滨医科大学
201310381418	NSMcE2 的反义核苷酸序列在制备抑制结直肠癌细胞生长药物中的应用	哈尔滨医科大学
201210389661	一种 IgE 特异性结合多肽及其医药用途	河北大学
201210442685	人 sDR5 蛋白或 sDR5-Fc 抗体融合蛋白作为心肌梗死治疗药物的应用	河南大学
201210010851	一种壁虎抗癌提取物的提取方法	河南科技大学
201210011492	一种支气管败血波氏杆菌基因缺失菌株及由其制备的疫苗和应用	河南科技大学
201110402011	一种伤寒沙门氏菌基因缺失菌株及由其制备的疫苗和应用	河南科技大学
201310071097	重组 Tβ4-BP5 融合肽、基因、工程菌及应用	河南科技大学
201310069941	重组 Tα1-BP5 融合肽、基因、工程菌及应用	河南科技大学
201210078706	抗甲型流感病毒新型通用表位疫苗及其制备方法	河南农业大学
201310241785	一种人轮状病毒△VP8＊亚单位重组蛋白及其应用	黑龙江八一农垦大学
201310449441	PTEN 基因干扰 shRNA3 和重组腺病毒载体及构建	黑龙江八一农垦大学
201310449441	PTEN 基因干扰 shRNA3 和重组腺病毒载体及构建	黑龙江八一农垦大学
201210585362	用于治疗骨质疏松和血栓的 msCT-AcAPc2 融合蛋白及编码该融合蛋白的核酸	黑龙江大学
201110333845	N-2-羟丙基三甲基氯化铵壳聚糖负载新城疫减毒活疫苗纳米粒的制备方法	黑龙江大学
201310753790	一种鳖甲活性多肽提取物的制备方法及应用	湖北中医药大学
201310753790	一种鳖甲活性多肽提取物的制备方法及应用	湖北中医药大学
201210192240	一种止血剂及其制备方法和应用	华东师范大学
201210202170	一种微生物谷氨酰胺转胺酶及其应用	华东师范大学
201210318076	小球藻多肽微胶囊的制备方法	华南理工大学
201210087011	一种合成多肽及其应用	华南理工大学
201210318093	小球藻多肽-壳聚糖纳米粒的制备方法	华南理工大学
201210185089	一种具有协同靶向诊疗鼻咽癌功能的多肽和携带此多肽的纳米颗粒及其应用	华中科技大学
201310252239	旋毛虫 Tsp_05904 重组蛋白抗原及其制备方法	吉林大学
200810198967	FGFR2IIIc 胞外段在制备预防、治疗特发性肺纤维化药物中的应用	暨南大学
201310164451	表达量高和活性强的 cVN 突变体的编码序列及其应用	暨南大学
201210005129	基因重组 VPAc2 受体特异激动剂 DBAYL 及其制备方法与应用	暨南大学
200810304890	一种双靶向作用的嵌合多肽及其应用	暨南大学
201310057657	重组蛋白 PAcAP38-NtA 及其编码基因与应用	暨南大学
201210234611	抑制 PPFIA1 基因表达的 siRNA 及其应用	暨南大学
201210318387	阻断型抗体 T5E3 在逆转肿瘤多药耐药中的应用	江南大学
201310181381	一种具有神经保护作用的含硫化合物及其用途	江南大学
201210318389	TRPc5 作为药物靶点在逆转肿瘤多药耐药中的应用	江南大学
201210177785	一株短乳杆菌及其应用	江南大学
201210486467	一种治疗皮肤烫伤的软膏剂	江苏大学
201210488242	一种用于治疗皮肤烫伤的药物提取物软膏剂	江苏大学
201210571799	口服降血糖重组人胰岛素原的制备方法	江苏大学
201310113267	一种利用连续酶膜反应制备蚕蛹蛋白 AcE 抑制肽的方法及其产品及应用	江苏科技大学
201110289534	放线菌素 D 新同系物 2-甲基-放线菌素 D 的制备方法	江苏师范大学
201210582732	具有血脑屏障通透性的内吗啡肽衍生肽及其合成和应用	兰州大学
201210098832	基于阿片肽 Biphalin 和神经肽 FF 的嵌合肽及其合成和应用	兰州大学
201110094370	类 HRG 的七鳃鳗 LJ-RGD3 全 RGD 缺失突变体 LJ-112 在抗肿瘤药物中的应用	辽宁师范大学
201210023252	一种人工脂质体的制备方法	吕梁学院
201210097950	一种用于化疗减毒增效的乌骨鸡肽的制备方法及其应用	南昌大学
201210350676	一种结核/HIV 抗原肽双特异性 TcR、其重组逆转录病毒载体与应用	南方医科大学
201210326454	一种结核抗原特异性 TcR、其重组逆转录病毒载体与应用	南方医科大学
201210326568	一种 HIV-1 肽 Env120-128 特异性 TcR、其重组逆转录病毒载体与应用	南方医科大学

（续表）

专利号	发明专利名称	专利权人
201210326495	一种用于结核/HIV 共感染基因治疗的逆转录病毒载体及其应用	南方医科大学
201210130083	一种降血压菜籽肽及其制备方法和应用	南京财经大学
201210130099	一种降血压菜籽活性肽及其制备方法和应用	南京财经大学
201110232776	一种减毒沙门氏菌分泌表达的日本血吸虫疫苗表达载体及其应用	南京大学
201210295586	一种杂合肽囊素佐剂及其制备方法和应用	南京大学
201210512357	抑制透明质酸酶活性的 miRNA 及其应用	南京大学
201310010929	微小核苷酸 hsa-miR-1909 及其应用	南京大学
201210403662	一种制备端粒酶多肽疫苗的方法	南京工业大学
201310178099	具有抗肿瘤活性的多肽及其用途	南京医科大学
201310212991	血管紧张素转化酶抑制肽及其制备方法和应用	南京中医药大学
201110166533	一种 rolGLP-HV 工程菌的构建方法及应用技术	南开大学
201110396653	结合 A-beta 淀粉样蛋白的多肽与应用	清华大学
201110405503	淀粉样蛋白纤维性寡聚体构象型抗原表位多肽及其应用	清华大学
201110378349	EGF 修饰的 PAMAM 自组装转基因组合物及其制备方法与应用	清华大学
201010179925	人纤溶酶原 Kringle 5 短肽、其药物组合物、用途和编码该种短肽的多核苷酸	厦门大学
201310201888	用于预防人或动物慢性弓形虫病的 DNA 疫苗	山东大学
201310204200	基于弓形虫缓殖子抗原的 cD8 + T 细胞优势表位	山东大学
200910229538	具有抑制基质金属蛋白酶作用的喹喔啉酮小分子类肽衍生物及其制备方法和应用	山东大学
201210149201	一种 Tat PTD-Endostatin 重组蛋白及其制备方法与应用	山东大学
201310337294	一种功能性小米糠多肽的制备和应用	山西大学
201210084160	一种谷糠抗肿瘤活性蛋白及其制备方法和应用	山西大学
201210369986	A 型肉毒素重链在制备促进刺激神经突起再生试剂中的应用	山西医科大学
201210115006	一种特异性降低人 Aurora-A 基因表达的 shRNA 及其应用	山西医科大学
201310076298	携带锌指核酸酶表达元件和供体 DNA 的腺病毒及其构建方法和应用	陕西师范大学
201210300572	单载体双向启动的 Tet-on 诱导表达系统及其构建方法和应用	陕西师范大学
201110139756	纤维蛋白修饰表达两个外源基因的溶瘤腺病毒载体及构建方法和应用	陕西师范大学
201110139710	小肽修饰表达两个外源基因的条件复制型溶瘤腺病毒载体及构建方法和应用	陕西师范大学
201110431938	具有抑制胃癌细胞 BGc-823 增殖功能的基因及其制备方法	上海大学
201210247822	抗高血压活性肽 VIP	上海交通大学
200880114789	肽配体定向药物递送	上海交通大学
201110397471	连续生产艾塞那肽微球的装置及控制微球释放速度的方法	上海交通大学
201210332549	与 cD40L 蛋白特异性结合的配体多肽及药物输送系统	上海交通大学
201210536708	一种生物活性多肽 QEPVL 及其制备和应用	上海交通大学
201310066089	抗趋化因子 4 单克隆抗体、杂交瘤细胞系及应用	上海交通大学
201210536588	一种生物活性多肽 QEPV 及其制备和应用	上海交通大学
201010120159	系列镇痛活性肽 DKK 及其类似物的获得方法和应用	沈阳药科大学
201210461620	一种溶菌酶眼用凝胶剂及其制备方法	沈阳药科大学
201110354392	镇痛活性肽 GRR 两个突变体及其制备与应用	沈阳药科大学
201010107456	蝎镇痛抗肿瘤缬精甘肽突变体及其制备方法	沈阳药科大学
201110069002	抗癌止痛肽 VKVR 及其制备方法与应用	沈阳药科大学
201310195136	铜(Ⅱ)-(脂肪酰甘氨酰天冬氨酰组氨酸)配合物的制备及其 SOD 样活性研究	首都医科大学
201110106706	烯丙基半胱氨酰氨基酸甲酯衍生物及其合成方法和应用	首都医科大学
201110149564	氨基酸修饰的菠菜素衍生物及其制备方法和应用	首都医科大学
201110141126	一种具有溶血栓活性的化合物,及其制备方法和应用	首都医科大学
201110421027	1-(4-羟基-3-甲氧羰基)-β-咔啉-3-甲酰色氨酰氨基酸苄酯、其合成及应用	首都医科大学
201010573793	用于溶血栓的寡肽化合物及其制备方法和应用	首都医科大学
201010573554	用于溶血栓的寡肽化合物及其制备方法和应用	首都医科大学
201010573555	链长为 59 的聚天冬酰-L-赖氨酸及其制备方法和应用	首都医科大学
201110135596	京都酚修饰的脂肪胺/醇衍生物及其制备方法和应用	首都医科大学

（续表）

专利号	发明专利名称	专利权人
201110135588	京都酚逆序列修饰的脂肪胺/醇衍生物及其制备方法和应用	首都医科大学
201110139398	(S)-4,5,6,7-四氢-3H-咪唑并[4,5-c]吡啶-6-甲酰-L-脯氨酰-L-丙氨酰-L-氨基酸及其制备方法和应用	首都医科大学
201110141899	双饱和脂肪链醇 Glu-Asp-Gly-Asp 四肽酯,其制备方法及应用	首都医科大学
201110141197	双饱和脂肪链醇 His-Gly-Lys-Asp 四肽酯,其制备方法及应用	首都医科大学
201110141776	双饱和脂肪链醇 His-Gly-Glu-Asp 四肽酯,其制备方法及应用	首都医科大学
201010576360	具有靶向性溶血栓活性的寡肽、其制备方法和应用	首都医科大学
201110149082	Nα-(1,3-二氧-4,4,5,5-四甲基咪唑啉-2-苯基-4′-氧乙酰基)-Nω-.脂肪酰基-Lys-Arg-Gly-Asp-Val、其制备方法和应用	首都医科大学
201110149104	Nα-(1,3-二氧-4,4,5,5-四甲基咪唑啉-2-苯基-4′-氧乙酰基)-Nω-脂肪酰基-Lys-Arg-Gly-Asp-Phe、其制备方法和应用	首都医科大学
201110139384	葡萄糖修饰的4H-β-咔啉羧酸衍生物及其制备方法和应用	首都医科大学
200910085193	两根 Arg-Gly-Asp-Val 链通过 Lys 与一根脂肪醇链的偶联物、它们的合成及在医学中的应用	首都医科大学
201010576387	溶血栓寡肽及其制备方法和应用	首都医科大学
201010576378	溶血栓的寡肽化合物及其制备方法和应用	首都医科大学
201110148909	氨基酰-色氨酰-5-甲氧色胺及其制备方法和应用	首都医科大学
201110448420	旋毛虫副肌球蛋白 B 细胞抗原表位、其组合物及用途	首都医科大学
200910308854	IL-4 在制备治疗重症肝炎的药物中的用途	四川大学
201110363999	TT1 基因在制备治疗肿瘤的药物中的应用	四川大学
201210479264	一种利用牛毛制备抗氧化肽的方法	四川大学
201310354537	一种防龋釉基质蛋白功能多肽及其制备方法和用途	四川大学
201310355804	一种仿生防龋多肽及其制备方法和用途	四川大学
201010171796	抗骨髓瘤细胞多克隆抗体及其制备方法	四川大学
201110140182	重组 IgE-Fc-抗 EGFR 单链抗体融合蛋白及其制备方法和用途	四川大学
201110139081	抗 B 细胞淋巴瘤的双特异性抗体及其用途	四川大学
201310044367	短发夹 shRNA 及其在制备治疗结直肠癌的药物中的应用	四川大学
201210380312	一种基因载体系统及其制备和应用	四川大学
201210134941	HBx 和人 IL-12 双基因重组载体及抗肝癌疫苗	四川大学
201210250615	一种具有透皮能力的抗氧化短肽	苏州大学
201310284381	一种黏膜 M 细胞靶向性病毒性心肌炎基因疫苗及其制备	苏州大学
201110441972	一株抗人血小板膜糖蛋白 Ibα 人鼠嵌合型单克隆抗体及其应用	苏州大学
201210373519	抗人 cD133 单克隆抗体及其制备和应用	苏州大学
201310217256	一种结核杆菌三抗原融合基因疫苗及其制备方法和应用	苏州大学
201310008183	一种防治阴道炎的中药复方制剂及其制备方法	泰山医学院
200910069707	一种新型嗜热链球菌细菌素的生产方法	天津科技大学
201110193322	一种日本血吸虫多态性抗原基因及其用作疫苗的用途	同济大学
200910053050	登革病毒特异性 HLA-A2 限制性表位肽及应用	温州医学院
200910056311	EB 病毒潜伏膜蛋白 2 多表位重组蛋白及应用	温州医学院
201210344433	一种平阳霉素 PEG-PcL-PEG 温敏性缓释凝胶及制备方法和应用	武汉大学
201110426171	一种肾综合征出血热双价疫苗及其制备方法	武汉大学
201310235395	一种能特异性结合 BcG 糖脂抗原的 DNA 适配子及其应用	武汉大学
201110185560	一种重组人 apoE 拟肽及制备方法和应用	武汉大学
201210398482	一种人生长素融合蛋白 TAT-hGH 及其制备方法和应用	武汉大学
201210258252	一种 HcV 的 DNA 疫苗及其制备方法	武汉大学
201210312288	一种球形芽孢杆菌伴胞晶体蛋白制备方法及其应用	西安交通大学
201210253376	一种用于同源重组的自转运载体及其构建的经黏膜免疫疫苗	西安交通大学
201310152332	一种巯基化改性的胶原钙复合物	西北大学
201210011619	具有模拟超氧化物歧化酶功能的角蛋白铜离子结合体	西北师范大学
201310021118	达托霉素醇质体制剂	西南大学
201210508855	一种提高肝片吸虫 cat L1(Fhcat L1)DNA 疫苗免疫保护率的方法	西南大学
201210063274	蛋白酶抑制剂 BmSPI38 及其制备方法和应用	西南大学
201180034576	GEP 抗体及其用途	香港大学

（续表）

专利号	发明专利名称	专利权人
200980128192	用于治疗内毒素介导的促炎反应的整联蛋白肽、抗-cD18 βA 抗体及用途	香港大学
201180018413	胃癌的生物标志物及其应用	香港理工大学
201080031426	用于肿瘤血管系统的归巢肽	香港中文大学
201110208715	一种骆驼蓬脂转移蛋白及其制备方法和应用	新疆大学
201310280015	一种微囊包被卵黄源胆囊收缩素抗体的制备方法	新疆农业大学
201310018431	藻蓝蛋白在制备防治有机磷农药所致胚胎毒性的药物中的应用	新乡医学院
201310018421	藻蓝蛋白在制备防治有机磷农药所致雄性生殖毒性的药物中的应用	新乡医学院
201110404023	具有神经保护作用的肽及其制备方法、药物组合物和用途	徐州医学院
201310002024	一种可用作免疫佐剂的改良型鞭毛蛋白及其制备与应用	扬州大学
201310162739	毒害艾美耳球虫的配子体抗原 gam22 基因及其应用	扬州大学
201310046396	一种抗 cD20 抗体-海兔毒素偶联物及其制备方法和应用	浙江大学
201210594708	一种生物矿化的胰岛素蛋白纳米颗粒及其制备方法和应用	浙江大学
201310170344	一种抗 cD20 单克隆抗体-海兔毒素偶联物及其制备方法和应用	浙江大学
201210033624	参与细胞周期调控的 tRNA 结合蛋白、编码基因及应用	浙江大学
201310342861	一种 rTRAIL 突变体-单甲基化聚乙二醇马来酰亚胺偶联物及其应用	浙江大学
201210343744	全人源抗 cD33 单链抗体 ZJL101 及其应用	浙江大学
201110425969	一种八肽菌素及其制备与应用	浙江大学
201210073276	烟粉虱抗真菌肽 defensin 基因及其所编码的抗菌肽与制备	浙江大学
201210150844	AIF1 蛋白及抗体在制备近江牡蛎抗感染免疫制剂中的应用	浙江大学
201210151583	HMGB 蛋白及抗体在制备近江牡蛎抗感染免疫制剂中的应用	浙江大学
201210329633	表达小鼠神经生长因子的重组腺病毒及其制备方法	浙江大学
201310069107	蜂毒抗菌肽 Anoplin 在食管癌治疗中的用途	浙江理工大学
201310068642	蜂毒抗菌肽 Anoplin 在肝癌治疗中的用途	浙江理工大学
201310069106	蜂毒抗菌肽 Anoplin 在血癌治疗中的用途	浙江理工大学
201210591562	一种抗血循型蛇毒鸡卵黄抗体及其应用	浙江中医药大学
201310283767	具有抗肿瘤活性的 PD-L1 亲和肽及其应用	郑州大学
201310112954	MTA1 来源的抗肿瘤 cTL 表位肽及其应用	郑州大学
201310101212	结核耐药相关外排蛋白来源抗结核 cTL 表位肽及其应用	郑州大学
201310112755	MTA1 来源的抗肿瘤 cTL 表位肽及其应用	郑州大学
201310101237	结核耐药相关外排蛋白来源抗结核 cTL 表位肽及其应用	郑州大学
201310138935	PEG-PLA 纳米材料包被的 HBV-cpG 在乙肝预防和(或)治疗中的应用	中国科学技术大学
201210590391	一种特异抗人肺特异 X 蛋白的单克隆抗体的制备、鉴定及应用	中国科学技术大学
201110454080	一种可同时沉默 NKG2D 的多种配体的 RNA 干扰载体，及其构建方法和应用	中国科学技术大学
201010237216	药物微囊复合缺钙磷酸钙骨水泥及使用、制备方法和应用	中国人民解放军第二军医大学
201310261038	β-抑制蛋白-1 在制备防治缺血引起的神经损伤疾病药物中的应用	中国人民解放军第二军医大学
201010181605	一种新的肿瘤树突状细胞治疗性疫苗的制备方法及其用途	中国人民解放军第二军医大学
201210345903	经皮给药纳米制剂及其制备方法和应用	中国人民解放军第二军医大学
201110165328	糖肽类抗耐药菌抗生素及其制备方法与应用	中国人民解放军第二军医大学
201310285729	经修饰的 2a 型丙型肝炎病毒包膜 E2 蛋白及其应用	中国人民解放军第二军医大学
201110057284	删除了高变区 1 的 HcV 包膜 E2 蛋白及其用途	中国人民解放军第二军医大学
201310008407	青环海蛇抗炎活性肽 Hydrostatin-SN1 及其编码基因和在制药中的应用	中国人民解放军第二军医大学
201310189933	一种发形霞水母硫氧还蛋白及其编码基因与应用	中国人民解放军第二军医大学
201310064757	抑制上皮性卵巢癌肿瘤生长的 siRNA 及其重组载体与应用	中国人民解放军第二军医大学
201310006297	K14-VEGF 转基因小鼠模型及其构建方法与应用	中国人民解放军第二军医大学
201210550838	乙型肝炎病毒核心抗原-DNA 复合疫苗及其制备方法	中国人民解放军第三军医大学
201310238830	MLL1 抗体和表达抑制剂在制备治疗急性髓性白血病的药物中的应用	中国人民解放军第三军医大学
201210503077	靶向肝脏的 caspase-1 抑制剂及其应用	中国人民解放军第三军医大学
201210118353	基于人 TLR9 受体功能区片段 LRR11 的新型多肽及其应用	中国人民解放军第三军医大学
201210261563	一种幽门螺杆菌抗原 HLA 限制性免疫显性表位肽及其制备方法和应用	中国人民解放军第三军医大学
201310286005	金黄色葡萄球菌突变株及其制备方法和应用	中国人民解放军第三军医大学
201210329145	一种促红细胞生成素模拟肽与人血白蛋白的融合蛋白及其制备方法	中国人民解放军第三军医大学
201310033925	一种抗恶性淋巴瘤融合蛋白及其制备方法	中国人民解放军第三军医大学
201310140259	一种登革病毒简并疫苗及其应用	中国人民解放军第三军医大学

（续表）

专利号	发明专利名称	专利权人
201210584159	表达特异性 HBV shRNA 的重组 HBV 载体及其构建方法和应用	中国人民解放军第三军医大学
201210435877	幽门螺杆菌免疫显性表位肽及其制备方法和应用	中国人民解放军第三军医大学
201010185120	拟脂联素多肽片段用于治疗缺血缺氧性脑病药物的应用	中国人民解放军第四军医大学
201310005003	抑制丙型肝炎病毒侵染细胞的多肽及其应用	中国人民解放军第四军医大学
201310060261	拮抗肽 SA-12 及其在制备用于治疗乳腺癌的药物中的应用	中国人民解放军第四军医大学
201210591459	一种具有温敏开关的生长因子控释微球及其制备方法	中国人民解放军第四军医大学
201210233754	一种 HcV 多表位肽疫苗及其应用	中国人民解放军第四军医大学
201310031885	一种 PirB 胞外多肽及应用	中国人民解放军第四军医大学
201310032751	TAT-LBD-PEP 融合蛋白及其在治疗中枢神经系统损伤疾病中的应用	中国人民解放军第四军医大学
201310032694	一种 TAT-LBD-NEP1-40 融合蛋白、构建方法及其应用	中国人民解放军第四军医大学
201310320682	一种人源化抗 AEG-1 单链抗体及其应用	中国人民解放军第四军医大学
201210162382	干扰 EV71 病毒的新靶点及其小干扰 RNA 和应用	中国人民解放军第四军医大学
201210123970	一种 Rab23 的 shRNA 及其慢病毒载体和应用	中国人民解放军第四军医大学
201210361718	一种预防及治疗瘢痕的疫苗及制备方法	中国人民解放军第四军医大学
201110128464	整合素阻断剂在制备治疗新生血管性眼病药物中的应用	中国药科大学
201210248432	重组水蛭素滴眼液及其制备方法	中国药科大学
201210136253	一种口服缓释制剂、包载材料及制备方法	中国药科大学
201310063101	蜈蚣酶解物抗血栓性多肽	中国药科大学
201110443052	整合素阻断剂多肽及其应用	中国药科大学
201210080565	一氧化氮供体型谷胱甘肽类化合物、其制备方法及医药用途	中国药科大学
201310173781	血管内皮细胞生长因子 VEGF 抗原表位的模拟短肽及其应用	中国药科大学
201310163407	具有 Tumstatin 活性的重组蛋白 Tumstatin-cD137L4 及其制备和应用	中国药科大学
201310162738	具有抑制肿瘤微环境血管再生和激活适应性免疫应答双功能的融合蛋白及其基因和应用	中国药科大学
201110101660	胰高血糖素样肽-1（GLP-1）类似物及其应用	中国药科大学
201310069320	具有抗血小板聚集活性的僵蚕多肽及其制备方法和应用	中国药科大学
201010245857	经修饰的钠碘共同转运蛋白质及其应用	中国医药大学
201210271817	缬酪肽片段及其制备方法和用途	中南民族大学
201210271177	一种多肽片段及其制备方法和用途	中南民族大学
201210586649	一种传染性喉气管炎黏膜疫苗及其制备方法和应用	中山大学
201210245123	一种抗 PEDF 单克隆抗体及其制备方法和应用	中山大学
201210439488	肽聚糖结合蛋白 BjApextrin1 及其基因、生产方法和应用	中山大学
201310166283	斜带石斑鱼干扰素 IFNγ1 及其制备方法和应用	中山大学
201110399063	一种苯并呋喃喹啉的肽类衍生物及其制备方法和作为抗肿瘤药物的应用	中山大学
201210188053	海洋肽类化合物及其在制备血管增生药物中的应用	中山大学
201210043247	志贺样毒素 Stx1B 口服疫苗的制备方法及其产品	重庆大学
3　专利权人为国内研究所		
201110023665	抑制肿瘤转移的 siRNA 及其应用	北京蛋白质组研究中心
201010539731	人源化之单克隆抗体、其氨基酸序列与核苷酸序列与其用途	财团法人工业技术研究院
200610005869	谷胱甘肽传递系统	财团法人工业技术研究院
201110028014	温度敏感性乙型肝炎疫苗	财团法人工业技术研究院
201080027969	脂质化肿瘤相关抗原及其免疫治疗的组成物及方法	财团法人卫生研究院
201310243322	一种人源抗 TLR4 抗体 Fab 及其制备方法与应用	南京军区军事医学研究所
201210537083	纳米级胰岛素及其制备方法	清华大学深圳研究生院
201110405862	含引导肽和 GnRH-PE39KDEL 的融合蛋白和核酸及其用途	山东省科学院生物研究所
201210529616	一种环孢素 A 胶束滴眼液及其制备方法	山东省眼科研究所
201180002857	抑制烟曲霉菌黏附角膜的多肽	山东省眼科研究所
201210531600	一种治疗阿尔兹海默氏症的中成药	上海浦东高星生物技术研究所
201210335023	一种香菇广香菌种的 SSR 标记指纹图谱与应用	上海市农业科学院
201110279039	促造血的药物组合物及其应用	上海市肿瘤研究所
201010023003	表皮生长因子受体模拟表位肽及其应用	上海市肿瘤研究所
201110156489	一种取代喹啉类化合物及其制备方法、药物组合物和应用	上海医药工业研究院
201010581326	一种多肽复合物、药物组合物、其制备方法和应用	天津药物研究院

（续表）

专利号	发明专利名称	专利权人
201010581327	一种多肽复合物、药物组合物、其制备方法和应用	天津药物研究院
201110115152	胰高血糖素样肽-1 突变体多肽及其制备方法和其应用	天津药物研究院
201110042039	一种 GLP-1 类似物、制备方法及其应用	天津药物研究院
201210190126	布鲁氏菌病 A19 分子标记疫苗株的构建及毒力和免疫原性的测定	新疆维吾尔自治区畜牧科学院兽医研究所
201210194127	一种重组染色质修饰蛋白 1A 及其编码基因和应用	浙江省医学科学院
201310056346	一种植入型补肾健骨中药提取物-抗生素-硫酸钙缓释系统及其制备方法和应用	浙江省中医药研究院
201210155092	肌动蛋白 84 位赖氨酸单甲基化修饰在胞质分裂和细胞增殖中的功能及在药物研发中应用	中国科学院北京基因组研究所
201110238056	一种治疗糖尿病足的外用凝胶剂及制备和应用	中国科学院大连化学物理研究所
201210058463	东亚钳蝎蝎毒中的 GPcR 活性多肽及其提取分离和应用	中国科学院大连化学物理研究所
201010251521	重组人生长激素 rhGH 长效缓释微囊及其制备方法	中国科学院过程工程研究所
200910084267	粒径均一的多肽药物缓释微球或微囊制剂及制备方法	中国科学院过程工程研究所
201010552404	一种迟缓爱德华氏菌表面展示型疫苗及其制备和应用	中国科学院海洋研究所
201210065161	迟缓爱德华氏菌重组蛋白疫苗及其制备和应用	中国科学院海洋研究所
201210371870	一种利用鳗弧菌鞭毛蛋白的疫苗及其应用	中国科学院海洋研究所
201310192697	栉孔扇贝肽聚糖识别蛋白(cfPGRP-S1)的应用	中国科学院海洋研究所
201210152378	一种海豚链球菌三价 DNA 疫苗及其构建方法	中国科学院海洋研究所
201210371948	一种半乳糖凝集素-3 结合蛋白及其制备和应用	中国科学院海洋研究所
201210442436	一种 c-反应蛋白及其制备和应用	中国科学院海洋研究所
201010124892	一种具抑菌活性的中华绒螯蟹乳清酸蛋白的制备及应用	中国科学院海洋研究所
201210363899	一种仿天然血管中膜层结构与功能的组织工程支架及其制备方法	中国科学院化学研究所
201210363899	一种仿天然血管中膜层结构与功能的组织工程支架及其制备方法	中国科学院化学研究所
201210460333	一种具有协同抗肿瘤效应的生物兼容纳米药物复合载体、药物及其制备方法	中国科学院化学研究所
201110195447	一种血红蛋白微胶囊血液代用品及其制备方法	中国科学院化学研究所
201210234471	一种光动力治疗药物、药物组合物及其制备方法	中国科学院化学研究所
201310322638	两个环六肽化合物及其在制备抗菌药物中的应用	中国科学院南海海洋研究所
201110192414	FOXP3 及调节性 T 细胞的调节因子及其应用	中国科学院上海巴斯德研究所
201210459267	酵母中自组装的具有免疫原性的肠道病毒病毒样颗粒的制备方法及其应用	中国科学院上海巴斯德研究所
201310069578	微波辅助制备羟基磷灰石纳米结构多孔微球的方法	中国科学院上海硅酸盐研究所
200910200615	LXR 核受体激动剂在治疗和预防自身免疫性疾病中的应用	中国科学院上海生命科学研究院
201110046989	滤泡素抑制素样蛋白 1 在调节钠钾 ATP 酶活性中的用途	中国科学院上海生命科学研究院
201010250174	防治神经退行性疾病的试剂和方法	中国科学院上海生命科学研究院
201210282804	防治胰岛素抵抗和糖尿病的方法和试剂	中国科学院上海生命科学研究院
201010563172	白念珠菌生长相关因子 cas5 突变体的构建和应用	中国科学院上海生命科学研究院
201210091033	一种诊断肝癌的标记物及其应用	中国科学院上海生命科学研究院
201110180784	动物初乳来源的蛋白片段及其应用	中国科学院上海生命科学研究院
201210189553	β 抑制蛋白 1、其片段及其应用	中国科学院上海生命科学研究院
201110184601	一种抑制端粒酶活性的肽及其制备方法和应用	中国科学院上海生命科学研究院
201210017853	一种具有肿瘤细胞抑制功能的多核苷酸	中国科学院上海生命科学研究院
201110022499	新型硫链丝菌素类似物及其制法和用途	中国科学院上海有机化学研究所
201210132651	聚合物纳米载体制剂及其制备方法和应用	中国科学院深圳先进技术研究院
201110202422	微环基因载体及其制备方法和应用	中国科学院深圳先进技术研究院
201110077088	活性增强的 SEc2 突变蛋白及编码基因与制备和应用	中国科学院沈阳应用生态研究所
201310153614	抗人 cD146 的单克隆抗体,包含其的组合物,检测可溶性 cD146 的方法	中国科学院生物物理研究所
201210088960	有效抑制流感病毒聚合酶活性的多肽	中国科学院生物物理研究所
201210394856	抗人 cD146 的单克隆抗体,包含其的组合物,检测可溶性 cD146 的方法	中国科学院生物物理研究所
201110225152	丙烯酰赖氨酸翻译系统及其应用	中国科学院生物物理研究所
201110427988	具有低免疫副作用的神经生长因子突变体的制备方法及其药物应用价值	中国科学院生物物理研究所
200910077937	流感病毒聚合酶亚基 PA 氨基端多肽的表达纯化及 PA 氨基端多肽的晶体结构	中国科学院生物物理研究所
201310090102	一种融合蛋白基因 TAT-sVP7 及其应用	中国科学院水生生物研究所

（续表）

专利号	发明专利名称	专利权人
201210270640	一种多肽及其应用	中国科学院苏州纳米技术与纳米仿生研究所
201210477870	抑制 A 型流感病毒 M1 蛋白发生磷酸化的方法及其应用	中国科学院微生物研究所
201110362902	可用于结核分枝杆菌感染检测的表位多肽及其应用	中国科学院微生物研究所
201210560379	cypA 蛋白片段及其在制备抗炎症药物中的应用	中国科学院微生物研究所
201210027364	与流感病毒复制相关的长链非编码核酸片段以及它们的应用	中国科学院微生物研究所
201210048534	阻断 HIV-1 膜融合的小环型 DNA 重组载体及其应用	中国科学院微生物研究所
201210122324	gp96 蛋白的抗体在制备癌细胞抑制剂中的应用	中国科学院微生物研究所
201310090044	呼吸道合胞病毒 F 蛋白与 Fc 的融合蛋白及其用途	中国科学院武汉病毒研究所
200910165535	含有乙内酰脲结构的促黄体生成素释放激素拮抗剂	中国人民解放军军事医学科学院毒物药物研究所
200910131942	六肽或其衍生物及其医药用途	中国人民解放军军事医学科学院毒物药物研究所
201010170007	具有增强酸感受离子通道 1a 电流作用的多肽及其用途	中国人民解放军军事医学科学院毒物药物研究所
201110168725	板蓝根总多糖及其组分和它们作为疫苗佐剂的用途	中国人民解放军军事医学科学院毒物药物研究所
201010196955	一种 Mc4-R 环肽类激动剂及其用途	中国人民解放军军事医学科学院毒物药物研究所
201210241191	胸腺素 α1 活性片段环肽类似物及其聚乙二醇化衍生物	中国人民解放军军事医学科学院毒物药物研究所
201110091273	环肽及其医药用途	中国人民解放军军事医学科学院毒物药物研究所
201210273263	长效胸腺素 α1 的聚乙二醇化修饰物	中国人民解放军军事医学科学院毒物药物研究所
201010119905	新颖的 10-23 脱氧核酶类似物及其用途	中国人民解放军军事医学科学院毒物药物研究所
200980123756	抑制 HIV 感染的多肽及其衍生物	中国人民解放军军事医学科学院毒物药物研究所
201110375338	FBXL15 蛋白及其抑制剂以及它们的应用	中国人民解放军军事医学科学院放射与辐射医学研究所
201210187109	靶向 RAF1 抗乙脑病毒寡核苷酸的结构和用途	中国人民解放军军事医学科学院放射与辐射医学研究所
201210229163	抑制 MPG 表达的产品在使细胞停留在 G1 期中的应用	中国人民解放军军事医学科学院放射与辐射医学研究所
201010151140	磷脂爬行酶 1 在制备抗乙型肝炎病毒感染药物中的用途	中国人民解放军军事医学科学院放射与辐射医学研究所
201110187340	流感病毒血凝素蛋白结合多肽的结构和用途	中国人民解放军军事医学科学院放射与辐射医学研究所
201010558100	一种热稳定人角质细胞生长因子突变体的制备方法及其应用	中国人民解放军军事医学科学院基础医学研究所
201110349994	一种肝癌药物治疗的靶标及其应用	中国人民解放军军事医学科学院基础医学研究所
201310015845	一种抗肿瘤蛋白质	中国人民解放军军事医学科学院基础医学研究所
201310073144	一种抗 Her2 免疫细胞因子及其应用	中国人民解放军军事医学科学院基础医学研究所
201110187332	一种可以治疗心肌缺血再灌注损伤的 p38α 拮抗肽	中国人民解放军军事医学科学院基础医学研究所
201010557235	一种新型多肽在干燥综合征诊断中的应用	中国人民解放军军事医学科学院基础医学研究所
201110407008	抗人 Tim-3 的中和性单克隆抗体 L3D 及其用途	中国人民解放军军事医学科学院基础医学研究所
201110087128	一种驱除炭疽杆菌毒力大质粒 pXO1 的方法	中国人民解放军军事医学科学院生物工程研究所
201310141820	一种具有甘露糖化修饰的溶菌酶及其应用	中国人民解放军军事医学科学院生物工程研究所
201110002132	一种含有 ω 干扰素的融合蛋白及制备方法	中国人民解放军军事医学科学院生物工程研究所
201110416670	cMG2 突变体和 Fc 的融合蛋白及其编码基因与应用	中国人民解放军军事医学科学院生物工程研究所
200910242311	一种抗 uPAR 人源化抗体及其编码基因与应用	中国人民解放军军事医学科学院生物工程研究所
201210280054	抑制 HIV 的短小多肽及药物用途	中国医学科学院病原生物学研究所
201110099465	一种结核杆菌蛋白抗原的表位肽及其应用	中国医学科学院病原生物学研究所
201210211892	人源抗 EV71 病毒中和性抗体 EV71FabL6、其制备方法及应用	中国医学科学院病原生物学研究所
201310154423	人源 HIV 广谱中和抗体 A16 及其相关生物材料与应用	中国医学科学院病原生物学研究所
201110005104	用于抑制流行性乙型脑炎病毒的 siRNA	中国医学科学院病原生物学研究所
201310072196	一种结核分枝杆菌候选抗原多肽及其应用	中国医学科学院病原生物学研究所
200910244058	恶性疟原虫的多表位人工抗原及其用途	中国医学科学院基础医学研究所
201110126369	γδT 淋巴细胞中 δ1 链互补决定域 3 的优势序列及其 TcR 受体转染细胞与应用	中国医学科学院基础医学研究所
201010511650	PI4KB siRNA 及其在制备抑制 SARS-coV 感染的药物中的用途	中国医学科学院基础医学研究所
200910085463	同时表达抗原特异性受体和外源基因的重组逆转录病毒载体、用其修饰的 B-淋巴细胞及其用途	中国医学科学院基础医学研究所
200910180474	SIRT1 在制备上调珠蛋白基因表达及在制备治疗贫血药物中的用途	中国医学科学院基础医学研究所

（续表）

专利号	发明专利名称	专利权人
200910083201	TNFα 的抗体及其用途	中国医学科学院基础医学研究所
201180002259	一种胰岛素的脂质复合物及其制备方法和制剂	中国医学科学院药物研究所
201010117580	重组人 Rho 激酶在制备药物中的应用	中国医学科学院药物研究所
201210040896	NAD、氢氧化铝复合佐剂及含该复合佐剂的疫苗	中国医学科学院医学生物学研究所
201110302895	新型博来霉素类似物及其制备方法和用途	中国医学科学院医药生物技术研究所
201210579561	新颖的尿苷肽类抗生素及其用途	中国医学科学院医药生物技术研究所
201010572237	微生物来源的炎症因子受体拮抗剂及其制备方法	中国医学科学院医药生物技术研究所
201210156776	一株链孢囊菌 c-3560 产生的抗肿瘤抗生素加迪霉素	中国医学科学院医药生物技术研究所
201010512412	HULc siRNA 及其在制备治疗肝癌的药物中的用途	中国医学科学院肿瘤研究所
201110311076	microRNA 145 的新用途	中国医学科学院肿瘤研究所
4　专利权人为国内医院		
201110180449	促树突状细胞成熟的体外培养方法及专用培养基	北京大学第一医院
201210286690	封闭 TGF-β 受体或 IL-10 受体的多肽、其药物组合物及其用途	北京大学第一医院
201310233756	黄曲霉中与唑类药物敏感性相关的蛋白 AFLA-216 及其编码基因与应用	北京大学第一医院
201210256581	VSTM1 蛋白在制备抑制白血病细胞增殖产品中的应用	北京大学人民医院
201310061479	丙型肝炎病毒 B 细胞表位肽 PUHI16 及其应用	北京大学人民医院
201310062176	丙型肝炎病毒 B 细胞表位肽 PUHI37 及其应用	北京大学人民医院
201310062069	丙型肝炎病毒 B 细胞表位肽 PUHI26 及其应用	北京大学人民医院
201310061405	丙型肝炎病毒 B 细胞表位肽 PUHI34 及其应用	北京大学人民医院
201310062174	丙型肝炎病毒 B 细胞表位肽 PUHI49 及其应用	北京大学人民医院
201210265617	VSTM1 蛋白在制备促进白血病细胞分化产品中的应用	北京大学人民医院
201310006275	一种超声生物效应介导的重组人血管内皮抑制素控释制剂	福建医科大学附属协和医院
201210238725	重组人血管内皮抑制素脂质微泡及其在制备超声介导下抑制肿瘤血管生成的药物中的应用	福建医科大学附属协和医院
201210306964	一种抗菌及免疫调节多肽类药物	复旦大学附属儿科医院
201210044102	ccDc72 基因及其表达产物在制备诊断及治疗卵巢癌制剂中的应用	复旦大学附属妇产科医院
201210361565	含生长激素纳米药物微球及其制备方法	复旦大学附属金山医院
201010516449	眼镜蛇镇痛多肽透皮制剂	广州军区广州总医院
201210556516	TcRP1 基因在制备肿瘤细胞铂类耐药逆转剂中的应用	广州医学院附属肿瘤医院
201210274620	重组小鼠 EPS8 肿瘤疫苗及其制备方法和应用	南方医科大学珠江医院
201310292566	长链非编码 RNA 在制备治疗非小细胞肺癌药物中的应用	南京医科大学第二附属医院
201210516116	介导膜稳定 cD40L 基因的衣壳蛋白突变的双链重组腺相关病毒制备方法与应用	南京医科大学第一附属医院
201320420744	具有分解痰痂及消肿抗过敏功能的人工鼻	南通大学附属医院
201310136843	含有人泛素特异性蛋白酶基因 USP39-shRNA 的重组慢病毒及其应用	青岛大学医学院附属医院
201310298035	平阳霉素联合透明质酸钠在治疗淋巴管畸形药物中的应用	山东大学齐鲁医院
201110217186	一种针对 TRAPPC4 基因靶点的小干扰 RNA 及用途	上海交通大学医学院附属仁济医院
201310052612	DKK4 基因及其编码蛋白在制备药物中的应用	上海交通大学医学院附属仁济医院
201110372354	一种 miR-132 在制备治疗帕金森病药物中的应用	上海交通大学医学院附属瑞金医院
201210366598	促红细胞生成素微球在制备治帕金森病药物中的应用	上海交通大学医学院附属新华医院
201210366588	促红细胞生成素在制备治帕金森病运动并发症药物中的应用	上海交通大学医学院附属新华医院
200910050700	一种使复制缺陷型腺病毒选择性复制的方法和用途	上海市第一人民医院
201310016312	SMOC2 基因在制备检测或治疗子宫内膜癌和卵巢癌药物中的应用	上海市奉贤区中心医院
201210388134	一种建立甲状腺功能减低 Wistar 大鼠眼眶模型的方法	上海市普陀区利群医院
201310055284	一种沉默人乳腺癌特异基因的 shRNA	深圳市第二人民医院
201110231219	针对肝细胞核因子 4a 的 RNA 干扰序列及其用途	四川大学华西医院
201210323259	DIAPH3 基因及其表达产物的应用	苏州大学附属第一医院
201110439196	组织特异性的重组质粒、病毒及其应用	苏州大学附属第一医院
201210356785	环脂肽类抗生素及其制备和应用	无锡市第四人民医院
201310015926	基于 TGF-β1 的 B 细胞抗原表位的合成肽疫苗及其应用	西安交通大学医学院第一附属医院
201310069070	一种抑制肿瘤细胞侵袭的 shRNA	西藏自治区人民医院
201110049470	一种 HVEM 基因在制备肝癌诊断和预后预测的产品中的应用	中国人民解放军第二军医大学东方肝胆外科医院

（续表）

专利号	发明专利名称	专利权人
201110417354	一种大剂量注射用胸腺五肽及其在治疗重症乙型肝炎的应用	中国人民解放军第三0二医院
201210241255	壳聚糖作为免疫佐剂在制备小鼠过敏性哮喘模型中的用途	中国人民解放军第三军医大学第二附属医院
201110454805	靶向小胶质细胞的基因-载体复合物及其制备方法和应用	中国人民解放军第三军医大学第二附属医院
201310572068	鸢尾素在制备预防心肌缺血再灌注损伤的药物中的应用	中国人民解放军第三军医大学第三附属医院
201110075829	融合蛋白 TETPH、表达载体及其构建方法	中国人民解放军第三军医大学第一附属医院
201210287262	血管活性肠肽 1 型受体的高亲和力结合多肽及其应用	中国人民解放军第三军医大学第一附属医院
201310318922	眼内抗原免疫联合内毒素诱导的动物模型及其建立方法	中国人民解放军第一一七医院
201210017786	一种诱导 Th1 型免疫应答的黏膜免疫佐剂及应用	中国人民解放军海军总医院
201310160598	microRNA-30 家族的新用途	中国人民解放军南京军区南京总医院
201210393144	一种用于复合给药的组合物	中国人民解放军总医院
201210222212	一种抑制原发性肝癌生长和转移的新方法	中国人民解放军总医院
201410075924	一种药物组合物及其用途	中国人民解放军总医院第一附属医院
201210285675	miR-7 表达抑制剂在制备治疗系统性红斑狼疮药物中的应用	中国医学科学院北京协和医院
5　**专利权人为国内其他**		
201010116631	新型甲型 H1N1 流感 NA 蛋白 B 细胞表位及其应用	广东省疾病预防控制中心
201310185515	用于制备抗猪瘟病毒转基因乳酸菌制剂的重组表达载体	黑龙江出入境检验检疫局检验检疫技术中心
201210383220	特异性抑制 NK 细胞受体 KIR3DL1 的小核酸干扰分子及其应用	江苏省疾病预防控制中心
201210521103	一种防治自然流产的单克隆抗体及其应用	南京市妇幼保健院
201210312892	一种高效补钙胶囊及制备方法	山东省疾病预防控制中心
201210537639	禽流感病毒及其检测试剂盒和疫苗	上海市动物疫病预防控制中心
201210126352	一种利用沙鼠肾细胞制备肠道病毒疫苗的方法	浙江省疾病预防控制中心
201210127077	一种肠道病毒疫苗的制备方法	浙江省疾病预防控制中心
201310227097	肠道病毒 71 基因修饰系统的建立及其应用	中国人民解放军疾病预防控制所
201210063812	一种可高效高特异灭杀乳腺癌细胞的药物 T-VISA-PEA15	中山大学肿瘤防治中心
6　**专利权为国内共有**		
201320243736	改善肌肤状态的胶原蛋白微粒结构	百岳特生物科技（上海）有限公司、百岳特生物技术（上海）有限公司、百岳特化妆品（上海）有限公司、百岳特国际贸易（上海）有限公司
201310207137	新型抗 VEGFR2 的单克隆抗体及其制备与应用	北京东方百泰生物科技有限公司、北京精益泰翔技术发展有限公司
201410146151	重组集成干扰素变异体聚乙二醇偶联物的制备和应用	北京凯因科技股份有限公司、重庆富进生物医药有限公司
201010146835	新型抗 EGFR 人源抗体 TGM10 的设计及其应用	北京天广实生物技术股份有限公司、中国人民解放军军事医学科学院基础医学研究所
201110316542	一种确定食道癌病人生存预后的试剂	博奥生物有限公司、清华大学、中国医学科学院肿瘤研究所
201110225783	一种促进创面愈合的药物组合物	成都金凯生物技术有限公司、苏州金盟生物技术有限公司
201110144843	甲状旁腺激素衍生物	成都金凯生物技术有限公司、苏州金盟生物技术有限公司
201110069306	MAPWA 融合抗菌肽及其制备方法与应用	成都市金之源生物技术有限公司、四川大学
201310176661	一种抗胰岛素样生长因子-1 受体抗体及其编码基因和应用	杭州德同生物技术有限公司、浙江大学、美国加州艾华朗生物科技有限公司
201210353163	负载溶菌酶的壳聚糖/γ-聚谷氨酸复合纳米粒子的制备方法	杭州师范大学、浙江省农业科学院
201210529751	编码猪 β 干扰素的基因片段及其应用	华南农业大学、广东大华农动物保健品股份有限公司
201080018409	一种抗 VEGF 的单克隆抗体及含有该抗体的药物组合物	江苏先声药物研究有限公司、宜康公司
200910233712	具有 cD137L 功能的蛋白或多肽及其基因和应用	江苏先声药物研究有限公司、中国药科大学
201210073773	LEcT2 蛋白在制备抗病毒药物中的应用	宁波大学、浙江大学医学院附属第一医院
200780010122	一种治疗肿瘤的药物及其应用	清华大学、北京普罗吉生物科技发展有限公司
201210467650	一种恩拉霉素干混悬剂及其制备方法	清远容大生物工程有限公司、清远职业技术学院、杨亚勇
201310167295	重组人胸腺素 alpha 原蛋白在制备伤口愈合药物中的应用	厦门大学、厦门伯赛基因转录技术有限公司

（续表）

专利号	发明专利名称	专利权人
201210047960	抗 cD4 蛋白的单克隆抗体及其活性片段及用途	厦门大学、厦门万泰沧海生物技术有限公司
201210010355	可用于诱导肝细胞损伤的 RNA 干扰靶点	厦门大学、厦门万泰沧海生物技术有限公司
200980101260	一种可溶性 TNF 受体突变体	上海复旦张江生物医药股份有限公司、泰州复旦张江药业有限公司
201110362096	以多孔碳酸钙为载体的生物酶水凝胶剂及制备方法	上海高科生物工程有限公司、上海高科联合生物技术研发有限公司、昆山博青生物科技有限公司
201010165098	一种预防或治疗视网膜损伤的长效缓释制剂及其制备方法	上海交通大学、复旦大学附属眼耳鼻喉科医院
201210536557	一种生物活性多肽 DELQ 及其制备和应用	上海交通大学、浙江熊猫乳品有限公司
201210140942	一种短肽及含有其的免疫抑制剂和应用	上海交通大学医学院附属瑞金医院、中国科学院上海药物研究所
201010581178	水杨酸钠的新用途	上海凯茂生物医药有限公司、上海复星医药（集团）股份有限公司
200910053906	一种化合物及其应用	上海来益生物药物研究开发中心有限责任公司、浙江医药股份有限公司新昌制药厂、中国科学院上海生命科学研究院
201010178581	一种人胰腺癌细胞系及其应用	上海睿智化学研究有限公司、上海长海医院
201310175664	可提高抗体滴度的免疫佐剂、其制备方法及应用	上海赛伦生物技术有限公司、上海赛伦生物技术大丰有限公司
201210533178	人源抗人血管内皮细胞生长因子抗体及其应用	上海赛伦生物技术有限公司、中国人民解放军军事医学科学院生物工程研究所
201310075262	一种稳定性高的人源抗 VEGF 抗体及其应用	上海赛伦生物技术有限公司、中国人民解放军军事医学科学院生物工程研究所、上海赛伦生物技术大丰有限公司
201210405333	一类肽化合物、其制备方法及用途	上海医药工业研究院、李敏
200510041407	聚乙二醇修饰蛇毒凝血酶样酶	上海医药工业研究院、正大天晴药业集团股份有限公司
201010158898	一组蛇毒来源的活性肽的制备方法及其在抗肿瘤方面的应用	上海医药工业研究院、正大天晴药业集团股份有限公司
201010615890	一类新型的 Exendin-4 类似物及其制备方法	上海医药工业研究院、正大天晴药业集团股份有限公司
201110116642	一组阳离子抗菌肽及其制备方法和应用	上海医药工业研究院、正大天晴药业集团股份有限公司
201110116643	一组新型的 HRP5 类似物及其制备方法	上海医药工业研究院、正大天晴药业集团股份有限公司
201210585996	一种赖诺普利迟释缓释片剂及其制备方法	石雷、台州职业技术学院
201210229423	剪切因子癌蛋白 SF2/ASF 在制备白血病治疗药物中的应用	首都医科大学附属北京儿童医院、中国科学院遗传与发育生物学研究所
201310236204	一种小分子多肽 ZY13 及其应用	四川合泰新光生物科技有限公司、中国科学院昆明动物研究所
201310236447	一种镇痛肽 FI 及其基因和应用	四川合泰新光生物科技有限公司、中国科学院昆明动物研究所
200910179336	人 miR-150 反义核酸及其应用	苏州吉玛基因股份有限公司、中国科学院上海药物研究所
201110266469	抗人血小板膜糖蛋白 Ibα 嵌合抗体药物组合物	苏州苏大赛尔免疫生物技术有限公司、苏州大学
201210005571	一种恶性疟疾疫苗及其制备方法	特菲（天津）生物医药科技有限公司、天津耀宇生物技术有限公司
201110073658	肿瘤坏死因子受体Ⅱ-脂联素球部融合蛋白改构体快速筛选方法及其应用	温州医学院、北京五加和分子医学研究所有限公司
201310159797	一种长效型成纤维细胞生长因子-23 拮抗剂的开发	温州医学院、黄志锋
201310036081	一种携带 TGF-βRⅡ和 NKG2D 基因的 NK92 细胞株、制备方法及用途	无锡贝瑞康生物科技有限公司、苏州大学
200910200399	胰高血糖素样肽-1 的类似物	吴晓琰、孙玉琨、上海捷辰生物科技有限公司

（续表）

专利号	发明专利名称	专利权人
201110070597	三取代糖肽类衍生物及药物组合物、以及其制备方法和用途	浙江医药股份有限公司新昌制药厂、上海来益生物药物研究开发中心有限责任公司、上海医药工业研究院
201210131614	一种破伤风外毒素中和性B细胞抗原表位肽与应用	中国人民解放军第三军医大学、重庆原伦生物科技有限公司
201210018080	沙门氏菌鞭毛蛋白衍生物在制备防治炎症性肠病药物中的应用	中国人民解放军军事医学科学院放射与辐射医学研究所、苏州科景生物医药科技有限公司
201310053960	多肽Cbf-K16抗肿瘤药物的用途	中国药科大学、南京映海月生物科技有限公司
201210582536	人抗凝血酶制剂干热处理过程中的稳定剂	中国医学科学院输血研究所、贵州泰邦生物制品有限公司
201210225210	一种链球菌保护性抗原c5a及其制备方法	中山大学、广州市艾佩克养殖技术咨询有限公司
201080008727	癌症靶向肽及其在癌症治疗中的用途	研究院、梁启铭
201210024203	一种治疗高血压的药物组合物	重庆圣华曦药业股份有限公司、重庆圣华曦药物研究开发有限公司
201210379588	用于耐甲氧西林金黄色葡萄球菌（MRSA）疫苗的重组蛋白HF2及制备方法和应用	重庆原伦生物科技有限公司、中国人民解放军第三军医大学
201310021212	耐甲氧西林金黄色葡萄球菌（MRSA）疫苗重组蛋白抗原I1c及制备方法和应用	重庆原伦生物科技有限公司、中国人民解放军第三军医大学
201210375013	耐甲氧西林金黄色葡萄球菌（MRSA）疫苗重组蛋白抗原I12c及制备方法和应用	重庆原伦生物科技有限公司、中国人民解放军第三军医大学

五、药品制剂和药用辅料的发明专利

1　专利权人为国内企业

专利号	发明专利名称	专利权人
201310013065	一种淀粉空心胶囊及其制备方法	北京爱特康科贸有限责任公司
201320743716	固态精油贴	北京传颂悦颜科技有限公司
201210573821	一种速溶性植物软胶囊及其制备方法	北京航洋健康科技有限公司
200910078071	阿昔洛韦分散片及其制备方法	北京以岭生物工程技术有限公司
201210012265	一种水溶型薄膜包衣预混剂	北京英茂药业有限公司
201310091336	一种药用预混辅料的制备方法	北京英茂药业有限公司
201210495099	一种缓释型薄膜包衣预混剂及其制备方法	北京英茂药业有限公司
201320572354	一种磁性毛孔疏通携药微粒	滨海鑫迪生机械有限公司
201420351615	一种膏药贴	亳州正丰医药有限责任公司
201310006164	中药巴布剂的基质	常熟雷允上制药有限公司
201320852005	脂质体包封罐	常州金远药业制造有限公司
201320654800	一种多效药贴及其构成的组合药贴盒	成都春睿医药科技有限公司
201110420104	一种以磷脂为基质的原位相变凝胶缓释系统及其制备方法	成都师创生物医药科技有限公司
201420156119	速崩缓释锭剂结构	大江生医股份有限公司
201110326354	赤藓糖醇聚合物作为胶凝剂和（或）甜味剂的用途	丰益（上海）生物技术研发中心有限公司
201210522265	薄膜包衣剂及其制备方法	广西嘉进药业有限公司
201310034967	一种壳聚糖纳米胶束包裹物溶液及其制备方法	广州拜恩化学科技有限公司
201210142991	植物类抗癌靶向纳米制剂及其制备方法	广州帝奇医药技术有限公司
201310040178	一种薄膜包衣剂	广州花海药业股份有限公司
201320388444	一种水凝胶贴膏剂	贵州省遵义市苗风医药保健品有限公司
201210551329	一种盐酸平阳霉素脂质体注射剂	海南百思特医药科技有限公司
201210548679	一种环磷腺苷葡胺脂质体注射剂	海南圣欣医药科技有限公司
201210551378	一种培美曲塞二钠脂质体注射剂	海南圣欣医药科技有限公司
201210552254	盐酸沙格雷酯脂质体固体制剂	海南圣欣医药科技有限公司
201320875559	一种药物载体	海宁华通电子有限公司
201210552366	一种巴布剂基质及其应用	河南羚锐制药股份有限公司
201320883475	一种用于治疗幽门螺杆菌的双层片	湖北华世通潜龙药业有限公司
200880129004	稳定的非典型抗精神病制剂	湖南洞庭药业股份有限公司
201110211183	四磨汤泡腾片及其制备方法	湖南汉森制药股份有限公司
201110249405	一种难溶药物的自微乳组合物	华北制药集团新药研究开发有限责任公司

（续表）

专利号	发明专利名称	专利权人
201420439866	一种眼贴	济南菲特生物科技有限公司
201110125227	生物可降解的聚己二酸-对苯二甲酸-丁二醇酯中空发泡粒子及其制备方法	嘉兴博发新型塑料有限公司
201310374701	一种药用辅料黄原胶及其制备方法	江苏阜丰生物科技有限公司
201310034277	一种新型冬虫夏草胶囊及其制备方法	江苏沥泽生化科技有限公司
201310049029	一种中药巴布剂基质及制备方法	江苏七〇七天然制药有限公司
201210348256	一种低分子量黄原胶及其制备方法	江苏神华药业有限公司
201210425217	一种无明胶双层空心胶囊的制备方法	江苏省庆缘康生物科技有限公司
201210283814	一种用于治疗擦伤的伤口喷雾剂及其制备方法	江苏长泰药业有限公司
201110037515	一种大型平面双圆台磨角形中药片的薄膜包衣方法	江中药业股份有限公司
201310529612	一种含有变性淀粉的药物用包衣组合物及制备方法	界首市东亚淀粉出品有限公司
201310529612	一种含有变性淀粉的药物用包衣组合物及制备方法	界首市东亚淀粉出品有限公司
201210002263	一种微丸及其制备方法	金陵药业股份有限公司
201420091824	一种冲模结构及其应用	力品药业(厦门)有限公司
201420177706	胶囊结构	密源生物科技股份有限公司
201320889122	聚氨酯复合无纺布和膏贴	明尼苏达矿业制造医用器材(上海)有限公司
201420386449	一次性光子经皮给药贴片	南京早春医疗器械有限公司
201110059685	一种难溶性药物球形颗粒的制备方法	齐鲁制药有限公司
201210241613	一种明胶珠光空心胶囊及其制备方法	青岛益青药用胶囊有限公司
201210274807	一种空心胶囊及其制备方法	青岛源海底海洋生物技术有限公司
201110105985	含单官能团的多级支化聚乙二醇及其合成方法	厦门赛诺邦格生物科技有限公司
201420256681	一种肚脐贴	山东家慈堂生物科技有限公司
200910049605	一种生物可降解材料及其制备方法和用途	上海国睿生命科技有限公司
201320727152	一种新型消毒液配置罐	上海国舜化工设备有限公司
201210106857	三维壳聚糖水凝胶及其制备方法	上海华谊生物技术有限公司
201110437594	NRP-1 配体多肽-聚乙二醇-磷脂复合物、其介导的主动靶向脂质体递药系统及其制备方法	上海纳米技术及应用国家工程研究中心有限公司
201320411802	手足皲裂卷贴	上海卫生材料厂有限公司
201210434863	小分子干扰核糖核酸的壳聚糖纳米粒传递系统及制备方法	上海现代药物制剂工程研究中心有限公司
201310046861	膜状制剂及其制备方法	上海现代药物制剂工程研究中心有限公司
201310046865	复合膜状制剂及其制备方法	上海现代药物制剂工程研究中心有限公司
201320276140	一种可分割药片	上海长城药业有限公司
201210187144	植物性空心胶囊及其制备工艺和制造系统	上海众伟生化有限公司
201080039899	具有磺丁基醚环糊精盐内水相的脂质体	石药集团中奇制药技术(石家庄)有限公司
201110227005	一种三重交联的胶原蛋白及制造方法和用途	双美生物科技股份有限公司
201110146139	一种黄芩提取物鼻用温敏型原位凝胶及其制备方法和用途	四川大千药业有限公司
201420303619	一种被贴式膏药	四川省乐至贵均卫生材料有限公司
201420309661	一种药物贴片	四川省乐至贵均卫生材料有限公司
201210401031	含病毒外壳蛋白及无机纳米颗粒的药物输运或造影载体的构建方法	苏州百拓生物技术服务有限公司
201210075699	一种医用植绒止血材料及其制备和应用	苏州博创同康生物工程有限公司
201010557300	三元复合物和含有三元复合物的液体及制备方法与应用	苏州瑞博生物技术有限公司
201110096630	用聚乙烯醇制成的丝素蛋白多孔支架及其制备方法和用途	苏州丝美特生物技术有限公司
201310016276	一种头孢呋辛酯片及其制备方法	苏州中化药品工业有限公司
201310380776	一种环保型薄膜包衣预混剂及其制备方法	天津爱勒易医药材料有限公司
201310379681	一种缓释药物固体制剂骨架材料	天津爱勒易医药材料有限公司
201210008957	一种缓控释预混剂	天津爱勒易医药材料有限公司
201210332700	一种由羟丙基纤维素和乳糖组成的药用预混剂	天津爱勒易医药材料有限公司
201320527139	一种可调节温度的制膜设备	天津爱勒易医药材料有限公司
201420074829	一种不易脱出的肠道栓剂	天津法莫西医药科技有限公司
201420074965	一种具有部分椭圆头锥中间和尾部突出的肠道栓	天津法莫西医药科技有限公司
201420075062	一种双突出肠道栓	天津法莫西医药科技有限公司
201420075076	一种双突出双层肠道栓	天津法莫西医药科技有限公司
201420075047	一种带有复合层的中空鼻栓	天津法莫西医药科技有限公司
201420075975	一种两腰具有凸起弧的鼻栓	天津法莫西医药科技有限公司

（续表）

专利号	发明专利名称	专利权人
201320727689	一种双层内包衣片剂	天津法莫西医药科技有限公司
201320728994	一种多层隔离片剂	天津法莫西医药科技有限公司
201320728736	一种具有刻痕线的易于分成四份的片剂	天津法莫西医药科技有限公司
201420445449	药用眼贴	天津法莫西医药科技有限公司
201110101271	一种含有抑菌剂结冷胶的眼部外用组合物	天津金耀集团有限公司
201320316387	一种新型膏药贴	天津宽明科技有限公司
201320813074	可降解放射性密封籽源连接链	天津赛德医药研究院有限公司
201320888399	一种阴道炎症治疗栓	天津市阿克弗技术发展有限公司
201320729223	可调节贴剂	天津市博爱生物药业有限公司
201320730186	绑带式贴剂	天津市博爱生物药业有限公司
201420447130	贴剂	天津市博爱生物药业有限公司
201420397890	折叠贴剂	天津市博爱生物药业有限公司
200910228467	一种口服泡腾片及其制备方法	天士力制药集团股份有限公司
201320670645	一种粉状物料的双效节能降温装置	天水华圆制药设备科技有限责任公司
201110347884	一种包裹功能作用物混悬液的海藻酸盐软胶囊的制备方法	无锡福尔顺科技有限公司
201210165558	一种可在胃肠道不同部位崩解的海藻酸盐硬胶囊	无锡福尔顺科技有限公司
201110346669	一种空心核壳结构复合纳米粒子及其制备方法	无锡中科光远生物材料有限公司
201110347250	一种酸性环境中可实现药物快速释放的智能型多功能空心微球及其制备方法	无锡中科光远生物材料有限公司
201110346647	一种利用改性超支化高分子制备类生物膜囊泡结构的方法	无锡中科光远生物材料有限公司
201080011211	微球药物载体、其制备方法、组合物及应用	西安力邦医药科技有限责任公司
201110325891	一种治疗慢性肾功能衰竭的肾康注射复方制剂及其制备方法	西安世纪盛康药业有限公司
201110325842	一种治疗慢性肾衰的肾康贴剂及其制备方法	西安世纪盛康药业有限公司
201420010215	一种可准确定位的贴剂	云南凌健博白投资有限公司
200910175790	一种金属络合物配体、金属络合物及其制备方法和应用、高分子聚合物及其制备方法和应用	赞南科技（上海）有限公司
201010515840	利用双水相体系形成的包载药物的明胶或胶原乳液和微粒及其制备方法	浙江海正药业股份有限公司
201010131244	包载药物脂质体的制备方法	浙江海正药业股份有限公司
201210401027	一种包载水溶性药物的脂质体制备方法	浙江海正药业股份有限公司
201010131339	载药脂质体的制备方法	浙江海正药业股份有限公司
201010131308	包载水溶性药物脂质体的制备方法	浙江海正药业股份有限公司
201010131315	包载水溶性药物类脂微粒的制备方法	浙江海正药业股份有限公司
201210022487	微囊冻干粉及其制备方法	浙江海正药业股份有限公司
201110280782	一种应用于血管吻合术的水凝胶及其制备方法	浙江海正药业股份有限公司
201010131352	包载药物类脂微粒的制备方法	浙江海正药业股份有限公司
201420330634	一种空心胶囊壳体	浙江天龙胶丸有限公司
201420420244	一种空心胶囊壳体	浙江益立胶囊有限公司
201420422755	一种加长胶囊壳体	浙江益立胶囊有限公司
201110232143	一种膏药、贴剂用载体胶粘剂及其制备方法	中国石油化工集团公司
201210313037	一种炔基羟丙基纤维素及其温敏性水凝胶的制备方法与应用	中科院广州化学有限公司
201210370435	用于治疗肝癌的基因药物及其制备方法和应用	中南大学湘雅医院
201310510581	一种用于胶囊用品的淀粉自增强复合材料的制备工艺	中山市凯博思淀粉材料科技有限公司
201320600547	一种医用凝胶贴剂	珠海国佳高分子新材料有限公司
201310231111	一种穿心莲内酯晶体及含有该晶体的软胶囊及其制备方法	珠海金鸿药业股份有限公司
201310346227	由卡拉胶和柠檬酸钾凝胶的羟丙甲纤维素肠溶空心胶囊	重庆衡生药用胶囊有限责任公司
201210253448	一种外用经皮给药制剂基质及制备方法	重庆陪都药业股份有限公司
2　专利权人为国内大学		
201210494970	一种磁性二氧化硅/聚苯乙烯复合壳层结构的纳米微胶囊及其制备方法	安徽大学
201210234466	二氧化硅/聚（甲基丙烯酸甲酯-苯乙烯）双壳层复合微球及其制备方法	安徽大学
201010001130	温敏型原位凝胶药物组合物	北京大学
201210012287	肿瘤靶向栓塞治疗组合物及其制备方法	北京大学
201110356776	X线下可显影的栓塞微粒及其制备方法和应用	北京大学

（续表）

专利号	发明专利名称	专利权人
201210349585	壳聚糖/脂肪族聚酯两亲接枝共聚物的制备方法	北京航空航天大学
201210057548	一种四氧化三铁磷酸钙核壳纳米磁性粒子及生物矿化法的制备方法	北京化工大学
201210500780	一种可降解的温敏型嵌段共聚物及其制备方法	北京化工大学
201110133165	一种具有脑-靶向性的高分子药物输送材料及其制备方法	北京化工大学
201310153788	一种刺激响应型酯化纳米纤维素前药缓释材料的制备方法	北京科技大学
201310016190	基于硝基苯的三重响应聚合物自组装体的制备方法和应用	北京科技大学
201210245010	一种三重响应性聚合物胶束制备方法及应用	北京科技大学
201110333655	pH 敏感型壳聚糖交联聚维酮凝胶及其制备方法和应用	北京联合大学生物化学工程学院
201210371157	一种耐高温微胶囊化姜黄精油生物抑菌剂的制备方法	渤海大学
201310052658	一组具有促进经皮和跨膜渗透作用的多肽及其应用	大连理工大学
201210454377	一种温敏自组装脂质体及其制备方法	东华大学
201210191142	一种载抗癌药物纳米纤维膜及其制备方法	东华大学
201210521503	硫化铜/介孔二氧化硅核壳纳米材料及其制备方法和应用	东华大学
201210448911	一种仿血细胞形貌温敏聚合物微球及其制备方法	东华大学
201210147487	一种双亲水温度响应性聚合物的制备方法	东华大学
201210181568	一种有机无机杂化静电纺纳米载药纤维的制备方法	东华大学
201110349280	一种锂皂石掺杂的聚乳酸-羟基乙酸纳米纤维的制备方法	东华大学
201210147897	一种双亲水温敏聚合物纳米胶束的制备方法	东华大学
201110426143	一种生物荧光纳米温度计的制备方法	东南大学
201310067067	一种氧化石墨烯药物载体及其制备方法和应用	福州大学
201310029314	半乳糖修饰的巯基化壳聚糖季铵盐纳米粒及其制备方法和应用	复旦大学
201110333044	甘露糖修饰巯基化壳聚糖季铵盐纳米粒及其制备方法和应用	复旦大学
201010535013	一种氯代毒素修饰的脑胶质瘤靶向基因递释复合物及其制备方法	复旦大学
201110261306	甘露寡糖脂质体纳米制剂的生产工艺	广西大学
201210422452	一种氧化蔗渣木聚糖的制备方法	桂林理工大学
201310000036	包载难溶性药物的含碳纳米管温敏型凝胶的制备和应用	桂林理工大学
201010224640	基于季戊四醇的复合脂质,制备方法及用途	哈尔滨工业大学
201010222238	含卟啉环功能基团的复合脂质及其制备方法与用途	哈尔滨工业大学
201210475939	靶向性卟啉类荧光分子与金纳米棒二联体的制备方法	哈尔滨工业大学
201310112929	一种以黄原胶和明胶为壁材复凝聚法制备微囊的方法	黑龙江大学
201310099464	一种基于界面缩聚法制备的微囊及其制备方法	黑龙江大学
201210264315	一种介孔钙硅凝胶及其制备方法和应用	华东理工大学
201310055049	聚谷氨酸衍生物及其水凝胶和制备方法	华东理工大学
201310170169	一种明胶组合物及其制备方法和应用	华东师范大学
201210196275	一种水溶性药物脂质体的制备方法	华南理工大学
201210224251	生物可降解高分子包封水溶性分子微球的制备方法	华南理工大学
201210303144	一种淀粉基水凝胶控缓释载体材料及其制备方法和应用	华南理工大学
201310116035	芪类与上转换稀土纳米复合物及其制备方法与应用	华南理工大学
201310115783	醌类与上转换稀土纳米复合物及其制备方法与应用	华南理工大学
201310118847	香豆素类与上转换稀土纳米复合物及其制备方法与应用	华南理工大学
201310115908	一种姜黄素与上转换稀土纳米复合物及其制备方法与应用	华南理工大学
201210188956	一种 pH 响应 4 臂星型嵌段共聚物及其制备方法与应用	华南理工大学
201110053063	一类半程电荷匹配两亲性自组装短肽及其用作纳米止血材料及疏水性药物载体	华南理工大学
201210188748	一种 pH 响应 6 臂星型嵌段共聚物及其制备方法与应用	华南理工大学
201210043589	一种多孔磁性各向异性微球及其制备方法	华南理工大学
201110351139	一种含甘木通冠心康制剂及其制备方法	华南农业大学
201210220836	二氧化碳流体抗溶剂法制备多孔微球的方法	华侨大学
201110123404	一种以重组腺相关病毒为载体的基因治疗药物的制剂处方	华侨大学
201010547886	一种超顺磁性微米淀粉的制备方法	华侨大学
201210408702	一种纳米泡溶液及其制备方法和应用	华中科技大学
201210158275	体内相转变肿瘤靶向纳米泡及其制备方法和用途	华中科技大学
201110423118	一种生物可降解聚合物纳米粒子的无皂制备方法	华中科技大学

（续表）

专利号	发明专利名称	专利权人
201210179021	一种温度敏感性可注射混合水凝胶	华中科技大学
201310361427	一种聚合物包覆的金纳米粒子链复合物、制备方法及其应用	吉林大学
201310013665	一种抗肿瘤纳米药物载体及其制备方法与应用	暨南大学
201310030896	琼脂糖-聚乙烯亚胺-透明质酸接枝物及其制备方法与应用	暨南大学
201210421335	改性埃洛石纳米管/生物降解聚酯复合材料及其制备方法	暨南大学
201310088329	具有有序等级纳米结构的三维多孔膜的制备方法	嘉兴学院
201010577739	一种提高主药稳定性的缓控释药用辅料	江南大学
201110416235	一种基于低酯果胶与钙离子凝胶化的微胶囊制备方法及应用	江南大学
201010295833	星型聚乳酸酯化法接枝海藻酸钠微粒的制备	江南大学
201110404576	一种光敏性环糊精凝胶的制备方法	江南大学
201210067410	一种双亲性共聚物改性壳聚糖复合物的制备及应用	江南大学
201210451937	具有孔隙结构的壳聚糖纳米粒的制备方法及应用	江苏大学
201320598006	一种复合石墨烯水凝胶药物载体	金陵科技学院
201210382969	肿瘤信号响应的主动治疗纳米光动力药物载体及制法	南京大学
201310386678	一种基于 miR-141 的分子靶向核酸纳米药物及其制备方法和应用	南京大学
201210399046	一种可代替透明质酸的吸湿保湿剂	青岛大学
201110190409	一种含胆酸的高分子材料及其修饰的肝靶向给药纳米粒	清华大学
201210267050	细胞穿膜肽 hPP10 及其用途	三峡大学
201310166067	细胞穿膜肽 hPP3 及其用途	三峡大学
201310042632	一种有机/无机杂化无规共聚物及其制备方法与用途	厦门大学
201210054600	一种表面功能化的多孔异形微球的制备方法	厦门大学
201210013518	一种层状双金属氢氧化物与磁性基质的复合物及其制备	山东大学
201310099774	具有中空夹层的纳米胶囊的制备方法	山东理工大学
201310094512	一种靶向肝脏细胞的运载体及其制备方法	山西医科大学
201210091218	分子量可控聚 L-谷氨酸制备方法	上海大学
201210142543	一种基于多孔无机材料二次分散难溶性药物的口服制剂及其制备方法	上海交通大学
201210257924	血管栓塞剂及其用途、制备方法	上海交通大学
201210163283	一种包裹蛋白大分子药物的纳米囊泡及其制备方法	上海交通大学
201210364157	一种纳米混悬液包油-油包固制备微球的方法	上海交通大学
201210364909	一种纳米颗粒混悬液包油-油包水制备微球的方法	上海交通大学
201210365210	纳米颗粒混悬液包油-油包油-油包水制备微球的方法	上海交通大学
201210365218	纳米颗粒混悬液包油-油包油制备微球的方法及缓释微球	上海交通大学
201210365222	一种纳米颗粒混悬液包油制备微球的方法及缓释微球	上海交通大学
201210475855	具有优化分散性的氟化羟基磷灰石	上海交通大学
201210529603	一种叶酸修饰稀土改性碳纳米管的制备方法	上海交通大学
201110266192	一种利用介孔二氧化硅纳米颗粒装载 siRNA 的方法	上海交通大学
201210248240	包括鱼精蛋白和基因物质的纳米颗粒的制备方法	上海交通大学
201210311659	基于分子胶的两亲性嵌段共聚物自组装胶束及其用途	上海交通大学
201210563824	基于分子胶的 ABA 型两亲性三嵌段共聚物及其用途	上海交通大学
201210418789	一种超声/MRI 双重响应的复合纳米囊及其制备方法	上海交通大学
201310009873	内水相负载磁性碳量子点的 pH 及热双敏性脂质体的制备方法	上海交通大学
201210163285	一种嵌段高分子及其合成方法和纳米颗粒的制备方法	上海交通大学
201110327106	一种能够原位自组装成难溶药物的纳米脂质体的复合微球及其制备方法	上海理工大学
201210507234	一种 β-聚苹果酸/壳聚糖纳米药物缓释微胶囊及其制备方法	上海应用技术学院
201210200051	一种 β- PMA/明胶纳米胶囊及其制备方法	上海应用技术学院
201010120171	一种口服纳米聚合物胶束载药系统及其制备方法	沈阳药科大学
200810228810	低分子量壳聚糖修饰的脂质体及其制备方法	沈阳药科大学
201010186783	一种提高脂质体包封率的制备方法	沈阳药科大学
201110183477	一种制备具有内外水相梯度差囊泡的装置及方法	沈阳药科大学
200810229239	一种脂质体制备方法	沈阳药科大学
201010523996	SiO2 介孔中空纳米球载体及其制备和应用	沈阳药科大学
201110153696	低浓度 PEG 脂质衍生物及其应用	沈阳药科大学
201110101899	一种多孔羟基磷灰石及其制备方法与应用	沈阳药科大学

（续表）

专利号	发明专利名称	专利权人
201110235954	一种聚乙二醇二脂肪酸甘油酯衍生物及其在药物传递中的应用	沈阳药科大学
201010565448	水溶性辣椒红素乳剂及其制备工艺	沈阳药科大学
201010565427	水溶性辣椒红素固体分散体及其制备工艺	沈阳药科大学
201010139539	双半乳糖基二酰甘油酯的制备方法及其应用	沈阳药科大学
201010194269	一种生物可降解球形多孔淀粉泡沫的制备方法与应用	沈阳药科大学
201110142109	一种叶酸功能化的载药介孔氧化硅及其制备方法	首都医科大学
201310194987	月桂酰氨基酰脯氨酸甲酯作为新型化学促透剂的制备方法及应用	首都医科大学
201210525814	一种结合 FAP 的多肽	首都医科大学附属北京朝阳医院
201310140860	具有温控开关的囊状聚氨酯药物控释体及其制备方法	四川大学
201210424815	以维生素 C 为载体的脑靶向前药	四川大学
201210066184	天然普鲁兰多糖纳米药物载体及其制备方法	四川大学
201010617432	聚乙二醇甘草次酸酯、复合载药胶束及其制备方法和用途	四川大学
201310291401	一种添加中药材的纯种药红曲的制备方法	四川大学
201210275194	具有开孔结构的梯度生物相容性聚合物发泡材料及其制备方法	四川大学
201210158187	一种双亲性聚合物构成的囊泡及其应用	苏州大学
201210231361	一种酸敏感可降解聚合物囊泡及其制备和应用	苏州大学
201310149609	粒径均匀的亚微米级芯/壳结构 PLGA 微球的制备方法	天津大学
201210435892	可递送内皮抑制激素的胶原基复合角膜替代物的制备方法和应用	天津大学
201210083471	一种壳聚糖/聚赖氨酸原位凝胶及其制备方法	天津大学
201210448390	一种含药的结肠靶向的卵磷脂 / 果胶微丸的制备方法	天津科技大学
201310180236	一种双敏感可崩解式纳米囊泡药物载体制剂及其制备方法	同济大学
201010298764	包裹度可控的负载药物的硬脂酸载药微纳米粒的制备方法	同济大学
200910045559	一种具有磁热和靶向药物缓释特性的水滑石及其制备方法	同济大学
201210099804	一种用于诊疗的磁共振成像造影剂及其制备方法	同济大学
201210157008	一种水溶性可生物降解且高效抗菌的聚合物胶束及其制备方法	同济大学
201210487416	一种具有超声和 pH 双重响应的聚合物囊泡及其制备方法	同济大学
201210199661	一种温度和 pH 敏感性的壳交联聚合物胶束的制备方法	同济大学
201210290633	一种靶向性石墨烯纳米药物载体的制备方法	温州医学院
201210340081	一种物理水凝胶及其用途	武汉大学
201210340303	一种温度响应型可注射水凝胶及其制备方法和用途	武汉大学
201210314639	含巯水端基的支化型水性聚氨酯及其制备方法	武汉科技大学
201310012315	一种高分子透皮吸收促进剂及其制备方法和应用	西安交通大学
201310229346	一种还原敏感型聚乙二醇-药物偶联物及其制备方法	西安交通大学
201210192480	一种基于 5-氨基乙酰丙酸的改性光敏剂及其制备方法	西安交通大学
201310229284	一种双功能聚乙二醇衍生物及其制备方法	西安交通大学
201210577634	具有抗肿瘤活性的五氟尿嘧啶共聚物及其制备方法	西北师范大学
201210577816	一种具有抗肿瘤活性的散沫花素共聚物及其制备方法	西北师范大学
201110156949	基于小核酸药物成骨治疗的骨靶向递送系统及其制备方法	香港中文大学
201310110678	多功能的偏心介孔二氧化硅核壳纳米粒子的制备方法	长春理工大学
201310229174	一种基于超临界流体技术的黏膜附着性聚合物载药贴膜制备方法	浙江大学
201310118153	一种纳米粒子与多巯基共聚物复合物及其制备方法	浙江大学
201210585092	一种可降解树枝状大分子磁共振造影剂及其制备方法	浙江大学
201210395047	原位注射聚乙二醇型水凝胶及其制备方法	浙江大学
201210309846	一种具有微电场响应功能的纳米水凝胶及其制备方法和应用	浙江大学
201310138553	一种磁性水溶性碳纳米管及其制备方法和应用	郑州大学
201210561306	透明质酸修饰的氧化石墨烯及其药物组合物的制备方法与应用	郑州大学
201310259899	以银/氧化石墨烯复合纳米粒为载体的近红外光药物控释系统的制备及其应用	郑州大学
201210406733	一种水溶性碳纳米管及其应用	郑州大学
201110376529	一种壳寡糖复合纳米微粒的制备方法	中国海洋大学
201110303304	包封儿茶素的脂质体的制备方法	中国计量学院
201210372149	一种钆稳定的无定形碳酸钙纳米复合材料及制备方法	中国科学技术大学
201110115371	小分子多肽和小分子多肽脂质体及其运用	中国人民解放军第三军医大学

（续表）

专利号	发明专利名称	专利权人
201210205097	靶向肿瘤多功能聚苹果酸载体药物	中国人民解放军第四军医大学
201210335017	一种透膜肽介导的反义抗菌剂及其制备方法和应用	中国人民解放军第四军医大学
201110301807	一种包裹难溶性药物的蛋白纳米颗粒及其制备方法	中国药科大学
201110299807	一种包裹难溶性药物的蛋白纳米颗粒的制备方法	中国药科大学
201310150479	一种水溶性药物骨架缓释片及其制备方法	中国药科大学
201210141105	一种包载难溶性药物的泊洛沙姆/两亲性多糖混合胶束的制备和应用	中国药科大学
201110102877	具有血管壁靶向和逆向转运胆固醇功能的重组高密度脂蛋白载药系统及其应用	中国药科大学
201210067847	基于寡肽的 pH 敏感型两性离子及其在药剂中的应用	中国药科大学
201210321683	连接有聚乙二醇的氨基酸及其制法和用途	中国药科大学
201310143737	一种含偶氮苯基团的两亲性多糖/多肽嵌段聚合物及其制备方法与应用	中山大学
201010226940	一种药用生物材料的制备方法	重庆理工大学
3　专利权人为国内研究所		
201010593408	一种负载药物的水凝胶体系及其制备方法	国家纳米科学中心
201110301292	一种纳米颗粒药物组合物及其制备方法	国家纳米科学中心
201110421565	一种核酸及药物载体和药物组合物及其制备方法	国家纳米科学中心
201110242270	一种接枝聚合物及其制备方法和用途	国家纳米科学中心
201110301225	药物载体和药物组合物及其制备方法	国家纳米科学中心
201210537238	纳米级铂类药物及其制备方法	清华大学深圳研究生院
201210292220	一种 cA-PLGA-TPGS 星形共聚物及其制备方法与应用	清华大学深圳研究生院
201210284716	核-壳型纳米药物颗粒、其制备方法及应用	深圳先进技术研究院
201210424026	一种纳米药物颗粒、其制备方法及应用	深圳先进技术研究院
201210574535	核-壳型纳米药物颗粒、其制备方法及应用	深圳先进技术研究院
201310152882	含超支化聚合物与磷脂的纳米载体及其制备方法和应用	深圳先进技术研究院
201310263389	两亲性三嵌段聚多肽载 IcG 胶束及其制备方法	深圳先进技术研究院
201210568269	具有 FRET 效应的还原敏感型荧光纳米胶束及其制备方法	深圳先进技术研究院
201210353859	一种治疗酒精中毒痛风的中药复方制剂及制备方法与应用	天津九翁宝生物科技研究中心
201010618026	一种用于形成药物复合物的载体多肽、制备方法及其用途	天津药物研究院
201210140883	两亲性三嵌段聚合物及其制备方法和 siRNA 药物载体	中国科学院广州生物医药与健康研究院
201110033802	一种药物控释纳米纤维及其制备方法	中国科学院过程工程研究所
201210154138	一种装载难溶性药物的壳聚糖-壳聚糖衍生物纳米球、制备方法及其作为口服制剂的应用	中国科学院过程工程研究所
201210183104	白蛋白—聚乙二醇—药物分子偶联物	中国科学院过程工程研究所
201110033801	一种中低温溶剂热法制备单分散亚微米聚苯乙烯球的方法	中国科学院过程工程研究所
201210143472	一种抗吸附、长循环脂质分子、其制备方法及其在医药和化妆品领域的应用	中国科学院过程工程研究所
201010271478	一种尺寸均一的分子印迹聚合物纳微球制备方法及应用	中国科学院过程工程研究所
201210217561	一种中空聚合物纳米纤维的制备方法	中国科学院过程工程研究所
201110036524	一种植物纤维药用空心胶囊及其制备方法	中国科学院海洋研究所
201010228507	一种光敏药物贴剂及其制备方法	中国科学院化学研究所
201210348107	一种用于靶向药物载体的核酸适体	中国科学院化学研究所
201210305889	一种具有变色能力的复合结构微球的制备及其应用	中国科学院化学研究所
201310002754	模板法制备单分散性疏水药物纳米颗粒的方法	中国科学院理化技术研究所
201210057409	聚合物微针阵列芯片及其制备方法和应用	中国科学院理化技术研究所
201310015242	癌症治疗中纳米多药载药体系的制备方法	中国科学院理化技术研究所
201310077732	一种基于白蛋白的疏水二氢卟吩光敏剂纳米药物制剂、制备方法及其应用	中国科学院理化技术研究所
201310016224	模板法制备诊疗协同纳米颗粒释放体系的方法	中国科学院理化技术研究所
201210127264	一种稳定的包含纳米金颗粒的食物	中国科学院上海生命科学研究院
201210393773	一种药物渗透泵制剂	中国科学院上海药物研究所
201010279828	一种可生物降解的非病毒基因载体及其制备方法和应用	中国科学院上海药物研究所
200980109804	可注射用缓释药物制剂及其制备方法	中国人民解放军军事医学科学院毒物药物研究所、成都一平医药科技发展有限公司
200810240854	含甾体结构的前药及其高度分散制剂	中国人民解放军军事医学科学院放射与辐射医学研究所

（续表）

专利号	发明专利名称	专利权人
201010234598	白细胞介素3衍生片段的融合蛋白及其用途	中国医学科学院基础医学研究所
201210265186	中药提取物的防潮方法及得到的中药固体制剂	中国医学科学院药用植物研究所
201110225438	一种化疗药物脉冲缓释植入剂及其制备方法	中国医学科学院肿瘤研究所
4　专利权人为国内医院		
201210361577	一种纳米药物微球	复旦大学附属金山医院
201210361633	纳米颗粒混悬液包油-油包纳米药物制备微球的方法	复旦大学附属金山医院
201210373371	一种乳糖酸化甘草次酸壳聚糖材料及其制备方法和应用	复旦大学附属上海市第五人民医院
201010289874	一种葡萄串状微囊体系及其制备方法	上海交通大学医学院附属瑞金医院
201210330703	功能性纳米颗粒复合非交联微球及其制备方法和应用	上海交通大学医学院附属新华医院
201420013467	一种静脉炎治疗贴	上海市肺科医院
201310063372	一种用于治疗脂肪肝和酒精肝的中药胶囊及其制备方法	石家庄市第五医院
201210584157	靶向小胶质细胞的 miR-21 复合物及其制备方法和应用	中国人民解放军第三军医大学第二附属医院
201310123673	一种医用海藻酸钠凝胶微球及其制备方法和应用	中国人民解放军第三〇九医院
201210486898	利用阳性脂质体增加介孔硅纳米材料进入细胞效率的方法	中国人民解放军南京军区南京总医院
201210047291	皮脂脂质体及其制备方法	中国医科大学附属盛京医院
5　专利权人为国内其他		
201210469488	二甲基硅氧烷修饰的聚(2-羟基乙基丙烯酸甲酯-甲基丙烯酸)双性共聚物及制备方法	财团法人交大思源基金会
6　专利权为国内共有		
201110129587	miR-24 用于治疗或诊断心衰或患心衰倾向或者改善心肌细胞功能的方法	北京大学第三医院、中国科学院遗传与发育生物学研究所
201310156910	一种基于 Au DENPs-LA 的肝癌靶向 cT 造影剂的制备方法	东华大学、上海市第一人民医院
201210392448	一种复合改性预胶化淀粉及其制备方法	广西大学、广西弘耀祥科技有限公司、中国科技开发院广西分院
201420084616	一种新型栓剂	哈尔滨欧替药业有限公司、邱明世
201210499627	承载有效组分的膨胀载体及其应用	哈尔滨欧替药业有限公司、邱明世
201310176199	笼状结构片剂及其制备方法	海南卫康制药(潜山)有限公司、中国科学院上海药物研究所
201310093519	一种快速崩解片剂的低温压制方法	海南卫康制药(潜山)有限公司、中国科学院上海药物研究所
201080002683	制备载药乳剂的方法	江苏恒瑞医药股份有限公司、上海恒瑞医药有限公司
201210437612	一种抗病毒的小核酸及其温度敏感型凝胶制剂与应用	清华大学深圳研究生院、深圳南粤药业有限公司、苏州吉玛基因股份有限公司
201210251807	液体酶稳定化添加剂及其制备方法和应用	山西大学、山西勇宁记科技有限公司
201210442960	酸敏感可裂解连接单元及其用途	上海交通大学、华东理工大学
201010152645	一种脉冲微丸及含其的脉冲口腔崩解片，制备方法和用途	上海医药工业研究院、上海浦力膜制剂辅料有限公司
201010579392	羟丙基-β-环糊精的制备方法	石药集团中奇制药技术(石家庄)有限公司、石药集团恩必普药业有限公司
201210222274	一种醛基改性明胶材料及其制备方法	中国科学院化学研究所、中国中医科学院中药研究所
201410077833	一种淀粉空心胶囊的生产方法	中国科学院青岛生物能源与过程研究所、浙江新昌天然保健品有限公司
201010502668	一种胺内酯型两性高分子聚合物乳液及其制备方法和用途	中国石油化工股份有限公司、中国石油化工股份有限公司石油工程技术研究院
201110123876	靶向清除 HIV/SIV 的复合药物	中国医学科学院基础医学研究所、中国医学科学院医学实验动物研究所
201210593237	具有温敏性的含氟嵌段接枝聚合物及其制备方法与应用	中科院广州化学有限公司、佛山市功能高分子材料与精细化学品专业中心

（张伟波）

科研机构简介

↗ 中国中医科学院中药资源中心

中药资源中心于2012年12月18日正式挂牌，是以中国中医科学院中药资源学科优势为基础，通过整合国内研究力量，建成的国家级平台，隶属于中国中医科学院。中心是中国药学会中药资源专业委员会、中国药学会药学史专业委员会、中华中医药学会中药鉴定专业委员会、中国生态学学会中药资源生态专业委员会、中国植物学会药用植物及植物药专业委员会、世界中医药学会联合会药用植物资源利用与保护专业委员会6个专业学会，及全国中药种子种苗标准委员会和ISO/TC249/WG1的挂靠单位。同时中心也是道地药材国家重点实验室培育基地的依托单位。目前有国家中医药管理局分子生药学(培育)、药用植物学、中药鉴定学3个重点学科。

中国中医科学院中药资源中心现有人员38人，其中高级职称17人，中级职称13人。中心的“中药资源创新团队”是科技部重点领域创新团队。下设四个部门，分别为综合办公室及后勤保障部、中药资源科学技术研究部、科技成果开发和技术服务部以及中药资源普查与监测部。各部门下设多个工作室、中心和研究室，包括中药品种考证及本草传承工作室、中药鉴定与评价研究室、中药资源功能基因研究室、中药资源生态研究室、中药材种子种苗服务中心、中药材商品规格等级标准研究技术中心、中药材GAP中心、中药新资源开发与利用研究室、中药资源普查办公室、中药资源动态监测中心平台、中药标本馆及种质库以及各省级中药资源分中心。中心主要仪器设备有荧光定量PCR仪、旋转蒸发仪、凝胶成像系统、实时荧光定量PCR、荧光酶标仪、等温扩增荧光系统、高压制备液相色谱仪、高效液相色谱仪、三重四级杆串联液质仪、电感耦合等离子体-质谱、液-质联用仪、气-质联用仪、超高效液相色谱仪等284类。图书资料可享用中国中医科学院的图书资源：现有藏书32万余册，1911年以后出版的中医药图书达12 000多种，外文传统医学图书1万余册；国内外期刊2 000余种，其中中医期刊230多种，外文中医期刊60多种；缩微胶卷、声像资料及电子产品数百种。

中心全面承接全国中药资源普查，开展中药资源基础和应用研究及成果转化，进行中药资源的动态监测及生产适宜性区划研究，承担国家中药新药开发的中药资源可持续利用评估。中心近年在中药活性成分生物合成的功能基因研究、中药分子鉴定、中药资源区划及遥感监测、中药材生态种植及土壤微生态综合修复治理等方面处于国际先进和国内领先水平。中心成立以来，承担国家级课题33项，部局级课题40项，服务技术项目38项。相关研究获得国家科技进步二等奖4项：2003年“栝楼属植物的系统演化及其药材的分子鉴定研究”获国家科学技术进步二等奖，该研究首次总结出本属染色体特征，解决了常用中药瓜蒌和天花粉的原植物来源，建立了用分子标识方法鉴定药材种质、粉末的一套方法；2008年“珍稀濒危常用中药资源五种保护模式的研究”获国家科学技术进步二等奖，首次为中药资源的可持续性利用提供了一套科学而系统的从理论到实践的保护策略，推动了中药资源保护领域的研究进程；2011年“道地药材形成机制研究及应用”获国家科学技术进步二等奖，该研究提出了道地药材形成的模式理论，并通过受控实验结合生产实践进行验证和应用；2014年“中药材生产立地条件与土壤微生态环境修复技术的研究与应用”获国家科学技术进步二等奖，该研究建立了中药材土壤综合治理的技术体系，形成了中药资源生态研究技术服务平台，形成了一系列社会服务的技术及技术包，研制了中药材专用肥。中心共发表论文186篇，其中SCI 51篇；出版著作4部；获得专利7项。

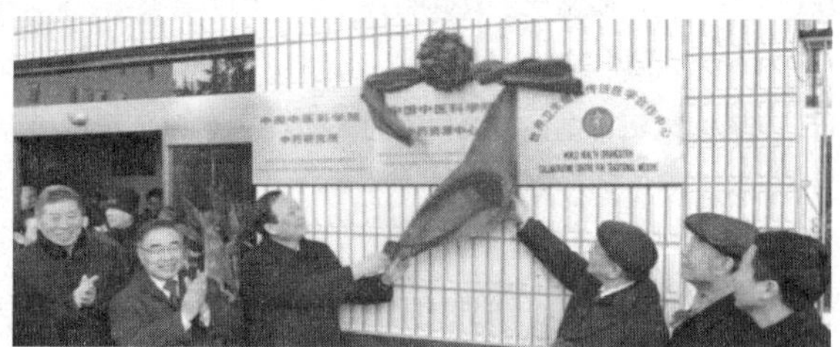

中国中医科学院中药资源中心成立揭牌

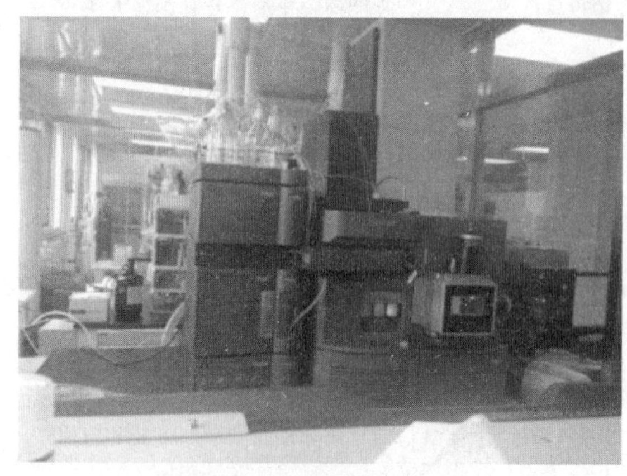

液-质联用仪

地址：北京市东城区东直门内南小街16号　邮编：100700
电话：010-64014411-2955　传真：010-84027175
E-mail：zyzyzxbgs@126.com

（陈　敏）

↗ 道地药材国家重点实验室培育基地

道地药材国家重点实验室培育基地是由国家科技部与国家中医药管理局2014年批准共建的国家重点实验室。中国中医科学院中药资源中心作为重点实验室建设承担单位和主要协调联系单位，联合中国中医科学院下属的中药研究所、中医临床基础医学研究所、医学实验中心，以及北京师范大学资源学院四家共建。

实验室现有人员110人，其中高级职称65人，中级职称

37人。中国工程院院士2名,国医大师1名,具有博士学位的人员超过了60%。实验室科研用房面积达到了1 000 m^2,建有分子实验室、组培室,拥有现代实验研究与检测的专业仪器设备,如:高压制备液相色谱仪、高效液相色谱仪、三重四级杆串联液质仪、电感耦合等离子体-质谱、液-质联用仪、气-质联用仪、超高效液相色谱仪等,为进行道地药材科学实验提供了有力的保证。图书资料可享用中国中医科学院的图书资源。

重点实验室旨在结合国家中长期科技发展战略,瞄准道地药材研究的前沿课题,解决道地药材可持续利用的关键问题,取得标志性原创成果,为我国道地药材系统研究提供技术支撑体系和创新平台。

重点实验室在建立之初根据道地药材研究和生产中存在的亟待解决的问题,确立了三个重点研究方向:①道地药材品种理论及评价;②道地药材生态遗传规律及形成机制研究;③道地药材保护模式研究。研究的内容主要包括道地药材的鉴别及评价、道地药材品种考证、道地药材功能基因开发和利用、道地药材分子系统学及遗传多样性保护、道地药材临床疗效评价、道地药材质量控制技术、道地药材活性成分合成生物学及与环境因子相关性、道地药材化学特异性液质检测、道地药材道地性及环境机制、以及中药材规范化生态种植、中药资源空间分析及动态监测等方面的研究。相关研究已获国家科技进步二等奖4项。特别是中药活性成分生物合成的功能基因研究、中药分子鉴定、中药资源区划及遥感监测、中药材生态种植及土壤微生态综合修复治理等方面目前均处于国际先进和国内领先水平。相关研究队伍——“中药资源创新团队”被科技部评为重点领域科技创新团队。

实验室先后完成了:①完善并制定了《专项经费管理办法》、《仪器测试平台管理办法》、《安全管理办法》等13项重点实验室运行管理制度,设立并制定了《自主课题管理办法》、《开放课题管理办法》等5项课题管理办法,建立了较全面、完备的运行管理制度和课题管理办法;②通过重点实验室课题及项目合作,组建起以PI为核心的多个科研队伍,分别涉及道地药材品种理论及评价、生态遗传规律及形成机制、临床疗效、保护模式等中药材道地性研究,中药资源区域质量特征和商品规格、生产区划、中药资源遥感监测等中药材区划性研究,以及中药材真实性鉴别快速PCR方法、分子系统学、中药材指标性成分近红外检测技术等研究;③先后发布了三批自主、开放课题招标指南,启动了国家重点实验室自主课题18项,开放课题40项,总资助金额达到了801.55万元。2014年度发表SCI论文183篇,其中单篇影响因子大于10的3篇,大于5的13篇,发表中文核心期刊333篇;申请专利15项,授权7项,刊发专著2部。实现了以成果绩效为导向的重点实验室运转模式,全面推动了道地药材国家重点实验室培育基地建设。

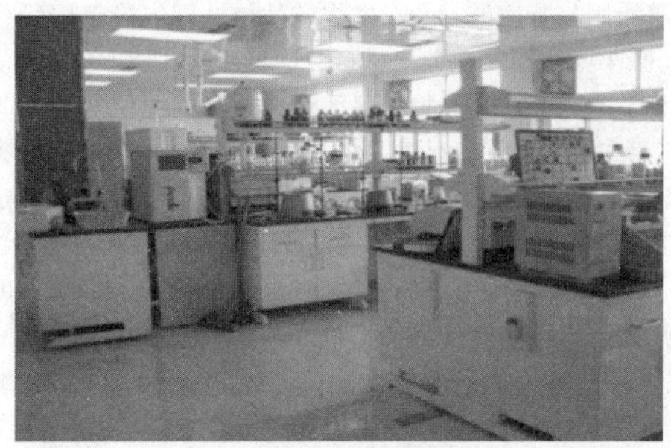

分子实验室

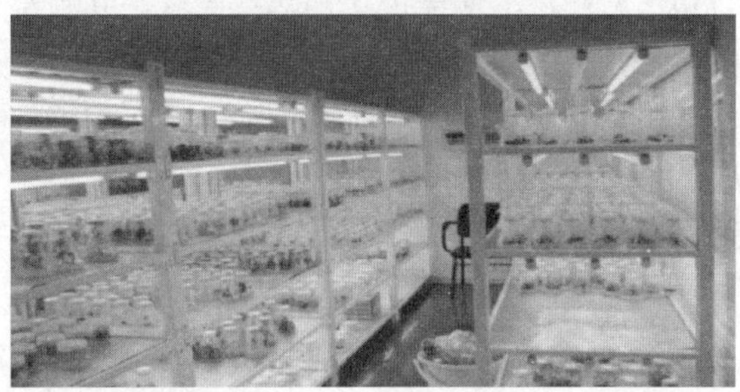

组培室

地址:北京市东城区东直门内南小街16号　邮编:100700
电话:010-64014411-2955　传真:010-84027175
E-mail:ddycgzh@126.com

（陈　敏）

河北省药物质量分析控制重点实验室　河北省药物质量分析控制重点实验室始建于2005年,2007年12月通过验收,是河北省目前唯一专门开展药物质量研究的省级重点实验室,它依托河北大学,隶属于河北省教育厅。

实验室现有人员33名,其中教授9人,副教授15人,具有博士学位的教师19人。实验室建筑面积2 200 m^2,现设有药物分析室、中药分析室、分离纯化室、色谱分析室、光谱分析室和生物分子分析室等;拥有高效液相色谱仪、气相色谱仪、毛细管电泳仪、傅立叶红外分光光度计、液相色谱质谱联用仪和荧光PCR仪等多种先进的仪器设备;可参考图书文献392万余册,报刊合订本20万余册,4 000余种。

当前实验室的主要研究方向为:①新型萃取和分离材料的开发与应用,包括分子印迹材料、温敏型和亲水性色谱材料,以及有机和无机杂化整体柱分离材料等;②药物质量控制新理论和新方法研究,以及药品质量标准的制定;③以“酒石酸酯-硼酸络合物新型手性选择剂”为基础的手性药物拆分研究;④低丰度蛋白质高灵敏度分析衍生试剂的开发与应用;⑤中药多糖的分离分析及药效学研究等。

近五年来,实验室承担多个国家自然科学基金项目研究,主要有“非牛顿流体色谱理论的探索及其在液相色谱聚合物整体柱低压、高效分离小分子中的实践研究”、“分子印迹-基质固相分散技术及在生物样品预处理中的应用研究”、“新型纳-微孔径功能分离材料合成表征及性能评价”、“多羟基化合物—硼酸络合酸新型手性选择剂的原位合成及其在毛细管电泳分离手性药物中的应用研究”、“多功能化芳香季铵衍生试剂设计、合成及在肽段衍生物高灵敏度质谱鉴定中的应用研究”等。

目前实验室还承担了河北省自然科学基金项目“可控纳米复合材料制备及复杂生物样品预处理技术研究”、“温敏性有机-无机杂化整体柱的制备及应用研究”、“杂化纳米复合印迹微球功能材料的制备表征及萃取分离应用”、“咪唑季铵类衍生试剂合成及其应用于肽段高灵敏度质谱分析”，以及“吨酮衍生物与DNA的特异选择性识别方式研究”等。

“基于多孔功能分离材料的微型化复杂样品萃取分离技术”项目2014年获得河北省自然科学三等奖；“新型衍生试剂和性能研究及其用于多肽质谱分析”和“磁性微球的表面特性对酶固定化的影响研究”两个项目同时获得2014年保定市科技进步一等奖。目前实验室已申请和获得授权国家发明专利20余项，SCI、EI收录论文100余篇。

实验室还承担了国家科技部“新药创制”重大专项子课题“3-取代亚甲基硫色满-4-酮抗肿瘤新药研究”，并先后与河北冀衡药业、河北长天药业、华海药业、安国药业、石家庄制药集团、以岭药业等单位合作，对多烯磷脂酰胆碱注射液、那格列奈、叶酸、接骨片、盐酸坦洛新、安宫牛黄胶囊、泌尿宁、畅鼻通、速效牛黄丸等的质量标准进行研究，提高了我省药物产业在国内外的竞争力。

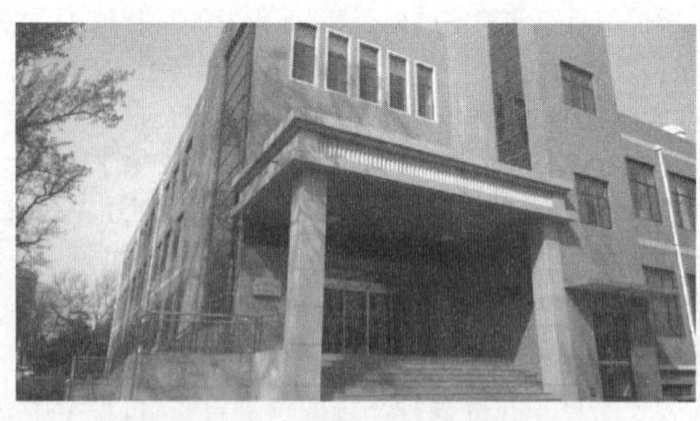

河北省药物质量研究实验室大楼

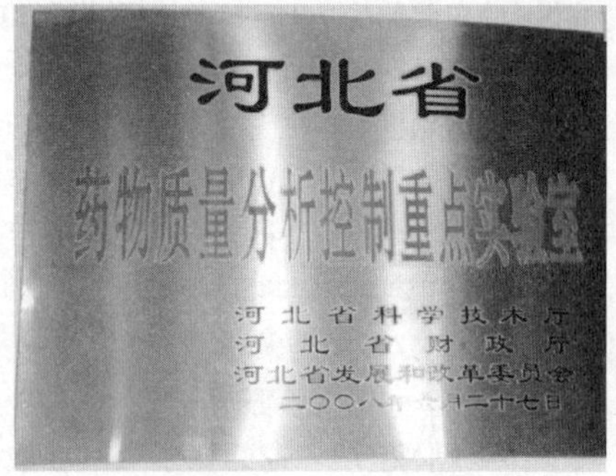

河北省药物质量研究实验室铭牌

地址：河北省保定市五四东路180号　邮编：071002
电话：0312-5079788　传真：0312-5971107
E-mail：yaoxueyuan@ hbu. edu. cn

（杨春柳）

山东大学药学院生药学研究所　山东大学药学院生药学研究所是在2000年原山东大学、山东医科大学和山东工业大学三校合并后新建立的山东大学生药学教研室的基础上建立的，为山东大学药学院下属的二级学科之一。

目前山东大学生药学研究所有教研人员5人，其中教授1名，副教授2名，讲师1名，实验师1名；具有博士学位人员3名；硕士生导师2名。

拥有教学和科研面积约1 350平方米，包括办公室、药用植物组织和细胞培养室、生药学技术室、药用植物标本室和药材标本室各1个，科研实验室和学生实验室各2个，药用植物种质圃1处。目前本所拥有药用植物和药材标本5 000余份，栽培的常用药用植物200余种，为《生药学》和《药用植物学》教学提供了丰富素材；并拥有分析和半制备型高效液相色谱仪、旋转蒸发仪、紫外光谱仪、酶标仪、多参数水质分析仪、CO_2培养箱、倒置相差显微镜、普通光学显微镜、解剖镜、切片机等仪器设备。图书期刊可享用山东大学图书馆藏450多万册、中外文期刊1 500种、中外文电子期刊1 800种、光盘网络数据库近40个。

研究所研究方向为“中药质量控制及创新药物研究”，主要包括三个方面：①中药药效物质基础研究；②中药材产后加工及炮制关键技术及机制研究；③中药创新药物研究。研究所共承担国家自然科学基金项目6项（其中2项为青年科学基金），承担科技部“十一五”、“十二五”科技支撑计划子课题、科技部中医药行业专项子课题、教育部留学回国基金、教育部博士点基金、山东省科技攻关计划、山东省自然科学基金、山东省中青年科学家奖励基金等省部级课题12项；申请国家发明专利5项，获得国家发明专利2项；发表核心刊物论文100多篇，SCI及EI论文20余篇，参编了多版全国高等院校规划教材，有“生药学”、“药用植物药”等。在中药地黄、金银花、菊花炮制和产后加工，马齿苋、没药和酸浆等药效物

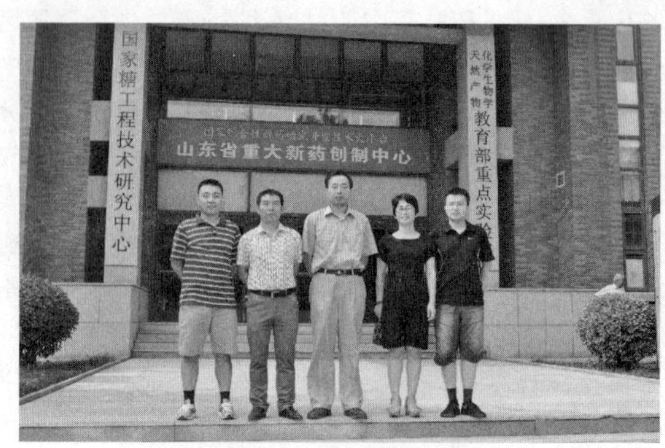

山东省重大新药创制中心

质基础研究方面较深入。“常用中药材紫苏子品种整理及质量研究”1998 年 8 月被评为山东省医学科技进步一等奖；“中药中真菌及真菌毒素污染分析及应用研究”2014 年 1 月获得北京市科学技术奖三等奖（山东大学第二单位）；绘制的“生药学和药用植物学教学投影片”获得了山东省教委二等奖。

地址：山东省济南市文化西路 44 号　邮编：250012
电话：0531-88382028　传真：0531-88382548
E-mail：xianglan02@ sdu. edu. cn

（向　兰　温学森等）

南京苏中药物研究有限公司　南京苏中药物研究有限公司成立于 2003 年 10 月，公司地址位于南京市玄武区龙蟠中路 72 号，注册资金 200 万，经营面积 1 000 m^2。公司隶属于江苏苏中药业集团股份有限公司，是其在南京设立的研究公司，公司经营范围：中药、化学药、生物制药、原料药的研制与开发。

公司现有高级技术人员、博士、硕士、本科各学科科研人员近四十人。机构下设：行政后勤办、分析室、中药室、合成室、制剂室、信息注册室。主要研发设备有：安捷伦气相色谱仪、安捷伦色谱仪、AjiLent515pump 液相、岛津 lc-10advpWaters2487 色谱仪、LC-2010A. HT 制备液相、紫外分光光度计、微量水分测定仪、电位滴定仪、T50M 中文智能电位滴定仪、92SM-202A-DRS 天平、ML-140 分析天平、PH 计/离子计、溶出仪-RCB8MD、低温恒温反应浴、数显恒温水浴振荡器、旋转压片机 ZP5D、真空冷冻干燥机、、双层玻璃反应釜、低温恒温反应釜、单层玻璃反应釜、LGA-5000W 空气发生器等精密仪器。

公司本着创新、严谨、求实、争先的理念，以研发为核心，以创新为动力，以管理为基础，脚踏实地，实事求是的工作态度，不断提升公司形象，倡导“用科技创造健康”的精神，服务于社会。产品有黄葵胶囊、生脉注射液、止喘灵注射液、清宣止咳颗粒、颐和春口服液等，被国家五部委评为国家重点新产品。

南京苏中药物研究有限公司在传承和发扬祖国中医药文化，在致力于中药现代化的发展道路上，进一步巩固现有重点产品，并在这些基础上再作二次创新开发研究。针对国内市场，重点对抗肿瘤，心血管病及新生儿童保健药品研究开发。

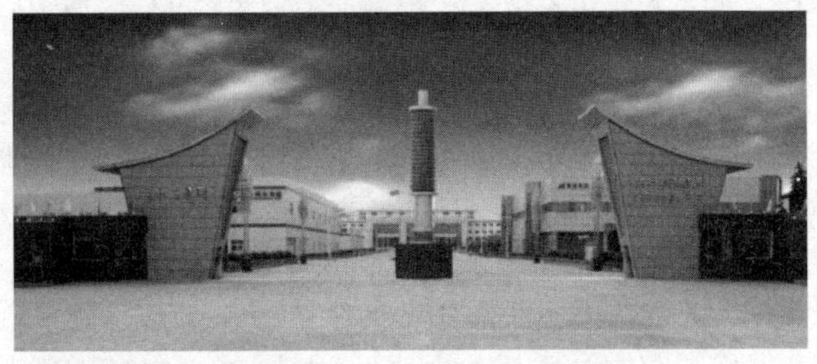

南京苏中药物研究有限公司大门

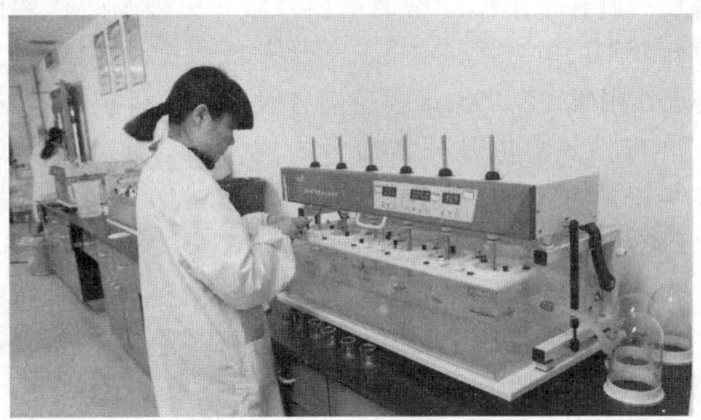

智能溶出实验室

地址：南京市龙蟠中路 74 号　邮编：210016
电话：025-84818165　传真：025-84811951
E-mail：panjm555@ 163. com

（潘健迈）

南华大学药物药理研究所　南华大学药物药理研究所成立于 2001 年，是在南华大学药理学教研室、药物分析教研室和天然药物化学教研室基础上组建的。研究所依托于药学学科（湖南省重点学科），是药物蛋白质组学湖南省高校重点实验室、分子靶标新药研究协同创新中心（湖南省）、药学湖南省特色专业、药理学湖南省精品课程等依托单位。

目前有教研人员 36 名，教授 10 人，副教授 9 人，其中全国优秀教师 1 名、省管中青年专家、享受政府特殊津贴专家各 2 名、湖南省高校跨世纪学术带头人 2 名、省青年骨干教师 7 名、博士生导师 2 名、硕士生导师 13 名、留学归国人员 4 人、客座教授 2 名；拥有分子模拟系统、2D 电泳系统、高效液相色谱仪、纳米粒度仪、中压制备色谱和快速蛋白层析仪等大型精密仪器；拥有专业图书 5 000 余册，中国知网、维普、万方等专业数据库。同时可使用学校图书馆的资源：总藏书 300 万册，2010 年订购中文期刊 2 500 种，外文期刊 38 种，报纸 143 种。电子图书约 80 万种，CNKI、万方外文期刊数据库、康健医学外文期刊数据库等中外文数据库 9 个。

科研方向：①心血管药理及新药筛选：本方向主要研究动脉粥样硬化、急性冠脉综合征及其冠脉介入治疗（PTCA）后再狭窄的发病机制与药物防治；研究高血压及其血管重构的发病机制与药物防治。重点研究上述疾病或（和）病理改变的药物蛋白质组学和细胞信号转导机制，寻找药物干预的新靶点，探索新的药物作用机制和新型先导化合物。②肿瘤药理及新药筛选：本方向主要研究细胞增殖、分化、肿瘤细胞自身调控系统（Automation）的调节手段和药物干预方法；研究肿瘤多药耐药机制及其逆转方法；寻找并开发抗肿瘤基因工程药物或先导化合物；探讨细胞因子调控肿瘤的分子机制、监测方法及药物干预途径。③分子药理及药物蛋白质组学：本方向主要研究脂蛋白脂酶活化剂调节血脂代谢和糖代谢、抑制动脉粥样硬化的作用及其机制等。研究所主要获奖成果有："血管平滑肌细胞增殖信号转导机理及药物调控"2010年获湖南省自然科学奖三等奖；"绞股蓝总皂甙的心血管药理作用研究"1998年获湖南省医药卫生科技进步三等奖；"电解性氧自由基损伤血管内皮模型的建立与应用"2002年获湖南省科学技术进步奖三等奖。

近年来，研究所共获得国家自然基金3项，参与973项目1项，获教育部等部、省级课题5项；申请专利2项；2012～2014年的3年间发表论文106篇，其中SCI论文25篇；编写专著3篇；

地址：湖南省衡阳市常胜西路28号　邮编：421001

电话：0734-8281239　传真：0734-8281239

E-mail：pharmacology_usc@163.com；

lxchencn@aliyun.com

（陈临溪）

↗ 湖南省药用辅料工程技术研究中心　湖南省药用辅料工程技术研究中心于2009年初开始筹建并试运行，2010年9月份获得湖南省科技厅批准正式组建，2012年5月通过湖南省科技厅验收并以独立企业法人形式运营，改为湖南省药用辅料工程技术研究中心有限公司，为湖南尔康制药股份有限公司的控股子公司。

中心现有员工100人，其中中国工程院院士1人，高级职称研究人员14人，硕士以上学历研究人员60余人。中心下设研发部、知识产权部、销售部，另建有小试车间1个，中试车间1个，形成了完善的品种开发-工程化研究-质量标准研究-知识产权保护的科研体系。中心占地面积4 000 m^2，配备了气质联用仪、液质联用仪、制备液相色谱仪、原子吸收光谱仪、高效液相色谱仪（含蒸发光检测器、双通道紫外检测器、DAD检测器）、GPC色谱仪、气相色谱仪（含顶空自动进样器）、超高效液相色谱仪、紫外-可见吸收光谱仪、红外光谱仪、薄层色谱扫描仪、高低温循环反应釜、分子蒸馏器、自动灌装机、高压反应釜等先进的仪器和科研设备，总价值超3 200万元。中心图书馆现有药剂学、有机化学、高分子化学、分析化学等专业的中、外文书籍上千余册；购买了中文全文数据库，可免费阅读下载1 300种中文电子期刊；同时与中南大学、湖南中医药大学等高校形成了合作关系，能够使用其图书馆的馆藏资源，并实现部分检索共享。

中心的主要科研方向为药用辅料研究与工程化。研究范围包括：新型药用辅料的研究开发，现有药用辅料的深度开发，药用辅料的工程化研究，药用辅料标准物质的研究开发，以及药用辅料功能性研究和安全性评价等多个领域。中心研究的优势领域为注射用药用辅料的研究和开发，包括：注射用增溶剂、注射用冻干保护剂、注射用填充剂、注射用赋形剂、注射用缓控释药用辅料的生产工艺研究、质量研究和相容性研究。

中心拥有授权专利共36项，受理专利40余项。中心承担科技部"重大新药创制"项目1项，科技部火炬计划项目1项，科技部重大科技创新平台建设项目1项，湖南省科技厅项目2项。其中，"年产5 000吨药用甘油关键技术研究及产业化"获2009年长沙市科技进步二等奖；"超细二氧化硅粉体产业化生产"获2011年长沙市科技进步三等奖；"注射用甘油的制备方法"获2014年长沙市科技进步三等奖。

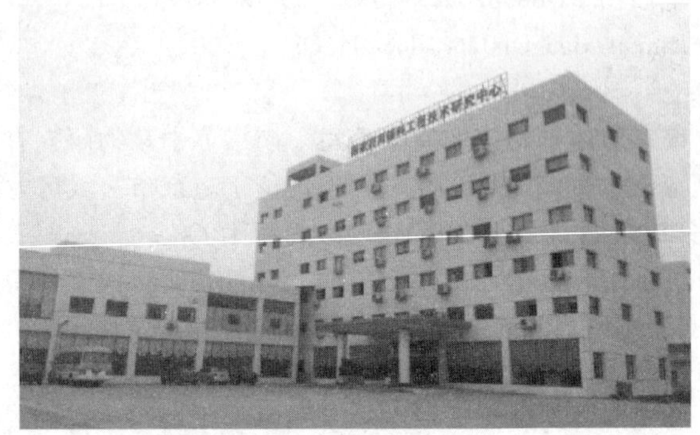

湖南省药用辅料工程技术研究中心大楼

地址：湖南省长沙市康平路167号　邮编：410331

电话/传真：0731-84659105

E-mail：hnerkangyfb@126.com

（周兆祎）

↗ 广西药用资源化学与药物分子工程重点实验室　广西药用资源化学与药物分子工程重点实验室成立于2001年，2005年被广西科技厅确认为首批广西壮族自治区重点实验室，2008年获批准为教育部重点实验室，2010年获批准为省部共建国家重点实验室培育基地，2012年被评为全国优秀省部共建国家重点实验室培育基地。实验室依托广西师范大学，是化学一级学科博士授权点和化学博士后科研流动站，以及广西首批2011协同创新中心——"西南民族药协同创新中心"。

实验室现有研究人员41人，其中博士生导师14名，教授及研究员共26名；团队中有国家"百千万人才工程"人选1名，教育部"新世纪优秀人才支持计划"人选4名，广西"十百千人才工程"第一层次人选1名、第二层次人选7名，广西高校百名中青年学科带头人8名，广西"八桂学者"2名，广西优秀专家1名；有"天然活性物质的发现、结构改造与功能"教育部创新团队1个，广西自然科学基金创新研究团队2个；实验室每年招收培养博士、硕士研究生约90名，博士后3～5名。

实验室面积达5 500 m^2，拥有总价值近5 000万元药物化学专业配套仪器设备，包括500 MHz核磁共振仪、高分辨质谱仪、液相色谱-质谱联用仪、多功能酶标仪、流式细胞仪、共聚焦显微镜、单晶衍射仪、ICP-MAS等大型专业仪器设备；设有配备齐全的中药活性分离实验室、活性药理筛选平台等。实验室购置有诸如SciFinder Scholar（CA网络版数据库）和全文数据库（如：RSC、ACS、Wiley-Blackwell、Elsevier、

Springer、Taylor-Francis)等文献检索资源;有各类化学、药学专业图书近5万册,同时可使用广西师范大学图书馆全部图书期刊及网络资源。

实验室研究方向主要为西南民族药的药效物质基础与作用机制研究、西南民族药先导物及其金属药物化学研究、西南民族药药效物质转运系统与药物载体研究等三个方向。近5年来,实验室围绕"西南民族药活性物质化学与分子工程"这一主题,在民族药药效物质基础和作用机制研究、基于民族药活性配体及其衍生物的金属抗肿瘤药物、民族药活性物质筛选技术平台的构建及应用、药物作用机制研究新方法等领域,取得了系列重要成果,共承担科研项目170余项,总经费6 100多万元,其中国家级项目52项,省部级及其他科研项目120余项;已在国际国内刊物上发表学术论文700余篇,SCI、EI收录400余篇,其中在 *J Med Chem*, *Angew Chem Int Ed*, *J Am Chem Soc*, *Chem Commun*, *Chem Eur J*, *Inorg Chem*, *J Org Chem*, *Anal Chem*, *Mol Pharm*, *Biochem Pharmacol*, *Dalton Trans*, *Eur J Med Chem*, *Curr Topics Med Chem*, *Photochemistry*, *J Biol Inorg Chem*, *J Inorg Biochem* 等影响因子3.0以上国际著名刊物发表学术论文160余篇,在影响因子4.0以上刊物发表学术论文70篇;2009年"模型蛋白质与靶物的相互作用及后续效应研究"获广西科技进步奖一等奖;2011年"簇基配(聚)合物分子基材料的定向构筑及其磁、光性能与构效关系研究"获广西自然科学奖一等奖;2013年"含羧基的多官能团配体功能配合物的构筑及其性能研究"获广西自然科学奖一等奖;2014年"基于纳米材料和微尺度分离的生物及药物分析新技术和新方法研究"获广西自然科学奖一等奖;2010年"微流控芯片和毛细管电泳新方法及其在单细胞和体液分析中的应用研究"和2012年"毛细管电泳联用技术的建立及其在元素形态分析中的应用"获广西自然科学奖二等奖;获得国家授权专利38项。

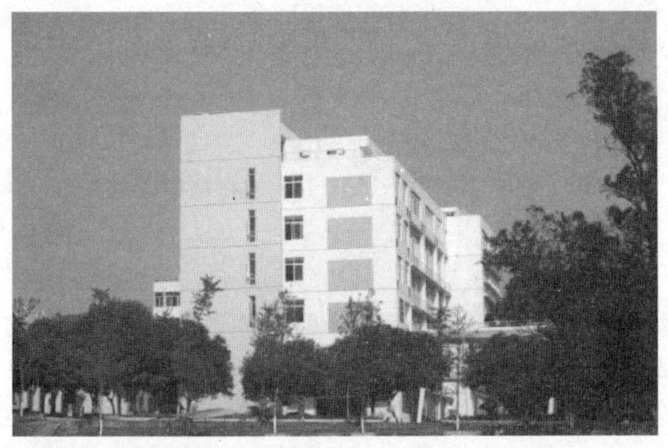

实验大楼

地址:广西桂林市育才路15号　邮编:541004

电话/传真:0773-2120958

E-mail:zdsys303@126.com;cmemr@mailbox.gxnu.edu.cn

(邓胜平)

遵义医学院基础药理省部共建教育部重点实验室　基础药理省部共建教育部重点实验室是在贵州省基础药理重点实验室基础上,2013年获教育部批准建设的。该实验室依托于遵义医学院药理学学科,是该学科的科研教学基地。

实验室有教授14名、副教授5名(包括高级实验师1名)、讲师5名、助理研究员及初级实验师8名;有教育部"长江学者和创新团队发展计划"创新团队1个("老年痴呆的发病机制及防治研究"团队)、贵州省科技创新团队1个、贵州省教学团队1个、贵州省核心专家1名、省管专家2名、教育部新世纪优秀人才支持计划入选者2名、中国药理学会Servier青年药理学工作者奖获得者2名、国务院特贴专家2名;拥有神经药理、心血管药理、药物代谢与药物毒理学等多个研究技术平台。该实验室位于遵义医学院新蒲校区综合实验楼内,占地面积达4 000 m^2,建有500 m^2 的SPF动物实验室,配有总价值约2 000万元药理学相关研究大型设备;可享用学院图书馆全部资源。图书馆现有馆藏图书70余万册,电子图书58万余册;馆藏期刊6 646种,其中外文期刊1 735种;现刊1 338种,其中外文现刊130种;并引进各类数据库29个,自建特色数据库8个。

实验室研究方向主要为:神经药理学、心血管药理学、药物代谢与药物毒理学,并逐渐形成了"重应用、重交叉"的学科特色。先后对贵州省主要民族药钩藤、淫羊藿、石斛、天麻、吴茱萸、毛蒟等主要活性部位及成分用于防治中枢神经系统疾病、心血管系统疾病开展了研究,对含有砷、汞重金属的安宫牛黄丸、万胜化风丹等进行了增效减毒研究。

2009年以来,实验室承担973前期项目1项、国家自然科学基金17项、教育部项目3项、省重大专项1项、其他各级纵向项目60余项,总经费1 800余万元;获授权国内发明专利5项、实用新型专利1项(2007年);发表学术论文180余篇,其中SCI收录60余篇。实验室先后获各级奖励20余项,其中"白藜芦醇抗神经炎症和促神经营养的作用研究"2014年获贵州医学会科技奖二等奖;"人参皂苷抗肥厚性心血管疾病作用及PGF2α致心肌肥大信息通路研究"2014年获贵州省高等学校科学研究优秀成果奖三等奖;

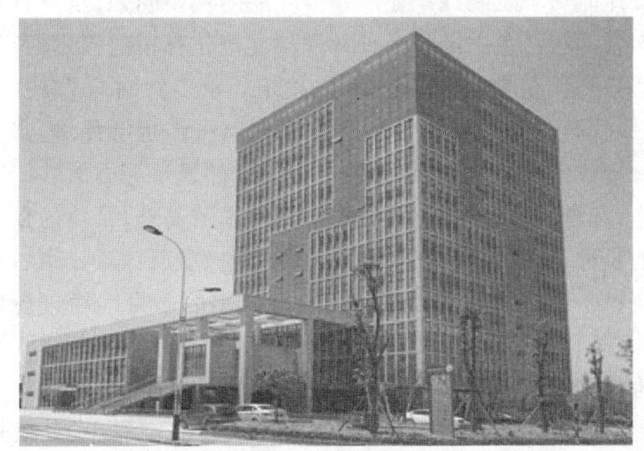

实验大楼外景

“Ⅰ类新药 SCM-198(益母草碱)药效学研究和临床前开发”2011 年获中国药学会科学技术奖三等奖;“老年性痴呆分子发病机制及药物干预研究”2011 年获贵州省科技进步奖一等奖;“川芎嗪及异紫堇啡碱的心脑血管作用研究”2011 年获贵州省科技进步奖三等奖;“夏天无及钩藤生物碱的脑缺血损伤保护及降压、抗凝作用研究”2010 年获贵州省科技进步奖三等奖;“抗老年痴呆及脑缺血的中药成分淫羊藿苷等的药理作用研究”2009 年获贵州省科技进步奖二等奖。

地址:贵州省遵义市新蒲新区学府西路 1 号
邮编:563006
电话/传真:0851-28642303
E-mail:shijs@ zmc. edu. cn

(石京山 李 玲)

云南省优势中药材规范化种植工程研究中心 云南省优势中药材规范化种植工程研究中心(简称“中心”)是依托云南农业大学建设的云南省中药材研发机构。该中心是在整合云南农业大学原有的云南省中药材规范化种植技术指导中心和云南农业大学中药材研究所的基础上,联合云南省内的其他中药材专门研究机构和相关中药材种植企业,于 2011 年 8 月由云南省发展和改革委员会批准建设,10 月份正式挂牌,隶属于云南农业大学。

中心校本部研究人员达 20 余人,研究生 30 余人,拥有云南省中青年学术和技术带头人及后备人才 3 人,教授 5 人。中心设置有:中心办公室、药用植物资源评价与利用研发室、药用植物育种与良种繁殖研发室、药用植物规范化种植研发室、中药材质量评价与控制研发室、GAP 试验站等事务性部门和研发部门。中心配有高效液相色谱仪、荧光定量 PCR 等一系列价值达 500 万元的仪器设备。中心享有用校本部图书馆,馆藏文献 283.04 万册,其中,印刷型文献 128.19 万册,电子文献 154.85 万册,可使用中外文数据库 69 个。

中心主要任务是:针对云南省中药材产业发展存在的技术支撑能力不足制约产业进一步发展的重要问题,重点开展云南省优势特色中药材品种育种与规范化种植的技术研究。①优势药用植物育种与规范化栽培。重点针对灯盏花、三七、铁皮石斛三种药用植物资源,开展其种质资源评价、有效成分合成的分子基础、新品种选育及良种繁殖等方面的研究工作,选育药用植物新品种,建立良种繁殖基地,繁殖优良种质种子种苗;②中药材质量评价及控制。重点针对云南省优势特色中药材的质量标准和药材生产中的质量问题进行研究,完善和提升质量控制的技术体系;③特色药用植物资源评价与利用。以草乌、岩陀、岩白菜、草果、云黄连、续断、金铁锁、鼠尾草等云南特色中药资源为主要研究对象,开展这些药用植物资源的种质资源收集与评价、种源筛选与良种繁殖、驯化栽培等技术研究,建立种植基地,保护其中部分野生药材资源。

目前中心在研项目 40 余项,在研项目累积经费 4 000 多万元,其中国家自然科学基金项目近 20 项,包括联合基金 1 项;云南省发展和改革委员会重大科技专项和高技术产业发展项目各 1 项;国家支撑计划课题 1 项,子课题 2 项;国务院农改办项目 1 项;云南省科学技术厅项目 8 项;企业委托项目 4 项。

近年来,中心完成了野三七、灯盏花、重楼、半夏、通关藤、魔芋、云当归、云黄连等转录组测序,并建立了云南优势中药材转录组共享数据库。中心选育登记了三七、灯盏花、铁皮石斛等新品种 20 余个。“灯盏花素专用型灯盏花新品种选育与直播栽培技术研究及示范”、“铁皮石斛新品种选育及配套技术应用”2012 年分获云南省科技进步三等奖;在 BMC Genomics、PLosOne、Genomics 等国内外期刊发表论文 15 篇;申请专利 15 项,获授权专利 3 项;出版专著 5 部。同时中心为云南省“云药之乡”基地建设开展中药材 GAP 技术培训 20 场次 3 000 多人次,每年中心接受的咨询服务 800 多人次,深入种植基地田间地头进行技术指导 400 多人次。

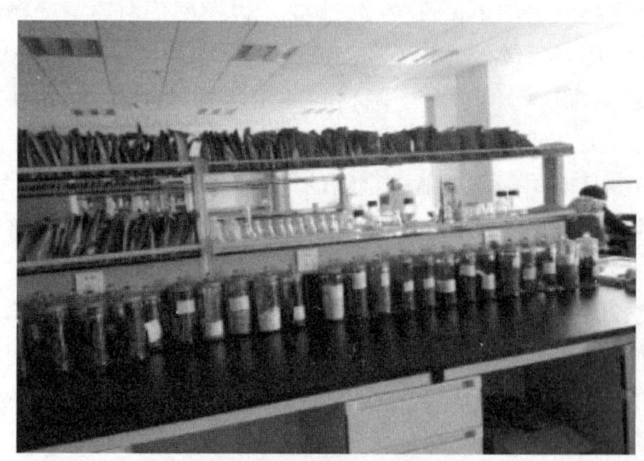

中心实验室一角

地址:云南省昆明市北市区沣源路 452 号
邮编:650201
电话:0871-65227059
E-mail:13099437499@ 163. com;cjw31412@ 163. com

(陈军文)

四川抗菌素工业研究所 四川抗菌素工业研究所的前身是在上海医药工业研究院抗菌素研究室的基础上成立的,1965 年整体迁至成都成立了四川抗菌素工业研究所(简称川抗所)。科研机构转制前,川抗所先后隶属于化学工业部、燃料化学工业部、石油化工部和国家医药管理总局。2000 年科研机构转制后隶属于中国医药集团总公司,2010 年隶属于中国医药工业研究总院,2013 年整体划转至成都大学。

经过 50 年的建设发展,川抗所已经从单一的抗菌素研发机构成长为药物研发领域广泛、学科配套齐全、实验室研究开发与中试孵化并举、注重产业应用和开发工业化生产工艺、产学研特色明显的综合性药物研究机构。

截至目前,川抗所享受国务院政府特殊津贴的专家共33人,获国家人事部中青年突出贡献称号的专家3人,获中央企业劳动模范称号的专家1人,获国家医药管理总局劳动模范的专家2人,获全国医药科技先进个人的专家1人,获全国医药系统劳动模范的专家1人;在职人员中,具有高级专业技术职称共51人(占28.3%),具有研究生以上学历53人(占29.4%)。

研究所现有药学一级学科和生物化工二级学科硕士学位授予点;目前有研究生导师42人,已毕业研究生229人,在读研究生54人;2011年获准设立"博士后创新实践基地"。川抗所下设5个研究部室,分别是化学研究部、生物制药与中药研究部、药理研究部、制剂研究部、质量研究部,同时是科技部国际科技合作基地(生物医药)、国家微生物资源平台药学微生物资源子平台参建单位、抗生素研究与再评价四川省重点实验室、国家级微生物资源保藏中心、国家新抗生素工业性实验基地、药物安全性评价研究中心和成都科技应用创新服务平台服务工作站。川抗所拥有科学仪器设备近千台(套),包括高效液相色谱仪、冻干机、蒸发光散射检测仪、离心浓缩仪、质谱仪、酶反应器、快速制备层析系统、自动机械搅拌发酵罐、超微量微孔板分光光度计、冷冻离心机、电转电(细胞)融合仪、自动溶出取样系统、高速离心机、高压细胞破碎仪、凝胶成像系统(荧光成像仪)、紫外分光光度仪、全自动电位滴定仪、红外光谱仪、氮气发生器、气相色谱仪、液相色谱-质谱联用仪、喷雾干燥器、多功能制丸包衣机、闪光仪、CO_2培养箱、自动脱水机、全自动生化分析仪、Leica荧光显微镜、眼电生理诊断系统、流式细胞仪、生理信号遥测系统、冷冻干燥器、制备液相色谱仪等。研究所设有藏书10余万册的科技图书馆和医药数字化图书馆、电子数据库;自1976年起编辑、出版国家级专业性学术刊物《中国抗生素杂志》,是我国目前唯一的抗生素专业学术性核心刊物;1980年起编辑出版《国外医药抗生素分册》。

研究所研究领域涉及微生物药物、化学合成药物、天然植物药物、药物质量研究、药物制剂、临床前成药性评价等,擅长开发产业化生产新工艺、解决产业化生产中的难点和提升产业化关键技术水平;擅长结合生产工艺改进的药品质量研究、并对药物及其杂质(含副产物)的毒性(副作用)和药效给予评价;擅长新药和仿制新药的研究(速度快、研发过程规范、生产工艺设计思路贴近工业化生产条件)。在药物研发领域,研发品种涵盖了全球上市的绝大多数新品种,研发品种包括头孢菌素类、大环内酯类、氨基糖甙类等,还成功研发了抗结核类、降血脂他汀类、抗病毒类、抗肿瘤类、免疫抑制类以及麻醉镇痛类等系列品种。

建所至今研究所已取得重大科研成果近百项,荣获国家发明奖、国家科技进步奖等各种国家级荣誉60余项,包括国家科技进步、全国科学大会奖、国家经委技术开发优秀成果奖以及国家医药局科技成果奖等;绝大多数科研成果为国内首创首仿药物,其中利福喷汀为川抗所全球首创药物,荣获国家发明二等奖。"卡那霉素"、"庆大霉素"、"麦迪霉素"、"强力霉素"、"利福平"、"抗菌素生产重大技术改进"1978年获全国科学大会奖;"利福定"1983年获国家创造发明奖三等奖;"青霉素高单位菌种137#、339#与发酵工艺改进研究"、"硅胺新工艺合成丁胺卡那霉素"、"头孢噻肟钠"分别于1985年、1987年、1990年获国家科技进步奖三等奖;"多抗甲素"1991年获国家发明奖四等奖;抗结核新药"利福喷丁"1995年获国家发明奖二等奖;"柱晶白霉素(吉他霉素)研究"1996年获国家科技进步奖二等奖;"洛伐他汀研究"1999年获国家科技进步奖三等奖;2014年"阿卡波糖原料和制剂生产的关键技术及产业化"获国家科技进步奖二等奖。研究所共获新药证书和生产批文100余项,并有40多个新药品种正处于临床或生产申报阶段,科研成果中96%以上实现产业化并广泛应用于临床。

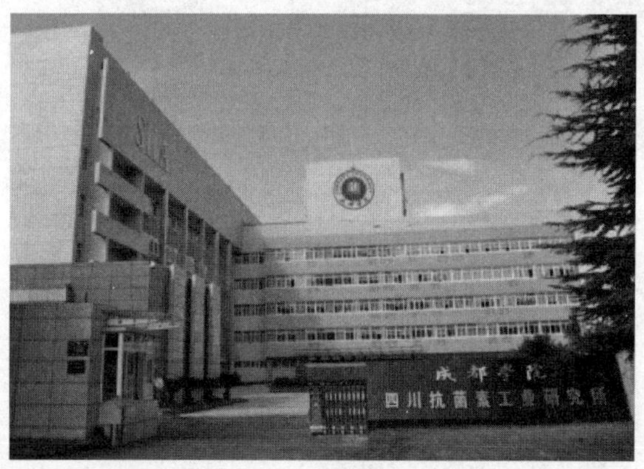

新实验楼

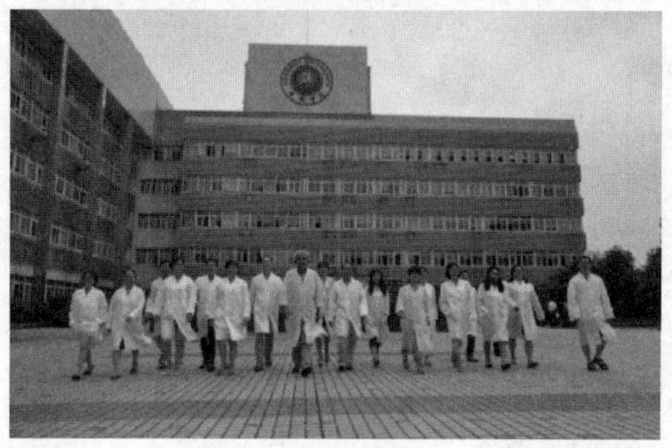

科研人员

地址:四川省成都市成华区龙潭工业园华冠路168号
邮编:610052
电话:028-84216070,84216082　传真:028-84333218
E-mail:siia2011@163.com;15208259064@126.com

(张小菊)

药学教育

Pharmaceutical Education

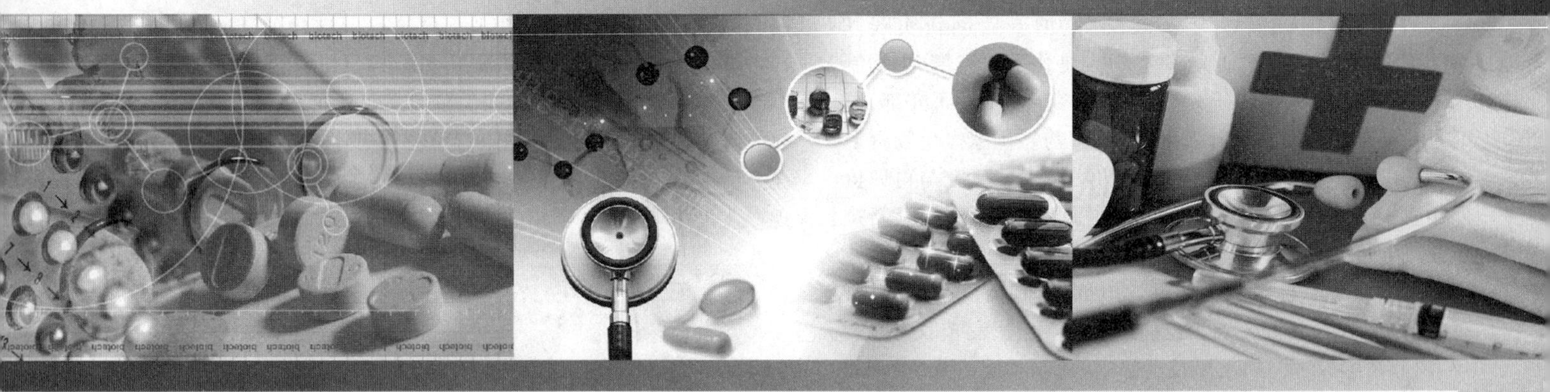

教育概览

习近平就高校党建工作作出重要指示 2014 年 12 月 28 日-29 日，第二十三次全国高等学校党的建设工作会议在北京召开。中共中央总书记、国家主席、中央军委主席习近平作出重要指示强调，高校肩负着学习研究宣传马克思主义、培养中国特色社会主义事业建设者和接班人的重大任务。加强党对高校的领导，加强和改进高校党的建设，是办好中国特色社会主义大学的根本保证。

习近平指出，办好中国特色社会主义大学，要坚持立德树人，把培育和践行社会主义核心价值观融入教书育人全过程；强化思想引领，牢牢把握高校意识形态工作领导权；坚持和完善党委领导下的校长负责制，不断改革和完善高校体制机制；全面推进党的建设各项工作，有效发挥基层党组织战斗堡垒作用和共产党员先锋模范作用。各级党委和宣传思想部门、组织部门、教育部门要加强对高校党的建设工作的领导和指导，坚持党的教育方针，坚持社会主义办学方向，加强和改进思想政治工作，切实把党要管党、从严治党落到实处。

中共中央政治局委员、国务院副总理刘延东在会上作主报告。她指出，要认真贯彻落实习近平总书记关于高校党建工作重要指示精神，切实加强和改进高校党建工作，充分发挥高校党委在深化综合改革、建设中国特色现代大学制度中的领导核心作用。坚持正确办学方向，深化改革创新，加强制度建设，夯实基层基础，狠抓作风建设，推动制度治党和依法治校有机结合，扎实开展党风廉政建设，不断凝聚高校内涵发展的强大动力，努力开创高校党的建设工作新局面。

各省、自治区、直辖市和新疆生产建设兵团党委组织部、党委宣传部分管负责同志，党委教育工作部门主要负责同志，中央和国家机关有关部门单位负责同志，解放军总政治部有关部门负责同志，部分高校党委书记和校长代表等出席会议。 （徐云龙）

国务院常务会议部署加快发展现代职业教育 2014 年 2 月 26 日，国务院总理李克强主持召开国务院常务会议，部署加快发展现代职业教育，审议通过《事业单位人事管理条例（草案）》。

会议认为，发展职业教育是促进转方式、调结构和民生改善的战略举措。以改革的思路办好职业教育，对提升劳动大军就业创业能力、产业素质和综合国力，意义重大。必须坚持以提高质量、促进就业、服务发展为导向，发挥好政府引导、规范和督导作用，充分调动社会力量，吸引更多资源向职业教育汇聚，加快发展与技术进步和生产方式变革以及社会公共服务相适应、产教深度融合的现代职业教育，培养数以亿计的工程师、高级技工和高素质职业人才，为广大年轻人打开通向成功成才的大门，提高中国制造和中国装备的市场竞争力，促进经济提质增效升级，满足人民群众生产生活多样化的需求。

会议确定了加快发展现代职业教育的任务措施。一是牢固确立职业教育在国家人才培养体系中的重要位置，促进形成“崇尚一技之长、不唯学历凭能力”的社会氛围，激发年轻人学习职业技能的积极性。二是创新职业教育模式，扩大职业院校在专业设置和调整、人事管理、教师评聘、收入分配等方面的办学自主权。建立学分积累和转换制度，打通从中职、专科、本科到研究生的上升通道。引导一批普通本科高校向应用技术型高校转型。三是提升人才培养质量。大力推动专业设置与产业需求、课程内容与职业标准、教学过程与生产过程“三对接”，积极推进学历证书和职业资格证书“双证书”制度，做到学以致用。开展校企联合招生、联合培养的现代学徒制试点，鼓励中外合作。完善企业工程技术人员、高技能人才到职业院校担任专兼职教师的政策。四是引导支持社会力量兴办职业教育。积极支持各类办学主体通过独资、合资、合作等形式举办民办职业教育；探索发展股份制、混合所有制职业院校，允许以资本、知识、技术、管理等要素参与办学并享有相应权利。探索公办和社会力量举办的职业院校相互委托管理和购买服务的机制。社会力量举办的职业院校与公办职业院校具有同等法律地位。推动公办和民办职业教育共同发展。五是强化政策支持和监管保障。各级政府要完善财政投入机制，分类制定和落实职业院校办学标准，加强督导评估。加大对农村和贫困地区职业教育支持力度，完善资助政策，积极推行直补个人的资助办法。健全就业和用人政策。让职业教育为国家和社会源源不断地创造人才红利。

会议指出，事业单位是提供公共服务的社会组织。规范事业单位人事管理，保障工作人员合法权益，是深化事业单位改革的保障。会议审议通过《事业单位人事管理条例（草案）》。草案对岗位设置、公开招聘和竞聘上岗、聘用合同、奖惩及争议处理等人事管理主要环节作出了明确规定。会议要求，要运用法治手段，进一步推进事业单位人事管理制度改革，规范管理制度，提高事业单位人力资源管理效能，形成能进能出、能上能下的用人机制，促进提升服务质量，让人民群众享受更加优质高效的公共服务。 （徐云龙）

全国职业教育工作会议在京召开 2014 年 6 月 23 日-24 日，全国职业教育工作会议在京召开。中共中央总书记、国家主席、中央军委主席习近平就加快职业教育发展作出重要指示。他强调，职业教育是国民教育体系和人力资源开发的重要组成部分，是广大青年打开通往成功成才大门的重要途径，肩负着培养多样化人才、传承技术技能、促进就业创业的重要职责，必须高度重视、加快发展。习近平指出，要树立正确人才观，培育和践行社会主义核心价值观，着力提高人才培养质量，弘扬劳动光荣、技能宝贵、创造伟大的时代风尚，营造人人皆可成才、人人尽展其才的良好环境，努力培养数以亿计的高素质劳动者和技术技能人才。要牢牢把握服务发展、促进就业的办学方向，深化体制机制改革，创新各层次各类型职业教育模式，坚持产教融合、校企合作，坚持工学结合、知行合一，引导社会各界特别是行业企业积极支持职业教育，努力建设中国特色职业教育体系。要加大对农村地区、民族地区、贫困地区职业教育支持力度，努力让每个人都有人生出彩的机会。要求各级党委和政府要把加快发展现代职业教育摆在更加突出的位置，更好支持和帮助职业教育发展，为实现"两个一百年"奋斗目标和中华民族伟大复兴的中国梦提供坚实人才保障。

中共中央政治局常委、国务院总理李克强在会前接见与会全体代表并讲话，强调要加快培养高素质劳动者和技能人才，为推动经济发展和保持比较充分就业提供支撑。李克强强调，职业教育大有可为，也应当大有作为。要把提高职业技能和培养职业精神高度融合，不仅要围绕技术进步、生产方式变革、社会公共服务要求和扶贫攻坚需要，培养大批怀有一技之长的劳动者，而且要让受教育者牢固树立敬业守信、精益求精等职业精神，让千千万万拥有较强动手和服务能力的人才进入劳动大军，使"中国制造"更多走向"优质制造"、"精品制造"，使中国服务塑造新优势、迈上新台阶。李克强要求，要用改革的办法把职业教育办好做大。统筹发挥好政府和市场作用，既要加大政府支持，又要通过政府购买服务等方式，更多促进社会力量参与，形成多元化的职业教育发展格局。要走校企结合、产教融合、突出实战和应用的办学路子，依托企业、贴近需求，建设和加强教学实训基地，打造具有鲜明职教特点、教练型的师资队伍。各级党委和政府要采取各种措施，关心和帮助职业教育工作者，推动社会各方形成合力，让现代职业教育助推经济社会取得更大更好发展。

中共中央政治局委员、国务院副总理刘延东在会上讲话指出，加快发展现代职业教育，是优化教育结构的重要举措，是基本实现教育现代化的内在要求。要进一步突出职业教育战略地位，构建以就业为导向、体现终身教育理念、面向人人的现代职业教育体系，促进职业教育与其他类型教育有机衔接，畅通人才多元化成长渠道。要创新培养模式，深化产教融合、校企合作，培养更多适应经济社会需要的技术技能人才。要改革办学体制，支持社会力量兴办职业教育，不断增强职业教育发展活力。

中共中央政治局委员、国务院副总理马凯在会上讲话指出，要把握职业教育规律，坚持把促进就业作为办学导向，把提高能力作为办学目标，把校企合作作为办学制度，把立德树人作为办学根本，努力提高技能人才培养水平。要建立健全覆盖城乡全体劳动者，贯穿劳动者从学习到工作的各个阶段，适应劳动者多样化、差异化需求的职业培训体系，不断完善职业培训政策，大力推行订单式培训、定岗培训、定向培训等与就业紧密联系的培训模式，大规模开展职业培训。

会上，天津市人民政府、上海市人民政府、山东省人民政府、黑龙江省人民政府、中国民用航空局、中华职业教育社、北京汽车集团有限公司、铜仁职业技术学院、黄淮学院、四川现代教育集团等10个单位作了典型发言。各省、自治区、直辖市和计划单列市人民政府、新疆生产建设兵团有关负责同志，中央和国家机关有关部门、有关人民团体负责同志，部分行业协会（学会）、企业、职业院校、职业教育科研机构负责同志以及部分特邀代表，分别在主会场和分会场参加会议。

这次会议是改革开放以来国务院召开的第三次全国职业教育工作会议。会议召开前，国务院印发了《关于加快发展现代职业教育的决定》。 （徐云龙）

2014 年全国教育工作会议召开 2014 年 1 月 15 日，2014 年全国教育工作会议在北京召开。教育部党组书记、部长袁贵仁在讲话时强调，要深入学习贯彻习近平总书记系列重要讲话和三中全会精神，切实把思想和行动统一到中央决策部署上来，建立科学规范的治理体系，形成高水平的治理能力。要围绕教育治理体系改革、教育治理能力提高，深化教育综合改革；通过深化教育综合改革，实现教育事业科学发展；通过教育事业科学发展，更好地促进教育公平、调整教育结构、提高教育质量，为打造中国经济升级版、全面建成小康社会提供坚强有力的人才支撑和智力支持。

袁贵仁指出，2013 年教育工作围绕改善民生、促进公平，深化改革、转变职能，改进作风、维护稳定等方面，在一些重点领域取得新进展，在一些难点问题上有了新突破，在一些热点问题上探索新办法。2014 年是贯彻落实党的十八届三中全会精神、全面深化改革的第一年，是全面完成"十二五"规划目标任务的关键之年。做好今年的工作，总的要求是深入学习贯彻十八大和十八届二中、三中全会精神，深入学习贯彻习近平总书记系列重要讲话精神，坚定方向、保持定力，深化改革、狠抓落实，统筹兼顾、突出重点，积极稳妥、务求实效，为持续发展经济、保障和改善民生作出更大贡献。

袁贵仁强调，加快推进教育治理体系和治理能力现代化，要把握七方面重点任务。一是把方向，落实好立德树人根本任务。要把培育和践行社会主义核心价值观融入国民教育全过程，抓好"三爱"教育和"三节"活动，突出诚信教育，从中华优秀传统文化中汲取营养，完善"青少年志愿服务制度"。要切实改进体育、美育工作，养成学生一辈子锻炼身体的习惯，培养一两项艺术爱好。要部署推进课程改革，把党的教育方针和社会主义核心价值观细化、实化、具体化，转化为学生的核心素养和学业质量，体现到课标、教材以及考试评价中。二是促公平，推进基本公共教育服务均等化。要兜底线，研究实施"国家贫困地区儿童教育发展规划"，注重农民工子女教育,支持发展农村学前教育,健全农村留守儿童关爱服务体系,启动《特殊教育提升计划》,保障每一个孩子都有学上。要保基本,统筹城乡义务教育资源均衡配置,加快发展农村教育,办好必要的教学点,使每一所学校都达到基本办学条件。抓好乡村学校和教学点教师生活补助政策。要上水平,优化学校布局,进一步提高农村学生进入重点大学比例,提升中西部地区教育水平,充分利用教育信息化,不断扩大优质教育资源覆盖面。三是调结构,促进各级各类教育协调发展。要加快形成适应经济社会发展需求、校企紧密合作、产教深度融合、中高职衔接、职普沟通,体现终身教育理念,具有中国特色、世界水平的现代职业教育体系。要加强农村职业教育和技能培训。要鼓励社会力量兴办教育,推动民间资本进入教育领域。四是抓改革,积极稳妥破解考试招生制度难题。出台"总体方案"和关于高考、外语一年多考、高中学业水平考试、综合素质评价、考试招生违规处理等5个配套"实施意见"。开展改革试点,改进考试内容,确保公平公正,加强宣传引导。五是转职能,改进教育管理方式。要简政放权,加大行政审批改革力度,统筹整合专项资金,减少各种检查活动,特别是要扩大省级政府教育统筹权和学校办学自主权。要加快形成富有中国特色的教育标准体系。要加快教育立法步伐。要进一步完善督学、督政、监测三位一体的教育督导体系,继续开展义务教育发展基本均衡县(市区)省级督查、国家认定,完善中小学校责任督学挂牌督导制度,开展全国义务教育质量检测。六是发挥学校主体作用,加快建设现代学校制度。要完善内部治理结构。公办普通高校加快推进高校章程制定和核准工作。民办学校、中小学要加强基层党组织等建设。要强化依法办学,提高学校管理的法制化水平。要坚持面向社会,引导地方本科高校转型发展,继续实施"2011"计划,推进产学研结合。七是发挥社会评价作用,动员社会参与支持监督教育。要发挥行业企业作用。把行业企业的评价特别是毕业生就业状况作为衡量办学质量的一项重要指标。要强化专业组织评价功能,全面启动"教育现代化进程监测评价"和"教育满意度测评"两项监测评估工作。要重视社会公众监督,主动加强政务、校务信息公开,特别是加大高校招生和财务信息公开力度。

袁贵仁强调,要切实把提高认识、增强本领摆上重要位置,着眼于全面深化教育领域综合改革这场攻坚战,以强烈的使命意识、责任意识、危机意识,加强学习实践,积极主动作为,加快推进教育治理体系和治理能力现代化。一要深化学习领会,把学习习近平总书记系列讲话精神作为重大政治任务,进一步坚定理想信念。二要增强担当意识,正确、准确、有序、协调推进教育综合改革。务求改革实效,让人民群众得到实实在在的好处。三要强化为民情怀,深入基层和学校调查研究,完善民主科学决策机制,善始善终抓好群众路线教育实践活动,深入推进教育系统党风廉政建设和反腐败工作,全心全意服务师生群众。四要坚决守住阵地,加强组织领导,注重形成合力,坚持源头治理,完善应急预案,切实维护好教育系统和谐稳定。五要加强宣传引导,在扩大新闻宣传覆盖面和提高舆情应对能力上下工夫,努力为教育改革发展营造良好氛围。 (徐云龙)

巩固教育实践活动成果,办好人民满意教育 2014年1月23日,教育部召开党的群众路线教育实践活动总结会议。教育部党组书记、部长、部教育实践活动领导小组组长袁贵仁代表部党组和部教育实践活动领导小组对教育实践活动作总结讲话。中央第25督导组组长张基尧出席会议并讲话。袁贵仁强调,要认真学习领会习近平总书记在中央党的群众路线教育实践活动第一批总结暨第二批部署会议重要讲话精神,把抓好会议落实、巩固教育实践活动成果同贯彻十八届三中全会精神紧密结合起来,把教育实践活动中探索的举措、积累的经验、激发的热情,转化为全面深化教育领域综合改革的强大动力,为办好人民满意的教育做出新的更大贡献。

袁贵仁指出,教育部党组及机关司局、直属单位、部属高校参加第一批教育实践活动半年来,各项活动扎实推进,各环节任务顺利完成。一是加强对教育实践活动的科学组织谋划,注重加强领导、统筹安排和宣传引导。二是深入学习领会,提高思想认识。认真学习习近平总书记系列重要讲话,原原本本学习中央印发的学习材料,先后召开了4次党组扩大会,邀请有关专家、领导和模范人物作11次专题报告,各司局和直属单位组织集体学习交流150多场次。三是通过发放征求意见函、开通邮箱、设立24小时电话、召开座谈会、深入基层等方式,广泛听取教育系统内外各方面意见,查准找实"四风"问题。四是开展深入细致的谈心谈话,认真进行对照检查,高质量召开专题民主生活会。五是明确整改任务,完善制度规范。精心制定整改方案,突出边学边查边改,已完成32项整改任务,20项任务取得重要进展。

袁贵仁指出,教育部教育实践活动成效明显。在加强思想政治建设方面,进一步严明党的政治纪律,加强党组自身建设,加强对教育系统思想政治工作领导。深入开展中国特色社会主义和中国梦宣传教育。在立德树人、高等学校宣传思想工作、高校青年教师思想政治工作等方面制定了相关政策举措。在反对形式主义方面。2013年的工作会议同比减少36.5%;发文同比减少10.6%;简报数量由102种减少为11种,下降了89%。压缩了评估项目,规范了检查工作。在反对官僚主义方面。改进调查研究,建立了多项密切联系群众的制度。加大审批改革工作力度,下放、取消占总体审批事项的43.3%。研究制订教育部机关职能转变方案,向地方政府和高校放权,全面启动"教育现代化进程监测评价"和"教育满意度测评"监测评估工作,形成"两放权两监管"格局。重点推动高校财务信息公开、招生信息公开。在反对享乐主义方面。严申教育系统党员干部坚决做到不请吃、不吃请,杜绝职务消费、人情消费。针对社会反映强烈的热点问题,及时提出整改措施。将教育实践活动和贯彻三中全会精神相结合,深化教育领域综合改革,重点推进考试招生制度等重大改革。在反对奢靡之风方面。把2013年作为教育经费监管年,要求用好管好教育经费。完善节约型机关建设,2013年会议费同比减幅55%;办公设备购置同比减少42%。着力压缩"三公"经费。2013年教育部公务接待较2012年减少87.21万元,因公出国(境)减少315.63万元。

袁贵仁强调,教育实践活动收尾不收场,作风建设永远在路上。要进一步深入学习贯彻习近平总书记系列重要讲话精神,不断增强工作的原则性、系统性、预见性、创造性。要把落实和巩固扩大教育实践活动成果作为教育部2014年的重要工作任务。加强督查督办,突出专项整治。要切实加强部党组和机关自身建设。把指导教育系统第二批教育实践活动开展同2014年调研工作结合起来,同深化教育领域综合改革结合起来,不断提高服务基层、服务师生、服务群众的能力和水平。

张基尧充分肯定了教育部开展党的路线教育实践活动以来各环节工作取得的实践成果和基本经验。他指出,教育部党组高度重视教育实践活动,按照中央部署,牢牢把教育实践活动各项工作抓在手上,始终坚持把学习教育贯穿活动始终,坚持开门搞活动,坚持边学边改、边查边改,坚持领导带头、把自己摆进去,推动教育实践活动取得了显著成果。

张基尧希望教育部党组继续围绕为民务实清廉这个主题,巩固整改成果,以作风建设的新成效推动全面深化改革任务落到实处。一是紧扣整改方案,以高度负责的态度兑现整改承诺。二是注重从体制机制上解决问题,巩固扩大活动成果。三是坚持开门整改,接受群众监督。四是弘扬改革精神,进一步开创各项工作新局面。 (徐云龙)

2014全国职业院校技能大赛闭幕 2014年6月27日,为期1个月的2014年全国职业院校技能大赛在天津闭幕。中共中央政治局委员、天津市委书记孙春兰出席闭幕式并宣布大赛闭幕。中华职业教育社理事长张榕明出席闭幕式。教育部党组书记、部长袁贵仁出席闭幕式并讲话。

袁贵仁指出,党中央、国务院高度重视职业教育。日前,习近平总书记对职业教育工作作出重要批示,国务院召开了全国职业教育工作会议,李克强总理接见与会代表并发表重要讲话。此次全国职业院校技能大赛的成功举办,是学习贯彻习近平总书记重要批示和全国职业教育工作会议重要精神的具体行动,向社会各界、家长学生、国际友人展示了职业教育改革发展成果,对于提高技术技能人才培养质量,推进职业教育加快发展,增强职业教育吸引力,引导社会各界积极支持职业教育具有十分重要的作用。

袁贵仁就进一步推动职业教育深化改革、加快发展提出四点希望。一是希望各级政府特别是教育部门把加快发展现代职业教育摆在更加突出位置,制定发展规划,创新管理方式,激发办学活力,加快现代职业教育体系建设步伐。二是希望各职业院校全面贯彻党的教育方针,落实立德树人根本任务,深化教育教学改革,坚持产教融合、校企合作,坚持工学结合、知行合一,全面提高人才培养质量,努力造就高素质劳动者和技术技能人才。三是希望广大职业院校的同学自觉践行社会主义核心价值观,刻苦学习,勇于实践,夯实知识基础,增强专业技能,培养职业精神,提升创新能力,把个人梦融入"中国梦"伟大实践之中。四是希望社会各界特别是行业企业积极支持职业教育,提供实验实训平台,参与"双师型"教师队伍建设,创造公平就业环境,共同书写好现代职业教育发展这篇大文章。

教育部副部长鲁昕主持闭幕式。国务院扶贫办公室、全国总工会、共青团中央、天津市等有关部门和地方负责同志出席闭幕式。

此次职教大赛在天津主赛场及北京、江苏、山东等12个分赛区举办了12个专业大类的95个比赛项目,来自全国的逾万名选手参加了比赛,50多个国家和地区的代表观摩比赛,多个赛项举行了国内外选手友谊赛。大赛期间,还举办了全国职教系统培育和践行社会主义核心价值观座谈会、中英职业教育"影子校长"圆桌会、中华优秀传统文化技艺表演赛、全国职业院校技能大赛获奖选手招聘会等系列活动。

(徐云龙)

加快构建具有中国特色的医学人才培养体系 2014年11月27日,医教协同深化临床医学人才培养改革工作推进会在北京召开。中共中央政治局常委、国务院总理李克强作出重要批示。批示指出,医教协同是培养临床医学人才的有效途径,此次专门召开推进会,对于医学教育与医疗卫生事业互促互进具有重要意义。人民群众需要更多高水平的健康卫士。希望教育部、卫生计生委会同相关方面,加大改革创新力度,以社会需求为导向,遵循医学教育和医学人才成长规律,积极探索医教相长的好做法、新机制,加快构建具有中国特色的医学人才培养体系,为持续提升医疗卫生服务能力和水平、更好保障国民健康提供有力支撑。

会前,教育部、国家卫生计生委等六部门联合印发了《关于医教协同深化临床医学人才培养改革的意见》。会议就贯彻落实《意见》精神,推进临床医学教育综合改革作出了部署。提出到2020年,基本建成院校教育、毕业后教育、继续教育三阶段有机衔接的具有中国特色的标准化、规范化临床医学人才培养体系。 (徐云龙)

深入实施大学生就业促进计划 2014年5月13日,全国普通高等学校毕业生就业创业工作电视电话会议在北京召开。中共中央政治局委员、国务院副总理刘延东,中共中央政治局委员、国务院副总理马凯出席会议并讲话。

会议指出，高校毕业生是国家宝贵的人才资源，今年人数达727万人，为历年最多。做好高校毕业生就业工作，事关大学生个人事业发展和价值实现，事关经济提质增效和转型升级，事关民生改善和社会和谐稳定。必须充分认识这项工作的重要性、艰巨性、紧迫性，始终摆在就业工作首要位置，千方百计促进高校毕业生就业创业。

会议强调，各地、各部门、各高校要深入学习领会习近平总书记、李克强总理重要指示精神，认真贯彻中央的决策部署和国务院办公厅《关于做好2014年全国普通高等学校毕业生就业创业工作的通知》的要求，加强组织领导，落实工作责任，深化就业体制机制和高等教育改革，以钉钉子精神推动各项政策落实，千方百计拓宽就业领域，深入实施大学生就业促进计划，抓紧开展新一轮大学生创业引领计划，以网络信息服务为重点加强就业服务工作，合理调整学科专业布局，提升大学生就业创业能力，加大对困难高校毕业生的就业援助，全力做好高校毕业生就业工作，努力实现今年高校毕业生就业创业比例双提高。（徐云龙）

以创新引领创业，以创业带动就业 2014年12月4日，2015年全国普通高校毕业生就业创业工作网络视频会议在北京召开，教育部党组书记、部长袁贵仁出席会议并讲话。他强调，各地各高校要切实增强责任感紧迫感，坚定信心、迎难而上，以开阔的思路和务实的作风，全力做好2015年高校毕业生就业创业工作。

党中央、国务院高度重视高校毕业生就业工作，习近平总书记等中央领导同志多次作出重要指示，对做好高校毕业生就业创业工作提出明确要求。国务院把高校毕业生就业创业工作列为稳增长、促改革、调结构、惠民生政策措施19项重要督查内容之一，开展了重点督查和跟踪审计。各地各部门各高校共同努力，积极引导毕业生到基层就业，建立高校毕业生就业质量年度报告发布制度，开展高校毕业生就业状况网上动态统计和监测，鼓励大学生参军入伍，进一步加强离校未就业毕业生后续服务工作，高校毕业生就业创业工作整体平稳有序。

2015年高校毕业生将达749万，要进一步增强信心，打好基础，完善机制，全力做好高校毕业生就业创业工作。一是积极推动毕业生自主创业，力争实现大学生创业人数和比例有明显增长。要加强创新创业教育，强化学生创业实践和分类指导，建立健全创业成果和学分转化教学管理制度，实行弹性学制，支持大学生休学创业。二是大力引导毕业生到基层就业。加强思想引导，健全服务保障机制，落实好就业服务和后续升学等政策。巩固和拓展各类基层服务项目。三是不断强化就业指导和服务。要加强毕业生就业创业政策宣传，确保每一位毕业生都知晓政策、用足用好政策。加强就业指导课程、学科建设和就业信息服务，加大就业困难毕业生就业帮扶力度，做好离校未就业毕业生跟踪指导和服务。四是加快推进高等教育综合改革，进一步优化人才培养层次类型结构和高校学科专业结构，构建高校与有关部门、科研院所、行业企业协同育人机制。完善高校毕业生就业质量报告制度，专业预警、退出和动态调整机制，强化就业与招生计划、经费拨款、院校设置、专业调整等各项工作的联动。

教育部党组副书记、副部长杜玉波主持会议。教育部党组成员、部长助理林蕙青出席会议。重庆市教委、安徽省教育厅、杭州市政府、吉林大学、福州大学、武汉职业技术学院作交流发言。教育部高校毕业生就业创业工作领导小组成员单位负责人在主会场参加会议。各省级教育行政部门、各普通高校代表及河北、福建、山东、海南、西藏、新疆的人力资源社会保障厅分管高校毕业生就业相关负责人等8700余人在分会场参加会议。（徐云龙）

学位与研究生教育学会成立20周年 2014年12月，中国学位与研究生教育学会成立20周年纪念大会在北京召开。中国学位与研究生教育学会将从教育智库、自律发展以及学术共同体三方面助力研究生领域教育改革。教育部副部长杜占元，中国学位与研究生教育学会会长、教育部原副部长赵沁平等出席大会。

研究生教育是培养高层次专业人才的主要途径，是国家实现创新型人才培养战略目标的主要领域，也是国家创新体系的重要组成部分。会上，围绕建设高质量研究教育，一些大学校长和知名学者进行了深入研讨，认为大学今后在培养高质量研究生方面，应具有国际视野，要看到现在大学培养的人才将来是要参与全球人才竞争的，同时，还要有人才培养的类型观。来自全国500多所高校的550余位校长和学者参加此次大会。大会还颁发了研究生教育成果奖、优秀博士学位论文奖、学会成立20周年会议征文优秀论文奖和学会突出贡献奖4个奖项。（徐云龙）

药学院校

2014年全国高等药学院校概况 截至2014年底，全国开设有药学类、中药学类、制药类专业的本科院校374所。涉药专业：药学、药物制剂、临床药学、药事管理、药物分析、药物化学、海洋药学、中药学、中药资源与开发、藏药学、蒙药学、中药制药中草药栽培与鉴定、制药工程、生物制药。

2014 年设置有涉药专业的本科高等院校

学校名称	专业设置	主管部门	专业创建年份	地址	邮编
北京大学	药学**(药学院)	教育部	1941	北京市海淀区学院路 38 号	100083
清华大学	药学(医学院)	教育部	2009	北京市海淀区清华园 1 号	100084
北京理工大学	制药工程(化工与环境学院)	工业和信息化部	2002	北京市海淀区中关村南大街 5 号	100081
北京化工大学	制药工程(生命科学与技术学院);制药工程(北方学院※)	教育部	2000	北京市朝阳区北三环东路 15 号	100029
北京石油化工学院	制药工程(化学工程学院)	北京市	2007	北京大兴黄村清源北路 19 号	102617
首都医科大学	药学、临床药学*(化学生物学与药学院);中药学(中医药学院);药学(燕京医学院)	北京市	2002	北京市右安门外西头条 10 号	100069
北京中医药大学	药学、中药学、制药工程、中药制药(中药学院);中药学、中草药栽培与鉴定、中药制药(东方学院※);中药(高职部)	教育部	1960	北京市朝阳区望京中环南路 6 号	100102
中央民族大学	制药工程(生命与环境科学学院)	国家民委	2002	北京市海淀区中关村南大街 27 号	100081
北京联合大学	制药工程、药物制剂(生物化学工程学院)	北京市	2000	北京市朝阳区垡头西里三区 18 号	100023
北京城市学院	药学、中药学[生物制药]、生物制药、中药(生物医药学部)	北京市	2006	北京市海淀区永丰高科技园区	100083
南开大学	药学(药学院)	教育部	2002	天津市南开区卫津路 94 号	300071
天津大学	药学(药物科学与技术学院);制药工程(化工学院)	教育部	1998	天津市南开区卫津路 92 号	300072
天津科技大学	制药工程(生物工程学院)	天津市	2001	天津市经济技术开发区第十三大街 29 号	300457
天津工业大学	制药工程(环境与化学工程学院)	天津市	2004	天津市河东区成林道 63 号	300160
天津理工大学	药学、制药工程(化学化工学院)	天津市	2000	天津市南开区红旗南路 263 号	300191
天津农学院	生物制药(基础科学系)	天津市	2006	天津市西青区津静路 22 号	300384
天津中医药大学	药学、中药学、药物制剂、制药工程、中药资源与开发、中药制药、临床药学(中药学院)	天津市	1985	天津市南开区鞍山西道 312 号	300073
天津商业大学	制药工程、药事管理(生物技术与食品科学学院)	天津市	2001	天津市北辰区津坝公路东口	300314
天津医科大学	药学、药物制剂、临床药学(药学院);药学(临床医学院※)	天津市	1978	天津市和平区气象台路 22 号	300070
河北大学	药学、中药学、药物制剂(药学院);中药学、中药(中医学院)	河北省	1996	保定市裕华东路 342 号	071000
河北工业大学	制药工程(化工学院);制药工程(城市学院※)	河北省	1998	天津市红桥区丁字沽一号路	300130
河北科技大学	药学、药物制剂、制药工程(化学与制药工程学院);药学、药物制剂、制药工程(理工学院※)	河北省	1993	石家庄市裕华东路 186 号	050018
河北联合大学	药学*、中药学、药物制剂、制药工程(药学院);药学、中药学、药物制剂(冀唐学院※)	河北省	1998	唐山市建设南路 57 号	063000
河北北方学院	药学、药物制剂(药学系);中药学、中药(中医学院)	河北省	2002	张家口市高新区钻石南路 11 号	075000
河北中医学院	中药学、中药资源与开发、药学(药学院)	河北省	1958	河北省石家庄市鹿泉经济开发区杏苑路 3 号	050200
承德医学院	中药学(中药学系)	河北省	2002	承德市上二道河子	067000
邯郸学院	制药工程(化学化工与材料学院)	河北省	2007	邯郸市邯山区学院北路 530 号	056005
石家庄学院	药物制剂、制药工程(化工学院)	河北省	2004	石家庄高新技术产业开发区长江大道 6 号	050035
河北师范大学	药学(化学与材料科学学院)	河北省	2010	石家庄市裕华东路 113 号	050016
河北医科大学	药学、药物制剂、临床药学、药物分析(药学院);中药学(中医学院)	河北省	1972	石家庄市中山东路 361 号	050017
河北农业大学	中药学(农学院);制药工程(生命科学学院);制药工程(现代科技学院※);生物制药技术(海洋学院)	河北省	2003	保定市灵雨寺街 289 号	071001
山西大学	药学(化学化工学院)	山西省	2001	太原市坞城路 36 号	030006
太原科技大学	制药工程(化学与生物工程学院)	山西省	2005	太原市晋祠路二段 264 号	030021
中北大学	制药工程(化工与环境学院)	山西省	2003	太原市学院路 3 号	030051

（续表）

学校名称	专业设置	主管部门	专业创建年份	地　址	邮　编
太原理工大学	制药工程（化学化工学院）	山西省	1996	太原市迎泽西大街79号	030024
山西农业大学	制药工程（农学院）；中药资源与开发（生命科学学院）；制药工程（信息学院※）	山西省	2005	山西省太谷县	030801
山西医科大学	药学、中药学、药物制剂、生物制药（药学院）；药学、中药学、药物制剂（晋祠学院※）	山西省	1980	太原市新建南路86号	030001
长治医学院	药学（药学系）；药学（职业技术教育学院）	山西省	2002	长治市解放东街161号	046000
山西中医学院	药学、中药学、制药工程、中药、医药营销（中药学院）	山西省	2000	太原市晋祠路一段89号	030024
太原工业学院	制药工程（化学化工系）	山西省	2003	太原市迎新街	030008
山西大同大学	药学（医学院）；制药工程（代工学院）	山西省	1958	大同市医卫街4号	037008
内蒙古科技大学	药学（包头医学院）	内蒙古自治区	2005	包头市东河区建设路31号	014040
内蒙古工业大学	制药工程（化工学院）	内蒙古自治区	2002	呼和浩特市爱民路49号	010051
内蒙古农业大学	制药工程（生命科学学院）	内蒙古自治区	2006	呼和浩特市昭乌达路306号	010018
内蒙古医科大学	药学、中药学、药物制剂、制药工程、临床药学、中药资源与开发、药物制剂（药学院）；蒙药学（蒙医药学院）	内蒙古自治区	1977	呼和浩特市金山开发区	010110
内蒙古民族大学	药物制剂、蒙药学（蒙医药学院）	内蒙古自治区	1987	通辽市科尔沁区霍林河大街西536号	028043
赤峰学院	药学（医学院）	内蒙古自治区	2007	赤峰市红山区迎宾路1号	024000
辽宁大学	制药工程（药学院）	辽宁省	2003	沈阳市皇姑区崇山中路66号	110036
大连理工大学	制药工程、药学（制药科学与技术学院）	教育部	2002	大连市甘井子区凌工路2号	116023
沈阳化工大学	制药工程（化学工程学院）；制药工程（科亚学院※）	辽宁省	2002	沈阳市经济技术开发区11号街	110142
沈阳农业大学	中草药栽培与鉴定（园艺学院）	辽宁省	2004	沈阳市东陵路120号	110161
中国医科大学	药学*、临床药学、药物制剂、制药工程（药学院）；药学（临床医药学院※）	辽宁省	2003	沈阳市和平区北二马路92号	110001
辽宁医学院	药学*（药学院）；医药营销（高职学院）；药学（医疗学院※）	辽宁省	2002	锦州市松坡路3段40号	121017
大连医科大学	药学、临床药学（药学院）；生物制药（生物技术系）；医药营销（高等职业技术学院）	辽宁省	1993	大连市旅顺口区旅顺南路西段9号	116044
辽宁中医药大学	药学、中药学、药物制剂、制药工程、中草药栽培与鉴定（药学院）；中药学、制药工程（杏林学院※）	辽宁省	1973	大连市开发区双D港生命一路77号	116600
沈阳药科大学	药学、药学（基础药学理科基地）、药物制剂、药物分析（药学院）；制药工程、应用化学、环境科学、药物化学（制药工程学院）；生物工程、生物制药（国家生命科学与技术人才培养基地）、生物制药、临床药学*（生命科学与生物制药学院）；中药学、中药资源与开发、药学[食品药学]、食品科学与工程（中药学院）；国际经济与贸易、工商管理、市场营销、药事管理（工商管理学院）；生物医学工程（医疗器械学院）中药制药	辽宁省	1931	沈阳市沈河区文化路103号	110016
沈阳医学院	药学（医学应用技术学院）	辽宁省	2006	沈阳市黄河北大街146号	110034
辽宁师范大学	药学、药物化学（化学化工学院）	辽宁省	2004	大连市沙河口区黄河路850号	116029
大连大学	中药学（医学院）；制药工程（生命科学与技术学院）；药物制剂（高等职业技术学院）	辽宁省	2000	大连市经济开发区学府大街10号	116622
辽宁科技学院	制药工程、中药制药（生物医药与化学工程学院）	辽宁省	2004	本溪经济开发区香槐路176号	117004
大连民族学院	制药工程（生命科学学院）	国家民委	2010	大连市经济开发区辽河西路18号	116600
大连交通大学	制药工程（环境与化学工程学院）	辽宁省	2010	大连市沙河口区黄河路794号	116028
辽宁何氏医学院	药学、制药工程、药物制剂（药学系）；医药营销、	辽宁省教育厅	2011	沈阳市东陵区泗水街66号	110163

（续表）

学校名称	专业设置	主管部门	专业创建年份	地　址	邮　编
吉林大学	药学、临床药学、生物工程*（药学院）；药物制剂、制药工程（生命科学学院）；中药学、药物制剂、制药工程（珠海学院※）	教育部	1993	长春市朝阳区富锦路1266号	130021
延边大学	药学、药物制剂、制药工程（药学院）	吉林省	1976	延吉市局子街1829号	133000
长春工业大学	制药工程（化学工程学院）；制药工程（人文信息学院※）	吉林省	2002	长春市延安大街2055号	130012
吉林化工学院	药物制剂、制药工程、生物制药（化学与制药工程学院）	吉林省	1997	吉林市龙潭区承德街45号	132022
吉林农业大学	中药学、中药资源与开发、中药制药（中药材学院）；制药工程（生命科学学院）；中药学、生物制药（发展学院※）	吉林省	1958	长春市东环路南新城大街2888号	130118
长春中医药大学	药学、中药学、药物制剂、制药工程、生物制药、中药资源与开发、中药制药（药学院）；中药学、中药制药（国际教育学院）；药物制剂、医药营销（职业技术学院）	吉林省	1980	长春市净月旅游开发区博硕路1035号	130117
东北师范大学	中药资源与开发、生物技术[生物制药]、市场营销[药品营销]（人文学院※）；药学	教育部	2004	长春市净月潭旅游经济开发区博硕路1488号	130117
北华大学	药学（药学院）	吉林省	2002	吉林市滨江东路3999号	132013
通化师范学院	中药学、药物制剂（制药与食品科学学院）	吉林省	2000	通化市东昌区育才路950号	134002
吉林农业科技学院	中药学、药物制剂、中药资源与开发、中草药栽培与鉴定、中草药栽培技术、药材营销、中药（中药学院）；制药工程、生物制药（动物科学学院）；医药营销、中药（高等职业技术学院）	吉林省	2004	吉林市新经济技术开发区翰林路77号	132101
吉林医药学院	药学、药物制剂、生物制药（药学院）	吉林省	1986	吉林市吉林大街5号	132013
黑龙江大学	制药工程（化学化工与材料学院）；生物制药（生命科学学院）	黑龙江省	2002	哈尔滨市南岗区学府路74号	150080
齐齐哈尔大学	制药工程（化学与化学工程学院）	黑龙江省	2001	齐齐哈尔市建华区文化大街42号	161006
佳木斯大学	药学、制药工程、药物分析（药学院）	黑龙江省	1976	佳木斯市学府街148号	154007
黑龙江八一农垦大学	制药工程（生命科学技术学院）	黑龙江省	2004	大庆高新技术产业开发区	163319
东北农业大学	制药工程（生命科学学院）	黑龙江省	2003	哈尔滨市香坊区木材街59号	150030
哈尔滨医科大学	药学、药物制剂、临床药学、药物分析（药学院）；中药学、药学、中药（大庆校区药学院）	黑龙江省	2001	哈尔滨市南岗区保健路157号	150086
黑龙江中医药大学	药学、中药学、药物制剂、中草药资源与开发、制药工程、生物技术、中药制药、食品科学与工程、药物分析（药学院）；中药学、药物制剂、制药工程、生物技术、中药资源与开发、药学（国际教育学院）；中药、中药制药（佳木斯学院）	黑龙江省	1972	哈尔滨市香坊区和平路24号	150040
牡丹江医学院	药学、药物制剂、制药工程（药学院）	黑龙江省	2003	牡丹江市爱民区通乡街3号	157011
哈尔滨师范大学	制药工程（化学化工学院）	黑龙江省	2009	哈尔滨市利民经济技术开发区师大南路1号	150025
哈尔滨学院	生物制药（理学院）	黑龙江省	2008	哈尔滨市南岗区学府四道街9号	150086
大庆师范学院	生物制药（生命科学学院）	黑龙江省	2012	大庆市让胡路区西宾西路	163712
牡丹江师范学院	制药工程（化学化工学院）	黑龙江省	2009	牡丹江市文化街19号	157422
绥化学院	制药工程（食品与制药工程学院）	黑龙江省	2007	绥化市黄河南路18号	152061
哈尔滨商业大学	药学、中药学、制药工程（药学院）；制药工程（国际教育学院）	黑龙江省	1976	哈尔滨市道里区通达街138号	150076
齐齐哈尔医学院	药学、中药学、药物制剂、制药工程、临床药学（药学院）	黑龙江省	2003	齐齐哈尔市建华卜奎北大街333号	161006
哈尔滨理工大学	制药工程（化学与环境工程学院）	黑龙江省	2004	哈尔滨市香坊区林园路4号	150040
复旦大学	药学*、药学（药学院）	教育部	1936	上海浦东新区张衡路826号	201203
上海交通大学	药学（药学院）；药学（医学院）	教育部	2000	上海市闵行区东川路800号	200240
华东理工大学	药学、药物制剂、制药工程（药学院）	教育部	1952	上海市徐汇区梅陇路130号	200237

（续表）

学校名称	专业设置	主管部门	专业创建年份	地　址	邮　编
上海应用技术学院	制药工程（化学与环境工程学院）	上海市	2006	上海市漕宝路120号	200235
上海海洋大学	生物技术（食品学院）；食品药品监督管理（高等职业技术学院）	上海市	2001	上海市浦东新区临港新城沪城环路999号	201306
上海理工大学	药物制剂、制药工程（医疗器械与食品学院）	上海市	2003	上海市杨浦区军工路516号	200093
上海中医药大学	药学、中药学、中药制药技术（中药学院）	上海市	1972	上海市浦东张江高科技园蔡伦路1200号	201203
上海工程技术大学	制药工程、药物化学（化学化工学院）	上海市	2003	上海市长宁区仙霞路350号	200336
苏州大学	药学、中药学、生物制药（药学院）	江苏省	1996	苏州工业园区横一路苏大独墅湖校区	215123
东南大学	制药工程（化学化工学院）；制药工程（成贤学院※）	教育部	2001	南京市江宁区东南大学路2号	211189
南京理工大学	制药工程（化工学院）；制药工程（泰州科技学院※）	工业和信息化部	1997	南京市孝陵卫200号	210094
南京工业大学	药学、药物制剂（药学院）；制药工程（生物与制药工程学院）；药物制剂、制药工程（浦江学院※）	江苏省	1996	南京市模范马路5号	210009
常州大学	药学、制药工程（药学院）；制药工程（怀德学院※）	江苏省	2002	常州市科教城武进校区	213164
常熟理工学院	生物制药（生物与食品工程学院）	江苏省教育厅	2014	常熟市南三环路	215500
江南大学	制药工程（医药学院）	教育部	2003	无锡市蠡湖大道1800号	214122
南京林业大学	生物制药（化学工程学院）	江苏省	2003	南京市龙蟠路159号	210037
江苏大学	药学、药物制剂、制药工程（药学院）；药物制剂、制药工程（京江学院※）	江苏省	1998	镇江市学府路301号	212013
盐城工学院	制药工程（化学与生物工程学院）	江苏省	2005	盐城市迎宾大道9号	224051
南京农业大学	中药学（园艺学院）	教育部	1996	南京市卫岗1号	210095
南通大学	药学、药物制剂（药学院）	江苏省	2005	南通市启秀路19号	221006
南京医科大学	药学*、临床药学*（药学院）；药学、药物制剂（康达学院※）	江苏省	2002	南京市江宁区天元东路818号	211166
徐州医学院	药学、药物制剂、临床药学（药学院）；药学（华方学院※）	江苏省	2001	徐州市铜山路209号	221004
江苏师范大学	制药工程（化学化工学院）；制药工程（科文学院※）；生物制药（生命科学学院）	江苏省	2002	徐州市铜山新区上海路101号	221116
南京中医药大学	药学、中药学、药物制剂、制药工程、中药资源与开发、生物制药、中药制药（药学院）；药学、中药学、药物制剂、制药工程、中药资源与开发、生物制药、药事管理（翰林学院※）	江苏省	1960	南京市仙林大学城仙林大道138号	210046
中国药科大学	药学、药学（基础药学理科基地和国家生命科学与技术人才培养基地）、临床药学*、药物制剂、制药工程、药物分析、药物化学、食品质量与安全（药学院）；中药学、中药资源与开发、中药制药（中药学院）；生物工程、生物技术、海洋药学、生物制药（生命科学与技术学院）；国际经济与贸易、工商管理、市场营销、经济学、药事管理（国际医药商学院）；信息管理与信息系统、环境科学（基础部）；英语（外语系）；药物分析技术、药物制剂、中药制药、化学制药技术、国际经济与贸易（高等职业技术学院）；	教育部	1936	南京市中央路童家巷24号	210009
南京师范大学	制药工程（泰州学院※）	江苏省	2000	南京市栖霞区文苑路1号	210046
盐城师范学院	制药工程（化学化工学院）；生物制药（生命科学与技术学院）；制药工程（黄海学院）	江苏省	2005	盐城市开放大道50号	224002
淮阴工学院	制药工程（生命科学与化学工程学院）	江苏省	2002	淮安市枚乘东路1号	223003
扬州大学	药学（医学院）；制药工程（化学化工学院）；制药工程（广陵学院※）	江苏省	2000	扬州市淮海路11号	225001

（续表）

学校名称	专业设置	主管部门	专业创建年份	地址	邮编
淮海工学院	制药工程、药物制剂（化学工程学院）；制药工程（东港学院）	江苏省	2002	连云港市新浦苍梧路59号	222005
浙江大学	药学、中药学、药物制剂（药学院）；制药工程（材料与化学工程学院）；药学（城市学院※）；制药工程（宁波理工学院※）	教育部	1913	杭州市西湖区余杭塘路388号	310058
浙江工业大学	药学、药物制剂、中药学、制药工程（药学院）	浙江省	1997	杭州市朝晖六区潮王路18号	310014
浙江海洋学院	药学、生物制药（食品与医药学院）；药学（东海科学技术学院※）	浙江省	2005	舟山市定海区海院路18号	316000
浙江农林大学	中药学、生物技术[生物制药]（林业与生物技术学院）；中药学（天目学院※）	浙江省	2002	杭州临安市环城北路88号	311300
浙江理工大学	生物制药（生命科学学院）	浙江省	2010	杭州下沙高教园区2号大街5号	310018
温州医学院	药学*、中药学、制药工程、临床药学（药学院）；药学、中药学（仁济学院※）	浙江省	2001	温州市茶山高教园区	325035
浙江中医药大学	药学、中药学、药物制剂、中草药栽培与鉴定（药学院）；生物技术（生命科学学院）；制药工程（生物工程学院）；药学、中药学、药物制剂、制药工程（滨江学院※）	浙江省	1986	杭州市滨江区滨文路548号	310053
杭州师范大学	药学（医学院）；制药工程（材料与化学化工学院）	浙江省	2001	杭州市下沙高教园区学林街16号	310036
湖州师范学院	制药工程（生命科学学院）；制药工程（求真学院※）	浙江省	2004	湖州市学士路1号	313000
绍兴文理学院	药学（化学化工学院）；药学（元培学院※）	浙江省	2002	绍兴市环城西路508号	312000
台州学院	制药工程（医药化工学院）	浙江省	2002	临海市东方大道605号	317000
丽水学院	生物制药（生态学院）	浙江省	2012	丽水市学院路1号	323000
嘉兴学院	药学（医学院）；制药工程（生物与化学工程学院）	浙江省	2000	嘉兴市嘉杭路1号	314001
中国计量学院	药学（生命科学学院）	浙江省	2004	杭州市下沙高教园区学源街	310018
浙江科技学院	制药工程（生物与化学工程学院）	浙江省	2002	杭州市西湖区留和路318号	310023
宁波大学	海洋药学（海洋学院）	浙江省	2012	宁波市江北区风华路818号	315211
浙江万里学院	生物制药（生物与环境学院）	浙江省教育厅	2014	宁波市钱湖南路8号	315100
合肥工业大学	制药工程（医学工程学院）	教育部	1996	合肥市屯溪路193号	230009
安徽工业大学	制药工程（化学工程学院）	安徽省	2008	马鞍山市湖东中路59号	243002
安徽理工大学	药学（医学院）；制药工程（化学工程学院）	安徽省	2001	淮南市舜耕中路168号	232001
淮南师范学院	生物制药	安徽省	2014	淮南市洞山西路	232038
安徽农业大学	中药资源与开发、生物制药（生命科学学院）	安徽省	2002	合肥市长江西路130号	230036
安徽医科大学	药学*、中药学、临床药学（药学院）；药学（临床医学院※）	安徽省	1997	合肥市梅山路81号	230032
蚌埠医学院	药学、药物分析、制药工程（药学系）	安徽省	2001	蚌埠市大学城东海大道2600号	233030
蚌埠学院	制药工程、生物制药（食品与生物工程系）	安徽省	2005	蚌埠市大学城曹山路1866号	233030
合肥师范学院	制药工程（化学化工系）	安徽省	2011	合肥市经济技术开发区莲花路1688号	230601
皖南医学院	药学、中药学、药物制剂、制药工程（药学院）	安徽省	2003	芜湖市高教园文昌西路22号	241002
安徽中医药大学	药学、中药学、药物制剂、制药工程*、药物分析、中药资源与开发、生物制药（药学院）	安徽省	1974	合肥市史和路45号	230031
安徽新华学院	药学、药物制剂、制药工程、药物制剂（药学院）；	安徽省教育厅	2006	合肥市国家级高新技术开发区望江西路555号	230088
黄山学院	制药工程（化学化工学院）	安徽省	2004	黄山市屯溪区稽灵山路9号	245041
皖西学院	制药工程、药物制剂（生物与制药工程学院）	安徽省	2004	六安市云露桥西	237012
滁州学院	制药工程（材料与化学工程学院）	安徽省	2011	滁州市琅琊路2号	239000
安徽科技学院	中药学、药物制剂（食品药品学院）	安徽省	2001	安徽省凤阳县东华路9号	233100
巢湖学院	生物制药（化学与材料工程学院）	安徽省	2014	合肥市巢湖经济开发区	238000

（续表）

学校名称	专业设置	主管部门	专业创建年份	地址	邮编
厦门大学	药学（医学院）	教育部	2003	厦门市思明区大学路168号	361005
华侨大学	制药工程（化工学院）；药学（生物医学学院）	国务院侨办	2003	厦门市集美大道668号	361021
福州大学	制药工程（化学化工学院）	福建省	2001	福州市大学新区学园路2号	350108
福建农林大学	制药工程（植物保护学院）；中药资源与开发（蜂学学院）	福建省	2003	福州市仓山区上下店路15号	350002
福建医科大学	药学、药物制剂、临床药学、生物制药、药物分析、海洋药学（药学院）	福建省	2000	福州市交通路88号	350004
福建中医药大学	药学、中药学、药物制剂、制药工程（药学院）；药学、药物制剂、中药学、制药工程（海外教育学院）	福建省	1988	福州市闽侯上街华佗路1号	350108
莆田学院	药学（医学院）	福建省	2002	莆田市城厢区学园路中街1133号	351100
江西农业大学	中药资源与开发（园林与艺术学院）；制药工程（生物科学与工程学院）	江西省	2003	南昌市经济技术开发区	330045
江西中医药大学	药学、中药学、药物制剂、制药工程、中药资源与开发、环境科学、应用化学、中药制药（药学院）；生物工程[生物制药]（生命科学学院）；药学、市场营销（经济与管理学院）；药学、中药学、药物制剂、中药资源与开发、制药工程、生物工程、中草药栽培与鉴定（科技学院※）；药学、中药、药物制剂、医药营销（高等职业技术学院）	江西省	1973	南昌市湾里区云湾路18号	330004
赣南医学院	药学、中药学、制药工程（药学院）；	江西省	2005	赣州市医学院路1号	341000
宜春学院	药学、制药工程、中药制药、药物分析（化学与生物工程学院）	江西省	2002	宜春市学府路576号	336000
井冈山大学	药学（医学院）	江西省	1993	吉安市吉福路23号	343009
江西科技师范学院	药学、制药工程（药学院）	江西省	2004	南昌市昌北开发区枫林西大街605号	330013
九江学院	药学、药物制剂（药学与生命科学学院）	江西省	1998	九江市庐峰路17号	332000
南昌大学	制药工程（环境与化学工程学院）；制药工程（科学技术学院※）；药学（医学院）；药学（抚州医学分院）；生物制药（高等职业技术学院）	江西省	2001	南昌市红谷滩新区学府大道999号	330031
山东大学	药学、制药工程、临床药学（药学院）；药学（威海分校）	教育部	1925	济南市文化西路44号	250012
中国海洋大学	药学（医药学院）	教育部	1997	青岛市鱼山路5号	266003
青岛科技大学	药物制剂、制药工程（化工学院）	山东省	1997	青岛市郑州路53号	266042
济南大学	药学、制药工程（医学与生命科学学院）	山东省	2002	济南市济微路106号	250022
山东轻工业学院	药学、药物制剂、制药工程（化学与制药工程学院）	山东省	2002	济南市西部新城大学科技园	250353
山东农业大学	制药工程（植物保护学院）；制药工程（动物科技学院）；中药资源与开发（农学院）	山东省	2002	泰安市岱宗大街61号	271018
青岛农业大学	药学、制药工程、生物制药（化学与药学院）	山东省	2002	青岛市城阳区长城路700号	266109
潍坊医学院	药学、生物制药（药学与生物科学学院）	山东省	2004	潍坊市宝通西街7166号	261053
泰山医学院	药学、中药学、制药工程、药物制剂、临床药学（药学院）、生物制药（生物科学学院）	山东省	2002	泰安市长城路619号	271016
滨州医学院	药学、生物技术、生物制药、制药工程、市场营销（药学院）	山东省	2004	烟台市莱山区观海路346号	264003
山东中医药大学	药学、中药学、制药工程、中草药栽培与鉴定、中药（药学院）；中药学、制药工程（国际教育学院）	山东省	1976	济南市长清区大学科技园	250355
曲阜师范大学	制药工程（化学与化工学院）	山东省	2011	曲阜市静轩西路57号	273165
济宁医学院	药学、药物制剂、中药学、制药工程（药学院）	山东省	2000	济宁市北湖新区荷花路16号	272067
齐鲁师范学院	制药工程（化学与化工学院）	山东省	2012	章丘市文博路2号	250200
聊城大学	制药工程、生物制药（药学院）	山东省	2011	聊城市湖南路1号	252059
山东协和学院	中药（医学院）	山东省教育厅	2011	济南市历山北路黄台	250100

（续表）

学校名称	专业设置	主管部门	专业创建年份	地　　址	邮　编
山东师范大学	制药工程（化学化工与材料科学学院）	山东省	2004	济南市长清区大学科技园大学路1号	250358
德州学院	制药工程、生物制药（医药与护理学院）	山东省	2011	德州市德城区大学西路566号	253023
泰山学院	制药工程（化学化工学院）	山东省	2011	泰安市迎宾大道中段	271021
临沂大学	制药工程、药学（药学院）	山东省	2005	临沂市兰山区双岭路中段	276005
菏泽学院	制药工程（制药工程系）	山东省	2009	菏泽市大学路60号	274015
枣庄学院	制药工程（生命科学学院）	山东省	2010	枣庄市北安路	277160
烟台大学	药学、制药工程（药学院）	山东省	2000	烟台市莱山区清泉路32号	264005
潍坊学院	制药工程（生物与农业工程学院）	山东省	2011	潍坊市东风东街5147号	261061
青岛大学	药学（医学院）	山东省	2002	青岛市登州路38号	266021
山东万杰医学院	药学、药物制剂、中药学（药学系）	山东省教育厅	1999	淄博市博山经济开发区西过境路246号	255213
中国石油大学（华东）	药学（胜利学院※）	教育部	2003	东营市济南路1号	257000
郑州大学	药学、药物制剂（药学院）；制药工程（化学与能源学院）；药学（护理学院）；药学、化学制药技术（佛罗里达国际学院）	河南省	1992	郑州市高新区科学大道100号	450001
河南理工大学	药学（医学院）	河南省	2012	焦作高新区世纪大道2001号	454000
河南工业大学	制药工程	河南省	2011	郑州高新技术产业开发区莲花街	450001
河南科技大学	药学（医学院）；制药工程、生物制药（化工与制药学院）；	河南省	2003	洛阳市涧西区西苑路48号	471003
河南农业大学	中药学（农学院）；药物制剂（牧医工程学院）；制药工程（植物保护学院）	河南省	2002	郑州市金水区文化路95号	450002
河南科技学院	制药工程（化学化工学院）；制药工程（新科学院※）	河南省	2002	新乡市华兰大道	453003
河南中医学院	药学、中药学、药物制剂、制药工程、中药制药、市场营销、中药资源与开发（药学院）	河南省	1959	郑州市金水路1号	450008
河南师范大学	制药工程（化学化工学院）	河南省	2010	新乡市建设路东段46号	453007
平顶山学院	药学（护理学院）	河南省	2012	平顶山市新城区未来路南段	467099
新乡学院	制药工程、生物制药（化学与化工学院）	河南省	2007	新乡市金穗大道东段	453003
新乡医学院	药学、药物制剂（药学院）；药学、制药工程、药物制剂、生物制药（三全学院※）	河南省	2002	新乡市金穗大道东段	453003
河南大学	药学、中药学、药物制剂、临床药学（药学院）；药学、药物制剂（民生学院※）	河南省	1958	开封市西门大街357号	475001
信阳师范学院	生物制药（生命科学学院）	河南省	2011	信阳市长安路237号	46400
安阳师范学院	制药工程（化学化工学院）	河南省	2007	安阳市弦歌大道校区	455002
南阳师范学院	制药工程（化学与制药工程学院）	河南省	2006	南阳市卧龙区卧龙路1638号	473061
河南城建学院	生物制药（生命科学与工程学院）	河南省	2012	平顶山市新城区明月路	467036
南阳理工学院	中药学、中药（张仲景国医学院）	河南省	2008	南阳市卧龙路1439号	473004
郑州华信学院	药学、药物制剂（药学系）	河南省教育厅	2001	郑州市南大学城新郑新城区中华北路	451100
黄河科技学院	药学、药物制剂（医学院）	河南省教育厅	2004	郑州市南三环与花寨路交叉口	450006
黄淮学院	制药工程（化学与制药工程学院）	河南省	2014	驻马店市开源大道6号	463000
武汉大学	药学、生物制药（药学院）	教育部	1993	武汉市武昌区东湖路185号	430071
华中科技大学	药学、中药学、药学[生物药学基地班]（同济药学院）；生物制药（生命科学与技术学院）	教育部	1972	武汉市汉口航空路13号	430030
武汉工程大学	药物制剂、制药工程（化工与制药学院）；市场营销[医药药品营销]（职业技术学院）；药物制剂、制药工程（邮电与信息工程学院※）	湖北省	1972	武汉市洪山区雄楚大街693号	430074
武汉工业学院	药物制剂、制药工程、生物制药（生物与制药工程学院）；制药工程（工商学院※）	湖北省	2002	武汉市汉口常青花园学府路68号	430023

（续表）

学校名称	专业设置	主管部门	专业创建年份	地　址	邮　编
武汉理工大学	制药工程（化学工程学院）；制药工程、生物制药、药物制剂、市场营销［药品营销］（华夏学院※）	教育部	2000	武汉市武昌珞狮路205号	430070
湖北工业大学	制药工程（食品与制药工程学院）	湖北省	2000	武汉市武昌南湖	430068
湖北中医药大学	药学、中药学、药物制剂、制药工程、中药资源与开发、中药制药（药学院）；市场营销、医药营销（管理学院）；药学、中药学、药物制剂、制药工程、生物技术、中药资源与开发、市场营销、中药制药技术、药物制剂技术、医药营销（生物医药工程学院、职业技术学院）	湖北省	1971	武汉市洪山区黄家湖西路1号	430065
湖北大学	药学	湖北省	2012	武汉市武昌区友谊大道368号	430062
黄冈师范学院	制药工程（化工学院）	湖北省	2002	黄冈市黄州科技开发区新港二路146号	438000
湖北民族学院	中药学（医学院）；制药工程（化学与环境工程学院）；中药学、制药工程（科技学院※）；生物制药（生物科学与技术学院）	湖北省	2002	恩施市学院路39号	445000
中南民族大学	药学、药物制剂、药物分析、化学生物学（药学院）；生物制药（生命科学学院）	国家民委	2003	武汉市民院路708号	430074
湖北工程学院	药学（生命科学技术学院）	湖北省	2011	孝感市交通大道272号	432000
武汉工商学院	生物制药（环境与生命科学系）	湖北省教育厅	2011	武汉市洪山区黄家湖西路8号	430065
湖北理工学院	药学（医学院）	湖北省	2004	黄石市桂林北路16号	435003
湖北科技学院	药学*、药物制剂（药学院）	湖北省	1996	咸宁市咸宁大道88号	437100
湖北医药学院	药学、制药工程、中药制药（药学院）；药学（药护学院※）	湖北省	2002	十堰市人民南路30号	442000
江汉大学	药学（医学院）	湖北省	2012	武汉市经济技术开发区	430056
三峡大学	药学（医学院）；药学（科技学院）；制药工程（化学与生命科学学院）	湖北省	2010	宜昌市大学路8号	443002
武汉科技大学	药学（医学院）；药物制剂（城市学院※）	湖北省	2004	武汉青山区和平大道947号	430081
武昌理工学院	制药工程（生命科学学院）	湖北省教育厅	2011	武汉江夏大道18号	430223
武汉东湖学院	生物制药（生命科学与化学学院）	湖北省教育厅	2013	武汉市江夏区文化大道31号	430212
武汉生物工程学院	中药学、制药工程、生物制药（制药工程系）	湖北省教育厅	2005	武汉市阳逻经济开发区汉施路1号	430415
湖北第二师范学院	生物制药	湖北省	2014	武汉市车湖高新二路129号	430205
荆楚理工学院	制药工程、药物制剂（化工与药学院）；生物制药（生物工程学院）	湖北省	2005	荆门市象山大道33号	448000
湘潭大学	药学（化学学院）；制药工程（化工学院）；制药工程、药学（兴湘学院※）	湖南省	2001	湘潭市西郊羊牯塘	411105
吉首大学	制药工程（化学化工学院）	湖南省	2011	首市人民南路120号	416000
中南大学	药学（药学院）；制药工程（化学化工学院）	教育部	1996	长沙市桐梓坡路172号	410013
湖南科技大学	制药工程；制药工程（潇湘学院※）	湖南省	2008	湘潭市桃园路	411201
湖南农业大学	中药资源与开发（园艺园林学院）	湖南省	2005	长沙市芙蓉区东湖	410128
湖南中医药大学	药学、中药学、药物制剂、制药工程、中药资源与开发、生物工程、食品科学与工程、中药（药学院）；药学、中药学、药物制剂、制药工程、市场营销、生物工程（湘杏学院※）	湖南省	1975	长沙市望城县含浦镇象嘴路含浦科教园	410208
湖南师范大学	药学（医学院）；制药工程（化学化工学院）；药学、制药工程（树达学院※）	湖南省	2002	长沙市岳麓区桐梓坡路371号	410013
湖南理工学院	制药工程（化学化工学院）；制药工程（南湖学院※）	湖南省	2002	岳阳市学院路	414000
湘南学院	药学（化学与生命科学系）	湖南省	2004	郴州市王仙岭生态公园东	423000
怀化学院	制药工程（化学与材料工程学院）；生物制药（生物与食品工程学院）	湖南省	2004	怀化市迎丰东路612号	418008
湖南科技学院	制药工程（生命科学与化学工程系）	湖南省	2009	永州市零陵区杨梓塘路130号	425100

（续表）

学校名称	专业设置	主管部门	专业创建年份	地　址	邮　编
南华大学	药学、药物制剂（药学与生命科学学院）；制药工程（化学化工学院）；药学、制药工程（船山学院※）	湖南省	2002	衡阳市常胜西路28号	421001
长沙医学院	药学、药物制剂、药物分析（药学系）	湖南省教育厅	2002	长沙市岳麓区望城坡雷锋大道九公里处	410219
长沙学院	生物制药（生物与环境工程系）	湖南省教育厅	2013	长沙市开福区洪山路98号	410022
邵阳学院	制药工程（生物与化学工程系）	湖南省	2014	邵阳市土里坪/李子园	422000
中山大学	药学（药学院）；药学（新华学院※）	教育部	1995	广州大学城外环东路132号	510006
暨南大学	药学、中药学、生物制药（药学院）；药学（国际学院）	国务院侨办	2001	广州市黄埔大道西601号	510632
华南理工大学	制药工程（化学与化工学院）；生物制药（生物科学与工程学院）	教育部	1997	广州市天河区五山路381号	510641
华南农业大学	制药工程（资源环境学院）	广东省	2004	广州市天河区五山路483号	510642
广东海洋大学	制药工程（理学院）	广东省	2002	湛江市湖光岩东	524088
广州医学院	药学、中药学（药学院）	广东省	2003	广州市东风西路195号	510182
广东医学院	药学、中药学（药学院）	广东省	2003	东莞市松山湖科技园西区新城大道1号	523808
广州中医药大学	药学、中药学、药物制剂、制药工程、中药资源与开发、中药制药（中药学院）	广东省	1975	广州市番禺区广州大学城外环东路232号	510006
广东药学院	药学、药物制剂、制药工程、药事管理、药物化学、药物分析、临床药学*（药科学院）；应用化学、化学工程与工艺（医药化工学院）、中药学、中药资源与开发、中草药栽培与鉴定、中药制药、中药（中药学院）；生物制药、生物技术、生物科学、海洋药学（生命科学与生物制药学院）；国际经济与贸易、电子商务、市场营销、公共事业管理、人力资源管理、物流管理、医药营销（医药商学院）；生物医学工程、计算机科学与技术、信息管理与信息系统（医药信息工程学院）	广东省	1978	广州市番禺区广州大学城	510006
韶关学院	药学（医学院）；生物制药（英东生命科学学院）	广东省	2006	韶关市大学路	512005
湛江师范学院	制药工程（化学科学与技术学院）	广东省	2003	湛江市赤坎区寸金路29号	524048
肇庆学院	制药工程（化学化工学院）	广东省	2003	肇庆市端州区东岗	526061
嘉应学院	药学（医学院）	广东省	2005	梅州市梅松路	514015
深圳大学	药学（医学院）	广东省	2012	深圳市南山区南海大道3688号	518060
佛山科学技术学院	药学（医学院）	广东省	2005	佛山市江湾一路18号	528000
广东工业大学	制药工程（轻工化工学院）	广东省	2003	广州市越秀区东风东路729号	510090
南方医科大学	药学、药物制剂、临床药学（药学院）；中药学、制药工程、中药制药（中医药学院）	广东省	1951	广州市广州大道北1838号	510515
广西大学	制药工程（化学化工学院）	广西壮族自治区	2004	南宁市大学路100号	530004
广西工学院	制药工程（生物与化学工程学院）	广西壮族自治区	2004	柳州市东环大道268号	545006
广西医科大学	药学、中药资源与开发、临床药学（药学院）	广西壮族自治区	2001	南宁市双拥路22号	530021
右江民族医学院	药学、中药学、中药（药学系）	广西壮族自治区	2003	百色市右江区城乡路98号	533000
广西中医药大学	药学、中药学、药物制剂、临床药学、制药工程、中草药资源与开发、食品科学与工程、市场营销、药物制剂技术、医药营销、中药（药学院）；药学、药物制剂技术、医药营销（高等职业技术学院）；药学、中药学、药物制剂、市场营销（赛恩斯新医药学院※）	广西壮族自治区	1974	南宁市明秀东路179号	530001
桂林医学院	药学、药物制剂、中药学（药学院）	广西壮族自治区	1976	桂林市环城北二路109号	541004
广西师范大学	制药工程（化学化工学院）、制药工程（漓江学院※）	广西壮族自治区	2006	广西桂林市育才路15号	541004
玉林师范学院	制药工程、生物制药（生命科学与技术学院）	广西壮族自治区	2006	玉林市教育中路299号	537000

（续表）

学校名称	专业设置	主管部门	专业创建年份	地　　址	邮　编
广西民族大学	制药工程、中药制药（化学化工学院）	广西壮族自治区	2006	南宁市大学东路 188 号	530006
广西民族师范学院	制药工程（化学与生物工程系）	广西壮族自治区	2009	崇左市丽川路 1 号	532200
广西科技大学	药学（医学院）	广西壮族自治区	2012	广西柳州市城中区东环大道 268 号	545006
梧州学院	制药工程（数理系）	广西壮族自治区	2010	广西梧州市富民三路 82 号	543002
河池学院	制药工程（化学与生命科学系）	广西壮族自治区	2010	宜州市龙江路 42 号	546300
海南大学	制药工程、药学（海洋学院）	海南省	2003	海口市人民大道 58 号	570228
海南师范大学	制药工程（化学与化工学院）	海南省	2003	海口市龙昆南路 99 号	571158
海南医学院	药学、中药学（药学院）；药学、医药营销（高等职业教育学院）	海南省	2001	海口市龙华区学院路 3 号	571101
重庆大学	药学、制药工程（化学化工学院）	教育部	2002	重庆市沙坪坝区沙正街 174 号	400044
重庆邮电大学	中药学、制药工程（生物信息学院）	重庆市	2000	重庆市南岸区黄桷垭崇文路 2 号	400065
重庆医科大学	药学、药物制剂、临床药学*（药学院）；中药学（中医药学院）	重庆市	1996	重庆市渝中区医学院路 1 号	400016
西南大学	药学、制药工程（药学院）	重庆市	2002	重庆市北碚区天生路 2 号	400715
重庆文理学院	制药工程（材料与化工学院）	重庆市	2008	重庆市永川区红河大道 319 号	402160
重庆理工大学	药学、制药工程（药学与生物学院）	重庆市	2003	重庆市巴南区红光大道 69 号	400054
重庆科技学院	制药工程（化学化工学院）	重庆市	2010	重庆市沙坪坝区虎溪大学城	401331
重庆工商大学	制药工程（环境与生物工程学院）	重庆市	2010	重庆市南岸区学府大道 19 号	400067
重庆第二师范学院	应用化学（化工与制药）、应用化学（药物分析与检测）（生物与化学工程系）	重庆市	2012	重庆市南岸区学府大道 9 号	400067
西南交通大学	中药学、制药工程（生命科学与工程学院）	教育部	2002	成都市高新区西部园区	611756
成都理工大学	制药工程（材料与化学化工学院）	四川省	2002	成都市二仙桥东三路 1 号	610059
西南科技大学	制药工程（生命科学与工程学院）	四川省	2002	绵阳市青龙大道中段 59 号	621010
四川理工学院	制药工程、生物制药（化学与制药工程学院）	四川省	2002	自贡市汇兴路学苑街 180 号	643033
西华大学	制药工程（生物工程学院）	四川省	2002	成都市金牛区金周路 999 号	610039
四川农业大学	药学、药物制剂、制药工程（动物医学院）；中草药栽培与鉴定（农学院）	四川省	2002	雅安市雨城区新康路 46 号	625014
泸州医学院	药学、中药学、临床药学（药学院）	四川省	2001	泸州市忠山路 3 段 319 号	646000
成都中医药大学	药学、中药学、药物制剂、制药工程、中药资源与开发、食品质量与安全、药物制剂技术、中药制药技术（药学院）；中药学、药物制剂、制药工程、植物保护[药用植物]（国际教育学院）；藏药学（民族医药学院）；工商管理、市场营销、医药营销（公共卫生与管理学院）；中药学、中药制药技术、医药营销、药物制剂、医药电子商务、医药物流、保健品生产营销、中药炮制（峨眉学院）	四川省	1959	成都市十二桥路 37 号	610075
宜宾学院	制药工程（化学与化工学院）	四川省	2008	宜宾市五粮液大道酒圣路 8 号	644000
西南民族大学	药学、中药学、药物制剂、制药工程（化学与环境保护工程学院）；藏药学（藏学学院）	国家民委	2002	成都市一环路南四段 16 号	610041
成都学院	药学、制药工程（生物产业学院）；药学、中药（医护学院）	四川省	2003	成都市成洛大道十陵	610106
四川大学	药学、临床药学（药学院）；制药工程（化学工程学院）	教育部	1932	成都市人民南路三段 17 号	610041
成都医学院	药学、药物制剂（药学院）；生物制药（生物医学系）	四川省	1993	成都市金牛区蓉都大道天回路 601 号	610083
四川文理学院	制药工程（化学与化学工程系）	四川省	2010	达州市通川区塔石路中段 519 号	635000
川北医学院	药学（药学院）	四川省	2010	南充市顺庆区涪江路 234 号	637007
内江师范学院	化学制药技术（化学化工学院）	四川省	2012	内江市东桐路 705 号	641300
绵阳师范学院	生物制药（生命科学与技术学院）	四川省	2013	绵阳市高新区绵兴西路 166 号	
贵州大学	药物制剂（化学与化工学院）；制药工程（生命科学学院）；中草药栽培与鉴定（农学院）；制药工程（明德学院※）	贵州省	2002	贵阳市花溪	550025

（续表）

学校名称	专业设置	主管部门	专业创建年份	地　址	邮　编
贵阳医学院	药学、药物制剂、药事管理、中药学、药品营销（药学院）；药学（神奇民族医药学院※）	贵州省	1973	贵阳市北京路4号	550004
遵义医学院	药学、药物制剂、临床药学、制药工程（药学院）；生物工程、药物制剂技术（珠海校区）；药学、药物制剂、制药工程（医学与科技学院※）	贵州省	1997	遵义市大连路201号	563003
贵阳中医学院	药学、中药学、药物制剂、制药工程、中药制药、中草药栽培与鉴定（药学院）；中药制药技术、医药营销、中草药栽培技术（职业技术学院）；中药学、药物制剂（时珍学院※）；生物制药	贵州省	1975	贵阳市市东路50号	550002
贵州民族大学	药学、中药制药（化学与环境科学学院）	贵州省	2006	贵阳市花溪区	550025
贵阳学院	制药工程、生物制药（生物与环境工程系）	贵州省	1999	贵阳市龙洞堡见龙洞路103号	550005
贵州师范学院	制药工程、生化制药技术（化学与生命科学学院）	贵州省	2009	贵阳市乌当区高新路115号	550018
贵州理工学院	制药工程、生物制药（制药工程学院）	贵州省	2013	贵阳市云岩区蔡关路1号	550003
铜仁学院	制药工程（生物科学与化学系）	贵州省	2010	铜仁市清水大道103号	554300
凯里学院	制药工程（化学与材料工程学院）	贵州省	2011	凯里经济开发区开元大道3号	556011
云南大学	制药工程（化学科学与工程学院）	云南省	2002	昆明市翠湖北路2号	650091
昆明理工大学	制药工程（生命科学与技术学院）	云南省	2000	昆明市一二一大街文昌路68号	650093
云南农业大学	中草药栽培与鉴定（农学与生物技术学院）	云南省	2002	昆明市北市区沣源路	650201
昆明医科大学	药学、药物制剂、临床药学（药学院）；药学（海源学院※）	云南省	1996	昆明市呈贡新城雨花街道春融西路1168号	650500
大理学院	药学、药物制剂、临床药学（药学院与化学学院）	云南省	1997	大理市古城弘圣路2号	671003
云南中医学院	药学、药物制剂、制药工程（药学院）、中药学、中草药资源与开发、中草药栽培与鉴定（中药学院）	云南省	1978	昆明市关上双桥路201号	650200
云南民族大学	制药工程（化学与生物技术学院）	云南省	2009	昆明市一二一大街134号	650031
云南师范大学	制药工程（化学化工学院）	云南省	2010	昆明市一二一大街298号	650092
昆明学院	药学（医学院）；中药制药（化学科学与技术系）	云南省	2004	昆明市经济技术开发区浦新路2号	650214
文山学院	中药制药（生化系）；制药工程（环境与资源学院）	云南省	2005	文山市学府路66号	663000
西藏大学	药学（医学院）	西藏自治区	2005	拉萨市江苏路36号	850000
西藏藏医学院	藏药学*（藏药系）	西藏自治区	2001	拉萨市当热中路10号	850000
西北大学	中药学（生命科学学院）；制药工程（化工学院）；制药工程（现代学院※）	陕西省	1937	西安市太白北路229号	710069
西安交通大学	药学、制药工程（医学院）	教育部	1971	西安市朱雀大街205号	710061
西安理工大学	制药工程（理学院）	陕西省	2002	西安市金花南路5号	710048
陕西科技大学	药物制剂、制药工程（生命科学与工程学院）；药物制剂（镐京学院※）	陕西省	1985	西安市北郊未央大学园区	710021
西北农林科技大学	制药工程（植物保护学院）	教育部	2002	杨凌国家农业高新技术产业示范区西农路22号	712100
陕西中医学院	中药学、药物制剂、制药工程、中药制药、中药资源与开发、药学（药学院）	陕西省	1978	西安市西咸新区世纪大道	712046
宝鸡文理学院	制药工程（化学化工系）	陕西省	2003	宝鸡市宝光路44号	721007
西安培华学院	药学（医学院）	陕西省	2006	西安市高新区白沙路南段2号	710065
西安思源学院	医药营销（管理学院）	陕西省教育厅	2012	西安市东郊水安路28号	710038
西安医学院	药学、中药学、药物制剂（药学院）；药学（高职学院）	陕西省	1994	西安市含光北路74号	710068
陕西国际商贸学院	药学、药物制剂、中药学、制药工程、中药制药（步长医药学院）；医药营销（商学院）	陕西省教育厅	2002	咸阳市沣渭新区大学园区统一西路35号	712046
西安外事学院	药学（医学院）	陕西省教育厅	2008	西安市丈八北路408号	710077
延安大学西安创新学院※	制药工程	陕西省	2006	西安市长安区皂河路2号	710100

（续表）

学校名称	专业设置	主管部门	专业创建年份	地　　址	邮　编
安康学院	中药制药技术（化学化工系）、生物技术与应用[生物技术制药方向]（农学与生命科学学院）	陕西省	2006	安康市育才路92号	725000
商洛学院	制药工程、中药（生物医药工程系）	陕西省	2006	商洛市北新街10号	726000
陕西服装工程学院	制药工程	陕西省教育厅	2011	西安西咸新区沣西新城大学园区	712046
兰州大学	药学、中药学、药物制剂（药学院）	教育部	1959	兰州城关区东岗西路199号	730020
兰州理工大学	制药工程（生命科学与工程学院）	甘肃省	2004	兰州市七里河区兰工坪路287号	730050
甘肃农业大学	中草药栽培与鉴定（农学院）	甘肃省	2003	兰州市安宁区营门村1号	730070
甘肃中医学院	中药学、药物制剂、中草药栽培与鉴定、中药资源与开发、药学（药学系）；藏药学（藏医学院）	甘肃省	1985	兰州市定西东路35号	730000
西北师范大学	制药工程（生命科学学院）	甘肃省	2002	兰州市安宁东路967号	730070
河西学院	药学	甘肃省	2014	甘肃张掖环城北路846号	734000
天水师范学院	中药学（生命科学与化学学院）	甘肃省	2005	天水市秦州区藉河南路	741001
西北民族大学	制药工程（化工学院）	国家民委	2003	兰州市城关区西北新村1号	730030
青海大学	药学、中药学、药物制剂、藏药学（医学院）；制药工程（化工学院）	青海省	2001	西宁市昆仑路16号	810001
青海民族大学	药学、药物制剂（化学与生命科学学院）	青海省	2002	西宁市八一中路3号	810007
宁夏大学	制药工程（化学化工学院）	宁夏回族自治区	2002	银川市西夏区贺兰山西路489号	750021
宁夏理工学院	制药工程（文理学院）	宁夏回族自治区	2014	石嘴山市大武口区山水大道学院路1号	753000
宁夏医科大学	药学、中药学（药学院）；药学（高等职业技术学院）	宁夏回族自治区	2002	银川市兴庆区胜利街1160号	750004
北方民族大学	制药工程（化学与化学工程学院）	国家民委	2007	银川市西夏区文昌街204号	750021
宁夏师范学院	药学（医学院）	宁夏回族自治区	2006	宁夏固原市文化街161号	756000
新疆农业大学	药学（食品科学与药学学院）；药学（科学技术学院※）	新疆维吾尔自治区	2003	乌鲁木齐市农大东路311号	830052
石河子大学	药学、中药学（药学院）；药学（高等职业技术学院）；药学（科技学院※）	新疆生产建设兵团	1984	新疆石河子市北四路	832003
新疆医科大学	药学（药学院）；中药学（中医学院）；药学（厚博学院※）	新疆维吾尔自治区	1978	乌鲁木齐市新医路8号	830054
第二军医大学	药学（药学院）	解放军总后勤部	1949	上海市国和路325号	200433
第三军医大学	药学（药学院）	解放军总后勤部	2007	重庆市沙坪坝高滩岩	400038
第四军医大学	药学、药物制剂（药学系）	解放军总后勤部	2000	西安市长乐西路17号	710032
武警医学院	药学*（药学系）	武警总队	1993	天津市河东区程林庄道	300162

*为5年制，**为6年制；※为教育部批准和确认的独立学院

中国药科大学以“三全”标准加强教代会建设　中国药科大学在推进现代大学制度建设中，充分调动教职工参与学校民主管理、民主监督的积极性，把教职工极其关心的事项以及一些敏感问题，交由教职工代表无记名投票决定，把教代会打造成发挥教职工主人翁作用的阳光平台。该校加强教代会建设的举措2014年2月在教育部网站报道。

代表全覆盖。学校认真准备、精心组织，按照相关规定要求，将教代会代表名额分配到学校各个部门，并采取自下而上、上下结合、反复酝酿、逐级遴选的办法，严格标准与程序，民主选举产生代表。选举产生的教代会代表分布广泛，代表性强，从学校领导到后勤工作人员、从中国工程院院士到普通教师，囊括各个层面，实现“全覆盖”。

过程全公开。学校不断完善教职工代表大会制度，创新载体，拓宽渠道，落实职权，把事关学校发展的重大问题、与教职工切身利益密切相关的问题交给教职工代表讨论决定。五届四次教职工代表大会审议的《中国药科大学绩效津贴实施办法》和《中国药科大学教职工大病医疗互助管理办法》两个文件，均向多个兄弟院校考察调研，多次经校务会研究，听取不同层面代表意见，做到了把会前、会中、会后每个环节都置于教职工监督之下，充分保证了教职工的知情权、参与权和监督权，实现了由“要我公开”向“我要公开”的转变。

内容全透明。学校相信代表、依靠代表，将决定权交给广大代表。对事关教职工切身利益的事项，对教职工反映强烈的突出问题的解决办法，交由全体教职工代表现场表决。表决采用全体代表无记名投票方式进行，唱票人和监票人从普通教师中产生，表决过程和细节进行全程摄像，表决结果现场公布，确保表决结果客观、公正、真实。（徐云龙）

中国药科大学做好大学生心理危机预防工作 中国药科大学多措并举，实现大学生心理危机预防与干预工作全覆盖，确保心理危机早预防、早发现、早干预、早处理。该校做好大学生心理危机预防工作的举措2014年7月在教育部网站报道。

构建完备的预警机制。确立“防先于治”的危机预警理念，出台《关于建立中国药科大学大学生心理危机干预联动机制的意见》等多项规章制度与管理方案。施行心理测评及筛查制度，通过新生心理健康测评，筛查可能有心理问题的学生，逐个进行面谈及心理辅导，并建立学生心理档案及危机预警档案。落实“五个一”系统管理制度，每月度宿舍开展一次“寝室生活研讨”、班级组织一次主题心理班会、心理社团举办一次主题心理活动、院部举行一次心理委员及心理社团骨干工作会议、心理中心召开一次院系心理辅导员会议，及时发现问题、解决问题。

畅通信息化联系通道。建构信息化沟通途径，如设立“神农心园”心理网页，在西祠胡同—南京校园论坛中设立“敞开心扉　放飞心灵”版块，建立QQ心理交流群，利用人人网、微信、易信等网络途径宣传心理知识、传递心理信息。建立网络心理测评系统、心理中心与院系心理辅导员信息工作平台等；不断完善信息报送制度，日常工作月报，心理异常学生日报，保证沟通渠道及时畅通。

打造专业的工作队伍。强化心理工作参与者专业性培养与发展制度，心理中心专职教师定期参加部省级各类专业培训及心理咨询督导，根据各自的研究方向参加学术研究活动，按照省教育厅的部署进入中国心理学会注册心理师系统。专职心理教师、心理辅导员及心理委员（心理社团骨干）定期参加省（部）组织的专业心理培训；邀请心理专家对从事心理工作的师生进行心理培训。

建立网格化工作格局。构建“校专兼职心理教师——各院系辅导员——班级心理委员、大学生心理健康协会成员——寝室心理联络员”四级校园危机预防与干预网络，责任明确，步骤协调，共同筑起大学生心理危机预防工作的“防护墙”。构建“全员介入”的支持系统，通过系列心理自助教育活动，强化大学生自助系统；通过与家长沟通，巩固家庭支持系统；通过开展朋辈心理辅导等形式，发展朋辈支持系统；通过组织学生参加“关爱留守儿童”等公益活动，完善社会支持系统，目标一致，通力协作，全力编织大学生心理危机预防工作的“防护网”。 （徐云龙）

中国药科大学多举措加强创业教育 中国药科大学把创业教育融入人才培养体系，贯穿人才培养全过程，采取多项措施，不断推进创业教育扎实开展。该校加强创业教育的举措2014年10月在教育部网站报道。

优化课程体系设计。以转变教育思想、更新教育观念为先导进行创业课程体系设计，注重全面提升学生的创新精神、创业意识和创业能力，结合学科优势和专业特点设计，既考虑突出专业知识与技能，又兼顾创业知识、技能的学习与实践，使课程之间有交叉、专业学习与创业教育相促进。目前学校开设的《企业创业实践》、《创业情境模拟》、《创业基础》、《淘宝个人创业讲座》、《创业人生》等5门选修类创业课程，兼顾学生需求与专业特色，有效提高了学生学习的主动性和积极性。

加强师资队伍建设。积极组织教师参加高水平创业类课程培训，加强与同行间的交流互动；促进企业和校园之间的良性互动，与恒瑞医药、国邦药业、国药集团、石药集团等企业建立良好合作关系，让“教师进企业”，请“企业家进校园”，聘请企业总经理或高管作为学校创业教育的兼职教师，利用他们丰富的实践经验，增强教育教学的针对性和实效性。

形成整体合力。成立以校领导为组长，多部门共同参与的创新创业实践能力培养领导小组，各司其职，形成合力。教务处通过实施大学生创新创业训练计划项目，调动学生学习的主动性和创造性，鼓励广大学生自觉参与创新创业活动，增强学生的创新、创业能力；教务处、学工处通过专门的就创业指导课程，为学生创业提供政策、途径等方面的指导，帮助学生树立正确的择业观和创业观；团委通过组织学生参加各级各类创业大赛，鼓励大学生广泛开展自主创业活动，增强大学生创业意识的培养，营造良好的大学校园创业文化氛围。 （徐云龙）

中国药科大学首个中外合作办学项目获批准 教育部正式公布2013年下半年中外合作办学项目审批结果，“中国药科大学与英国斯特拉斯克莱德大学（University of Strathclyde，Glasgow）合作举办药学专业本科教育项目”获批。该项目单独招生，起止年份为2014年至2017年，每年1期，每期招生50人，名额纳入国家普通高等学校招生计划。

项目将采取“3+1”培养模式，即前三年在校学习，最后一年在斯特拉斯克莱德大学学习，毕业时将同时获得两校学士学位。根据双方协议，两校将共同确定该专业课程设置与教学计划，斯特拉斯克莱德大学还将派教师来校承担前三年部分课程的授课并提供英文原版教材。

近年来，中国药科大学中外合作项目洽谈与筹备工作进展迅速。2013年8月，徐慧书记带队海外招聘团访问斯特拉斯克莱德大学期间，确定了中外合作办学项目事宜，为项目最终签署奠定了重要基础。2013年10月，两校正式签署中外合作办学项目协议，实现了该校中外合作办学项目零的突破。中外合作办学项目对于引进国外先进药学教育资源，进一步优化学校药学课程体系，提高学生创新能力将起到巨大促进作用。 （徐云龙）

中国药科大学举办“建立中国药品上市许可持有人制度探究”高端研讨会 2014年11月30，“建立中国药品上市许可持有人制度探究”高端研讨会在中国药科大学成功举办。本次研讨会由中国药科大学国家药物政策与医药产业研究中心(NDPE)和国际医药商学院联合主办。国家食品药品监督管理总局法制司司长徐景及来自国家工业信息化部、上海食品药品监督管理局、江苏省食品药品监督管理局、中国外商投资企业协会药品研制和开发行业委员会、苏州工业园区管委会、沈阳药科大学、常州千红生化制药股份有限公司、江苏先声药业有限公司等单位的20余名专家和企业负责人参加。会议由国际医药商学院院长邵蓉教授主持。

研讨会期间,国际医药商学院陈永法教授、沈阳药科大学工商管理学院杨悦教授分别围绕药品上市许可人制度(MAH)的制度设计与实施情况进行了专题报告。随后,各位专家和企业负责人围绕我国药品上市许可制度现状、欧盟和美国MAH制度的国际经验以及我国MAH制度改革的路径设置、法律保障、实施影响等热点问题进行了深入研讨。

本次研讨会的举办,为药品上市相关部门间的沟通交流搭建了平台,为进一步完善我国药品上市许可制度、推动我国药品监管制度创新奠定了良好基础。 (徐云龙)

中国药科大学举办2014年科学技术大会 2014年2月28日-3月1日,中国药科大学2014年科学技术大会在玄武门校区隆重开幕,本次大会旨在总结过去,抢抓机遇,以高水平的科学研究支撑高质量的高等教育,加快学校建设高水平研究型大学的步伐。

原全国人大常委会副委员长桑国卫院士、中国药科大学彭司勋院士、北京大学张礼和院士、中国药科大学王广基院士、科技部中国生物技术发展中心肖诗鹰副主任、江苏省教育厅殷翔文副厅长、江苏省科学技术厅夏冰副厅长等嘉宾出席开幕式。师生代表、国内多家知名医药企业代表出席了会议。开幕式由副校长姚文兵主持。

校长来茂德致开幕辞。他表示,高等学校大力开展科学研究,推动协同创新,促进经济社会进步,是义不容辞的责任和使命,中国药科大学一直将科技创新作为一项重要工作,不断提升科研能力,取得了显著的成绩和突破。面对努力建成高水平研究型大学、办最好的药学教育的新时期任务,科技工作一是要坚持“学术第一”的理念,明确学术的首要地位,二是要以需求为导向,三是要推进“基础研究、药物开发研究和应用研究”三轮驱动,四是要保证一定的发展速度。

科技部中国生物技术发展中心肖诗鹰副主任、江苏省教育厅殷翔文副厅长代表上级主管单位对大会的召开表示祝贺并致辞。肖诗鹰副主任表示,近十年来,中国药科大学学科结构不断完善、人才队伍不断壮大、科研实力不断攀升,在国家医药事业发展中取得了一个又一个骄人的成绩,为国家医药事业健康协调快速发展做出了突出贡献。殷翔文副厅长希望中国药科大学以科技创新为目标,大力加强科学研究和技术创新工作,努力开创学校改革、建设和发展的新局面。

副校长孔令义作题为“贯彻校第九次党代会精神,开创学校科技工作新局面”的科技工作报告。报告回顾了学校“十一五”以来的科技工作情况,分析了科技工作当前面临的机遇和挑战,明确了科技工作的主要思路和举措。校党委副书记张福珍宣读了表彰决定,对2013年度省部级科技奖励的获奖人员进行了表彰,并颁发荣誉证书。

原全国人大常委会副委员长桑国卫院士为全体与会人员作题为“创新药物研发新理念与专项进展”的报告。大会邀请到校内外知名专家学者围绕创新药物研究与开发、生物医药产业发展新视野等主题,详细阐述了各自的研究领域和科研状况,为在场师生奉献了一场场精彩的学术盛宴。成果洽谈会上,30余家医药企业代表出席,部分教授学者从个人科研情况、团队科研状况和在研项目亮点及进展等方面向与会代表做了重点推介。院系分组讨论会上,各与会代表针对学校科技制度管理规定的相关内容,从科研队伍建设、科研人才培养、科研条件改善、科技奖励办法、科研项目申报、科研绩效考核等多个方面进行了深入讨论,并结合自身科研状况提出了诸多意见建议。 (徐云龙)

中国药科大学举办2014年学术周 2014年11月15日-25日,中国药科大学举办2014年学术周。学术周为期10天,两校区共设九大分会场,共计举办了35场学术报告,门类涵盖全校各专业。学术周共邀请来自国内外各领域特别是药学界的顶尖学者和知名专家,他们不仅为全校师生带来了先进理念和前沿动态,更进一步开阔了大家的学术视野,拓宽了研究空间。与此同时,学术周也为兄弟院校、同行专家学者、海内外朋友创造了一个共同交流互动的机会,为创新科研组织模式、共创协同创新机制、共育研究团队和高质量人才提供了良性平台。 (徐云龙)

中国药科大学开设FDA官员专题系列讲座 2014年11月6日,FDA官员专题系列讲座第九讲在江宁校区经管文楼111报告厅开讲。美国FDA驻上海办事处原助理主任Charles Ahn先生、美国药典委员会中华区资深客户经理Kevin Cao先生应邀来中国药科大学作报告。江苏省药监局及南京市药监局领导,学校国际医药商学院师生及及周边地区近20余家药企代表参加报告会。

报告中,Charles Ahn先生从药品生产过程cGMP管控角度作了题为“美国cGMP实施关键点解读:工艺验证、质量管理体系、QbD与数据完整性”的报告。围绕工艺验证、质量管理体系等内容,Charles Ahn先生详细介绍了cGMP“质量源于设计”理念,并通过工艺验证、关键控制参数、监控参数、质量量度等cGMP实施关键点,进一步阐明当前FDA对于数据完整性的要求。Kevin Cao先生从药品最终检验管控角度作了题为“关于USP及其使用”的报告,并围绕《美国药典-国家处方集》(USP-NF)、标准品开发流程、USP等资源,详细解读了美国药典的使用方法。

FDA 官员专题讲座为师生和 GMP 相关工作人员提供了学习和交流的平台，更好地引导我国制药行业深入了解 cGMP 实施关键点，促进我国制药企业更好更快地转型发展。

（徐云龙）

中国药科大学举办“生物药物研发与创新青年学者高峰论坛” 2014 年 11 月 1 日-2 日，由国家自然科学基金委员会主办，中国药科大学生命科学与技术学院、中国药科大学科技处、《药物生物技术》、《药学进展》、常州千红生化制药股份有限公司、江苏省生物化学与分子生物学学会等协办的“生物药物研发与创新青年学者高峰论坛”在中国药科大学举行。本次论坛包括专家报告 5 场，青年学者报告 27 场，共收到 27 家单位的 83 篇稿件，参会单位达 40 家。

中国工程院院士、第四军医大学陈志南教授，中国工程院院士、中国药科大学王广基教授，国家自然科学基金委员会医学科学部处长吴镭，校长来茂德，副校长姚文兵、孔令义，常州千红生化制药股份有限公司总经理刘军等领导和嘉宾出席开幕式。

校长来茂德首先致辞，他指出医药产业关系国计民生，在国家经济发展中具有举足轻重的地位，而生物制药更是具有巨大的发展前景，本次论坛的举办为广大医药领域的专家和学者，特别是青年学者们搭建了交流学术观点、分享研究成果的宝贵平台。国家自然科学基金委员会医学科学部处长吴镭在开幕式上讲话。吴镭处长感谢中国药科大学和论坛组委会对于论坛的成功召开所付出的的辛勤劳动，并表示论坛的召开可以更多地关注生物制药领域的研究工作，关注和促进青年学者们的科研工作。吴镭处长表示，本次论坛的成功举办必将在我国生物制药的发展历程中具有重要意义。

第四军医大学陈志南院士、中国药科大学王广基院士、国家自然科学基金委员会医学科学部处长吴镭、四川大学华西药学院院长张志荣教授、中国药科大学副校长姚文兵教授还分别作了题为《崛起的中国生物制药产业》、《细胞药代动力学及成药性研究》、《近些年 NSFC 资助的药理学及生物药物项目回顾分析》、《生物大分子药物体内高效输送系统研究》和《生物技术药物成药性研究的关键问题》的主题报告。

共有来自中科院、第四军医大学、北京大学、复旦大学等多家国内顶尖生物制药研究实力的科研机构的专家的 27 场专题进行交流，通过学术报告、专题报告、自由讨论等多种形式，围绕“生物药物领域的发展趋势、前景预测和展望”，“生物药物研发与产业中的新思路、新技术、新方法”，“生物药物成药性研究”等主题展开充分交流与探讨。论坛的举办为专家和青年药学工作者搭建沟通互动的平台，迸发创新生物药物研发的创新思维，为我国生物药物的发展开拓广阔视野。

（徐云龙）

中国药科大学举办首届国际学生科研论坛 2014 年 3 月 29 日，中国药科大学第一届国际学生科研论坛暨 2013 年度南京市政府外国留学生奖学金颁奖仪式在玄武门校区举行，副校长孔令义、省教育厅国际处副处长俞晓南、南京市教育局高师处处长王卫以及校国际交流合作处、研究生院、教务处、团委等部门负责人出席论坛开幕式。

孔令义副校长首先代表学校致辞，他指出学校在国际学生的培养上倾注了大量精力，也取得了累累硕果，自上世纪 50 年代开始招收外国留学生以来学校已累计为 60 多个国家培养了千余名留学生，其中不乏在科研方面非常优秀的外国留学生。省教育厅国际处俞晓南处长在开幕式上介绍了江苏省外国学生来华留学工作发展的历史和现状，充分肯定了学校近年来在国际学生培养尤其是国际学生科研能力提高方面所取得的成绩，并祝愿学校的国际学生培养工作更上一层楼。南京市教育局高师处处长王卫介绍了目前在宁外国留学生的基本情况，她强调了来华留学在南京市国际化进程中所起的重要作用，同时鼓励学校外国留学生以优异的成绩回报各级政府和学校对他们的资助和支持。大会为获奖学生代表颁发了 2013 年南京市政府奖学金。

国际交流合作处副处长史志祥、毕业校友麦可等分别就本科及研究生阶段的留学生学业作专题演讲；涂家生、柳文媛、齐炼文等教授作专题学术报告，报告学科内容丰富，专业水平突出，获得了留学生们的欢迎和肯定。

论坛旨在推进留学生科研水平，进一步推动留学生培养向更高水平、更好方向发展，为提高外国留学生的科研能力和科研水平提供了宝贵的经验。（徐云龙）

中国药科大学成立工学院 2014 年 9 月 23 日，中国药科大学工学院成立大会在江宁校区会议中心隆重举行。校党委书记徐慧，校长来茂德等领导出席大会，各院部系、职能部门负责人，教师代表和学生代表也参加了本次大会。校党委书记徐慧和校长来茂德共同为中国药科大学工学院揭牌。大会由副校长姚文兵主持。

校党委书记徐慧首先宣读成立中国药科大学工学院的决定和院领导任免决定。顾月清任工学院院长，郝运学任工学院党委书记，明广奇任工学院副院长，范素文任工学院党委副书记。工学院环境科学教研室主任陈建秋代表工学院教师发言。他表示，学校设立工学院，标志着药大由“做好药”向“造好药”的战略性延伸与发展，完善了“研发、生产和销售”三大学科群。作为年轻教师，将在工学院教研平台上把握机会提升自身工作水平，培养高素质具有药学背景的创新型工程技术人才。工学院首任院长顾月清发言，她表示工学院将在校党政的坚强领导下，充分发挥广大师生的主观能动性，凝心聚力，稳步提高教育教学质量，提升学院整体科研水平，把药大工学学科做精、做大、做强。

来茂德校长以“我心目中的药大工学院”为题发表了讲

话。他指出，成立一个学院就是要发展一个学科。通过优化学科布局，整合分散于不同院部的工学学科，是学校主动适应行业发展的需要，更为重要的是利于学校形成良好的学科生态群。搭建工科发展平台，促进学科交叉融合，孕育新的研究方向，推动成果转化，正是基于以上因素，中国药科大学工学院应运而生。区别于传统的工科院校，来校长畅谈了自己心目中“小而精”、有着显著行业特色的高水平工学院，希望工学院充分利用学校所搭建的良好学科支撑体系，在学科内涵和平台建设、人才培养与教学设计、科研氛围营造与方向凝练、师资队伍整合和人才引进方面积极创新，努力探索出一条具有工学院特色的兴院、强院道路，成为支撑药大发展的新的增长点。 （徐云龙）

中国药科大学药学博物馆获批“江苏药学博物馆” 2014年江苏省文物局，同意中国药科大学药学博物馆注册并定名为“江苏药学博物馆”，该博物馆进入正规的博物馆序列。

江苏药学博物馆前身为建校之初的药用植物标本室，2009年搬迁至江宁校区后，由原中药标本馆（地处燕子矶校区）扩建为现今的药学博物馆（即中国药科大学药学博物馆）。经过历代药大人不断收集、整理和积累，药学博物馆目前已收藏中医药文物500余件，中药材（生药）标本近1 800种共5 000余瓶，药用植物腊叶标本近5 000余种共25 000多份，已成为传承中医药文化，开展教学、科研、对外交流和科普教育的平台，吸引了大批国内外学者、学生和相关人士前来参观学习。药学博物馆将进一步做好规范化管理，在文物行政主管部门和相关专家的指导下，加强自身专业内涵与外延建设工作，努力将药学博物馆建设成为展示我国药学事业发展历史进程和足迹的重要窗口和交流平台。 （徐云龙）

沈阳药科大学—日本北陆大学—韩国庆熙大学三校学术研讨会召开 2014年11月27日，由沈阳药科大学、日本北陆大学、韩国庆熙大学共同主办的“The 20th Symposium on Pharmacy Research and Education”三校国际学术研讨会在沈阳药科大学成功举办。日本北陆大学药学院古林伸二郎教授、韩国庆熙大学药学院丁世荣教授等及沈药师生代表参加了此次研讨会。副校长程卯生出席开幕式并致开幕辞。

与会期间，三校与会教师与参加研讨会的学生们，就各国目前在药学领域最新的研究进展进行了深入交流，研讨会取得圆满成功。校长毕开顺会见了日本北陆大学古林伸二郎教授、韩国庆熙大学丁世荣教授，三方对过去十年来中-日-韩三校在人才培养、教师交流、留学生的教育等多种合作机制交换了意见，并期待未来合作取得更大的成功。国际交流处处长蔡洪宇参加了会见。

中-日-韩三校国际学术研讨会，由沈阳药科大学、韩国庆熙大学、日本北陆大学联合发起自2007年开始，每学期举行一次，三个学校轮流主办，自2009年变更为每年一次。

（徐云龙）

沈阳药科大学举办辽宁省医药类高校就业联盟会 2014年11月15日，辽宁省医药类高校就业联盟暨沈阳药科大学2015届毕业生双向选择大会在校体育馆隆重举行。校长毕开顺、副校长缪硕宁、副校长宫平亲临会场对这次双选会给予高度重视与关切，辽宁省大学生就业局副局长王宪明、辽宁省大学就业局市场部部长李鹏等单位参加双选会场指导工作。

现场参会单位325家，秋季校园专场招聘会和大型双选会期间，入校招聘的用人单位500多家，提供岗位近20 000个，学校2015届毕业生共2 401人，供需比已超过去年的1:6。

在高校毕业生就业形势普遍严峻的情况下，沈阳药科大学以特色求发展，以质量求生存。加强毕业生就业指导及综合素质的培养，扩大就业市场开发及校企多方面合作与交流，完善人才培养结构，提高人才培养质量，学校的药理学与毒理学研究世界排名60位，跻身世界百强，毕业生因扎实的专业知识和踏实的工作作风倍受用人单位青睐。

做为我国历史最悠久的综合性药科大学，学校承担起辽宁省医药类高校就业联盟应尽的责任，履行着有责任感的高校服务社会应尽的义务，将所有招聘信息包括每一场校园专场招聘会都通过沈阳药科大学招生就业微信平台和沈阳药科大学就业网全过程公开发布。据不完全统计双选会现场，不仅有辽宁省医药类高校就业联盟的毕业生，还有来自东北大学、辽宁大学、沈阳工业大学、沈阳化工大学的省内兄弟院校的学生，据悉吉林大学、哈尔滨理工大学、中国科学院大学、东北林业大学、吉林化工学院、黑龙江中医药大学等高校的毕业生多年来慕名参加双选会。 （徐云龙）

沈阳药科大学举办“临床药学教育与实践高端论坛暨北方医院药师沙龙” 2014年11月14日，由沈阳药科大学和中国药学会主办、沈阳军区总医院与辽宁省药学会医院药学专委会协办的“临床药学教育与实践高端论坛暨第20期北方医院药师沙龙”在沈阳召开。来自东三省开设临床药学人才培养的医药院校负责人、研究生以及十余家医院的药学部主任及临床药师等共计80余人参加了此次大会。

大会围绕“临床药学教育与实践”的主题展开，分别就美国、日本、中国临床药学的发展、临床药学实践内容、临床药师的培养理念与模式、临床药师的成长历程、临床药学高等教育的现状、发展与模式等进行了交流。会议邀请了美国明尼苏达大学药学院副院长、临床药学实践教授Randall Seifert，美国明尼苏达大学药学院副教授、心血管专科临床药师Lucy Yun Lu，日本东京药科大学教授、肿瘤专科认证药师下枝贞彦，日本东京药科大学教授别生伸太郎，沈阳药科大学生命科学与生物制药学院院长、临床药学专业建设负责人杨静玉、沈阳军区总医院药剂科主任史国兵和哈尔滨医科大学药学院副院长孙建平分别进行了大会报告。其中Lucy Yun Lu副教授对美国和中国的临床药学发展和特点进行了详细的剖析和比较，Randall Seifert 教授介绍了明尼苏达药学院临床药学发展的历史与经验，下枝贞彦教授讲解了日本肿瘤专科认证药师的成长之路，别生伸太郎教授讲授了东京药科大学的新型教育体制，杨静玉教授介绍了我国临床药学高等教育现状及沈阳药科大学临床药学专业建设，史国兵教授阐述了临床药师学习-服务-科研能力的培养，孙建平教授介绍了哈尔滨医科大学的临床药学优势。此外，来自东三省五家医院的药师进行了医院临床药学实践方面的报告与交流。

本次大会通过对比国内外临床药学教育与实践的特色、面临的问题和挑战，增进了大家对国内外临床药学发展的认知，对推动我国临床药学发展和人才培养等方面的交流与合作，促进我国临床药学的国际化发展起到积极的作用；通过国内各医药高校间对临床药学人才培养模式和理念的交流、医药高校临床药学教育专家与医院药学专家之间的沟通，促进我国医药院校在临床药学人才培养方面的交流与共识，深化临床药学人才培养机制与需求机制间的对接。同时，会议为临床药学领域的青年学者提供了很好的学习与交流平台，拓展了临床药学后备人才的专业视野。（徐云龙）

沈阳药科大学举办“国药工程杯”全国大学生制药工程设计全国总决赛 2014 年 10 月 24 日-26 日，在学校图书馆五楼两个报告厅，成功举办第四届“国药工程杯”全国大学生制药工程设计竞赛总决赛。近 240 人参加了全国总决赛。本届大赛由教育部高等学校药学类专业教学指导委员会主办、中国医药集团联合工程有限公司协办、沈阳药科大学承办，教育部高等学校药学类专业教学指导委员会主任委员中国药科大学姚文兵副校长、竞赛委员会副主任委员华东理工大学宋恭华教授、中国医药集团联合工程有限公司张奇总经理出席大会并讲话，中国医药集团联合工程有限公司教授级工程师刘元、张长银对竞赛作品进行了点评。沈阳药科大学毕开顺校长在开幕式致欢迎词、宫平副校长在闭幕式代表承办单位讲话。

大赛面向制药工程专业及相关专业的本科生和研究生，竞赛分为参赛队伍指导教师培训、初赛和决赛三个阶段。大赛的目的是为引导和激励学生结合现代医药工业的发展趋势和技术需求，综合应用所学知识开展工程设计实践活动，培养学生工程设计能力及团队协作精神，推动中国大学制药工程和相关专业教育的发展。

本次大赛的任务书题目是《化学原料药多功能车间设计》，设计要求是在限定 3 种原料药（硫辛酸、依非韦伦、缬沙坦）的生产工艺和生产规模的条件下，设计者完成工艺流程设计、工艺设备选型以及车间布置设计，实现柔性生产。本届设计题目涉及化工知识较多，基于全国制药工程专业主干课程设置不一，各具特色，最终提交作品水平也参差不齐，呈两极分化状态，但进入决赛作品总体水平较高。通过参加设计竞赛，提高了学生们对制药工程专业的认识，提高了实践能力。共有来自全国 64 所高校的 172 支队伍报名参赛，共有 56 所高校的 119 个参赛队提交了作品，15 个优秀作品参加全国总决赛。本届大赛最终评选出一等奖 5 名，二等奖 10 名，三等奖 20 名，优胜奖 25 名，单项奖 3 个。（徐云龙）

北京大学天然药物及仿生药物北京市国际合作研究基地揭牌 2014 年 4 月 15 日下午，在北京国际会议中心举行 2014 中国（北京）跨国技术转移大会开幕式暨北京市国际合作基地揭牌仪式，全国政协副主席、科技部部长万钢，北京市委副书记、市长王安顺及相关部委领导参加并致辞。北京大学药学院院长刘俊义、国际合作处处长孙秋丹、科研处副处长田佳等老师参加了会议。本次大会由科技部、北京市政府共同主办，市科委承办，以“智汇北京、跨界融合、互利共赢”为主题，征集了一千多项国际科技合作需求，突出体现了北京国际交往中心和科技创新中心的战略定位。会上，万钢、王安顺和阿根廷驻华大使古斯塔沃马蒂诺，加拿大安大略省研究发展创新厅厅长莫伟力等共同为包括北京大学天然药物及仿生药物北京市国际合作研究基地在内的 279 家基地举行揭牌仪式。

天然药物及仿生药物北京市国际合作研究基地由北京大学和方正医药研究院联合申报，于 2014 年 1 月 6 日通过了答辩并获得批准，该国际合作基地以我院天然药物及仿生药物国家重点实验室为基础，整合了北京大学药学、基础医学、临床医学、生命科学、公共卫生学院的学科优势以及方正集团的资源优势，开展慢性病防治研究及临床研究，大力发展相关创新药物研发。该基地的成立，将进一步提高北京大学在慢性病防治及相关药物研发领域国际合作的优势，吸收国外临床研究及创新药物研发的丰富经验和新技术，加快我国十大类疾病防治诊疗技术提高及相关创新药物的问世。

（徐云龙）

上海药物创制产业化开发中心工作在复旦大学启动 2014 年 3 月，上海市孵化国家项目上海药物创制产业化开发中心首次理事会在复旦大学张江药学院召开。在此之前，该中心主任邵黎明与有“国际著名药物开发研究智库”美誉的美国塔夫茨大学药物开发研究中心主任 Kenneth Kaitin 共同签署合作意向书：中美两个药物开发研究中心将在研究人员的交流、培训、研究等方面进行全面合作；美国塔夫茨大学药物开发研究中心还将为复旦大学的医药健康产业战略发展研究提供帮助。标志着由复旦大学牵头的上海药物创制产业化开发中心工作正式启动。

平台将紧密围绕上海和国家经济社会发展的重大需求，开展重点产业领域的核心技术研发、社会发展重大理论和实践问题咨询研究、以及战略新兴产业发展的前瞻性研究；集聚和培养一批高水平知识服务领军人才和团队；建立和完善跨学校、跨学科的“大平台、多中心”协同创新机制。并通过平台建设，积聚和培养一批高水平的新药创制领军人才及团队，建立并完善促进药物创制产业化能力提升的相关政策和环境，研究掌握产业发展的战略性关键技术，解决上海乃至国家在药物创制产业化过程中的重大实践和理论问题。把平台建设成为驱动上海和国家药物创制产业化转型发展的"技术创新源"和"产业孵化器"。 （徐云龙）

复旦大学药学院举办2014上海地区跨国药企药物创制研讨会 2014年4月11日，"2014上海地区跨国药企药物创制研讨会"在复旦大学药学院隆重召开。来自罗氏、礼来、默沙东，以及上海医药工业研究院、第二军医大学药学院、中科院上海药物研究所、上海交通大学、华东理工大学和复旦大学等多家国内外著名制药公司、科研院所和高校的200余人参加了会议。本次会议由上海市药学会药物化学专业委员会和药明康德先导化合物研究国家重点实验室联合主办，复旦大学药学院和复旦大学上海药物创制产业化开发中心协办。药明康德创新技术及科研事物执行主任黎健博士主持会议，中国药学会药物化学委员会副主任委员兼秘书长、中国科学院上海药物研究所沈竞康研究员致开幕辞。

会议期间，来自礼来中国研发中心的王敏敏博士，罗氏中国研发中心的沈宏博士、默沙东中国研发中心的韩永兴博士和药明康德的卫小文博士分别就创新药物在中国的挑战和机遇、新药研发能力的提升方法和策略、以及成功开发上市的案例作了精彩的专题报告，并同与会代表进行探讨和交流，提供了崭新的科研视角和思维启迪。 （徐云龙）

复旦大学药学院承办AAPS亚洲学生分会2014学术研讨会 2014年6月5日-6日，美国药学科学家协会（AAPS）亚洲学生分会2014学术研讨会在复旦大学张江校区行政楼大报告厅举行。本次会议由复旦大学药学院承办，参加会议的有来自亚洲地区的新加坡国立大学、复旦大学、南京大学、中国药科大学、交通大学、北京大学、第二军医大学、第四军医大学、四川大学、苏州大学、中山大学、上海中医药大学、上海药物研究所、上海医药工业研究院的14所高等院校和科研院所的研究生和青年教师约400人，为历届论坛中规模最大、历时最长的一次。

复旦大学药学院副院长侯爱君教授代表学院致欢迎辞。新加坡国立大学理学院前药学系主任陈瑞容女士代表主办方对各方嘉宾和师生的到会表示欢迎。出席开幕式的嘉宾还有复旦大学药学院党委书记陆伟跃教授、复旦大学药学院副院长王建新教授、交通大学药学院院长叶德全教授、新加坡国立大学理学院药学系主任Chui Wai Keung副教授、匹兹堡大学医药科学和生物工程部Shilpa Sant博士等。

Shilpa Sant博士以"Biomimetic Three-dimensional Microenvironments: From Disease Models to Regenerative Scaffolds"的报告拉开了学术研讨会的序幕。来自各高校的学术专家、制药公司的高层研发负责人及新加坡国立大学、复旦大学、南京大学等的部分研究生相继做了专题学术演讲，内容涉及药剂学、药理学、药物化学、药物分析等学科。本次会议得到了亚洲众多学者和同行，特别是研究生的广泛积极参与和支持，大会前期共收到论文摘要80余篇，其中筛选出22篇作口头报告、32篇以海报形式参与评比。

本次研讨会的成功召开达到了通过交流药学及相关领域科研信息、帮助学生拓宽专业知识、了解最新学术进展、跟踪制药工业前沿动态的预期目的，同时也为亚洲地区的药学学生搭建了一个与专家交流互动的平台，在加速人才成长、促进国际合作、推进药学事业健康持续发展方面取得了良好的效果。 （徐云龙）

复旦大学药学院举办"2014长三角药物化学研讨会" 2014年10月24日-25日，由上海市药学会药物化学专业委员会、江苏省药学会药物化学专业委员会和浙江省药学会药物化学与抗生素专业委员会联合主办，复旦大学药学院和上海药物创制产业化开发中心共同承办的"2014长三角药物化学研讨会"在复旦大学药学院隆重召开。来自江浙沪高校、科研院所及企事业单位的科研人员和研究生近400余人参加会议。

会议开幕式由复旦大学药学院副院长孙逊教授主持，上海市科协主席、中国科学院上海药物研究所陈凯先院士和上海市药学会药物化学专业委员会主任委员、第二军医大学药学院张万年教授分别发表了热情洋溢的致辞，表达了对我国青年一代药物研究者的殷切希望。最后，上海市药学会副理事长、复旦大学药学院院长朱依谆教授代表上海市药学会和东道主复旦药学院对与会者表示了热情的欢迎，并希望通过本次会议的召开，激发科研灵感，增进彼此合作。在大会上，来自中科院上海有机化学研究所的林国强院士、江苏省特聘教授中国药科大学孙海鹰博士、浙江大学药学院副院长胡有洪教授、浙江大学特聘研究员崔孙良博士以及复旦大学药学院周璐副教授分别就手性化学在药物研发中的重要地位、新药发现中分子骨架的认知、类药性化合物库的构建、以及基于蛋白功能或相互作用进行功能小分子设计的成功案例进行了精彩的专题报告，并同与会代表进行探讨和交流，提供了崭新的科研视角和思维启迪。 （徐云龙）

四川大学华西药学院举办2014年中国药学会药事管理专业委员会年会 2014年8月8日-10日，由中国药学会药事管理专业委员会主办，四川大学华西药学院和四川省药学会承办，四川大学华西第二医院、四川大学华西医院、《中国药事》编辑部协办的2014年中国药学会药事管理专业委员会年会暨"加强药事管理学科建设，促进医药健康发展"学术论坛在四川省成都市召开。来自全国各大高等院校、药监、药检、医疗机构、企事业的99个单位269名代表参加了会议。

中国药学会副理事长，国家食品药品监督管理局原副局长边振甲，四川大学副校长魏于全院士，中国药事管理学科奠基人、四川大学华西药学院吴蓬教授出席开幕式并致辞，四川大学华西药学院副院长宋振雷教授，前院长郑虎教授，国务院发展研究中心、国家卫生计划生育委员会药政司、四川省食品药品监督管理局、成都市食品药品监督管理局、四川省药学会相关领导和专家出席开幕式并为优秀论文获奖作者颁奖。

年会共收到来自51个高校、机构的217篇学术论文。会议立足药事管理学科发展和我国当前医药行业现状，围绕国家医药卫生事业发展特别是新医改的实施及药品安全管理、生产、供应问题，通过特邀专题报告、大会学术报告、优秀论文交流以及高校协作组药事管理学科发展座谈会，为新时期加强我国药事管理学科发展，促进医药健康发展作出了前瞻性的眺望和准备，提出了有建设性的研究成果和建议。

（徐云龙）

双清论坛“生物大分子药物体内高效递送系统前沿研究”在四川大学召开 2014年3月7日-8日，第108期双清论坛“生物大分子药物体内高效递送系统前沿研究”在成都召开。本次论坛由国家自然科学基金委员会医学科学部与政策局会同化学科学部、工程与材料科学部联合主办，四川大学承办。来自北京大学、清华大学、复旦大学、浙江大学、上海交通大学、中国科学院上海药物研究所、中国药科大学、四川大学以及加拿大多伦多大学等国内外20个单位的近50名专家学者应邀参加论坛，研究领域涉及药剂学、高分子材料学、药物分析学、药理学等多个学科。四川大学华西药学院张志荣教授、北京大学药学院张强教授和复旦大学药学院陆伟跃教授担任论坛主席。

论坛开幕式由基金委医学科学部吴镭处长主持。医学科学部董尔丹常务副主任代表学部致辞。他指出，近几年我国医药健康领域研究发展迅速，其中药学领域的研究更是处于前列，通过此次论坛，凝练出该领域的重要科学问题，促进药学、材料学、化学等学科的交叉发展，发挥基础研究对医药领域发展的支撑作用。四川大学许唯临副校长对到会专家和领导表示欢迎，并介绍了该校近几年在药物科学领域的研究成果。基金委政策局孟庆峰博士、化学科学部董建华处长出席了论坛。

本次论坛旨在通过研讨国内外生物大分子递送系统的研究现状，凝练其体内高效递送的基本科学问题，分析我国在该领域的优势与不足，明确我国在该领域的研究发展方向，提出具有前瞻性的政策建议。生物大分子药物以特异性高和疗效明确等优势广泛应用于一些重大疾病的治疗，但其体内递送依旧存在亟待解决的问题。与会专家就抗体类、核酸类、多肽蛋白类以及疫苗类药物的体内高效递送等内容，以主题报告、专题报告、自由讨论等形式就该领域最新研究进展进行了交流，对关键科学问题提出各自的观点并展开充分而热烈的讨论。最后，结合我国在该领域的研究现状和优势研究基础，总结出急需关注和解决的重要基础科学问题，并提出战略性的思路、规划和发展目标。本次论坛促进了国内外生物大分子药物递送系统研究领域的交流与合作，将对我国该领域的创新研究起到积极的推动与指导作用。

（徐云龙）

第四届全国药物分析大会在第二军医大学药学院召开

2014年11月7日-9日，由全国药物分析大会理事会主办，第二军医大学药学院承办的“第四届全国药物分析大会”在第二军医大学举办。共有来自世界各地330余名药物分析学及相关专业的专家学者参加了此次大会。

大会开幕式由全国药物分析专业委员会主任委员、西安交通大学贺浪冲教授主持，第二军医大学科研部程传苗部长出席会议并致欢迎词，国家自然科学基金委员会吴镭处长作重要讲话、大会主席清华大学罗国安教授致开幕词。

会议邀请中国药科大学王广基院士、清华大学程京院士、美国国立卫生研究院（NIH）Irving W. Wainer教授、美国纽约州立大学Albany分校顾军教授等针对细胞药物代谢动力学、生物芯片技术以及毒物代谢新型动物模型等药物分析领域的热点做精彩报告。来自全国药物分析领域的73名专家进行了专题讲座，主要包括药物分析科学进展、分析化学进展和药物分析创新、药物分析研究策略和体系、新药创制中的药物活性分析方法和策略、AFAI-MSI质谱成像技术的原位药物代谢组学方法的研究、基于代谢组学的药物毒性机制的研究以及微流控芯片新技术和新材料等多个方面。报告内容理论与实践相结合，传递前沿资讯，既有高度又有深度，充分展示了近年来我国药物分析事业的巨大进步，进一步推动了国内外学术交流。（徐云龙）

第二届医学救援药学保障国际研讨会在第二军医大学召开 2014年8月26日-28日，由国际药学联合会军事与急救药学委员会（MEPS）与中国医院协会药事管理专业委员会共同主办，第二军医大学承办的第二届医学救援药学保障国际研讨会隆重召开。会议由国际药学联合会军事与急救药学委员会主席、总后卫生部药品器材局陈征宇大校主持，第二军医大学科研部程传苗部长出席开幕式并致辞，中国医院协会药事管理专业委员会颜青主任、药学院柴逸峰院长、张伟政委出席开幕式。来自加拿大、瑞士、澳大利亚、奥地利等6个国家的120余名嘉宾和代表参加了会议，针对军事与急救药学实践中的最新进展展开了深入的探讨和交流。

MEPS是FIP（国际药学联合会）下属分委会之一，其成员大部分都是来自世界各国的现役军人。MEPS的成立与定期活动为军事与急救领域的药学工作搭建了平台，极大的促进了该领域药学工作的国际合作以及军事药学的快速发展。本届大会邀请了FIP副主席、加拿大无国界药师协会副主席、加拿大安东大略省儿童医院药学部主任Regis Vaillancourt先生；瑞士药师协会主席，FIP药学实践委员会主席Dominique Jordan先生；MEPS常务秘书Jane Dawson女士等出席会议并做主题发言。交流内容涉及军事与急救药学、军队药材保障与管理、军队药学教育与培训等方面研究。本次会议是世界军事药学专家的一次盛会,必将为促进军事与急救药学的发展起到积极推动作用。

第二军医大学药物安全性评价中心通过GLP复查和新增项目申请 2014年11月,第二军医大学药物安全性评价中心分别收到国家食品药品监督管理总局及药品化妆品注册司签发的《药物GLP认证批件》及《关于中国人民解放军第二军医大学药物非临床研究质量管理规范定期检查结果的通知》,标志着第二军医大学药物安全性评价中心顺利通过GLP复查和新增毒代动力学项目的申请。

第二军医大学药物安全性评价中心2004年9月正式成立,2006年11月通过国家食品药品监督管理局的认证,取得GLP资质,2010年11月通过国家食品药品监督管理局的第一次GLP复查,今年为第二次GLP复查。

第二军医大学药物安全性评价中心由热卫系卫生毒理学教研室和训练部实验动物中心共同组建而成。按照GLP规范要求,实行中心主任领导下的专题负责人负责制,形成了一套行之有效的管理体系。第二军医大学药物安全性评价中心主要组成单位热卫系卫生毒理学教研室是国家较早的卫生毒理学学科硕士和博士学位授予单位,同时也是公共卫生与预防医学博士后流动站,全军特需药品安全性研究与评价重点实验室,上海市公共卫生重点实验室。在学校党委、热卫系党委的正确领导和支持下,近5年来,卫生毒理学教研室共申请获得国家重大新药创制、国家973计划项目子课题、国家863计划项目子课题、国家自然科学基金、军队创新项目、军队重点项目、上海市公共卫生重点学科建设、全军指令性课题等各类科研基金近20项,年均承担企业横向药物安全性评价课题20多个。第二军医大学药物安全性评价中心近30年的安评实践经验,安全性评价工作以实验设计合理、观测指标全面、数据真实可靠、统计方法正确、结果准确可信,在国家新药评审时无一次被退审,在国内和军内取得良好声誉和信誉,有较高的知名度。

目前中心已完成300多个新药的安全性评价研究,安全性评价的新药种类包括中药、天然药、化学药和生物技术药物,其中I类新药80多个。本次复查中4位专家对药物安全性评价中心原来批准的7个GLP项目进行了审核,同时,检查组还现场核查了新申请的毒代动力学试验项目,并就检查情况与校领导和中心全体人员进行了交流沟通,并对本校GLP实验室的硬件建设如动物饲养设施提出了迫切需要改建的建议。 (徐云龙)

第二军医大学药学院举办中美海洋天然产物峰会 2014年8月17日-22日,由第二军医大学和烟台经济技术开发区管委会联合主办、第二军医大学药学院/上海市海洋局海洋生物医药工程技术研究中心、烟台经济技术开发区管委会招商局及烟台东诚药业股份有限公司承办的首届“中美海洋天然产物峰会”(US-CN SMNPS)在山东烟台隆重召开。开幕式由第二军医大学药学院海洋药物研究室主任张文教授主持,烟台经济技术开发区管委会魏东副主任、国家自然科学基金委医学部九处吴镭处长、国家海洋局科技司科技处冯磊处长、中国海洋大学管华诗院士、美国Scripps海洋所William H. Gerwikc教授和第二军医大学王延军副校长分别进行开幕式致辞。

本届峰会汇集了中美两国海洋天然产物研究领域的30所大学的69位著名学者,其中中方代表49人,美方代表17人,并邀请了加拿大、西班牙、日本等国际上该领域的著名学者3人。峰会期间,中美双方共同就海洋药物研究的瓶颈问题及关键技术进行研讨,组织了36场学术报告,并通过分组讨论、个别交流等形式进行了深入互动与交流。通过此次会议,中美双方进一步深化了解、增进友谊,并就共同申请NS-FC-NIH双边合作基金以及切实开展实验室之间的合作研究、互派访问学者和交流学生等方面达成共识,互动良好、成果丰硕。本届峰会是海洋药物科学技术领域的盛会,为推动中美双边国际合作、促进两国友谊提供了高水平的交流平台,对提升我国海洋药物研究水平、推动海洋生物资源的深度开发具有重要意义。 (徐云龙)

怀化医学高等专科学校升格为湖南医药学院 湖南医药学院是一所国家公办的全日制普通医学本科院校。学校肇始于1912年,前身为留美归国华侨、著名医学教育家、公共卫生学家颜福庆先生创立的长沙红十字会看护训练所,1924年正式建立长沙仁术护病学校。2000年升格为怀化医学高等专科学校。2014年5月,经教育部批准升格为湖南医药学院。

湖南医药学院系本科层次的普通高校,学校以实施本科教育为主。学校目前占地面积1 435亩,校舍建筑总面积22.5万平方米。学校面向全国26个省(市、自治区)招生,在校全日制大学生7 890余人,其中本科生1 200余人。现有教师569人,其中教授等正高级职称109人、副教授等副高级职称169人;有博士、硕士学位教师310人。享受政府特殊津贴专家2人,博士生导师1人,硕士生导师2人,省级学科带头人1人,省级优秀教师3人,省级青年骨干教师17人。学校现有教学科研仪器设备值4 923.73万元。图书馆馆藏纸质图书67万册,电子图书39万册,中外文期刊852种,电子期刊2.8万种。学校现有直属附属医院1所,医院占地面积246亩(含中方分院107亩),编制床位1 200张,现有在职职工1 100余人,正副教授、正副主任医师等高级职称201人,年门诊近40万人次,住院3万余人次。拥有心血管内科、呼吸内科、护理学三个省临床重点专科建设项目及显微外科、神经外科、临床药学科、重症医学科等市级重点专科。有非直属附属医院5所,共有编制床位4 600余张;有教学医院10所、实习基地70个。

学校现设有临床医学院、护理学院、药学院、检验医学院、康复医学与保健学院、基础医学院、公共课部、思想政治理论课部(人文社会科学部)、继续教育学院(高等职业教育学院)和第一临床学院等10个二级教学院部;有民族医药研究中心、生物医学研究中心等2个校级科研机构,侗医药研究湖南省重点实验室1个。学校是国家执业医师临床技能考试基地。有医学、理学、管理学3个学科门类,开设临床医学、护理学、药学、医学检验技术、医学影像技术、康复治疗学等6个本科专业和临床医学、口腔医学、医学影像技术、护理、助产、药学、药品经营与管理、医学检验技术、卫生检验与检疫技术、针灸推拿、医学美容技术11个专科专业。

学校有国家级重点建设专业2个(临床医学专业、护理专业),省级重点专业1个(药学专业),省级特色专业2个(护理专业、医学检验技术专业),省级专业综合改革试点专业1个(医学检验技术专业),湖南省普通高校实践教学建设项目2个(大学生创新训练中心,校企合作人才培养基地),省级优秀教学团队1个(基础医学系列课程教学团队),国家精品课程1门(病理学与病理生理学),省级精品课程5门(人体解剖与组织胚胎学、生理学、天然药物化学、生物化学检验、微生物学检验),省级示范实验室2个(人体机能实验中心,医学检验实验中心),省级实践教学示范中心1个(临床技能实训中心)。

(徐云龙)

药学本科教育

专业建设

2014年药学类、中药学类、制药类专业点设置情况

截至2014年,普通高等学校共有药学专业点209个,药物制剂专业点109个,临床药学专业点29个,药事管理专业点10个,药物分析专业点12个,药物化学专业点5个,海洋药学专业点4个,中药学专业点98个,中药资源与开发专业点32个,藏药学专业点4个,蒙药学专业点2个,中药制药专业点18个,中草药栽培与鉴定专业点15个,制药工程专业点271个,生物制药专业点51个。共计涉药专业点869个。

2014年设置有药学类、化工与制药类等专业的高等院校

专业名称(代码)	专业点数	设置有该专业的高校
药学(100701)	209	北京大学**、清华大学、首都医科大学、北京中医药大学、北京城市学院、南开大学、天津大学、天津理工大学、天津中医药大学、天津医科大学、河北大学、河北科技大学、河北联合大学*、河北北方学院、河北师范大学、河北医科大学、山西大学、山西医科大学、长治医学院、山西中医学院、内蒙古科技大学、内蒙古医学院、中国医科大学*、辽宁医学院*、大连医科大学、辽宁中医药大学、沈阳药科大学、辽宁师范大学、沈阳医学院、辽宁何氏医学院、吉林大学、延边大学、长春中医药大学、北华大学、吉林医药学院、佳木斯大学、哈尔滨医科大学、黑龙江中医药大学、牡丹江医学院、哈尔滨商业大学、齐齐哈尔医学院、复旦大学*、上海交通大学、华东理工大学、上海中医药大学、苏州大学、南京工业大学、江苏大学、南通大学、南京医科大学*、徐州医学院、南京中医药大学、中国药科大学、扬州大学、常州大学、浙江大学、浙江工业大学、浙江海洋学院、温州医学院*、浙江中医药大学、杭州师范大学、绍兴文理学院、中国计量学院、嘉兴学院、安徽医科大学*、蚌埠医学院、皖南医学院、安徽中医药大学、安徽新华学院、安徽理工大学、厦门大学、华侨大学、福建医科大学、福建中医药大学、莆田学院、江西中医学院、赣南医学院、宜春学院、井冈山学院、江西科技师范学院、九江学院、南昌大学、山东大学、中国海洋大学、山东轻工业学院、青岛农业大学、潍坊医学院、泰山医学院、滨州医学院、山东中医药大学、济宁医学院、烟台大学、青岛大学、济南大学、山东万杰医学院、郑州大学、河南中医学院、新乡医学院、河南大学、黄河科技学院、河南科技大学、河南理工大学、平顶山学院、郑州华信学院、武汉大学、华中科技大学、湖北中医药大学、中南民族大学、黄石理工学院、咸宁学院*、湖北医药学院、三峡大学、武汉科技大学、湖北工程学院、湖北大学、江汉大学、湘潭大学、中南大学、湖南中医药大学、湖南师范大学、湘南学院、南华大学、长沙医学院、中山大学、暨南大学、广州医学院、广东医学院、广州中医药大学、广东药学院、嘉应学院、佛山科学技术学院、南方医科大学、深圳大学、广西医科大学、广西中医药大学、桂林医学院、右江民族医学院、海南医学院、重庆大学、重庆医科大学、西南大学、重庆理工大学、四川农业大学、泸州医学院、成都中医药大学、川北医学院、西南民族大学、成都学院、四川大学、成都医学院、贵阳医学院、贵州民族学院、遵义医学院、贵阳中医学院、昆明医学院、大理学院、云南中医学院、西藏大学、西安交通大学、西安培华学院、西安医学院、陕西国际商贸学院、兰州大学、青海大学、青海民族学院、宁夏医科大学、新疆农业大学、石河子大学、新疆医科大学、赤峰学院、广西科技大学、海南大学、陕西中医学院、大连理工大学、东北师范大学、临沂大学、昆明学院、甘肃中医学院、河西学院、天津医科大学临床学院※、河北科技大学理工学院※、河北联合大学冀唐学院※、山西医科大学晋祠学院※、中国医科大学临床医药学院※、辽宁医学院医疗学院※、南京医科大学康达学院※、南京中医药大学翰林学院※、浙江大学城市学院※、绍兴文理学院元培学院※、温州医学院仁济学院※、浙江海洋学院东海科学技术学院※、浙江中医药大学滨江学院※、安徽医科大学临床医学院※、江西中医学院科技学院※、河南大学民生学院※、新乡医学院三全学院※、湖北医药学院药护学院※、湘潭大学兴湘学院※、湖南师范大学树达学院※、南华大学船山学院※、湖南中医药大学湘杏学院※、中山大学新华学院※、广西中医药大学赛恩斯新医药学院※、贵阳医学院神奇民族医药学院※、遵义医学院医学与科技学院※、昆明医学院海源学院※、新疆农业大学科学技术学院※、石河子大学科技学院※、新疆医科大学厚博学院※

（续表）

专业名称（代码）	专业点数	设置有该专业的高校
药物制剂（100702）	109	天津中医药大学、天津医科大学、河北科技大学、河北联合大学、石家庄学院、河北医科大学、河北北方学院、山西医科大学、内蒙古医学院、内蒙古民族大学、辽宁中医药大学、沈阳药科大学、中国医科大学、吉林大学、延边大学、吉林化工学院、长春中医药大学、通化师范学院、吉林医药学院、吉林农业科技学院、黑龙江中医药大学、牡丹江医学院、齐齐哈尔医学院、哈尔滨医科大学、华东理工大学、上海理工大学、南京工业大学、江苏大学、南京中医药大学、中国药科大学、徐州医学院、淮海工学院、浙江大学、浙江工业大学、浙江中医药大学、皖南医学院、安徽中医药大学、安徽科技学院、安徽新华学院、福建医科大学、福建中医药大学、江西中医学院、九江学院、青岛科技大学、山东轻工业学院、济宁医学院、山东万杰医学院、郑州大学、河南农业大学、河南中医学院、新乡医学院、河南大学、郑州华信学院、黄河科技学院、武汉工程大学、湖北中医药大学、中南民族大学、武汉工业学院、咸宁学院、湖南中医药大学、长沙医学院、南华大学、广州中医药大学、广东药学院、南方医科大学、广西中医药大学、桂林医学院、重庆医科大学、四川农业大学、成都中医药大学、西南民族大学、成都医学院、贵阳医学院、遵义医学院、贵阳中医学院、贵州大学、大理学院、云南中医学院、昆明医学院、陕西科技大学、陕西中医学院、陕西国际商贸学院、兰州大学、甘肃中医学院、青海大学、青海民族学院、河北大学、南京医科大学康达学院、泰山医学院、南通大学、皖西学院、河北科技大学理工学院※、河北联合大学冀唐学院※、山西医科大学晋祠学院※、吉林大学珠海学院※、南京工业大学浦江学院※、南京中医药大学翰林学院※、江苏大学京江学院※、浙江中医药大学滨江学院※、江西中医学院科技学院※、河南大学民生学院※、武汉工程大学邮电与信息工程学院※、武汉科技大学城市学院※、湖南中医药大学湘杏学院※、广西中医药大学赛恩斯新医药学院※、遵义医学院医学与科技学院※、贵阳中医学院时珍学院※、陕西科技大学镐京学院※、新乡医学院三全学院※
临床药学（100703TK）	29	首都医科大学*、天津中医药大学、天津医科大学、河北医科大学、内蒙古医科大学、沈阳药科大学*、大连医科大学、吉林大学、哈尔滨医科大学*、齐齐哈尔医学院、中国医科大学*、中国药科大学*、南京医科大学*、徐州医学院*、温州医学院、安徽医科大学、福建医科大学、广东药学院*、广西中医药大学、重庆医科大学*、四川大学*、泸州医学院、遵义医学院、昆明医学院*、山东大学*、河南大学*、南方医科大学*、广西医科大学*、大理学院*
药事管理（100704T）	10	天津商业大学、沈阳药科大学、长春中医药大学、中国药科大学、南京中医药大学、广东药学院、贵阳医学院、大连医科大学中山学院※、东南大学成贤学院※、南京中医药大学翰林学院※
药物分析（100705T）	12	河北医科大学、沈阳药科大学、中国药科大学、蚌埠医学院、安徽中医学院、中南民族大学、广东药学院、佳木斯大学、哈尔滨医科大学、黑龙江中医药大学、福建医科大学、长沙医学院
药物化学（100706T）	5	沈阳药科大学、上海工程技术大学、中国药科大学、广东药学院、辽宁师范大学
海洋药学（100707T）	4	中国药科大学、宁波大学、福建中医药大学、广东药学院
中药学（100801）	98	首都医科大学、北京中医药大学、北京城市学院、天津中医药大学、河北大学、河北联合大学、承德医学院、河北医科大学、河北农业大学、河北北方学院、山西医科大学、山西中医学院、内蒙古医学院、辽宁中医药大学、沈阳药科大学、大连大学、吉林农业大学、长春中医药大学、通化师范学院、吉林农业科技学院、哈尔滨医科大学、黑龙江中医药大学、齐齐哈尔医学院、哈尔滨商业大学、上海中医药大学、苏州大学、南京农业大学、南京中医药大学、中国药科大学、浙江大学、浙江工业大学、浙江林学院、温州医学院、浙江中医药大学、安徽医科大学、皖南医学院、安徽中医药大学、安徽科技学院、福建中医药大学、江西中医学院、赣南医学院、泰山医学院、山东中医药大学、济宁医学院、河南农业大学、河南中医学院、河南大学、南阳理工学院、华中科技大学、湖北中医药大学、湖北民族学院、武汉生物工程学院、湖南中医药大学、暨南大学、广州中医药大学、广东药学院、南方医科大学、广东医学院、广西中医药大学、桂林医学院、右江民族医学院、海南医学院、重庆邮电大学、重庆医科大学、西南交通大学、泸州医学院、成都中医药大学、西南民族大学、贵阳中医学院、贵阳医学院、云南中医学院、西北大学、陕西中医学院、西安医学院、陕西国际商贸学院、兰州大学、甘肃中医学院、天水师范学院、青海大学、宁夏医科大学、石河子大学、新疆医科大学、山东万杰医学院、北京中医药大学东方学院※、河北联合大学冀唐学院※、山西医科大学晋祠学院※、辽宁中医药大学杏林学院※、吉林大学珠海学院※、吉林农业大学发展学院※、南京中医药大学翰林学院※、温州医学院仁济学院※、浙江林学院天目学院※、浙江中医药大学滨江学院※、江西中医学院科技学院※、湖北民族学院科技学院※、湖南中医药大学湘杏学院※、广西中医药大学赛恩斯新医药学院※、贵阳中医学院时珍学院※
中药资源与开发（100802）	32	天津中医药大学、山西农业大学、内蒙古医科大学、沈阳药科大学、东北师范大学人文学院※、吉林农业大学、吉林农业科技学院、长春中医药大学、黑龙江中医药大学、南京中医药大学、南京中医药大学翰林学院※、中国药科大学、安徽农业大学、安徽中医药大学、福建农林大学、江西农业大学、江西中医学院、江西中医学院科技学院※、山东农业大学、河南中医学院、湖北中医药大学、湖南农业大学、湖南中医药大学、广州中医药大学、广东药学院、广西医科大学、广西中医药大学、成都中医药大学、云南中医学院、甘肃中医学院、河北中医学院、陕西中医学院
藏药学（100803T）	4	成都中医药大学、西南民族大学、西藏藏医学院*、甘肃中医学院
蒙药学（100804T）	2	内蒙古医学院、内蒙古民族大学
中药制药（100805T）	18	北京中医药大学、天津中医药大学、沈阳药科大学、黑龙江中医药大学、中国药科大学、南京中医药大学、江西中医学院、河南中医学院、广州中医药大学、广东药学院、长春中医药大学、湖北医药学院、南方医科大学、贵阳中医学院、陕西中医学院、湖北中医药大学、广西民族大学、北京中医药大学东方学院※

（续表）

专业名称(代码)	专业点数	设置有该专业的高校
中草药栽培与鉴定(100806T)	15	沈阳农业大学、吉林农业科技学院、浙江中医药大学、山东中医药大学、广东药学院、四川农业大学、贵州大学、云南农业大学、云南中医学院、甘肃农业大学、甘肃中医学院、辽宁中医药大学、贵阳中医学院、江西中医药大学科技学院、北京中医药大学东方学院※
制药工程(081302)	271	北京理工大学、北京化工大学、北京石油化工学院、北京中医药大学、中央民族大学、北京联合大学、天津大学、天津科技大学、天津工业大学、天津理工大学、天津商业大学、天津中医药大学、河北工业大学、河北科技大学、石家庄学院、河北农业大学、中北大学、太原理工大学、太原科技大学、山西农业大学、山西中医学院、太原工业学院、内蒙古工业大学、内蒙古农业大学、内蒙古医学院、辽宁大学、大连理工大学、沈阳化工大学、辽宁中医药大学、沈阳药科大学、中国医科大学、大连大学、辽宁科技学院、大连民族学院、辽宁何氏医学院、吉林大学、延边大学、长春工业大学、吉林化工学院、吉林农业大学、长春中医药大学、吉林农业科技学院、黑龙江大学、齐齐哈尔大学、佳木斯大学、黑龙江八一农垦大学、东北农业大学、黑龙江中医药大学、牡丹江医学院、绥化学院、哈尔滨商业大学、齐齐哈尔医学院、哈尔滨理工大学、哈尔滨师范大学、牡丹江师范学院、华东理工大学、上海应用技术学院、上海工程技术大学、上海理工大学、东南大学、南京理工大学、南京工业大学、常州大学、江南大学、江苏大学、盐城工学院、南京中医药大学、中国药科大学、江苏师范大学、盐城师范学院、淮阴工学院、扬州大学、淮海工学院、浙江大学、浙江工业大学、温州医学院、浙江中医药大学、杭州师范大学、湖州师范学院、台州学院、浙江科技学院、嘉兴学院、合肥工业大学*、安徽理工大学、皖南医学院、安徽中医药大学*、蚌埠学院、黄山学院、皖西学院、安徽新华学院、安徽工业大学、滁州学院、合肥师范学院、蚌埠医学院、华侨大学、福州大学、福建农林大学、福建中医药大学、江西中医学院、宜春学院、江西科技师范学院、南昌大学、江西农业大学、赣南医学院、山东大学、青岛科技大学、济南大学、山东轻工业学院、山东农业大学、菏泽学院、枣庄学院、青岛农业大学、泰山医学院、山东中医药大学、山东师范大学、临沂大学、德州学院、潍坊学院、济宁医学院、曲阜师范大学、聊城大学、泰山学院、烟台大学、郑州大学、河南科技大学、河南农业大学、河南科技学院、河南中医学院、南阳师范学院、新乡学院、河南工业大学、河南师范大学、安阳师范学院、武汉工程大学、武汉工业学院、武汉理工大学、武昌理工学院、湖北工业大学、湖北中医药大学、黄冈师范学院、武汉生物工程学院、湖北医药学院、荆楚理工学院、三峡大学、湖北民族学院、湘潭大学、中南大学、湖南中医药大学、湖南师范大学、湖南理工学院、怀化学院、南华大学、湖南科技大学、湖南科技学院、吉首大学、南方医科大学、华南理工大学、华南农业大学、广东海洋大学、广州中医药大学、广东药学院、湛江师范学院、肇庆学院、广东工业大学、广西大学、广西工学院、广西中医药大学、河池学院、玉林师范学院、广西民族大学、梧州学院、广西民族师范学院、广西师范大学、海南大学、海南师范大学、重庆大学、重庆邮电大学、西南大学、重庆工学院、重庆工商大学、重庆文理学院、重庆科技学院、西南交通大学、西南科技大学、四川理工学院、西华大学、成都中医药大学、四川文理学院、西南民族大学、成都学院、四川大学、宜宾学院、成都理工大学、贵州大学*、贵阳中医学院、铜仁学院、遵义医学院、凯里学院、贵阳学院、贵州师范学院、云南大学、昆明理工大学、云南中医学院、云南师范大学、云南民族大学、西北大学、西安交通大学、西安理工大学、陕西科技大学、西北农林科技大学、陕西中医学院、宝鸡文理学院、兰州理工大学、西北师范大学、西北民族大学、陕西国际商贸学院、商洛学院、陕西服装工程学院、青海大学、宁夏大学、北方民族大学、河北北方学院、邯郸学院、武昌工学院、山西大同大学、泉州师范学院、滨州医学院、黄淮学院、邵阳学院、文山学院、宁夏理工学院、石河子大学、北京化工大学北方学院※、河北科技大学理工学院※、河北工业大学城市学院※、河北农业大学现代科技学院※、山西农业大学信息学院※、辽宁中医药大学杏林学院※、沈阳化工大学科亚学院※、吉林大学珠海学院※、长春工业大学人文信息学院※、东南大学成贤学院※、南京理工大学泰州科技学院※、南京工业大学浦江学院※、南京中医药大学翰林学院※、江苏大学京江学院※、扬州大学广陵学院※、江苏师范大学科文学院※、常州大学怀德学院※、南京师范大学泰州学院※、浙江大学宁波理工学院※、湖州师范学院求真学院※、浙江中医药大学滨江学院※、南昌大学科学技术学院※、江西中医学院科技学院※、河南科技学院新科学院※、新乡医学院三全学院※、武汉理工大学华夏学院※、武汉工程大学邮电与信息工程学院※、湖北民族学院科技学院※、湖南师范大学树达学院※、湘潭大学兴湘学院※、湖南科技大学潇湘学院※、南华大学船山学院※、湖南中医药大学湘杏学院※、湖南理工学院南湖学院※、广西师范大学漓江学院※、贵州大学明德学院※、遵义医学院医学与科技学院※、西北大学现代学院※、延安大学西安创新学院※
生物制药(083002T)	51	天津农学院、沈阳药科大学、大连医科大学、长春中医药大学、吉林化工学院、大庆师范学院、中国药科大学、苏州大学、南京林业大学、盐城师范学院、浙江理工大学、浙江海洋学院、丽水学院、福建医科大学、安徽农业大学、泰山医学院、聊城大学、滨州医学院、德州学院、信阳师范学院、河南科技大学、河南城建学院、武汉工业学院、广东药学院、华南理工大学、暨南大学、四川理工学院、成都医学院、武汉东湖学院、长沙学院、玉林师范学院、绵阳师范学院、贵州理工学院、中南民族大学、吉林医药学院、黑龙江大学、江苏师范大学、常熟理工学院、浙江万里学院、安徽中医药大学、巢湖学院、淮南师范学院、维坊医学院、湖北民族学院、武汉工商学院、湖北第二师范学院、怀化学院、贵阳中医学院、南京中医药大学翰林学院※、武汉理工大学华夏学院※、新乡医学院三全学院※

注：**为6年制，*为5年制，※为经教育部批准和确认的独立学院。

（徐云龙）

2014 年新增 47 个涉药专业点

专业名称(代码)	新增专业点数	学校名称	主管部门	修业年限	学位授予门类
药学(100701)	6	大连理工大学	教育部	四年	理学
		东北师范大学	教育部	四年	理学
		临沂大学	山东省	四年	理学
		昆明学院	云南省	四年	理学
		甘肃中医学院	甘肃省	四年	理学
		河西学院	甘肃省	四年	理学
药物制剂(100702)	2	南通大学	江苏省	四年	理学
		皖西学院	安徽省	四年	理学
临床药学(100703TK)	5	山东大学	教育部	五年	理学
		河南大学	河南省	五年	理学
		南方医科大学	广东省	五年	理学
		广西医科大学	广西壮族自治区	五年	理学
		大理学院	云南省	五年	理学
药物分析(100705T)	1	长沙医学院	湖南省	四年	理学
药物化学(100706T)	1	辽宁师范大学	辽宁省	四年	理学
海洋药学(100707T)	1	广东药学院	广东省	四年	理学
中药学(100801)	1	山东万杰医学院	山东省	四年	理学
中药制药(100805T)	2	湖北中医药大学	湖北省	四年	理学
		广西民族大学	广西壮族自治区	四年	理学
中草药栽培与鉴定(100806T)	1	江西中医药大学科技学院	江西省	四年	理学
制药工程(081302)	8	山西大同大学	山西省	四年	工学
		泉州师范学院	福建省	四年	工学
		滨州医学院	山东省	四年	工学
		黄淮学院	河南省	四年	工学
		邵阳学院	湖南省	四年	工学
		文山学院	云南省	四年	工学
		宁夏理工学院	宁夏回族自治区	四年	工学
		石河子大学	新疆生产建设兵团	四年	工学
生物制药(083002T)	16	中南民族大学	国家民族事务委员会	四年	工学
		吉林医药学院	吉林省	四年	工学
		黑龙江大学	黑龙江省	四年	工学
		江苏师范大学	江苏省	四年	工学
		常熟理工学院	江苏省	四年	工学
		浙江万里学院	浙江省	四年	工学
		安徽中医药大学	安徽省	四年	工学
		巢湖学院	安徽省	四年	工学
		淮南师范学院	安徽省	四年	工学
		潍坊医学院	山东省	四年	工学
		新乡医学院三全学院	河南省	四年	工学
		湖北民族学院	湖北省	四年	工学
		武汉工商学院	湖北省	四年	工学
		湖北第二师范学院	湖北省	四年	工学
		怀化学院	湖南省	四年	工学
		贵阳中医学院	贵州省	四年	工学

(徐云龙)

2014 年撤销 1 个涉药专业点

专业名称(代码)	学校名称	修业年限	学位授予门类
制药工程(081302)	大连交通大学	四年	工学

(徐云龙)

药学类专业设置与课程教育体系关联性研究 目前开设的药学类专业有中药学、药学、药物制剂、制药工程、生物(制药)工程、(保健)食品工程、中药资源、医药营销、临床药学与药学英语。

随着药学相关专业的不断增加,学科分化越来越细,各种问题便凸显出来。①与欧美发达国家相比,结合我国药学行业规模还有多大,我国的药学教育发展规模还有多少空间,是否还需要进行专业分化;②各药学专业的设置依据,怎样根据各专业特点设计课程教育体系;③各专业课程体系是否能培养出符合人才素质结构要求的人才;④各专业教育课程体系怎样与原来的教学设施相衔接;⑤专业设置是否起到分流减压的作用是否有利于学生毕业就业;⑥专业设置是否增强了大学生创新、创造、创业能力。针对上述问题,笔者首先讨论"专业设置与课程教育体系关联性"基本问题。

对策:国家经济发展规模与行业状态对药学专业设置的要求:专业设置必须与整个国家的办学规模相适应,而办学规模又应与社会发展关系相适应。对于各专业的课程特色与开设如下①公共课按全国高等学校所开的公共课程教学;②基础课,药学、中药学、药物制剂、制药工程、中药资源、药物营销与管理、临床药学、生物(制药)工程、(保健)食品工程等专业按化学型基础知识教学,主要设置高等数学、无机化学、有机化学、分析化学等课程;③而药学英文专业参照英语专业学生进行课程设置,突出医药,特别是药学专业英文学习。专业设置是根据国家经济与社会发展的需要而决定,其课程教育体系按照"同公共,类基础,别专基,异专业"的原则建立。所谓"同公共"指的是各药学专业具有相同的公共课;"类基础"指的是药学专业具的与化学型人才培养类似的基础课程;"别专基"指的是各药学专业有别于其他专业体现其特色的专业基础课;"异专业"指的是各专业的根本差异在于所开的专业课程,应体现各专业的特色,尽量独立而不重叠。

(贺福元,杨岩涛,唐昱,石继连.《药学教育》2014 年第 30 卷第 4 期)

培养药学专业型人才教育改革的设想 与美国相比,我国目前药学院校的课程设置大多数是延续续传统的模式,围绕着药品生产与研发专业方向设置教学课程,缺少药学专业型人才所需的分子生物学、药物治疗学、行为学、社会学、管理学(包括:卫生经济学、药物经济学、伦理学、社会关系学、社会行为学以及与药学照护和药物治疗管理的实践相关的法律、法规)以及高级药学实践课程(APPE)。其中最薄弱的项目是药物治疗学和高级药学实践课程(APPE)。

我国药学院校的课程设置,决定了我国药学院较毕业生适合从事与药品研发相关的工作,例如药物研究所、药品检验所、制药厂等行业。由于缺少对患者提供直接服务的培训,故在医疗机构、社会药房等工作岗位的执业能力较低。

由于我国高等药学专业型人才缺乏和学生质量不高的现状,已经严重地制约合理用药水平,因此我国的高等药学教育改革从课程设置方面,应当由药品导向转变为患者导向,应该增加药物治疗学、人文相关课程和临床实践课程。因为药师的职责与关注点已经由药品转向了患者。药学教育的目标,也应该由培养药学研究型人才转变为以培养药学专业型人才为主。学制应该设定为 6~8 年。

(孙路路,栗芳,奚宝晨.《中国药学杂志》2014 年 4 月第 49 卷第 7 期)

师资队伍

中国药科大学加大招聘海外高层次人才力度 2014 年 2 月 18 日-26 日,中国药科大学校长来茂德率团赴美、加访问交流,并开展高层次人才招聘活动。代表团先后访问了美国太平洋大学、加州大学伯克利分校、密西根大学、哈佛大学、明尼苏达大学以及加拿大曼尼托巴大学等 6 所国际知名高校,并就双边合作交流等方面达成了广泛共识。美国太平洋大学为该校合作院校,两校之间教师交往频繁,来茂德校长与 Pamela A. Eibeck 校长、药学及健康科学学院 Phillip R. Oppenheimer 院长等人进行了热情友好的会谈。在访问密西根大学期间,来茂德校长一行会见了 S. Jack Hu 副校长,访问了该校药学院和医学院,就双方共同关心的双边合作问题进行了广泛交流,在师生交流、研究生联合培养、合作研究及短期学生交流等方面达成了合作意向。在访问哈佛大学期间,来校长一行专程拜访了诺贝尔奖得主、化学系科里 Elias James Corey 教授,并就该校师生前往其实验室研究深造与对方达成了共识。在美国期间,代表团还访问了明尼苏达大学药学院,与 Marilyn K Speedie 院长、Julie K. Johnson 副院长及明尼苏达大学中国中心执行主任 Joan Brzezinski 等进行了广泛交流,在双边合作的有关领域达成了共识。代表团还参观了药学院 Ling Li 教授的实验室。在加拿大曼尼托巴大学,来校长一行会见了该校主管科研和国际合作的副校长 Dr. Digvir S. Jayas,双方签署了两校合作备忘录,为两校进一步合作与交流奠定了扎实基础。代表团还走访了曼尼托巴大学药学院及校友实验室。在访问的同时,学校带着"千人计划"创新人才、长江学者特聘教授、"青年千人计划"、教授、副教授、讲师等岗位,面向北美地区高校招聘药学英才。先后在加州大学旧金山分校(UCSF)、密西根大学及哈佛大学医学院专门安排了三场人才招聘专场宣讲会,校长来茂德教授、尤启冬教授、余伯阳教授等就学校发展历程、办学成果和战略构想等发表演讲,并与参加宣讲会的海外学子进行了坦诚的交流和沟通。本次招聘不仅有力提升了该校的国际知名度和国际化办学水平,也加深了海外药学人才对学校的深入了解,吸引了40多位相关专业优秀人才的关注,其中约50%的优秀人才与学校达成了初步意向。

2014年9月24日-10月1日,校党委书记徐慧率团访问美国和加拿大,开展海外高层次人才招聘、海外校友会联络、对外合作办学等活动。访问团一行在美国费城和加拿大多伦多分别召开了海外高层次人才招聘宣讲会,中国驻多伦多总领馆教育组徐卫亚参赞出席了在加拿大多伦多举行的宣讲会。会上,徐慧书记详细介绍了学校的发展历程及取得的主要成就,药学院尤启冬院长、研究生院常务副院长余伯阳及国际交流合作处处长兼工学院院长顾月清分别就学校的学科情况进行了详尽的介绍,人事处副处长付军对学校的人才政策做了具体的说明。会后,代表团与海外学子进行了坦诚的交流和沟通,学校爱才引才的诚意和举措受到海外学子的一致好评。此外,在美国波士顿和加拿大多伦多,校代表团一行分别召集当地的海外校友座谈交流。校办主任杜文清介绍了学校校友会的发展情况,并与校友们就海外校友会的建设工作进行了交流。代表团先后访问了美国宾夕法尼亚大学、德雷赛尔大学、天普大学、哈佛大学、麻省理工学院及加拿大多伦多大学、阿尔伯塔大学等世界著名大学,与上述大学就双方合作办学项目展开了充分的交流,并与阿尔伯塔大学签订了合作办学协议。（徐云龙）

↗ 中国药科大学大力加强青年教师队伍建设 中国药科大学重视青年教师培养,通过体制机制改革,促进青年教师发展。该校加强青年教师队伍建设的举措2014年7月在教育部网站报道。

优化体制机制。健全青年教师选聘机制,进一步优化教师学缘结构,加大聘用具有外校(外国)学习工作经历教师的力度。健全人才储备机制,施行"一人双档"制度,即建立人事档案的同时建立人才发展档案,把握最佳助推点,帮助青年教师优化职业生涯规划。完善重师德、重教学、重育人、重贡献的考核评价机制,通过评选"学术新人奖"、"教学新秀奖",促使优秀青年教师脱颖而出。完善民主参与监督机制,鼓励其积极参与学校的民主决策和管理,充分发挥青年教师在学校建设发展中的作用。

加强思想引导。学校高度重视,建立党委统一领导、专门部门负责、有关部门协同配合的青年教师思想政治工作网络。通过座谈会、报告会、视频会等形式,大力加强中国特色社会主义理论体系、社会主义核心价值观教育,促使成为立场坚定、旗帜鲜明的优秀人民教育。组织青年教师广泛开展社会实践活动,以进一步了解国情、社情、民情,不断提高思想政治素质。

优化发展能力。完善教师教学发展中心,开展教学研究、教学咨询以及职业发展咨询等,帮助青年教师在教学能力上取得进步。加强青年教师教育教学能力培训,健全新教师岗前培训制度,通过校内校外两种培训,促使青年教师尽快适应新角色、融入新环境。制定并实施青年教师提升计划,通过科研资助、继续教育、出国研修、拔尖人才支持等措施,提高青年教师科研能力、教育教学及管理水平。鼓励青年教师到企事业单位挂职锻炼,到国内外高水平大学、科研院所访学,担任本科生导师、兼职班主任等,促进青年教师在教学科研、社会实践中增长能力。（徐云龙）

↗ 中国药科大学举办"青年教师学术沙龙" 2014年12月4日,第二期"中国药科大学青年教师沙龙"在校玄武门校区学术交流中心举行。中组部"千人计划"入选者、重庆理工大学姜和教授,中国药科大学张灿教授、陈建华教授、徐寒梅教授等4位专家及40周岁以下青年教师、研究生代表等参加本次沙龙。

姜和教授以"创新药在中国是如何炼成的——前沿人5000天的故事"为题,从新药艾博卫泰的立项背景、开发要素、研究历程等方面,与大家分享了新药创制过程中的心得与体会。该校金亮教授和胡加亮教授分别以"抗肿瘤多肽AP25的研究与开发"和"T1DM免疫调节肽p277功能优化及其诱发AS副作用的逆向调控"为题,进行了交流汇报。活动中,专家结合各自的研究方向和科研经验进行了精彩的点评,并提出了有针对性的建议。

在自由讨论阶段,与会青年教师畅所欲言,结合自己的研究方向进行了深入交流与讨论。沙龙现场报告精彩,讨论热烈,气氛活跃,时时碰撞出跨学科的学术思想火花。（徐云龙）

教材建设

↗ 17本药学类教材入选第二批"十二五"本科国家级规划教材书目 经委托中国高等教育学会组织专家评审、网上公示,2014年10月16日,教育部确定1688种教材入选第二批"十二五"普通高等教育本科国家级规划教材",其中17本药学类教材入选。

17 本药学类教材入选教育部第二批“十二五”本科国家级规划教材书目

书　名	主要作者	第一作者单位	出版社
中药学(第3版)	钟赣生	北京中医药大学	中国中医药出版社
药学概论(第三版)	吴春福	沈阳药科大学	中国医药科技出版社
医药消费者行为学	陈　晶	沈阳药科大学	清华大学出版社
药理学(第2版)	杨世杰	吉林大学	人民卫生出版社
方剂学(第3版)	李　冀	黑龙江中医药大学	中国中医药出版社
药事管理学(第3版)	孟　锐	黑龙江中医药大学	科学出版社
药物合成反应(第三版)	闻　韧	复旦大学	化学工业出版社
药用植物栽培学	郭巧生	南京农业大学	高等教育出版社
药用植物栽培学实验实习指导	郭巧生、王建华、张重义	南京农业大学	高等教育出版社
中国药事法理论与实务	邵　蓉	中国药科大学	中国医药科技出版社
生药学(第二版)	李　萍	中国药科大学	中国医药科技出版社
药用植物学	熊耀康、严铸云	浙江中医药大学	人民卫生出版社
中药药剂学(第3版)	杨　明	江西中医药大学	中国中医药出版社
药物化学(第二版)	徐文方	山东大学	高等教育出版社
药理学(第3版)	陈建国	华中科技大学	科学出版社
生物药剂学与药物动力学	林　宁	湖北中医药大学	中国中医药出版社
药物分析学	甄汉深、贡济宇	广西中医药大学	中国中医药出版社
中药药理学(第3版)	彭　成	成都中医药大学	中国中医药出版社

（徐云龙）

2 门药学类课程入选教育部第五批“精品视频公开课”

经有关高校建设和申报、教育部组织专家评审遴选，共有121门课程于2013年10月至2013年12月陆续在“爱课程”网、中国网络电视台和网易等3个网站以“中国大学视频公开课”形式免费向社会开放，产生了良好的社会反响。2014年4月，教育部将这121门课程作为第五批“精品视频公开课”面向社会公布，并要求省级教育行政部门和高校充分认识开展“精品视频公开课”建设工作的重要意义，加大上网课程推介力度，积极推动“精品视频公开课”在运用现代信息技术促进教学改革、提升学生科学文化素质水平中发挥更大作用。其中2门药学相关课程入选：

疾病与用药(1～6讲)　南开大学/张京玲

中医药文化学(1～6讲)　重庆医科大学/洪　蕾

（徐云龙）

2 门药学类课程入选教育部第六批“精品视频公开课” 经有关高校建设和申报、教育部组织专家评审遴选，共有137门课程以及《大学生心理健康》等6门课程的续拍部分于2014年1月至2014年9月陆续在“爱课程”网、中国网络电视台和网易等3个网站以“中国大学视频公开课”形式免费向社会开放，产生了良好的社会反响。2014年10月，教育部公布第六批“精品视频公开课”。其中2门药学相关课程入选：

走近中药(1～5讲)　上海中医药大学/杨柏灿

贵州特色药食两用中药及其应用(1～5讲)　贵阳中医学院/云雪林

（徐云龙）

中国药科大学 eCLASS 网络教学平台正式上线 2014年12月，经过4个月建设，中国药科大学 eCLASS 网络教学平台于日前正式上线(http://eclass.cpu.edu.cn/portal)。12月17日，教务处组织召开首期平台使用教师培训会，教学院长、精品课程团队、慕课课程团队、天空教室课程负责人以及院部系教师代表等120余名教师参加了培训。

eCLASS 网络教学平台目前已实现和数字化校园单点链接以及与教务系统数据对接，教师和学生凭借统一身份认证即可登录建课学课。目前平台已有22门网络课程和十二大学科门类的教学资源供师生学习。

学校通过课改支持、管理手段和评价机制等多方面措施，引导师生积极使用网络教学平台提高教学质量。

（徐云龙）

MOOCs 背景下药学学科课堂教学的改革及对策 MOOCs，是 Massive Open Online Courses 的缩写，意思是“大规模开放的在线课程”，又翻译为“慕课”，是近年来教育领域出现的一种新型教育模式。其特点是呈现方式多样，于是网络授课，能将图片音频、视频等也能方便快捷传递给学习者，提高了学生的学习兴趣和动力，学习效率。教与学的互动增强，设计了很多教学互动环节，将许多问题和知识点连贯起来，在线观看视频时，经常会有插入的随堂测试题检验学习者的理解程度，如同游戏里的通关设置，学生只有答对才能继续完成下一步的学习，从而能够及时提供给学生答疑解惑。学生更大的选课自由度。在慕课平台上，学生可以根据自己的不同兴趣、不同的学习准备情况注册自己需要的课程；完成注册后，在课程的开放周期内，可以观看教学视频、完成并提交作业、在社区讨论、互评咋业、参加测试。如学生按要求完成以上学习环节，可取得证书乃至学分，因此在选课方面给了学生更大的自由度。

MOOCs背景下药学学科课堂教学的改革及对策有：①培养学生对药学学科的学习兴趣；②使学生了解每门课程的地位和作用。如《药物化学》《药理学》《药剂学》等药学核心课程以及其他非核心课程，都在其培养体系中拥有自己的重要位置，不可或缺。如在《药理学》抗高血压药的教学中，教师可让学生首先自主地学习教材相关内容，并将国内外最新发表的相关文献提供给学生阅读，并要求学生去了解身边有否高血压患者，他们在服用何种药物。课堂授课时，教师可组织学生就高血压药分类、作用部位和机制、高血压药应用最新进展等进行讨论和答疑，并通过理论联系实际，看看身边高血压患者在服用那种降压药，原理是什么，为什么这样用，降压效果如何，有何不良反应。这种学生深度参与的教学过程，会大大提高教师授课效率和学生的学习效率。

在药学教育中，应对学生如下能力进行评价：①自主发现问题和解决问题的能力；②系统思维和创造性思维的能力；③科学突验、工艺开发的设计和实施能力。学生应具有设计绮学科学实验、产品开发和工艺设计的能力等；④信息获取、知识更新和持续性学习的能力。

（闰智勇，马超英，耿耘，王兴，蒋合众．教育教学论坛，2014年11月48期）

研究生教育

药学国家重点学科名单

类别	学科代码及名称	学校名称
一级学科	1007 药学	北京大学
		北京协和医学院-清华大学医学部，清华大学
		中国药科大学
		第二军医大学
二级学科	100702 药剂学	沈阳药科大学
		复旦大学
		四川大学
	100706 药理学	哈尔滨医科大学
		南京医科大学
		中南大学
		中山大学

药学国家重点（培育）学科名单

类别	学科代码及名称	学校名称
二级学科	100701 药物化学	山东大学
	100704 药物分析学	浙江大学
	100706 药理学	华中科技大学

中药学国家重点学科名单

类别	学科代码及名称	学校名称
一级学科	1008 中药学	北京中医药大学
		黑龙江中医药大学
		上海中医药大学
		南京中医药大学
		成都中医药大学

药学、中药学博士学位授权点2014年专项评估结果

学位授予单位	学科名称	评估结果
首都医科大学	药学	合格
第二军医大学	中药学	合格
湖北中医药大学	中药学	合格
暨南大学	中药学	合格
第四军医大学	中药学	限期整改

药学、中药学硕士学位授权点2014年专项评估结果

学位授予单位	学科名称	评估结果
北京协和医学院	中药学	合格
中国科学院大学	中药学	合格
山西医科大学	中药学	限期整改
山西中医学院	中药学	合格
内蒙古医科大学	中药学	合格
华东师范大学	药学	合格
中南民族大学	中药学	合格
海南大学	药学	合格
西南大学	中药学	合格
陕西科技大学	中药学	合格

药学、中药学专业学位授权点2014年专项评估结果

学位授予单位	学科名称	评估结果
北京大学	工程博士（领域：生物与医药）	合格
北京大学	药学硕士	合格
北京协和医学院	药学硕士	合格
首都医科大学	药学硕士	合格
首都医科大学	中药学硕士	合格
北京中医药大学	中药学硕士	合格
中国科学院大学	药学硕士	合格
天津大学	药学硕士	合格
天津医科大学	药学硕士	合格
天津中医药大学	中药学硕士	合格
河北医科大学	药学硕士	合格
承德医学院	中药学硕士	合格
河北中医学院	中药学硕士	合格
山西医科大学	药学硕士	合格
辽宁医学院	药学硕士	合格
沈阳药科大学	工程硕士（领域：制药工程）	合格
沈阳药科大学	药学硕士	合格
沈阳药科大学	中药学硕士	合格
吉林农业大学	中药学硕士	合格
长春中医药大学	药学硕士	合格

（续表）

学位授予单位	学科名称	评估结果
长春中医药大学	中药学硕士	合格
黑龙江中医药大学	药学硕士	合格
黑龙江中医药大学	中药学硕士	合格
哈尔滨商业大学	工程硕士(领域:制药工程)	合格
哈尔滨商业大学	中药学硕士	合格
黑龙江省中医研究院	中药学硕士	合格
复旦大学	工程博士(领域:生物与医药)	合格
复旦大学	药学硕士	合格
上海交通大学	药学硕士	合格
华东理工大学	药学硕士	合格
上海中医药大学	中药学硕士	合格
第二军医大学	药学硕士	合格
苏州大学	药学硕士	合格
南京医科大学	药学硕士	合格
南京中医药大学	中药学硕士	合格
中国药科大学	工程硕士(领域:制药工程)	合格
中国药科大学	药学硕士	合格
中国药科大学	中药学硕士	合格
南京师范大学	工程硕士(领域:制药工程)	合格
扬州大学	中药学硕士	合格
浙江大学	药学硕士	合格
浙江工业大学	药学硕士	合格
安徽医科大学	药学硕士	合格
安徽医科大学	中药学硕士	合格
安徽中医药大学	中药学硕士	合格
福建医科大学	药学硕士	合格
福建中医药大学	中药学硕士	合格
江西中医药大学	中药学硕士	合格
山东大学	工程博士(领域:生物与医药)	合格
山东大学	药学硕士	合格
山东中医药大学	药学硕士	合格
山东中医药大学	中药学硕士	合格
郑州大学	药学硕士	合格
河南中医学院	中药学硕士	合格
河南大学	中药学硕士	合格
河南师范大学	工程硕士(领域:制药工程)	合格
武汉大学	中药学硕士	合格
华中科技大学	中药学硕士	合格
武汉轻工大学	工程硕士(领域:制药工程)	合格
武汉理工大学	药学硕士	合格
中南大学	工程博士(领域:生物与医药)	合格
湖南中医药大学	中药学硕士	合格
中山大学	药学硕士	合格
广州中医药大学	中药学硕士	合格
广东药学院	中药学硕士	合格
广西中医药大学	中药学硕士	合格
重庆医科大学	药学硕士	合格
第三军医大学	药学硕士	合格
四川大学	工程博士(领域:生物与医药)	合格
四川大学	药学硕士	合格

（续表）

学位授予单位	学科名称	评估结果
成都中医药大学	中药学硕士	合格
贵阳中医学院	中药学硕士	合格
云南中医学院	中药学硕士	合格
西北大学	中药学硕士	合格
西安交通大学	药学硕士	合格
西北农林科技大学	中药学硕士	合格
陕西中医药大学	中药学硕士	合格
第四军医大学	药学硕士	合格
第四军医大学	中药学硕士	合格
兰州大学	药学硕士	合格
甘肃中医药大学	中药学硕士	合格
新疆医科大学	药学硕士	合格
新疆医科大学	中药学硕士	合格

全国药学专业学位研究生教育指导委员会 全国药学专业学位教育指导委员会是在国务院学位委员会、教育部、人力资源和社会保障部指导下的全国药学专业学位研究生教育的专业性组织。其主要职能是:贯彻执行国家有关政策和规定,指导制定培养方案,组织编写教学大纲、教材、案例等,制定评估标准、评估程序和办法,组织开展评估工作,组织师资培训,开展专门研究,加强培养单位与实际部门联系,促进国际交流与合作,保证培养质量,推进全国药学专业学位教育与职业药师队伍建设的联系和协作,加强全国药学专业学位教育的国际交流与合作,推动我国药学专业学位研究生教育的发展和教育水平的不断提高。(徐云龙)

全国药学专业学位研究生教育指导委员会第四次全体委员会议 2014 年 12 月 15 日,全国药学专业学位研究生教育指导委员会第四次全体委员会议在济南召开。本次会议明确了今后药学专业学位发展的主基调,即“抓内涵、促质量”,努力办出药学专业学位特色、质量及品牌。会议由设在学校的教指委秘书处主办,山东大学承办。教指委主任委员、原国家食品药品监督管理局局长邵明立,教指委副主任委员、中国药科大学原校长吴晓明,教指委副主任委员、国家药典委员会秘书长张伟以及其他 7 名教指委委员参加了此次会议。国务院学位委员会办公室陆敏研究员应邀参加。

会议由教指委主任委员、原国家食品药品监督管理局局长邵明立主持,吴晓明教授做了教指委 2014 年工作总结报告,陆敏同志传达了国务院学位委员会和教育部关于药学专业学位研究生教育培养改革的重要精神。与会委员针对《药学专业学位研究生教育改革研究课题实施与管理办法》、《2014 年度药学专业学位研究生教育改革研究课题立项指南》和《药学专业学位研究生培养示范实践基地评选办法》等内容进行了充分讨论并发表了修改意见。教指委秘书长、中国药科大学研究生院常务副院长余伯阳教授组织大家讨论了教指委2015年工作要点，明确了教指委接下来的主要工作内容。最后，邵明立对会议进行总结，充分肯定了此次会议召开的重要意义，对山东大学的顺利承办给予高度评价，并明确提出未来一年教指委要做好药学专业学位授权点专项评估工作。（张永泽）

药学专业学位工作委员会全体委员一届一次会议 12月15日，药学专业学位工作委员会全体委员一届一次会议在济南召开。工作委主任委员、中国药科大学原校长吴晓明，工作委副主任委员、沈阳药科大学党委书记吴春福，工作委副主任委员、国家食品药品监督管理局职业药师资格认证中心主任周福成，工作委副主任委员、中国药科大学研究生院常务副院长余伯阳以及其他5名工作委委员参加了此次会议。

会议由副主任委员余伯阳教授主持。主任委员吴晓明教授通报了“药学专业学位工作委员会”第一届委员名单。与会委员讨论了《药学专业学位工作委员会工作条例》，并明确了今后的工作任务与目标。

药学专业学位工作委是中国学位与研究生教育学会的二级分支机构，主要通过药学专业学位理论研究、学术交流、书刊编辑、业务培训、咨询服务以及国际合作，推动我国药学专业学位研究生教育的顺利发展和教育水平的不断提高。机构成立于2014年6月，秘书处设在中国药科大学研究生院。（张永泽）

全国药学专业学位研究生培养单位第二次年会 2014年12月16日，全国药学专业学位研究生培养单位第二次年会在济南召开。此次会议由设在学校的教指委秘书处主办，山东大学承办。山东大学副校长张永兵、全国药学专业学位教指委委员、药学专业学位工作委委员以及全国药学专业学位研究生培养单位代表等共200余人出席了此次会议。

山东大学副校长张永兵致辞并向与会代表简要介绍了山东大学的历史与现状及药学专业的发展历程；教指委主任委员邵明立做了重要讲话，提出深入推进药学专业学位研究生培养模式、努力办出药学专业学位特色、培养人才紧密结合社会需求、努力推动药学专业学位和教育事业蓬勃发展等四项要求，希望大家开拓创新、务实进取，坚持办出有中国特色的药学专业学位研究生教育。

国务院学位委员会办公室陆敏研究员在讲话时回顾了药学专业学位研究生教育的发展历程，介绍了药学专业学位研究生教育今后的工作目标和要求，并对药学专业学位研究生教育改革和发展提出了指导性意见。国家食品药品监督管理总局执业药师资格认证中心主任周福成主任作了题为“药学教育改革与执业药师制度”的专题报告。教指委副主任委员吴晓明教授作了教指委“2013-2014年度”工作报告；教指委秘书长余伯阳教授通报了教指委“2014-2015年度工作要点”，同时对“2015年药学专业学位授权点专项评估”工作进行部署。

会议还安排了培养单位交流和现场答疑环节。北京大学、复旦大学、山东大学、武汉理工大学作为研究生培养单位的代表就药学专业学位研究生培养、学位授权点自评估等方面进行了经验交流与汇报。

此次会议的顺利召开为各培养单位提供了一个指导与交流的平台，使各培养单位对药学专业学位教育办学有了更清晰、更深刻的认识，也为全国药学专业学位研究生教育的蓬勃发展发挥积极的引导和促进作用。（张永泽）

中国药科大学多举措提高研究生培养质量 中国药科大学以人才培养为根本，以提高质量为核心，以改革创新为动力，全面深化研究生教育综合改革。该校提高研究生培养质量的举措2014年8月在教育部网站进行报道。

招生方式多元化，保证生源质量。完善推免生招生制度，建立博士生多元选拔机制，探索博士生“入学申请制”招生方式，扩大导师招生自主权。取消原有导师增列制度，建立与招生、培养紧密衔接的导师上岗审定制度，根据年度招生需要，综合考虑学科特点、师德表现、学术水平、科研任务和培养质量，确定招生导师及指导研究生的限额。建立科学合理的研究生招生计划配置机制，实施研究生招生指标动态分配，将研究生的招生指标与导师培养研究生质量和课程教学联动。

培养模式细致化，提高教育质量。形成并完善以学校投入为主、受教育者合理分担培养成本、导师给予必要配套的研究生培养经费投入机制。积极开展“国际化公开课”课程改革试点推广工作，邀请国外知名专家来校授课。采取“小班化”的模式，拓宽研究生教育的国际化途径。修订研究生培养方案，进行研究生课程体系改革，增设专业核心课，建立选修课淘汰机制，强化能力培养类课程，使课程内容由“知识传授为主”向“能力培养为主”转变。强化研究生培养环节的管理，在课程教学、开题报告、中期考核、学籍管理等多个研究生培养环节均建立明确的要求，严格考核，全面提升研究生培养质量。

奖助办法体系化，优化学研环境。建立健全研究生教育经费投入和培养成本合理分担机制。新的研究生奖助体系由国家助学金、学业奖学金、优秀奖学金、博士生科研激励基金、专项科研创新基金、“三助”岗位助学金、助学贷款、特殊困难补助基金等8个部分组成，具体完善，可操作性强，每年博士研究生奖助比例达100%，硕士研究生达80%。

学术道德规范化，严把毕业关口。组织导师、毕业生学习《学位论文作假行为处理办法》、《研究生学术不端行为处理暂行规定》等文件规定。强化研究生学术道德建设，开设“研究生学术道德与学术规范”课程。构建学位与研究生教育监督体系，引进学位论文学术不端行为检测系统，严格控制论文的文字复制比。委托教育部国家学位中心论文抽检平台对所有应届博士研究生及部分随机抽取的硕士研究生的学位论文开展全盲审工作，以确保论文质量。（徐云龙）

北京大学药学院学科建设 北京大学药学院现设有化学生物学系、药物化学系、天然药物学系、药剂学系、分子与细胞药理学系、药事管理与临床药学系、教学实验中心、应用药物研究所，一个首批建立的国家重点实验室——天然药物与仿生药物国家重点实验室。

北京大学药学学科于2007年被认定为国家一级重点学科，在教育部2012年学科评估中排名第一，下有3个国家二级重点学科即药物化学、生药学及药理学，1个卫生部重点学科即临床药学和1个国家中医药管理局重点学科即中药分析学。

学科建设是建设一流药学院的核心，在“211和985工程”的支持下，学院的学科建设有了较大的发展，现已初步形成了优秀的科研群体和团队。承担国家重大科研项目的竞争能力进一步增强，科研经费稳步递增。国家自然科学基金中标率不断提高，重点基金和杰出青年基金稳步增长；基础研究水平和获奖数目继续保持国内领先地位。

在学科布局方面，形成了以天然药物及仿生药物国家重点实验室为核心，重点学科（生药学、药物化学、药理学）为依托，新兴学科（化学生物学、预防药学）与发展中学科（药事管理与临床药学），基础研究与创新药物研究同步发展的局面。

全院的重点发展领域集中为“创新药物的发现与发展”，包括以下4个方面：创新药物研究平台建设；针对重大疾病的创新药物研究；新型药物输送体系的研究；基于天然资源的先导化合物发现与中药复杂体系的作用机理。

化学生物学系形成4个研究方向：①在分子、细胞器和细胞层次探索外源性无机物种干预、调控细胞状态的生物效应；②糖化学生物学和核酸靶点结构功能，小分子调控及抗肿瘤抗病毒药物研究；③杂环化合物干预、调整生理和病理过程的化学基础；④发展和发现适合化学生物学研究的新分析方法和技术。

药物化学形成4个研究方向：①以核酸为靶点的抗肿瘤抗病毒药物研究；②以蛋白质为靶点的药物研究；③糖类药物研究；④基于靶分子结构的药物设计方法学研究。

药剂学系围绕分子药剂学开展4个方面研究：①药物分子与给药系统的体内外转运与代谢研究；②药物分子与载体的相互作用研究；③靶向给药的分子机理研究；④药物动力学研究。

天然药物学系形成6个研究方向：①药用植物分类、资源与开发和分子生物学研究；②生药品种鉴定和质量评价研究；③天然药物活性成份及新药研究；④生药活性成份生物转化及生物合成；⑤海洋生物活性成份研究；⑥中药复方有效物质及其作用机理研究。

分子与细胞药理学系形成4个研究方向：①药物作用新靶点的研究；②抗肿瘤药物新的作用机理研究；③神经退行性疾病药物作用机理研究；④分子和细胞水平和心血管药理模型建立研究。

药事管理与临床药学学系形成3个研究方向：①药事管理与药政；②药物经济与法规；③临床药理、疾病发生与药物治疗。（徐云龙）

北京大学药学院考察美国临床药学学科建设 2014年8月25日-31日，为借鉴美国临床药学学科建设和人才培养的模式，加快我国优秀合理用药人才的培养，北京大学药学院药事管理与临床药学系组织代表团一行5人，对美国明尼苏达大学药学院、密西根大学药学院、匹兹堡大学药学院及其相关教学医院和医疗中心进行了考察。代表团成员包括药学院教办主任陈欣副研究员，药事管理与临床药学系主任史录文教授和王天晟博士，系副主任、北大医院药剂科主任崔一民教授和北大医院药剂科副主任周颖主任药师。

双方就临床药学教育、研究领域、发展前景、两国卫生服务现状等进行了广泛的交流，对中美两种医疗体系下医疗服务、医院建设、药剂科科室构架、临床药师的工作模式等深入交换了意见。

双方在临床药学科研方面的合作项目达成了初步共识，将在个体化药物治疗、药物政策、药物经济学、药物信息学等领域加强科研方面的合作。同时在人才培养方面，双方表示在临床药师培训方面进一步合作，为北京大学药事管理与临床药学系、北大医院以及其他教学医院的年轻教师和带教临床药师提供1-3个月的短期培训。代表团和匹兹堡大学药学院就联合培养6+2药学博士（Doctor of Pharmacy，PharmD）学制，即国内6年药学硕士课程+美国2年PharmD课程的国际合作项目达成了初步共识，双方表示将着手准备PharmD合作相关事宜。

北京大学药学院药事管理与临床药学系代表团的此次考察被当地明尼苏达州华人媒体和密西根大学等校方报道。此次考察促进了北大医学部临床药学学科和美国药学院校的交流，为今后双方在医疗、教学和人才培养等的合作奠定了良好的基础。

美国临床药学教育和临床药学学科建设处于世界领先水平，明尼苏达大学、密西根大学、匹兹堡大学和北京大学作为世界上一流的综合性大学，今后的合作必将使双方博采众长、互利双赢，培养更多的优秀临床药学人才。（徐云龙）

中国药科大学召开学科建设会议 2014年12月5日，全校学科建设与研究生教育工作会议在玄武门校区隆重召开。校党委书记徐慧、校长来茂德、中国工程院院士王广基及其他校领导，各院（部、系）、各部门负责人，研究生导师与研究生代表共约300人参加了会议。会议由研究生院常务副院长余伯阳主持。学科建设与研究生教育工作会议是继去年该校转型发展大讨论、第九次党代会之后召开的又一重要会议。会议制订并提出了今后五年学校学科建设与研究生教育发展规划，为启动“十三五”规划的研究和制订工作打下了坚实基础。与此同时，会议为今后一个时期内全校学科建设与研究生教育工作确定了思路，指明了方向。（张永泽）

中国药科大学开展新任研究生导师培训 2014年10月18日，中国药科大学研究生院在玄武门校区学术交流中心306室召开2014年新任研究生导师培训会议。研究生院常务副院长余伯阳、副院长陈建华、副院长张永泽、各科室主任以及近两年新上岗的近百名博士生导师、硕士生导师参加培训会议。培训会议旨在帮助导师了解并掌握国内学位与研究生教育发展动态及学校近年来研究生培养的基本情况，能准确把握研究生培养的目标，熟悉培养流程与相关政策，明确导师职责与工作要求，从而提升导师指导水平，不断提高研究生培养质量。（张永泽）

中国药科大学在研究生学位论文抽检中表现优秀 2014年，根据国务院学位办、江苏省教育评估院公布的抽检结果，中国药科大学研究生学位论文全部通过抽检。共有16篇博士学位论文被国务院学位办抽查，其中中西医结合1篇、药学14篇、中药学1篇，抽检结果显示全部合格。在江苏省抽检中，9篇博士学位论文、26篇硕士学位论文全部合格，其中博士学位论文抽检的优秀率为40.7%，良好率为44.4%，合格率为14.8%，优秀率在全省22所具有博士招生权的高等院校和科研院所排名第三；硕士论文优秀率为17.9%，良好率为57.7%，合格率为24.4%，优秀率在全省33所具有硕士招生权的高等院校和科研院所中排名第七，博士和硕士抽检论文优秀率都高于全省平均优秀。表明学校近年来实施的研究生质量工程体系建设，在稳定和提高研究生培养质量方面发挥了积极的作用。（张永泽）

中国药科大学新增1项江苏省高校优势学科建设工程项目 2014年5月8日，江苏省省学科建设与研究生教育工作会议公布“江苏高校优势学科建设工程”一期项目考核验收结果和二期项目立项学科名单，中国药科大学药学和中药学两个学科均取得一期项目考核验收结果为“A”的优秀成绩；除药学和中药学外，生命科学与技术学院申报的交叉学科——药物生物技术与生物制药，成功新增为二期项目立项学科，使该校“江苏高校优势学科建设工程”立项学科由2个增加至3个。学校将加快构建形成以化学药物、天然药物、生物药物研究和教学为主体的学科发展三足鼎盛之势，形成为支撑高水平研究型大学建设的三大支柱，全力打造特色一流学科，以学科高水平发展推动学校向高水平研究型大学迈进。（张永泽）

第十届中国社会与管理药学研究生论坛 2014年11月29日，由中国药科大学国际医药商学院、江苏省研究生创新和学术交流中心（现代药物领域）联合主办的“千红药业杯”第十届中国社会与管理药学研究生论坛隆重召开。本次论坛以“创新药品监管与完善《药品管理法》”为主题，包括4场大会专家报告、9场研究生交流报告，近千名校内外师生和医药行业工作人员参加论坛。

国家食品药品监督管理局法制司徐景和司长、美国食品药品监督管理局（FDA）驻中国办公室王刚助理主任、药品化妆品注册管理司李茂忠副司长、药品审评中心化药药学二部副部长杨建红副部长4位专家分别就药品安全法治创新、美国FDA药品监管体系、药品注册管理、仿制药技术审评等问题作专题报告。各位专家的报告深入浅出地阐述了药品创新监管的发展态势，剖析了我国药品监管现状及未来的发展方向，丰富的专业知识和生动的语言为现场师生呈现了一场不可多得的学术盛宴。

来自中国药科大学、重庆大学、广东药学院等院校的9名研究生代表就各自在社会与管理药学领域的相关研究分别作专题汇报。在听取汇报后，国家食品药品监督管理总局法制司司长徐景和，中国医药工业科研开发促进会会长宋瑞霖，上海市食品药品监督管理局副局长徐徕，江苏省食品药品监督管理局药品注册管理处处长王宗敏，校国际医药商学院院长邵蓉、副院长丁锦希及常峰博士、徐伟博士、李洪超博士等作为嘉宾对各位研究生论文汇报进行点评，各位专家或风趣、或细致、或严谨的点评博得了现场热烈的掌声。

本次论坛得到了包括美国犹他大学、澳门大学、北京大学等院校在内的国内外13所院校师生的积极支持和参与，共计收到稿件130余篇，显示出已经举办了十年的本论坛在规模和影响力上日趋增强。论坛为师生与医药行业专家搭建了学术交流沟通的桥梁，也为社会与管理药学的学生提供了展现自我的平台，对开拓师生研究视野、提高师生科研水平、培育师生创新思维意识具有积极的推动作用。

（徐云龙）

靶向药物与释药系统教育部重点实验室第四届研究生学术论坛 2014年11月28日，“靶向药物与释药系统教育部重点实验室第四届研究生学术论坛”在华西药学院药学大楼学术报告厅举行。本届研究生论坛以“活跃学术氛围，促进学术交流”为宗旨，得到了药学领域学术和企业专家，特别是研究生的广泛积极参与和支持。参加会议的有来自华西药学院、生物治疗国家重点实验室、生物材料工程研究中心的教师、研究生和优秀本科生近200余人参与论坛报告。

（徐云龙）

职业与继续教育

2014全国食品药品职业教育与产业对话活动举办 2014年12月1日-2日，由全国食品药品职业教育教学指导委员会、中国高等教育学会主办，山东药品食品职业学院、中国医药科技出版社承办的，题为“促进产教融合·服务区域经济”的食品药品职业教育与产业对话活动在山东省威海市召开。

出席本次会议的领导有：全国食品药品职业教育教学指导委员会主任委员、国家食品药品监督管理总局药化监管司巡视员张耀华；教育部职业教育与成人教育司副司长王扬南；山东省威海市副市长傅广照；中国高等教育学会副秘书长康凯；山东省教育厅党组成员、总督学徐曙光；全国食品药品职业教育教学指导委员会秘书长、中国医药科技出版社社长兼总编辑吴少祯；山东药品食品职业学院书记张立敏；教育部行指委办公室主任王国川；教育部职成司教学与教材处副处长张磊等。

到会的嘉宾有：国家食品药品监督管理总局南方医药经济研究所所长林建宁；原中国食品工业协会党委书记王伟；教育部职业技术教育中心研究所副所长刘立新；中国高等教育学会副秘书长王小梅；同仁堂集团总工程师田瑞华等。以及40多所职业院校、企业、行业的领导、专家及代表共计200余人。

本次活动是2014年教育部产教对话计划项目。一天半的活动包括：主题会议、颁发奖项、产教对话、专题报告四部分内容。会议由吴少祯秘书长主持，以王扬南副司长的职业教育政策解读和张耀华主任委员主旨报告为引领；国家食品药品监督管理总局南方经济研究所所长林建宁和原全国食品工业协会党委书记王伟发布了2015年医药和食品工业经济预测；职业院校专家介绍了在专业建设、教学标准、岗位需求、信息化教学等方面的内容；大型企业的专家针对企业人才需求进行了深入分析。颁发了2014年全国食品药品职业教育指导委员会教学成果奖和优秀课题奖。尤其是在1日的下午举行了由院校、企业、行业代表参加的，以“政策支持什么、企业需要什么、院校做了什么”为主题的对话活动。

会议最后，全国食品药品职业教育教学指导委员会主任委员张耀华表示，本次会议在教育部及国家食品药品监督管理总局领导下，各职业院校及企业大力支持下成功召开。此次产教活动虽然仅有短短的两天，但对建立“政府主导、行业指导、企业参与”的药品食品职业教育机制，加强教产合作、校企合作，促进我国食品药品职业教育的发展，保障人民群众饮食用药安全发挥出积极的指导意义。以后行指委还要举办类似的活动，力争在职业教育改革发展中充分发挥积极作用。

（浩云涛）

首届全国高等药学继续教育论坛召开 2014年11月25日-26日，由全国食品药品职业教育教学指导委员会、中国药科大学、《执业药师》《药学教育》联合主办的首届全国高等药学继续教育论坛在中国药科大学隆重召开。本次论坛包括大会报告3场、交流报告6场，来自全国近70家兄弟单位的140余名代表参加论坛。

国家食品药品监督管理总局人事司副司长薛光华、教育部职业教育与成人教育司远程与继续教育处处长刘英、江苏省食品药品监督管理局食品药品监管总监王越、江苏省教育厅高等教育处副处长俞向东，校长来茂德、副校长姚文兵出席开幕式。

来茂德校长首先致欢迎辞，并简要介绍了学校整体情况和继续教育工作发展现状。江苏省教育厅高等教育处副处长俞向东介绍了江苏省继续教育工作的基本情况，并对中国药科大学药学继续教育工作给予充分肯定，他希望学校药学继续教育进一步开拓思路，扎实推进，争取取得更大成绩。江苏省食品药品监督管理局食品药品监管总监王越介绍了目前江苏省食品药品监督管理队伍的基本情况，希望通过研讨与交流，形成新的改革发展思路与举措，着力打造药学继续教育品牌，大力推动执业药师人才队伍建设，在服务民众安全用药、建设小康社会等领域中发挥更大作用。

教育部职业教育与成人教育司远程与继续教育处处长刘英从专家和管理者的角度，高屋建瓴地剖析了当前我国继续教育工作所面临的新形势，阐述了继续教育在建设学习型社会、促进教育公平、优化产业结构调整、提高人民综合素质等方面发挥的重要作用。国家食品药品监督管理总局人事司副司长薛光华全面分析了食品药品监管领域的现状，强调药学继续教育将对该领域人才队伍的专业化建设发挥举足轻重的作用，希望参加论坛的各单位都能秉持开拓创新的精神，为行业的发展作出更大贡献。

中国药师协会秘书长孟丽华代表全国食品药品职业教育教学指导委员会主任委员、中国药师协会会长张耀华作了题为“加强执业药师继续教育管理，提高人才培养质量”的大会报告。中国药科大学副校长姚文兵、国家食品药品监督管理总局执业药师资格认证中心主任周福成分别作了题为“药学继续教育新形势与新任务”“改进药学教育、适应药学服务”的大会报告。三场报告针对药学继续教育与执业药师人才培养提出了诸多富有新意的理念与思路。

中国药科大学、沈阳药科大学、北京大学药学院、复旦大学药学院、山东大学药学院、老百姓大药房等6家单位代表分别就大会主题作了富有特色和借鉴意义的交流报告。

首届全国高等药学继续教育论坛的成功举办，为关心药学继续教育发展的各界同仁搭建了交流研讨的平台，将进一步加强交流与合作，互促互进，共同推动药学继续教育为国家医药健康事业的发展作出新的更大贡献。（徐云龙）

中国药科大学举行继续教育学院揭牌暨药师教育学院共建仪式 2014年11月26日，中国药科大学举行继续教育学院揭牌暨药师教育学院共建仪式。原成人教育学院正式更名为继续教育学院；同时，中国药科大学与国家食品药品监督管理总局执业药师资格认证中心共建药师教育学院成立。国家食品药品监督管理总局执业药师资格认证中心主任周福成、校党委书记徐慧及各院部系主要负责人出席仪式。校党委书记徐慧和国家执业药师资格认证中心主任周福成共同为“中国药科大学继续教育学院”和“药师教育学院”揭牌。仪式由副校长姚文兵主持。

更名仪式上，校党委书记徐慧首先宣读了《关于成人教育学院更名为继续教育学院的通知》。徐慧书记简要介绍了成人教育学院发展的历程和近年来所取得的成绩，对学院更名为继续教育学院及共建药师教育学院表示祝贺，并希望学院以此为契机扎实工作，开拓创新，不断发展壮大。

更名后的继续教育学院，将在教育理念、对象、方式、职能和社会效益等方面发生重要转变，不断丰富内涵，拓展外延，有意识地深入行业各领域，积极开发非学历教育领域，切实形成学历教育与非学历教育，本、专科函授教育与长短期培训相结合的办学体系，为学校及医药健康事业的发展作出新的更大贡献。

签约共建仪式上，姚文兵副校长和周福成主任分别代表合作双方在协议上签字。药师教育学院是学校与国家执业药师资格认证中心进行深层次、战略性合作的载体，双方将依托药师教育学院共同开发有关执业药师定向培养、学历能力提升、中高级专业化培训、执业技能训练、继续教育等方面的项目，联合企业建立社会化示范性执业药师教育实训基地。药师教育学院的成立，对于更好地完善和推行执业药师制度，优化顶层设计，促进执业药师队伍良性发展，培养高质量、应用型、实践能力强的药学服务人才将发挥重要作用。

（徐云龙）

中国药科大学创新药品类职业人才核心技能培养模式 中国药科大学大力实施“五个一”工程，积极构建药品类职业人才核心技能培养校内实践体系，自体系构成后，GMP现场受训人数至今累计达20 000余人，软件及资源库平台受益人群数十万，为医药产业转型升级培养输送了大批具有较强综合职业能力的应用型药学类人才，成效显著。该校创新药品类职业人才核心技能培养模式的举措2014年7月在教育部网站报道。

*创建一个校内实训教学平台。*按照国家新版GMP要求，累计投入4 287.6万元建设校内实训基地，其中7个模拟GMP生产车间总面积4 800 m^2，是目前全国医药院校中唯一能够真正进行模拟GMP现场生产的教学场所，真正做到了“校中有企”，使学生不出校门就能模拟企业生产实景操作，掌握生产的核心技能，实现了教学过程与生产过程对接。

*研制一套校内实践教学方案。*围绕“规范制药、科学识药、合理用药”三种药学生特质能力的培养目标，以培养符合行业需求的职业人才为导向，与企业深度合作，针对各类培养对象研制了11份教学大纲和教学计划，构建了12个项目化教学模块，突出学生综合职业能力的发展，实现了专业设置与职业岗位对接。

*培养一支专兼结合的实训教学师资队伍。*主动与企业对接，通过“引企入校”（聘请企业技术能手来校兼职授课）和“引校入企”（实施教师校企交替工作制度），增加企业技术能手和学院实训教师的双向流动性，使实训教学内容与行业技术发展同步，有效促进实训教学质量的提升。

*编写出版一系列实训教材。*2005年率先主编了我国首部《药物制剂实训教程》，2008年起又陆续编写出版了其余11套实训教材，实现了课程教材与职业标准对接。该系列教材也被国内其他兄弟院校广泛采用，其中《仪器分析技术》教材被评为全国药品食品教育教学指导委员会优秀教材。

*首创一款3D仿真GMP实训教学软件。*与校外科技公司联合，在国内首创开发3D仿真GMP实训教学软件。通过使用该软件，学生可在虚拟环境中自主、反复开展实训练习，直至实现对真实生产环境、工艺、设备的初步掌握。在此基础上，学生进入校内GMP实训中心，完成与职业标准对接的各项目化综合训练。这种“先虚后实，虚实结合”的教学模式，有效解决了高成本、高能耗及真实环境中的诸多限制，激发了学生自主学习的积极性，拓展了实践领域，达到了教学大纲所要求的教学效果，开创了将虚拟生产环境与真实生产环境有机融合的新模式。（徐云龙）

辽宁卫生职业技术学院更名为辽宁医药职业学院 辽宁卫生职业技术学院，系原辽宁中医药大学职业技术学院，是一所培养护理、药学、医学相关、卫生管理类各专业生产、建设、服务、管理等一线需要的高技能人才的全日制普通高等职业技术学院。学院座落在沈阳市浑河南岸，毗邻浑南新区。校园占地面积160亩，校舍建筑面积70 593平方米。建有天然草坪的标准运动场、体育运动馆、图书馆、实验实训大楼、综合教学楼等现代化教学设施，科研、教学仪器设备总值1 365万元，馆藏纸质图书25.8万册。学院历史悠久，实力雄厚。其前身为始建于1978年的辽宁省医学科学院，1984年，辽宁省医学科学院改办为辽宁卫生职工医学院。辽宁卫生职工医学院与辽宁省基础医学研究所为院所合一建制，具有科研、教学双重职能。1998年，被当时的省教委确定为首批高等职业教育试点院校之一。2000年，辽宁卫生职工医学院并入辽宁中医药大学，改从医药高等职业教育，更名为辽宁中医药大学职业技术学院。多年来，伴随着各项改革的深入推进，学院的办学水平显著提升，已具备独立办学的条件和实力，2010 年，经省政府批准，从辽宁中医药大学分立，成立辽宁卫生职业技术学院。2014 年，辽宁卫生职业技术学院正式更名为辽宁医药职业学院。

（徐云龙）

江西省医药学校获评全国职业教育先进单位 2014 年 4 月 25 日，经教育部、国家发展改革委、财政部、人力资源社会保障部、农业部、国务院扶贫办六部门审定，决定授予北京市昌平职业学校等 298 家单位“全国职业教育先进单位”称号，其中江西省医药学校获评全国职业教育先进单位。

（徐云龙）

药学院校 3 人获评全国职业教育先进个人 2014 年 4 月 25 日，经教育部、国家发展改革委、财政部、人力资源社会保障部、农业部、国务院扶贫办六部门审定，决定授予胡定军等 299 名同志“全国职业教育先进个人”称号，其中连云港中医药高等职业技术学校宋利华、山东中医药高等专科学校战文翔、广东省新兴中药学校区伟雄 3 位来自医药院校的老师获“全国职业教育先进个人”称号。（徐云龙）

2 所医药学校首批列为“国家中等职业教育改革发展示范学校” “在学校总结自查、省级验收检查的基础上，教育部、人力资源社会保障部、财政部组织专家对首批项目学校进行了综合评议和现场抽查。2014 年 6 月 4 日，公布 251 所项目学校通过国家中等职业教育改革发展示范学校建设计划”验收，正式确定为“国家中等职业教育改革发展示范学校”。其中，江西省医药学校、焦作卫生医药学校 2 所医药学校首批通过验收。（徐云龙）

教育部首批公布医药卫生类《中等职业学校专业教学标准（试行）》 专业教学标准是开展专业教学的基本文件，是明确培养目标和规格、组织实施教学、规范教学管理、加强专业建设、开发教材和学习资源的基本依据，是评估教育教学质量的主要标尺，同时也是社会用人单位选用中等职业学校毕业生的重要参考。各地要认真组织对专业教学标准的学习、研究和实施工作，积极总结教学改革的经验。要及时组织开展师资培训和教研活动，促进教师转变教育教学观念，提高运用专业教学标准的能力。要为专业教学标准的实施提供必要的条件保障，确保教学改革工作顺利进行。2014 年 4 月 30 日，教育部办公厅以教职成厅函［2014］11 号公布首批《中等职业学校专业教学标准（试行）》目录，其中医药卫生类 6 个专业列入首批公布名单。

专业类	专业代码	专业名称
医药卫生类	100100	护理
	100200	助产
	100300	农村医学
	101100	药剂
	102000	制药技术
	102400	制药设备维修

（徐云龙）

以社会需求发展执业药师教育 目前我国与药学相关的资格证书主要有十种：药学咨询师、中药咨询师、药物分析工程师、药物制剂工程师、中药制药工程师、化学制药工程师、生物制药工程师、药品质量检测师、执业药师、药剂师。其中执业药师资格考试是我国目前药学领域最权威的一项职业资格认证考试，也是药学专业学生最为熟知的一项职业准入考试。

我国执业药师数量已初具规模，但每万人执业药师数偏低、药品使用单位配备执业药师数量不足，执业药师在地区间分布不均衡，注册比例偏低，定位不准确，地位不能得到充分认可。总体来说，执业药师未能发挥药学服务的作用，其地位与作用有待进一步规范，执业药师队伍需要进一步扩大，执业药师人员素质需要进一步提高。构建多元化的药学教育体系，多方位培养药学人才，大力发展临床药学，开展长学制 Pharm. D 教育。注重药学专业实践活动，推进执业药师继续教育，学习药品前沿知识，提高执业药师整体素质，重视人文学科的学习，培养具有国际竞争力的药学人才。

执业药师现有的缺陷与不足致使其专业特色不明显，社会地位不够高，权威性不足，不能很好地发挥其保障药品安全、指导健康用药的药学服务职能。因此，对于执业药师的立法保障以及准入、改革政策的呼声越来越高。同时，在推进执业药师改革进程、明确执业药师专业定位、保障执业药师权益的基础上，药学教育也应当进行调整，多元化地设置学科，调整教学思路，注重专业实践与人文教育，药学教育与执业药师制度双向改革，向社会输注更多高素质的药学人才。

［辛晓明，周延萌，费洪荣，曲晓兰．药学教育，2014(30)2:1］

药物生产与流通

Drug Production, Supply and Distribution

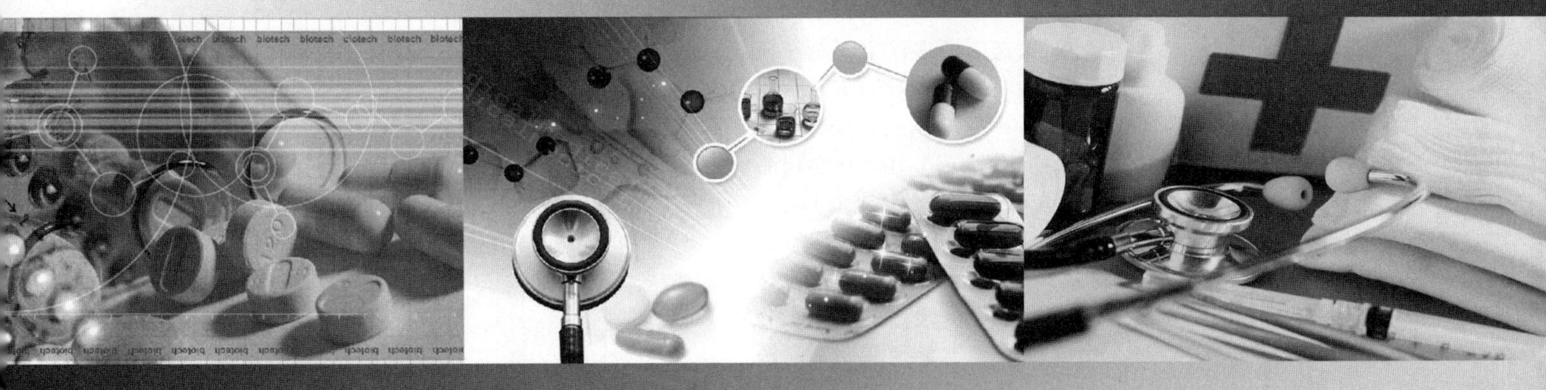

医药工业

概　况　2014年我国医药经济整体增幅呈收缩态势，医药工业三大指标都有增长，但增幅有所放缓；制药工业百强产品销售收入的集中度略有提升。医院终端以及零售市场增幅回落；医药出口同比虽有所增长，但比重在降低，我国医药外贸步入中低速增长期。

以下所分析的医药工业运行情况包括化学原料药、化学制剂、中成药、中药饮片、生物制剂、卫生材料和医疗器械七大子行业。

医药工业总产值　2014年，医药工业累计实现总产值（现价，七大子行业，下同）25 798亿元，同比增长15.7%，比2013年同期增幅下降了3.1个百分点。其中，化学原料药工业累计实现总产值4 484亿元，同比增长13.4%；化学药品制剂工业6 666亿元，同比增长12.4%；中成药工业6 141亿元，同比增长17.1%；生物制剂工业2 908亿元，同比增长18.0%；医疗器械工业2 259亿元，同比增长15.6%；卫生材料和中药饮片工业分别为1 758亿元和1 582亿元，同比分别增长21.5%和21.4%。化学原料药、化学药品制剂和医疗器械的增长率均低于全国平均水平（见图1）。

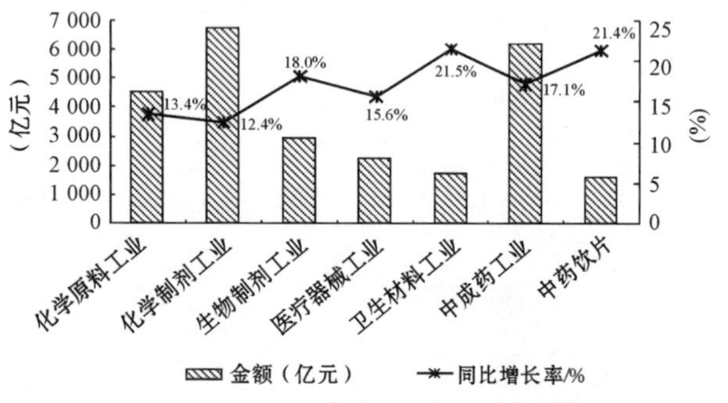

图1　2014年七大子行业工业总产值及增长情况

2014年，医药工业总产值前三位分别是山东省、江苏省和河南省，共占全国医药工业总产值的36.7%，而前十位省份占全国医药总产值的69.8%。前十位省份医药工业总产值平均增长率为17.2%，江苏、河南、广东、吉林以及江西五省的增幅均高于全国平均水平（15.7%），见表1。

医药工业销售收入　2014年我国医药工业累计完成产品销售收入24 394亿元，同比增长13.1%，比2013年同期增幅减少4.85个百分点。七子行业增幅均低于去年同期水平。化学原料药工业累计实现产品销售收入4 240亿元，同比增长11.4%，较2013年同期减少2.4个百分点；化学药品制剂工业完成6 304亿元，增幅较2013年同期下降3.8个百分点；中成药和中药饮片分别完成5 806亿元和1 496亿元，同比增长13.1%和15.7%；生物制剂工业实现销售收入2 750亿元，增长14.0%，增速低于2013年同期3.8个百分点；医疗器械和卫生材料工业分别完成2 136亿元和1 662亿元，分别较去年同期降低2.6个百分点和6.3个百分点（见图2）。

表1　2014年全国医药工业总产值（现价）排名前10位

排名	省份	工业总产值（亿元）	同比增长（%）	占比（%）
1	山东省	4 040	16.8	15.7
2	江苏省	3 676	17.6	14.2
3	河南省	1 750	30.7	6.8
4	广东省	1 614	16.9	6.3
5	吉林省	1 606	20.9	6.2
6	浙江省	1 230	12.1	4.8
7	江西省	1 131	17.6	4.4
8	四川省	1 063	12.3	4.1
9	湖北省	1 004	15.4	3.9
10	辽宁省	896	4.0	3.5

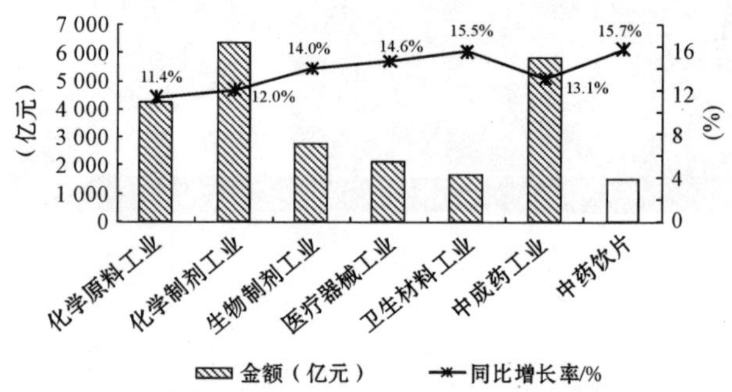

图2　2014年七大子行业产品销售收入及增长情况

2014年，产品销售收入前三位的省份依次是山东省、江苏省和河南省，共占全国医药工业产品销售收入36.7%，而医药工业销售收入前十位省份的合并收入占全国医药工业销售收入的69.8%。产品销售收入前十位整体平均增速为14.7%，其中河南省医药工业销售收入增幅最高，达27.9%；此外，山东、江苏、河南、广东、吉林以及江西六省的增速也高于全国平均水平（13.2%），见表2。

表2　2014年全国医药工业产品销售收入排名前10位

位次	省份	产品销售收入（亿元）	同比增长（%）	占比（%）
1	山东省	3 820	14.3	15.7
2	江苏省	3 476	15.1	14.2
3	河南省	1 655	27.9	6.8
4	广东省	1 526	14.4	6.3
5	吉林省	1 519	18.3	6.2
6	浙江省	1 163	9.7	4.8
7	江西省	1 069	15.1	4.4
8	四川省	1 005	9.9	4.1
9	湖北省	950	13.0	3.9
10	辽宁省	847	1.7	3.5

医药工业利润总额 2014年,我国医药工业累计完成利润总额2 442亿元,同比增长12.3%,较2013年同期下降了5.2个百分点。化学原料药工业、化学药品制剂工业、生物制剂以及医疗器械增幅均有下降,比2013年同期分别下降1.8个百分点、0.4个百分点、1.4个百分点以及0.6个百分点,四子行业分别实现利润总额312亿元、734亿元、322亿元以及219亿元。卫生材料工业、中成药工业以及中药饮片工业增幅则出现较大下滑、分别降低12.9个百分点、12.1个百分点以及22.5个百分点,分别实现利润总额152亿元、598亿元以及105亿元。(见图3)。

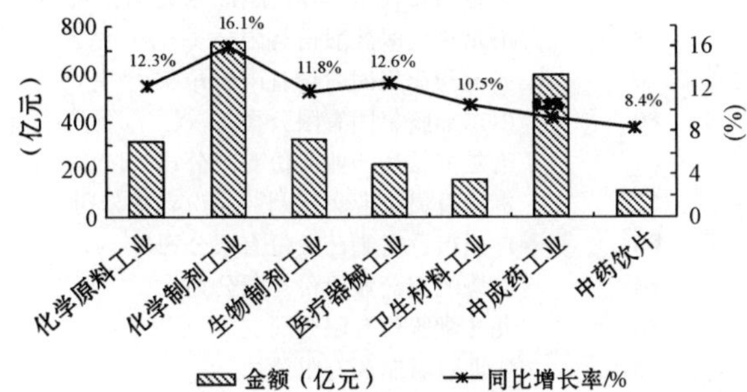

图3 2014年七大子行业产品利润总额及增长情况

医药工业利润总额前三位分别是山东省、江苏省和广东省,共占全国医药工业利润总额的37.8%,而前十位省份占71.4%。前十位省份医药工业利润总额平均增长率为14.1%,山东、江苏、河南、浙江、吉林和辽宁六省的增幅均高于全国平均水平(12.3%)(见表3)。

从销售利润率来看,盈利水平略有下降。2014年利润率为10.0%,较2013年同期减少0.1个百分点。各子行业盈利能力小幅下降,其中除化学药品制剂外(+0.5个百分点),化学原料药、生物制剂、医疗器械、卫生材料、中成药以及中药饮片工业利润率与2013年同期比均略有下滑。销售利润率降幅最大为卫生材料工业,比2013年下降1个百分点(见表4)。

表3 2014年全国利润总额排名前10位

位次	省份	利润总额(亿元)	同比增长(%)	占比(%)
1	山东省	376	13.4	15.4
2	江苏省	363	22.9	14.8
3	广东省	185	5.8	7.6
4	河南省	153	17.9	6.3
5	浙江省	138	19.8	5.6
6	北京市	130	2.4	5.3
7	吉林省	122	19.5	5.0
8	四川省	99	8.6	4.1
9	上海市	91	6.3	3.7
10	辽宁省	87	14.3	3.6

表4 2014年我国医药工业销售利润率情况

	销售利润率(%)	
	2013年	2014年
化学原料药	7.4	0.1
化学药品制剂	11.6	0.5
生物制剂	11.7	0.2
医疗器械	10.3	0.3
卫生材料	9.2	1.0
中成药	10.3	0.3
中药饮片	7.0	0.4

2014年中国制药工业百强情况 按2014年度评选规则计算,中国制药工业百强企业合计销售规模(为企业工商合并数,以匹配全国制药工业统计口径)达9 439亿元,其占全国制药工业(化学原料药工业、化学药品制剂工业、生物制剂工业、中成药工业和中药饮片工业五子行业)产品销售收入的集中度则为45.8%。2014年度中国制药工业百强见表5。

表5 2014年度中国制药工业百强榜

位次	企业名称	位次	企业名称
1	广州医药集团有限公司	51	浙江新和成股份有限公司
2	上海医药集团股份有限公司	52	石家庄以岭药业股份有限公司
3	天津市医药集团有限公司	53	贵州益佰制药股份有限公司
4	华北制药集团有限责任公司	54	深圳信立泰药业股份有限公司
5	哈药集团有限公司	55	天津红日药业股份有限公司
6	石药集团有限责任公司	56	东北制药集团股份有限公司
7	步长制药	57	江苏亚邦药业集团股份有限公司
8	天士力控股集团有限公司	58	山东新华制药股份有限公司
9	康美药业股份有限公司	59	葵花药业集团股份有限公司
10	江西济民可信集团有限公司	60	山东齐都药业有限公司
11	齐鲁制药有限公司(集团)	61	浙江华海药业股份有限公司
12	杭州华东医药集团有限公司	62	山西振东制药股份有限公司
13	太极集团有限公司	63	上海现代制药股份有限公司
14	上海复星医药(集团)股份有限公司	64	北京嘉林药业股份有限公司
15	云南白药集团股份有限公司	65	远大医药(中国)有限公司
16	辅仁药业集团有限公司	66	仁和药业股份有限公司

（续表）

位次	企业名称	位次	企业名称
17	四川科伦药业股份有限公司	67	吉林敖东药业集团股份有限公司
18	江苏恒瑞医药股份有限公司	68	宜昌东阳光药业股份有限公司
19	江苏豪森医药集团有限公司	69	重庆科瑞制药(集团)有限公司
20	华润三九医药股份有限公司	70	金陵药业股份有限公司
21	陕西必康制药集团控股有限公司	71	昆药集团股份有限公司
22	瑞阳制药有限公司	72	深圳市海普瑞药业股份有限公司
23	联邦制药(中国)有限公司	73	江中药业股份有限公司
24	北京同仁堂股份有限公司	74	海口市制药厂有限公司
25	山东罗欣药业集团股份有限公司	75	浙江仙琚制药股份有限公司
26	悦康药业集团有限公司	76	北京天坛生物制品股份有限公司
27	中国医药工业有限公司	77	长春高新技术产业(集团)股份有限公司
28	济川药业集团有限公司	78	山东鲁抗医药股份有限公司
29	人福医药集团股份公司	79	亚宝药业集团股份有限公司
30	江苏康缘集团有限责任公司	80	山东福胶集团有限公司
31	丽珠医药集团股份有限公司	81	哈尔滨誉衡药业股份有限公司
32	先声药业有限公司	82	贵州百灵企业集团制药股份有限公司
33	浙江医药股份有限公司	83	广州市香雪制药股份有限公司
34	天圣制药集团股份有限公司	84	上海凯宝药业股份有限公司
35	华润双鹤药业股份有限公司	85	九芝堂股份有限公司
36	普洛药业股份有限公司	86	深圳致君制药有限公司
37	广西梧州中恒集团股份有限公司	87	通化东宝药业股份有限公司
38	辰欣科技集团有限公司	88	广东天普生化医药股份有限公司
39	马应龙药业集团股份有限公司	89	桂林三金药业股份有限公司
40	东阿阿胶股份有限公司	90	上海莱士血液制品股份有限公司
41	神威药业集团有限公司	91	江苏恩华药业股份有限公司
42	绿叶制药集团有限公司	92	广东众生药业股份有限公司
43	康恩贝集团有限公司	93	上海神奇制药投资管理股份有限公司
44	浙江海正药业股份有限公司	94	漳州片仔癀药业股份有限公司
45	健民药业集团股份有限公司	95	株洲千金药业股份有限公司
46	江苏苏中药业集团股份有限公司	96	华兰生物工程股份有限公司
47	石家庄四药有限公司	97	浙江京新药业股份有限公司
48	四川好医生药业集团有限公司	98	西藏海思科药业集团股份有限公司
49	李时珍医药集团有限公司	99	北京双鹭药业股份有限公司
50	成都地奥集团	100	河南省宛西制药股份有限公司

（来源：南方医药经济研究所）

备注：

1. 广州医药集团有限公司数据含王老吉凉茶（红罐）；

2. 天津市医药集团有限公司数据合并了天津金耀集团有限公司；

3. 深圳海普瑞药业股份有限公司数据合并了成都海通药业有限公司；

4. 华润医药集团有限公司以下属子公司参与排名；

5. 扬子江、修正集团未报数且为非上市公司，无从核实数据，故未入榜。

评选规则：

1. 本次“2014 年度中国制药工业百强”评选时间跨度为 2014 年 1 月 1 日-12 月 31 日；

2. 评选的统计指标口径为企业年度制药工业的销售收入金额（按中国会计准则统计）；

3. 参与评选的对象为中国境内注册（不含跨国制药企业在华子公司）、且以医药制造业为主营业务的医药工业企业，即在企业工商登记中，药品制造业务放于企业主营业务范围最前面的企业。如果评选企业含有医药商业或其他非医药类成分的，将剔除后再进行统计；

4. 评选对象以企业集团为统计单位进行计算。排名时以集团公司或上市公司优先统计，如果集团公司含上市公司部分的，则以集团公司优先统计；集团公司统计的范围为集团公司下属的全资子公司、直接或间接股权比例超过 50% 的控股公司，参股公司不在集团公司统计范围内；

5. 参加评选的对象不含制药机械和兽用药品制造企业。

医药商业

概　况

医药商业购销情况　2014年全国七大类医药商品销售总值为15 021亿元，同比增长15.2%，增速较上年同期下降1.5个百分点。按销售品分类，化学和生物药品类销售居主导地位，销售额占七大类医药商品销售总额的73.8%；其次为中成药类，占14.6%；中药材类占4.0%，医疗器械类占3.6%，化学试剂类占1.3%，玻璃仪器类占0.2%，其他类占2.5%。

据商务部2014年全国医药批发企业排序数据显示，前100位药品批发企业主营业务收入同比增长18.1%，其中前10位企业主营业务收入同比增长19.4%，前50位企业主营业务收入同比增长19.0%，增速与上年比分别回落2.0、3.5及1.9个百分点，但仍超过行业增长的平均水平。主营业务收入在100亿元以上的药品批发企业有15家，比上年增加3家；其中在800亿元以上的有3家，比上年增加2家。主营业务收入100亿元以上的批发企业占同期全国医药市场总规模的48.8%，比上年提高4.3个百分点。数据显示，药品批发行业集中度进一步提高，企业规模化、集约化经营模式取得良好效益。

医药商业效益水平　2014年，全国药品流通直报企业主营业务收入11 321亿元，同比增长15.4%，增幅回落1.6个百分点；实现利润总额247亿元，同比增长14.8%，增幅回落1.2个百分点；平均毛利率6.8%，同比上升0.1个百分点；平均费用率5.3%，同比上升0.2个百分点；平均利润率1.7%，与上年基本持平。

表6　2014年度全国医药商业企业销售100强

位次	企业名称	位次	企业名称
1	中国医药集团总公司	51	浙江震元股份有限公司
2	华润医药商业集团有限公司	52	浙江珍诚医药在线股份有限公司
3	上海医药集团股份有限公司	53	青岛百洋医药科技有限公司
4	九州通医药集团有限公司	54	昆明制药集团医药商业有限公司
5	广州医药有限公司	55	河南省康信医药有限公司
6	重庆医药(集团)股份有限公司	56	海尔施生物医药股份有限公司
7	南京医药股份有限公司	57	浙江来益医药有限公司
8	华东医药股份有限公司	58	江苏先声药业有限公司
9	中国医药健康产业股份有限公司	59	浙江嘉信医药股份有限公司
10	四川科伦医药贸易有限公司	60	江苏省润天生化医药有限公司
11	安徽华源医药股份有限公司	61	西安藻露堂药业集团有限责任公司
12	浙江英特药业有限责任公司	62	云南医药工业股份有限公司
13	天津天士力医药营销集团有限公司	63	上海康健进出口有限公司
14	云南省医药有限公司	64	南京华东医药有限责任公司
15	康德乐(上海)医药有限公司	65	海南康宁药业有限公司
16	中国北京同仁堂(集团)有限责任公司	66	吉林省天和医药科技有限公司
17	山东瑞康医药股份有限公司	67	安徽卓泓健康产业有限责任公司
18	山东海王银河医药有限公司	68	江苏柯菲平医药股份有限公司
19	哈药集团医药有限公司	69	山东康诺盛世医药有限公司
20	鹭燕(福建)药业股份有限公司	70	浙江恩泽医药有限公司
21	天津中新药业集团股份有限公司医药公司	71	湖南达嘉维康医药有限公司
22	石药集团河北中诚医药有限公司	72	杭州凯仑医药股份有限公司
23	天津医药集团太平医药有限公司	73	云南同丰医药有限公司
24	广西柳州医药股份有限公司	74	东北制药集团供销有限公司
25	嘉事堂药业股份有限公司	75	江苏恩华和润医药有限公司
26	重庆桐君阁股份有限公司	76	徐州医药股份有限公司
27	江苏省医药公司	77	兰州西城药业有限责任公司
28	浙江省医药工业有限公司	78	海南天祥药业有限公司
29	陕西医药控股集团派昂医药有限责任公司	79	山西亚宝医药经销有限公司
30	武汉人福医药有限公司	80	河北省金仑医药有限公司
31	同济堂医药有限公司	81	北京恒生海康医药有限公司
32	江西南华医药有限公司	82	浙江华通医药股份有限公司
33	江西汇仁集团医药科研营销有限公司	83	广东广弘医药有限公司
34	重庆长圣医药有限责任公司	84	山东省医药集团有限公司
35	云南东骏药业有限公司	85	陕西怡康医药有限责任公司

（续表）

位次	企业名称	位次	企业名称
36	常州药业股份有限公司	86	兰州强生医药有限责任公司
37	浙江瑞海医药有限公司	87	西藏神威药业有限公司
38	修正药业集团营销有限公司	88	福建省福州市惠好药业有限公司
39	广州采芝林药业有限公司	89	重庆科渝药品经营有限责任公司
40	陕西华远医药集团有限公司	90	四川本草堂药业有限公司
41	湖南博瑞新特药有限公司	91	山西康美徕医药有限公司
42	辽宁省医药对外贸易有限公司	92	成都市蓉锦医药贸易有限公司
43	安徽省医药（集团）股份有限公司	93	贵州康心医药有限公司
44	罗欣医药集团有限公司	94	宁波市鄞州医药药材有限公司
45	回音必集团有限公司	95	贵州科开医药有限公司
46	礼来贸易有限公司	96	上海市医药保健品进出口公司
47	康德乐（中国）医药有限公司	97	常熟建发医药有限公司
48	山东康惠医药有限公司	98	山东新华医药贸易有限公司
49	福建省医药集团有限责任公司	99	上海外高桥医药分销中心有限公司
50	连云港康缘医药商业有限公司	100	民生药业集团河南德尔康药业有限公司

数据来源：商务部2014年药品流通行业运行统计分析报告

药品终端格局　终端市场增幅趋缓，2014年全国医院终端市场规模达8 596亿元，同比增长13.7%；2014年药品零售市场销售规模达到2 828亿元，同比增长10.6%。

此外，据商务部公布数据，2014年药品零售连锁企业百强销售合计845亿元，占零售市场的29.9%。2014年前十强企业占百强企业的集中度为53.9%，占同期零售市场规模的比重为16.1%。2014年全国药品零售连锁企业销售额100强见表7。

表7　2014年药品零售连锁企业销售额100强

位次	企业名称	位次	企业名称
1	国药控股国大药房有限公司	51	西安怡康医药连锁有限责任公司
2	中国北京同仁堂（集团）有限责任公司	52	重庆市万和药房连锁有限公司
3	重庆桐君阁大药房连锁有限责任公司	53	宁波四明大药房有限责任公司
4	大参林医药集团股份有限公司	54	上海余天成药业连锁有限公司
5	云南鸿翔一心堂药业（集团）股份有限公司	55	山西荣华大药房连锁有限公司
6	老百姓大药房连锁股份有限公司	56	新疆康泰东方医药连锁有限公司
7	深圳市海王星辰医药有限公司	57	陕西众信医药超市有限公司
8	辽宁成大方圆医药连锁有限公司	58	广州健民医药连锁有限公司
9	上海华氏大药房有限公司	59	浙江天天好大药房连锁有限公司
10	益丰大药房连锁股份有限公司	60	湖南恒康药品零售连锁有限公司
11	湖北同济堂药房有限公司	61	上海养和堂药业连锁经营有限公司
12	云南健之佳健康连锁店股份有限公司	62	河北神威大药房连锁有限公司
13	成都百信药业连锁有限责任公司	63	上海童涵春堂药业连锁经营有限公司
14	济南漱玉平民大药房有限公司	64	浙江瑞人堂医药连锁有限公司
15	哈尔滨人民同泰医药连锁店	65	马鞍山旭日曼迪新连锁有限公司
16	南京国药医药有限公司	66	怀化怀仁大药房连锁有限公司
17	甘肃德生堂大药房连锁经营有限公司	67	贵州芝林大药房零售连锁有限公司
18	深圳中联大药房控股有限公司	68	宁夏众欣联合方泽医药有限公司
19	河南张仲景大药房股份有限公司	69	四川德仁堂药业连锁有限公司
20	吉林大药房药业股份有限公司	70	福建惠好四海医药连锁有限责任公司
21	四川太极大药房连锁有限公司	71	北京京卫元华医药科技有限公司
22	北京金象大药房医药连锁有限责任公司	72	上海医药嘉定大药房连锁有限公司
23	上海第一医药股份有限公司	73	海南广安堂药品超市连锁经营有限公司
24	先声再康江苏药业有限公司	74	武汉东明药房连锁有限公司
25	贵州一树连锁药业有限公司	75	江西萍乡市昌盛大药房连锁有限公司
26	杭州九洲大药房连锁有限公司	76	浙江华通医药连锁有限公司
27	云南东骏药业有限公司	77	绵阳太极大药房连锁有限责任公司
28	江西黄庆仁栈华氏大药房有限公司	78	江西开心人大药房连锁有限公司

（续表）

位次	企业名称	位次	企业名称
29	北京医保全新大药房有限责任公司	79	泸州圣杰药业有限公司
30	上海复美益星大药房连锁有限公司	80	常州人寿天医药连锁有限公司
31	河北华佗药房医药连锁有限公司	81	四川杏林医药连锁有限责任公司
32	石家庄新兴药房连锁有限公司	82	上海药房连锁有限公司
33	湖南千金大药房连锁有限公司	83	济宁新华鲁抗大药房有限公司
34	山东燕喜堂医药连锁有限公司	84	贵州一品药业连锁公司
35	重庆鑫斛大药房连锁有限责任公司	85	黑龙江泰华医药连锁销售有限公司
36	云南白药大药房有限公司	86	湖南同健大药房连锁有限公司
37	苏州礼安医药连锁总店有限公司	87	葫芦岛市医药有限责任公司
38	山东立健医药城连锁有限公司	88	北京嘉事堂连锁药店有限责任公司
39	恒泰人民（江苏）大药房连锁有限公司	89	赤峰雷蒙大药房连锁有限公司
40	柳州桂中大药房连锁有限责任公司	90	浙江华联医药连锁有限公司
41	安徽丰原大药房连锁有限公司	91	上海一德大药房连锁经营有限公司
42	襄阳天济大药房连锁有限责任公司	92	常德市九芝堂医药有限公司
43	浙江震元医药连锁有限公司	93	嵊州市易心堂大药房有限公司
44	广西一心医药集团有限责任公司	94	上海南汇华泰药店连锁总店
45	杭州胡庆余堂国药号有限公司	95	山东利民大药店连锁有限公司
46	吉林省益和大药房有限公司	96	山西长城药品零售连锁有限公司
47	赤峰人川大药房连锁有限公司	97	大庆医药有限责任公司
48	江苏大众医药连锁有限公司	98	杭州华东武林大药房有限公司
49	中山市中智大药房连锁有限公司	99	武汉马应龙大药房连锁有限公司
50	廊坊市一笑堂医药零售连锁有限公司	100	金华市太和堂医药连锁有限公司

数据来源：商务部2014年药品流通行业运行统计分析报告

医药外贸情况　根据中国海关统计，2014年中国医药进出口总额980.46亿美元，同比增长9.26%。中药、西药和医疗器械三大类商品进出口额同比分别增长9.77%、12.59%和4.39%，虽然均呈现稳步发展的态势，但分化明显。

单独从出口情况来看，我国医药产品出口总额550.0亿美元，同比增长7.38%，比2013年出口平均增幅高0.54个百分点。出口额占进出口总额的比重为56.10%，比2013年下降1个百分点。虽然出口增幅有所增加，但比重仍在下降，国内医药产业仍处于转型关键期。进口430亿美元，增长11.77%，对外贸易顺差119亿美元，同比下降近6%。中国医药外贸步入中低速增长期。2014年我国医药进出口情况见表8。

表8　2014年我国医药进出口情况（亿美元，%）

分类	进出口			进口			出口		
	进出口额	同比增长（%）	占比（%）	进口额	同比增长（%）	占比（%）	出口额	同比增长（%）	占比（%）
中药类	**46.30**	**9.77**	**4.72**	**10.38**	**3.84**	**2.41**	**35.92**	**14.49**	**6.53**
其中：保健品	4.39	3.29	0.45	1.69	4.57	0.39	2.70	8.90	0.49
提取物	20.84	15.78	2.13	3.06	21.13	0.71	17.78	25.88	3.23
中成药	5.87	4.63	0.60	3.37	14.65	0.78	2.50	6.25	0.45
中药饮片	15.20	6.22	1.55	2.26	2.78	0.53	12.94	6.85	2.35
西药类	**576.07**	**12.59**	**58.76**	**262.37**	**16.83**	**60.95**	**313.70**	**9.28**	**57.04**
其中：化学原料药	343.98	10.00	35.08	85.41	11.30	19.84	258.57	6.38	47.01
西成药	157.18	15.57	16.03	127.80	15.60	29.69	29.38	8.40	5.34
生化药	74.92	19.05	7.64	49.17	26.23	11.42	25.75	7.40	4.68
医疗器械类	**358.17**	**4.39**	**36.53**	**157.94**	**4.32**	**36.69**	**200.23**	**3.56**	**36.41**
总计	**980.46**	**9.26**	**100.00**	**430.46**	**11.77**	**100.00**	**550.00**	**7.38**	**100.00**

（数据来源：中国医药保健品进出口商会）

统计资料

表1　2014年医药工业主要经济指标排序(万元)

位次	地　区	主营业务收入	地　区	利润总额	地　区	利税总额
1	山东省	38 627 183	山东省	3 862 727	山东省	5 837 113
2	江苏省	34 785 534	江苏省	3 624 308	江苏省	5 827 243
3	河南省	16 633 679	广东省	1 889 935	广东省	2 656 976
4	广东省	15 361 343	河南省	1 548 282	浙江省	2 150 196
5	浙江省	11 792 884	浙江省	1 423 060	河南省	2 033 167
6	江西省	10 781 452	北京市	1 318 880	北京市	1 981 093
7	吉林省	10 300 567	吉林省	1 206 988	吉林省	1 634 858
8	四川省	10 125 391	上海市	988 182	四川省	1 572 804
9	湖北省	9 488 244	四川省	985 155	上海市	1 391 176
10	河北省	8 649 877	辽宁省	869 877	江西省	1 355 629
11	辽宁省	8 453 620	江西省	836 955	辽宁省	1 341 862
12	北京市	7 830 535	湖北省	727 841	湖北省	1 190 215
13	湖南省	7 488 577	天津市	668 779	天津市	1 184 008
14	上海市	7 436 926	河北省	663 946	湖南省	1 091 196
15	安徽省	6 887 252	安徽省	590 566	河北省	958 853
16	天津市	5 641 437	湖南省	586 206	陕西省	874 313
17	陕西省	4 537 560	云南省	580 237	云南省	844 066
18	重庆市	3 675 352	陕西省	545 513	安徽省	822 391
19	黑龙江省	3 660 897	黑龙江省	454 877	黑龙江省	731 826
20	广西壮族自治区	3 406 230	广西壮族自治区	452 651	广西壮族自治区	651 159
21	贵州省	3 043 080	贵州省	349 105	贵州省	555 496
22	云南省	2 747 120	福建省	330 426	重庆市	512 037
23	福建省	2 625 063	重庆市	314 251	福建省	436 374
24	内蒙古自治区	2 394 751	内蒙古自治区	252 912	内蒙古自治区	414 370
25	海南省	1 839 631	海南省	196 603	海南省	312 115
26	山西省	1 652 178	甘肃省	174 212	山西省	268 072
27	甘肃省	1 043 344	山西省	164 372	甘肃省	221 391
28	青海省	417 505	青海省	61 193	青海省	87 298
29	新疆维吾尔自治区	236 100	西藏自治区	30 044	西藏自治区	48 830
30	宁夏回族自治区	180 459	新疆维吾尔自治区	5 077	新疆维吾尔自治区	11 506
31	西藏自治区	159 108	宁夏回族自治区	4 111	宁夏回族自治区	6 645

表2　2014年医药工业销售总产值(万元)

地区	合计	工业销售总产值构成							
		化学药品原药	化学药品制剂	生物药品	医疗仪器设备及器械	卫生材料及医药用品	制药专用设备	中成药	中药饮片
北京市	7 546 292	26 092	3 779 281	873 128	1 148 769	119 750	72 475	922 684	604 113
天津市	4 906 599	571 375	1 877 710	212 432	316 599	138 422	5 761	1 734 956	49 344
河北省	6 911 547	2 110 152	1 616 679	433 004	374 450	32 306	96 913	1 715 055	532 988
山西省	1 632 886	526 112	608 355	200 036	–	39 605	–	220 987	37 791
内蒙古自治区	2 642 642	854 351	970 278	372 221	30 629	–	–	289 191	125 972
辽宁省	8 276 553	1 296 205	2 294 725	1 329 740	858 767	281 814	36 803	820 340	1 358 159
吉林省	11 130 642	31 074	1 086 921	908 433	48 315	11 390	–	8 756 476	288 033
黑龙江省	3 401 002	4 426	1 671 325	147 154	45	24 434	5 475	1 542 717	5 426
上海市	7 070 137	863 025	2 774 969	948 985	1 054 451	313 793	278 797	608 238	227 879
江苏省	34 787 444	6 102 653	14 401 806	3 524 935	5 169 450	2 109 141	194 574	2 247 981	1 036 904
浙江省	11 875 759	4 829 992	2 798 490	1 095 674	812 251	548 661	215 622	1 259 602	315 467
安徽省	6 817 392	980 713	1 223 729	872 403	578 581	164 541	41 078	1 735 418	1 220 929
福建省	2 684 871	323 177	694 346	335 270	450 790	56 892	53 470	548 507	222 419

（续表）

地区	合计	工业销售总产值构成							
		化学药品原药	化学药品制剂	生物药品	医疗仪器设备及器械	卫生材料及医药用品	制药专用设备	中成药	中药饮片
江西省	10 462 097	1 559 033	1 741 056	636 317	1 162 454	753 351	4 718	3 951 991	653 177
山东省	38 563 700	8 349 083	6 960 716	8 836 764	2 696 240	6 220 518	119 429	4 090 938	1 290 012
河南省	16 758 395	4 195 584	1 744 555	2 367 617	1 308 848	3 289 934	2 274	2 880 629	968 954
湖北省	9 555 603	1 335 488	2 582 771	761 240	213 289	1 299 769	40 029	2 784 028	538 989
湖南省	7 637 172	2 332 604	840 835	1 005 849	531 621	262 855	287 299	1 635 889	740 220
广东省	15 254 498	848 439	54 73 443	1 580 464	2 914 480	520 323	8 913	2 822 814	1 085 622
广西壮族自治区	3 642 502	258 231	318 251	95 339	290 171	23 806	–	2 307 322	349 382
海南省	1 741 421	5 081	1 575 951	20 308	–	–	–	138 048	2 033
重庆市	3 662 193	770 047	694 434	217 448	267 507	32 399	34 416	1 378 063	267 879
四川省	10 337 494	1054390	2 395 716	956 595	499 247	184 374	21 827	3 698 708	1 526 637
贵州省	3 202 154	12 746	145 407	91 025	68 927	62 767	–	2 762 834	58 448
云南省	3 269 934	21 135	381 862	173 845	15 144	–	–	2 598 340	79 608
西藏自治区	107 866	–	–	–	–	–	–	101 429	6 437
陕西省	4 745 643	922 149	1 001 636	374 435	77 254	40 058	–	2 149 832	180 279
甘肃省	1 112 032	48 962	3 700	369 021	4 269	–	9 720	327 828	348 532
青海省	617 426	46 099	–	22 563	–	8 107	–	540 657	–
宁夏回族自治区	209 736	192 042	9 131	–	–	–	–	8 563	–
新疆维吾尔自治区	278 099	61 186	39 050	33 783	–	8 828	–	102 899	32 353
全国合计	**240 841 731**	**40 531 646**	**61 707 128**	**28 796 028**	**20 892 548**	**16 547 838**	**1 529 593**	**56 682 964**	**14 153 986**

表3　2014 年化学药品工业主要经济指标排序(万元)

位次	地 区	主营业务收入	地 区	利润总额	地 区	利税总额
1	江苏省	20 377 410	江苏省	2 259 875	江苏省	3 726 891
2	山东省	15 325 895	山东省	1 575 531	山东省	2 423 206
3	浙江省	7 566 404	浙江省	890 963	浙江省	1 339 274
4	广东省	6 330 460	广东省	795 652	广东省	1 129 800
5	河南省	5 957 293	北京市	583 165	北京市	979 644
6	河北省	5 631 045	河南省	508 046	河南省	677 869
7	北京市	3 948 916	上海市	408 111	上海市	621 318
8	湖北省	3 883 033	辽宁省	372 241	湖北省	609 302
9	辽宁省	3 698 018	湖北省	370 101	四川省	568 325
10	上海市	3 657 171	四川省	356 024	辽宁省	565 966
11	江西省	3 377 108	河北省	295 743	湖南省	502 055
12	四川省	3 373 983	江西省	277 805	天津市	496 051
13	湖南省	3 178 017	吉林省	261 584	河北省	435 742
14	天津市	2 536 290	湖南省	250 905	江西省	410 683
15	安徽省	2 290 540	天津市	225 637	陕西省	360 611
16	黑龙江省	1 941 394	内蒙古自治区	204 535	吉林省	349 806
17	陕西省	1 920 808	陕西省	202 218	内蒙古自治区	334 598
18	海南省	1 680 368	海南省	173 023	黑龙江省	285 776
19	内蒙古自治区	1 673 327	安徽省	146 570	海南省	274 372
20	重庆市	1 465 494	黑龙江省	141 491	安徽省	221 399
21	山西省	1 150 085	重庆市	120 995	重庆市	184 234
22	福建省	958 138	山西省	115 276	山西省	176 672
23	吉林省	899 578	福建省	71 619	福建省	104 697
24	广西壮族自治区	568 588	云南省	48 661	云南省	86 550
25	云南省	403 146	广西壮族自治区	32 226	广西壮族自治区	51 270
26	于夏自治区	172 770	日肃省	7 250	青梅省	10 171
27	贵州省	150 639	青海省	7 056	贵州省	9 794
28	新疆维吾尔自治区	89 777	贵州省	4 234	甘肃省	8 858
29	甘肃省	55 103	宁夏回族自治区	3 227	宁夏回族自治区	5 691
30	青海省	44 797	新疆维吾尔自治区	–5 064	新疆维吾尔自治区	–9 513
31	西藏自治区	–	西藏自治区	–	西藏自治区	–

表4　2014年化学药品原料药工业主要经济指标排序(万元)

位次	地　区	主营业务收入	地　区	利润总额	地　区	利税总额
1	山东省	38 627 183	山东省	3 862 727	山东省	5 837 113
2	江苏省	34 785 534	江苏省	3 624 308	江苏省	5 827 243
3	河南省	16 633 679	广东省	1 889 935	广东省	2 656 976
4	广东省	15 361 343	河南省	1 548 282	浙江省	2 150 196
5	浙江省	11 792 884	浙江省	1 423 060	河南省	2 033 167
6	江西省	10 781 452	北京市	1 318 880	北京市	1 981 093
7	吉林省	10 300 567	吉林省	1 206 988	吉林省	1 634 858
8	四川省	10 125 391	上海市	988 182	四川省	1 572 804
9	湖北省	9 488 244	四川省	985 155	上海市	1 391 176
10	河北省	8 649 877	辽宁省	869 877	江西省	1 355 629
11	辽宁省	8 453 620	江西省	836 955	辽宁省	1 341 862
12	北京市	7 830 535	湖北省	727 841	湖北省	1 190 215
13	湖南省	7 488 577	天津市	668 779	天津市	1 184 008
14	上海市	7 436 926	河北省	663 946	湖南省	1 091 196
15	安徽省	6 887 252	安徽省	590 566	河北省	958 853
16	天津市	5 641 437	湖南省	586 206	陕西省	874 313
17	陕西省	4 537 560	云南省	580 237	云南省	844 066
18	重庆市	3 675 352	陕西省	545 513	安徽省	822 391
19	黑龙江省	3 660 897	黑龙江省	454 877	黑龙江省	731 826
20	广西壮族自治区	3 406 230	广西壮族自治区	452 651	广西壮族自治区	651 159
21	贵州省	3 043 080	贵州省	349 105	贵州省	555 496
22	云南省	2 747 120	福建省	330 426	重庆市	512 037
23	福建省	2 625 063	重庆市	314 251	福建省	436 374
24	内蒙古自治区	2 394 751	内蒙古自治区	252 912	内蒙古自治区	414 370
25	海南省	1 839 631	海南省	196 603	海南省	312 115
26	山西省	1 652 178	甘肃省	174 212	山西省	268 072
27	甘肃省	1 043 344	山西省	164 372	甘肃省	221 391
28	青海省	417 505	青海省	61 193	青海省	87 298
29	新疆维吾尔自治区	236 100	西藏自治区	30 044	西藏自治区	48 830
30	宁夏回族自治区	180 459	新疆维吾尔自治区	5 077	新疆维吾尔自治区	11 506
31	西藏自治区	159 108	宁夏回族自治区	4 111	宁夏回族自治区	6 645

表5　2014年化学药品制剂工业主要经济指标排序(万元)

位次	地　区	主营业务收入	地　区	利润总额	地　区	利税总额
1	江苏省	14 123 740	江苏省	1 796 887	江苏省	2 936 471
2	山东省	6 992 193	山东省	933 383	山东省	1 409 738
3	广东省	6 483 613	广东省	703 133	广东省	979 744
4	北京市	3 922 225	北京市	579 438	北京市	973 911
5	上海市	2 771 903	浙江省	429 418	浙江省	676 231
6	浙江省	2 753 219	辽宁省	334 827	上海市	497 071
7	河北省	2 615 418	上海市	306 004	辽宁省	475 073
8	湖北省	2 555 910	四川省	296 392	四川省	463 346
9	四川省	2 391 772	湖北省	278 762	湖北省	462 284
10	辽于省	2 290 415	吉林省	258 935	天津市	442 871
11	黑龙江省	1 937 213	天津市	194 564	吉杯省	343 485
12	天津市	1 857 552	河南省	187 217	黑龙江省	285 013
13	江西省	1 786 546	海南省	173 314	海南省	274 187
14	河南省	1 770 918	内蒙古自治区	164 477	内蒙古自治区	271 595
15	海南省	1 675 643	江西省	156 636	河南省	242 412
16	安徽省	1 186 936	黑龙江省	141 078	江西省	234 721
17	陕西省	1 016 545	安徽省	108 508	陕西省	196 260
18	内蒙古自治区	956 810	山西省	95 739	安徽省	157 171
19	湖南省	876 473	河北省	92 882	山西省	152 539
20	吉林省	871 074	陕西省	84 321	河北省	144 622

（续表）

位次	地　区	主营业务收入	地　区	利润总额	地　区	利税总额
21	重庆市	684 357	湖南省	67 683	湖南省	142 658
22	福建省	683 587	重庆市	55 357	重庆市	96 905
23	山西省	638 852	福建省	54 190	云南省	86 261
24	云南省	382 549	云南省	49 062	福建省	83 807
25	广西壮族自治区	313 202	广西壮族自治区	20 144	广西壮族自治区	29 131
26	贵州省	143 168	贵州省	1 761	贵州省	6 112
27	新疆维吾尔自治区	29 906	新疆维吾尔自治区	1 346	新疆维吾尔自治区	2 926
28	宁夏回族自治区	9 289	宁夏回族自治区	730	宁夏回族自治区	1 424
29	甘肃省	3 776	甘肃省	－124	甘肃省	－51
30	西藏自治区	–	西藏自治区	–	西藏自治区	–
31	青海省	–	青海省	–	青海省	–

表6　2014 年生物药品工业主要经济指标排序（万元）

位次	地　区	主营业务收入	地　区	利润总额	地　区	利税总额
1	山东省	8 736 664	山东省	677 116	山东省	1 081 349
2	江苏省	3 505 841	江苏省	369 522	江苏省	553 442
3	河南省	2 343 893	北京市	288 013	辽宁省	400 172
4	广东省	1 585 111	辽宁省	280 914	北京市	362 103
5	辽宁省	1 369 310	河南省	253 738	河南省	313 295
6	浙江省	1 094 652	上海市	239 054	吉林省	308 836
7	上海市	1 015 338	吉林省	227 812	上海市	301 101
8	四川省	970 355	广东省	190 096	广东省	264 663
9	北京市	938 858	浙江省	135 389	浙江省	204 736
10	湖南省	891 290	安徽省	113 450	四川省	143 741
11	吉林省	860 761	甘肃省	101 738	安徽省	139 581
12	安徽省	860 742	四川省	101 573	甘肃省	121 352
13	湖北省	742 247	湖南省	65 551	湖南省	108 076
14	江西省	643 632	陕西省	61 066	陕西省	76 076
15	河北省	426 254	福建省	56 876	湖北省	72 923
16	甘肃省	363 531	河北省	48 787	福建省	71 328
17	福建省	328 917	湖北省	45 412	河北省	61 704
18	陕西省	313 132	黑龙江省	43 528	黑龙江省	54 196
19	内蒙古自治区	273 639	重庆市	33 983	山西省	47 125
20	天津市	213 273	山西省	33 746	江西省	45 249
21	重庆市	209 145	江西省	32 335	重庆市	44 615
22	山西省	190 069	贵州省	23 932	贵州省	28 132
23	黑龙江省	132 966	内蒙古自治区	14 532	天津市	28 099
24	广西壮族自治区	124 172	天津市	8 631	内蒙古自治区	25 507
25	云南省	94 344	广西壮族自治区	5 606	广西壮族自治区	13 202
26	贵州省	62 030	海南省	4 060	海南省	5 162
27	海南省	20 308	青海省	1 007	青海省	1 335
28	青晦省	14 359	新疆维吾尔自治区	－1 064	新疆维吾尔自治区	312
29	新疆维吾尔自治区	12 603	云南省	－4 953	云南省	－1 483
30	西藏自治区	–	西藏自治区	–	西藏自治区	–
31	宁夏回族自治区	–	宁夏回族自治区	–	宁夏回族自治区	–

表7　2014 年医疗仪器设备及器械工业主要经济指标排序（万元）

位次	地　区	主营业务收入	地　区	利润总额	地　区	利税总额
1	江苏省	5 214 776	江苏省	514 974	江苏省	747 294
2	广东省	2 992 695	广东省	482 591	广东省	604 156
3	山东省	2 986 280	山东省	276 596	山东省	395 186
4	河南省	1 239 389	北京市	185 446	北京市	247 597
5	北京市	1 220 253	上海市	141 297	上海市	174 595

（续表）

位次	地　区	主营业务收入	地　区	利润总额	地　区	利税总额
6	江西省	1 178 696	河南省	114 263	河南省	151 635
7	上海市	1 101 467	浙江省	97 563	浙江省	132 213
8	辽宁省	863 424	江西省	80 093	江西省	120 918
9	浙江省	800 533	福建省	72 040	四川省	92 929
10	安徽省	575 104	辽宁省	65 523	辽宁省	91 368
11	湖南省	553 813	四川省	64 486	福建省	79 927
12	四川省	484 589	安徽省	50 213	湖南省	77 647
13	福建省	452 320	湖南省	45 003	安徽省	73 388
14	天津市	328 856	天津市	32 737	天津市	49 315
15	广西壮族自治区	290 764	河北省	32 641	重庆市	42 621
16	河北省	276 351	重庆市	29 079	河北省	37 261
17	重庆市	265 945	广西壮族自治区	27 724	广西壮族自治区	35 721
18	湖北省	222 951	湖北省	22 286	湖北省	33 413
19	陕西省	85 597	陕西省	15 768	陕西省	19 409
20	贵州省	67 345	云南省	13 342	云南省	16 143
21	吉林省	48 315	吉林省	10 908	吉林省	14 193
22	内蒙古自治区	39 509	贵州省	2 346	贵州省	4 080
23	云南省	25 146	内蒙古自治区	1 668	内蒙古自治区	2 284
24	甘肃省	4 281	甘肃省	736	甘肃省	1 180
25	黑龙江省	57	黑龙江省	2	黑龙江省	4
26	山西省	–	山西省	–	山西省	–
27	海南省	–	海南省	–	海南省	–
28	西藏自治区	–	西藏自治区	–	西藏自治区	–
29	青海省	–	青海省	–	青海省	–
30	宁夏回族自治区	–	宁夏回族自治区	–	宁夏回族自治区	–
31	新疆维吾尔自治区	–	新疆维吾尔自治区	–	新疆维吾尔自治区	–

表 8　2014 年卫生材料及医药用品工业主要经济指标排序（万元）

位次	地　区	主营业务收入	地　区	利润总额	地　区	利税总额
1	山东省	6 137 020	山东省	627 834	山东省	917 554
2	河南省	3 196 667	河南省	326 591	河南省	400 352
3	江苏省	2 113 074	江苏省	142 600	江苏省	232 710
4	湖北省	1 248 243	湖北省	76 989	湖北省	131 376
5	江西省	796 261	广东省	73 574	广东省	93 343
6	浙江省	544 197	江西省	56 813	江西省	82 964
7	广东省	519 363	上海市	36 709	浙江省	60 984
8	上海市	321 810	浙江省	36 629	辽宁省	47 785
9	辽宁省	282 795	辽宁省	20 736	上海市	47 695
10	湖南省	264 864	北京市	19 150	北京市	27 252
11	四川省	185 670	四川省	15 722	四川省	25 683
12	安徽省	160 463	安徽省	14 301	湖南省	24 983
13	天津市	138 916	湖南省	12 446	安徽省	18 803
14	北京市	124 669	天津市	11 193	天津市	13 018
15	福建省	57 084	山西省	5 765	山西省	7 564
16	贵州省	48 054	福建省	5 309	福建省	6 988
17	山西省	39 570	广西壮族自治区	3 997	广西壮族自治区	6 327
18	陕西省	38 179	河北省	2 947	河北省	4 095
19	河北省	35 211	陕西省	2 218	陕西省	3 317
20	重庆市	32 664	黑龙江省	2 075	贵州省	3 279
21	黑龙江省	25 625	贵州省	1 918	黑龙江省	3 034
22	广西壮族自治区	23 806	重庆市	1 279	重庆市	2 888
23	吉林省	11 390	吉林省	451	吉林省	596
24	新疆维吾尔自治区	8 956	新疆维吾尔自治区	284	青海省	426
25	青海省	8 081	青海省	–465	新驷自治区	285

（续表）

位次	地　区	主营业务收入	地　区	利润总额	地　区	利税总额
26	内蒙古自治区	–	内蒙古自治区	–	内蒙古自治区	–
27	海南省	–	海南省	–	海南省	–
28	云南省	–	云南省	–	云南省	–
29	西藏自治区	–	西藏自治区	–	西藏自治区	–
30	甘肃省	–	甘肃省	–	甘肃省	–
31	宁夏回族自治区	–	宁夏回族自治区	–	宁夏回族自治区	–

表 9　2014 年制药专用设备工业主要经济指标排序（万元）

位次	地　区	主营业务收入	地　区	利润总额	地　区	利税总额
1	上海市	290 687	上海市	53 319	上海市	64 350
2	湖南省	282 456	湖南省	42 067	湖南省	58 501
3	浙江省	216 545	浙江省	20 317	浙江省	32 087
4	江苏省	194 613	河北省	17 043	江苏省	26 217
5	山东省	127 260	江苏省	14 397	河北省	22 535
6	河北省	108 138	北京市	10 597	北京市	13 773
7	北京市	77 383	山东省	9 557	山东省	11 841
8	福建省	53 470	福建省	3 556	福建省	6 602
9	安徽省	41 078	安徽省	2 513	重庆市	4 767
10	湖北省	39 976	四川省	1 940	安徽省	4 620
11	辽宁省	37 102	辽宁省	1 306	四川省	3 354
12	重庆市	34 296	重庆市	1 147	辽宁省	3 275
13	四川省	21 846	黑龙江省	1 100	黑龙江省	1 517
14	广东省	8 337	河南省	695	甘肃省	891
15	天津市	5 756	甘肃省	598	江西省	861
16	江西省	4 718	广东省	480	河南省	849
17	黑龙江省	4 342	江西省	434	广东省	717
18	甘肃省	3 101	湖北省	348	湖北省	707
19	河南省	2 274	天津市	71	天津市	170
20	山西省	–	山西省	–	山西省	–
21	内蒙古自治区	–	内蒙古自治区	–	内蒙古自治区	–
22	吉林省	–	吉林省	–	吉林省	–
23	广西壮族自治区	–	广西壮族自治区	–	广西壮族自治区	–
24	海南省	–	海南省	–	海南省	–
25	贵州省	–	贵州省	–	贵州省	–
26	云南省	–	云南省	–	云南省	–
27	西藏自治区	–	西藏自治区	–	西藏自治区	–
28	陕西省	–	陕西省	–	陕西省	–
29	青海省	–	青海省	–	青海省	–
30	宁夏回族自治区	–	宁夏回族自治区	–	宁夏回族自治区	–
31	新疆维吾尔自治区	–	新疆维吾尔自治区	–	新疆维吾尔自治区	–

表 10　2014 年中成药工业主要经济指标排序（万元）

位次	地　区	主营业务收入	地　区	利润总额	地　区	利税总额
1	吉林省	8 201 198	吉林省	689 906	吉林省	949 688
2	山东省	4 125 736	山东省	622 170	山东省	878 948
3	江西省	4 110 800	云南省	507 241	云南省	725 175
4	四川省	3 606 848	天津市	389 891	江西省	617 693
5	河南省	3 011 985	广西壮族自治区	356 906	天津市	591 822
6	湖北省	2 859 385	四川省	337 929	四川省	577 428
7	广东省	2 855 744	江西省	334 397	广西壮族自治区	506 628
8	贵州省	2 660 141	贵州省	312 921	贵州省	505 412
9	天津市	2 363 390	广东省	286 113	广东省	467 702
10	江苏省	2 354 927	河南省	268 237	河南省	389 274

（续表）

位次	地　区	主营业务收入	地　区	利润总额	地　区	利税总额
11	云南省	2 128 691	黑龙江省	266 263	陕西省	388 354
12	广西壮族自治区	2 045 095	陕西省	246 511	黑龙江省	386 597
13	陕西省	1 995 894	河北省	228 746	江苏省	356 670
14	安徽省	1 722 568	浙江省	215 221	河北省	346 275
15	河北省	1 703 076	江苏省	206 857	浙江省	343 871
16	湖南省	1 579 663	湖北省	174 542	湖北省	292 965
17	黑龙江省	1 550 767	北京市	172 523	湖南省	263 754
18	重庆市	1 385 998	安徽省	145 282	北京市	254 824
19	浙江省	1 252 193	湖南省	139 671	安徽省	208 458
20	北京市	915 813	福建省	96 689	重庆市	185 957
21	辽宁省	823 599	上海市	96 639	上海市	163 995
22	上海市	808 579	重庆市	92 440	福建省	137 188
23	福建省	553 500	青海省	53 595	青海省	75 366
24	青海省	350 268	辽宁省	40 379	辽宁省	72 053
25	内蒙古自治区	293 470	甘肃省	36 635	甘肃省	54 288
26	甘肃省	261 322	西藏自治区	29 750	西藏自治区	48 393
27	山西省	234 240	内蒙古自治区	21 177	内蒙古自治区	35 463
28	西藏自治区	152 872	海南省	19 475	海南省	32 458
29	海南省	136 424	新疆维吾尔自治区	7 644	山西省	28 960
30	新疆维吾尔自治区	93 658	山西省	3 852	新疆维吾尔自治区	16 151
31	宁夏回族自治区	7 689	宁夏回族自治区	884	宁夏回族自治区	954

表 11　2014 年中药饮片工业主要经济指标排序（万元）

位次	地　区	主营业务收入	地　区	利润总额	地　区	利税总额
1	四川省	1 482 100	安徽省	118 237	江苏省	184 019
2	辽宁省	1 379 372	江苏省	116 083	四川省	161 344
3	安徽省	1 236 757	四川省	107 481	辽宁省	161 243
4	山东省	1 188 328	辽宁省	88 778	安徽省	156 142
5	广东省	1 069 633	河南省	76 712	山东省	129 029
6	江苏省	1 024 893	山东省	73 923	河南省	99 893
7	河南省	882 178	广东省	61 429	广东省	96 595
8	湖南省	738 474	北京市	59 986	北京市	95 900
9	江西省	670 237	江西省	55 078	江西省	77 261
10	北京市	604 643	湖北省	38 163	湖南省	56 180
11	湖北省	492 409	河北省	38 039	河北省	51 241
12	河北省	469 802	重庆市	35 328	湖北省	49 529
13	甘肃省	356 006	湖南省	30 563	重庆市	46 955
14	广西壮族自治区	353 805	甘肃省	27 255	广西壮族自治区	38 011
15	浙江省	318 360	浙江省	26 978	浙江省	37 031
16	重庆市	281 810	广西壮族自治区	26 192	甘肃省	34 822
17	吉林省	279 325	福建省	24 337	福建省	29 644
18	上海市	241 874	陕西省	17 732	陕西省	26 546
19	福建省	221 634	吉林省	16 327	上海市	18 122
20	陕西省	183 950	云南省	15 946	云南省	17 681
21	内蒙古自治区	114 806	上海市	13 053	内蒙古自治区	16 518
22	云南省	96 793	内蒙古自治区	11 000	吉林省	11 739
23	天津市	54 956	山西省	5 733	山西省	7 751
24	贵州省	54 871	贵州省	3 754	天津市	5 533
25	山西省	38 214	新疆维吾尔自治区	3 277	贵州省	4 799
26	新疆维吾尔自治区	31 106	天津市	619	新疆维吾尔自治区	4 271
27	西藏自治区	6 236	黑龙江省	418	黑龙江省	702
28	黑龙江省	5 746	西藏自治区	294	西藏自治区	437
29	海南省	2 531	海南省	45	海南省	123
30	青海省	–	青晦省	–	青海省	–
31	宁夏回族自治区	–	宁夏回族自治区	–	宁夏回族自治区	–

表12　2014年全部工业企业法人单位资产总额100强

位次	企业名称	位次	企业名称
※1	中国医药集团总公司	※51	江西江中制药(集团)有限责任公司
※2	中国通用技术(集团)控股有限责任公司	※52	绿叶投资集团有限公司
※3	华润医药控股有限公司	53	瑞阳制药有限公司
※4	上海医药(集团)有限公司	※54	正大天晴药业集团股份有限公司
※5	天津市医药集团有限公司	※55	安徽丰原集团有限公司
※6	上海复星医药(集团)股份有限公司	※56	华方医药科技有限公司
※7	广州白云山医药集团股份有限公司	※57	神威药业集团有限公司
※8	威高集团有限公司	※58	东宝实业集团有限公司
※9	中国远大集团有限责任公司	※59	贵州益佰制药股份有限公司
※10	康美药业股份有限公司	※60	成都地奥制药集团有限公司
※11	四川科伦药业股份有限公司	※61	悦康药业集团有限公司
※12	哈药集团有限公司	※62	石家庄以岭药业股份有限公司
※13	扬子江药业集团有限公司	※63	普洛药业股份有限公司
※14	石药集团有限责任公司	※64	上海创诺医药集团有限公司
※15	天士力控股集团有限公司	65	北京同仁堂股份有限公司
※16	华北制药集团有限责任公司	※66	哈尔滨誉衡药业股份有限公司
※17	辅仁药业集团有限公司	※67	江西济民可信集团有限公司
※18	浙江海正药业股份有限公司	※68	深圳信立泰药业股份有限公司
※19	修正药业集团股份有限公司	※69	北大医药股份有限公司
※20	云南白药集团股份有限公司	※70	菏泽睿鹰制药集团有限公司
※21	新和成控股集团有限公司	※71	浙江海翔药业股份有限公司
※22	珠海联邦制药股份有限公司	72	浙江华海药业股份有限公司
※23	吉林敖东药业集团股份有限公司	※73	山东新华医药集团有限责任公司
※24	齐鲁制药有限公司	※74	广东广润集团有限公司
※25	华邦颖泰股份有限公司	※75	先声药业有限公司
※26	人福医药集团股份公司	※76	罗欣医药集团有限公司
※27	太极集团有限公司	※77	北京同仁堂科技发展股份有限公司
28	上海罗氏制药有限公司	※78	山东鲁抗医药股份有限公司
※29	拜耳医药保健有限公司	79	吉林省吴太感康药业有限公司
30	上海莱士血液制品股份有限公司	※80	费森尤斯卡比(中国)投资有限公司
※31	康恩贝集团有限公司	81	北京诺华制药有限公司
※32	东北制药集团有限责任公司	※82	乐普(北京)医疗器械股份有限公司
※33	鲁南制药集团股份有限公司	83	上海东富龙科技股份有限公司
※34	山东步长制药股份有限公司	84	华兰生物工程股份有限公司
※35	江苏恒瑞医药股份有限公司	※85	葵花药业集团股份有限公司
※36	海南海药股份有限公司	86	西安杨森制药有限公司
37	辉瑞制药有限公司	87	北京同仁堂健康药业股份有限公司
※38	深圳市海普瑞药业股份有限公司	※88	金陵药业股份有限公司
※39	杭州华东医药集团有限公司	※89	黑龙江珍宝岛药业股份有限公司
※40	四川怡和企业(集团)有限责任公司	※90	江苏济川控股集团有限公司
※41	广西梧州中恒集团股份有限公司	※91	广州市香雪制药股份有限公司
※42	浙江医药股份有限公司	※92	贵州百灵企业集团制药股份有限公司
43	诺和诺德(中国)制药有限公司	※93	江苏亚邦药业集团股份有限公司
※44	北京四环制药有限公司	※94	山西振东实业集团有限公司
※45	丽珠医药集团股份有限公司	95	漳州片仔癀药业股份有限公司
※46	江苏康缘集团有限责任公司	96	贵州信邦制药股份有限公司
※47	江苏豪森医药集团有限公司	※97	百特(中国)投资有限公司
※48	宜昌东阳光药业股份有限公司	※98	苏州天马医药集团有限公司
49	阿斯利康制药有限公司	99	赛诺菲(杭州)制药有限公司
※50	深圳海王集团股份有限公司	※100	华仁世纪集团有限公司

※表示该集团采用合并形式排名

表 13　2014 年全部工业企业法人单位医药工业主营业务收入 100 强

位次	企业名称	位次	企业名称
※1	扬子江药业集团有限公司	※51	辰欣科技集团有限公司
※2	广州白云山医药集团股份有限公司	※52	绿叶投资集团有限公司
※3	修正药业集团股份有限公司	53	中美上海施贵宝制药有限公司
※4	中国医药集团总公司	※54	康恩贝集团有限公司
※5	华润医药控股有限公司	※55	迪沙药业集团有限公司
※6	上海医药(集团)有限公司	※56	中国通用技术(集团)控股有限责任公司
※7	拜耳医药保健有限公司	※57	浙江海正药业股份有限公司
※8	齐鲁制药有限公司	58	江苏苏中药业集团股份有限公司
9	辉瑞制药有限公司	※59	上海创诺医药集团有限公司
※10	威高集团有限公司	60	赛诺菲(北京)制药有限公司
※11	天津市医药集团有限公司	※61	康美药业股份有限公司
※12	石药集团有限责任公司	※62	贵州益佰制药股份有限公司
※13	江西济民可信集团有限公司	※63	海南海药股份有限公司
※14	山东步长制药股份有限公司	※64	回音必集团有限公司
※15	中国远大集团有限责任公司	※65	广西梧州中恒集团股份有限公司
※16	上海复星医药(集团)股份有限公司	66	惠氏制药有限公司
17	上海罗氏制药有限公司	※67	安徽丰原集团有限公司
※18	哈药集团有限公司	※68	浙江医药股份有限公司
※19	四川科伦药业股份有限公司	※69	华方医药科技有限公司
※20	正大天晴药业集团股份有限公司	※70	四川好医生药业集团有限公司
21	诺和诺德(中国)制药有限公司	※71	深圳海王集团股份有限公司
※22	华北制药集团有限责任公司	※72	石家庄以岭药业股份有限公司
※23	珠海联邦制药股份有限公司	※73	深圳信立泰药业股份有限公司
※24	江苏恒瑞医药股份有限公司	※74	江苏亚邦药业集团股份有限公司
※25	云南白药集团股份有限公司	※75	天津红日药业股份有限公司
※26	杭州华东医药集团有限公司	※76	仁和(集团)发展有限公司
※27	江苏豪森医药集团有限公司	※77	成都倍特药业有限公司
28	赛诺菲(杭州)制药有限公司	※78	西安力邦制药有限公司
29	阿斯利康制药有限公司	※79	东北制药集团有限责任公司
※30	天士力控股集团有限公司	※80	山东新华医药集团有限责任公司
31	西安杨森制药有限公司	81	江苏奥赛康药业股份有限公司
※32	人福医药集团股份公司	※82	葵花药业集团股份有限公司
※33	丽珠医药集团股份有限公司	※83	太极集团有限公司
※34	鲁南制药集团股份有限公司	84	山东齐都药业有限公司
35	山德士(中国)制药有限公司	85	浙江华海药业股份有限公司
※36	先声药业有限公司	※86	百特(中国)投资有限公司
※37	罗欣医药集团有限公司	※87	神威药业集团有限公司
※38	菏泽睿鹰制药集团有限公司	※88	北京同仁堂科技发展股份有限公司
※39	江苏康缘集团有限责任公司	※89	双鸽集团有限公司
※40	悦康药业集团有限公司	※90	亚宝药业集团股份有限公司
※41	费森尤斯卡比(中国)投资有限公司	91	浙江仙琚制药股份有限公司
※42	江苏济川控股集团有限公司	※92	浙江京新控股有限公司
※43	普洛药业股份有限公司	※93	山西振东实业集团有限公司
※44	北京四环制药有限公司	※94	宜昌东阳光药业股份有限公司
※45	辅仁药业集团有限公司	95	北京同仁堂股份有限公司
46	寿光富康制药有限公司	※96	山东鲁抗医药股份有限公司
47	北京诺华制药有限公司	97	北京泰德制药股份有限公司
48	瑞阳制药有限公司	※98	广东广润集团有限公司
※49	新和成控股集团有限公司	99	礼来苏州制药有限公司
※50	青峰医药集团有限公司	100	重庆科瑞制药(集团)有限公司

※表示该集团采用合并形式排名

表 14　2014 年全部工业企业法人单位利润总额 100 强

位次	企业名称	位次	企业名称
※1	中国医药集团总公司	※51	贵州益佰制药股份有限公司
※2	华润医药控股有限公司	52	北京同仁堂股份有限公司
※3	中国通用技术(集团)控股有限责任公司	※53	黑龙江珍宝岛药业股份有限公司
※4	上海医药(集团)有限公司	※54	哈尔滨誉衡药业股份有限公司
※5	扬子江药业集团有限公司	55	辽宁成大生物股份有限公司
※6	云南白药集团股份有限公司	※56	菏泽睿鹰制药集团有限公司
※7	威高集团有限公司	※57	乐普(北京)医疗器械股份有限公司
※8	修正药业集团股份有限公司	※58	桂林三金药业股份有限公司
※9	上海复星医药(集团)股份有限公司	※59	华方医药科技有限公司
※10	齐鲁制药有限公司	※60	四川怡和企业(集团)有限责任公司
11	辉瑞制药有限公司	61	北京嘉林药业股份有限公司
※12	康美药业股份有限公司	※62	江苏康缘集团有限责任公司
※13	广西梧州中恒集团股份有限公司	63	瑞阳制药有限公司
※14	正大天晴药业集团股份有限公司	※64	天津红日药业股份有限公司
※15	广州白云山医药集团股份有限公司	65	漳州片仔癀药业股份有限公司
※16	山东步长制药股份有限公司	66	江苏奥赛康药业股份有限公司
※17	北京四环制药有限公司	※67	西藏海思科药业集团股份有限公司
※18	江苏恒瑞医药股份有限公司	※68	宜昌东阳光药业股份有限公司
※19	杭州华东医药集团有限公司	※69	华邦颖泰股份有限公司
※20	中国远大集团有限责任公司	※70	长春高新技术产业(集团)股份有限公司
※21	辅仁药业集团有限公司	71	石家庄四药有限公司
※22	吉林敖东药业集团股份有限公司	72	沈阳三生制药有限责任公司
※23	江苏豪森医药集团有限公司	73	牡丹江友搏药业股份有限公司
※24	天士力控股集团有限公司	※74	北京同仁堂科技发展股份有限公司
※25	绿叶投资集团有限公司	75	西安杨森制药有限公司
※26	深圳信立泰药业股份有限公司	76	阿斯利康制药有限公司
※27	四川科伦药业股份有限公司	77	诺和诺德(中国)制药有限公司
28	赛诺菲(杭州)制药有限公司	78	青岛黄海制药有限责任公司
※29	天津市医药集团有限公司	79	上海凯宝药业股份有限公司
※30	石药集团有限责任公司	※80	青峰医药集团有限公司
※31	新和成控股集团有限公司	※81	深圳市海普瑞药业股份有限公司
※32	康恩贝集团有限公司	※82	石家庄以岭药业股份有限公司
※33	神威药业集团有限公司	83	上海莱士血液制品股份有限公司
34	北京泰德制药股份有限公司	※84	葵花药业集团股份有限公司
※35	人福医药集团股份公司	※85	哈药集团有限公司
※36	浙江海正药业股份有限公司	86	卫材(中国)药业有限公司
37	北京双鹭药业股份有限公司	87	上海东富龙科技股份有限公司
38	上海罗氏制药有限公司	※88	仁和(集团)发展有限公司
※39	鲁南制药集团股份有限公司	89	山东达因海洋生物制药股份有限公司
※40	拜耳医药保健有限公司	※90	吉林省都邦药业股份有限公司
※41	江西济民可信集团有限公司	91	长白山制药股份有限公司
※42	广东广润集团有限公司	※92	普洛药业股份有限公司
※43	费森尤斯卡比(中国)投资有限公司	※93	贵州百灵企业集团制药股份有限公司
※44	丽珠医药集团股份有限公司	※94	先声药业有限公司
※45	罗欣医药集团有限公司	95	甘李药业股份有限公司
※46	珠海联邦制药股份有限公司	96	浙江康莱特药业有限公司
※47	江苏济川控股集团有限公司	97	寿光富康制药有限公司
48	华兰生物工程股份有限公司	※98	成都康弘药业集团股份有限公司
49	山东泰邦生物制品有限公司	※99	湖南尔康制药股份有限公司
50	惠氏制药有限公司	100	同路生物制药有限公司

※表示该集团采用合并形式排名

表15 2014年全部工业企业法人单位研究开发费用100强

位次	企业名称	位次	企业名称
※1	扬子江药业集团有限公司	※51	山东鲁抗医药股份有限公司
※2	正大天晴药业集团股份有限公司	※52	拜耳医药保健有限公司
※3	威高集团有限公司	※53	广东广润集团有限公司
※4	江苏恒瑞医药股份有限公司	54	山东齐都药业有限公司
※5	石药集团有限责任公司	※55	安徽丰原集团有限公司
※6	华润医药控股有限公司	※56	云南白药集团股份有限公司
※7	齐鲁制药有限公司	57	上海绿谷制药有限公司
※8	上海复星医药(集团)股份有限公司	58	贝达药业股份有限公司
※9	上海医药(集团)有限公司	※59	广西梧州中恒集团股份有限公司
※10	天士力控股集团有限公司	※60	广州市香雪制药股份有限公司
※11	罗欣医药集团有限公司	61	深圳开立生物医疗科技股份有限公司
※12	中国远大集团有限责任公司	※62	四川好医生药业集团有限公司
※13	江苏豪森医药集团有限公司	63	沈阳三生制药有限责任公司
※14	浙江海正药业股份有限公司	64	吉林英联生物制药股份有限公司
※15	广州白云山医药集团股份有限公司	65	中美上海施贵宝制药有限公司
※16	绿叶投资集团有限公司	※66	华邦颖泰股份有限公司
※17	天津市医药集团有限公司	※67	吉林敖东药业集团股份有限公司
※18	丽珠医药集团股份有限公司	68	沈阳东软医疗系统有限公司
※19	四川科伦药业股份有限公司	69	北京万泰生物药业股份有限公司
※20	鲁南制药集团股份有限公司	70	昆山龙灯瑞迪制药有限公司
21	瑞阳制药有限公司	※71	深圳市海普瑞药业股份有限公司
※22	山东步长制药股份有限公司	※72	亚宝药业集团股份有限公司
※23	江苏康缘集团有限责任公司	73	山西康宝生物制品股份有限公司
※24	新和成控股集团有限公司	74	常州四药制药有限公司
25	西安杨森制药有限公司	75	北京韩美药品有限公司
26	寿光富康制药有限公司	※76	大冢(中国)投资有限公司
※27	杭州华东医药集团有限公司	77	浙江仙琚制药股份有限公司
※28	浙江医药股份有限公司	※78	成都康弘药业集团股份有限公司
29	浙江华海药业股份有限公司	※79	深圳海王集团股份有限公司
※30	哈药集团有限公司	※80	重庆莱美药业股份有限公司
※31	北京四环制药有限公司	※81	黑龙江珍宝岛药业股份有限公司
※32	人福医药集团股份公司	※82	广东众生药业股份有限公司
※33	华北制药集团有限责任公司	※83	成都倍特药业有限公司
※34	迪沙药业集团有限公司	84	山东泰邦生物制品有限公司
※35	贵州益佰制药股份有限公司	※85	四川百利药业有限责任公司
36	江苏奥赛康药业股份有限公司	86	长白山制药股份有限公司
※37	普洛药业股份有限公司	※87	上海景峰制药有限公司
※38	辰欣科技集团有限公司	88	江苏恩华药业股份有限公司
※39	珠海联邦制药股份有限公司	89	楚天科技股份有限公司
※40	西安力邦制药有限公司	90	甘李药业股份有限公司
41	礼来苏州制药有限公司	91	北京凯因科技股份有限公司
※42	西藏海思科药业集团股份有限公司	※92	成都地奥制药集团有限公司
43	江苏苏中药业集团股份有限公司	93	上海东富龙科技股份有限公司
44	北京泰德制药股份有限公司	94	华兰生物工程股份有限公司
45	上海中信国健药业股份有限公司	95	辽宁成大生物股份有限公司
※46	康恩贝集团有限公司	※96	中国通用技术(集团)控股有限责任公司
※47	深圳信立泰药业股份有限公司	※97	哈尔滨誉衡药业股份有限公司
※48	菏泽睿鹰制药集团有限公司	98	浙江九洲药业股份有限公司
※49	东北制药集团有限责任公司	99	北京科兴生物制品有限公司
※50	长春高新技术产业(集团)股份有限公司	100	江西普正制药有限公司

※表示该集团采用合并形式排名

表16 2014年化学药品工业企业法人单位资产总额100强

位次	企业名称	位次	企业名称
※1	中国医药集团总公司	※51	广东广润集团有限公司
※2	中国通用技术(集团)控股有限责任公司	※52	先声药业有限公司
※3	华润医药控股有限公司	※53	罗欣医药集团有限公司
※4	上海医药(集团)有限公司	※54	山东鲁抗医药股份有限公司
※5	天津市医药集团有限公司	55	吉林省吴太感康药业有限公司
※6	上海复星医药(集团)股份有限公司	※56	费森尤斯卡比(中国)投资有限公司
※7	中国远大集团有限责任公司	57	北京诺华制药有限公司
※8	四川科伦药业股份有限公司	58	西安杨森制药有限公司
※9	哈药集团有限公司	※59	江苏济川控股集团有限公司
※10	扬子江药业集团有限公司	※60	江苏亚邦药业集团股份有限公司
※11	石药集团有限责任公司	※61	百特(中国)投资有限公司
※12	华北制药集团有限责任公司	※62	苏州天马医药集团有限公司
※13	辅仁药业集团有限公司	63	赛诺菲(杭州)制药有限公司
※14	浙江海正药业股份有限公司	※64	华仁世纪集团有限公司
※15	新和成控股集团有限公司	65	宁夏泰瑞制药股份有限公司
※16	珠海联邦制药股份有限公司	66	礼来苏州制药有限公司
※17	齐鲁制药有限公司	67	石家庄四药有限公司
※18	华邦颖泰股份有限公司	68	青州尧王制药有限公司
※19	人福医药集团股份公司	69	北京泰德制药股份有限公司
20	上海罗氏制药有限公司	70	北京双鹭药业股份有限公司
※21	拜耳医药保健有限公司	※71	辰欣科技集团有限公司
※22	东北制药集团有限责任公司	72	浙江仙琚制药股份有限公司
※23	鲁南制药集团股份有限公司	※73	大冢(中国)投资有限公司
※24	江苏恒瑞医药股份有限公司	74	山东齐都药业有限公司
※25	海南海药股份有限公司	※75	西藏海思科药业集团股份有限公司
26	辉瑞制药有限公司	76	寿光富康制药有限公司
※27	深圳市海普瑞药业股份有限公司	77	重庆科瑞制药(集团)有限公司
※28	杭州华东医药集团有限公司	78	惠氏制药有限公司
※29	浙江医药股份有限公司	79	山德士(中国)制药有限公司
30	诺和诺德(中国)制药有限公司	※80	杭州民生医药控股集团有限公司
※31	北京四环制药有限公司	81	浙江永太科技股份有限公司
※32	丽珠医药集团股份有限公司	※82	浙江京新控股有限公司
※33	江苏豪森医药集团有限公司	※83	双鸽集团有限公司
※34	宜昌东阳光药业股份有限公司	※84	重庆莱美药业股份有限公司
35	阿斯利康制药有限公司	※85	湖南尔康制药股份有限公司
※36	深圳海王集团股份有限公司	86	浙江九洲药业股份有限公司
※37	绿叶投资集团集团有限公司	87	西南药业股份有限公司
38	瑞阳制药有限公司	※88	西安力邦制药有限公司
※39	正大天晴药业集团股份有限公司	89	赛诺菲(北京)制药有限公司
※40	安徽丰原集团有限公司	90	山东方明药业集团股份有限公司
※41	悦康药业集团有限公司	91	卫材(中国)药业有限公司
※42	普洛药业股份有限公司	92	上海勃林格殷格翰药业有限公司
※43	上海创诺医药集团有限公司	93	昆药集团股份有限公司
※44	哈尔滨誉衡药业股份有限公司	94	江苏恩华药业股份有限公司
※45	深圳信立泰药业股份有限公司	95	中美上海施贵宝制药有限公司
※46	北大医药股份有限公司	※96	上海景峰制药有限公司
※47	菏泽睿鹰制药集团有限公司	※97	福安药业(集团)股份有限公司
※48	浙江海翔药业股份有限公司	98	青岛黄海制药有限责任公司
49	浙江华海药业股份有限公司	99	江苏奥赛康药业股份有限公司
※50	山东新华医药集团有限责任公司	※100	江苏联环药业集团有限公司

※表示该集团采用合并形式排名

表17　2014年化学药品工业企业法人单位主营业务收入100强

位次	企业名称	位次	企业名称
※1	扬子江药业集团有限公司	51	惠氏制药有限公司
※2	中国医药集团总公司	※52	安徽丰原集团有限公司
※3	华润医药控股有限公司	※53	浙江医药股份有限公司
※4	上海医药(集团)有限公司	※54	四川好医生药业集团有限公司
※5	拜耳医药保健有限公司	※55	深圳海王集团股份有限公司
※6	齐鲁制药有限公司	※56	深圳信立泰药业股份有限公司
7	辉瑞制药有限公司	※57	江苏亚邦药业集团股份有限公司
※8	天津市医药集团有限公司	※58	成都倍特药业有限公司
※9	石药集团有限责任公司	※59	西安力邦制药有限公司
※10	中国远大集团有限责任公司	※60	东北制药集团有限责任公司
※11	上海复星医药(集团)股份有限公司	※61	山东新华医药集团有限责任公司
12	上海罗氏制药有限公司	62	江苏奥赛康药业股份有限公司
※13	哈药集团有限公司	63	山东齐都药业有限公司
※14	四川科伦药业股份有限公司	64	浙江华海药业股份有限公司
※15	正大天晴药业集团股份有限公司	※65	百特(中国)投资有限公司
16	诺和诺德(中国)制药有限公司	※66	双鸽集团有限公司
※17	华北制药集团有限责任公司	67	浙江仙琚制药股份有限公司
※18	珠海联邦制药股份有限公司	※68	浙江京新控股有限公司
※19	江苏恒瑞医药股份有限公司	※69	宜昌东阳光药业股份有限公司
※20	杭州华东医药集团有限公司	※70	山东鲁抗医药股份有限公司
※21	江苏豪森医药集团有限公司	71	北京泰德制药股份有限公司
22	赛诺菲(杭州)制药有限公司	※72	广东广润集团有限公司
23	阿斯利康制药有限公司	73	礼来苏州制药有限公司
24	西安杨森制药有限公司	74	重庆科瑞制药(集团)有限公司
※25	人福医药集团股份公司	75	卫材(中国)药业有限公司
※26	丽珠医药集团股份有限公司	※76	江苏联环药业集团有限公司
※27	鲁南制药集团股份有限公司	77	山东方明药业集团股份有限公司
28	山德士(中国)制药有限公司	78	海南卫康制药(潜山)有限公司
※29	先声药业有限公司	※79	上海景峰制药有限公司
※30	罗欣医药集团有限公司	80	安斯泰来制药(中国)有限公司
※31	菏泽睿鹰制药集团有限公司	※81	吉林省都邦药业股份有限公司
※32	悦康药业集团有限公司	※82	华仁世纪集团有限公司
※33	费森尤斯卡比(中国)投资有限公司	83	青州尧王制药有限公司
※34	江苏济川控股集团有限公司	※84	合肥平光制药有限公司
※35	普洛药业股份有限公司	※85	哈尔滨誉衡药业股份有限公司
※36	北京四环制药有限公司	86	施维雅(天津)制药有限公司
※37	辅仁药业集团有限公司	※87	江苏吴中医药集团有限公司
38	寿光富康制药有限公司	※88	大冢(中国)投资有限公司
39	北京诺华制药有限公司	89	常州四药制药有限公司
40	瑞阳制药有限公司	90	石家庄四药有限公司
※41	新和成控股集团有限公司	91	施慧达药业集团(吉林)有限公司
※42	辰欣科技集团有限公司	92	上海勃林格殷格翰药业有限公司
※43	绿叶投资集团有限公司	93	昆山龙灯瑞迪制药有限公司
44	中美上海施贵宝制药有限公司	94	西南药业股份有限公司
※45	迪沙药业集团有限公司	95	中美天津史克制药有限公司
※46	中国通用技术(集团)控股有限责任公司	96	重庆华森制药有限公司
※47	浙江海正药业股份有限公司	※97	湖南尔康制药股份有限公司
※48	上海创诺医药集团有限公司	98	江苏恩华药业股份有限公司
49	赛诺菲(北京)制药有限公司	※99	浙江海翔药业股份有限公司
※50	海南海药股份有限公司	※100	深圳市海普瑞药业股份有限公司

※表示该集团采用合并形式排名

表18　2014年化学药品工业企业法人单位利润总额100强

位次	企业名称	位次	企业名称
※1	中国医药集团总公司	※51	哈药集团有限公司
※2	华润医药控股有限公司	52	卫材(中国)药业有限公司
※3	中国通用技术(集团)控股有限责任公司	53	山东达因海洋生物制药股份有限公司
※4	上海医药(集团)有限公司	※54	吉林省都邦药业股份有限公司
※5	扬子江药业集团有限公司	※55	普洛药业股份有限公司
※6	上海复星医药(集团)股份有限公司	※56	先声药业有限公司
※7	齐鲁制药有限公司	57	寿光富康制药有限公司
8	辉瑞制药有限公司	※58	湖南尔康制药股份有限公司
※9	正大天晴药业集团股份有限公司	※59	华仁世纪集团有限公司
※10	北京四环制药有限公司	60	山东方明药业集团股份有限公司
※11	江苏恒瑞医药股份有限公司	※61	西安力邦制药有限公司
※12	杭州华东医药集团有限公司	62	浙江华海药业股份有限公司
※13	中国远大集团有限责任公司	63	贝达药业股份有限公司
※14	浦仁药业集团有限公司	※64	广州康臣药业有限公司
※15	工苏豪森医药集团有限公司	65	中美天津史克制药有限公司
※16	象叶投资集团有限公司	※66	安徽丰原集团有限公司
※17	宋圳信立泰药业股份有限公司	※67	上海景峰制药有限公司
※18	四川科伦药业股份有限公司	※68	苏州天马医药集团有限公司
19	赛诺菲(杭州)制药有限公司	※69	辰欣科技集团有限公司
※20	天津市医药集团有限公司	70	赛诺菲(北京)制药有限公司
※21	石药集团有限责任公司	71	苏州东瑞制药有限公司
※22	新和成控股集团有限公司	72	常州四药制药有限公司
23	北京泰德制药股份有限公司	73	北京协和药厂
※24	人福医药集团股份公司	74	海南海灵化学制药有限公司
※25	浙江海正药业股份有限公司	75	海南卫康制药(潜山)有限公司
26	北京双鹭药业股份有限公司	76	江苏恩华药业股份有限公司
27	上海罗氏制药有限公司	77	山东齐都药业有限公司
※28	鲁南制药集团股份有限公司	78	昆药集团股份有限公司
※29	拜耳医药保健有限公司	79	华熙福瑞达生物医药有限公司
※30	广东广润集团有限公司	80	北京赛升药业股份有限公司
※31	费森尤斯卡比(中国)投资有限公司	81	上海强生制药有限公司
※32	丽珠医药集团股份有限公司	※82	海南海药股份有限公司
※33	罗欣医药集团有限公司	※83	大冢(中国)投资有限公司
※34	珠海联邦制药股份有限公司	※84	双鸽集团有限公司
※35	江苏济川控股集团有限公司	85	江苏天士力帝益药业有限公司
36	惠氏制药有限公司	※86	浙江医药股份有限公司
※37	哈尔滨誉衡药业股份有限公司	※87	四川好医生药业集团有限公司
※38	菏泽睿鹰制药集团有限公司	※88	江苏亚邦药业集团股份有限公司
39	北京嘉林药业股份有限公司	89	浙江永宁药业股份有限公司
40	瑞阳制药有限公司	90	河南润弘制药股份有限公司
41	江苏奥赛康药业股份有限公司	91	深圳翰宇药业股份有限公司
※42	西藏海思科药业集团股份有限公司	※92	灵康药业集团股份有限公司
※43	宜昌东阳光药业股份有限公司	93	浙江九洲药业股份有限公司
※44	华邦颖泰股份有限公司	※94	四川百利药业有限责任公司
45	石家庄四药有限公司	95	通用电气药业(上海)有限公司
46	西安杨森制药有限公司	96	吉林省吴太感康药业有限公司
47	阿斯利康制药有限公司	※97	昆明积大制药股份有限公司
48	诺和诺德(中国)制药有限公司	98	中美上海施贵宝制药有限公司
49	青岛黄海制药有限责任公司	99	浙江金华康恩贝生物制药有限公司
※50	深圳市海普瑞药业股份有限公司	※100	迪沙药业集团有限公司

※表示该集团采用合并形式排名

表19　2014年中成药工业企业法人单位资产总额100强

位次	企业名称	位次	企业名称
※1	广州白云山医药集团股份有限公司	51	精华制药集团股份有限公司
※2	天士力控股集团有限公司	※52	哈药集团中药有限公司
※3	修正药业集团股份有限公司	53	马应龙药业集团股份有限公司
※4	云南白药集团股份有限公司	※54	西藏奇正藏药股份有限公司
※5	吉林敖东药业集团股份有限公司	※55	山东福胶集团有限公司
※6	太极集团有限公司	56	四川宜宾五粮液集团宜宾制药有限责任公司
※7	华润三九医药股份有限公司	※57	上海雷允上药业有限公司
※8	康恩贝集团有限公司	58	牡丹江友搏药业股份有限公司
※9	山东步长制药股份有限公司	59	江苏苏中药业集团股份有限公司
※10	中国中药公司	60	甘肃扶正药业科技股份有限公司
※11	四川恰和企业(集团)有限责任	61	正大青春宝药业有限公司
※12	广西梧州中恒集团股份有限公司	62	山东宏济堂制药集团有限公司
13	东阿阿胶股份有限公司	※63	湖南汉森制药股份有限公司
※14	江苏康缘集团有限责任公司	※64	云南植物药业有限公司
※15	江西江中制药(集团)有限责任	65	通化金马药业集团股份有限公司
※16	华方医药科技有限公司	66	广东罗浮山国药股份有限公司
※17	神威药业集团有限公司	67	金花企业(集团)股份有限公司
※18	贵州益佰制药股份有限公司	68	重庆希尔安药业有限公司
※19	成都地奥制药集团有限公司	69	四川恩威制药有限公司
※20	天津中新药业集团股份有限公司	※70	浙江佐力药业股份有限公司
※21	石家庄以岭药业股份有限公司	71	上海绿谷制药有限公司
22	北京同仁堂股份有限公司	72	颈复康药业集团有限公司
※23	江西济民可信集团有限公司	73	成都第一药业有限公司
※24	北京同仁堂科技发展股份有限公	74	成都华神集团股份有限公司
※25	葵花药业集团股份有限公司	75	兰州佛慈制药股份有限公司
※26	金陵药业股份有限公司	76	河南辅仁堂制药有限公司
※27	黑龙江珍宝岛药业股份有限公司	77	百花医药集团股份有限公司
※28	广州市香雪制药股份有限公司	78	鲁南厚普制药有限公司
※29	贵州百灵企业集团制药股份有限	79	浙江天皇药业有限公司天台分公司
※30	山西振东实业集团有限公司	80	通化久铭药业有限公司
31	漳州片仔癀药业股份有限公司	81	云南龙润药业有限公司
32	贵州信邦制药股份有限公司	※82	珠海安生医药有限公司
33	吉林紫鑫药业股份有限公司	83	上海和黄药业有限公司
※34	仁和(集团)发展有限公司	84	江西普正制药有限公司
※35	亚宝药业集团股份有限公司	85	黑龙江天宏药业股份有限公司
36	天津红日药业股份有限公司	86	通化玉圣药业有限公司
※37	桂林三金药业股份有限公司	87	广东台城制药股份有限公司
38	长白山制药股份有限公司	88	青岛国风药业股份有限公司
※39	天圣制药集团股份有限公司	89	广西灵峰药业有限公司
※40	回音必集团有限公司	※90	江西百神药业股份有限公司
※41	广东众生药业股份有限公司	91	贵州健兴药业有限公司
42	河南太龙药业股份有限公司	92	浙江康莱特药业有限公司
※43	上海神奇制药投资管理股份有限公司	93	北京协和制药二厂
44	株洲千金药业股份有限公司	94	云南三七科技有限公司
※45	青峰医药集团有限公司	95	广东嘉应制药股份有限公司
46	上海凯宝药业股份有限公司	※96	万邦德制药集团股份有限公司
※47	九芝堂股份有限公司	97	烟台荣昌制药股份有限公司
※48	成都康弘药业集团股份有限公司	98	四川中方制药有限公司
49	恒康医疗集团股份有限公司	99	江苏柯菲平医药股份有限公司
50	河南福森药业有限公司	100	吉林草还丹药业有限公司

※表示该集团采用合并形式排名

表20　2014年中成药工业企业法人单位主营业务收入100强

位次	企业名称	位次	企业名称
※1	广州白云山医药集团股份有限公司	51	正大青春宝药业有限公司
※2	修正药业集团股份有限公司	52	颈复康药业集团有限公司
※3	江西济民可信集团有限公司	53	山东仙河药业有限公司
※4	山东步长制药股份有限公司	※54	珠海安生医药有限公司
※5	云南白药集团股份有限公司	※55	九芝堂股份有限公司
※6	天津中新药业集团股份有限公司	56	上海绿谷制药有限公司
※7	华润三九医药股份有限公司	※57	朗致集团有限公司
※8	天士力控股集团有限公司	58	上海和黄药业有限公司
※9	江苏康缘集团有限责任公司	59	贵州健兴药业有限公司
※10	青峰医药集团有限公司	※60	金陵药业股份有限公司
※11	康恩贝集团有限公司	※61	西藏奇正藏药股份有限公司
12	江苏苏中药业集团股份有限公司	62	甘肃扶正药业科技股份有限公司
※13	中国中药公司	63	江西普正制药有限公司
14	东阿阿胶股份有限公司	64	吉林华康药业股份有限公司
※15	贵州益佰制药股份有限公司	65	山东凤凰制药股份有限公司
※16	回音必集团有限公司	66	四川康定金珠制药有限责任公司
※17	广西梧州中恒集团股份有限公司	※67	云南植物药业有限公司
※18	华方医药科技有限公司	68	陕西盘龙药业集团股份有限公司
※19	石家庄以岭药业股份有限公司	69	吉林长舜制药有限公司
20	天津红日药业股份有限公司	70	重庆希尔安药业有限公司
※21	仁和(集团)发展有限公司	71	四川好医生攀西药业有限责任公司
※22	上海雷允上药业有限公司	72	牡丹江友搏药业股份有限公司
※23	葵花药业集团股份有限公司	73	湖北襄阳隆中药业集团有限公司
※24	太极集团有限公司	74	吉林步长制药有限公司
※25	哈药集团中药有限公司	75	贵阳德昌祥药业有限公司
※26	神威药业集团有限公司	76	四川宜宾五粮液集团宜宾制药有限责任公司
※27	北京同仁堂科技发展股份有限公司	77	马应龙药业集团股份有限公司
※28	亚宝药业集团股份有限公司	78	漳州片仔癀药业股份有限公司
※29	山西振东实业集团有限公司	79	通化玉圣药业有限公司
30	北京同仁堂股份有限公司	※80	湖南汉森制药股份有限公司
※31	吉林敖东药业集团股份有限公司	81	贵州远程制药有限责任公司
※32	江西江中制药(集团)有限责任公司	82	金花企业(集团)股份有限公司
33	长白山制药股份有限公司	83	青岛国风药业股份有限公司
34	大理药业股份有限公司	※84	山东福胶集团有限公司
※35	成都康弘药业集团股份有限公司	85	河北君临药业有限公司
※36	成都地奥制药集团有限公司	86	吉林一正药业集团有限公司
※37	黑龙江珍宝岛药业股份有限公司	87	河北万岁药业有限公司
38	广东罗浮山国药股份有限公司	88	广西万寿堂药业有限公司
39	河南福森药业有限公司	89	江西银涛药业有限公司
※40	贵州百灵企业集团制药股份有限公司	90	贵州信邦制药股份有限公司
※41	广州市香雪制药股份有限公司	91	桂林中族中药股份有限公司
42	上海凯宝药业股份有限公司	92	内蒙古天奇中蒙制药股份有限公司
※43	江西百神药业股份有限公司	93	清华德人西安幸福制药有限公司
※44	桂林三金药业股份有限公司	94	江西南昌济生制药厂
※45	广东众生药业股份有限公司	95	精华制药集团股份有限公司
※46	上海神奇制药投资管理股份有限公司	96	海南养生堂药业有限公司
47	浙江康莱特药业有限公司	97	江苏柯菲平医药股份有限公司
※48	江西青春康源集团有限公司	98	广西金嗓子有限责任公司
49	株洲千金药业股份有限公司	99	浙江维康药业有限公司
50	山东宏济堂制药集团有限公司	100	康臣药业(内蒙古)有限责任公司

※表示该集团采用合并形式排名

表21　2014年中成药工业企业法人单位利润总额100强

位次	企业名称	位次	企业名称
※1	云南白药集团股份有限公司	※51	亚宝药业集团股份有限公司
※2	修正药业集团股份有限公司	※52	山东福胶集团有限公司
※3	广西梧州中恒集团股份有限公司	53	浙江天皇药业有限公司天台分公司
※4	广州白云山医药集团股份有限公司	54	江西普正制药有限公司
※5	山东步长制药股份有限公司	55	北京协和制药二厂
6	东阿阿胶股份有限公司	56	山东宏济堂制药集团有限公司
※7	吉林敖东药业集团股份有限公司	※57	上海神奇制药投资管理股份有限公司
※8	天士力控股集团有限公司	※58	金陵药业股份有限公司
※9	华润三九医药股份有限公司	59	甘肃扶正药业科技股份有限公司
※10	康恩贝集团有限公司	60	广东罗浮山国药股份有限公司
※11	神威药业集团有限公司	61	正大青春宝药业有限公司
※12	中国中药公司	※62	湖南汉森制药股份有限公司
※13	江西济民可信集团有限公司	63	株洲千金药业股份有限公司
※14	贵州益佰制药股份有限公司	64	江苏柯菲平医药股份有限公司
15	北京同仁堂股份有限公司	※65	万邦德制药集团股份有限公司
※16	黑龙江珍宝岛药业股份有限公司	66	广西源安堂药业有限公司
※17	桂林三金药业股份有限公司	67	云南云河药业股份有限公司
※18	华方医药科技有限公司	68	重庆希尔安药业有限公司
※19	四川怡和企业(集团)有限责任公司	69	丽珠集团利民制药厂
※20	江苏康缘集团有限责任公司	70	恒康医疗集团股份有限公司
21	天津红日药业股份有限公司	※71	浙江佐力药业股份有限公司
22	漳州片仔癀药业股份有限公司	72	大理药业股份有限公司
23	牡丹江友搏药业股份有限公司	73	海南养生堂药业有限公司
※24	北京同仁堂科技发展股份有限公司	74	贵州景诚制药有限公司
※25	天津中新药业集团股份有限公司	75	上海绿谷制药有限公司
26	上海凯宝药业股份有限公司	76	沈阳双鼎制药有限公司
※27	青峰医药集团有限公司	77	通化玉圣药业有限公司
※28	石家庄以岭药业股份有限公司	78	四川光大制药有限公司
※29	葵花药业集团股份有限公司	※79	中山市中智药业集团有限公司
※30	仁和(集团)发展有限公司	※80	江西青春康源集团有限公司
31	长白山制药股份有限公司	81	河北君临药业有限公司
※32	贵州百灵企业集团制药股份有限公司	82	四川好医生攀西药业有限责任公司
33	浙江康莱特药业有限公司	83	百花医药集团股份有限公司
※34	成都康弘药业集团股份有限公司	84	四川恩威制药有限公司
35	康臣药业(内蒙古)有限责任公司	※85	哈药集团中药有限公司
※36	江西江中制药(集团)有限责任公司	86	广东台城制药股份有限公司
※37	九芝堂股份有限公司	87	成都华神集团股份有限公司
※38	西藏奇正藏药股份有限公司	88	四川康定金珠制药有限责任公司
※39	广东众生药业股份有限公司	89	西安天一秦昆制药有限责任公司
40	江苏苏中药业集团股份有限公司	90	湖南恒生制药股份有限公司
41	马应龙药业集团股份有限公司	91	山东凤凰制药股份有限公司
42	黑龙江天宏药业股份有限公司	92	上海杏灵科技药业股份有限公司
※43	广州市香雪制药股份有限公司	93	湖南金沙药业有限责任公司
※44	成都地奥制药集团有限公司	94	北京北大维信生物科技有限公司
45	河南福森药业有限公司	95	陕西康惠制药股份有限公司
※46	珠海安生医药有限公司	96	陕西汉王药业有限公司
※47	天圣制药集团股份有限公司	97	云南摩尔农庄生物科技开发有限公司
48	上海和黄药业有限公司	98	昆明龙津药业股份有限公司
49	广西金嗓子有限责任公司	99	浙江新光药业股份有限公司
※50	回音必集团有限公司	※100	山西振东实业集团有限公司

※表示该集团采用合并形式排名

表22　2014年中药饮片工业企业法人单位资产总额100强

位次	企业名称	位次	企业名称
※1	康美药业股份有限公司	51	浙江赐富医药有限公司
2	北京同仁堂健康药业股份有限公司	52	吉林敖东世航药业股份有限公司
3	北京康仁堂药业有限公司	53	湖北金贵中药饮片有限责任公司
※4	上海华宇药业有限公司	54	北京太洋树康中药饮片厂
5	吉林紫鑫初元药业有限公司	55	浙江华方生命科技有限公司
※6	天津盛实百草中药技术有限公司	56	上海青浦中药饮片有限公司
7	甘肃中天药业有限责任公司	57	上海养和堂中药饮片有限公司
8	北京同仁堂健康药业(福州)有限公司	58	吉林华润和善堂人参有限公司
9	龙宝参茸股份有限公司	59	厦门燕来福制药有限公司
10	四川新荷花中药饮片股份有限公司	60	武汉华珍药业有限公司
11	亳州市沪谯药业有限公司	61	辽宁祥云药业有限公司
12	河北金木药业集团有限公司	62	浙江天冉中药饮片有限公司
13	北京华邈中药工程技术开发中心	63	四川千方中药饮片有限公司
14	安徽协和成药业饮片有限公司	64	甘肃伊真堂药业有限责任公司
15	浙江惠松制药有限公司	65	福建天人药业有限公司
16	湖南福泰中药饮片有限责任公司	66	桓仁满族自治县恒宝参药有限公司
17	文山市苗乡三七实业有限公司	67	安康北医大制药股份有限公司
18	辽宁贵今生物医药有限公司	68	陇西千金药材有限公司
19	四川佳能达攀西药业有限公司	69	甘肃田地农业科技有限责任公司
20	甘肃亚兰药业有限公司	70	四川江油中坝附子科技发展有限公司
21	云南鸿翔中药科技有限公司	71	湖北思安药业有限公司
22	云南新世纪中药饮片有限公司	72	云南滇中药业有限公司
23	重庆国光天然药业有限公司	73	上海德大堂国药有限公司
24	国药集团冯了性(佛山)药材饮片有限公司	74	上海童涵春堂中药饮片有限公司
25	北京同仁堂吉林人参有限责任公司	75	集安市大路特产制品有限公司
26	北京东兴堂科技发展有限公司	76	哈药集团世一堂中药饮片有限责任公司
27	樟树市庆仁中药饮片有限公司	77	陇西正大药业有限公司
28	四川金岁方药业有限公司	78	甘肃甘强医药发展有限责任公司
29	甘肃伟盛药业有限责任公司	79	江西青春康源中药饮片有限公司
30	集安市宏兴参业有限公司	80	渭源县鑫源药业科技有限公司
31	上海同济堂药业有限公司	81	贵州省兴义市吉仁堂药业公司
32	云南金九地生物科技有限公司	82	海南寿南山参业有限公司
33	浙江中医院大学中药饮片有限公司	83	上海华济药业有限公司
34	吉林省宏久生物科技股份有限公司	84	湖南省大豪药业有限责任公司
35	北京金崇光药业有限公司	85	天津新内田制药有限公司
36	重庆国中医药有限公司	86	上海药房股份有限公司徐重道中药饮片厂
37	杭州华东中药饮片有限公司	87	甘肃东方本草药业有限公司
38	上海雷允上中药饮片厂	88	宜宾仁和中药饮片有限责任公司
39	上海康桥中药饮片有限公司	89	广西玉林市祥生中药饮片有限责任公司
40	桓仁巨户沟森涛山参基地	90	贵州昌昊中药发展有限公司
41	福建省神蜂科技开发有限公司	91	上海封浜中药饮片有限公司
42	浙江康恩贝集团医疗保健品有限公司	92	岷县顺兴和中药材有限责任公司
43	衢州南孔中药有限公司	93	浙江大德堂国药有限公司
44	北京冠城药业有限公司	94	天水太盛祥医药有限公司
45	贵州百灵企业集团和仁堂药业有限公司	95	浙江天惠保健品有限公司
46	杭州蜂之语蜂业股份有限公司	96	定西市天信药业有限责任公司
47	辽宁正大祥和药业集团	97	延边开城医药有限公司
48	药圣堂(湖南)制药限公司	98	集安市俊鹏参业有限责任公司
49	贵州德良方药业股份有限公司	99	北京市双桥燕京中药饮片厂
50	辽宁美罗君元药业有限公司	100	湖南大诚中药生物股份有限公司

※表示该集团采用合并形式排名

表 23　2014 年中药饮片工业企业法人单位主营业务收入 100 强

位次	企业名称	位次	企业名称
※1	康美药业股份有限公司	51	吉林省华惠生物科技有限公司
2	北京同仁堂健康药业股份有限公司	52	四川千方中药饮片有限公司
3	北京康仁堂药业有限公司	53	北京金崇光药业有限公司
※4	上海华宇药业有限公司	54	集安市俊鹏参业有限责任公司
5	安徽协和成药业饮片有限公司	55	浙江天冉中药饮片有限公司
6	北京同仁堂健康药业(福州)有限公司	56	福建承天药业有限公司
7	延边开城医药有限公司	57	国药集团冯了性(佛山)药材饮片有限公司
※8	天津盛实百草中药技术有限公司	58	江西青春康源中药饮片有限公司
9	北京华邈中药工程技术开发中心	59	宜宾仁和中药饮片有限责任公司
10	龙宝参茸股份有限公司	60	厦门燕来福制药有限公司
11	四川新荷花中药饮片股份有限公司	61	上海养和堂中药饮片有限公司
12	桓仁满族自治县恒宝参药有限公司	62	上海信德中药公司
13	四川金岁方药业有限公司	63	广西玉林市祥生中药饮片有限责任公司
14	亳州市沪谯药业有限公司	64	上海青浦中药饮片有限公司
15	浙江惠松制药有限公司	65	湖南福泰中药饮片有限责任公司
16	甘肃亚兰药业有限公司	66	集安市大路特产制品有限公司
17	文山市苗乡三七实业有限公司	67	武汉华珍药业有限公司
18	杭州华东中药饮片有限公司	68	吉林华润和善堂人参有限公司
19	重庆国光天然药业有限公司	69	北京市双桥燕京中药饮片厂
20	云南鸿翔中药科技有限公司	70	上海德大堂国药有限公司
21	上海康桥中药饮片有限公司	71	辽宁正大祥和药业集团
22	河北金木药业集团有限公司	72	辽宁祥云药业有限公司
23	福建天人药业有限公司	73	上海童涵春堂中药饮片有限公司
24	桓仁巨户沟森涛山参基地	74	浙江钱王中药有限公司
25	北京东兴堂科技发展有限公司	75	上海封浜中药饮片有限公司
26	樟树市庆仁中药饮片有限公司	76	哈药集团世一堂中药饮片有限责任公司
27	浙江华方生命科技有限公司	77	嘉兴东方国药饮片有限公司
28	甘肃中天药业有限责任公司	78	上海药房股份有限公司徐重道中药饮片厂
29	北京祥威药业有限公司	79	玉林市华济中药饮片有限公司
30	重庆国中医药有限公司	80	北京卫仁中药饮片厂
31	集安市集宝参业有限责任公司	81	贵州昌昊中药发展有限公司
32	安康北医大制药股份有限公司	82	北京松兰饮片有限公司
33	衢州南孔中药有限公司	83	杭州李宝赢堂中药饮片有限公司
34	北京同仁堂吉林人参有限责任公司	84	甘肃田地农业科技有限责任公司
35	集安市宏兴参业有限公司	85	北京太洋树康中药饮片厂
36	上海雷允上中药饮片厂	86	贵州仙龙药业有限公司
37	集安市远东参业有限公司	87	渭源县茂翔药业有限责任公司
38	浙江中医院大学中药饮片有限公司	88	甘肃天容堂药业有限公司
39	辽宁贵今生物医药有限公司	89	岷县顺兴和中药材有限责任公司
40	湖北金贵中药饮片有限责任公司	90	吉林省宏久生物科技股份有限公司
41	上海同济堂药业有限公司	91	吉林敖东世航药业股份有限公司
42	药圣堂(湖南)制药限公司	92	辽宁三达药材有限公司
43	云南新世纪中药饮片有限公司	93	渭源县鑫源药业科技有限公司
44	辽宁美罗君元药业有限公司	94	上海华济药业有限公司
45	贵州百灵企业集团和仁堂药业有限公司	95	甘肃陇脉药材有限公司
46	杭州蜂之语蜂业股份有限公司	96	辽宁阳光保健品有限公司
47	云南金九地生物科技有限公司	97	四川江油中坝附子科技发展有限公司
48	甘肃伟盛药业有限责任公司	98	吉林国安药业有限公司
49	陇西千金药材有限公司	99	柳州市神农中药饮片厂
50	湖北聚瑞中药饮片有限公司	100	南宁市景昌中药饮片有限公司

※表示该集团采用合并形式排名

表24　2014 年中药饮片工业企业法人单位利润总额 100 强

位次	企业名称	位次	企业名称
※1	康美药业股份有限公司	51	甘肃天容堂药业有限公司
2	北京康仁堂药业有限公司	52	渭源县鑫源药业科技有限公司
3	北京同仁堂健康药业股份有限公司	53	集安市远东参业有限公司
4	北京同仁堂健康药业(福州)有限公司	54	辽宁美罗君元药业有限公司
5	安徽协和成药业饮片有限公司	55	集安市大路特产制品有限公司
6	云南鸿翔中药科技有限公司	56	湖北思安药业有限公司
7	龙宝参茸股份有限公司	57	绵阳好医生中药饮片有限公司
8	亳州市沪谯药业有限公司	58	浙江大德堂国药有限公司
9	安康北医大制药股份有限公司	59	湖北金贵中药饮片有限责任公司
10	桓仁巨户沟森涛山参基地	60	上海封浜中药饮片有限公司
11	甘肃中天药业有限责任公司	61	北京卫仁中药饮片厂
※12	天津盛实百草中药技术有限公司	62	哈药集团世一堂中药饮片有限责任公司
13	四川新荷花中药饮片股份有限公司	63	辽宁三达药材有限公司
14	四川金岁方药业有限公司	64	上海养和堂中药饮片有限公司
15	云南金九地生物科技有限公司	65	吉林省宏久生物科技股份有限公司
16	河北金木药业集团有限公司	66	定西市天信药业有限责任公司
17	贵州百灵企业集团和仁堂药业有限公司	67	武汉华珍药业有限公司
18	重庆国中医药有限公司	68	卓尼县佛赐藏药材开发有限责任公司
19	甘肃伟盛药业有限责任公司	69	上海华济药业有限公司
20	浙江华方生命科技有限公司	70	南宁元桂中药饮片有限责任公司
21	上海同济堂药业有限公司	71	辽宁祥云药业有限公司
22	甘肃亚兰药业有限公司	72	通渭县通广药材有限责任公司
23	北京华邈中药工程技术开发中心	73	北京市双桥燕京中药饮片厂
24	辽宁贵今生物医药有限公司	74	浙江钱王中药有限公司
※25	上海华宇药业有限公司	75	甘肃蓉宝生物科技有限公司
26	药圣堂(湖南)制药限公司	76	甘肃东方本草药业有限公司
27	衢州南孔中药有限公司	77	辽宁正大祥和药业集团
28	湖南福泰中药饮片有限责任公司	78	上海雷允上中药饮片厂
29	浙江惠松制药有限公司	79	延边开城医药有限公司
30	文山市苗乡三七实业有限公司	80	陇西千金药材有限公司
31	云南新世纪中药饮片有限公司	81	贵州昌昊中药发展有限公司
32	杭州华东中药饮片有限公司	82	吉林华润和善堂人参有限公司
33	上海康桥中药饮片有限公司	83	上海童涵春堂中药饮片有限公司
34	福建承天药业有限公司	84	福建明华制药有限公司
35	集安市俊鹏参业有限责任公司	85	上海药房股份有限公司徐重道中药饮片厂
36	甘肃田地农业科技有限责任公司	86	浙江天惠保健品有限公司
37	北京同仁堂吉林人参有限责任公司	87	湖南省大豪药业有限责任公司
38	浙江中医院大学中药饮片有限公司	88	北京金崇光药业有限公司
39	四川千方中药饮片有限公司	89	北京祥威药业有限公司
40	桓仁满族自治县恒宝参药有限公司	90	四川江油中坝附子科技发展有限公司
41	杭州蜂之语蜂业股份有限公司	91	湖州珍露生物制品有限公司
42	吉林国安药业有限公司	92	广西玉林市祥生中药饮片有限责任公司
43	集安市集宝参业有限责任公司	93	辽宁鹿源参茸饮片有限公司
44	福建天人药业有限公司	94	渭源县源盛药业有限责任公司
45	樟树市庆仁中药饮片有限公司	95	贵州仙龙药业有限公司
46	厦门燕来福制药有限公司	96	甘肃甘强医药发展有限责任公司
47	宜宾仁和中药饮片有限责任公司	97	陇西正大药业有限公司
48	北京东兴堂科技发展有限公司	98	平凉市铸康中药饮片有限责任公司
49	甘肃陇脉药材有限公司	99	浙江天冉中药饮片有限公司
50	集安市宏兴参业有限公司	100	杭州李宝赢堂中药饮片有限公司

※表示该集团采用合并形式排名

表 25　2014 年生物药品工业企业法人单位资产总额 100 强

位次	企业名称	位次	企业名称
※1	中国生物技术股份有限公司	51	红河千山生物工程有限公司
2	上海莱士血液制品股份有限公司	52	浙江我武生物科技股份有限公司
※3	东宝实业集团有限公司	53	大连汉信生物制药有限公司
4	华兰生物工程股份有限公司	54	云南天宏香精香料有限公司
※5	正中医药集团有限公司	55	辽宁科泰生物基因制药股份有限公司
6	玉溪沃森生物技术有限公司	56	哈尔滨圣泰生物制药有限公司
※7	长春高新技术产业(集团)股份有限公司	57	协和发酵麒麟(中国)制药有限公司
8	常州千红生化制药股份有限公司	※58	同药集团有限公司
9	上海中信国健药业股份有限公司	59	艾康生物技术(杭州)有限公司
10	河北常山生化药业股份有限公司	60	北京凯因科技股份有限公司
11	辽宁成大生物股份有限公司	61	上海联合赛尔生物工程有限公司
12	山东泰邦生物制品有限公司	62	浙江普康生物技术股份有限公司
13	舒泰神(北京)生物制药股份有限公司	63	罗益(无锡)生物制药有限公司
14	帝斯曼维生素(上海)有限公司	64	上海天士力药业有限公司
15	珍奥集团股份有限公司	65	成都康弘生物科技有限公司
16	长春长生生物科技股份有限公司	66	北京四环生物制药有限公司
17	南京健友生化制药股份有限公司	67	浙江普洛康裕生物制药有限公司
18	沈阳三生制药有限责任公司	68	深圳市天道医药有限公司
※19	未名生物医药有限公司	69	珠海亿胜生物制药有限公司
20	山东鲁维制药有限公司	70	长春海伯尔生物技术有限责任公司
21	广东天普生化医药股份有限公司	71	晋城海斯制药有限公司
22	泰普生物科学(中国)有限公司	72	成都利尔药业有限公司
23	甘李药业股份有限公司	73	浙江卫信生物药业有限公司
24	四川远大蜀阳药业股份有限公司	74	吉林英联生物制药股份有限公司
25	北京科兴生物制品有限公司	75	内蒙古双奇药业股份有限公司
26	山西康宝生物制品股份有限公司	76	浙江天元生物药业有限公司
27	上海科华生物工程股份有限公司	77	山东先声麦得津生物制药有限公司
28	黑龙江江世药业有限公司	78	安徽环球药业股份有限公司
29	北京智飞绿竹生物制药有限公司	79	杭州澳医保灵药业有限公司
30	江西博雅生物制药股份有限公司	80	中科生物制药股份有限公司
31	同路生物制药有限公司	81	大连珍奥药业股份有限公司
32	安徽安科生物工程(集团)股份有限公司	82	辽宁天龙药业有限公司
33	武汉海特生物制药股份有限公司	83	吉林海资生物工程技术有限公司
34	湖州数康生物科技有限公司	84	湖南圣湘生物科技有限公司
35	吉林省辉南长龙生化药业股份有限公司	85	浙江伊利康生物技术有限公司
36	深圳市卫光生物制品股份有限公司	86	湖州展望药业股份有限公司
37	哈尔滨派斯菲科生物制药股份有限公司	87	上海新兴医药股份有限公司
※38	上海昊海生物科技股份有限公司	88	上海荣盛生物药业有限公司
39	上海复旦张江生物医药股份有限公司	89	吉林亚泰生物药业股份有限公司
40	锦州奥鸿药业有限责任公司	90	北京三元基因工程有限公司
41	北京万泰生物药业股份有限公司	91	中肽生化有限公司
42	百泰生物药业有限公司	92	杭州澳亚生物技术有限公司
43	贵州泰邦生物制品有限公司	93	辽宁百凤生物药业有限公司
44	吉林敖东药业集团延吉股份有限公司	94	黑龙江迪龙制药有限公司
45	郑州安图生物工程股份有限公司	95	潍坊三维生物工程集团有限公司
46	英科新创(厦门)科技有限公司	96	深圳赛保尔生物药业有限公司
47	辽宁依生生物制药有限公司	97	长治市三宝生化药业有限公司
48	武汉中原瑞德生物制品有限责任公司	98	桂林华诺威基因药业有限公司
49	海南天煌制药有限公司	99	安徽宏业药业有限公司
50	厦门特宝生物工程股份有限公司	100	湖州展望天明药业有限公司

※表示该集团采用合并形式排名

表26　2014年生物药品工业企业法人单位主营业务收入100强

位次	企业名称	位次	企业名称
※1	中国生物技术股份有限公司	51	浙江普洛康裕生物制药有限公司
※2	长春高新技术产业(集团)股份有限公司	52	浙江丰安生物制药有限公司
※3	东宝实业集团有限公司	※53	正中医药集团有限公司
4	广东天普生化医药股份有限公司	54	浙江我武生物科技股份有限公司
5	华兰生物工程股份有限公司	55	上海联合赛尔生物工程有限公司
6	舒泰神(北京)生物制药股份有限公司	56	哈尔滨派斯菲科生物制药股份有限公司
7	沈阳三生制药有限责任公司	57	北京凯因科技股份有限公司
8	山东泰邦生物制品有限公司	58	杭州澳亚生物技术有限公司
9	上海莱士血液制品股份有限公司	59	内蒙古双奇药业股份有限公司
10	辽宁成大生物股份有限公司	60	玉溪沃森生物技术有限公司
11	锦州奥鸿药业有限责任公司	61	北京智飞绿竹生物制药有限公司
12	山西康宝生物制品股份有限公司	62	海南天煌制药有限公司
13	甘李药业股份有限公司	63	湖州展望药业股份有限公司
14	河北常山生化药业股份有限公司	64	哈尔滨松鹤制药有限公司
15	常州千红生化制药股份有限公司	65	湖州数康生物科技有限公司
16	上海中信国健药业股份有限公司	66	厦门特宝生物工程股份有限公司
17	四川远大蜀阳药业股份有限公司	67	协和发酵麒麟(中国)制药有限公司
18	辽宁科泰生物基因制药股份有限公司	68	湖北华龙生物制药有限公司
19	红河千山生物工程有限公司	69	长春博迅生物技术有限责任公司
20	吉林敖东药业集团延吉股份有限公司	70	深圳市天道医药有限公司
21	同路生物制药有限公司	71	成都利尔药业有限公司
22	江西生物制品研究所	72	杭州澳医保灵药业有限公司
23	长春长生生物科技股份有限公司	73	上海华新生物高技术有限公司
※24	未名生物医药有限公司	74	北京四环生物制药有限公司
25	吉林省辉南长龙生化药业股份有限公司	75	湖南圣湘生物科技有限公司
26	吉林英联生物制药股份有限公司	76	长治市三宝生化药业有限公司
27	上海科华生物工程股份有限公司	77	深圳赛保尔生物药业有限公司
28	安徽安科生物工程(集团)股份有限公司	78	珍奥集团股份有限公司
※29	上海昊海生物科技股份有限公司	79	武汉中原瑞德生物制品有限责任公司
30	郑州安图生物工程股份有限公司	80	肖特新康药品包装有限公司
31	武汉海特生物制药股份有限公司	81	上海新兴医药股份有限公司
32	上海复旦张江生物医药股份有限公司	82	福州迈新生物技术开发有限公司
33	艾康生物技术(杭州)有限公司	83	中肽生化有限公司
34	贵州泰邦生物制品有限公司	84	桂林华诺威基因药业有限公司
35	北京万泰生物药业股份有限公司	85	湖南一格制药有限公司
36	深圳市卫光生物制品股份有限公司	86	宁波瑞源生物科技有限公司
37	江西博雅生物制药股份有限公司	87	安徽宏业药业有限公司
38	英科新创(厦门)科技有限公司	88	山东先声麦得津生物制药有限公司
39	帝斯曼维生素(上海)有限公司	89	潍坊市康华生物技术有限公司
40	黑龙江江世药业有限公司	90	黑龙江迪龙制药有限公司
41	南京健友生化制药股份有限公司	91	浙江伊利康生物技术有限公司
42	安徽环球药业股份有限公司	92	北京三元基因工程有限公司
43	北京科兴生物制品有限公司	93	杭州龙达新科生物制药有限公司
※44	同药集团有限公司	94	辽宁玉皇药业有限公司
45	珠海亿胜生物制药有限公司	95	吉林海资生物工程技术有限公司
46	晋城海斯制药有限公司	96	希百寿药业有限公司
47	哈尔滨圣泰生物制药有限公司	97	北京北方生物技术研究所有限公司
48	百泰生物药业有限公司	98	浙江普康生物技术股份有限公司
49	泰普生物科学(中国)有限公司	99	湖南斯奇生物制药有限公司
50	重庆申高生化制药股份有限公司	100	上海荣盛生物药业有限公司

※表示该集团采用合并形式排名

表 27　2014 年生物药品工业企业法人单位利润总额 100 强

位次	企业名称	位次	企业名称
1	锦州奥鸿药业有限责任公司	51	南京健友生化制药股份有限公司
2	华兰生物工程股份有限公司	52	杭州龙达新科生物制药有限公司
※3	中国生物技术股份有限公司	53	泰普生物科学(中国)有限公司
4	山东泰邦生物制品有限公司	54	武汉中原瑞德生物制品有限责任公司
5	辽宁成大生物股份有限公司	55	上海联合赛尔生物工程有限公司
※6	长春高新技术产业(集团)股份有限公司	56	北京科兴生物制品有限公司
7	沈阳三生制药有限责任公司	57	北京凯因科技股份有限公司
8	上海莱士血液制品股份有限公司	58	珠海亿胜生物制药有限公司
9	甘李药业股份有限公司	59	安徽环球药业股份有限公司
10	同路生物制药有限公司	60	山东先声麦得津生物制药有限公司
※11	东宝实业集团有限公司	61	海南天煌制药有限公司
12	山西康宝生物制品股份有限公司	62	重庆申高生化制药股份有限公司
13	常州千红生化制药股份有限公司	63	浙江丰安生物制药有限公司
14	上海科华生物工程股份有限公司	64	黑龙江迪龙制药有限公司
15	郑州安图生物工程股份有限公司	65	哈尔滨吉尔生物科技有限公司
16	上海中信国健药业股份有限公司	66	深圳赛保尔生物药业有限公司
※17	未名生物医药有限公司	67	晋城海斯制药有限公司
18	四川远大蜀阳药业股份有限公司	68	厦门特宝生物工程股份有限公司
19	广东天普生化医药股份有限公司	69	上海新兴医药股份有限公司
20	舒泰神(北京)生物制药股份有限公司	70	肖特新康药品包装有限公司
21	贵州泰邦生物制品有限公司	71	宁波瑞源生物科技有限公司
※22	上海昊海生物科技股份有限公司	72	山东鲁维制药有限公司
23	珍奥集团股份有限公司	73	安徽宏业药业有限公司
24	吉林敖东药业集团延吉股份有限公司	74	内蒙古双奇药业股份有限公司
25	长春长生生物科技股份有限公司	75	杭州澳医保灵药业有限公司
26	百泰生物药业有限公司	76	协和发酵麒麟(中国)制药有限公司
27	河北常山生化药业股份有限公司	77	神州迈新生物技术开发有限公司
28	吉林英联生物制药股份有限公司	78	大连珍奥药业股份有限公司
29	哈尔滨圣泰生物制药有限公司	79	江西生物制品研究所
30	江西博雅生物制药股份有限公司	80	山东金洋药业有限公司
31	吉林省辉南长龙生化药业股份有限公司	81	湖南斯奇生物制药有限公司
32	北京智飞绿竹生物制药有限公司	82	湖州展望药业股份有限公司
33	安徽安科生物工程(集团)股份有限公司	83	浙江普康生物技术股份有限公司
34	黑龙江江世药业有限公司	84	成都利尔药业有限公司
35	上海复旦张江生物医药股份有限公司	85	浙江普洛康裕生物制药有限公司
36	武汉海特生物制药股份有限公司	86	长治市三宝生化药业有限公司
37	杭州澳亚生物技术有限公司	87	北京三元基因工程有限公司
38	浙江我武生物科技股份有限公司	88	杭州华津药业股份有限公司
39	深圳市卫光生物制品股份有限公司	89	湖南圣湘生物科技有限公司
40	英科新创(厦门)科技有限公司	90	辽宁迈迪生物科技有限公司
41	北京万泰生物药业股份有限公司	91	艾康生物技术(杭州)有限公司
42	长春博迅生物技术有限责任公司	92	郑州伊美诺生物技术有限公司
43	湖州数康生物科技有限公司	93	潍坊市康华生物技术有限公司
44	红河千山生物工程有限公司	94	湖南福来格生物技术有限公司
45	哈尔滨派斯菲科生物制药股份有限公司	95	浙江伊利康生物技术有限公司
46	上海天士力药业有限公司	96	北京现代高达生物技术有限责任公司
47	辽宁科泰生物基因制药股份有限公司	97	深圳市天道医药有限公司
48	帝斯曼维生素(上海)有限公司	98	成都康华生物制品有限公司
49	北京四环生物制药有限公司	99	云南天宏香精香料有限公司
50	中肽生化有限公司	100	湖南康润药业有限公司

※表示该集团采用合并形式排名

表28　2014年医疗仪器设备及器械工业企业法人单位资产总额100强

位次	企业名称	位次	企业名称
※1	威高集团有限公司	51	上海力申科学仪器有限公司
2	乐普(北京)医疗器械股份有限公司	52	天津哈娜好医材有限公司
3	沈阳东软医疗系统有限公司	53	常州奥斯迈医疗器械有限公司
4	江西洪达医疗器械集团有限公司	54	北京天新福医疗器材有限公司
※5	上海康德莱企业发展集团股份有限公司	55	南昌百特生物高新技术股份有限公司
6	创生医疗器械(中国)有限公司	56	湖南平安医械科技有限公司
7	华润万东医疗装备股份有限公司	57	浙江苏嘉医疗器械股份有限公司
8	江西益康医疗器械集团有限公司	58	福建梅生医疗科技股份有限公司
9	长春迪瑞医疗科技股份有限公司	59	武汉德骼拜尔外科植入物有限公司
10	北京九强生物技术股份有限公司	60	四川南格尔生物医学股份有限公司
11	深圳开立生物医疗科技股份有限公司	61	北京爱康宜诚医疗器材股份有限公司
12	天津九安医疗电子股份有限公司	62	浙江玉升医疗器械股份有限公司
13	泰尔茂医疗产品(杭州)有限公司	63	江西侨明医疗器械有限公司
14	宁波戴维医疗器械股份有限公司	64	大连JMS医疗器具有限公司
15	欧姆龙(大连)有限公司	65	上海浦东金环医疗用品股份有限公司
16	宁波美康生物科技股份有限公司	66	徕卡显微系统(上海)有限公司
17	北京谊安医疗系统股份有限公司	67	辽宁开普医疗系统有限公司
18	东软飞利浦医疗设备系统有限责任公司	68	江西丰临医用器械有限公司
19	北京博士伦眼睛护理产品有限公司	69	辽宁爱母医疗科技有限公司
20	松下电气机器(北京)有限公司	70	四川迈克生物医疗电子有限公司
21	先健科技(深圳)有限公司	71	宁波奉天海供氧净化成套设备有限公司
22	云南山灞图像传输科技有限公司	72	重庆山外山科技有限公司
23	江西科伦医疗器械制造有限公司	73	厦门艾德生物医药科技有限公司
24	鑫高益医疗设备股份有限公司	74	浙江龙飞实业股份有限公司
25	桂林优利特医疗电子集团有限公司	75	伟康医疗产品(深圳)有限公司
26	四川西南医用设备有限公司	76	苏州市康力骨科器械有限公司
27	尼普洛(上海)有限公司	77	鹰潭荣嘉集团医疗器械实业有限公司
28	旭化成医疗器械(杭州)有限公司	78	湖南康利来医疗器械有限公司
29	江西三鑫医疗科技股份有限公司	79	浙江天松医疗器械股份有限公司
30	厦门大博颖精医疗器械有限公司	80	大连库利艾特医疗制品有限公司
31	宁波永新光学股份有限公司	81	上海金香乳胶制品有限公司
32	南京微创医学科技有限公司	82	上海蓝怡科技有限公司
33	浙江史密斯医学仪器有限公司	83	天津喜来健医疗器械有限公司
34	康泰医学系统(秦皇岛)股份有限公司	84	上海输血技术有限公司
35	上海光电医用电子仪器有限公司	85	北京市富乐科技开发有限公司
36	瓦里安医疗设备(中国)有限公司	86	上海太阳生物技术有限公司
37	首钢水钢(集团)有限责任公司水电(氧气)厂	87	温州市贝普科技有限公司
38	上海执诚生物科技有限公司	88	宁波天益医疗器械有限公司
39	奥泰医疗系统有限责任公司	89	上海澳华光电内窥镜有限公司
40	浙江巴奥米特医药产品有限公司	90	北京杰富瑞科技有限公司
41	山东中保康医疗器具有限公司	91	湖南康都制药有限公司
42	美艾利尔(上海)诊断产品有限公司	92	杭州华冲科技有限公司
43	上海力声特医学科技有限公司	93	江西锦胜医疗器械集团有限公司
44	北京周林频谱科技有限公司	94	宁波蓝野医疗器械有限公司
45	上海卫康光学眼镜有限公司	95	浙江灵洋医疗器械有限公司
46	瑞奇外科器械(中国)有限公司	96	兰州西脉记忆合金股份有限公司
47	武汉国灸科技开发有限公司	97	北京思达医用装置有限公司
48	北京市春立正达医疗器械股份有限公司	98	上海安亭科学仪器厂
49	石家庄亿生堂医用品有限公司	99	福建省洪诚生物药业有限公司
50	浙江科惠医疗器械有限公司	100	浙江优特格尔医疗用品有限公司

※表示该集团采用合并形式排名

表29　2014年医疗仪器设备及器械工业企业法人单位主营业务收入100强

位次	企业名称	位次	企业名称
※1	威高集团有限公司	51	北京天新福医疗器材有限公司
2	乐普(北京)医疗器械股份有限公司	52	上海卫康光学眼镜有限公司
3	欧姆龙(大连)有限公司	53	石家庄亿生堂医用品有限公司
4	江西洪达医疗器械集团有限公司	54	北京爱康宜诚医疗器材股份有限公司
5	江西益康医疗器械集团有限公司	55	北京市富乐科技开发有限公司
※6	上海康德莱企业发展集团股份有限公司	56	三贵康复器材(上海)有限公司
7	沈阳东软医疗系统有限公司	57	上海阿洛卡医用仪器有限公司
8	泰尔茂医疗产品(杭州)有限公司	58	松下电气机器(北京)有限公司
9	东软飞利浦医疗设备系统有限责任公司	59	江西升升药业股份有限公司
10	深圳开立生物医疗科技股份有限公司	60	常州奥斯迈医疗器械有限公司
11	北京博士伦眼睛护理产品有限公司	61	四川南格尔生物医学股份有限公司
12	华润万东医疗装备股份有限公司	62	奥泰医疗系统有限责任公司
13	桂林优利特医疗电子集团有限公司	63	宁波天益医疗器械有限公司
14	江西锦胜医疗器械集团有限公司	64	武汉国灸科技开发有限公司
15	北京九强生物技术股份有限公司	65	北京市春立正达医疗器械股份有限公司
16	长春迪瑞医疗科技股份有限公司	66	浙江玉升医疗器械股份有限公司
17	南宁双健医疗器械有限责任公司	67	武汉德骼拜尔外科植入物有限公司
18	上海光电医用电子仪器有限公司	68	浙江苏嘉医疗器械股份有限公司
19	宁波美康生物科技股份有限公司	69	江西丰临医用器械有限公司
20	山东中保康医疗器具有限公司	70	浙江灵洋医疗器械有限公司
21	美艾利尔(上海)诊断产品有限公司	71	南宁一举医疗电子有限公司
22	天津九安医疗电子股份有限公司	72	瑞奇外科器械(中国)有限公司
23	天津哈娜好医材有限公司	73	上海泰雷兹电子管有限公司
24	江西三鑫医疗科技股份有限公司	74	上海力申科学仪器有限公司
25	浙江科惠医疗器械有限公司	75	大连库利艾特医疗制品有限公司
26	徕卡显微系统(上海)有限公司	76	爱科来医疗电子(上海)有限公司
27	创生医疗器械(中国)有限公司	77	北京康达五洲医疗器械中心
28	厦门大博颖精医疗器械有限公司	78	上海输血技术有限公司
29	江西红新医疗器械集团有限公司	79	厦门艾德生物医药科技有限公司
30	尼普洛(上海)有限公司	80	温州市康莱方医用塑料有限公司
31	上海蓝怡科技有限公司	81	宁波蓝野医疗器械有限公司
32	瓦里安医疗设备(中国)有限公司	82	天津舒好医用器材技术有限公司
33	湖南康利来医疗器械有限公司	83	北京万生人和科技有限公司
34	江西侨明医疗器械有限公司	84	杭州华冲科技有限公司
35	宁波永新光学股份有限公司	85	浙江史密斯医学仪器有限公司
36	浙江巴奥米特医药产品有限公司	86	福建省洪诚生物药业有限公司
37	先健科技(深圳)有限公司	87	天津世纪金辉医用设备有限公司
38	康泰医学系统(秦皇岛)股份有限公司	88	昆山福宏康复科技有限公司
39	云南山灞图像传输科技有限公司	89	江西科伦医疗器械制造有限公司
40	福建梅生医疗科技股份有限公司	90	四川迈克生物医疗电子有限公司
41	旭化成医疗器械(杭州)有限公司	91	温州市贝普科技有限公司
42	天津喜来健医疗器械有限公司	92	上海澳华光电内窥镜有限公司
43	大连JMS医疗器具有限公司	93	鹰潭荣嘉集团医疗器械实业有限公司
44	北京谊安医疗系统股份有限公司	94	杭州康基医疗器械有限公司
45	宁波戴维医疗器械股份有限公司	95	杭州市桐庐医疗光学仪器总厂
46	南京微创医学科技有限公司	96	天津医药集团众健康达医疗器械有限公司
47	鑫高益医疗设备股份有限公司	97	浙江优特格尔医疗用品有限公司
48	上海太阳生物技术有限公司	98	苏州市康力骨科器械有限公司
49	上海浦东金环医疗用品股份有限公司	99	湖南省健缘医疗科技有限公司
50	湖南平安医械科技有限公司	100	辽宁开普医疗系统有限公司

※表示该集团采用合并形式排名

表30　2014年医疗仪器设备及器械工业企业法人单位利润总额100强

位次	企业名称	位次	企业名称
※1	威高集团有限公司	51	武汉国灸科技开发有限公司
2	乐普(北京)医疗器械股份有限公司	52	瑞奇外科器械(中国)有限公司
3	北京九强生物技术股份有限公司	53	苏州贝诺医疗器械有限公司
4	深圳开立生物医疗科技股份有限公司	54	常州鼎健医疗器械有限公司
5	宁波美康生物科技股份有限公司	55	宁波蓝野医疗器械有限公司
6	厦门大博颖精医疗器械有限公司	56	大连库利艾特医疗制品有限公司
7	北京天新福医疗器材有限公司	57	徕卡显微系统(上海)有限公司
8	云南山灞图像传输科技有限公司	58	美艾利尔(上海)诊断产品有限公司
9	沈阳东软医疗系统有限公司	59	上海太阳生物技术有限公司
10	江西益康医疗器械集团有限公司	60	成都迪康中科生物医学材料有限公司
11	长春迪瑞医疗科技股份有限公司	61	上海光电医用电子仪器有限公司
12	泰尔茂医疗产品(杭州)有限公司	62	兰州西脉记忆合金股份有限公司
13	北京博士伦眼睛护理产品有限公司	63	北京思达医用装置有限公司
14	创生医疗器械(中国)有限公司	64	湖南康利来医疗器械有限公司
15	北京谊安医疗系统股份有限公司	65	杭州京泠医疗器械有限公司
16	东软飞利浦医疗设备系统有限责任公司	66	南宁双健医疗器械有限责任公司
※17	上海康德莱企业发展集团股份有限公司	67	天津世纪金辉医用设备有限公司
18	欧姆龙(大连)有限公司	68	常州市久虹医疗器械有限公司
19	山东中保康医疗器具有限公司	69	麦克奥迪(厦门)医疗诊断系统有限公司
20	上海执诚生物科技有限公司	70	宁波华辉医用器械有限公司
21	宁波戴维医疗器械股份有限公司	71	江西洪达医疗器械集团有限公司
22	先健科技(深圳)有限公司	72	上海力申科学仪器有限公司
23	宁波永新光学股份有限公司	73	天津迈达医学科技股份有限公司
24	康泰医学系统(秦皇岛)股份有限公司	74	上海输血技术有限公司
25	上海蓝怡科技有限公司	75	四川迈克生物医疗电子有限公司
26	北京爱康宜诚医疗器材股份有限公司	76	杭州华冲科技有限公司
27	华润万东医疗装备股份有限公司	77	深圳市爱德康科技有限公司
28	江西三鑫医疗科技股份有限公司	78	北京市富乐科技开发有限公司
29	武汉德骼拜尔外科植入物有限公司	79	江西升升药业股份有限公司
30	南京微创医学科技有限公司	80	湖南平安医械科技有限公司
31	北京市春立正达医疗器械股份有限公司	81	瓦里安医疗设备(中国)有限公司
32	鑫高益医疗设备股份有限公司	82	杭州光典医疗器械有限公司
33	上海浦东金环医疗用品股份有限公司	83	天津舒好医用器材技术有限公司
34	江西锦胜医疗器械集团有限公司	84	杭州安普生物工程有限公司
35	旭化成医疗器械(杭州)有限公司	85	浙江玉升医疗器械股份有限公司
36	常州奥斯迈医疗器械有限公司	86	上海阿洛卡医用仪器有限公司
37	浙江巴奥米特医药产品有限公司	87	杭州康基医疗器械有限公司
38	上海卫康光学眼镜有限公司	88	浙江优特格尔医疗用品有限公司
39	松下电气机器(北京)有限公司	89	上海申风医疗保健用品有限公司
40	石家庄亿生堂医用品有限公司	90	杭州好克光电仪器有限公司
41	浙江龙飞实业股份有限公司	91	北京福田电子医疗仪器有限公司
42	苏州市康力骨科器械有限公司	92	上海淞行实业有限公司
43	浙江苏嘉医疗器械股份有限公司	93	登士柏牙科(天津)有限公司
44	厦门艾德生物医药科技有限公司	94	上海泰雷兹电子管有限公司
45	福建梅生医疗科技股份有限公司	95	山东盛宏医药科技有限公司
46	浙江史密斯医学仪器有限公司	96	杭州桐庐时空候医疗器械有限公司
47	江西侨明医疗器械有限公司	97	兰州汶河医疗器械研制开发有限公司
48	浙江科惠医疗器械有限公司	98	苏州爱得科技发展有限公司
49	宁波天益医疗器械有限公司	99	上海沪通电子有限公司
50	浙江天松医疗器械股份有限公司	100	福建省洪诚生物药业有限公司

※表示该集团采用合并形式排名

表31　2014年卫生材料及医药用品工业企业法人单位资产总额100强

位次	企业名称	位次	企业名称
1	山东威高集团医用高分子制品股份有限公司	51	淄博兴华医用器材有限公司
2	威海洁瑞医用制品有限公司	52	浙江伏尔特医疗器械有限公司
3	苏州百特医疗用品有限公司	53	浙江周庆盖业有限公司
4	绍兴振德医用敷料有限公司	54	绍兴易邦医用品有限公司
5	枝江奥美医疗用品有限公司	55	浙江衢州康保医疗器材有限公司
6	河南曙光健士医疗器械集团股份有限公司	56	湖北人福康华药用辅料有限公司
7	山东侨牌集团有限公司	57	浙江华健医用工程有限公司
8	重庆正川医药包装材料股份有限公司	58	贵州千叶药品包装股份有限公司
9	山西广生医药包装股份有限公司	59	安吉县阳光医药用品有限责任公司
10	江西3L医用制品集团股份有限公司	60	上海名邦橡胶制品有限公司
11	西安环球印务股份有限公司	61	淄博华瑞铝塑包装材料有限公司
12	湖州金洁实业有限公司	62	上海曹杨医药用品厂
13	江西科美医疗器械集团有限公司	63	黄石卫生材料药业有限公司
14	九江昂泰胶囊有限公司	64	浙江天成医药包装有限公司
15	上海强生有限公司	65	杭州华威医疗用品有限公司
16	江苏省健尔康医用敷料有限公司	66	黑龙江科伦药品包装有限公司
17	杭州塑料工业有限公司	67	上海卫生材料厂有限公司
18	浙江海圣医疗器械有限公司	68	上海华立塑料制品有限公司
19	黑龙江省葵花包装材料有限公司	69	贵州苗仁堂生物医药科技有限责任公司
20	青岛华仁医疗用品有限公司	70	修正环球施普乐医药(潍坊)有限公司
21	青岛益青药用胶囊有限公司	71	绍兴市永得利胶囊有限公司
22	上海创始实业(集团)有限公司	72	杭州天山医药玻璃有限公司
23	烟台鑫汇包装有限公司	73	广东开平金亿胶囊有限公司
24	福建省百仕韦医用高分子股份有限公司	74	绍兴港峰医用品有限公司
25	桂林紫竹乳胶制品有限公司	75	贵州金玖生物技术有限公司
26	宁波兴亚橡塑有限公司	76	德清县杭翔玻璃制品有限公司
27	武汉智迅创源科技发展股份有限公司	77	浙江省浦江县恩尔康胶囊有限公司
28	上海卡乐康包衣技术有限公司	78	石河子市洁曼卫生材料科技有限公司
29	绍兴福清卫生用品有限公司	79	浙江昂利康胶囊有限公司
30	江西富尔康实业集团有限公司	80	江西海福特卫生用品有限公司
31	浙江金石包装有限公司	81	浙江药联胶丸有限公司
32	上海金塔医用器材有限公司	82	上海白云三和感光材料有限公司
33	上海科邦医用乳胶器材有限公司	83	江西林全胶囊有限公司
34	江西蓝天玻璃制品有限公司	84	义乌市捷康医疗用品有限公司
35	上海广得利胶囊有限公司	85	江西江中医药包装厂
36	山东淄博民康药业包装有限公司	86	贵州扬生医用器材有限公司
37	上海银京医用卫生材料有限公司	87	杭州江南世家药业有限公司
38	贵州天使医疗器材有限公司	88	浙江名龙医药包装有限公司
39	沈阳沈大内窥镜有限公司	89	北京科卫临床诊断试剂有限公司
40	武义卫生用品有限公司	90	岳阳市金寿制药有限公司
41	浙江益立胶囊股份有限公司	91	通化康元生物科技有限公司
42	九江华达医用材料有限公司	92	广西玉林玉药胶囊有限公司
43	上海亚澳医用保健品有限公司	93	江西益普生药业有限公司
44	乐清市金泰实业有限公司	94	上海久融塑料制品有限公司
45	浙江华光胶囊股份有限公司	95	北京盛引信利医疗科技有限责任公司
46	江西美宝利医用敷料有限公司	96	美利泰格诊断试剂(嘉兴)有限公司
47	辽宁爱尔创生物材料有限公司	97	绍兴县宏达陶瓷有限公司
48	金宝医疗器材(上海)有限公司	98	贵州盛峰药用包装有限公司
49	费森尤斯卡比(广州)医疗用品有限公司	99	浙江景宁瓯江胶囊有限公司
50	淄博恒舟铝塑包装材料有限公司	100	天津达雅鼎医疗器械有限公司

表32　2014年卫生材料及医药用品工业企业法人单位主营业务收入100强

位次	企业名称	位次	企业名称
1	山东威高集团医用高分子制品股份有限公司	51	通化市东方医用氧气有限公司
2	枝江奥美医疗用品有限公司	52	浙江衢州康保医疗器材有限公司
3	绍兴振德医用敷料有限公司	53	上海华立塑料制品有限公司
4	威海洁瑞医用制品有限公司	54	金宝医疗器材(上海)有限公司
5	苏州百特医疗用品有限公司	55	上海白云三和感光材料有限公司
6	山东侨牌集团有限公司	56	上海广得利胶囊有限公司
7	江苏省健尔康医用敷料有限公司	57	沈阳沈大内窥镜有限公司
8	重庆正川医药包装材料股份有限公司	58	黄石卫生材料药业有限公司
9	上海强生有限公司	59	江西益普生药业有限公司
10	江西3L医用制品集团股份有限公司	60	宁波兴亚橡塑有限公司
11	山西广生医药包装股份有限公司	61	江西江中医药包装厂
12	西安环球印务股份有限公司	62	湖北人福康华药用辅料有限公司
13	上海创始实业(集团)有限公司	63	浙江伏尔特医疗器械有限公司
14	桂林紫竹乳胶制品有限公司	64	黑龙江科伦药品包装有限公司
15	江西富尔康实业集团有限公司	65	广东开平金亿胶囊有限公司
16	杭州塑料工业有限公司	66	贵州天使医疗器材有限公司
17	九江华达医用材料有限公司	67	江西蓝天玻璃制品有限公司
18	上海卡乐康包衣技术有限公司	68	岳阳市金寿制药有限公司
19	上海金塔医用器材有限公司	69	上海曹杨医药用品厂
20	黑龙江省葵花包装材料有限公司	70	上海卫生材料厂有限公司
21	上海科邦医用乳胶器材有限公司	71	浙江药联胶丸有限公司
22	上海亚澳医用保健品有限公司	72	浙江昂利康胶囊有限公司
23	江西科美医疗器械集团有限公司	73	安吉县阳光医药用品有限责任公司
24	青岛益青药用胶囊有限公司	74	浙江天成医药包装有限公司
25	绍兴福清卫生用品有限公司	75	浙江华健医用工程有限公司
26	上海名邦橡胶制品有限公司	76	杭州华威医疗用品有限公司
27	浙江金石包装有限公司	77	绍兴市永得利胶囊有限公司
28	浙江华光胶囊股份有限公司	78	浙江项氏盖业有限公司
29	烟台鑫汇包装有限公司	79	浙江省浦江县恩尔康胶囊有限公司
30	浙江益立胶囊股份有限公司	80	江西海福特卫生用品有限公司
31	武汉智迅创源科技发展股份有限公司	81	天津达雅鼎医疗器械有限公司
32	江西美宝利医用敷料有限公司	82	广西玉林玉药胶囊有限公司
33	贵州千叶药品包装股份有限公司	83	武义卫生用品有限公司
34	绍兴港峰医用品有限公司	84	义乌市捷康医疗用品有限公司
35	九江昂泰胶囊有限公司	85	通化康元生物科技有限公司
36	淄博华瑞铝塑包装材料有限公司	86	汕头医用塑料制品厂
37	上海银京医用卫生材料有限公司	87	桂林天和药业伊维有限公司
38	贵州金玖生物技术有限公司	88	江西林全胶囊有限公司
39	青岛华仁医疗用品有限公司	89	北京科卫临床诊断试剂有限公司
40	山东淄博民康药业包装有限公司	90	修正环球施普乐医药(潍坊)有限公司
41	浙江周庆盖业有限公司	91	海天圆药品包装材料厂
42	福建省百仕韦医用高分子股份有限公司	92	上海久融塑料制品有限公司
43	浙江海圣医疗器械有限公司	93	杭州江南世家药业有限公司
44	淄博兴华医用器材有限公司	94	杭州浦健医疗器械有限公司
45	辽宁爱尔创生物材料有限公司	95	贵州扬生医用器材有限公司
46	费森尤斯卡比(广州)医疗用品有限公司	96	杭州天山医药玻璃有限公司
47	石河子市洁曼卫生材料科技有限公司	97	浙江景宁瓯江胶囊有限公司
48	乐清市金泰实业有限公司	98	美利泰格诊断试剂(嘉兴)有限公司
49	绍兴易邦医用品有限公司	99	桐乡市施康制药厂有限公司
50	德清县杭翔玻璃制品有限公司	100	象山华美塑料制品有限公司

表33　2014年卫生材料及医药用品工业企业法人单位利润总额100强

位次	企业名称	位次	企业名称
1	山东威高集团医用高分子制品股份有限公司	51	淄博华瑞铝塑包装材料有限公司
2	威海洁瑞医用制品有限公司	52	上海白云三和感光材料有限公司
3	枝江奥美医疗用品有限公司	53	杭州天山医药玻璃有限公司
4	上海强生有限公司	54	烟台鑫汇包装有限公司
5	苏州百特医疗用品有限公司	55	费森尤斯卡比(广州)医疗用品有限公司
6	重庆正川医药包装材料股份有限公司	56	乐清市金泰实业有限公司
7	九江昂泰胶囊有限公司	57	浙江药联胶丸有限公司
8	山西广生医药包装股份有限公司	58	沈阳沈大内窥镜有限公司
9	武汉智迅创源科技发展股份有限公司	59	上海银京医用卫生材料有限公司
10	上海创始实业(集团)有限公司	60	浙江伏尔特医疗器械有限公司
11	江西3L医用制品集团股份有限公司	61	通化康元生物科技有限公司
12	上海科邦医用乳胶器材有限公司	62	桂林天和药业伊维有限公司
13	湖州金洁实业有限公司	63	义乌市捷康医疗用品有限公司
14	上海卡乐康包衣技术有限公司	64	浙江省浦江县恩尔康胶囊有限公司
15	西安环球印务股份有限公司	65	黄石卫生材料药业有限公司
16	杭州塑料工业有限公司	66	通化市东方医用氧气有限公司
17	上海金塔医用器材有限公司	67	绍兴易邦医用品有限公司
18	福建省百仕韦医用高分子股份有限公司	68	金华科源医药包装材料有限公司
19	黑龙江省葵花包装材料有限公司	69	绍兴市永得利胶囊有限公司
20	江西富尔康实业集团有限公司	70	杭州江南世家药业有限公司
21	绍兴振德医用敷料有限公司	71	杭州华威医疗用品有限公司
22	桂林紫竹乳胶制品有限公司	72	上海天圆药品包装材料厂
23	山东淄博民康药业包装有限公司	73	江西林全胶囊有限公司
24	浙江益立胶囊股份有限公司	74	岳阳市金寿制药有限公司
25	浙江华光胶囊股份有限公司	75	浙江天成医药包装有限公司
26	上海亚澳医用保健品有限公司	76	北京科卫临床诊断试剂有限公司
27	广西玉林玉药胶囊有限公司	77	山东侨牌集团有限公司
28	江苏省健尔康医用敷料有限公司	78	上海协民医用敷料厂
29	青岛益青药用胶囊有限公司	79	贵州扬生医用器材有限公司
30	辽宁爱尔创生物材料有限公司	80	浙江项氏盖业有限公司
31	贵州千叶药品包装股份有限公司	81	石河子市洁曼卫生材料科技有限公司
32	淄博兴华医用器材有限公司	82	浙江华健医用工程有限公司
33	上海曹杨医药用品厂	83	江西江中医药包装厂
34	上海名邦橡胶制品有限公司	84	美利泰格诊断试剂(嘉兴)有限公司
35	青岛华仁医疗用品有限公司	85	杭州浦健医疗器械有限公司
36	江西科美医疗器械集团有限公司	86	江西美宝利医用敷料有限公司
37	上海华立塑料制品有限公司	87	德清县杭翔玻璃制品有限公司
38	浙江周庆盖业有限公司	88	上海久融塑料制品有限公司
39	湖北人福康华药用辅料有限公司	89	汕头医用塑料制品厂
40	江西益普生药业有限公司	90	天津达雅鼎医疗器械有限公司
41	江西海福特卫生用品有限公司	91	贵州天使医疗器材有限公司
42	浙江衢州康保医疗器材有限公司	92	武义卫生用品有限公司
43	绍兴福清卫生用品有限公司	93	安吉东来药用辅料有限责任公司
44	河南曙光健士医疗器械集团股份有限公司	94	湖州京城气体有限公司
45	浙江海圣医疗器械有限公司	95	缙云县新华药物包装厂
46	金宝医疗器材(上海)有限公司	96	浙江景宁瓯江胶囊有限公司
47	浙江昂利康胶囊有限公司	97	贵州苗通生物医药开发有限公司
48	浙江金石包装有限公司	98	绍兴县宏达陶瓷有限公司
49	九江华达医用材料有限公司	99	上海东士包装材料厂有限公司
50	广东开平金亿胶囊有限公司	100	北京盛引信利医疗科技有限责任公司

表 34　2013 年医药工业主要经济指标排序(万元)

位次	地　区	主营业务收入	地　区	利润总额	地　区	利税总额
1	山东省	32 142 229	山东省	3 353 441	山东省	5 014 819
2	江苏省	30 386 854	江苏省	3 029 626	江苏省	4 844 915
3	广东省	13 630 169	广东省	1 845 119	广东省	2 547 783
4	河南省	13 085 773	北京市	1 284 838	北京市	1 917 213
5	吉林省	10 942 893	河南省	1 274 398	吉林省	1 869 846
6	浙江省	10 895 604	浙江省	1 184 852	浙江省	1 841 934
7	江西省	9 451 468	吉林省	1 096 023	河南省	1 662 750
8	四川省	8 906 887	四川省	961 066	四川省	1 510 068
9	辽宁省	8 289 030	上海市	911 035	辽宁省	1 219 094
10	湖北省	8 141 032	辽宁省	764 806	上海市	1 178 604
11	河北省	8 043 378	湖北省	733 043	湖北省	1 139 603
12	北京市	7 228 927	江西省	687 875	江西省	1 112 892
13	上海市	7 001 660	湖南省	621 802	天津市	1 054 935
14	湖南省	6 587 171	天津市	605 316	湖南省	1 002 415
15	安徽省	5 762 799	河北省	550 751	河北省	812 093
16	天津市	5 292 414	安徽省	511 422	安徽省	719 380
17	陕西省	3 766 384	云南省	458 030	陕西省	716 715
18	黑龙江省	3 165 615	陕西省	428 772	云南省	652 488
19	广西壮族自治区	3 083 257	广西壮族自治区	405 858	广西壮族自治区	596 866
20	重庆市	2 986 364	黑龙江省	347 275	黑龙江省	559 177
21	内蒙古自治区	2 444 479	重庆市	303 177	重庆市	512 654
22	云南省	2 439 533	福建省	284 397	贵州省	441 333
23	福建省	2 388 305	贵州省	277 005	内蒙古自治区	398 587
24	贵州省	2 316 075	内蒙古自治区	236 675	福建省	387 056
25	海南省	1 683 079	海南省	194 186	海南省	340 620
26	山西省	1 462 045	甘肃省	128 946	山西省	196 835
27	甘肃省	811 776	山西省	110 168	甘肃省	172 390
28	青海省	412 793	青海省	76 363	青海省	102 263
29	宁夏回族自治区	193 022	西藏自治区	32 640	西藏自治区	47 479
30	新疆维吾尔自治区	188 494	新疆维吾尔自治区	16 639	新疆维吾尔自治区	27 994
31	西藏自治区	118 437	宁夏回族自治区	3 847	宁夏回族自治区	11 748

表 35　2013 年医药工业销售总产值(万元)

地区	合计	工业销售总产值构成							
		化学药品原药	化学药品制剂	生物药品	医疗仪器设备及器械	卫生材料及医药用品	制药专用设备	中成药	中药饮片
北京市	6 999 354	35 669	3 472 460	791 433	1 102 355	105 629	59 640	793 130	639 038
天津市	4 702 685	771 287	1 777 409	245 663	258 451	86 791	2 752	1 543 319	17 013
河北省	6 308 807	2 021 163	1 806 531	308 005	207 155	31 944	87 581	1 471 772	374 656
山西省	1 454 478	452 456	533 966	174 401	–	45 601	–	212 707	35 347
内蒙古自治区	2 454 832	584 125	1 159 757	269 466	16 608	–	–	222 426	202 450
辽宁省	7 696 658	1 266 116	1 965 851	1 288 193	887 280	278 776	42 435	759 288	1 208 719
吉林省	11 821 962	49 735	1 158 376	2 812 996	40 498	7 136	–	7 384 889	368 332
黑龙江省	2 894 546	9 107	1 350 198	122 560	49	3 552	3 626	1 405 454	–
上海市	6 701 745	840 784	2 696 873	830 981	1 021 967	303 358	237 438	551 027	219 317
江苏省	30 294 122	5 530 845	12 104 672	3 272 750	4 344 149	2 003 016	167 810	2 096 638	774 242
浙江省	10 918 139	4 621 027	2 468 165	866 803	814 249	548 821	219 787	1 115 671	263 616
安徽省	5 492 095	790 814	1 135 028	544 550	454 171	116 386	22 399	1 584 604	844 143
福建省	2 419 522	264 034	644 237	300 337	382 488	50 887	46 176	514 705	216 658
江西省	8 945 987	1 189 465	1 524 890	559 893	1 040 459	602 392	3 955	3 523 170	501 763
山东省	32 312 117	7 279 306	6 032 158	7 366 121	2 244 789	5 012 073	91 315	3 246 637	1 039 718
河南省	12 925 502	3 413 602	1 461 369	1 762 294	823 551	2 346 423	–	2 376 640	741 623
湖北省	8 151 849	1 348 298	2 235 388	715 082	179 023	824 448	27 216	2 440 306	382 088
湖南省	6 658 930	1 717 064	770 875	874 180	491 615	294 120	262 522	1 552 855	695 699
广东省	13 657 127	772 640	4 812 488	1 411 222	2 582 497	520 247	12 038	2 650 698	895 297
广西壮族自治区	3 141 871	217 046	405 380	72 143	214 087	34 011	–	1 919 182	280 022

(续表)

地区	合计	工业销售总产值构成							
		化学药品原药	化学药品制剂	生物药品	医疗仪器设备及器械	卫生材料及医药用品	制药专用设备	中成药	中药饮片
海南省	1 573 317	23 607	1 380 186	21 472	–	4 421	–	142 288	1 343
重庆市	2 977 628	633 206	598 854	154 582	188 168	22 945	24 630	1 157 885	197 358
四川省	8 954 287	852 041	1 968 317	780 450	438 467	245 391	5 672	3 310 716	1 353 233
贵州省	2 575 650	12 692	119 430	71 268	34 063	30 542	–	2 291 408	16 247
云南省	2 788 711	97 594	377 970	244 140	12 924	–	–	1 917 006	139 077
西藏自治区	97 428	–	–	–	–	–	–	87 269	10 159
陕西省	3 995 906	816 317	894 366	332 105	59 335	36 020	–	1 723 553	134 210
甘肃省	837 515	73 578	37 150	150 950	9 382	1	8 543	347 723	210 188
青海省	534 586	39 168	–	20 164	–	10 241	–	465 013	–
宁夏回族自治区	183 737	155 988	7 829	–	–	–	–	12 496	7 424
新疆维吾尔自治区	219 220	12 356	41 993	18 694	–	9 136	–	118 791	18 300
合计	**210 690 363**	**35 891 130**	**54 942 166**	**26 382 898**	**17 847 780**	**13 574 308**	**1 325 535**	**48 939 266**	**11 787 280**

表 36　2013 年化学药品工业主要经济指标排序(万元)

位次	地　区	主营业务收入	地　区	利润总额	地　区	利税总额
1	江苏省	17 654 127	江苏省	1 899 590	江苏省	3 102 771
2	山东省	13 158 132	山东省	1 364 161	山东省	2 045 117
3	浙江省	7 060 610	浙江省	720 932	浙江省	1 145 668
4	广东省	5 527 311	广东省	719 678	广东省	1 001 594
5	河北省	5 472 104	北京市	566 051	北京市	937 184
6	河南省	4 815 962	河南省	428 596	上海市	590 839
7	辽宁省	3 765 195	上海市	373 436	河南省	546 569
8	北京市	3 612 902	四川省	342 866	四川省	531 820
9	上海市	3 562 984	湖北省	341 374	湖北省	522 219
10	湖北省	3 407 282	辽宁省	289 721	天津市	491 547
11	江西省	2 855 878	天津市	250 538	辽宁省	482 382
12	四川省	2 801 232	湖南省	231 488	湖南省	385 043
13	天津市	2 575 416	江西省	226 639	内蒙古自治区	334 978
14	湖南省	2 489 780	河北省	214 502	河北省	331 571
15	安徽省	2 177 563	吉林省	206 863	江西省	331 425
16	黑龙江省	1 853 755	内蒙古自治区	200 281	陕西省	309 993
17	内蒙古自治区	1 803 299	海南省	168 625	吉林省	303 693
18	陕西省	1 683 472	陕西省	167 093	海南省	271 594
19	海南省	1 526 004	安徽省	153 678	安徽省	229 793
20	重庆市	1 243 225	重庆市	117 586	黑龙江省	212 560
21	山西省	1 000 498	黑龙江省	90 254	重庆市	209 404
22	吉林省	955 213	福建省	80 599	山西省	116 398
23	福建省	883 111	山西省	73 455	福建省	109 545
24	广西壮族自治区	609 257	广西壮族自治区	72 191	广西壮族自治区	91 614
25	云南省	493 494	云南省	48 073	云南省	83 426
26	宁夏回族自治区	173 358	甘肃省	10 126	甘肃省	13 797
27	甘肃省	103 777	青海省	6 060	青海省	9 199
28	贵州省	79 240	新疆维吾尔自治区	3 575	宁夏回族自治区	6 634
29	新疆维吾尔自治区	44 473	贵州省	2 401	贵州省	6 344
30	青海省	41 103	宁夏回族自治区	−541	新疆维吾尔自治区	6 139
31	西藏自治区	–	西藏自治区	–	西藏自治区	–

表 37　2013 年化学药品原料药工业主要经济指标排序(万元)

位次	地　区	主营业务收入	地　区	利润总额	地　区	利税总额
1	山东省	7 290 748	山东省	626 257	山东省	917 102
2	江苏省	5 675 991	江苏省	422 743	江苏省	702 224
3	浙江省	4 603 356	浙江省	404 759	浙江省	603 545
4	河南省	3 335 272	河南省	275 071	河南省	348 195

（续表）

位次	地　区	主营业务收入	地　区	利润总额	地　区	利税总额
5	河北省	2 697 427	湖南省	158 741	湖南省	265 108
6	辽宁省	1 804 536	河北省	148 104	河北省	216 624
7	湖南省	1 710 496	广东省	118 344	广东省	159 820
8	湖北省	1 298 826	上海市	101 636	陕西省	137 179
9	江西省	1 263 212	陕西省	98 517	江西省	129 967
10	安徽省	1 003 840	江西省	91 323	上海市	128 809
11	上海市	868 053	湖北省	71 245	湖北省	122 070
12	陕西省	823 071	重庆市	67 270	重庆市	117 001
13	四川省	814 075	辽宁省	55 504	辽宁省	111 216
14	天津市	790 095	四川省	45 535	四川省	84 214
15	广东省	775 390	安徽省	40 227	安徽省	63 942
16	重庆市	657 833	天津市	39 645	天津市	59 781
17	内蒙古自治区	635 348	内蒙古自治区	30 158	内蒙古自治区	41 278
18	山西省	445 849	福建省	16025	广西壮族自治区	21 048
19	福建省	229 350	广西壮族自治区	15 594	福建省	18 738
20	广西壮族自治区	208 984	山西省	8 761	山西省	12 294
21	宁夏回族自治区	165 660	青海省	6 060	青海省	9 199
22	云南省	86 446	海南省	5 218	海南省	8 044
23	甘肃省	75 108	吉林省	3 550	吉林省	5 889
24	吉林省	42 810	北京市	3 284	北京市	5 878
25	青海省	41 103	甘肃省	2 481	宁夏回族自治区	4 921
26	北京市	35 924	贵州省	1 675	甘肃省	4 306
27	海南省	20 426	新疆维吾尔自治区	1 472	云南省	3 503
28	新疆维吾尔自治区	11 403	黑龙江省	1 027	贵州省	2 600
29	贵州省	10 236	云南省	890	黑龙江省	2 038
30	黑龙江省	8 331	宁夏回族自治区	－1 297	新疆维吾尔自治区	1 878
31	西藏自治区	－	西藏自治区	－	西藏自治区	－

表 38　2013 年化学药品制剂工业主要经济指标排序（万元）

位次	地　区	主营业务收入	地　区	利润总额	地　区	利税总额
1	江苏省	11 978 136	江苏省	1 476 847	江苏省	2 400 547
2	山东省	5 867 384	山东省	737 904	山东省	1 128 015
3	广东省	4 751 921	广东省	601 334	北京市	931 306
4	北京市	3 576 978	北京市	562 767	广东省	841 774
5	河北省	2 774 677	浙江省	316 173	浙江省	542 123
6	上海市	2 694 931	四川省	297 331	上海市	462 030
7	浙江省	2 457 254	上海市	271 800	四川省	447 606
8	湖北省	2 108 456	湖北省	270 129	天津市	431 766
9	四川省	1 987 157	辽宁省	234 217	湖北省	400 149
10	辽宁省	1 960 659	天津市	210 893	辽宁省	371 166
11	黑龙江省	1 845 424	吉林省	203 313	吉林省	297 804
12	天津市	1 785 321	内蒙古自治区	170 123	内蒙古自治区	293 700
13	江西省	1 592 666	海南省	163 407	海南省	263 550
14	海南省	1 505 578	河南省	153 525	黑龙江省	210 522
15	河南省	1 480 690	江西省	135 316	江西省	201 458
16	安徽省	1 173 723	安徽省	113 451	河南省	198 374
17	内蒙古自治区	1 167 951	黑龙江省	89 227	陕西省	172 814
18	吉林省	912 403	湖南省	72 747	安徽省	165 851
19	陕西省	860 401	陕西省	68 576	湖南省	119 935
20	湖南省	779 284	河北省	66 398	河北省	114 947
21	福建省	653 761	山西省	64 694	山西省	104 104
22	重庆市	585 392	福建省	64 574	重庆市	92 403
23	山西省	554 649	广西壮族自治区	56 597	福建省	90 807
24	云南省	407 048	重庆市	50 316	云南省	79 923

（续表）

位次	地　区	主营业务收入	地　区	利润总额	地　区	利税总额
25	广西壮族自治区	400 273	云南省	47 183	广西壮族自治区	70 566
26	贵州省	69 004	甘肃省	7 645	甘肃省	9 491
27	新疆维吾尔自治区	33 070	新疆维吾尔自治区	2 103	新疆维吾尔自治区	4 261
28	甘肃省	28 669	宁夏回族自治区	756	贵州省	3 744
29	宁夏回族自治区	7 698	贵州省	726	宁夏回族自治区	1 713
30	西藏自治区	–	西藏自治区	–	西藏自治区	–
31	青海省	–	青海省	–	青海省	–

表 39　2013 年生物药品工业主要经济指标排序（万元）

位次	地　区	主营业务收入	地　区	利润总额	地　区	利税总额
1	山东省	7 257 464	山东省	578 447	山东省	955 477
2	江苏省	3 258 170	江苏省	310 384	江苏省	467 286
3	吉林省	2 748 647	吉林省	267 804	吉林省	520 373
4	河南省	1 857 127	北京市	264 634	北京市	331 439
5	广东省	1 409 274	辽宁省	241 579	辽宁省	355 073
6	辽宁省	1 303 080	广东省	229 925	广东省	301 551
7	上海市	883 866	河南省	206 904	河南省	263 999
8	湖南省	878 099	上海市	200 230	上海市	262 541
9	浙江省	871 206	浙江省	99 314	浙江省	149 845
10	北京市	840 345	四川省	95 333	四川省	143 741
11	四川省	837 711	湖北省	83 283	湖北省	116 851
12	湖北省	716 681	安徽省	71 049	湖南省	110 225
13	江西省	567 584	湖南省	69 026	安徽省	86 601
14	安徽省	543 915	福建省	48 268	福建省	67 588
15	河北省	310 139	黑龙江省	46 503	甘肃省	55 640
16	福建省	292 643	甘肃省	45 920	黑龙江省	55 184
17	内蒙古自治区	256 187	河北省	41 072	河北省	51 017
18	天津市	245 225	陕西省	33 143	陕西省	46 618
19	陕西省	223 162	江西省	31 250	山西省	41 690
20	山西省	165 627	山西省	26 537	江西省	40 836
21	云南省	156 096	重庆市	25 337	重庆市	33 257
22	甘肃雀	147 495	云南省	21 821	云南省	29 933
23	重庆市	141 897	贵州省	19 853	内蒙古自治区	23 693
24	黑龙江省	116 952	内蒙古自治区	12 722	贵州省	23 428
25	广西壮族自治区	100 714	天津市	10 302	天津市	19 371
26	贵州省	53 288	海南省	3 875	广西壮族自治区	9 045
27	海南省	23 029	广西壮族自治区	2 107	海南省	4 585
28	青海省	17 480	青海雀	1 242	新疆维吾尔自治区	2 053
29	新疆维吾尔自治区	12 957	新疆维吾尔自治区	848	青海省	1 544
30	西藏自治区	–	西藏自治区	–	西藏自治区	–
31	宁夏回族自治区	–	宁夏回族自治区	–	宁夏回族自治区	–

表 40　2013 年医疗仪器设备及器械工业主要经济指标排序（万元）

位次	地　区	主营业务收入	地　区	利润总额	地　区	利税总额
1	江苏省	4 329 857	广东省	416 831	江苏省	576 026
2	广东省	2 682 677	江苏省	389 223	广东省	515 709
3	山东省	2 261 113	山东省	227 186	山东省	322 788
4	北京市	1 158 308	北京市	188 211	北京市	247 970
5	江西省	1 098 303	上海市	139 351	浙江省	125 144
6	上海市	1 064 152	浙江省	88 832	河南省	115 876
7	辽宁省	898 377	河南省	88 725	江西省	103 900
8	浙江省	816 308	江西省	75 368	辽宁省	96 375
9	河南省	793 580	辽宁省	65 173	四川省	90 803

（续表）

位次	地　区	主营业务收入	地　区	利润总额	地　区	利税总额
10	湖南省	473 172	四川省	61 243	湖南省	82 063
11	安徽省	453 228	湖南省	55 626	安徽省	63 729
12	四川省	431 851	安徽省	44 744	福建省	40 950
13	福建省	384 574	福建省	33 136	河北省	37 397
14	天津市	255 421	河北省	32 542	上海市	37 019
15	河北省	208 026	重庆市	22 452	重庆市	32 506
16	广西壮族自治区	200 553	天津市	19 547	天津市	31 024
17	重庆市	183 082	湖北省	16 529	湖北省	26 079
18	湖北省	177 527	吉林省	11 771	广西壮族自治区	14 723
19	陕西省	55 927	云南省	10 837	吉林省	14 512
20	吉林省	45 796	广西壮族自治区	9 225	云南省	11 698
21	贵州省	32 536	陕西省	5 454	陕西省	8 683
22	云南省	19 572	甘肃省	2 501	甘肃省	3 493
23	内蒙古自治区	15 335	贵州省	2 055	贵州省	2 454
24	甘肃省	9 883	黑龙江省	2	黑龙江省	5
25	黑龙江省	46	内蒙古自治区	-1 437	内蒙古自治区	-1 009
26	山西省	-	山西省	-	山西省	-
27	海南省	-	海南省	-	海南省	-
28	西藏自治区	-	西藏自治区	-	西藏自治区	-
29	青海省	-	青海省	-	青海省	-
30	宁夏回族自治区	-	宁夏回族自治区	-	宁夏回族自治区	-
31	新疆维吾尔自治区	-	新疆维吾尔自治区	-	新疆维吾尔自治区	-

表41　2013年卫生材料及医药用品工业主要经济指标排序（万元）

位次	地　区	主营业务收入	地　区	利润总额	地　区	利税总额
1	山东省	5 034 101	山东省	579 403	山东省	824 652
2	河南省	2 365 126	河南省	260 004	河南省	320 990
3	江苏省	2 000 040	江苏省	134 013	江苏省	212 010
4	湖北省	818 120	广东省	72 939	广东省	97 631
5	江西省	627 195	湖北省	56 748	湖北省	95 647
6	浙江省	552 311	江西省	45 991	江西省	68 192
7	广东省	517 760	上海市	32 084	浙江省	51 183
8	上海市	302 615	浙江省	28 509	辽宁省	47 026
9	湖南省	291 224	辽宁省	25 232	上海市	41 149
10	辽宁省	282 626	四川省	23 095	四川省	37 999
11	四川省	244 822	湖南省	20 119	湖南省	31 931
12	安徽省	114 856	北京市	14 827	北京市	22 336
13	北京市	113 480	安徽省	11 497	安徽省	14 468
14	天津市	86 516	山西省	5 111	山西省	8 093
15	福建省	50 776	福建省	4 458	福建省	6 026
16	山西省	45 791	河北省	3 511	河北省	4 621
17	广西壮族自治区	35 138	天津市	3 206	广西壮族自治区	4 381
18	西藏自治区	33 108	西藏自治区	2 167	西藏自治区	3 065
19	河北省	31 419	广西壮族自治区	1 853	重庆市	2 653
20	重庆市	22 936	重庆市	1 827	甘肃省	1 870
21	贵州省	17 819	甘肃省	1 121	贵州省	1 084
22	甘肃省	9 387	贵州省	790	海南省	389
23	宁夏回族自治区	8 953	海南省	243	宁夏回族自治区	-5
24	吉林省	6 955	宁夏回族自治区	6	黑龙江省	-390
25	黑龙江省	3 174	黑龙江省	-401	陕西省	-1 272
26	陕西省	30	陕西省	-1 259	天津市	-2 504
27	内蒙古自治区	-	吉林省	-3 413	吉林省	-3 402
28	海南省	-	内蒙古自治区	-	内蒙古自治区	-
29	云南省	-	云南省	-	云南省	-
30	青海省	-	青海省	-	青海省	-
31	新疆维吾尔自治区	-	新疆维吾尔自治区	-	新疆维吾尔自治区	-

表 42　2013 年制药专用设备工业主要经济指标排序(万元)

位次	地　区	主营业务收入	地　区	利润总额	地　区	利税总额
1	湖南省	255 420	上海市	55 220	上海市	67 334
2	上海市	246 798	湖南省	32 885	湖南省	41 903
3	浙江省	221 267	浙江省	19 646	浙江省	28 386
4	江苏省	169 855	河北省	15 833	江苏省	23 827
5	山东省	100 990	山东省	13 661	河北省	20 073
6	河北省	97 673	江苏省	13 416	山东省	14 918
7	北京市	68 048	北京市	6 904	北京市	10 867
8	福建省	46 176	福建省	3 305	福建省	6 679
9	辽宁省	42 823	辽宁省	2 257	辽宁省	5 010
10	湖北省	27 499	重庆市	1 975	重庆市	3 788
11	重庆市	24 819	安徽省	1 334	安徽省	3 644
12	安徽省	22 399	甘肃省	994	甘肃省	1 290
13	广东省	11 473	湖北省	825	湖北省	838
14	甘肃省	6 539	四川省	524	江西省	804
15	四川省	5 997	江西省	407	四川省	719
16	江西省	4 548	天津市	246	黑龙江省	407
17	黑龙江省	2 766	黑龙江省	199	天津市	264
18	天津市	2 752	广东省	-513	广东省	-258
19	山西省	-	山西省	-	山西省	-
20	内蒙古自治区	-	内蒙古自治区	-	内蒙古自治区	-
21	吉林省	-	吉林省	-	吉林省	-
22	河南省	-	河南省	-	河南省	-
23	广西壮族自治区	-	广西壮族自治区	-	广西壮族自治区	-
24	海南省	-	海南省	-	海南省	-
25	贵州省	-	贵州省	-	贵州省	-
26	云南省	-	云南省	-	云南省	-
27	西藏自治区	-	西藏自治区	-	西藏自治区	-
28	陕西省	-	陕西省	-	陕西省	-
29	青海省	-	青海省	-	青海省	-
30	宁夏回族自治区	-	宁夏回族自治区	-	宁夏回族自治区	-
31	新疆维吾尔自治区	-	新疆维吾尔自治区	-	新疆维吾尔自治区	-

表 43　2013 年中成药工业主要经济指标排序(万元)

位次	地　区	主营业务收入	地　区	利润总额	地　区	利税总额
1	吉林省	6 824 971	吉林省	600 648	吉林省	1 008 315
2	江西省	3 776 118	山东省	513 766	山东省	732 563
3	山东省	3 334 911	云南省	363 500	四川省	552 695
4	四川省	3 259 209	广东省	341 188	广东省	537 128
5	湖北省	2 635 863	四川省	335 078	云南省	514 640
6	广东省	2 599 816	天津市	321 105	天津市	514 010
7	河南省	2 541 191	广西壮族自治区	297 302	江西省	507 683
8	江苏省	2 213 402	江西省	264 175	广西壮族自治区	444 429
9	贵州省	2 116 679	贵州省	249 294	贵州省	405 121
10	天津市	2 066 496	河南省	213 251	湖北省	335 238
11	广西壮族自治区	1 861 850	黑龙江省	210 718	陕西省	329 038
12	云南省	1 680 406	河北省	209 049	江苏省	328 366
13	陕西省	1 643 499	陕西省	208 196	河北省	320 710
14	安徽省	1 589 301	湖北省	204 380	河南省	317 996
15	河北省	1 538 175	浙江省	196 075	浙江省	303 084
16	湖南省	1 509 794	江苏省	189 498	黑龙江省	291 411
17	黑龙江省	1 188 922	湖南省	151 955	湖南省	254 925

（续表）

位次	地　区	主营业务收入	地　区	利润总额	地　区	利税总额
18	重庆市	1 172 841	北京市	151 077	北京市	230 448
19	浙江省	1 097 088	安徽省	141 144	安徽省	207 202
20	北京市	795 998	重庆市	114 160	重庆市	203 346
21	辽宁省	757 890	上海市	98 520	上海市	162 597
22	上海市	718 193	福建省	94 026	福建省	125 379
23	福建省	513 761	青海省	67 940	青海省	89 650
24	青海省	344 823	甘肃省	48 284	辽宁省	76 003
25	甘肃省	327 008	辽宁省	47 322	甘肃省	74 259
26	山西省	214 782	西藏自治区	32 305	海南省	64 069
27	内蒙古自治区	183 592	海南省	21 510	西藏自治区	46 835
28	海南省	132 380	内蒙古自治区	13 049	山西省	24 360
29	西藏自治区	112 253	新疆维吾尔自治区	10 964	内蒙古自治区	20 701
30	新疆维吾尔自治区	104 571	宁夏回族自治区	3 199	新疆维吾尔自治区	18 298
31	宁夏回族自治区	12 932	山西省	540	宁夏回族自治区	3 829

表44　2013年中药饮片工业主要经济指标排序（万元）

位次	地　区	主营业务收入	地　区	利润总额	地　区	利税总额
1	四川省	1 326 065	四川省	102 927	辽宁省	157 225
2	辽宁省	1 239 039	辽宁省	93 522	四川省	152 291
3	山东省	995 518	江苏省	93 502	北京市	136 969
4	广东省	881 858	北京市	93 134	江苏省	134 629
5	安徽省	861 537	安徽省	87 976	山东省	119 304
6	江苏省	761 403	河南省	76 918	安徽省	113 943
7	河南省	712 787	山东省	76 817	河南省	97 320
8	湖南省	689 682	广东省	65 071	湖南省	96 325
9	北京市	639 846	湖南省	60 703	广东省	94 428
10	江西省	521 842	江西省	44 045	江西省	60 052
11	河北省	385 842	河北省	34 242	河北省	46 704
12	吉林省	361 311	浙江省	31 544	湖北省	42 731
13	湖北省	358 060	湖北省	29 904	浙江省	38 624
14	浙江省	276 814	广西壮族自治区	23 180	广西壮族自治区	32 674
15	广西壮族自治区	275 745	甘肃省	22 380	福建省	30 889
16	上海市	223 052	福建省	20 605	重庆市	27 700
17	福建省	217 264	重庆市	19 840	吉林省	26 355
18	甘肃省	217 044	云南省	13 799	甘肃省	25 183
19	重庆市	197 564	陕西省	12 719	内蒙古自治区	20 224
20	内蒙古自治区	186 066	吉林省	12 350	陕西省	19 318
21	陕西省	127 216	上海市	12 194	上海市	17 125
22	云南省	89 965	内蒙古自治区	12 060	云南省	12 791
23	天津市	60 588	山西省	4 525	山西省	6 294
24	山西省	35 347	贵州省	2 612	贵州省	2 902
25	新疆维吾尔自治区	17 540	新疆维吾尔自治区	1 246	新疆维吾尔自治区	1 509
26	贵州省	16 513	宁夏回族自治区	1 189	宁夏回族自治区	1 285
27	宁夏回族自治区	6 732	天津市	372	天津市	1 223
28	西藏自治区	6 184	西藏自治区	335	西藏自治区	644
29	海南省	1 666	海南省	-67	海南省	-17
30	黑龙江省	-	黑龙江省	-	黑龙江省	-
31	青海省	-	青海省	-	青海省	-

注：表34～表44补2014卷

医院药学

Hospital Pharmacy

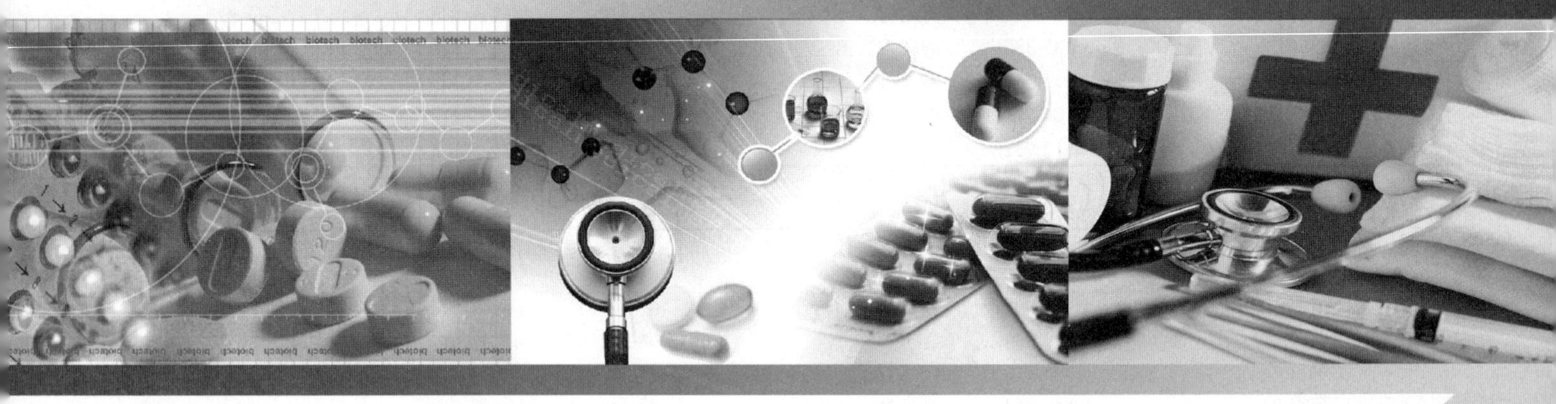

医院药剂

药品调剂和药房信息化调配环节采取防范措施 金芝兰对其所在药房为降低药品调配环节的出错率采取一定的防范措施。措施包括:①药品储存摆放规律化、合理化:药房众多药品要按药理作用不同分类摆放,每次药品上架严格按原位摆放,外用药和内服药分开放置,滴眼液和滴耳液分开存放;②通用名相同、规格产地不同的药品就近摆放,包装相似或药名相近的药品分开摆放;③列出易出错药品品种,提高药房工作人员在配方过程中的警惕性。[中国医药指南,2014,33(12):397-398]
(张 斌 葛卫红)

药品配送模式 冯霭媚在对病区药房药品调配管理中,实施了药品配送模式,药品配送是由药剂人员调剂好病区所需药品,送交物流中心,由专门人员将药品送到各病区护士工作站,无须护士到药房取药,节省了护士往返药房、等待取药的时间,减少了护士的工作量,使其有更充足的时间为患者服务。药品配送模式的应用,消除了传统药房前喧闹、拥堵的现象,给药房工作人员营造了安静的工作环境,有助于其全身心投入工作,使药品调剂、配发错误大大减少、大大节省了护士站、药房的人力资源。[临床合理用药,2014,2A(7):182]
(张 斌 葛卫红)

减少调剂差错采取的相应对策 杨丽对相似药品引起的调剂错误进行了调查与对策分析,拟定出管理如下对策:①将门诊药房和住院药房的药品按照通用名相似,一品多规,一品多剂型,外包装相似进行分类归纳,登记成册,供药房药师熟悉学习,以提高警惕;②严格规范药品的摆放,在药品常规归类摆放的基础上,将剂型相同的药品按药理作用或适应证摆放,同时将内服、外用分开,此外包装相似的药品,一品多规,一品多剂型易混淆的药品分开摆放;③对易混淆相似的药品可张贴彩色警示标签,如"同一品名不同规格",以增强药师在药架调剂过程中的注意,对于外包装相类似、药名读音相近、多剂型多规格等易混淆的药品,应制订清单并及时更新;同时建立差错等级制度,定期统计差错及其原因并告知药房工作人员;④应该针对不同层次的护理人员进行安全用药以及药品识辨的培训,主要着重以下几个方面:药名相近、用法用量相似、相同成分不同剂量、相同成分不同商品用名、相同成分不同的给药途径、包装规格相似等药品的知识讲座,规范操作流程,熟悉药品性能。[中国当代医药,2014,24(21):185-189]
(张 斌 葛卫红)

PDCA循环管理模型的应用 唐仕炜应用PDCA循环管理模型来减少门诊调剂差错,从药品调剂流程中梳理,使用鱼骨图从人员、设备、方法、药品、环境5个方面分析门诊药房调剂差错的原因,得出门诊药房调剂差错的主要原因为药师业务水平不够,对药品不熟悉,责任心不强,状态不佳;未按操作规范调配,注意力不集中,未严格执行双核制度;发药单打印不清楚,手写处方字迹潦草;包装相似的药品摆放太近,药品名称相似,同一通用名多种规格剂型易混淆,药品上架错误,外包装上数量标示不够醒目;环境嘈杂,患者询问干扰,调剂弄混,药品标签位置与药品不符。针对以上原因拟定出7个相应的对策,达到了预期的目标值,降低了门诊处方调剂差错率,保证了患者用药安全。[海南医学,2014,7(25):1 049-1 051]
(张 斌 葛卫红)

静脉用药集中调配全程信息化管理 徐嵘介绍了配置中心引进PIVAS MATE软件实行静脉用药集中调配全程信息化管理的情况,建立的PIVAS MATE管理信息系统主要功能包括输液单和实库存的管理、基础数据维护和工作量统计,以及药物调配时扫描、出仓核对扫描、病区接收扫描、患者用药前扫描;具体应用表现在可实现医嘱审核自动排定批次、智能医嘱调整、实时动态监控、统计查询等管理功能以及自动得出每名患者合理的抗菌给药方案及营养参数、补液量计算等药学服务功能。其应用后实现了从药品调配到患者用药时移动腕带的全程扫描核对,使PIVAS每个业务环节均实现了全程信息化管理。[中国药房,2014,13(25):1 177-1 180]
(张 斌 葛卫红)

全自动摆药机的应用 王传文分析了住院药房引进全自动片剂摆药机后使用情况,全自动摆药机的应用,使药品的调剂速率大大提高,将药师从手工摆药的简单重复劳动中解放出来,可以避免药师手工摆药时容易发生的领药单看错行、拿错药品和药品数量不对等错误,提高了药品调剂工作质量。可以将患者所需药品按一次剂量包在同一个密封袋里,避免了药师手工摆药和护士复核时对药品的污染。摆药机摆好的药品是袋装药品,上面印有患者姓名和所服用药品的相关信息,护士按药袋信息给患者发放药品,提高了患者用药依从性。[中国药物经济学,2014,12:60-61]
(张 斌 葛卫红)

毒麻药智能管理系统(APMS)的使用 秦琼就毒麻药智能管理系统(APMS)使用前后的工作模式对比与绩效进行了分析,APMS应用于门诊药房麻精药品调剂可优化工作流程,提高麻精药品调剂的安全性和准确性;使用APMS系统后,药师交接班时,可通过用户名登录系统,根据屏幕上显示的库存信息(包括品名、规格、数量、批号等)进行盘点,数据自动上传至服务器备份,自动生成请领单,自动汇总生成空缺药品清单,自动化的电子化文档报告系统提高了工作效率;使用APMS后,药师从烦琐的手工取药工作中解脱出来,从而有更多的时间对药品进行复核,可有效减少调配差错;APMS 可实时监控库存并记录用户的使用情况,可通过分析用户的使用习惯预测库存走势,提前发出补货信息,保证库存始终保持在最佳的范围内,从而减少无效库存、节约成本;APMS 应用后,系统可自动生成帐单,快捷准确,并且摄像头能详细记录麻醉药品调剂的全过程,在帐物不相符时,具有可追溯性,不同批号和效期的同一种药品可放在不同的密闭药盒内,降低了批号和效期管理的难度。APMS 应用的实践证明,医院麻精药品存取模式的革新,将医院原有零散存储的各类物品化零为整,可显著提高门诊药房麻精药品的调剂质量和工作效率,保障患者安全用药,并且,系统应用带来的运行成本增加等负效益将随着医疗质量的提高、医院整体形象的提升、工作流程的优化及管理难度的降低而降至最低。[中国药房,2014,45(25):4 272-4 274] (张 斌 葛卫红)

数字化工作模式下的药品调剂 刘莹对比了住院药房在传统和数字化两种工作模式下药品调剂的效果,认为数字化工作模式下的药品调剂带来如下好处:①全自动片剂摆药机的使用,使摆药效率大幅度提高,极大地降低了差错率,避免了药品拆包后可能出现的污染、变质等问题,服药袋药品信息清晰准确,有助于减少患者用药错误,对合理用药有很大的帮助;②全自动注射剂摆药机的调剂速度达到平均每小时 300 张处方,大大提高了工作效率,若配合智能化的配液机器人可全自动完成注射剂摆药、配液工作,尤其适合于细胞毒性药物,可大大减少调剂和配液过程中抗肿瘤药物对工作人员造成的职业危害;③指纹认证药品摆药机能更好地追根溯源,大大提高麻醉、精神药品摆药的安全性和准确性,保证麻醉、精神药品调剂过程的准确无误;④利用条形码管理系统,不但使得药品摆药核对一目了然,而且还使得药品信息查询更方便,缩短了药品的调配时间,降低了药师的工作压力。另外,在数字化工作模式下的药品盘点,与传统的人工盘库手工加减运算相比,其节省了盘点的人力和时间,提高了盘点的精确度,使药房对药品的动态管理得以实现,也强化了药学人员的业务素质和科学管理药品的能力。[中国药房,2014,9(25):811-813] (张 斌 葛卫红)

虚拟药柜管理 冯霭媚对于病区的剩余药品管理,采用了虚拟药柜管理,即在医院信息系统(HIS)中设置"药柜"模块,将剩余药品归入"药柜",以尽快将病区剩药物应用于后来的入院患者,即患者在使用药品时,药费做常规记帐,药品从虚拟药柜中划出,同时由系统将药房领药单设置为零。病区药房仅需通过虚拟药柜配送药品,而不用配送实物,其有效减少了药房人员工作量,同时也不会导致药房帐实不符。而对于病区退药的处理,也实施了信息管理,无须病房退还药品实物,仅需在病区配发药品单据上减去退药金额即可,可减少护士的工作量,同时也不会耽误患者时间,有利于减少护士站、药房及患者劳动量,同时也有效避免了因实物退还造成的包装破损、药品混乱,有利于保障药品质量,使药品管理更加井然有序。[临床合理用药,2014,2A(7):182]

(张 斌 葛卫红)

医药分管 2012 年 12 月 23 日上海市东方医院率先在新开张的南院实行"医药分管"的药事管理新模式。"医药分管"是指医院药学人员专注于药事服务,医药公司提供专业的医药物流延伸服务,负责医院药库和药房药品调配等物流管理和运营,实现医药分管,各司其职。"医药分管"的具体做法是,医院指定一家大型的医药公司作为医院药品的唯一供应商,由其负责医院药品的采购供应、物流配送,包括药品到各药房、病区的物流工作。医院提供药品供应目录,医药公司根据供应目录,负责与药品供应商的价格谈判,医药公司和医院依据价格谈判结果和医院制定的遴选原则共同确定最终的药品供应目录。医院提供医药公司药品仓储的场地,医药公司以租金的形式,补偿医院提供的医院药房正常运行的必要设备租赁费用、医院药房正常运行的运行费用(包括人员费用)、药事服务费用、部分学科建设费用、人才培养费用以及其他公益活动经费。医院药学工作人员负责发药、医院的合理用药、药品质量的监督管理等工作。

"医药分管"的益处:(1)医院不用再雇用大量后勤人员从事院内药品物流,药品的调配和存储工作都"外包"给了更加专业的医药公司人员完成,不但节省了医院的运行成本,而且使院内物流更加科学合理。(2)由于医药公司提供了相对充裕的资金支持,医院在开业之初就使用了由供应商提供的自动化发药设备,减少了发药差错率。很多相似的药品,包括包装相似、规格相似、读音相似的药品,只要机器不发生故障,差错基本上可以避免。发药设备提高了发药速度和调配效率,病人取药几乎不需要排队,病人满意度也有所提高。(3)"医药分管"不同于药房托管,东方医院南院真正将药学人员从繁复的医药物流中解放出来,全心投入到处方调配、用药咨询等药学服务工作中。药学部门的管理和药事管理的职能仍在医院,这是不可推卸的责任。同时药品质量问题责任更加清晰:由于医院内的药品均属于医药公司,因而药品质量出现任何问题,均由医药公司负责,药品在使用中出现的问题则由医院承担。(4)药品采购权力得到了限制。一方面,药品品种和规格的选择,是由医药公司和医院依据价格谈判结果和医院制定的遴选原则共同确定的,双方有很好的相互制约和监督机制,确保了药品品种进入医院的公平性和透明性,避免了权力的滥用,最大限度地抑制了"药品回扣"现象;另一方面,单一渠道供应使得药品采购员的权力得到了限制和控制。由于医院将节约的药学服务人员的费用、药品价格谈判获得的部分收益通过药事服务费、护理费、床位费补贴等形式补贴给医护人员,医护人员待遇得到了改善,积极性也得到了提高。(5)通过将药品所有权转移节点延伸到门诊药房和住院药房，以消耗为结算点，实现医院财务零库存，节省了医院的现金流。(6)通过将医药公司的出入库数据，利用信息系统直接导入到医院的药库系统，以及在药房各部门的请领单(仅包含厂家、名称、数量)后自动加上药库的库位码并根据排序后的库位码发药，准确率和效率都得到了极大的提高。(7)国产品种实行"一品一规"，利于规范医院医生的用药行为。(8)有效解决了医院后续自动化药房改造的相关资金，使得医院后续药房改造比较快的得到了实施，提升了医院整体药房的工作环境和工作效率以及形象。 (何志高　葛卫红)

药品不良反应

概　述　2014 年全国药品不良反应监测网络收到《药品不良反应/事件报告表》132.8 万份，较 2013 年增长了 0.8%。其中新的和严重药品不良反应/事件报告 34.1 万份，占同期报告总数的 25.7%，与 2013 年比增加了 3.6 个百分点。2014 年我国每百万人口平均病例报告数为 991 份，与 2013 年相比增加了 0.8 个百分点。2014 年全国药品不良反应/事件县级报告比例为 94.4%，与 2013 年相比增长了 0.6 个百分点。按报告来源统计，医疗机构的报告占 82.2%、药品经营企业的报告占 16.0%、药品生产企业的报告占 1.4%、个人及其他来源的报告占 0.4%。与 2013 年相比，医疗机构报告增长明显，药品生产企业报告比例与既往持平，经营企业报告比例继续下降。按报告涉及患者年龄统计，14 岁以下儿童患者的报告占 10.5%，与 2013 年基本一致，65 岁以上老年人的报告占 19.9%，较 2013 年升高了 2.1 个百分点。按怀疑药品类别统计，化学药占 81.2%、中药占 17.3%、生物制品占 1.5%。抗感染药报告数量仍居首位，占化学药的 46.2%，较 2013 年降低了 1.4 个百分点，报告比例已连续 5 年呈下降趋势。心血管系统用药占化学药的 10.2%，较 2013 年上升了 0.2 个百分点，且连续 5 年呈上升趋势。按药品剂型统计，2014 年药品不良反应/事件报告涉及的药品剂型分布中，注射剂占 60.9%、口服制剂占 35.2%、其他制剂占 3.9%。注射剂所占比例较 2013 年升高了 2.2 个百分点，口服制剂比例降低了 2.1 个百分点。按照药品给药途径统计，2014 年药品不良反应/事件报告涉及的药品给药途径分布中，静脉注射给药占 57.8%，其他注射给药占 3.0%，口服给药占 36.2%，其他给药途径占 3.0%，与 2013 年相比，静脉注射给药的比例上升 2.1 个百分点，口服给药比例降低 2.2 个百分点。2014 年报告的药品不良反应/事件中，累及系统排名前三位的为皮肤及其附件损害(占 27.8%)、胃肠系统损害(占 26.3%)和全身性损害(占 12.2%)，前三位之和为 66.3%。化学药、中成药累及系统前三位排序与总体一致，但生物制品累及系统前三位与总体有所不同，依次是皮肤及其附件损害、全身性损害和呼吸系统损害。注射剂型累及系统前三位与总体报告一致，分别是皮肤及其附件损害(占 32.9%)、胃肠系统损害(占 18.9%)、全身性损害(占 14.6%)，口服制剂累及系统前三位为胃肠系统损害(占 41.6%)、皮肤及其附件损害(占 17.0%)、中枢及外周神经系统损害(12.2%)，与 2013 年基本一致。 (张海霞　葛卫红)

药品不良反应监测工作进展　2014 年，全国药品不良反应监测工作取得新进展：监测网络覆盖面进一步拓宽，报告数量进一步增长。2014 年，全国已有 24 万余个医疗机构、药品生产经营企业注册为药品不良反应监测网络用户，并通过该网络报送药品不良反应报告，其中医疗机构仍是报告的主要来源。全国 94.4% 的县有药品不良反应报告，全国每百万人口平均报告数量达到 991 份，较 2013 年有一定增长，表明我国发现和收集药品不良反应信息的能力进一步增强。深入开展数据评价分析，提高风险信号挖掘能力。2014 年通过日监测、周汇总、季度分析等方法加强对国家药品不良反应监测数据库数据的评价分析，深入挖掘药品风险信号，对阿德福韦酯、胞磷胆碱钠、苯溴马隆等近 50 个(类)品种进行了安全性评价，并采取了相应的风险管理和沟通措施。建立全国联动工作机制，发挥监测预警能力。进一步完善药品聚集性事件预警平台，建立预警信息全国共享、事发地和生产企业所在地食品药品监管部门协同调查处置联动工作机制，保证药品质量风险的早发现、早评价、早控制。全年重点分析评价 137 条预警信息，及时发现并处置了湖北同济奔达鄂北制药有限公司核黄素磷酸钠注射液、安徽联谊药业股份有限公司胞磷胆碱钠注射液、吉林省集安益盛药业有限公司生脉注射液等多起因药品质量问题引发的不良事件，有效保障公众用药安全。推动企业落实责任，提高风险管理水平。2014 年积极推进药品定期安全性更新报告工作，加强对企业撰写报告质量的培训，严格开展对报告的审核，促进企业落实风险管理意识；完善药品不良反应数据共享平台，及时将监测数据和风险信号反馈药品生产企业，指导企业进行数据分析评价与利用，督促企业落实安全风险主体责任，持续提高药品安全保障水平。 (张海霞　葛卫红)

基本药物监测情况　2014 年全国药品不良反应监测网络共收到国家基本药物的不良反应/事件报告 52.0 万例(占 2014 年总体报告的 39.2%)，其中严重报告 2.9 万例，占 5.6%。报告涉及化学药品和生物制品病例报告占 82.9%，中成药病例报告占 17.1%。(1)国家基本药物化学药品和生物制品情况分析：2014 年全国药品不良反应监测网络共收到不良反应/事件报告443 300余例次，其中严重报告28 400余例次，占6.4%。按类别统计，报告数量排名前5位的分别是抗微生物药、心血管系统用药、抗肿瘤药、消化系统用药、镇痛/解热/抗炎/抗风湿/抗痛风药，占基本药物化学报告的74.1%。化学药品（含生物制品）报告数量排名前五位的品种均为抗微生物药，分别是左氧氟沙星、头孢曲松、头孢呋辛、头孢他啶和青霉素。累及系统排名前5位的是胃肠系统损害（占28.7%）、皮肤及其附件损害（占26.7%）、全身性损害（占11.1%）、中枢及外周神经系统损害（占8.4%）以及呼吸系统损害（占5.6%）；前5位不良反应例次之和占80.5%。（2）国家基本药物中成药情况分析：2014年全国药品不良反应监测网络共收到不良反应/事件报告91 400余例次，其中严重报告4 670例次，占5.1%。2014年国家基本药物中成药部分六大类中，药品不良反应/事件报告总数由多到少依次为内科用药、骨伤科用药、妇科用药、耳鼻喉科用药、外科用药、眼科用药。其中内科用药报告总数占到总体报告数量的85.4%，内科用药占比较大可能与内科用药临床使用量大，且基本药物目录中中药注射剂都属于内科用药有关。内科用药中排名前五位的分别是祛瘀剂、温理剂、开窍剂、清热剂、解表剂，此五类药品报告占到内科用药报告数的76.5%。中成药注射剂排名前五位的品种分别是：清开灵注射液、参麦注射液、血塞通注射剂、血栓通注射剂和丹参注射液；中成药口服制剂排名前五位的品种分别是：双黄连合剂（口服液、颗粒、胶囊、片）、鼻炎康片、复方丹参片（颗粒、胶囊、滴丸）、活血止痛散（胶囊）、清开灵颗粒（胶囊、片）。累及系统排名前三位的是皮肤及其附件损害（占28.8%）、胃肠系统损害（占23.6%）和全身性损害（占13.9%）。不同剂型报告累及系统中，注射剂不良反应/事件累及系统排名前三位的是皮肤及其附件损害（占21.0%）、全身性损害（占11.6%）、呼吸系统损害（占9.0%），口服制剂累及系统排名前三位的是胃肠系统损害（占16.8%）、皮肤及其附件损害（占5.6%）、中枢及外周神经系统损害（占2.6%）。（3）2014年国家基本药物安全性趋势分析：2014年国家食品药品监督管理总局根据药品不良反应监测风险信号，组织对胞磷胆碱钠注射剂、硫酸镁注射液等基本药物开展安全性评价，并采取了相应风险控制措施。总体上看，2014年国家基本药物安全状况继续保持平稳。　（张海霞　葛卫红）

抗感染药监测情况　2014年全国药品不良反应监测网络共收到抗感染药物的不良反应/事件报告50.6万例，占报告总数的38.2%，其中严重报告2.4万例，占4.8%。与2013年相比，2014年抗感染药报告数量同期下降2.0%，严重报告同期增长18.4%，均低于总体报告增长率。严重报告构成比与2013年（4.0%）相比增加了0.8个百分点。按报告涉及患者年龄统计，14岁以下儿童患者的报告占16.4%，高于整体数据儿童患者所占比例；65岁以上老年人的报告占15.3%，低于整体数据老年患者所占比例；与2013年抗感染药物的年龄分布基本一致。

2014年抗感染药物不良反应/事件报告中，药品不良反应/事件累及系统排名前3位的是皮肤及其附件损害（39.3%）、胃肠系统损害（26.0%）、全身性损害（10.6%）；与化学药总体报告相比，皮肤及其附件损害比例偏高，胃肠系统损害和全身性损害比例基本一致。抗感染药口服制剂累及系统的前3位是胃肠系统损害（46.0%）、皮肤及其附件损害（26.3%）、中枢及外周神经系统损害（4.3%）；注射剂累及系统前3位是皮肤及其附件损害（42.9%）、胃肠系统损害（20.8%）、全身性损害（11.8%）。

2014年抗感染药物不良反应/事件报告涉及9大类，328个品种，其中抗生素病例报告占66.7%，合成抗菌药病例报告占24.5%。药品构成比与2013年抗感染药物报告的构成情况无明显差异。2014年抗感染药物的药品不良反应报告/事件数量排名前5位的是头孢菌素类、喹诺酮类、大环内酯类、青霉素类、β-内酰胺酶抑制剂类。2014年抗感染药物不良反应/事件报告数量排名前10位的品种为左氧氟沙星、阿奇霉素、头孢曲松、头孢呋辛、克林霉素、头孢哌酮舒巴坦、阿莫西林克拉维酸、阿莫西林、头孢噻肟、甲硝唑。

2014年抗感染药物严重不良反应/事件报告中，抗生素病例报告占66.0%，合成抗菌药病例报告占14.7%，与2013年抗感染药物报告的构成情况无明显差异。严重报告中排名前5位的是头孢菌素类（33.8%）、青霉素类（11.6%）、喹诺酮类（11.4%）、抗结核病药（9.9%）、β-内酰胺酶抑制药（6.9%），药品类别排名与2013年基本一致。2014年抗感染药物严重报告数量排名前十位的品种为：左氧氟沙星、头孢曲松、头孢哌酮舒巴坦、青霉素G、头孢呋辛、头孢噻肟、阿奇霉素、克林霉素、阿莫西林克拉维酸、利福平。

从药品剂型分析，2014年抗感染药物不良反应/事件报告中，注射剂占75.9%、口服制剂占21.8%、其他剂型占2.4%。抗感染药中注射剂比例较总体报告中注射剂比例高出15%。

抗感染药的不良反应报告数量仍居各类药物之首，但2014年抗感染药物的不良反应报告总数继续呈下降趋势，其中严重报告增长水平低于总体病例报告增长水平，说明我国对抗感染药采取的例如发布《抗菌药物临床应用指导原则》等措施得一定实效，建议临床医生继续按照合理使用抗感染药，降低使用风险。　（张海霞　葛卫红）

中药注射剂监测情况　2014年全国药品不良反应监测网络共收到中药注射剂报告12.7万例次，其中严重报告占6.7%。与2013年相比，中药注射剂报告数量增长5.3%，高于总体报告增长率；严重报告数量增长26.0%，与总体严重报告增长情况基本一致。

2014年中药注射剂报告数量排名居前的类别是理血剂、

补益剂、开窍剂、解表剂、清热剂、祛痰剂,占中药注射剂总体报告的97.1%。报告数量排名前十名的药品分别是:清开灵注射剂、参麦注射剂、双黄连注射剂、血塞通注射剂、舒血宁注射剂、血栓通注射剂、丹参注射剂、香丹注射剂、生脉注射剂、痰热清注射剂。

中药注射剂严重报告主要涉及全身性损害、呼吸系统损害、皮肤及其附件损害等,包括过敏样反应、过敏性休克、寒战、发热、呼吸困难、胸闷、心悸、瘙痒、皮疹、恶心、呕吐等表现,与往年监测情况基本一致。

对2014年中药注射剂总体报告排名前20位药品(占全年中药注射剂报告88.7%)合并用药情况进行分析,涉及合并用药的报告占42.3%,严重报告涉及合并用药占57.0%,以上数据提示单独或联合其他药品使用中药注射剂均可出现不良事件,并且合并用药可能会加大中药注射剂的安全风险。

总体上看,2014年中药注射剂安全状况与全国整体情况基本一致,严重报告增长幅度略低于全国整体报告增长幅度,提示可能与药品监管部门、药品生产及使用单位采取措施持续推动合理用药以及开展相关宣传培训有关。此外,中药注射剂与其他药品联合使用现象依然普遍存在,有可能增加安全风险。根据《中药注射剂临床使用基本原则》的规定,临床医师须注意单独使用中药注射剂,禁忌与其他药品混合配伍使用;谨慎联合用药,如确需联合使用其他药品时,应慎重考虑药物相互作用以及与中药注射剂的间隔时间、输液容器的清洗等问题。 (张海霞　葛卫红)

↗ 药品风险控制 根据2014年药品不良反应监测数据和评估结果,国家食品药品监督管理总局对发现存在安全隐患的药品及时采取相应风险控制措施,以保障公众用药安全。(1)发布《药品不良反应信息通报》7期,通报了头孢唑林注射剂、含羟乙基淀粉类药品、口服何首乌及其成方制剂、曲美他嗪、丙硫氧嘧啶、阿德福韦酯、苯溴马隆等严重不良反应,及时提示用药安全风险。(2)发布《药物警戒快讯》12期,报道了替莫唑胺的肝脏损害、静脉用铁制剂严重超敏反应等国外药品安全信息70条。(3)根据监测评价结果,组织对细辛脑注射剂、硫酸镁注射剂、复方氨基酸注射液(20AA)等12个(类)药品的说明书进行修改。 (张海霞　葛卫红)

临床药学

↗ 概　述 中国医改已经取得了一定成效,包括全民覆盖的医保网络,逐步健全的基层医疗卫生体系和公共卫生服务体系,以及全面推开的基本药物制度。临床药学在医改的进程中不断发展,临床药师岗位职责日趋明确,临床药师专业化培训体系基本完善,各项工作已纳入制度化、规范化管理,临床药师工作模式更加注重信息系统的支撑及辅助决策作用。在专科化临床药师工作不断深入的过程中,临床药师在合理用药管理中体现了新的职能,通过手机短信、医师工作站交流平台等新的沟通方式与临床医师进行点对点沟通,使医师能更快捷地了解不合理用药的详情和相关信息;成功构建的移动查房系统使临床药师工作流程优化,工作效率提高;应用QQ群平台建立网上抗凝门诊管理心脏瓣膜置换术后抗凝患者的用药指导,利用脑电双频指数评分评价和调整重症监护病房患者的镇静治疗方案等,实现了有效的临床患者个体化用药监护。在传统的治疗药物监测工作基础上,进一步开展了:①UPLC-MS/MS同时测定肾移植患者全血中环孢霉素A、他克莫司、西罗莫司、霉酚酸、泼尼松龙;②超快速液相色谱串联质谱法测定人血浆中伏立康唑的浓度;③基于meta分析的群体药动学研究方法分析利培酮及其代谢产物的群体药物动力学特征;④利用治疗药物监测结果分析抗癫痫中成药中非法添加的西药成分及肾移植术后药物性肝损伤的个体化用药情况;⑤治疗药物监测软件的研发。近年药物经济学评价文献的数量有了大幅度提高,作者主要来自医院药剂部门和业务科室以及复旦大学、北京大学等高校;研究方法以成本效果分析和最小成本分析为主,成本效用和成本效益方法运用较少。药物经济学成本-效果分析法主要应用于对肿瘤、心血管、脑血管、阴道炎,肺炎,感染、乙肝、糖尿病、消化道、骨科、焦虑症、皮肤病治疗等方面的研究;药物经济学最小成本分析主要应用于对慢性盆腔炎、预防老年恶性肿瘤术后感染、儿童过敏性鼻炎、2型糖尿病治疗等方面的研究。药物经济学决策树模型法、马尔可夫模型法也开始应用于支气管扩张合并感染、HBeAg阴性慢性乙型肝炎等疾病治疗分析。临床药师在药品信息处理和临床药学服务方面已体现较强的工作能力,特别是在用药咨询与用药交代、合理用药知识宣教方面不仅具有较强的服务意识和出色完成任务的能力,还得到了医护人员和病人的认可,药学咨询效果受到重视,病人依从性得到提高,服务效果得到保证。门诊咨询问题大多与医院医疗特长相关。中药应用大数据分析方法也取得一定进展。由此可见,临床药学学科日渐成熟,工作范畴逐步扩展,临床药师培养力度加大,临床工作经验日趋丰富,已成为"以病人为中心"医疗团队中的重要组成部分。 (胡晋红)

↗ 药学监护工作方法的创新和质量评价 随着临床药学服务的日益深入和普及,临床药师不断探索和创新适合实际工作的工作模式、方法以及监护指标等。陈亚芳等利用脑电双频指数评分评价和调整重症监护病房患者的镇静治疗方案,使镇静处于最佳水平,实现镇静剂使用的个体化监护。蔡艳等总结了临床药师通过药学问诊,对患者进行的药物重整服务,并分析评价临床药学实践中的问诊案例及取得的效果。认为药学问诊可侧重于患者既往用药史、不良反应史、过敏史、伴发疾病的药物治疗、自备药品的使用情况等方面。通过药学问诊,临床药师可详细了解患者病情、药物治疗情况、用药依从性、不良反应发生史,继而结合现有的药物治疗方案分析其治疗效果不佳的原因,判断发生药物相互作用和不良反应的风险,为协助医师调整治疗方案提供依据,最大程度地保证患者用药安全。方一清等调研了使用移动查房系统对临床药学工作的影响,结果显示移动查房系统使得临床药师的工作流程优化,工作效率提高,工作内容发生了根本改变,使临床药师更多地参与科室内的会诊、临床药物治疗方案的设计。[中国药业,2014(20):98-99;中国药房,2014(38):3 627-3 629;中国医药,2014(11):1 697-1 699] (王 卓 胡晋红)

药物监测及咨询服务

治疗药物监测中的药学咨询服务 治疗药物监测是临床药师的日常工作项目,但唯有辅以结合具体患者的药学咨询服务才能使其体现出专业特色和临床价值。陈晓慧等总结了该单位TDM室一年内提供药学咨询的服务对象、咨询方式和咨询内容。金锐等借鉴临床药学服务质量评价标准,结合中医药临床治疗特点,以临床药师工作经典模板为底本,设计中药临床药学服务质量评价的框架及细则,初步探索建立了中药临床药学服务质量评价体系。[特别健康:下,2014(10):569-570;中国医院药学杂志,2014(17):1 513-1 516] (王 卓 胡晋红)

治疗药物监测及其应用技术 齐谢敏等介绍了一种基于常规生化仪的低成本治疗药物监测新技术。通过进行卡马西平、丙戊酸和苯巴比妥方法学比较,评价Viva-E、AXSYM分析仪配套检测试剂盒和自主研发试剂盒的灵敏度、准确度及精密度。结果显示,自主研发试剂盒性能与现进口试剂盒基本一致,方法学结果符合生物样本检测要求,可用于临床生物样本检测。陈文倩等建立了UPLC-MS/MS同时测定肾移植患者全血中环孢霉素A、他克莫司、西罗莫司、霉酚酸及泼尼松龙的方法,临床应用表明本方法操作简便、检测效率高,获得用药信息全面,适用于免疫抑制治疗中多种药物的血药浓度监测。[医学研究生学报,2014(11):1 197-1 201] (王 卓 胡晋红)

UPLC-MS/MS同时测定肾移植患者全血中环孢霉素A、他克莫司、西罗莫司、霉酚酸及泼尼松龙 通过建立UPLC-MS/MS同时测定肾移植患者全血中多种免疫抑制治疗药物的方法,用于血药浓度监测。用沉淀法对肾移植患者血样进行处理,用液相色谱-串联质谱法以ESI+和ESI-两种模式的多离子反应监测(MRM)扫描方式同时对环孢霉素A、他克莫司、西罗莫司、霉酚酸、泼尼松龙进行检测,分离条件采用梯度洗脱。结果该方法中各药物在检测范围内线性良好,准确度、精密度、基质效应、方法回收率和稳定性均符合要求。用本方法不但可对600例TDM样本已常规测定的970个血药浓度进行定量分析,还可额外得到331个未进行监测的血药浓度数据。本方法操作简便、检测效率高,获得用药信息全面,适用于免疫抑制治疗中多种药物的血药浓度监测。[中国药学杂志,2014,49(20):1 845-1 849] (黄 瑾 胡晋红)

超快速液相色谱-串联质谱法测定人血浆中伏立康唑的浓度 建立超快速液相色谱-串联质谱(UHPLC-MS/MS)法测定血浆中伏立康唑浓度,开展治疗药物监测。以格列苯脲为内标,采用蛋白沉淀的前处理方法,使用Phenomenex Synergi Hydro-RP色谱柱(2.00 mm×50 mm,4μm),以0.1%(V/V)甲酸-乙腈和0.1%(v/v)甲酸-水溶液为流动相,流速0.6 mL·min^{-1}进行梯度洗脱。质谱采用电喷雾离子源(ESI),以多反应监测(MRM)扫描模式,在正离子电离模式下进行测定,伏立康唑和格列苯脲的定量分析离子分别为*m/z* 350.0/281.0和*m/z* 494.2/369.1。结果:血浆中无干扰测定的内源性物质,线性范围为0.1~20 μg·mL^{-1},r^2=0.999 3,相对回收率为88.34%~101%,高、中、低日内精密度(RSD)<7.01%,日间精密度(RSD)<8.96%,提取回收率,基质效应、稳定性均通过方法学验证。该方法简单快速、准确、灵敏度高,适用于伏立康唑的治疗药物监测。[中国医院药学杂志,2014,34(20):1 748-1 751] (黄 瑾 胡晋红)

LC-MS/MS法测定血浆中伊拉地平的浓度及其人体药代动力学研究 建立LC-MS/MS法测定人血浆中伊拉地平的浓度,研究中国健康人单剂量口服伊拉地平胶囊后体内药代动力学。采用Waters Xterra MS C_{18}色谱柱(2.1 mm×100 mm,3.5 μm),以乙腈-0.5 mmol·L^{-1}醋酸铵水溶液为流动相,梯度洗脱(0~1 min,20%乙腈;1~3 min,20%→90%乙腈;3~5 min,90%乙腈;5~5.1 min,90%→20%乙腈;5.1~9 min,20%乙腈),流速0.3 mL·min^{-1},柱温40 ℃;负离子方式检测,扫描方式为多反应监测(MRM),固相萃取法处理血浆样品;9名受试者单剂量口服10 mg伊拉地平胶囊后,以LC-MS/MS法测定血浆中伊拉地平浓度,使用WinNonlin 6.3软件对血药浓度数据进行处理,计算药动学参数。结果:血浆中伊拉地平浓度线性范围为10~10 000 pg·mL^{-1},定量下限为10 pg·mL^{-1},批内、批间精密度均小于15%。单剂量口服10 mg伊拉地平胶囊后主要的药动学参数C_{max}为(4 610.21±147.91)pg·mL^{-1},T_{max}为(1.46±0.42)h,$t_{1/2}$为(11.65±4.38)h,AUC_{0-t}(34 466±11 140)pg·h·mL^{-1}。本文建立的LC-MS/MS法符合方法学考察要求,适合于伊拉地平胶囊在中国健康受试者体内药代动力学研究。[药物分析杂志,2014,34(9):1 536-1 540] (黄 瑾 胡晋红)

液相色谱-串联质谱法监测血清茶碱浓度及室间质量评价 对液相色谱-串联质谱(LC-MS/MS)检测茶碱进行方法学评价,探讨其在茶碱治疗药物监测(TDM)中的应用。在血清添加放射性核素内标茶碱-D6,经蛋白沉淀稀释后采用LC-MS/MS测定。以Capcell C_{18} MG Ⅲ(100 mm×2.0 mm,5μm)为分析柱进行反相色谱分离;以0.1%甲酸乙腈-0.1%甲酸水[20:80(v/v)]为流动相,流速为0.3 mL/min;以电喷雾离子化串联四级杆质谱、正离子多反应监测进行定量检测。用建立的方法从2008年起连续参加卫生部临检中心茶碱TDM室间质量评价。结果 LC-MS /MS检测茶碱的线性范围为1~50 μg/mL,批内和批间精密度分别为2.26%~6.65%和4.70%~6.84%,准确度分别为94.14%~104.00%。单个样品的监测分析时间为3.5 min。冻融(-30 ℃室温反复解冻3次)、室温放置24 h、自动进样器放置24 h、长期保存(-30 ℃放置28 d)的稳定性均良好。LC-MS/MS测定结果与室间质量评价靶值偏差为2.75%,斜率为1.04,相关系数(r2)为0.983。该LC-MS/MS采用放射性内标稀释,具有简单、快速、特异性和灵敏度较好的特点,连续6年测定结果符合全国室间质量评价要求,可用于茶碱的临床TDM。[检验医学,2014,29(11):1144-1150] (黄 瑾 胡晋红)

高效液相色谱-串联质谱法在盐酸曲马朵血药浓度监测中的应用 建立高效液相色谱-串联质谱法(LC-MS法)并用于曲马朵血药浓度监测。12名男性健康志愿者,年龄(22.15±1.35)岁,体质量(65.95±6.24)kg;禁食10 h后早晨空腹肌肉注射复方曲马朵注射液80 mg(2 mL,含盐酸曲马朵35 mg、盐酸异丙嗪45 mg)。用药后0.5、0.75、1、1.5、2、2.5、3、4、6、8、12、24、36 h抽取肘静脉血4 mL,4 000 r/min离心10 min,取血浆2.0 mL,于-20 ℃冰柜保存。血浆样品经过氢氧化钠溶液碱化后,用乙酸乙酯萃取;流动相为甲醇-5 mmol/L乙酸铵溶液(50:50,V/V),流速为0.8 mL/min,采用电喷雾离子化(ESI),采用LC-MS法监测血浆中曲马朵浓度。结果曲马朵的线性范围为1~400 ng/mL;最低定量限分别为1.0 ng/mL;绝对回收率为61.61%~62.85%;相对回收率为100.20%~103.52%;日内日间精密度(RSD)均<10%。LC-MS法准确、灵敏、重现性好,可用于曲马朵血药浓度监测及其药动学研究。[山东医药,2014,54(38):40-42] (黄 瑾 胡晋红)

霉酚酸治疗药物监测有利于减少肾移植受者皮质类固醇激素的用量 对处于免疫抑制维持治疗期的肾移植受者,在进行霉酚酸(MPA)治疗药物监测(TDM)并指导霉酚酸酯(MMF)合理应用的基础上,减少皮质类固醇激素的用量并评价其有效性及安全性。80例肾移植受者,均接受CsA+MMF+Pred三联免疫抑制方案治疗,随机分为MPA TDM组和对照组。MPA TDM组患者,通过有限采样法的简化公式,计算肾移植受者MPA血药浓度-时间曲线下面积(AUC),并根据MPA AUC调整MMF剂量,使MPA-$AUC_{0-12\ h}$达到30~60 $mg \cdot h^{-1} \cdot L^{-1}$,皮质类固醇激素(Pred)剂量减少50%以上。对照组患者,采用相对固定的MMF剂量,同时皮质类固醇激素不减量。比较2组患者移植物排斥反应、各种不良反应的发生率,以及空腹血糖的差异。结果 MPA TDM组和对照组患者中,移植肾功能、移植物排斥反应、各种不良反应的发生率、CsA及MMF的服用剂量差异无统计学意义($P>0.05$);Pred的用量分别为(2.77±0.79)mg/d和(6.00±1.77)mg/d,差异有统计学意义($P<0.05$);空腹血糖水平分别为(5.36±0.50)mmol/L和(5.78±1.19)mmol/L,差异有统计学意义($P<0.05$)。免疫抑制维持治疗期的肾移植受者,在进行MPA治疗药物监测并合理调整MMF剂量的基础上,可安全、有效地减少皮质类固醇激素的用量。[上海交通大学学报:医学版,2014,34(10):1 534-1 538] (黄 瑾 胡晋红)

对严重烧伤合并边缘综合征患者静脉注射黏菌素行治疗药物监测 黏菌素是一种有数十年历史的药物,由于其肾毒性,已不常使用。现在由于黏菌素能够有效治疗危重病患者中出现的多药耐药革兰阴性菌,其使用价值大大提升,然而黏菌素治疗的最佳剂量目前还不清楚。1例32岁的严重烧伤患者(烧伤总面积35% TBSA)合并脓毒症,在刚入ICU时血肌酐值正常,但随着治疗的进行,血肌酐值升高到100 μmol/L。给予9×107 U负荷剂量的黏菌素后,再给予此患者每次3×107 U(3次/天)的黏菌素标准治疗用量,但患者的血药浓度无法达到有效值。通过慢性肾脏疾病流行病学(CKD-EPI)公式并校正体表面积后,得出患者肾小球滤过率波动于63~180 mL/min,其实际需要的有效黏菌素治疗剂量(每次6×107 u,3次/天)已经超过正常最高剂量。许多临床医师非常依赖血肌酐值来判断肾小球滤过率。多数情况下,CKD-EPI公式有助于推算出肌酐清除率。目前对于黏菌素的药代动力学特点知之甚少,对黏菌素进行治疗药物监测,可以为肾小球滤过率波动的ICU住院患者提供更好的黏菌素药物治疗优化方法。[中华烧伤杂志,2014,30(4):330-330] (黄 瑾 胡晋红)

基于meta分析的利培酮群体药代动力学研究及其在中国精神分裂症患者临床治疗药物监测中的预测应用 应用基于meta分析的群体药动学研究方法分析利培酮及其代谢产物的群体药物动力学特征。文中首先筛选发表于1995至2011年的文献,得到18篇符合录入排除标准的文献,并在文献数据的基础上建立了利培酮及其活性代谢产物9-羟基利培酮的群体药动学模型。建立的模型用二室模型描述原药利培酮体内过程,一室模型描述活性代谢产物9-羟基利培酮的体内过程,并在药物的吸收过程中加入了原药的首过代谢过程。模型得到原药和代谢产物的系统清除率分别为7.66 L/h和7.38 L/h,表观分布体积分别为70.6 L和117 L。建立的模型通过1 000次仿真的可视化检验评价模型的拟合程度。本文还利用42例精神分裂症患者临床治疗药物监测数据来评价模型对于中国患者人群中利培酮血药浓度的预测性。本研究证明通过文献数据所建的模型是可靠的,可以用作目标群体个体化治疗的依据。[中国药学:英文版,2014,2:75-82]　(黄　瑾　胡晋红)

抗癫痫中成药中非法添加西药成分的血药浓度监测分析　对长期服用抗癫痫中成药的患者进行血药浓度监测,查明抗癫痫中成药中非法添加的西药成分。方法:通过全自动生化分析仪,采用酶联免疫法测定中成药中添加的丙戊酸、卡马西平、苯巴比妥、苯妥英的种类及血药浓度。结果:所有服用抗癫痫中成药的患者中均检测到上述四种西药成分,其中含丙戊酸17例,血药浓度在有效范围内占23.53%;含卡马西平17例,血药浓度在有效范围内占17.65%;含苯巴比妥17例,血药浓度在有效范围内占41.18%;含苯妥英5例,血药浓度在有效范围内占60.00%。本方法操作简便、准确,可快速筛查抗癫痫中成药中非法添加的西药成分,便于临床指导患者合理用药。[中国药物应用与监测,2014,11(6):345-347]　(黄　瑾　胡晋红)

肾移植术后药物性肝损伤的个体化用药分析　探讨血药浓度监测在肾移植术后免疫抑制治疗及药物性肝损伤诊断、治疗中的应用。对一例肾移植术后患者定期进行他克莫司、吗替麦考酚酸酯的血药浓度监测,结合临床指征和生化指标调整给药剂量,制定个体化治疗方案。患者出现药物性肝损伤后,在生化指标的基础上通过血药浓度波动分析病情,调整免疫抑制方案。结果肾移植术后第10天患者出现以转氨酶升高为特征的肝功能异常,通过血药浓度监测一步步调整他克莫司给药方案,最终将患者的血药浓度维持在安全有效的范围,肝功能逐渐好转。虽然血药浓度监测具有一定的局限性,然而该技术是现阶段指导免疫抑制药物个体化治疗的最有力工具。[中国药学杂志,2014,49(19):1 763-1 765]　(黄　瑾　胡晋红)

一种基于常规生化仪的低成本治疗药物监测新技术　国内尚无市售自主研发的治疗药物监测(therapeutic drug monitoring,TDM)酶放大免疫检测原理(enzyme multiplied immunoassay technique,EMIT)试剂盒。比较基于EMIT的自主研发试剂盒与Viva-E试剂盒和基于FPIA的AXSYM检测试剂盒用于TDM相关性能,评价其用于TDM的可行性。通过进行卡马西平、丙戊酸和苯巴比妥方法学比较,评价Viva-E、AXSYM分析仪配套检测试剂盒和自主研发试剂盒的灵敏度、准确度及精密度。并对83例卡马西平、80例丙戊酸和72例苯巴比妥临床样本进行检测,比较自主研发试剂盒和AXSYM分析仪配套检测试剂盒测定结果相关性。结果3种试剂盒分别测定卡马西平、丙戊酸和苯巴比妥的回收率均高于90%。其中自主研发试剂盒3种药物的回收率在98.7%~103.9%,定量下限依次为2、10、5 μg/mL,精密度均<10%,标曲单点校正后结果偏差<3%。其血清样本检测结果与AXSYM试剂盒检测结果相关性较好($R^2>0.985$),差异无统计学意义($P>0.05$)。Bland-Altman分析的95% LOA依次为(-1.32,1.26)、(-15.24,15.17)和(-3.69,3.00),仅有5%的点落于95%置信区间外。自主研发试剂盒性能与现进口试剂盒基本一致,方法学结果符合生物样本检测要求,可用于临床生物样本检测。[医学研究生学报,2014,27(11):1 197-1 201]　(黄　瑾　胡晋红)

成年病人万古霉素治疗药物监测软件的研发　研制开发成年病人的万古霉素治疗药物监测软件,帮助临床进行万古霉素个体化用药。系统地检索PubMed数据库中发表于2012年9月前的文献,提取成年病人万古霉素群体药动学模型并结合笔者建立的模型构建万古霉素治疗药物监测模型集。根据建立的群体药动学模型和Bayesian原理,在Microsoft Visual Studio 2005集成开发环境中采用C++语言研发治疗药物监测软件。结果构建的治疗药物监测模型集包含14个群体药动学模型。基于模型开发的软件可根据病人信息的多寡分别进行群体、亚群体和个体预测,为临床万古霉素个体化给药提供帮助。本实验研发的软件涵盖了当前报道的万古霉素药动学模型,医生可以根据病人的实际情况选择适当的模型,具有较广的适用性。[中国药学杂志,2014,49(10):881-885]　(黄　瑾　胡晋红)

UPLC-MS/MS同时测定肾移植患者全血中环孢霉素A、他克莫司、西罗莫司、霉酚酸及泼尼松龙　陈文倩等建立UPLC-MS/MS同时测定肾移植患者全血中多种免疫抑制治疗药物的方法,将此方法用于治疗药物监测的血药浓度监测。方法用沉淀法对肾移植患者血样进行处理,用液相色谱-串联质谱法以ESI^+和ESI^-两种模式的多离子反应监测(MRM)扫描方式同时对环孢霉素A、他克莫司、西罗莫司、霉酚酸、泼尼松龙进行检测,分离条件采用梯度洗脱。结果本方法中各药物在检测范围内线性良好,准确度、精密度、基质效应、方法回收率和稳定性均符合要求。用本方法不但可对600例TDM样本已常规测定的970个血药浓度进行定量分析,还可额外得到331个未进行监测的血药浓度数据。结论本方法操作简便、检测效率高,获得用药信息全面,适用于免疫抑制治疗中多种药物的血药浓度监测。[中国药学杂志,2014,49(20):1 845-1 849]　(金　路　葛卫红)

奥美拉唑对利培酮血药浓度影响的研究　高永双等采

用自身对照法，对20例精神分裂伴胃溃疡患者，在利培酮治疗基础上合用奥美拉唑（20 mg·d^{-1}）治疗一周。用高效液相色谱法（HPLC）测定奥美拉唑合用前后利培酮及9-羟利培酮稳态血药浓度进行对比。结果发现奥美拉唑对利培酮和9-羟利培酮血药浓度均有影响，可使得两者血药浓度增加。研究结果提示临床联用利培酮和奥美拉唑时，应密切监测利培酮和9-羟利培酮血药浓度，结合患者的临床症状对利培酮剂量进行合理调整，以达到临床疗效，避免不良反应发生。［中国药师，2014，17（3）：359-361］

（金　路　葛卫红）

谷浓度采样设计和算法对群体和个体药动学参数估算的影响　凌静等以符合一室和两室模型特征的奥卡西平和他克莫司为典型药物，采用蒙特卡洛法模拟服药后的稳态谷浓度，且均用一室模型拟合，考察不同多谷浓度采样方案（每名受试者采集1～4个谷浓度）和NONMEM软件中的不同算法对群体和个体药动学参数估算的影响。结果表明：表观清除率（CL/F）估算的准确度和精密度优于其他参数。对于奥卡西平，增加每名受试者的谷浓度采样次数，所有参数估算的准确度和精密度均有改善。对于他克莫司，随着采样增加，CL/F与其个体间变异的估算更稳定，残差变异估算也更可靠，但前者的估算准确度无改善。算法中蒙特卡洛重要抽样法（IMP）和基于后验估计的IMP法（IMPMAP）较稳定可靠。个体参数的估算仅与算法中是否含个体间变异和残差变异的交互作用有关。随着变异水平减小，群体或个体参数估算的准确度和精密度均有改善。且残差变异的影响大于个体间变异。上述结果可为基于谷浓度的群体药动学研究提供参考。［药学学报，2014，49（5）：686-694］

（金　路　葛卫红）

卡马西平对癫痫患者丙戊酸及其毒性代谢物血药浓度的影响　陈卓佳等探讨了卡马西平（carbamazepine，CBZ）对癫痫患者丙戊酸（valproic acid，VPA）及其毒性代谢物2-丙基-4-戊烯酸（4-ene VPA）血药浓度的影响。测定癫痫患者血浆中VPA及4-ene VPA的浓度，明确卡马西平对丙戊酸的影响。共纳入VPA单药组87例，VPA+CBZ组19例，年龄和性别组间无显著性差异。与VPA单药组比较，合用CBZ可以显著（$P<0.01$）降低VPA谷浓度［VPA单药组：（69.5±28.8）μg·mL^{-1}；VPA+CBZ组：（46.3±25.6）μg·mL^{-1}］及体重剂量调整谷浓度［VPA单药组：（4.89±2.21）μg·mL^{-1}·mg^{-1}·kg^{-1}；VPA+CB组：（3.14±1.74）μg·mL^{-1}·mg^{-1}·kg^{-1}］，而合用CBZ对4-ene VPA浓度没有影响。合用CB会导致VPA血药浓度降低，进而可能影响VPA的临床疗效，建议临床上VPA与CBZ合用时需监测VPA血药浓度以调整VPA用药剂量。［药学学报，2014，49（4）：530-534］

（金　路　葛卫红）

抗癫痫药物丙戊酸和卡马西平个体化给药软件的研制

应寅清等开发基于群体药动学和贝叶斯理论的丙戊酸和卡马西平的个体化给药软件。在已有的群体药动学信息基础上，运用微软的Excel 2010作为信息输入和结果输出平台，通过调用群体药动学软件非线性混合效应模型软件（NONMEM），计算药动学参数和给药剂量，制定给药方案。结果软件实现了患者信息的输入和管理、初始给药剂量的计算、最大后验贝叶斯法（MAPB）计算给药剂量、依从性的判断等功能。结论本软件经过临床试用，初步实现了抗癫痫病人的个体化给药，为癫痫患者的个体化治疗提供了坚实的药动学基础。［中国药学杂志，2014，49（2）：163-166］

（金　路　葛卫红）

侵袭性真菌感染患者伏立康唑群体药动学研究及给药方案优化　王陶陶等评价伏立康唑在侵袭性真菌感染患者中的群体药动学特征，寻找影响伏立康唑药动学参数变化的因素，并对给药方案进行优化以指导临床用药。方法为定量描述协变量与伏立康唑药动学参数之间的关系，采用了群体药动学的研究方法对侵袭性真菌感染患者的临床稀疏血样进行分析。观察患者人口学资料、生化指标、合并用药、基因型等协变量对药动学参数的影响。使用内部验证Bootstrap法对最终模型进行验证。利用蒙特卡洛模拟法对给药方案进行优化。结果通过NONMEM（monlinear mixed effect modoling）程序对151例住院患者的406个血样进行分析发现具有一级吸收和一级消除的一房室模型能够很好地拟合这些数据。其中，表观分布容积为200 L，清除率为6.95 L·h^{-1}。患者年龄、CYP2C19基因型和碱性磷酸酶值对清除率有显著的影响。内部验证结果表明最终模型稳定可靠。在患者人群中，200 mg/q12 h，iv或200 mg/q 12 h，po的给药方案对曲霉菌感染是有效的。200 mg /q12 h，iv或300 mg/q12 h，po的给药方案对治疗念珠菌感染是有效的。结论蒙特卡洛模拟法与群体药动学参数结合可以指导临床优化给药方案。［中国药学杂志，2014，49（3）：227-233］

（金　路　葛卫红）

人血浆中华法林对映体HPLC测定方法建立及其对抗凝疗效的影响　徐丹等研究血浆中华法林对映体的浓度对华法林抗凝疗效的影响。方法建立血浆中华法林对映体浓度的立体选择性高效液相色谱法，采用手性—AGP色谱柱（ULTRON ES-OVM 5 μm，150 mm×4.6 mm），保护柱（ULTRON ES-OVM. G 10 mm×4.6 mm），以乙腈-20 mmol·L^{-1}磷酸盐缓冲液（14∶86，pH 5）为流动相，流速1.0 mL·min^{-1}，检测波长308 nm，柱温30 ℃，内标峰面积法定量计算。对146名心脏瓣膜置换术后使用华法林进行抗凝治疗的患者，服药后11～13 h按上述方法进行华法林对映体血浆浓度的检测。结果：（1）对映体标准曲线范围为75～2 500 ng·mL^{-1}，最低检出限为25 ng·mL^{-1}，批内、批间RSD均在

10%以下，回收率 >90%，血浆样品稳定性良好。(2) R(+)-华法林平均血浆浓度为(635.0±380.7) ng·mL^{-1}，S(-)-华法林平均血浆浓度为(334.8±237.7) ng·mL^{-1}；S(-)-华法林血浆浓度与国际标准化比值(INR)值呈显著正相关(r=0.252，P<0.05)，随着S(-)-华法林血浆浓度的升高，华法林的抗凝疗效增强，R(+)-华法林血浆浓度与INR值无显著相关性(r=0.104，P>0.05)。INR值在安全范围(1.8~3.0)的125例患者中，有92例(73.6%)S(-)-华法林血浆浓度在(334.8±237.7) ng·mL^{-1}。结论：本研究建立的华法林对映体血浆浓度的检测方法灵敏而可靠，可作为华法林抗凝疗效的监测指标，联合INR值有助于提高抗凝监测的准确性。[药物分析杂志，2014，34(11)：1 936-1 940]

(金　路　葛卫红)

亚胺培南血药浓度测定方法改进及其在血浆中稳定性考察　董玲芳等建立高效液相色谱法测定人血浆中亚胺培南浓度，并重点考察亚胺培南血浆样品的稳定性。方法采用Venusil XBP C_{18} (5μm，4.6mm×250mm) 色谱柱，以10 mmol·L^{-1}磷酸二氢钾—含四丁基溴化铵(0.3 mmol·L^{-1})甲醇液(96∶4，V/V)为流动相，调节pH 7.2，柱温为30 ℃，内标为5-羟基吲哚-3-醋酸，检测波长300 nm。稳定剂0.5 mol·L^{-1} 3-吗啉丙磺酸缓冲液(pH 6.8)—乙二醇—水，体积比2∶1∶1。结果低、中、高3个浓度提取回收率分别为(89.6±1.7)%，(93.9±2.2)%，(91.4±0.4)%，批内、批间RSD均小于15%；血浆中亚胺培南在0.1~100 μg·mL^{-1}浓度范围内线性关系良好(r=0.995~0.996)，定量下限为0.1 μg·mL^{-1}；不加稳定剂时，含亚胺培南的血浆样品在室温、4 ℃、-30 ℃条件下分别可以稳定2，6，8 h，加入稳定剂后分别为6，12，48 h。结论本试验建立的分析方法线性范围宽，操作简便，准确度高，可用于亚胺培南血药浓度的测定，适用于重症感染患者治疗药物监测。[中国医院药学杂志，2014，35(1)；6-7]

(金　路　葛卫红)

药学咨询效果受到重视，病人依从性得到提高　有研究将120例呼吸科住院患者随机分为研究组和对照组，其中对照组患者按照医师所开具的处方取药，自行按照说明服用药物，有疑问者给予答复；研究组患者则在用药前由医院药师开展主动的临床药物咨询。半年后的106例随访结果表明，药物咨询服务可以让患者主动参与到治疗方案中，提高患者用药的依从性，研究组患者用药依从性(完全依从+部分依从)为93%，明显优于对照组74%；研究组的合理用药常识认知度明显优于对照组。老年糖尿病患者药物咨询组干预3个月后，用药依从性佳者显著上升至56%(对照组为23%)。同时，药物咨询服务有利于提高患者对药房的满意度。[中国药房，2014(30)；2 856-2 858；内蒙古中医药，2014(19)：115-116；中国现代医生，2014(25)：108-110]　(孙华君　胡晋红)

药学咨询流程规范化，服务效果得到保证　通过对药物咨询进行分析归纳，对不同类型问题的解答流程进行规范化，为门诊药物咨询工作理清思路，提供范本，从而提高咨询工作的规范性和有效性。也有研究将抗结核病药物说明书，结合用药指南制成用药咨询文本，可提高满意率47%，对提高发药窗口用药咨询质量有积极作用。结合医院信息系统，创建药物咨询系统，进行咨询管理，同时，药师在接受咨询时可通过院内电子图书馆和医院信息系统实时查询用药信息，取得了一定成效。[中国执业药师，2014(9)：53-56；首都医药，2014(2)：11-11；中国药房，2014(13)：1 245-1 246]

(孙华君　胡晋红)

门诊咨询分析受到关注，咨询问题主要与医院医疗特长相关　某三甲综合医院门诊千余例药物咨询记录回顾性分析结果表明，咨询对象以患者居多(48.5%)，其次为患者家属(32.1%)、医务人员(18.2%)；咨询药物主要有抗感染药(25.3%)、心脑血管系统药(20.1%)、消化系统药(12.8%)；咨询药物内容广泛，包括用法、用量、不良反应、药理作用、使用注意事项、相互作用等为主的药物基本信息及特殊人群用药等。另一三甲综合医院1 015例门诊药物咨询分析结果表明，门诊药物咨询的方式以窗口咨询为主(88.5%)，其次是电话咨询(11.5%)；咨询的群体包括患者(64.5%)和医护人员(35.5%)；咨询对象女性占60.3%，男性占39.7%；年龄45岁以上的患者占88.5%；咨询涉及的药物最多的是儿科用药(25.3%)，其次是心血管系统药(21.5%)；咨询内容主要为药物的用法用量(38.2%)、药理作用(15.7%)和不良反应(13.2%)。某精神专科医院门诊药物咨询回顾分析结果显示，患者的药物咨询内容主要为用法用量(55.5%)、药品外观(15.3%)、药物适应证(7.6%)。某妇幼保健院432例门诊药物咨询结果分析显示，门诊药物咨询人群中以儿童家长居多，其次是孕妇；咨询内容以用法用量居多，其次是注意事项与孕妇用药安全，另外一些特殊剂型使用药物的咨询逐渐增多。微信用药教育公众平台上咨询人员年龄以21~40岁为主(71.1%)，咨询内容以用药注意事项居首位(20.7%)，而同期窗口药物咨询以咨询药品有无居首(23.2%)。[中国医院用药评价与分析，2014(5)：466-468；中国医院用药评价与分析，2014(7)：632-634；中国医院用药评价与分析，2014(4)：374-376；中国现代应用药学，2014(12)：1 520-1 525；儿科药学杂志，2014(2)：44-47]

(孙华君　胡晋红)

中药应用大数据分析方法取得进展　对全国17家三甲医院信息系统数据库中第一诊断为冠心病的住院患者资料分析显示，84 697例病人中男性47 564人，女性32 882人，患者年龄中位数为71岁。西药使用最多的为阿司匹林(67.2%)，其次为硝酸异山梨酯(60.7%)、氯吡格雷

(44.6%)等;中成药使用最多者为丹红注射液(19.9%),其次为疏血通注射液(13.4%)。西药主要为抗血小板药、硝酸酯类药物、他汀类药物、β受体阻滞剂、钙离子拮抗剂、血管紧张素转化酶抑制剂;中药使用最多的为活血化瘀注射液,其次为活血化瘀口服药、扶正类口服药、通腑药等。进行关联规则后显示冠心病西药间联合用药最为常见,中西药联合使用中活血化瘀口服药、活血化瘀注射液与西药间的联合用药更为常见,尤其是与抗血小板药、硝酸酸类药物。另对17家三级甲等医院信息系统数据库中41 180例病毒性肝炎住院患者研究表明,患者以18 ~59岁的中青年男性多见;从预后角度看,急性肝炎好于慢性者,年轻患者好于年老者,女性好于男性;合并疾病中以肝硬化和肝脏恶性肿瘤为多见;治疗药物方面,化学药以还原型谷胱甘肽为最常见,中药以甘草酸二铵最常见,中西药联合治疗是最多见的治疗模式,联合用药模式中以甘草酸二铵联合还原型谷胱甘肽、胸腺肽和多烯磷脂酰胆碱为主。对全国20家三甲综合医院信息系统数据库中的6 053例脑梗死患者用药信息分析结果表明,使用舒血宁注射液脑梗死患者中,平均年龄68.0岁,其中46 ~80岁的患者(83.9%);舒血宁注射液用法主要为静脉用药,单次给药剂量以15 ~20 mL为最多(69.7%);用药疗程一般1 ~14 d(89.2%);主要单种联合用药有阿司匹林肠溶片(支持度48.5%)、马来酸桂哌齐特注射液(支持度22.1%)、阿托伐他汀钙片(支持度18.9%)等;2种联合用药常用组合主要为马来酸桂哌齐特注射液+阿司匹林肠溶片(支持度8.2%),尼麦角林胶囊+阿司匹林肠溶片(支持度7.6%)等。舒血宁注射液治疗脑梗死患者时中老年人为最多,并常与抗血小板聚集药、改善脑循环药物等具有相似药理作用的化学药物一起合并使用,临床用药符合脑梗死治疗指南,部分患者存在超说明书推荐剂量使用情况。[中国中药杂志,2014(18):3 474-3 478;中国中药杂志,2014(18):3 448-3 453;中国中药杂志,2014(18):3 499-3 503]

(孙华君　胡晋红)

成本-效果分析方法研究

↗ 成本-效果分析在胃癌药物治疗中的应用　司倩等选取老年晚期胃癌患者(年龄>65岁)76例(替吉奥组40例,卡培他滨组36例),口服用药6周期,两组C/E分别为411.91和517.24,替吉奥治疗老年晚期胃癌患者在药物经济学上优于卡培他滨。王文娜等回顾性分析101例门诊化疗胃癌患者的临床资料及医疗费用情况,以同期接受住院化疗的311例胃癌患者作为对照,认为门诊化疗是一种安全、医疗花费较低的化疗模式,节约医疗资源的同时可提高患者生活质量。[中国新药与临床杂志,2014,33(12):880-884;中国医刊,2014,49(10):55-58]

(黄琳琅　吴新荣　胡晋红)

↗ 成本-效果分析在直肠癌药物治疗中的应用　孙艳坤等检索Pubmed、CNKI等发表的对比mCRC患者中贝伐珠单抗联合化疗及单一化疗的Meta分析及成本效果分析并进行综述,贝伐珠单抗具有较高成本,然而贝伐珠联合化疗能显著提高患者的生存收益,基于中国本土数据的成本效果分析还需进一步开展。赵振营等基于卡培他滨联合奥沙利铂(Cape OX方案)和5-氟尿嘧啶/亚叶酸钙联合奥沙利铂(m FOLFOX6方案)治疗晚期或转移性结直肠癌疗效评价的Meta分析结果,认为两组疗效相当,而成本-效果分析表明采用国内品牌卡培他滨的Cape OX组更具有经济学优势,应用该结论时要注意相关概率和成本选择对结果稳定性的影响。[中国药物经济学,2014,(01):9-15;中国药房,2014,25(46):4 321-4 325]

(黄琳琅　吴新荣　胡晋红)

↗ 成本-效果分析在宫颈癌药物治疗中的应用　朱彦等回顾性分析2011 ~2013年接受标准宫颈癌根治手术,术后因具有高危因素需补充化疗或放化疗,且选择了TP方案(紫杉醇+顺铂)化疗的患者87例,根据患者意愿,分为进口TP组和国产TP组。进口TP方案和国产TP方案对早期宫颈癌的近期疗效和不良反应相当,国产TP方案在药物经济学上优于进口TP方案。[肿瘤学杂志,2014,20(11):962-964]

(黄琳琅　吴新荣　胡晋红)

↗ 成本-效果分析在乳腺癌药物治疗中的应用　徐胜昔等选取2012年2月至2014年1月行乳腺癌化疗的患者150例,分观察组(安慰剂胶囊)90例、对照组(艾愈胶囊)60例。治疗组的成本-效果比明显低于对照组,艾愈胶囊辅助化疗治疗乳腺癌是一种有效且经济的治疗方案。杨晴等选取择期行乳腺癌根治手术的患者90例,ASA Ⅰ ~Ⅱ级,均采用全身麻醉,术后行PCIA。按随机数字表法将患者分为A组仅采用地佐辛镇痛,B组仅采用舒芬太尼镇痛,C组采用地佐辛+舒芬太尼联合镇痛三组,每组各30例。地佐辛联合舒芬太尼用于乳腺癌术后PCIA,效果确切满意,不良反应发生率小,经济性价值高。[中国医院用药评价与分析,2014,14(9):780-783;中国医学创新,2014,11(30):36-38]

(黄琳琅　吴新荣　胡晋红)

↗ 成本-效果分析在骨髓瘤药物治疗中的应用　金春玲等选取108例多发性骨髓瘤住院患者按照不同药物治疗方案分为A组给予VAD方案(长春新碱+阿霉素+地塞米松),B组给予VAD+T方案(长春新碱+阿霉素+地塞米松+沙利度胺),C组给予TD方案(沙利度胺+地塞米松),各1个疗程。A、B、C组成本-效果比分别为9 620.90、9 438.51、9 464.15,B、C组相对于A组的增量成本-效果比分别为6 597.61、4 702.66,B组方案治疗多发性骨髓瘤较佳。[中

国药房,2014,25(14):1249-1251]

(黄琳琅　吴新荣　胡晋红)

成本-效果分析在肺癌药物治疗中的应用　卢欣等将中晚期肺癌患者60例根据治疗方法的不同分为治疗组(培美曲塞二钠化疗)与对照组(奥沙利铂治疗),每组30例。培美曲塞在中晚期肺癌治疗中的疗效好于奥沙利铂,但是临床成本高于奥沙利铂。刘敏等回顾性筛选119例非小细胞肺癌病例,分别采用Ⅰ组吉西他滨+顺铂(GP方案)、Ⅱ组长春瑞滨+顺铂(NP方案)、Ⅲ组多西他赛+顺铂(TP方案)、Ⅳ组吉西他滨+卡铂(GC方案),成本效果比分别为3.68×10^{-3}、5.70×10^{-3}、4.03×10^{-3}、3.70×10^{-3}。刘桂玲随机选取吉林省人民医院2012年1月~2013年5月收治的经过病理学明确诊断的71例非小细胞肺癌患者为研究对象,随机分A组(长春瑞滨联合顺铂化疗方案)、B组(多西他赛联合顺铂化疗方案)、C组(吉西他滨联合顺铂化疗方案)三组,化疗方案的成本效果比(C/E)分别为224.4、255.2、310.3,长春瑞滨+顺铂(NP方案)是非小细胞肺癌最经济有效的化疗方案。孙薇薇等通过在Pubmed、Medline、中国期刊全文数据库(CNKI)等检索近10年发表的比较吉非替尼和化疗一线治疗晚期NSCLC的文献系统综述,与传统化疗相比,吉非替尼一线用药有一定的经济优势,吉非替尼可作为一线治疗EGFR突变阳性的晚期NSCLC的标准疗法。干小红等依据NCT00021060临床试验数据,评价标准一线化疗联用贝伐珠单抗在晚期非小细胞癌治疗方案的优劣,与标准一线化疗相比,四川地区晚期非小细胞肺癌一线化疗联用贝伐珠单抗,不具有成本效果优势。温晓甦等选取2006年1月~2011年12月江西省肿瘤医院收治的晚期(ⅢB至Ⅳ期)非小细胞肺癌(NSCLC)病例,且行GEM(吉西他滨)联合顺铂(DDP)方案辅助化疗的患者101例为研究对象,其中使用国产GEM者51例,进口GEM者50例,研究结果提示国产GEM较进口GEM在药物经济学上有优势。易辉煌等将2013年1月至2014年1月湖南省肿瘤医院收治的NSCLC患者240例,随机分对照组(采取DP化疗方案),A组给予复方斑蝥胶囊、B组给予参一胶囊、C组给予紫龙金片;复方斑蝥胶囊比其他2种中成药的疗效更好、毒副反应更少,且价廉、经济。吴小建等选择九江学院附属医院2010年1月至2014年1月住院的NSCLC患者152例,采用随机数字表分为观察组(多西他赛联合顺铂加用艾愈胶囊辅助治疗)和对照组(多西他赛联合顺铂治疗)各76例。观察组的C/E(127.74)明显低于对照组(185.94),艾愈胶囊辅助化疗符合药物经济学原则,是一种经济、安全、有效的治疗方案。[吉林医学,2014,35(6):1 203;中国医刊,2014,49(9):83-85;长春中医药大学,2014;药品评价,2014,11(05):25-29;中南药学,2014,12(9):925-928;实用癌症杂志,2014,29(1):105,108;中国医院用药评价与分析,2014,14(7):589-591;中国医院用药评价与分析,2014,14(8):714-716]

(黄琳琅　吴新荣　胡晋红)

成本-效果分析在冠心病药物治疗中的应用　张丽萍等选取2012年1月~2013年2月期间接受随访的100例PCI术后冠心病患者作为研究对象,分国产组64例,进口组36例;宋雪荣回顾分析从2012年6月到2013年6月期间收治江苏省盛泽医院冠心病患者66例,按入院日期随机分为波利维组和泰嘉组,采用国产氯吡格雷更为经济。毕子宇等选择2008年2月至2011年4月唐山工人医院分院诊治的112例冠心病心绞痛住院患者作为研究对象,根据患者用药方案不同分丹红组(38例)、阿托伐他汀组(38例)、联合用药组(36例)三组,阿托伐他汀和丹红注射液联合治疗冠心病心绞痛明显提高了治疗的有效性及经济性。钱彦华对阿托伐他汀钙片、阿托伐他汀钙胶囊和瑞舒伐他汀钙片3种他汀类药物治疗冠心病进行分析评价,3组的成本-效果比(C/E)分别为18.51、8.97、13.37,A、C方案相对于B方案的增量成本-效果比(△C/△E)分别为366.05、97.61,使用阿托伐他汀钙胶囊治疗冠心病能够有效控制血脂含量,并且成本相对较低。[中国实用医药,2014,9(6):146-147;心血管病防治知识(学术版),2014,10:48-50,医学综述,2014,20(16):3 030-3 031;海峡药学,26(9):146-148]

(黄琳琅、吴新荣、胡晋红)

成本-效果分析在心绞痛药物治疗中的应用　朱小凤等将南京红十字医院2012年4月~2013年7月因稳定型心绞痛入院的患者100例随机分为拜阿司匹林组和泰嘉组,拜阿司匹林较泰嘉治疗费用明显降低、性价比较高,但须关注其不良反应的发生。杜少斌回顾性研究2012年12月~2013年4月份入住蚌埠医学院第一附属医院心血管内科不稳定性心绞痛病例,分注射用丹参多酚酸盐、舒血宁注射液和丹红注射液三组,三组药物的治疗心绞痛发作频率成本-效果比分别为17.74、10.56和11.25,采用丹红注射液和舒血宁注射液比注射用丹参多酚酸盐更具成本-效果优势。[中国校医,2014,28(12):893-894,897;现代中药研究与实践,2014,28(6):86-90]

(黄琳琅　吴新荣　胡晋红)

成本-效果分析在高血脂药物治疗中的应用　郑怀宇对121例血脂异常患者随机分为四组:苯扎贝特普通片组、分散片组、胶囊组和缓释片组,苯扎贝特缓释片临床疗效确切,成本不高。吴飞跃等将符合标准的患者随机分成A组(阿托伐他汀钙片)、B组(瑞舒伐他汀钙片)、C组(非诺贝特缓释胶囊)和D组(非诺贝特缓释胶囊联合辛伐他汀分散片);在TC、TG和HDL-C等指标上C组成本-效果比最小,在LDL-C指标上B组方案最优,当绝经后妇女原发性高脂血症患者的体检结果以LDL-C过高为主,可优选B组方案,主要问题为

TC、TG和HDL-C超标时，可优选C组方案。[中国乡村医药，2014，21(3)：44-45；药物流行病学杂志，2014，23(2)：108-111]

（黄琳琅　吴新荣　胡晋红）

成本-效果分析在高血压药物治疗中的应用　刘显治等将156例高血压病人随机分为3组：氨氯地平组、非洛地平组、乐卡地平组，三组成本-效果比分别为0.60、1.18、1.66，氨氯地平组的成本-效果优于非洛地平、乐卡地平两组。陈旭东选用60例服用进口苯磺酸氨氯地平片血压控制平稳的原发性高血压患者，用国产苯磺酸氨氯地平片替换进口苯磺酸氨氯地平片进行治疗，国产苯磺酸氨氯地平片的经济效果更优。贾栋选80例河南省南阳医学高等专科学校第一附属医院2011年9月～2013年9月期间的收治的原发性高血压患者，随机分为观察组（缬沙坦联合氨氯地平治疗），对照组（单用氨氯地平治疗），观察组成本效果为227.3，对照组成本效果为233.4，缬沙坦联合氨氯地平治疗原发性高血压不但有较好的控制血压效果，其成本-效果低于单用氨氯地平。宋沧桑等选择2012年1月至2013年12月昆明市第一人民医院收治住院的H型高血压患者144例，根据治疗方案的不同分为6个治疗组：马来酸依那普利叶酸片单用组20例（A组）、联用甲磺酸氨氯地平片27例（B组）、联用苯磺酸氨氯地平片28例（C组）、联用马来酸左旋氨氯地平片22例（D组）、联用非洛地平缓释片23例（E组）、联用硝苯地平控释片24例（F组），与A组相比，B、C、D、E、F组的增量成本-效果比分别为2.01、4.55、3.00、3.07、3.88，马来酸依那普利叶酸片与甲磺酸氨氯地平片联用治疗H型高血压是较安全、有效、经济的方案。王陶丽等选择经2W洗脱期后诊室血压达到轻中度原发性高血压诊断标准的患者123例，随机分成试验组（口服苯磺酸左旋氨氯地平片，$n=62$）和对照组（口服苯磺酸氨氯地平片，$n=61$），试验组、对照组成本效果比分别为202.87和365.28，苯磺酸左旋氨氯地平具有成本效果优势。张惠娟等选取符合WHO/ISH高血压诊断标准的天津市人民医院门诊患者219例，采用马来酸左旋氨氯地平（A组）、苯磺酸氨氯地平（B组）、硝苯地平控释片（C组）、非洛地平缓释片（D组）治疗，四组的C/E分别为2.3、3.8、3.5、、2.6，相对A组而言，B、C、D组△C/△E分别为35.4、25.7、12.1，马来酸左旋氨氯地平为治疗高血压较为经济、有效的方案。马好斌将该院于2012年2月～10月收治的102名原发性高血压患者随机分为：观察组（52例，苯磺酸左旋氨氯地平治疗），对照组（50例，氯沙坦治疗），观察组成本效果比为2.07，对照组成本效果比为4.02，苯磺酸左旋氨氯地平的成本效果优于氯沙坦，是一种经济有效的治疗方法。叶伟杰将广东省阳山县人民医院收治的120例高血压患者分为A组（硝苯地平控释片）、B组（缓释片）和C组（普通片）各40例，硝苯地平缓释片治疗成本不低，但服用简单，不良反应少。丁爱华将114例70岁（包括70岁）以上老年人分为两组，治疗组给予尼群地平片，对照组给予硝苯地平控释片，尼群地平片疗效确切，价格低廉，对农村无经济收入的老年人长期控制血压和服药依从性较好。马玉明将社区高血压患者随机给予复方利舍平氨苯蝶啶片、美托洛尔、硝苯地平控释片、卡托普利，临床降压效果最好者为硝苯地平缓释片，费用效果比最佳者为卡托普利。周艳梅将150例患者随机分为A（硝苯地平控释片）、B（非洛地平缓释片）、C（苯磺酸氨氯地平片）组，每组各50例患者，三组C/E为3.11、3.93、4.35，三组C/E为2.80、3.53、3.92，硝苯地平控释片治疗原发性高血压具有更高的经济学价值。蔡蓝调查广东省东莞市大岭山医院2010年1月～2013年1月住院病例中入选的老年高血压患者病例共104例，采用A：单用硝苯地平控释片；B：硝苯地平控释片＋卡托普利；C：单用苯磺酸氨氯地平；D：非洛地平＋福辛普利钠，非洛地平＋福辛普利钠的成本效果比最低、治疗方案相对较好。段元青选择两个社区高血压患者分别接受坎地沙坦酯片和常规降压药物治疗，坎地沙坦酯片能达到与常规降压药物相同的降压效果，而所需的费用仅为常规降压药物的39%。张继红采用随机双盲实验，将轻、中度高血压病患者随机的分为氯沙坦组（41例）和贝那普利组（41例），疗程8周，氯沙坦治疗轻、中度高血压安全、有效，患者依从性较好，相同单位疗效时，贝那普利组的成本较低，但不良反应的发生率较高。许凯选择2010～2011年天津市红桥区咸阳北路社区卫生服务中心就诊的原发性高血压患者158例，随机分成缬沙坦组、替米沙坦组和氯沙坦钾组，连续观察8周，替米沙坦组的成本-效果比小于缬沙坦组和氯沙坦钾组，应用替米沙坦进行降压治疗是比较经济合理的，且患者依从性好。[海峡药学，2014，26(8)：140-141；临床合理用药杂志，2014，7(2A)：34；中国现代药物应用，2014，8(3)：161-162；中国药物评价，2014，31(5)：317-320；中国老年学杂志，2014，(22)：6 299-6 301；中西医结合心脑血管病杂志，2014，12(06)：695-696；安徽医药，2014，18(2)：347-348；深圳中西医结合杂志，2014，24，(4)：174-175；吉林医学，2014，35(33)：7 372-7 373；中国校医，2014，28(7)：544-545；河北医学，2014，20(2)：242-244；中国实用医药，2014，9(10)：32-33；泰山医学院学报，35(10)：1 029-1 031；中国药物经济学，(3)：9-11；实用心肺脑血管病杂志，2014，22(1)：81-82]

（黄琳琅　吴新荣　胡晋红）

成本-效果分析在脑血管药物治疗中的应用　李翔等选择脑梗死患者共70例，随机分为观察组（给予血塞通注射液）和对照组（给予疏血通注射液），两组均连续治疗14 d，血塞通的用药成本低于疏血通，有利于降低治疗费用。杨丽娟等对62例缺血性脑梗死患者分为金纳多和血塞通两组，△C/△E为213.47，血塞通组较金纳多组有成本优势。丁国华将90例患者随机分为3组，分别用血栓通、金纳多及麦全冬定治疗，三组成本-效果比分别为26.60、26.04、6.43，麦全冬定为治疗脑血管疾病后脑功能障碍最佳药物。周燕宜等将150例脑梗死患者随机均分为对照组(血塞通注射液)、治疗组(尼莫地平注射液),采用尼莫地平注射液治疗急性脑梗死经济、有效。王红霞选取160例脑梗死患者分为Ⅰ(阿魏酸钠注射液)、Ⅱ(依达拉奉注射液)、Ⅲ(血塞通注射液)、Ⅳ(长春西丁注射液)、Ⅴ(舒血宁注射液)5组,C/E分别为:39.61、55.37、43.40、38.87、39.07,Ⅰ、Ⅱ、Ⅲ、Ⅳ组相对于Ⅴ组的△C/△E分别为:59.61、96.67、62.36、33.56。毛玉芳选择符合标准的患者80例,随机分为A组应用依达拉奉,B组应用长春西丁,各40例,A组患者C/E为2.65,明显高于B组的1.74,ΔC/ΔE为111.34,A组C//E为2.39,明显高于B组的1.58,ΔC//ΔE为112.99;长春西丁注射液治疗急性脑梗死为最佳方案,具有更高的药物经济学价值。乔媛等运用回顾性调查法,筛选出符合要求的61例急性缺血性脑梗死患者,采取的用药方案为A组(银杏达莫+依达拉奉)19例、B组(脉络宁+依达拉奉)21例、C组(丹参酮ⅡA磺酸钠+依达拉奉)21例,银杏达莫+依达拉奉是治疗急性缺血性脑梗死的最佳用药方案。廖志敏等将214例急性脑梗死患者根据治疗药物分为尤瑞克林组(110例)与对照组(104例),两组患者均按病情再分为轻、中、重3型,尤瑞克林组轻、中、重3型的成本效果比分别为137.58、150.54、544.74,对照组则分别为104.72、140.54、444.44,尤瑞克林能有效改善急性轻、中型脑梗死患者的神经功能缺损,对急性中型脑梗死患者能取得较优的成本-效果比。张黎明对两种治疗脑梗死及其后遗症方案进行回顾性分析评价,降纤酶针+灯盏花素针+红花注射液+中风复春汤(黄芪、全虫、丹参、葛根、水蛭、地龙和三七等)方案比较经济合理。姚东晓随机将70名发病1周内的脑梗死患者,分为A组:联合丁苯酞注射液治疗组(丁苯酞注射液+奥扎格雷钠注射液+丹红注射液);B组,基础治疗组(奥扎格雷钠注射液+丹红注射液),联合丁苯酞注射液治疗急性期脑梗临床疗效明显并且经济,可改善急性脑梗死患者预后及节约医疗成本。王玉和等采用前瞻性的随机双盲对照临床研究2组均为132例急性脑梗死患者,试验组用奥扎格雷后改用脑得生,对照组用奥扎格雷,均28d,两组C/E分别为141.8和205.4;ΔC/ΔE为894 000序贯治疗组更具成本-效果优势。王玉和等将212例缺血性急性脑血管病中符合方案分析集的206例患者,随机分为2组,序贯治疗A组102例,用脑苷肌肽注射液7d后改用丁苯酞软胶囊,联合消栓通络胶囊,对照B组104例,采用脑苷肌肽注射液,两组C/E分别为129.1和178.5,△C/△E为1697.7,序贯治疗组治疗急性缺血性脑血管病更具有成本-效果优势。张香菊等采用回顾性分析法对开封市综合医院2012年1月 ~2013年6月入住的630例患者筛选分为Z(中成药物)组210例、H(化学药物)组210例、L(联合用药)组210例,疗程均为14d,联合用药组最佳。郑斌等抽取某医院2012 ~2013年满足条件的急性缺血性脑卒中患者病历,统计辅助药物用药情况;按同时使用辅助药物品种数将治疗方案分Ⅰ组:仅使用一种辅助药物;Ⅱ组:联合使用两种辅助药物;Ⅲ组:联合使用3种辅助药物,二联治疗为较理想的辅助药物治疗方案。[吉林医学,2014,35(28):6 337-6 338;中国实用医药,2014,9(5):168-169;航空航天医学杂志,2014,25(7):1 001-1 002;吉林医学,2014,35(3):527;中国现代药物应用,2014,8(4):147-148;河北医学,2014,20(6):946-949;药学与临床研究,2014,22(2):168-170;广东医学院学报,2014,32(5):680-682;中国医药指南,2014,12(20):308-309;吉林大学,2014;中国临床药理学杂志,2014,30(2):137-139;中国生化药物杂志,2014,34(1):135-137;药学研究,2014,33(10):609-611;海峡药学,2014,26(8):137-139]

(黄琳琅　吴新荣　胡晋红)

成本-效果分析在社区获得性肺炎药物治疗中的应用

李海珍等对痰热清与阿奇霉素治疗272例社区获得性肺炎的临床效果及成本效果进行评价,认为阿奇霉素组成本-效果比最低(C/E,18.93),可为选择治疗方案参考。张利芳等对分别使用A组(单用莫西沙星)和B组(联合使用阿奇霉素和头孢呋辛)两种抗感染方案治疗社区获得性肺炎患者,认为联合使用阿奇霉素和头孢呋辛治疗成本效果比值最低(C/E,38.58),用于治疗社区获得性肺炎更为经济合理。陈玉波等通过比较莫西沙星2种不同给药方案(静脉滴注与序贯疗法)治疗该院108例老年社区获得性肺炎的成本效果,认为两种不同给药方案治均可获得满意的临床疗效,且安全性好,但序贯疗法的成本效果比显著低于静脉滴注法,提示该给药方案更为经济适用。霍燕等将94例重症社区获得性肺炎患者按随机数字表法分为两组:亚胺培南西司他丁钠和莫西沙星组,结果发现亚胺培南西司他丁钠疗效显著高于莫西沙星,且成本效果比显著低于莫西沙星,作者认为亚胺培南西司他丁钠在治疗重症社区获得性肺炎疗效佳、预后好,具有更好的经济学优势。王元元等评价莫西沙星2种给药方案(对照组:莫西沙星注射液;观察组:莫西沙星注射液与莫西沙星片序贯治疗)治疗82例重症社区获得性肺炎患者,结果观察组总有效率与对照组相近,但成本效果比明显优于对照组(C/E,51.83),提示莫西沙星先静脉后口服的序贯给药方案治疗重症社区获得性肺炎疗效确切,经济学优势明显。[实用中西医结合临床,2014,14(9):13-14;药学实践杂志,2014,52(4):315-317;中国处方药,2014,12(1):16-17;中国实用医药,2014,9(19):152-153;中国现代药物应用,2014,8(19):161]

(彭玲玲　吴新荣　胡晋红)

成本-效果分析在儿童支气管肺炎药物治疗中的应用

李秀荣等回顾性分析5种药物方案治疗300例儿童支气管炎周围炎患者:A组(注射用乳糖酸阿奇霉素)、B组(注射用乳糖酸阿奇霉素+头孢地尼分散片)、C组(注射用乳糖酸阿

中国药学年鉴 CHINESE PHARMACEUTICAL YEARBOOK 2015

奇霉素+注射用头孢唑肟)、D组(注射用乳糖酸阿奇霉素+注射用头孢唑肟+头孢地尼分散片)、E组(注射用头孢唑肟+头孢地尼分散片),结果D组成本-效果最小(C/E,7.41),认为此方案是治疗支气管周围炎优先选择的方案。金玉子等回顾性分析评价4种序贯方案(A组为红霉素注射液-罗红霉素胶囊组,B组为红霉素注射液-克拉霉素分散片组,C组为红霉素注射液-阿奇霉素片组,D组为阿奇霉素注射液-阿奇霉素片组)治疗126例儿童支原体肺炎的疗效及经济学效果。成本-效果及敏感度分析结果显示,C组的C/E和△C/△E比值最小(C/E,9.97;△C/△E,5.82),更具成本-效果优势。孙红芹等通过对320例儿童支气管肺炎患者随机应用A组(阿奇霉素)、B组(头孢呋辛)、C组(氨苄西林/舒巴坦)、D组(头孢他定)4组治疗方案进行回顾性成本-效果分析,结果发现C组C/E比值最小(C/E,0.79),且并发症的发生率较少,因此认为C组治疗方案为最佳选择。史钟慧等通过分析比较头孢曲松与头孢他啶治疗100例儿童支气管肺炎患者成本效果,发现头孢曲松的成本效果低于头孢他啶,且头孢曲松半衰期较头孢他啶长,可减少临床给药次数,所以在治疗儿童支气管肺炎时,头孢曲松优于头孢他啶。曾海生等通过将120例儿童支气管肺炎合并心肌损害的患者随机分为3组:1,6-二磷酸果糖注射液联合肌苷、1,6-二磷酸果糖注射液及磷酸肌酸,结果发现1,6-二磷酸果糖联合肌苷组患者治愈率较高,成本效果比最优(C/E,2.14),认为联合用药为治疗小儿支气管肺炎合并心肌损害的经济有效的治疗方案。[中国医院用药评价与分析,2014,14(9):788-791;中国实用医药,2014,9(10):177-179;当代医学,2014,20(11):143-144;中国实用医药,2014,9(3):167-168;实用临床医学,2014,15(7):68-70]

(彭玲玲　吴新荣　胡晋红)

成本-效果分析在下呼吸道感染药物治疗中的应用　王红霞等选择儿童下呼吸道感染患者46例,随机分为2组:A组给予头孢哌酮钠静脉滴注,B组给予头孢哌酮舒巴坦钠静脉滴注,结论认为头孢哌酮钠的成本效果比最低(C/E,2.10),在治疗儿童呼吸道感染方面是最佳选择。赵丽娟等对比头孢克肟与头孢曲松治疗下呼吸道感染患者的成本效果,认为头孢曲松钠用于治疗下呼吸道感染疾病成本效果比较头孢克圬小,更为经济合理。时友忠等比较对头孢他啶2种给药方案(静脉滴注治疗组与持续性小剂量泵入组)治疗下呼吸道感染,结果发现虽然两组在临床疗效、不良反应发生率及细菌清除率方面无显著性差异,但静脉滴注治疗组的治疗费用明显高于持续性小剂量泵入组,成本效果比也显著高于持续性小剂量泵入组,认为头孢他啶持续性泵入治疗下呼吸道感染效果好且更经济。[中国临床药理学杂志,2014,30(2):134-136;中国现代药物应用,2014,8(14):164-165;北方药学,2014,11(12):121;临床合理用药,2014,7(2):29-30;药学与临床研究,2014,22(4):371-373]

(彭玲玲　吴新荣　胡晋红)

成本-效果分析在泌尿系统感染药物治疗中的应用　钟元华等将132例泌尿系统感染患者随机分为A组乳酸左氧氟沙星注射液静脉滴注组、B组盐酸左氧氟沙星注射液静脉滴注组、C组盐酸左氧氟沙星注射液静脉滴注与盐酸左氧氟沙星分散片口服序贯治疗组,结果提示左氧氟沙星序贯治疗方案治疗泌尿系统感染成本-效果比最低(C/E,123.79),比纯静脉滴注更经济而且有效,是临床应该推广的治疗路径。田靖等回顾性分析比较观察组(左氧氟沙星片与热淋清颗粒联用)和对照组(头孢克肟胶囊与热淋清颗粒联用)治疗151例老年女性下尿路感染的成本效果,结论认为对照组(头孢克肟胶囊与热淋清颗粒联用)方案临床效果显著且成本较小(C/E,1.83)。石峰等选取391例泌尿系统感染患者随机分为5组,分别给予左氧氟沙星,加替沙星,依诺沙星,氟罗沙星,环丙沙星进行治疗,发现用左氧氟沙星与氟罗沙星疗效最佳,而左氧氟沙星的成本-效果比及增量成本-效果比最低(C/E,1.21;△C/△E,4.36),因此认为在保证疗效的情况下左氧氟沙星治疗成本最低,可作为治疗泌尿系统感染的最优给药方案。阮清生等通过对比左氧氟沙星片联合通淋颗粒,单纯左氧氟沙星片,头孢特仑新戊酯片三组方案治疗泌尿系统感染患者的临床疗效和经济成本,结果发现左氧氟沙星片联合通淋颗粒的成本-效果比最低,疗效显著,该治疗方案为治疗最佳方案。史钟慧选择100例泌尿系统感染患者,随机分为观察组(左氧氟沙星)和对照组(加替沙星),两组治疗有效率并无差异,但观察组所用成本显著低于对照组(C/E,933.3),提示使用左氧氟沙星治疗泌尿生殖系统感染有助于减轻患者经济负担,值得借鉴。[中国现代药物应用,2014,8(12):164-165;海峡药学,2014,26(9)148-149;抗感染药学,2014,11(3)231-233;中国药物经济学,2014,6:13-14;中国现代药物应用,2014,8(9):140-141]

(彭玲玲　吴新荣　胡晋红)

成本-效果分析在其他感染药物治疗中的应用　丁翔宇等对155例蜂窝织炎儿童分别使用5种抗菌药物:头孢硫脒(A组)、头孢硫脒+甲硝唑(B组)、头孢替唑钠(C组)、头孢曲松钠(D组)及头孢孟多酯钠(E组)治疗进行分析,认为当未合并厌氧菌感染时,A组(头孢硫脒)所用治疗方案成本最小,成本-效果比值最低,是治疗儿童蜂窝织炎的最佳方案。但若合并厌氧菌感染时,B组(头孢硫脒+甲硝唑)增加了抗菌谱范围,同时具备治疗效果好,成本相对较低的特点,可作为首选方案。钟元华等通过分析比较哌拉西林钠(A组)与哌拉西林钠他唑巴坦钠(B组)治疗急性肾盂肾炎的成本效果,发现A组和B组治疗方案成本-效果比分别为3.37和6.08,哌拉西林钠治疗急性肾盂肾炎的成效比明显优于哌拉西林钠舒巴坦钠。丁翔宇等对65份儿童化脓性关节炎分成4组:A组予头孢硫脒,B组予头孢替唑钠,C组予头孢曲松钠,D组予头孢孟多酯钠,结果B组所用治疗方案成本最小,成本-效果比值最低,表明B组方案(头孢替唑钠)是治疗儿童化脓性关节炎的最佳方案。周明霞等分别采用头孢唑林、头孢他啶、头孢匹胺、头孢美唑、头孢地嗪5种药物进行开放手外伤患者术后感染抗菌治疗,成本-效果分析显示头孢他啶为10.33,低于其他4组,结果提示头孢他啶应作为治疗开放性手外伤感染的首选抗菌药物。王娟等对Ⅰ类切口手术且术前预防使用头孢硫脒、五水头孢唑啉或头孢唑啉治疗的疗效及经济性进行分析。结果表明,三种方案在预防Ⅰ类切口感染方面疗效相当,患者术后均未发生感染及药品不良反应,但头孢唑啉的使用成本最低,经济性最佳,更适合用于Ⅰ类切口手术且术前预防。朱林等通过比较头孢哌酮舒巴坦钠(A组)、头孢唑林钠(B组)及头孢地嗪钠(C组)对90例院内感染住院患者抗感染治疗的成本效果,发现三组的C/E值分别为26.80、39.95、35.22。头孢哌酮舒巴坦钠在院内感染治疗中的应用费用少,有效率高,成本效果比最优,为治疗院内感染优先选择。[中国医药导报,2014,11(27):90-93;中国现代药物应用,2014,8(16):130-131;中国药业,2014,23(22):69-70;中华医院感染学杂志,2014,24(6):1 364-1 366;西北药学杂志,2014,29(3):312-313;药物与临床,2014,4(3):83-85]

(彭玲玲　吴新荣　胡晋红)

成本-效果分析在乙肝后肝硬化失代偿期治疗中的应用

汪福群等对98例实验组患者采用抗病毒治疗和57例对照组患者采用一般护肝治疗。认为采用抗病毒药物治疗疗效好、费用低。杨世华将88例患者随机分成甲组(拉米夫定治疗组),乙组(阿德福韦酯治疗组),丙组(拉米夫定+阿德福韦酯联合治疗组),丁组(恩替卡韦治疗组),每组22例。认为在治疗乙肝肝硬化失代偿期中,拉米夫定+阿德福韦酯联合治疗方案可作为首选方案。[中国医药科学,2014,4(8):174-176;中国药物经济学,2014,2:9-10]

(万春燕　吴新荣　胡晋红)

成本-效果分析在治疗慢性乙型肝炎中的应用　汪华蓉等将210例慢性乙型肝炎患者随机分为3组,A组(拉米夫定100 mg),B组(恩替卡韦0.5 mg),C组(阿德福韦酯10 mg),疗程均为48周。认为从长远的抗病毒治疗考虑,高疗效、低耐药性的恩替卡韦应是一种更为合理的治疗方案。王小娟构建慢性乙型肝炎的治疗决策树模型,对比拉米夫定方案和恩替卡韦方案,结果亦显示恩替卡韦优于拉米夫定。而闫泰山等比较恩替卡韦、阿德福韦酯组2种治疗方案,并运用Bootstrap法进行敏感度分析。认为阿德福韦酯治疗方案虽有效率较低,但从药物经济学角度分析,为治疗慢性乙型肝炎的较佳方案。邱新野等选择住院患者中对拉米夫定耐药的慢性乙型肝炎患者140例。A组给予恩替卡韦0.5 mg;B组给予阿德福韦酯10 mg及拉米夫定100 mg,疗程48周。B组方案所用成本比A组少。认为阿德福韦酯联合拉米夫定治疗拉米夫定耐药的慢性乙型肝炎的成本-效果比优于恩替卡韦。王新军将慢性乙型肝炎患者随机分为45例长效干扰素组(观察组)和45例普通干扰素(对照组),连续治疗48周后,发现长效干扰素治疗慢性乙肝成本-效果低于普通干扰素,经济学价值较高,值得推广应用。赖远花等对该院门诊诊治的210例慢性乙型肝炎患者的48周诊疗经过和疗效进行统计,对比聚乙醇化干扰素(PEG-IFN组)和普通干扰素(IFN组)两种治疗方案。结果显示PEG-IFN组的有效率较IFN组高,而IFN组成本-效果比较低。[中国药房,2014,25(42):3 941-3 943;山西医科大学,2014,(11);中国医院药学杂志,2014,34(17):1 499-1 501;中国药业,2014,23(4):70-71;现代中西医结合杂志,2014,23(12):1 300-1 302;今日药学,2014,24(4):284-286]

(万春燕　吴新荣　胡晋红)

成本-效果分析在口服降糖药用药方案比较中的应用

王志亮等选取2型糖尿病患者230例,分为A、B、C组,各90、70、70例,分别给予格列美脲、格列喹酮、格列吡嗪治疗12周。认为在经济条件允许的情况下,建议初始选用格列美脲。陈丽芬选取2012年1月~2013年12月收治的老年糖尿病患者150例,采用随机数字表法将其分为观察组和对照组,各75例,观察组(格列美脲联合二甲双胍),对照组(格列齐特联合二甲双胍)。认为格列美脲联合二甲双胍更具优越性,值得推广。薛雪等选取90例病人,评价三种给药方案,A组:格列美脲+二甲双胍缓释片;B组:格列美脲+阿卡波糖;C组:格列美脲+吡格列酮。认为从药物经济学的角度分析,A方案为佳。郝光磊通过检索国内中文数据库公开发表的研究文献,共有24篇纳入分析,运用WinBUGS软件进行贝叶斯混合处理比较法对六大类口服降糖药进行评价,得出空腹血糖和餐后2小时血糖降低幅度由高到低排序依次为α-葡萄糖苷酶抑制剂、双胍类、噻唑烷二酮类、苯甲酸衍生物类、磺脲类、中药(血瘀证)。在药物经济学评价中,噻唑烷二酮类成本效果比最优,中药(血瘀证)成本效果比较差。由于对中药治疗Ⅱ型糖尿病的文献纳入较少,故无法全面体现中药的优势及在改善患者生命质量方面的优势。[中国药房,2014,25(22):2 019-2 021;中外医学研究,2014,12(18):50-51;安徽医药,2014,18(3):441-443;北京中医药大学,2014,(9)]

(万春燕　吴新荣　胡晋红)

成本-效果分析在胰岛素用药方案比较中的应用　胡春阳等发现在使用研究药物治疗(每日一次1.2mg利拉鲁肽)后,相对罗格列酮、格列美脲、艾塞那肽和甘精胰岛素,利拉鲁肽成功治疗1例患者所需成本小于对应比较治疗方案。

认为利拉鲁肽是具有成本-效果的治疗方案。郭连雨等运用公开发表并经过有效性验证的CORE糖尿病模型,模拟结果提示与甘精胰岛素相比,中国2型糖尿病患者应用地特胰岛素不仅能提高预期寿命和质量调整生命年,而且降低总直接医疗成本,是成本节约的治疗方案。许樟荣等采用CORE糖尿病模型,结果表明中国2型糖尿病患者从餐时人胰岛素转为门冬胰岛素(无论是单用还是联合基础胰岛素)长期使用后,预期寿命和质量调整生命年均有所增加,直接医疗成本有所降低,门冬胰岛素是一种成本节约的治疗方案。曹德云选取某院收治的患有2型糖尿病患者86例,随机分成两组,实验组47例(早晚饭前30分钟精蛋白重组人胰岛素即重和林注射),对照组49例(预混门冬胰岛素30注射液即诺和锐30注射)。所有患者降糖药的口服情况不变,总治疗时间为2年。得出在两组空腹血糖下降幅度相当,但应用精蛋白重组人胰岛素的花费明显低于预混门冬胰岛素30注射液。杜亚玲采用回顾性研究的方法,对胰岛素泵强化治疗组(CSII组)和多次皮下注射胰岛素+口服药物强化治疗组(MDI组)两种治疗方案进行分析,结果表明CSII治疗方案相对于MDI治疗方案,具有更好的效果,是一种有效、合理、经济的治疗方案。[中国药物经济学,2014,(4):9-13;中国医院药学杂志,2014,34(13):1 121-1 125;中国新药杂志,2014,23(18):2 174-2 179;实用糖尿病杂志,2014,10(6):36-37;石河子大学,2015,(3)] (万春燕　吴新荣　胡晋红)

↗ 成本-效果分析在比较口服降糖药联合胰岛素用药方案中的应用　刘全义等对3种治疗方案(口服药,口服药+1次胰岛素,口服药+2次胰岛素)进行比较。结果显示3种治疗方案的空腹血糖成本效果比(C/E)分别为14.64、33.17和19.06,餐后2h血糖C/E分别为16.36、42.15和19.55;以口服药为参考,口服降糖药+注射1次胰岛素控制空腹血糖的增量成本比和控制餐后2h血糖的增量成本比分别为-184.4和-89.80,口服药+注射2次胰岛素的控制空腹血糖的增量成本比和控制餐后2h血糖的增量成本比分别为484.8和51.26。认为3种治疗方案中,效价比最优的是口服药物治疗组,而疗效较好的则是口服药+2次胰岛素治疗组。[重庆医学,2014,43(19):2 470-2 473]

(万春燕　吴新荣　胡晋红)

↗ 成本-效果分析在比较盐酸二甲双胍两种剂型中的应用

侯幸赟等将126例2型糖尿病患者随机分为两组,A组患者(52例)服用盐酸二甲双胍普通片,B组患者(74例)服用盐酸二甲双胍缓释片,疗程均为12周。观察两组患者治疗前后空腹血糖(FBG)、餐后2 h血糖(2 h PBG)、糖化血红蛋白值(HbA1c)。A组患者成本-效果比分别为13.09、52.69、39.27和65.18。B组患者成本-效果比分别为9.06、30.81、27.82和48.60。以B组为参照,A组的增量成本-效果比分别为29.74、490.60、81.44和114.06。结果显示两种剂型的盐酸二甲双胍片治疗2型糖尿病疗效均较好,而盐酸二甲双胍缓释片的经济性和依从性较好。[中国药房,2014,25(20):1 844-1 847] (万春燕　吴新荣　胡晋红)

↗ 成本-效果分析在比较进口与国产阿卡波糖中的应用

孙莹选择98例2型糖尿病患者,分为治疗组48例(国产阿卡波糖)与对照组50例(进口阿卡波糖)。结果显示治疗组成本显著低于对照组成本。吴锡等将80例符合标准的患者随机分为观察组和对照组各40例,观察组(进口阿卡波糖片),对照组(国产阿卡波糖片)。观察组患者C/E为6.89明显高于对照组的5.30,两组患者增量成本-效果比(ΔC/ΔE)为106.45。敏感度分析观察组患者C/E为6.20,高于对照组的4.77,两组患者ΔC/ΔE为106.52。以上均认为国产与进口阿卡波糖治疗2型糖尿病的临床疗效相似,但是国产阿卡波糖具有更高的经济学价值,是治疗2型糖尿病经济、合理的方案,值得临床推广应用。[吉林医学,2014,35(32):7 126;河北医学,2014,20(11):1 842-1 845]

(万春燕　吴新荣　胡晋红)

↗ 成本-效果分析在消化道疾病序贯与传统疗法比较中的应用　黄关盛收集98例消化性溃疡者且随机将其分为均等的序贯联合用药方案组(试验组)和传统联合用药方案组(对照组)。试验组用药总有效率达93.88%,优于对照组;两组成本效果比无差异。认为序贯联合用药方案是治疗消化性溃疡行之有效的方案之一。李勇选取老年消化性溃疡患者78例随机分为均等的两组。两组均接受法莫替丁、阿莫西林、奥美拉唑治疗,实验组(三联序贯疗法),对照组(常规三联疗法)。结果显示实验组成本-效果比明显较低。认为采用法莫替丁、阿莫西林、奥美拉唑三联序贯疗法治疗老年消化性溃疡成本较低,是一种经济有效的治疗方案,值得临床推广应用。谢元元将Hp阳性的患者91例,随机分为三组。A组30例,为10 d铋剂四联疗法:雷贝拉唑+胶体果胶铋+阿莫西林克拉维酸钾+左氧氟沙星;B组30例,为10d序贯疗法:前5d雷贝拉唑+阿莫西林克拉维酸钾,后5d雷贝拉唑+替硝唑+左氧氟沙星;C组31例,为14d序贯疗法:前7天雷贝拉唑+阿莫西林克拉维酸钾,后7天雷贝拉唑+替硝唑+左氧氟沙星。结果显示,每增加1%的根除率,B组比A组的成本低33.5元,比C组的成本低14.13元。认为10日序贯疗法作为Hp的二线补救治疗方案根除率高、更经济,易于被广大患者接受,值得在临床上推广。[医学理论与实践,2014,27(20):2 719-2 720;中国民族民间医药,2014,(22):88-89;延安大学,2015,(2)]

(万春燕　吴新荣　胡晋红)

↗ 成本-效果分析在比较奥美拉唑与其他质子泵抑制剂治

疗消化性溃疡中的应用 黄锦标等将118例患者随机分为3组,3组患者均给予克拉霉素片+阿莫西林颗粒治疗,其中A组加用奥美拉唑肠溶胶囊,B组40例加用泮托拉唑,C组38例加用雷贝拉唑。3组成本-效果比分别为3.53、3.73、4.58。认为奥美拉唑肠溶胶囊+克拉霉素片+阿莫西林颗粒用药成本较低、效价比较高,是治疗消化道溃疡较理想的方案。韩春辉选取2013年1~7月收治的114例消化性溃疡患者,按照随机数字表法将其分为A、B、C组各38例,A组(埃索美拉唑肠溶片+克拉霉素片+阿莫西林片),B组(奥美拉唑肠溶片+克拉霉素片+阿莫西林片),C组(泮托拉唑肠溶胶囊+克拉霉素片+阿莫西林片),3组成本-效果比分别为9.83、3.97、5.42。认为奥美拉唑联合两种抗菌药物治疗消化道溃疡的方案较优,且安全性较高,值得在临床上推广。刘春英等对消化性溃疡3种治疗方案进行回顾性分析评价,即A组(法莫替丁片+阿莫西林胶囊+克拉霉素胶囊),B组(奥美拉唑胶囊+阿莫西林胶囊+克拉霉素胶囊),C组(奥美拉唑胶囊+阿莫西林胶囊+克拉霉素胶囊+铝碳酸镁片)。结果A、B、C方案的成本-效果比分别为11.39、8.57、8.35。认为奥美拉唑胶囊+阿莫西林胶囊+克拉霉素胶囊+铝碳酸镁片为最佳给药方案。胡玥珊等通过查阅数据库,将消化性溃疡患者1 599例随机分为埃索美拉唑组(EAC组)和奥美拉唑组(OAC组)。两组方案给药剂量均为20mg,bid,疗程4周;两组均加抗生素联合治疗。结果显示,两组方案治疗效果相当,奥美拉唑组治疗消化性溃疡的效价比较高,其药物经济学价值也更高。嵇小彦选取2012年4月~2013年9月收治的胃溃疡患者84例。将所有患者随机分为研究组(奥美拉唑胶囊)和对照组(兰索拉唑片)。同时给予两组患者甲硝唑片、阿莫西林片等治疗。将对照组作为参照,研究组和其对比增量的成本-效果比值为52.68。表明应用奥美拉唑治疗胃溃疡,疗效显著,具有实用和经济的优势,值得在临床广泛应用。陈侃等将2012年9月至2013年9月Hp阳性的消化性溃疡患者106例随机分成3组,进行3种质子泵抑制剂三联疗法的比较,A组给予奥美拉唑+奥硝唑+克拉霉素,B组给予雷贝拉唑+奥硝唑+克拉霉素,C组给予艾普拉唑+奥硝唑+克拉霉素,疗程均为10 d,停药4周后进行评价。3组成本-效果比分别为2.59、2.51、8.88。认为奥美拉唑和雷贝拉唑的三联疗法成本-效果相当,优于艾普拉唑三联疗法。范宝川选择400例十二指肠溃疡患者,随机分为观察组(奥美拉唑)和对照组(雷贝拉唑)。观察组成本-效果为3.73,对照组的成本-效果为5.63。观察组获得一个效果单位所用成本显著低于对照组。认为含奥美拉唑方案治疗的十二指肠溃疡的成本-效果优于含雷贝拉唑方案,值得借鉴。[广西医学,2014,36(9):1 328-1 329;中国医学创新,2014,11(10):126-128;中国当代医药,2014,21(11):61-62;中国医院药学杂志,2014,34(21):1 855-1 857;北方药学,2014,11(5):100-101;中国医院用药评价与分析,2014,14(9):783-785;北方药学,2014,11(1):36]

(万春燕　吴新荣　胡晋红)

成本-效果分析在比较国产和进口奥美拉唑中的应用 李翔将2012年1月~2013年12月收治的120例消化性溃疡出血患者,随机分为观察组(国产奥美拉唑针剂治疗)和对照组(进口奥美拉唑治疗)。观察组成本效果比为718.9,对照组成本效果比为1 034.1。认为国产与进口奥美拉唑分别治疗消化性溃疡出血时,前者和后者临床效果近似,但前者的治疗成本低于后者,值得借鉴。[北方药学,2014,11(8):43]

(万春燕　吴新荣　胡晋红)

成本-效果分析在比较Hp感染三联方案中的应用 曹玲芝等将Hp阳性病人156例,随机分成3组,比较3种10d序贯用药方案:前5d,3组病人均给予奥美拉唑+阿莫西林。后5d,A组($n=54$)给予奥美拉唑+左氧氟沙星+呋喃唑酮;B组($n=50$)给予奥美拉唑+加替沙星+克拉霉素;C组($n=52$)给予奥美拉唑+替硝唑以及莫西沙星。疗程结束4周后,A、B、C组成本-效果比分别为1.12、1.44和1.62。认为奥美拉唑+左氧氟沙星+呋喃唑酮联用方案(即A方案)为根除Hp感染的较优方案。梁海君等将HP感染患者72例随机抽样分为三组(各24例),A组给以奥美拉唑、阿莫西林、克拉霉素;B组给以奥美拉唑、氧氟沙星、甲硝唑;C组给以胶体果胶铋、阿莫西林、甲硝唑。治疗4周后,成本/效果比分析C组所需的成本最低。认为胶体果胶铋、阿莫西林、甲硝唑药物联用疗法(即C方案)是比较理想的HP根除方案。[药学服务与研究,2014,14(3):214-217;西南军医,2014,16(6):604-606]

(万春燕　吴新荣　胡晋红)

成本-效果分析在比较泮托拉唑和兰索拉唑治疗胃溃疡中的应用 肖军将符合标准的患者100例,随机分为均等的A组和B组,A组应用泮托拉唑,B组应用兰索拉唑。A组患者成本-效果比(C/E)为4.81,B组为5.81,增量成本-效果比(ΔC/ΔE)为68.33;敏感度分析A组患者C//E为4.33,B组为5.25,ΔC//ΔE为66.85。认为泮托拉唑治疗幽门螺杆菌感染活动性胃溃疡较兰索拉唑具有更高的药物经济学价值。张晓东将胃溃疡患者104例,随机分为甲组(用兰索拉唑治疗)52例和乙组(用泮托拉唑治疗)52例,用药1个月后,成本-效果指标,甲组为3.42,乙组为2.21。认为在胃溃疡的治疗上,在同一疗效水平上,泮托拉唑要比兰索拉唑更经济适用,更易于被患者所接受,值得推广应用。[河北医学,2014,20(3):413-415;中国实用医药,2014,9(25):166-168]

(万春燕　吴新荣　胡晋红)

成本-效果分析在治疗小儿消化性溃疡中的应用 马晓鹏等选取消化性溃疡患儿172例,随机分为治疗组(97例)

和对照组(75 例),在基础治疗上,治疗组口服法莫替丁片,对照组口服泮托拉唑胶囊。均持续治疗 1 个月。治疗组成本-效果比显著低于对照组,两组比较差异有统计学意义($P<0.01$)。认为法莫替丁治疗小儿消化性溃疡有较好的临床疗效,且治疗花费明显低于泮托拉唑,经济学价值更加明显,更加适合基层医院使用。[现代药物与临床,2014,29(9):1 036-1 039]　　(万春燕　吴新荣　胡晋红)

成本-效果分析在预防危重病并发应激性溃疡的药物中的应用　田伟等将 2010 年 1 月至 2013 年 12 月入住重症医学科的危重病患者 112 例,使用随机数字表法随机分成奥美拉唑组(54 例)、兰索拉唑组(58 例),发现两组患者成本-效果比分别为 2.33、6.28。认为使用奥美拉唑预防危重病并发应激性溃疡的用药方案优于兰索拉唑预防危重病并发应激性溃疡的用药方案。[中国医院用药评价与分析,2014,14(6):506-507]　　(万春燕　吴新荣　胡晋红)

成本-效果分析在预防化疗胃肠道反应中的应用　梁晓玲等选取 60 例采用吉西他滨 + 顺铂方案化疗的局部晚期非小细胞肺癌患者,将其随机分为两组,即帕洛诺司琼组和托烷司琼组。在恶心程度的控制上,帕洛诺司琼的有效率为 73.3%,每周期化疗人均止吐药物成本为(718.00 ±0.49)元,有效率每增加 1 个百分点,成本为(9.79 ±0.08)元;托烷司琼的有效率为 43.3%,每周期化疗人均止吐药物成本为(692.48 ±0.52)元,有效率每增加 1 个百分点,成本为(15.99 ±0.11)元。以低成本(托烷司琼)为参照,帕洛诺司琼组与之对比增加的成本-效果比为(0.85 ±0.61)元。故认为帕洛诺司琼治疗化疗胃肠道反应疗效优于托烷司琼,成本-效果比亦优于托烷司琼。[中国医学创新,2014,11(2):116-118]　　(万春燕　吴新荣　胡晋红)

成本-效果分析在治疗反流性食管炎中的应用　吴灿明将 140 例反流性食管炎患者随机分为雷贝拉唑组与埃索美拉唑组。雷贝拉唑组的 C/E 为 33.5,ΔC/ΔE 为 60.0;埃索美拉唑组的 C/E 为 27.9,ΔC/ΔE 为 10.6。故埃索美拉唑治疗反流性食管炎的效果较佳,药物经济学优势更加,值得临床推广应用。[中国卫生产业,2014,(18):5-6]
(万春燕　吴新荣　胡晋红)

成本-效果分析在评价骨质疏松的合理用药中的应用
胡泽富选择 120 例绝经后妇女骨质疏松症患者,随机分为 2 组。治疗组 60 例,服用国产阿仑膦酸钠片(70 mg,qw)和碳酸钙 D3 钙片(1 片,qd);对照组 60 例,服用进口阿仑膦酸钠片(70 mg,qw)和碳酸钙 D3 钙片(1 片,qd)。治疗 6 个月后,治疗组、对照组治疗绝经后妇女骨质疏松症的总有效率分别为 93.3% 和 95.0%($P>0.05$),不良反应发生率分别为 13.3% 和 11.7%($P>0.05$),成本分别为 1 227.98 元和 2 697.63 元。揭示阿仑膦酸钠国产制剂与进口制剂治疗绝经后妇女骨质疏松症疗效和不良反应均相当,但国产制剂成本低,值得临床推广使用。谭慧等评价口服枸橼酸钙和口服碳酸钙治疗骨质疏松症的成本效果,发现枸橼酸钙组和碳酸钙组总有效率分别为 85.56% 和 83.33%,成本-效果比差异无统计学意义,枸橼酸钙组不良反应发生情况低于碳酸钙组。可见枸橼酸钙和碳酸钙治疗骨质疏松症的药物疗效和成本相似,但枸橼酸钙不良反应发生情况更少。[中国临床药学杂志,2014,23(5):304-306;现代医药卫生,2014,30(15):2 266-2 267]　　(刘　潇　吴新荣　胡晋红)

成本-效果分析在评价骨折及关节扭伤治疗中的应用
苏雪芳等采用回顾性调查方法,随机抽取 2012 年及 2013 年骨折手术预防感染病例 255 例进行分析,对 3 种最常用的抗菌药物头孢硫脒、头孢孟多酯钠、头孢替唑钠预防手术感染的成本-效果进行比较分析。经对比分析后发现头孢硫脒具有成本效果优势,为最佳用药选择,可作为选择治疗方案的参考。黄咏红等选择 303 例某院外科住院部四肢骨折患者随机分为 A 组(鹿瓜多肽组)152 例与 B 组(复方骨肽组)151 例,观察其疗效、不良反应,并分析成本-效果。结果显示两组有效率无统计学差异,选择复方骨肽组更经济实惠。陈顺尧等对院内两种急性踝关节扭伤的治疗方案进行成本-效果分析,发现 A 组(三七化瘀口服液口服 + 伤科黄水外敷)治疗 14d、B 组(西乐葆口服 + 好及施贴剂外敷)治疗 14d 显效率分别为 93.10%、85.71%,成本分别为 138.20 元、256.92 元。结论:从药物经济学角度分析,A 组为较佳的治疗方案。[北方药学,2014,11(5):87-88;亚太传统医药,2014,10(4):129-130;内蒙古中医药,2014,17,154-155]
(刘　潇　吴新荣　胡晋红)

成本-效果分析在评价成人大骨节病治疗中的应用　余方方等对透明质酸钠和硫酸氨基葡萄糖治疗成人大骨节病的成本-效果进行分析。发现透明质酸钠治疗 6 个月的关节功能改善率维持在 80% ~85.7%,硫酸氨基葡萄糖的关节功能改善率维持在 58.3% ~70.8%;治疗 6 个月后透明质酸钠和硫酸氨基葡萄糖的成本-效果比分别是 10.75 和 23.45;透明质酸钠相对于硫酸氨基葡萄糖的增量成本-效果比 -34.94;敏感度分析显示成本-效果比及增量成本-效果比对药物价格下降 15% 不敏感。这显示透明质酸钠治疗大骨节病是一种价格低、效果好的治疗方案,硫酸氨基葡萄糖可作为辅助治疗。[中国地方病防治杂志,2014,29(5):324-326]
(刘　潇　吴新荣　胡晋红)

成本-效果分析在评价重度骨髓抑制治疗中的应用　王怡鑫等采用回顾性分析法,随机抽取 239 例首次化疗并导致

Ⅳ度骨髓抑制的患者，随机分为两组，其中使用国产重组人粒细胞刺激因子皮下注射方案的（A组）144例，使用进口重组人粒细胞集落刺激因子静脉滴注方案的（B组）95例。用药3 d后比较疗效，不良反应和治疗成本，发现A组、B组成本分别为1 032元，1 869元；白细胞减少痊愈率分别为32.63%，41.05%；显效率分别为77.78%，95.78%。整体治疗效果两组相比有显著性差异，表明B组方案是治疗重度骨髓抑制的最佳治疗方案。［2014年全国医院药学（药物安全性与评价）学术会议论文汇编］

（刘　潇、吴新荣、胡晋红）

成本-效果分析在评价广泛性焦虑症治疗中的应用　张晶璟等将150例门诊广泛性焦虑障碍（generalized anxiety disorder，GAD）患者随机分为文拉法辛组和西酞普兰组，每组75例，比较文拉法辛与西酞普兰对广泛性焦虑障碍GAD的成本-效果比。文拉法辛组：第1～7天联合口服文拉法辛75 mg和舒必利50 mg，每日一次；第7天后仅口服文拉法辛150 mg，每日一次；治疗3个月；西酞普兰组：第1～7天联合口服西酞普兰10 mg和舒必利50 mg，每日一次；第7天后仅口服西酞普兰20 mg，每日一次；治疗3个月。结果发现于第4周、第12周末，文拉法辛组生活质量评分优于西酞普兰组，第12周末时文拉法辛组有效率高于西酞普兰组。第12周末，成本-效果比分别为17.49和19.31。文拉法辛较西酞普兰在门诊治疗GAD中更具成本-效果优势，值得推广。林雪茱等利用已有的文献资料，对三种药物治疗广泛性焦虑症的药物治疗方案进行成本-效果分析。结果阿普唑仑组不良反应总发生率明显高于曲唑酮和坦度螺酮两组（$\chi2$ = 7.68和7.44，P < 0.01），坦度螺酮组性功能障碍发生率明显高于曲唑酮组（$\chi2$ = 16.03，P < 0.01），坦度螺酮组嗜睡发生率明显低于曲唑酮和阿普唑仑组两组（$\chi2$ = 16.51和11.94，P < 0.01）。成本-效果分析示坦度螺酮组成本-效果比最高（16.78），阿普唑仑组最低（7.73）。敏感性分析示降价后成本-效果比与原分析基本一致。可见阿普唑仑治疗广泛性焦虑症治疗方案较曲唑酮和坦度螺酮为佳。［中国临床医学，2014，21（3）：349-351；中国现代医生，2014，52（7）：73-75］

（刘　潇　吴新荣　胡晋红）

成本-效果分析在评价抑郁症治疗中的应用　孙艳丽等将86例抑郁症患者按照治疗药物分为氟西汀组（43例）和帕罗西汀组（43例），利用循证医学方法评价两种方法的成本-效果。结果氟西汀组治疗总有效率为76.7%，帕罗西汀组总有效率为90.7%（P < 0.05），两组成本无明显差异（P > 0.05），帕罗西汀组价格敏感度小于氟西汀组（P < 0.05）。可见帕罗西汀治疗抑郁症的成本-效果优于氟西汀，更符合患者经济需求。樊学文等将80例抑郁症患者随机分为A、B组各40例，分别口服国产与进口米氮平片治疗8周，记录治疗前后患者的汉密顿抑郁量表（HAMD）、不良反应量表（TESS）、社会功能缺陷筛查量表（SDSS）、精神病患者生存质量问卷（QOL-P）和日常生活能力量表（ADL）评分，评价临床疗效，并进行成本-效益分析。结果显示A组效益为228.18 ± 44.52、成本为13.79 ± 2.14、效益/成本为16.55 ± 3.05，B组分别为228.96 ± 41.23、16.48 ± 3.33、13.89 ± 2.61；两组成本、效益/成本比较，P均 < 0.01。结论国产米氮平片治疗抑郁症的疗效与进口产品相当，但成本相对较低，具有更高的卫生经济学价值。［中国处方药，2014，12（10）：34-35；山东医药，2014，54（48）：27-29］

（刘　潇　吴新荣　胡晋红）

成本-效果分析在评价精神分裂症治疗中的应用　郑冰对82例住院精神分裂症患者应用利培酮或氯氮平进行治疗，根据PANSS量表减分率评定疗效，对住院花费运用药物经济学成本-效果分析法进行评价。结果显示结果利培酮、氯氮平治疗精神分裂症的显效率分别为77.8%、71.4%，二者比较无显著性差异（P > 0.05）；产生单位效果所需成本二者无显著差异。说明利培酮与氯氮平治疗住院精神分裂症的疗效及费用基本相当。［海峡药学，2014，26（8）：135-136］

（刘　潇　吴新荣　胡晋红）

成本-效果分析在评价中、重度银屑病治疗中的应用　周镇东选择中、重度银屑病患者83例，将其随机分为治疗组42例与对照组41例，治疗组予甲氨蝶呤治疗，对照组予银屑灵治疗，评估甲氨蝶呤治疗银屑病的有效性、安全性和经济性。治疗组的治愈、显效、进步病例数明显高于对照组，总有效率83.3%，对照组总有效率56.1%。且治疗组的费用明显低于对照组。说明甲氨蝶呤治疗中、重度银屑病疗效确切，相对安全且治疗费用相对较低。［实用中西医结合临床，2014，14（9）：34-35］

（刘　潇　吴新荣　胡晋红）

成本-效果分析在评价慢性荨麻疹治疗中的应用　邝世宏等采用前瞻性研究方法，选取门诊诊治的慢性荨麻疹患者90例，随机分为3组，每组30例，氯雷他定组给予氯雷他定治疗，多塞平组给予多塞平治疗，联合组给予氯雷他定联合多塞平治疗，比较3组临床疗效、复发率、不良反应及成本-效果比。治疗4周后，联合组临床有效率为90.00%，高于氯雷他定组和多塞平组的73.33%和66.67%（P < 0.05）；3组不良反应发生率比较差异无统计学意义。治疗结束后1周内，3组的复发率分别为13.33%和30.00%、26.67%，氯雷他定组和联合组比较（P < 0.05），有统计学意义。以多塞平组为参照，氯雷他定组和联合组的增量成本-效果比分别为46.98和6.71。提示氯雷他定联合多塞平治疗慢性荨麻疹的疗效更好，复发率更低，是较佳的治疗方案。匡扶将120例门诊慢性荨麻疹患者按就诊日期的单双号均分为氯雷他定组和氯雷他定联合复方甘草酸苷组（联合用药组），观察两

组患者的疗效及不良反应,并采用成本-效果分析法评价。治疗3周后,联合用药组患者的总有效率显著高于对照组(90.00% vs. 63.33%),且不良反应发生率显著低于氯雷他定组(5.00% vs. 38.33%),两组比较差异有统计学意义($P<0.05$)。联合用药组的成本-效果比为5.14,高于氯雷他定组(2.81),联合用药组相对于氯雷他定组的增量成本-效果比为10.68。经敏感度分析结果不变。提示单用氯雷他定治疗慢性荨麻疹更为经济,在患者经济条件允许的情况下,选择氯雷他定联用复方甘草酸苷可以提高疗效和安全性。[中国校医,2014,28(7):513-515;中国药房,2014,25(4):355-357]

(刘 潇 吴新荣 胡晋红)

↗ 成本-效果分析在评价缺铁性贫血治疗中的应用 付强等采用前瞻性随机对照开放临床试验方法,将120例妊娠期缺铁性贫血患者随机分入3个治疗组,分别给予多糖铁复合物胶囊(A组,150 mg,bid,Po),琥珀酸亚铁片(B组,200 mg,tid,Po),复方胚肝铁胺片(C组,3片,tid,Po)治疗8周后,观察3组疗效,并用成本-效果分析方法进行评价。结果显示3组有效率分别为87.14%、81.57%、77.78%,3组治疗成本分别为520.96元、513.91元、493.36元。3组的成本效果比分别为597.84、629.96、634.32。可见多糖铁复合物胶囊治疗妊娠期贫血优于其他药物,值得临床推荐。[今日药学,2014,24(11):803-805]

(刘 潇 吴新荣 胡晋红)

↗ 成本-效果分析在评价外感风热型慢性咽炎治疗中的应用 夏红雷等将241例外感风热型慢性咽炎的门诊患者按不同用药随机分成5组,即清开灵片组、感咳双清胶囊组、芙朴感冒颗粒组、一清胶囊组和清开灵颗粒组。比较5组的总有效率,进而进行成本-效果分析。结果清开灵片组总有效率为95.7%,感咳双清胶囊组为95.8%、芙朴感冒颗粒组为98.0%,一清胶囊组为95.9%,清开灵颗粒组为97.9%;成本-效果分析结果显示,清开灵片组的成本-效果比最小(C/E = 1.13),为最佳治疗方案。[中国乡村医药,2014,21(5):27-28]

(刘 潇 吴新荣 胡晋红)

↗ 成本-效果分析在评价黑地黄丸治疗慢性肾衰竭疗效及成本中的应用 吴俊燕等观察155例符合慢性肾衰竭的西医诊断标准及中医脾肾亏虚兼湿浊证型的患者,随机分为观察组与对照组。在西医基础治疗的基础上观察组加服黑地黄丸,对照组根据同类有效原则,选择肾康宁,治疗2个月后观察疗效,进行成本-效果分析。观察组在此期间获得的总质量调节生命年增量是11.30年,高于对照组的8年,而每获得一个质量调节生命年需要的医疗成本远低于对照组。表明黑地黄丸较肾康宁具有更好的经济学价值。[山东中医杂志,2014,33(1):23-25]

(刘 潇 吴新荣 胡晋红)

↗ 成本-效果分析在评估人血白蛋白合理使用指标中的应用 罗利琼等对310例使用过人血白蛋白药物的患者进行合理的、科学的属性分析,最终得到人血白蛋白合理用药评估指标体系,并且应用院内药讯以及继续教育讲课等形式来对人血白蛋白用药处方进行点评。结果310份患者病例干预前的药物应用合理率显著低于干预后,使用常规药物的成本——效果分析比(68.85%)明显高于应用人血白蛋白药物(40.23%)。可见通过建立及应用人血白蛋白合理用药综合评估指标体系不仅能够有效避免不合理用药情况的出现,而且还能够有效降低药物的费用。[中国实用医药,2014,9(35):150-151]

(刘 潇 吴新荣 胡晋红)

↗ 成本-效果分析在评价抗甲状腺药所致的白细胞减少治疗中的应用 黄俊何回顾性分析临桂县人民医院120例甲亢且服用抗甲状腺药物而引发白细胞减少症患者,将其分为A组(维生素B4联合应用咖啡酸片)、B组(维生素B4联合应用鲨肝醇片)、C组(维生素B4联合应用利可君片),每组40例。治疗30d后观察3组治疗疗效、不良反应,并进行成本-效果分析。结果三组总有效率对比,A组>C组>B组;B组成本最低且C/E最小,△C/△E以A组最低;不良反应发生率对比,B组明显高于其他两组。可见维生素B4联合咖啡酸片方案疗效最佳,成本高于鲨肝醇片,低于利可君片,且无不良反应,是理想的治疗方案。[中国医药指南,2014,12(5):180-181]

(刘 潇 吴新荣 胡晋红)

↗ 成本-效果分析在评价鼻窦炎治疗中的应用 朱兴年将临床确诊的106例患者随机分为两组,分别应用鼻舒合剂、鼻渊通窍颗粒,口服给药,20d后应用药物经济学成本-效果分析法进行评价。结果鼻舒合剂组、鼻渊通窍颗粒组有效率分别为72.73%和50.98%,C/E分别为1.37和1.63,ΔC/ΔE为0.79。可见鼻舒合剂治疗鼻窦炎,不仅有效率高,且经济学优势明显,值得临床推广应用。[海峡药学,2014,(6):1-2]

(刘 潇 吴新荣 胡晋红)

↗ 成本-效果分析在评价复治肺结核中的应用 王怀冲等采用随机数字表法将307例浙江省中西医结合医院住院及门诊复治肺结核痰菌阳性患者分为3组,对照组99例、中药组105例、免疫组103例。3组治疗方案均为强化期3个月,巩固期5个月。对照组:3HL2ZV/5HL2V(H:异烟肼,L2:利福喷汀,Z:吡嗪酰胺,V:左氧氟沙星);中药组:3HL2ZV/5HL2V+康复新液10 mL/次,3次/天,口服;免疫组:3HL2ZV/5HL2V+母牛分枝杆菌菌苗22.5μg/次,1次/2周,肌肉注射。观察3组疗效、症状改善及不良反应发生情况,并采用成本-效果分析法进行经济学评价。结果中药组,免疫组较对照组痰菌转阴率、症状消失率均升高,3组病灶吸收率及空洞关闭率无显著差异,3组不良反率无统计学差异,平均治疗成本中药组最高。增量成本-效果中药组和免疫组分别为212.3、79.1元。可见中药能加速痰结核分枝杆菌阴转,不增加不良反应。而从成本-效果分析,免疫组较中药组更能有效地控制成本。[中国全科医学,2014,16(7):706-708]（刘 潇 吴新荣 胡晋红）

成本-效果分析在评价小儿腹泻治疗中的应用 欧定宏将回顾性随机调查191例小儿腹泻患者的住院病历,比较临床常用的6种治疗方案。结果发现价格最低的金双歧普通片治疗小儿腹泻成本-效果比(C/E)最低,从△C/△E值比较来说金双歧组仍为首选方案。可见金双歧普通片治疗小儿腹泻成本低、效果佳,应优先选用。[中国处方药,2014,12(6):53-54]（刘 潇 吴新荣 胡晋红）

成本-效果分析在评价老年长期干眼症治疗中的应用 王寅飞在探讨玻璃酸钠滴眼液与羧甲基纤维素钠滴眼液治疗老年长期干眼症的疗效与药物经济学评价中发现,A组(玻璃酸钠滴眼液组)疗效优于B组(羧甲基纤维素钠滴眼液组),且A组成本-效果比低于B组。可见患者使用玻璃酸钠滴眼液在治疗效果上及成本-效果比上均优于羧甲基纤维素钠滴眼液,可临床长期用药。[中国医院用药评价与分析,2014,14(11):988-989]（刘 潇 吴新荣 胡晋红）

成本-效果分析在评价治疗格雷夫斯病方法的应用 赵晓宏等对放射性^{131}I和口服药物治疗格雷夫斯病进行经济学评价。220例格雷夫斯病患者自愿分为^{131}I治疗组,114例;口服甲巯咪唑组,106例。治疗半年后,比较两组患者的疗效以及半年来的直接治疗费用。发现^{131}I治疗组和口服药治疗组的总有效率,治疗费均无显著差异,但口服药治疗组患者的不良反应率显著高于^{131}I治疗组。可见两种治疗方法的疗效相似,但^{131}I治疗要比口服药物治疗更经济、简单、方便,不良反应少,且患者易于接受,其可作为成年格雷夫斯病治疗的首选方案[医学综述,2014,20(8):1 503-1 509]（刘 潇 吴新荣 胡晋红）

成本-效果分析用于评价不同厂家的甲巯咪唑治疗甲亢 湛利荣将奇台县人民医院180例甲亢患者按照随机数字表法分成两组,90例对照组患者予国产甲巯咪唑片口服(北京市燕京药业有限公司生产),90例研究组患者予进口甲巯咪唑片口服(德国默克雪兰诺有限公司生产)。发现两组患者治疗后的总有效率与总不良反应发生率无统计学差异;研究组患者的成本-效果分析结果为0.61,敏感度分析结果为0.55;对照组患者的成本-效果分析结果为0.15,敏感度分析结果为0.13。可见国产甲巯咪唑片治疗甲亢,兼具有效性、安全性与经济合理的优势,值得临床广泛应用。[中国卫生产业,2014,(21):67-68]（刘 潇 吴新荣 胡晋红）

成本-效果分析在析评价急性重度酒精中毒治疗方案中的应用 郭华春等评价3种方案治疗急性重度酒精中毒的疗效及经济学效果。发现A组给予纳洛酮治疗,B组给予纳洛酮加丹参治疗,C组给予纳洛酮加醒脑静治疗的总有效率分别为76.67%,93.33%,96.67%,成本-效果比分别为1.45,0.57,1.70;增量成本-效果比,与B组方案比较,A组-3.45,C组33.38。可见B组方案较佳,值得临床推广应用。[中国社区医师,2014,30(11):102-103]（刘 潇 吴新荣 胡晋红）

成本-效果分析在评价婴幼儿轮状病毒肠炎治疗中的应用 欧定宏通过严格的文献筛选将婴幼儿肠炎病人分成五组。在均不用抗生素类药物,给予止吐、退热、补液的基础治疗上,A组喜炎平注射液+口服思密达;B组喜炎平注射液+口服思密达+口服思连康;C组喜炎平注射液+口服思密达+口服思连康+病毒唑;D组口服思密达+口服思连康+病毒唑;E组喜炎平注射液+消旋卡多曲,运用药物经济学方法进行成本-效果分析。发现5组有效率分别为78%、92.5%、94.59%、68.75%、93.4%;成本-效果比分别为4.60、4.06、3.97、0.45、3.96;A,B,C,E方案相对于D方案的增量成本-效果比分别为35.46、14.51、13.35、13.75。表明C组喜炎平注射液+口服思密达+口服思连康+病毒唑作为治疗婴幼儿腹泻的治疗方案最经济有效。[中国医药导刊,2014,16(9):1 241-1 242]（刘 潇 吴新荣 胡晋红）

成本-效果分析评价丙泊酚联合右美托咪定用于无痛人工流产术 唐进荣将240例人行工流产术的患者分为丙泊酚组和联合用药组。观察两组的镇痛效果及不良反应,记录两组患者术中体动反应次数及丙泊酚总药量,并采用成本-效果分析法进行评价。发现丙泊酚联合右美托咪定组的有效率显著高于丙泊酚组,不良反应发生率低于丙泊酚组;虽然治疗费用高于单用丙泊酚,但每提高一个单位的效果仅需多支付8.45元,因此条件允许时采用联合用药方案更佳。[中国药房,2014,25(4):341-342]（刘 潇、吴新荣、胡晋红）

成本-效果分析在评价肾移植患者术后治疗方案中的应用 杨晨等将行肾移植并在门诊接受治疗的60例患者,根据治疗方案,分为CsA组和FK506组,随访6个月,运用成本-效果分析法对2种药疗方案进行经济学评价。结果CsA组与FK506组临床有效率分别为67.78%和84.45%($P<0.05$),2组半年成本分别为21 699.12元和26 636.82($P<0.05$)元,2组的成本-效果比分别为320.14和315.42。表明使用他克莫司胶囊用于肾移植患者的免疫抑制治疗具有更好的成本-效果比。[今日药学,2014,24(6):429-430]（刘 潇 吴新荣 胡晋红）

成本-效果分析在评价6种预防低危患者术后恶心呕吐治疗方案中的应用 王丽珺等比较6种方法预防相对低危患者在腹腔镜胆囊切除术后发生恶心呕吐的成本和效果。将180名择期行腹腔镜胆囊切除术并符合入选标准的男性患者，随机分为6组。组1接受异丙酚靶控输注(targetcontrolled infusion, TCI)+5mg托烷司琼；组2接受异丙酚TCI+10 mg地塞米松和1.25 mg氟派利多；组3接受异丙酚TCI+生理盐水；组4接受七氟醚+5 mg托烷司琼；组5接受七氟醚+10 mg地塞米松和1.25 mg氟派利多；组6接受七氟醚+生理盐水。研究终点是术后24h内恶心呕吐发生的次数。结果各组患者的一般情况、麻醉时间、手术时间、拔管时间和术后24 h的痛觉模拟评分差异均无统计学意义。组2术后恶心呕吐的发生率显著低于组3($P=0.03$)，组5显著低于组6($P=0.01$)。接受托烷司琼和异丙酚或七氟醚发生术后恶心呕吐的相对危险度分别为0.51或0.68；接受地塞米松联合氟哌利多和异丙酚或七氟醚发生术后恶心呕吐的相对危险度分别为0.40或0.39；相对于七氟醚，接受异丙酚麻醉发生术后恶心呕吐的相对危险度是0.80。1~6组每分钟的费用-效果比分别为1.07、0.88、1.14、1.05、0.74和1.06。结论异丙酚、托烷司琼、地塞米松和氟哌利多发生术后恶心呕吐的相对危险度不同。6种干预措施中，七氟醚结合地塞米松和氟哌利多具有最低的每分钟费用-效果。[复旦学报(医学版)，2014，41(1)：74-80] （刘 潇 吴新荣 胡晋红）

成本-效果分析在评价治疗功能性子宫出血中的应用 郑建新将180例功能性子宫出血患者随机分为A、B、C组($n=60$)，在口服戊酸雌二醇的基础上，分别给予黄体酮胶囊、黄体酮栓、黄体酮阴道凝胶，观察3组的临床疗效，并进行成本-效果分析。结果A、B、C组的总有效率分别为71.67%、86.67%、93.33%，不良反应发生率分别为5.00%、3.33%、6.67%，成本-效果比分别为336.26、98.80、1 501.60，A组、C组相对于B组的增量成本-效果分别为-1 035.80、19 751.57。说明黄体酮栓(B组)治疗功能性子宫出血效果最佳，经济学指标最好。[中国生化药物杂志，2014，3(34)：185-186] （刘 潇 吴新荣 胡晋红）

成本-效果分析在评价躯体形式疼痛治疗中的应用 张文青等将60例躯体疼痛患者分为文拉法辛组和安慰剂组。各组30例，分别服用文拉法辛35 mg/d和安慰剂1片/日，共6周。了解入组前和入组后的医疗成本，选用入组前3个月和入组后2个月成本与疗效比值。结果文拉法辛有效率为65%，安慰剂组有效率为7%。说明应用文拉法辛治疗躯体形式疼痛的成本与疗效比值低，有良好的经济学意义。[宜春学院学报，2014，36(12)：25-26]

（刘 潇 吴新荣 胡晋红）

成本-效果分析在评价老年患者术后自控静脉镇痛治疗中的应用 吴勇辉等采用药物经济学决策树模型分析，选择期望成本最小的治疗方案，评价其镇痛效果。治疗方案1：麻醉诱导：咪达唑仑0.1 mg/kg+芬太尼0.2 μg/kg+依托咪酯0.2 mg/kg+维库溴铵0.1 mg/kg；治疗方案2：麻醉维持：使用靶控输注(TCI)异丙酚3.0 μg/mL+瑞芬太尼3 μg/mL+七氟醚1%~2%+维库溴铵间断推注2 mg，手术结束前10 min接静脉PCIA泵行术后布托啡诺+舒芬太尼。2种方案在老年患者自控静脉镇痛的效果均显著，有效率分别是0.97和0.98。治疗方案1与治疗方案2的期望成本分别为494.37元和648.43元，成本效果分析治疗方案1明显优于治疗方案2。治疗方案1对在老年患者自控静脉镇痛的成本效果更好。[今日药学，2014，24(6)：406-408]

（刘 潇 吴新荣 胡晋红）

成本-效益分析在社区获得性肺炎中的应用 王玮选取2012年在本院住院的社区获得性肺炎(CAP)患者78例，按就诊时间分为3组，Ⅰ组(美洛西林钠，28例)，Ⅱ组(美洛西林舒巴坦钠，26例)，Ⅲ组(头孢美唑，24例)。3组的疗效、细菌清除率及不良反应差异无统计学意义，Ⅱ组成本-效益比为9.9，低于Ⅰ组13.17和Ⅲ组13.10。美洛西林舒巴坦钠静脉滴注为治疗CAP的较佳方案。[实用心脑血管病杂志，2014，22(1)：35-36] （刘艳艳 吴新荣 胡晋红）

成本-效益分析在慢性肾衰竭脾肾两虚兼湿浊证中的应用 吴俊燕采用随机性、前瞻性、阳性药物平行对照方法，共纳入病人100例，随机分为黑地黄丸组与肾衰宁胶囊组，每组50例。统计两组治疗前后的临床症状积分、肾功能检查相关指标，基础治疗费用、直接效益、净效益进行成本效益分析。结果表明，黑地黄丸组效益成本比为29.3，明显高于肾衰宁胶囊组9.22。在医疗卫生资源有限的条件下，黑地黄丸是治疗慢性肾衰竭脾肾两虚兼湿浊证更加有效、经济、安全的方案，符合药物经济学研究，值得临床推广应用。[山东中医药大学硕士学位论文，2014] （刘艳艳 吴新荣 胡晋红）

成本-效益分析在细菌性肺炎中的应用 张映回顾性分析本院113例细菌性肺炎(BP)患者，按给药方案分为5组：MF组(明可欣，头孢呋辛钠)，SE组(舒普深，头孢哌酮钠+舒巴坦钠)，AX组(拜复乐，莫西沙星)，BA组(邦达，哌拉西林钠+他唑巴坦钠)，TM组(泰能，亚胺培南+西司他丁钠)，5组临床疗效指数差异无统计学意义。根据最小成本分析，MF为最优方案，TM为最次方案；对BA、SE和AX三组进行成本效果分析，BA(33.41)优于SE(33.67)，SE优于AX(33.77)。[河北医药，2014，36(10)：1 559-1 561]

（刘艳艳 吴新荣 胡晋红）

↗ **成本-效用分析在2型糖尿病中的应用** 陈进等考察58例口服降糖药无效的2型糖尿病患者,分别使用预混胰岛素注射液+二甲双胍(A组)和甘精胰岛素+二甲双胍(B组)治疗,获得的质量调整生命年(QALYs)分别为0.940 1和0.923 9;刘秀珍等考察60例2型糖尿病患者,分别以二甲双胍+瑞格列奈(A组)、二甲双胍+甘精胰岛素(B组)和二甲双胍+精蛋白重组人胰岛素M30(C组)治疗,获得的质量调整生命年(QALYs)分别为0.864 3、0.866 7和0.879 2。前三月临床效果均明显改善,在随后的治疗结果显示,二甲双胍+预混胰岛素更具临床效果和经济学效果。赵科颖等对183例分别采用常规治疗和强化治疗的2型糖尿病患者进行随访,常规治疗两次随访的质量调整生命年(QALYs)值分别为63.16±6.79和60.99±10.14,强化治疗的则为65.79±6.89和62.84±7.83,两组临床治疗效果有统计学意义,但QALYs均小于2013年云南省昆明市人均期望寿命77.43;强化治疗方案使餐后2 h血糖(PBG2h)和糖化血红蛋白(HbAlc)降低1个单位的增量,成本效果比值均小于常规治疗方案,更为经济、有效。[中国药房,2014,25(34):3 169-3 172;中国医院药学杂志,2014,34(19):1 669-1 672;昆明医科大学学报,2014,35(11):35-40]

(刘艳艳 吴新荣 胡晋红)

↗ **成本-效用分析在预防房颤相关的脑卒中的应用** 万雅模拟RE-LY试验,构建个体水平模拟模型,预测达比加群和华法林一线治疗非瓣膜性房颤(NVAF)随时间所经历的临床事件及结果。华法林治疗的获得的生命年(LYs)为8.78,质量调整生命年(QALY)为6.98;达比加群治疗的获得的生命年(LYs)为9.02,质量调整生命年(QALY)为7.18。达比加群治疗结果优于华法林,但与华法林比较的增量成本效果比ICER值为¥375,219/QALY,在最大意愿支付(WTP)为¥115,261/QALY时,华法林治疗更具成本效果。[南京医科大学硕士学位论文,2014]

(刘艳艳 吴新荣 胡晋红)

↗ **成本-效用分析在急性腰扭伤中的应用** 徐菲等选取急性腰扭伤患者295例,分别使用奇正消痛贴膏和双氯芬酸钠乙二胺乳胶剂治疗,以疼痛消失时间为效果指标,奇正消痛贴膏获得的质量调整生命年(QALYs)为0.036 2±0.004 6,双氯芬酸钠乙二胺乳胶剂的为0.035 9±0.005 1。奇正消痛贴膏组疼痛消失时间明显低于双氯芬酸钠乙二胺乳胶剂组,与双氯芬酸钠乙二胺乳胶剂组相比ICER值为-11.43/d,ICUR值为36 966.67元/QALYs,低于世卫组织建议的成本效用阈值。奇正消痛贴膏在治疗急性腰扭伤中具有成本-效益。王昕等选取急性腰扭伤患者299例,分别使用奇正消痛贴膏和扶他林乳胶剂治疗,以EQ-5D量表评价整体健康状况,奇正消痛贴膏组获得的QALDs为22.4,扶他林乳胶剂组为21.48。奇正消痛贴组在缓解疼痛、压痛、脊柱活动障碍方面的效果优于扶他林乳胶剂组,ICUR值为19.80元/天,低于成本-效果阈值315.07元/天,与扶他林乳胶剂相比具有成本-效果优势。[中国药物经济学,2014,(8):9-13;世界中医药,2014,9(9):1 145-1 147,1 151]

(刘艳艳 吴新荣 胡晋红)

最小成本分析方法研究

↗ **最小成本分析在轻度慢性盆腔炎中的应用** 何小丹等选取本院2012年7月~2013年12月间收治的120例轻度慢性盆腔炎患者(排除滴虫、念珠菌和宫颈癌),随机分配分为A、B、C三组,每组40例,抗生素采用加替沙星。A组患者采用常规静脉滴注,B组采用序贯疗法,C组采用序贯疗法中的转换疗法。以2周后患者的临床疗效、不良反应发生率、复发率以及直接经济成本为衡量指标,采用最小成本分析法和增量成本-效果比方法。结果显示,C组(转换疗法)临床疗效优于A组、B组,预后的复发率低;经济成本为(117.4±2.9)元,略高于B组(114.8±3.1)元而低于A组(170.0±3.2)元,具有较好的疗效-成本价值。[中国卫生产业,2014,17:145-146]

(刘艳艳 吴新荣 胡晋红)

↗ **最小成本分析在预防老年恶性肿瘤术后感染中的应用** 谭小碧等将外科480例老年恶性肿瘤患者随机分为甘露聚糖肽组、胸腺五肽组、胸腺肽α1组和空白组,每组120例,均行外科肿瘤根治性手术,观察各组的呼吸道、泌尿系统、切口感染及其他感染情况。对4种药物治疗方案行最小成本分析、总成本分析、最小成本-效益分析。免疫增强剂能一定程度上降低术后感染发生率,甘露聚糖肽在降低切口感染方面可能优于其他两种免疫增强剂,但三者在降低总感染发生率上不具有统计学差异;甘露聚糖肽的成本最小,为(27 865±426)元、CER为14.46元,小于胸腺五肽的30.68元和胸腺肽α1的26.34元,更为经济。[中国医药导刊,2014,16(12):1 485-1 490]

(刘艳艳 吴新荣 胡晋红)

↗ **最小成本分析在儿童过敏性鼻炎中的应用** 陈燕梨等把100例儿童过敏性鼻炎患者分为A组(糠酸莫米松鼻喷雾剂)、B组(孟鲁司特)和C组(糠酸莫米松鼻喷雾剂+孟鲁司特)三组,均服用氯雷他定片。评价标准依据主要症状和体征分四个级别,结果显示三组均有效,其中C组治疗效果、有效率均优于A、B两组,差异有统计学意义,而A组治疗费用最低,为(927.98±323.18)元,B组与C组的治疗费用分别为(1 154.58±336.57)元和(1 141.02±347.42)元。根据最小成本法,氯雷他定和糠酸莫米松鼻喷雾剂的治疗更有优势。[中国医药科学,2014,4(2):7-10]

(刘艳艳 吴新荣 胡晋红)

↗ **最小成本分析在2型糖尿病中的应用** 彭曦等回顾性

分析本院住院2型糖尿病患者34例，按治疗方案分为A组（阿卡波糖片）、B组（二甲双胍片）和C组（阿卡波糖片+二甲双胍片）三组，均联合门冬胰岛素30。三组效价比无统计学差异，根据最小成本分析，A组最低，为(211.69±94.49)元，B组与C组的成本分别为(214.83±75.84)元和(292.02±258.65)元，即A组经济效果最优。苍爱军等把96例2型糖尿病者随机分为A组（门冬胰岛素30注射液bid+盐酸二甲双胍片）、B组（门冬胰岛素30注射液tid+盐酸二甲双胍片）和C组（门冬胰岛素30注射液bid+盐酸二甲双胍片+阿卡波糖）三组，以HbA1c、FPG和PBG2h的变化及达标率为疗效指标，低血糖风险和其他不良反应事件为安全性指标。三组疗效和安全性的差异无统计学意义，采用是小成本分析，B组每日费用为(13.50±1.39)元，小于A组(17.41±3.13)元和C组(22.12±3.04)元，更符合药物经济学原则。刘芳等筛选2002～2012年CNKI和维普数据库内的对比国产与进口阿卡波糖治疗2型糖尿病的相关文献4篇，对临床总有效率、不良反应发生率进行Meta分析，差异均无统计学意义。采用最小成本分析，国产阿卡波糖片8周的费用为263.76元，低于进口阿卡波糖片的405.44元，经济学价值较进口的高，但纳入的文献较少，可能存在偏倚。王丽等对本院200例2型糖尿病患者分成Ⅰ组（国产阿卡波糖）和Ⅱ组（进口阿卡波糖），两组总有效率、治疗疗程、住院成本等的差异无统计学意义，采用最小成本分析，Ⅰ组药品成本(246.8±60.5)元，明显低于Ⅱ组(271.6±55.9)元，国产阿卡波糖经济效果优于进口。［农垦医学，2014，36(4)：310-315；药品评价，2014，11(10)：23-26；中国现代医学杂志，2014，24(33)：86-89；药品评价，2014，11(1)：32-35］

（刘艳艳　吴新荣　胡晋红）

↗ 最小成本分析外耳道真菌病中的应用　张紫萍等回顾性分析本院外耳道真菌病患者278例，按治疗方案分为氟康唑注射液组和氟康唑滴眼液组，两组总有效率无统计学差异，采用最小成本分析，氟康唑滴眼液组(65.56±27.13)元较氟康唑注射液组(254.76±16.23)元经济。［中国药房，2014，25(48)：4 591-4 593］　（刘艳艳　吴新荣　胡晋红）

↗ 最小成本分析在支气管肺炎中的应用　郭均平等对57例确诊细菌感染的支气管炎患者进行常规治疗的基础上给予莫西沙星，观察组采用序贯疗法，对照组给予注射液，两组总有效率、不良反应发生率的差异无统计学意义，观察组临床指标优于对照组。采用最小成本分析，莫西沙星序贯疗法(1 395.28元)比观察组(2 562.08元)更符合经济学原则。［药物流行病学杂志，2014，23(12)：752-754］

（刘艳艳　吴新荣　胡晋红）

↗ 最小成本分析在胸外科术后感染中的应用　杜晓明等回顾性分析本院胸外科行肺部切除术后出现感染的肺癌患者103例，按治疗方案分为头孢呋辛组、头孢美唑组和拉氧头孢组，三组临床疗效的差异无统计学意义。采用最小成本分析，头孢呋辛组(1 022.4±293.4元)与头孢美唑组(1 584.2±625.3元)、拉氧头孢组(4 780.3±1 504.8元)比较有明显的药物经济学优势。［中国医药导刊，2014，16(12)：1 505-1 506］　（刘艳艳　吴新荣　胡晋红）

↗ 最小成本分析在非小细胞肺癌中的应用　徐朝红等回顾性分析本院初诊NSCLC患者81例，按化疗方案分为GP组（吉西他滨）和DP组（多西他赛），每周期第一天均给予顺铂，共4个周期。两组化疗方案有效率、肿瘤控制率的差异无统计学意义，不良反应中血小板减少、恶心呕吐、脱发等发生率的差异有统计学意义。采用最小成本分析，GP方案37 803.50元较DP方案42 118.10元更为经济。［中国临床药学杂志，2014，23(1)：35-38］（刘艳艳　吴新荣　胡晋红）

↗ 最小成本分析在慢性乙型肝炎中的应用　庄启州回顾性分析本院74例慢性乙型肝炎患者，按治疗方案分为ETV组（恩替卡韦）和INFα-2b组（重组人干扰素α-2b），1个疗程后两组的病毒学指标、生化指标和血清学指标的差异均无统计学意义。采用最小成本分析，INFα-2b成本6 858.28元较ETV组9 972.72元低；采用成本-效果分析，病毒学指标HBV-DNA转阴率、生化学指标ALT复常率、血清学指标HBeAg转换率每增加一个百分点，ETV组与INFα-2b组分别增加141.92与110.33(元)，123.00与97.60(元)，461.27与230.69(元)，INFα-2b组具有更优的效果/成本。［医药导报，2014，33(4)：456-458］　（刘艳艳　吴新荣　胡晋红）

↗ 最小成本分析在甲亢中的应用　刘海艳将本院100例甲亢患者随机分为A组（丙硫氧嘧啶）和B组（甲巯咪唑）。B组总有效率高于A组，但总有效率、不良反应发生率的差异无统计学意义。采用最小成本方法分析，B组总成本3 876.09元低于A组3 955.31元，但差异无统计学意义，即两种治疗方法均值得在临床上推广。［当代医药论丛，2014，12(14)：135-136］　（刘艳艳　吴新荣　胡晋红）

↗ 最小成本分析在肢端肥大症中的应用　何江江等回顾性分析89例肢端肥大症患者，均采用手术治疗，根据术前用药方案分为药物治疗干预组（奥曲肽18例、兰瑞肽36例）和对照组（纯手术治疗35例），三组疗效控制达标差异无统计学意义。采用最小成本分析，药物治疗干预组均高于纯手术组(45 386±14 308)元，差异有统计学意义；在药物治疗干预组在，兰瑞肽组(70 521±25 677)元低于奥曲肽组(80 283±21 486)元。［中国医疗保险，2014，(2)：52-56］

（刘艳艳　吴新荣　胡晋红）

药物经济学研究

药物经济学文献质量评价 林海等评价我国作者2003～2012年在国内期刊发表的药物经济学评价有效文献2 619篇与在国际期刊发表的文献115篇，结论为近十年药物经济学评价文献的数量有了大幅度提高，作者主要来自医院药剂部门和业务科室以及复旦大学、北京大学等高校；研究方法以成本效果分析和最小成本分析为主，成本效用和成本效益方法运用较少。马向芹等检索2011年至2013年5月在国内专业学术期刊上发表的药物治疗方案经济学评价文献，从7个方面进行统计分析。结果共收集文献389篇，研究者以药剂师为主，对照研究以2种药物和2组药物最多，成本-效果分析法占绝对比重，大部分研究以药费作成本指标，对不良反应情况进行描述，对药价进行敏感度分析。蒋艳等对使用各类量表的药物经济学文献进行回顾性分析，通用型生命质量量表中生理方面、心理方面、社会关系、躯体疼痛四个维度重合率最高，通用型生命质量量表较普遍用于评价循环系统疾病患者、内分泌营养和代谢疾病患者、肌肉骨骼系统和结缔组织疾病患者的生命质量。史会梅等对近10年应用EQ-5D与SF-6D进行成本-效用分析的文献进行计量学分析，其中应用EQ-5D的较多，语言以英语为主，作者分布于22个国家和地区，以英国为首，发表于114种期刊，应用于23类疾病，以运动系统和疼痛类为主；评价的干预手段7类，以药物、健康干预和手术术效果为主。［中国药房，2014，25（10）：865-869；中国药事，2014，28（5）：536-541；中国药物评价，2014，31（5）：313-316；中国卫生经济，2014，33（3）：12-15］

（杨　晨　吴新荣　胡晋红）

Meta分析在药物经济学中的应用 王洁青依据Meta分析与专家咨询对头孢曲松、兰索拉唑、美罗培南建立决策树模型，进行成本-效果分析。结果头孢曲松对照药品依诺沙星、环丙沙星、头孢克肟，为治疗非复杂性淋病期望值最高的药物；兰索拉唑对照药品埃索美拉唑、奥美拉唑、泮托拉唑，奥美拉唑为治疗胃食管反流病期望值最高的药物；美罗培南对照药品亚胺培南/西司他丁，为治疗腹腔感染期望值较高的药物。石亚飞等将2004年1月～2013年5月中有关注射用丹参多酚酸盐与丹参注射液比较治疗冠心病心绞痛的随机对照试验数据筛选，对1 196例患者进行Meta分析，结果显示，注射用丹参多酚酸在治疗冠心病心绞痛方面的有效性［OR＝3.79，95% CI（2.78，5.17），$P<0.000\ 01$］和安全性［OR＝0.24，95% CI（0.09，0.64），$P=0.004$］明显优于丹参注射液，但成本-效果值远大于丹参注射液，缺乏经济学优势。李洪超等搜索CNKI中有关芪明颗粒治疗糖尿病视网膜病变的临床研究文献，对7项研究进行Meta分析，结果为芪明颗粒临床有效率显著高于羟苯磺酸钙，总体不良事件发生率低于羟苯磺酸钙，芪明颗粒相对于羟苯磺酸钙的增量成本效益比（ICER）在372.7～679.9（元/QLY）之间，经济性可能优于羟苯磺酸钙。［山东中医药大学，2014，5；中国循证医学杂志，2014，14（3）：287-291；药品评价，2014，11（2）：33-39］

（杨　晨　吴新荣　胡晋红）

药物经济学决策树模型法在支气管扩张合并感染中的应用 林琦采用前瞻性随机对照方法，按是否存在PA感染高危因素将支气管扩张合并感染患者分为AB两组，随机给予头孢哌酮舒巴坦（ACS亚组）和美洛西林舒巴坦（AMS亚组），头孢哌酮舒巴坦＋阿米卡星（BCA亚组）、头孢哌酮舒巴坦（BCS亚组）、美洛西林舒巴坦＋阿米卡星（BMA亚组）和美洛西林舒巴坦（BMS亚组），以临床有效率及细菌清除率作为效果指标。结果显示，AMS亚组的成本-效果值为7 838.14，小于ACS亚组8 441.57，提示AMS亚组经济性较优；BMA亚组的成本-效果值为6 667.50，在B组中最小，经济性最优。采用该研究数据以治疗3d为状态点，分析各状态点发生概率，构建决策树模型计算期望成本，AMX亚组的成本-效果值为6 068.29，小于ACS亚组7 090.92；B组中BMA亚组的成本-效果值最小，为5 334.00，ICER值为负值，与研究结果相符。［福建医科大学硕士学位论文，2014］

（刘艳艳　吴新荣　胡晋红）

药物经济学决策树模型法在骨科大手术后静脉血栓的预防中的应用 刘宝等根据全髋关节置换术或全膝关节置换术后服用阿哌沙班与依诺肝素的临床试验文献数据，分别建立决策树模型（模拟急性期，即术后至第90天血栓栓塞和出血事件的发生）和马可夫模型（模拟长期阶段，吸收决策树模型末端各种状态，时间跨度16年）。模拟结果显示，全髋关节置换术后服用阿哌沙班ICER值为33 021元/QLY，低于WHO推荐的支付意愿阈值115 062元/QALY，全膝关节置换术后服用阿哌沙班的患者较服用依诺肝素的患者平均增加0.0353个QALY，同时节约984元，表现为经济学占。［中华关节外科杂志（电子版），2014，8（5）：677-681］

（刘艳艳　吴新荣　胡晋红）

药物经济学马尔可夫模型法在HBeAg阴性慢性乙型肝炎中的应用 欧阳仁杰根据Markov模型构建Markov循环树，通过查询文献及咨询专家收集各状态间转移概率，模拟HBeAg阴性慢性乙型肝炎患者分别予以非抗病毒治疗以及使用拉米夫定、阿德福韦酯、替比夫定、恩替卡韦和取乙二醇干扰素α-2a，推算其所能获得的期望生命年或质量调整生命年（QALY）以及随后长期的医疗费用，计算增量成本效果比。结果显示，抗病毒治疗效果均优于非抗病毒治疗，其中恩替卡韦效果最好，获得1.12QALYs；抗病毒治疗中拉米夫定的ICER值最低，为16 273。［广州医科大学硕士学位论文，2014］

（刘艳艳　吴新荣　胡晋红）

↗ 药物经济学马尔可夫模型法在胃癌中的应用 谭重庆基于 CLASSIC 试验和 WHO 生命表,建立 Markov 模型,对比术后使用卡培他滨+奥沙利铂(XELOX)辅助化疗(CSG)与单独 D2 胃切除术(SO)两种治疗方案的成本效果性,以生命年(LYs)、质量调整生命年(QALYs)和增量成本效果(ICER)为效果指标。CSG 的 Lys 值均大于 SO,但 3 年与 5 年的 QALY 值小于 SO,10 年与 30 年的 QALY 值则大于 SO;短期内 CSG 因使用 XELOX 辅助化疗而令平均成本有所增加,但在长期结果中总成本降低。根据 ICER 结果,短期内 SO 有绝对优势,但 CSG 在长期上更具优势。基于 CLASSIC 与 ACTS-GC 两个Ⅲ期临床试验,建立 Markov 模型,计算各周期各状态之间的转移概率,估算 Weibull 生存曲线,分析 XELOX、S-1 和 SO 三组治疗方案的成本效果性。XELOX 的 CER 值为 7 360 美元/QALY,小于 SO 的 13 468 美元/QALY 和 S-1 的 11 235 美元/QALY,为最佳方案。[中南大学博士学位论文,2014] (刘艳艳 吴新荣 胡晋红)

↗ 药物经济学马尔可夫模型法在转移性结直肠癌中的应用 黄荣华等检索 1978 ~2013 年 PubMed 中 CapeOX 方案(卡培他滨、奥沙利铂)或 TOMOX 方案(雷替曲塞、奥沙利铂)治疗晚期或转移性结直肠癌的Ⅲ期或开放式Ⅱ期临床试验的英文文献,共纳入 7 篇。应用 Markov 状态转移模型,输入成本、转移概率、健康效用率值,进行蒙特卡洛模拟 10 000 的队列,共模拟 2 000 次,比较 CapeOX 方案与 TOMOX 方案一线治疗转移性结直肠癌的效果,模型周期时长 3 周,研究时间范围为 3 年。TOMOX 方案成本较 CapeOX 方案低,但成本效果比值为 23 599.60,大于 CapeOX 方案的 21 538.71,以 TOMOX 方案为参照,CapeOX 方案的 ICER 值为 16386.50,小于江苏南通 3 倍人均 GDP 17 263 元/月,在意愿支付范围内。成本效果分析显示,CapeOX 方案为优选方案。[中国药物评价,2014,31(2):122-125] (刘艳艳 吴新荣 胡晋红)

临床药师

↗ 临床药师培训 卫生部于 2005 年 11 月发出《关于开展临床药师培训试点工作的通知》,公布《临床药师培训试点工作方案》及 4 个配套文件,决定在三级甲等医院建立临床药师培训基地,以岗位培训模式培养临床药师。2010 年 4 月"全国临床药师制工作会议"对试点工作进行了总结,并部署了下一阶段工作。通过试点初步建立了临床药师制工作模式,参与临床用药的主要内容与方法,规定临床药师配备数量(三级医院不少于 5 名、二级医院不少于 3 名),并决定起草制定《临床药师管理办法》,规范临床药师毕业后教育和岗位培训实行临床药师资质和资质认定制度,提升临床药师专业服务水平。目前共开设了 19 个培训专业,从 2013 年起每年可培训 1 200 名以上临床药师以及 110 名以上带教临床药师。2013 年 12 月 16 日新批准临床药师培训基地 20 所医院,2014 年经现场专家评审新增临床药师培训基地 44 家,培训规模在全国范围内不断普及与扩大。

临床药师培训工作的定位是在职岗位培训,培训模式以临床药学实践为主,理论教学为辅,注重用药能力的培养。专科临床药师培训周期为 1 年。带教模式由 1 名临床医师和 1 名临床药师组成带教组,负责带教 2 ~3 名学员。临床药师培训的目标是:"应用型临床药师,非科研型临床药师",体现医院药学工作服务性、应用性与实践性特点。通科临床药师培训周期为六个月,要求药师在完成通科培训后,应在审核处方、用药医嘱以及抗感染药物临床应用和慢病药物治疗管理方面具备基本药学服务能力,包括独立完成处方及医嘱用药审核的能力;掌握指定学习病种常用药品的相关知识,并能应用于临床药物治疗;掌握对特殊生理、病理人群开展基本药学服务的技能;具有与医疗团队沟通技能,为患者提供用药指导的能力,能够参与常见慢性病药物治疗管理等。

为适应临床药师培训工作的不断发展,中国医院协会临床药师工作专家委员会修订了《2015 版临床药师培训大纲》,包括通科药师、抗感染药物、抗凝药物治疗等 13 个专业的培训大纲,同时对各专业的《学员培训登记手册》也做了相应的修订,以供配套使用。自 2016 年春季招生季开始,原有的"肾内科专业"、"器官移植专业"统一调整为"免疫系统药物专业",原"县级医院抗感染药物专业"自 2015 年秋季招生季停止招生。 (赵志刚)

↗ 医院药师规范化培训 医院药师规范化培训的目的是培养具有岗位胜任力的药师。自 2000 年北京地区医院药师规范化培训工作开展以来,目前已有 17 医院为培训基地,按照《北京地区医院药师规范化培训细则》中要求的药学服务工作中所必备的基本知识、基本理论和基本技能,进行轮转和考核。2013 年由人民卫生出版社出版发行了《住院药师基本技能与实践》,北京地区医院药师规范化培训体系初步建立。2014 年,住院药师结业技能考试模式进行改革,以培训细则中要求掌握的病种,典型病例和技能操作要求为考核依据,在既往考核临床思维能力和"三基"的基础上,设立人际沟通能力的考核站点,将原来的一站式考核增加至五站,包括笔试、审方、调配、发药与患者教育、咨询与信息检索、人文与沟通。

此外,医院药师规范化培训已经开始与学校的临床药学专业的硕士研究生培养逐步衔接,临床药学专业学位研究生教育与医院药师规范化培训二者在培养对象、培训方法、培训时间、培训目标等多方面基本一致。2014 年开始,首都医科大学临床药学专业要求学生同时完成《硕士专业学位培养方案》和住院药师规范化培训的要求，在毕业时同时获得硕士毕业证、学位证和医院药师规范化培训合格证书。探索临床药学专业学位研究生教育整个过程与住院药师规范化培训的有机结合，能够切实保障研究生培养质量，有效节省教育培训资源，提高人才培养效率，解决专业学位研究生教育的从业资格认证相衔接的难题。（赵志刚）

医改促进药师的不断转型 当前，多管齐下破除以药补医，这一改革路径已经具备了广泛的共识基础。全国各地也都在有计划地推进“医药分开”的尝试，在一些地方的试点中，改革的内容涉及了医院的药剂科，剥离药库和物流，门诊药房托管，尝试裁减药剂科人员等。2015 年 5 月，国务院办公厅发布《关于城市公立医院综合改革试点的指导意见》，要求到 2017 年，城市公立医院综合改革试点全面推开。“医药分开”不等于“医药分离”，零差率后，医院院长的关注点变为了药品供应和管理、合理用药水平、用药风险管理和费用控制，促使医院院长主动大力推进合理用药。因此，需要具有丰富的药学知识和技能的临床药师加入临床治疗团队，与临床医生、护士形成优势互补，为提高医疗质量，改善药物的治疗结果和安全用药起到重要的促进作用。“医药分开”之后，药事服务由物流服务和药品供应为主转向提供专业临床药学服务为主。2014 年北京市属 22 家医院全部设立用药咨询中心，免费接受患者咨询，直接为患者用药安全保驾护航。初步统计，22 家医院一年接待咨询 8.8 万余例，部分医院最高日咨询量突破 80 例，患者合理用药意识也加强了。2015 年，由北京市医院管理局、北京市职工技术协会、北京药学会联合举办北京市“职工技协杯”药师职业技能大赛，来自北京市 20 余家三级医院及社区的 546 名药师参加选拔，从处方审核、用药教育、不良反应、用药差错等多方面进行考核，充分体现了药师的风采。随着医改的不断推进，药师在医疗过程中的作用和地位更加凸显，他们核心技能包括处方审核、处方调配、发药交代、用药咨询、临床药学服务、不良反应监测、精准化用药等方面。很多医院开设了精准用药门诊（中心），可通过对患者个体基因型的检测，测算其服用药物的准确剂量，并预测服用药物后的疗效及安全性，从而达到“一人一药”的精准用药治疗。医改是挑战，更是机遇，它赋予了医院药师新的职责和艰巨的任务，也为药师职业的发展提供了难得的平台，可以预见，没有药师参与的医改是不会成功的，药师应尽快加强专业学习，提高药学服务能力，参与到医疗质量与用药安全工作中，用行动和效果证明药师的价值！

（赵志刚）

临床药师继续教育与学术交流 一方面，药物的品种、数量、剂型越来越多；另一方面，医学模式、医学理论、医学诊断技术、非药物治疗技术等不断进步，造成药品的使用和选用问题的增多，不合理用药普遍存在，药害事件屡有发生。解决这一矛盾，需要已掌握药物最新信息，并熟悉合理用药规律的临床药师参与到用药决策中来。因此，临床药师需要进行继续药学教育学习，不断提高自身素质，加强用药合理性，减少药害事件的发生。

近年来，国内临床药师的学术交流和培训不断增加，中国药学会医院药学专业委员会每年召开学术年会、FIP 中国卫星会、全国青年药师成才之路论坛等。除此之外，针对不同主题的各种论坛、研讨会、培训班上百个，极大地活跃学术交流。如“全国临床药学实践案例分析与合理用药学术研讨会”、“中国临床药师论坛”、“药源性疾病与安全用药北京论坛”、“全国医院药学学术年会”等。北京药师协会和美国药师协会（APHA）联合举办的“美国 MTM 药师证书培训项目”，选取北京市各医院 60 名优秀药师，培训和学习美国的药物治疗管理模式，通过大力推行 MTM 服务，使同时患有多种疾病、同时服用多种药物患者的合理用药水平大大提高，有效地节约医疗成本和医保资金。同时，中国药学会医院专业委员会积极组织全国的优秀药师参加国际会议，如世界药学大会、美国 ASHP 年会、日本医疗药学年会、亚洲临床药学教育大会（ACCP）等，参加国际学术会议不仅开阔了眼界、及时了解国际发展动态、锻炼了队伍，而且展示了中国药师的进步和成就。（赵志刚）

临床药师在创新的合理用药管理中体现新职能 杨雅等报道了采用驾照式管理合理用药的做法，并讨论了该模式下赋予临床药师的新职能。临床药师的新职能主要体现在：通过新的处方审核方式，使审核处方更及时便捷，审核处方数量和内容更加全面宽泛；通过手机短信、医师工作站交流平台等新的沟通方式与临床医师进行点对点沟通，使医师能更快捷地了解不合理用药的详情和相关信息；通过组织医师有针对性地学习药学知识，减少了不合理用药情况的发生。翟晓波等以“智能化用药监控警示互动系统”为平台，通过与对照组比较，分析其对阻断用药错误、减少药害事件发生的干预效果。临床药师将系统的警示信息与患者临床实际结合，干预用药错误，而对照组不进行干预。结果显示，“智能化用药监控警示互动系统”能有效审查出各种用药错误，降低 ICU 病区可预防药物不良事件的发生率。但尚需不断提高智能化程度，并结合患者实际情况进行不合理用药的判断。［中国医疗管理科学，2014（4）：39-43；中国药师，2014（2）：277-280］（王　卓　胡晋红）

临床药师探索在癌痛治疗管理中发挥作用 癌痛管理成为临床药师参与临床药物治疗管理的新领域。多家单位报道了临床药师在此领域的探索，主要包括：对麻醉性镇痛药物的种类、剂型分布及其消耗量及使用合理情况的分析；临床服务模式的探索，包括协助医生评估患者的疼痛等级并为病人制定个体化癌痛治疗方案、对所运用的止痛药物进行监测以及为临床医生和患者药物信息咨询，体现出临床药师在多学科团队协作对癌痛治疗中的重要作用；通过采用WHO合理用药调研方法，分析癌痛患者药物治疗的情况及其中存在的问题，提出药物治疗建议，制订个体化药学监护计划，实施全程药学监护，达到了提高用药依从性以及减轻患者癌痛、改善药物不良反应的作用。[泰山医学院学报，2014(12)：1 233-1 236；现代医院，2014(7)：80-82；中国医院用药评价与分析，2014(10)：918-920；中国医药导报，2014(21)：135-138]

(王　卓　胡晋红)

↗ 临床药师在慢病风险评估和患者管理中的实践 李桃园等对门诊就诊的2型糖尿病患者114例采用自愿入组，填写低血糖风险调查问卷，实施低血糖全程教育，评估干预前后入组患者的低血糖认知、知识水平和自我管理疾病的能力。临床药师实施防治低血糖全程教育后，患者的低血糖认知水平和自我管理能力有显著提高，与纳入管理前相比差异有统计学意义。钱懿轶等对156例高血压患者开展出院用药教育，并对其效果进行了评价，结果显示临床药师对高血压患者实施用药教育能显著提高患者对全面的正确用药知识的掌握程度。马明华等对临床药师开展哮喘规范化管理进行了成效分析。结果表明临床药师管理的患者经药学干预后对哮喘相关知识掌握情况、预防意识及药物正确使用方法掌握率均高于干预前；哮喘控制情况、治疗依从性及生存质量均优于干预前；非预约就诊、急诊情况均好于干预前($P<0.05$)。路敏等结合案例介绍对慢病患者实施药学服务的内涵和流程，同时与国内外文献报道的慢病管理模式进行比较，阐明了药师在团队式慢病管理中的主要作用：为临床医生提供药物信息，为患者做用药咨询和指导，建立重点患者档案对治疗进行追踪和评估，并实现了收取药学咨询费用。患者通过药学服务提高了用药的正确率和依从性，治疗获益明显优化。孙智辉等介绍了临床药师对乙型肝炎患者抗病毒治疗药学宣教的效果分析。结果表明，慢性乙型肝炎患者的抗病毒治疗实施率较高，经济因素、担心耐药、生育问题是目前制约患者实施抗病毒治疗的主要因素；临床药师在保证患者合理用药、确保药物疗效和提高服药依从性方面，发挥了重要作用。[药品评价，2014(22)：14-17；药品评价，2014(8)：11-13；中国药师，2014(7)：1 194-1 197；中国新药杂志，2014(2)：244-246；中国药房，2014(6)：559-560]

(王　卓　胡晋红)

↗ 抗凝专科临床药师发挥作用显著 顾智淳等临床药师在临床实践中，通过药理学分析和文献检索，发现了一例内皮素受体拮抗剂波生坦与抗凝药华法林相互作用导致后者作用降低的病例，通过与临床医师的配合调整给药方案，减轻了不良临床表现，也使国际标准化比率(INR)逐渐达标。徐航等临床药师在临床针对一例慢性肾脏病5期合并冠心病、搭桥术后CRRT引起大出血的患者，仔细分析与监测，建议临床停用阿司匹林、低分子肝素等药物，并给予鱼精蛋白处理，使患者转危为安。李晓端等针对1例长期接受华法林抗凝治疗患者围手术期抗凝方案，结合相关的文献资料，从药物的选择、使用时机、剂量、疗程等方面进行分析，提出了长期接受抗凝治疗患者围手术期的抗凝治疗策略。李波霞等通过基因检测为1例华法林抵抗患者制定抗凝方案，并对产生抵抗原因进行分析，详细描述临床药师如何实施药学监护的全过程。结果该患者INR值达到目标范围，及时避免了出血事件的发生。除了对住院患者的监护，近年来部分医院还设立了抗凝门诊，以更广泛地服务院外的患者。张进华等介绍了其所在单位更进一步的做法，即应用QQ群信息交流平台建立网上抗凝门诊管理心脏瓣膜置换术后抗凝患者，这种网络抗凝门诊提高了患者用药依从性和INR达标率，缩短了INR达标时间，降低了出血发生率，节约了患者医疗费用，提高了患者生活质量。[中国医院药学杂志，2014(23)：2 080-2 081；药学与临床研究，2014(6)：553-554；中国药师，2014(11)：1 919-1 921；中国现代应用药学，2014(10)：1 282-1 283；中国药学杂志，2014(16)：1 476-1 478]

(王　卓　胡晋红)

↗ 临床药师发挥药学专业特长，分析解决特殊用药问题 周雪等发现，肠内饲管给药受多种因素影响，包括饲管口径、饲管位置、药物剂型、给药方法等。错误的给药可能会导致饲管堵塞、药效降低、不良反应增加、药物剂型不相容等。临床药师通过对经饲管肠内给药的影响因素进行探讨，并提出相应对策，为临床合理用药提供了有益的帮助。李英等抽取北京大学人民医院儿科门诊1周的处方判断是否存在超说明书用药，发现超说明书用药发生率为38.15%。其中给药剂量和给药频次超说明书是最常见的类型，结果显示药品说明书中儿科用药信息的严重缺乏，需要促进和规范儿童药物临床试验，为儿童用药提供更多的证据。张文静等参与1例超剂量使用盐酸曲马朵后出现气喘和气急症状的患者，详细跟踪和分析其各项指标及临床表现，结合曲马朵药理学机制、药动学特点等分析其内在原因和规律，为临床提出处理建议，取得了较好的效果。[中国医院药学杂志，2014(23)：2 066-2 069；中国新药杂志，2014(10)：1 218-1 222；中国药物应用与监测，2014(5)：297-299]

(王　卓　胡晋红)

↗ 临床药师培训教学方法探索 随着不同类型临床药师培训的广泛开展，关于教学方法的探索逐渐深入。孙爱军等提出了一种模拟情景教学，利用一切模拟手段创设出模拟患者、模拟场景、模拟病房乃至模拟医院等软硬件条件，作为理论教学和临床实践的有效辅助，改变传统教学及考核的方式，提高学生的临床医学知识和各项临床技能。艾伟鹏等介绍了一种“三明治”教学法在临床药师在职培养中的应用。“三明治”(Sandwich)教学法,以实际病例为引导,通过分组讨论、交叉学习、小结汇报等环节,引导临床药师快速了解某种疾病及其用药特点。结果显示,该学习方法灵活多变,药师参与积极性高,可在较短时间内获取更多知识,学习效果满意。[解放军药学学报,2014(5):464-466;中国药房,2014(36):3 454-3 456]　　(王　卓　胡晋红)

临床药学研究

药物基因组学在抗肿瘤药物中的应用　乳腺癌目前认为是一种全身性疾病,手术后的辅助治疗在乳腺癌患者综合治疗中占有绝对重 要的地位。由于病患个体的基因差别造成的药动学差异导致了他莫昔芬(tamoxifen,TAM)的治疗指数受限。CYP2D6 作为一种重要酶类,能够催化 TAM 的体内消除的限速反应。肖刚等探讨术后口服 TAM 内分泌治疗的绝经后 ER 阳性乳腺癌患者 CYP2D6 基因多态性与 TAM 治疗后生存情况的相关性,发现 CYP2D6*1/*10 基因多态性与绝经后雌激素受体(ER)阳性乳腺癌患者的术后 TAM 内分泌治疗的生存情况具有相关性,可能作为绝经后乳腺癌患者 TAM 疗效和预后估计的临床预测指标。田超等也认为乳腺癌患者 CYP2D6*10/*10 基因型影响 TAM 的体内代谢过程,与疗效相关,服用 TAM 前均应推荐检测 CYP2D6*10/*10 基因型。然而魏影等却没有得到相同的研究结论,他们的研究结果显示:CYP2D6*10 基因型与接受 TAM 治疗乳腺癌患者的生存率之间没有相关性。因此期待更多该方面的临床研究结果。UGT1A1 基因与伊立替康不良反应之间的相关性已得到大量临床研究的证实,如张勇等的“UGT1A1*28 和 UGT1A1*6 基因多态性与伊立替康不良反应的关系”。吴慧娟等则另辟蹊径,检测结肠癌中 ABCG2 基因多态性,探讨其与伊立替康疗效的相关性。结果发现该基因 421C > A 位点 C/C、C/A、A/A 基因型的临床获益患者分别占了 88.6%、61.0%和 42.9%,各基因型之间差异具有显著性。检测该位点的多态性有利于伊立替康临床疗效的早期评估。紫杉醇是目前临床上用于治疗宫颈癌、乳腺癌等癌症的常用药物之一。同其他抗癌药物一样,紫杉醇具有治疗指数窄,毒副作用大等缺点,目前尚没有即能保证疗效又能使毒副反应小的方法。国玉芝等发现 CYP1B1 SNP rs1056836 基因多态性与紫杉醇血药浓度相关,GG 型浓度略高,GC 型其次,CC 型最低,但没有显著性差异。马洁云等则认为 CYP3A5 基因多态性与晚期非小细胞肺癌紫杉醇化疗敏感性相关,*1/*1 和 *1/*3 基因型患者的有效率明显低于*3/*3 基因型患者。二氢嘧啶脱氢酶(DPYD)的活性可能会导致 5-FU 的药理性质变异,因此其表达基因上的单核苷酸多态性可能与 5-FU 辅助化疗的毒性相关。王勇等通过 Meta 分析发现 DPYD 基因多态性可能与亚洲人群骨髓抑制和胃肠道反应有关,但在欧洲人群中并没有此现象发生。乙醛脱氢酶(ALDH)单核苷酸多态性与系统性红斑狼疮患者用环磷酰胺后的不良反应相关。陈玲燕等用 DNA 阵列质谱基因分型法对 ALDH (ALDH1A1 rs6151031, ALDH2 rs671, ALDH3A1 rs2228100)进行基因分型,相同剂量下,ALDH3A1 rs2228100 突变纯合子(GG)患者用环磷酰胺后出现肝功能异常的风险显著高于 CC/GC 患者。含铂类药物的联合化疗依然是目前大多数失去手术机会的晚期癌症患者的一线标准治疗,因而针对铂类药物的药物基因组学研究颇多。李启英等研究发现谷胱甘肽 S-转移酶 M1 基因型和谷胱甘肽 S-转移酶 P1 基因 Ile105Val 基因型与非小细胞肺癌铂类药物化疗敏感性相关。向安玲等系统评价 ERCC1 118C/T 基因多态性与采取以铂类为基础的联合化疗的卵巢癌患者临床结局的关系,认为患者化疗敏感性、无进展生存期、总生存期不存在基因方面的差异。成莉等发现 X 线修复交叉互补基因 1(XRCC1) Arg194Trp 和 Arg399Gln 位点基因多态性与卵巢癌对铂类药物的化疗敏感性相关,并且两位点之间存在联合效应。其他类似的研究还有:宋丽雪等的“UGT1A1 和 ERCC1 基因多态性对伊立替康联合顺铂治疗复发性卵巢癌的相关性研究”,杨建伟等的“CYP3A4 基因多态性与晚期胃癌患者接受紫杉醇/奥沙利铂多线化疗、化疗周期数及不良反应的相关性”等。[宁夏医科大学学报,2014,36(3):315-318;四川医学,2014,35(1):4-6;安徽医药,2014,18(5):951-954;解放军医学院学报,2014,35(5):489-493;中国现代医学杂志,2014,24(7):48-50;中国医院药学杂志,2014,34(12):977-980;中国肿瘤,2014,23(10):869-872;山东医药,2014,54(41):18-21;中国临床药理学杂志,2014,30(3):163-166;重庆医学,2014,43(20):2 592-2 595;中国药房,2014,25(48):4 580-4 584;临床肿瘤学杂志,2014,19(4):312-317;北京医学,2014,36(7):530-533;临床与病理杂志,2014,34(1):22-28]

(李丹滢　葛卫红)

药物基因组学在免疫抑制药物方面的应用　对免疫抑制剂的药物基因组学研究,依旧集中在 CYP3A4、CYP3A5 以及 ABCB1 三个基因上。潘晓东等 CYP3A5 基因多态性与肾移植术后他克莫司(Tac)和环孢素 A(CsA)早期临床疗效的相关性。结果对于 CYP3A5 不表达型受者,Tac 的起始剂量偏大,术后早期肾功能恢复较表达型慢,存在一定的肾毒性损伤;而 CYP3A5 基因型与 CsA 疗效无明显相关性,CsA 受者上述各时间点血药浓度、血糖、肌酐、尿素氮和尿酸等 CYP3A5 表达型和 CYP3A5 不表达型均无显著性差异。类似的研究及结论还有:欧阳萌等的“CYP3A4、3A5 基因多态性对肾移植患者术后他克莫司浓度/剂量比值的影响”,刘晓雪等的"CYP3A5 和 MDR1 基因多态性对中国肝移植患者他克莫司药动学的影响"以及李丹滢等的"CYP3A4/5、ABCB1 基因单倍型与中国肾移植患者他克莫司血药谷浓度相关性的研究"。石秀锦等则将目光转向了 PXR 基因多态性，他们研究了 59 名稳定期心脏移植患者 PXR 基因 8 个 SNP，其中仅携带 rs1523127(C24381A)位点 AA 型基因的患者血药浓度及校正血药浓度明显低于 CA 型，CA 型又低于 CC 型患者，差异均具有统计学意义。其他 7 个 SNP rs3814056T > G、rs7643645A > G、rs11917714C > T、rs2276705C > A、rs2472681T > C、rs2472682C > A、rs4440154C > T 各基因型组间环孢素血药浓度的差异均无统计学意义。该研究为环孢素的个体化治疗提供了新的思路。针对肾移植后环孢素诱导牙龈增生的(CsA-GO)不良反应，部分研究者也进行了药物基因组学方面的研究。戴巧群等发现 MMP1 基因启动子区(-1607)1G/2G 单核苷酸多态性可能并非环孢素诱导牙龈增生的遗传易感因素，携带 2G 基因型的患者发生 CsA-GO 的风险仅有增高趋势。单海琴等研究发现整合素 2α 基因(ITGA2)C + 807T 单核苷酸多态是 CsA-GO 的遗传易感因素，C 为 CsA-GO 的高风险位点，带有 C 位点的患者发生 CsA-GO 的风险是 T 位点患者的 3.61 倍。[中国药理学与毒理学杂志，2014，28(6)：892-897；中国药师，2014，17(7)：1 069-1 073；中国临床药学杂志，2014，23(5)：283-287；药学与临床研究，2014，22(1)：20-24；中国药物应用与监测，2014，11(3)：152-155；中国现代医生，2014，52(30)：152-155；现代实用医学，2014，26(1)：11-13]　（李丹滢　葛卫红）

药物基因组学与抗癫痫药物的个体化用药　抗癫痫药物的药物基因组学研究相对较少。刘建锋等选取确诊为癫痫并使用卡马西平(CBZ)治疗的患者 40 例，其中 CYP3A5*1/*1 基因型(A 组)27 例，CYP3A5*3/*3 基因型(B 组)13 例，两组患者 CBZ 剂量校正浓度存在组间差异，两组患者疗效和不良反应比较差异均无统计学意义。由此得出结论：CYP3A5 基因多态性可能影响汉族癫痫患者 CBZ 的稳态血药浓度，而对疗效和不良反应的影响尚不明确。王剑虹等探讨 CYP3A4*1G 基因多态性与中国汉族癫患者卡马西平稳态药物浓度的相关性。研究检测了 177 例中国汉族癫患者卡马西平单药治疗的稳态药物浓度，3 种基因型间标准化血药浓度差异有统计学意义，且 AA 型低于 GG 型，AG 型低于 GG 型，AA 型低于 AG 型，差异均有统计学意义。何晓静等则发现 325 例中国汉族癫痫患者中，CBZ 耐受患者 200 例，CBZ 不良反应 125 例。与 CBZ 耐受患者比较，CBZ 不良反应患者 EPHX1 T > C(rs1051740)突变频率显著升高。因而推测 EPHX1 T > C(rs1051740)突变是 CBZ 不良反应的独立危险因素。谭喜营等对 40 例癫痫患者应用限制性酶切片段多态性技术分析中国汉族人常见的 UGT1A6 552A > C 等位基因变异，将患者分成 AA 野生纯合子型慢代谢组和 AC 合并 AA 突变型快代谢组，慢代谢组的丙戊酸标准化血药浓度显著高于快代谢组。由此得出结论该位点突变可导致丙戊酸血药浓度降低。[中国药房，2014，25(36)：3 433-3 435；中国临床神经科学，2014，22(1)：26-30；中国医院药学杂志，2014，34(23)：2 003-2 006；药学与临床研究，2014，22(4)：299-301]　（李丹滢　葛卫红）

药物基因组学与他汀类药物的相关性研究　他汀类药物自从问世以来就成为世界上临床使用最为广泛的降脂药，该类药物对抑制心脑血管疾病也有显著作用。由于他汀类药物种类众多，因此相关研究也比较分散。阿托伐他汀因为使用最广泛，研究相对集中。具明玉等研究分析了 ApoA5-1131T > C 位点基因多态性与阿托伐他汀调脂作用的相关性。结果发现 87 名患者服药前甘油三酯水平 TC 型与 CC 型患者显著高于 TT 型，而以 CC 型最高，组间差异具有统计学意义。服药 12 周后，C 携带者的甘油三酯降低水平明显高于非 C 携带者，组间差异具有统计学意义。而其余血脂指标没有此项发现。李洁琪等研究认为冠心病患者脂联素(APN)-11377C > G 基因多态性与阿托伐他汀调脂作用的不相关。伍继初等则研究了 ATP 结合盒转运子 G2(ABCG2)多态性对阿托伐他汀降脂作用的影响。发现阿托伐他汀能显著降低不同基因型的 LDL-C 血浆水平，且 CA、AA 型患者降幅较 CC 型患者显著，差异具有统计学意义。赖正熬探讨高脂血症患者中载脂蛋白 ApoCI 基因多态性与降脂类药物阿托伐他汀钙片的相关性。认为高血脂患者的 ApoCI 基因多态性对降脂类药物阿托伐他汀的临床疗效影响结果无显著性差异。田蕾等比较研究 BCRP 基因多态性对瑞舒伐他汀单剂量和多剂量连续给药后人体药动学的影响。单剂量给药后，瑞舒伐他汀在 BCRP 421CA + AA 突变组的 AUC_{0-t}，C_{max} 和尿药排泄百分数 Percent_excretion 显著高于 421CC 野生型组，半衰期 $t_{1/2}$ 和达峰时间 T_{max} 在两组人群中无差异。与单剂量结果不同，多剂量连续给药达稳态后，稳态 AUCss，C_{max}、总清除率 CL_{total_ss}/F 和肾清除率 CL_{R_ss} 在野生型组和突变组之间均无显著性差异，但半衰期 $t_{1/2}$ 在野生组显著延长，且野生组的蓄积比 Rac 也高于突变组。BCRP 421C > A 基因多态性是影响瑞舒伐他汀人体药动学改变的重要因素。在临床实践中，基因多态性对瑞舒伐他汀的疗效影响也得以体现。廉洪等在探讨一名患者服用瑞舒伐他汀后短期降脂疗效减弱的可能原因时发现，该患者 ABCG2 基因为 421 CA 型，SLCO1B1 基因 388GG 型，521TT 型，分析 SLCO1B1 基因 C388G 突变有可能与瑞舒伐他汀短期兼职疗效减弱有关。刘婧等构建 OATP1B1*5、*1a 和*15 重组质粒及 CYP2C9*1、*3 重组酶模型，比较氟伐他汀在不同模型中摄取动力学参数和酶促动力学参数。结果发现 OATP1B1 基因 521 位点及 CYP2C9 基因 1075 位点可能是氟伐他汀转运代谢的主要作用点。靳高凤等用 ELISA 法检测低密度脂蛋白含量，用

RT-PCR 法检测不同基因型 ApoE 对氟伐他汀作用的低密度脂蛋白受体(LDLR)及羟甲戊二酰辅酶 A 还原酶 mRNA 表达的影响。突变型 E2、E4 受体结合力低于野生型 E3;ApoE 能够使 LDLR mRNA 的表达上调,E2 组上调强度明显高于 E4、E3 组,降低 HMG-CoA 还原酶 mRNA 的表达,E2 组明显低于 E4、E3 组。进而得出初步结论 ApoE 112 位和 158 位均可能是影响氟伐他汀降脂疗效的关键位点,且 112 位变异可能为主要位点。[深圳中西医结合杂志,2014,24(11):1-3;中国临床药理学杂志,2014,30(3):185-187;中国临床药理学与治疗学,2014,19(8):882-884;中国新药杂志,2014,23(1):62-66;中国现代应用药学,2014,31(6):745-748;中国临床药理学杂志,2014,30(9):794-796;中国临床药理学杂志,2014,30(3):198-201]

(李丹滢　葛卫红)

群体药物动力学在个体化给药中的应用　群体药动学(population pharmacokinetics,PPK)是通过观测目标人群的药动学(pharmacokinetics,PK)特征,进而准确分析不同给药人群中的 PK 差别,为制定个体化给药方案提供科学定量方法。采用群体药动学/药效学(pharmacodynamics,PD)的方法,探讨如何建立各类药物合理给药方案,已获得国内外学者的一致认可。王陶陶等通过非线性混合效应模型 NONMEM(nonlinear mixed effect modeling)程序对 151 例住院患者的 406 个伏立康唑血样进行分析发现,具有一级吸收和一级消除的一房室模型能够很好地拟合这些数据。其中,表观分布容积为 200 L,清除率为 6.95 $L \cdot h^{-1}$。患者年龄、CYP2C19 基因型和碱性磷酸酶值对清除率有显著的影响。内部验证结果表明最终模型稳定可靠。在患者人群中,200 mg/q12 h,iv 或 200 mg/q12 h,po 的给药方案对曲霉菌感染是有效的。200 mg/q12 h,iv 或 300 mg/q12 h,po 的给药方案对治疗念珠菌感染是有效的。何笑荣等同样应用 NONMEM 研究建立中国老年患者万古霉素的群体药代动力学模型。同时用万古霉素群体药动学模型预测的患者清除率计算相应的 $AUC_{0\text{-}24\ h}$值,以 $AUC_{0\text{-}24\ h}$与 MIC 比值大于等于 400 作为临床有效治疗的指标来判断患者使用万古霉素的合理性。结果发现部分患者依常规给药时低于理想临床治疗剂量。各类抗癫痫药在临床使用过程中也呈现出极大的个体差异,因此此方面的研究也国内外学者的关注。汪洋等通过高效液相色谱方法检测成人癫痫患者血浆及其性代谢产物 10,11-二氢-10-羟基卡马西平(MHD),明确成人癫痫患者奥卡西平活性代谢产物 MHD 有效血药浓度范围;通过 NONMEM 程序对所获得数据进行建模,并对所建立模型进行验证,最终运用所建立成人癫痫患者 MHD 群体代动力学模型,根据个体患者个体因素,得出个体药代动力学参数,最终实现奥卡西平临床个体化给药。类似研究还包括:汪洋等的"应用蒙特卡洛模拟评价和优化拉莫三嗪的儿童给药方案"及陈彬彬等的"文拉法辛在闽南抑郁症患者中的群体药动学"。其他药物的群体药动学研究还有:梁嘉碧等对 70 例胃溃疡或反流患者口服艾普拉唑肠溶片后,静脉采血,以液-质联用(LC-MS/MS)法测定艾普拉唑血浆浓度,用 NONMEM 程序分析中国人艾普拉唑群体药动学特征。所建立的模型拟合度高。性别对表观清除率的影响显著;体质量、身高、丙氨酸氨基转移酶、天冬氨酸氨基转移酶、血清肌酐及基础疾病(溃疡和反流)均不影响艾普拉唑在目标适应证受试者体内的药动学行为。谢诚等在急性冠脉综合征患者中建立氯吡格雷的群体药动学-药效学模型。最终模型显示,CYP2C19 基因多态性对药动学模型中原药到活性硫醇代谢产物前体转化参数有影响,对临床合理使用氯吡格雷具有一定的参考意义。陈文瑛等中国异基因造血干细胞移植术后患者环孢素 A 群体药动学特征,为临床设计个体化给药方案提供参考。其他研究还有李东锋等的"紫杉醇血药浓度的监测及其群体药动学的初步研究"。[中国药学杂志,2014,49(3):227-233;药学学报,2014,49(11):1 528-1 535;海峡药学,2014,26(12):250-253;中国新药与临床杂志,2014,33(6):435-439;中国新药与临床杂志,2014,33(9):668-672;中国药房,2014,25(38):3 593-3 595;药学学报,2014,49(10):1 426-1 432;中国医院药学杂志,2014,34(9):683-688;华西药学杂志,2014,29(5):562-565]

(李丹滢　葛卫红)

药品监督管理

Drug Supervision and Administration

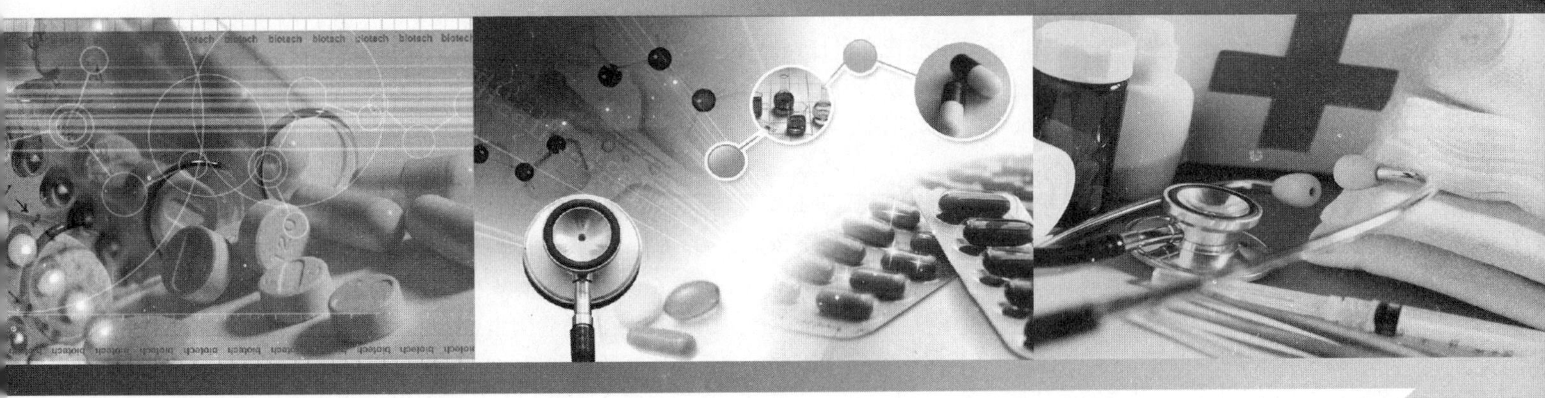

药品监督管理

概　况　2014年药品监管工作贯彻落实国务院《国家药品安全“十二五”规划》和全国食品药品监督管理暨党风廉政建设工作会议精神，继续开展药品整治规范，加快《药品飞行检查办法》、《境外药品生产检查管理办法》等制度建设，完善药品生产经营企业风险分类管理和风险约谈制度，继续抓好新修订药品GMP、药品GSP的实施，药品监测评价工作水平进一步提高。

药品生产和经营许可　截至2014年底，全国共有原料药和制剂生产企业5 000家；全国共有《药品经营许可证》持证企业452 460家，其中法人批发企业11 632家、非法人批发企业1 642家；零售连锁企业4 266家，零售连锁企业门店171 431家；零售单体药店263 489家。

药品注册　2014年共批准新药临床344件，新药证书1件，新药证书及批准文号77件，批准文号72件。共批准按新药申请程序申报临床申请7件，新药证书及生产申请14件，生产申请16件。其中：按照《药品注册管理办法》规定，中药、天然药物注册分类中的1至5类批准生产1个品种，批准临床4个品种；化学药品注册分类中的1.1至1.5类批准生产10个品种，批准临床47个品种；生物制品注册分类中的1类批准临床10个品种。2014年共批准仿制药临床申请81件，生产申请279件；共批准进口药品申请临床216件，上市82件；共批准药品补充申请2 303件，备案800件。全国各省（区、市）局共批准药品补充申请5 516件，备案21 009件。2014年总局共批准直接接触药品的包装材料和容器生产申请614件，再注册申请594件，进口补充申请6件；省局批准国产补充申请162件。

广告审批和查处　2014年全国共批准药品广告28 402件，向工商行政管理部门移送违法药品广告250 171件，撤销药品广告批准文号32件。

药品不良反应监测报告　2014年，国家药品不良反应监测网络共收到药品不良反应/事件报告132.8万余份，比2013年增长0.8%。其中，新的和严重的药品不良反应/事件报告34.1万份，占同期报告总数的25.7%。以县为单位，药品不良反应报告覆盖率达到94.4%，全国每百万人口平均报告数量达到991份，与2013年相比增加了0.8个百分点。按报告来源统计，医疗机构的报告占82.2%、药品经营企业的报告占16.0%、药品生产企业的报告占1.4%、个人及其他来源的报告占0.4%。与2013年相比，医疗机构报告增长明显，药品生产企业报告比例与既往持平，经营企业报告比例继续下降。按照报告人职业统计，医生报告占53.8%；药师报告占27.3%；护士报告占14.0%，其他报告占4.9%，与2013年的报告人职业构成情况基本相同。按报告涉及患者年龄统计，14岁以下儿童患者的报告占10.5%，与2013年基本一致，65岁以上老年人的报告占19.9%，较2013年升高了2.1个百分点。按怀疑药品类别统计，化学药占81.2%、中药占17.3%、生物制品占1.5%。抗感染药报告数量仍居首位，占化学药的46.2%，较2013年降低了1.4个百分点，报告比例已连续5年呈下降趋势。心血管系统用药占化学药的10.2%，较2013年上升了0.2个百分点，且连续5年呈上升趋势。按药品剂型统计，2014年药品不良反应/事件报告涉及的药品剂型分布中，注射剂占60.9%、口服制剂占35.2%、其他制剂占3.9%。注射剂所占比例较2013年升高了2.2个百分点，口服制剂比例降低了2.1个百分点。按照药品给药途径统计，2014年药品不良反应/事件报告涉及的药品给药途径分布中，静脉注射给药占57.8%，其他注射给药占3.0%，口服给药占36.2%，其他给药途径占3.0%，与2013年相比，静脉注射给药的比例上升2.1个百分点，口服给药比例降低2.2个百分点。2014年全国药品不良反应监测网络共收到国家基本药物的不良反应/事件报告52.0万例（占2014年总体报告的39.2%），其中严重报告2.9万例，占5.6%。报告涉及化学药品和生物制品病例报告占82.9%，中成药病例报告占17.1%。根据2014年药品不良反应监测数据和评估结果，国家食品药品监督管理总局对发现存在安全隐患的药品及时采取相应风险控制措施：发布《药品不良反应信息通报》7期，通报了头孢唑林注射剂、含羟乙基淀粉类药品、口服何首乌及其成方制剂、曲美他嗪、丙硫氧嘧啶、阿德福韦酯、苯溴马隆等严重不良反应，及时提示用药安全风险；发布《药物警戒快讯》12期，报道了替莫唑胺的肝脏损害、静脉用铁制剂严重超敏反应等国外药品安全信息70条；根据监测评价结果，组织对细辛脑注射剂、硫酸镁注射剂、复方氨基酸注射液(20AA)等12个（类）药品的说明书进行修改。

中药品种保护　截至2014年底，共有中药品种保护证书376个，其中初次申报品种134个，同品种18个，延长保护期224个。

投诉举报及案件查处　2014年全年共受理药品投诉61 850件，立案6 159件，结案5 687件。2014年食品药品监管部门共查处药品案件103 318件。涉及物品总值35 771.4万元，罚款金额35 494.1万元，没收金额8 947.6万元，取缔无证经营1 905户，捣毁制假售假窝点423个，停业整顿1 823户，吊销许可证127件，移交司法机关2 316件。

执业药师资格考试　2014年全国执业药师资格考试报考人数为840 189人，实际参考人数为702 459人，参考率为83.61%；合格人数为137 118人，合格率为19.52%。2014年参加四科考试人数为690 359人，合格人数为130 405人，合格率为18.89%；参加免试部分科目的考试人数为12 100人，合格人数为6 713人，合格率为55.48%。考试合格人员中，药学类合格人数为90 262人，中药学类合格人数为

46 856 人。截至 2014 年底,全国累计 415 000 人取得执业药师资格。（杨世民）

国务院办公厅印发《深化医药卫生体制改革 2014 年重点工作任务》 2014 年 5 月 13 日,国务院办公厅以国办发〔2014〕24 号文印发了《深化医药卫生体制改革 2014 年重点工作任务》。该文件对巩固完善基本药物制度和基层运行新机制作了明确规定。重点解决基层医改政策落实不平衡、部分药物配送不及时和短缺、服务能力不足等问题。全面抓好《国务院办公厅关于巩固完善基本药物制度和基层运行新机制的意见》(国办发〔2013〕14 号)的贯彻落实。继续支持村卫生室、乡镇卫生院、社区卫生服务机构建设,加快乡镇卫生院周转宿舍建设。继续为中西部地区招录 5 000 名农村定向免费医学生。重点任务是:(1)巩固完善基本药物制度。全面实施国家基本药物目录(2012 年版),严格规范地方增补药品。政府办的基层医疗卫生机构全部配备使用基本药物,提高二、三级医院基本药物使用比例。完善政策措施,有序推进村卫生室和非政府办基层医疗卫生机构逐步实行基本药物制度。进一步稳固基本药物集中采购机制,把是否通过《药品生产质量管理规范(2010 年修订)》(GMP)认证作为质量评价的重要指标。加强基本药物配送和回款管理,严格落实市场清退制度,对配送不及时的企业加大处罚力度,保障基层用药需求。此项工作由卫生计生委、食品药品监管总局负责。(2)建立短缺药品供应保障机制。对临床必需但用量小、市场供应短缺的药物,通过招标采取定点生产等方式确保供应。完善短缺药品储备制度,重点做好传染病预防、治疗药品和急救药品类基本药物供应保障。此项工作由工业和信息化部、卫生计生委负责。（杨世民）

国务院副总理汪洋赴江西、福建调研食品药品安全工作 2014 年 3 月 25 ~28 日,中央政治局委员、国务院副总理汪洋赴江西、福建等地,调研食品药品安全工作,指导地方食品药品监管体制改革。国家食品药品监督管理总局局长张勇和中央有关部门负责同志陪同调研。（杨世民）

最高人民法院、最高人民检察院发布《关于办理危害药品安全刑事案件适用法律若干问题的解释》 为严厉打击制售假药、劣药的违法犯罪行为,最高法院、最高检察院立足刑法有关药品安全犯罪法律条文的修改,结合近年来司法实践情况,联合制定了《关于办理危害药品安全刑事案件适用法律若干问题的解释》,于 2014 年 9 月 22 日由最高人民法院审判委员会第 1626 次会议、2014 年 3 月 17 日由最高人民检察院第十二届检察委员会第 18 次会议通过,11 月 18 日公布,自 2014 年 12 月 1 日起施行。该司法解释共 17 条,明确实践中易发、多发,且危害性严重的生产、销售假药的 7 种情况,应当酌情从重处罚。（杨世民）

全国药品监管工作会议 2014 年 2 月 27 ~ 28 日,全国药品监管工作会议在北京召开,会议全面贯彻落实全国食品药品监督管理暨党风廉政建设工作会议精神,总结 2013 年药品监管工作,分析当前面临的形势和任务,研究部署 2014 年药品监管重点任务。国家食品药品监管总局局长张勇、副局长吴浈出席会议并讲话。（杨世民）

全国药品注册管理工作会议 2014 年 3 月 19 ~ 20 日,全国药品注册管理工作会议在北京召开。会议全面贯彻落实全国食品药品监督管理暨党风廉政建设工作会议精神,总结 2013 年药品注册工作,分析当前面临的形势和问题,研究部署 2014 年药品注册管理重点任务。国家食品药品监管总局副局长吴浈出席会议并讲话。（杨世民）

全国食品药品监管新闻宣传工作会议 2014 年 4 月 1 ~ 2 日,全国食品药品监管新闻宣传工作会议在广州召开,会议学习贯彻党的十八大、十八届三中全会精神和习近平总书记关于宣传思想工作讲话精神,以及全国食品药品监管工作会议精神,分析食品药品监管新闻宣传工作面临的形势,总结 2013 年新闻宣传工作、部署 2014 年新闻宣传工作。国家食品药品监管总局副局长尹力出席会议并讲话。总局新闻宣传司主要负责人总结和部署了新闻宣传工作。河北、黑龙江、江苏、安徽、湖北、广东、甘肃省局相关负责人做了经验交流。各省(区、市)、计划单列市食品药品监管局、总局部分直属单位相关负责同志参加了会议。（杨　悦）

食品药品广告监管工作座谈会 2014 年 5 月 15 ~ 16 日,国家食品药品监管总局稽查局在广西南宁召开食品药品广告监管工作座谈会。国务院食品安全办副主任、食品药品监管总局副局长刘佩智出席会议并讲话。部分省(区、市)局分管负责同志和各省(区、市)具体负责该项工作的同志出席会议。会议分析研究了食品药品广告监管工作的开展现状和存在的问题,就新形势下如何推进食品药品广告监管工作,提出了目标任务和工作要求。（杨　悦）

国家食品药品监督管理总局召开药品监管工作视频会议 2014 年 9 月 4 日,国家食品药品监管总局召开药品监管工作视频会议。国家食品药品监督管理总局副局长吴浈出席会议并讲话。本次会议的目的是贯彻落实总局印发的《药品委托生产监督管理规定》和《关于加强中药生产中提取和提取物监督管理的通知》,坚持问题导向和风险管控理念,切实做好药品监管工作。药化注册司、药化监管司、中检院、核查中心、评价中心相关负责同志和有关人员在主会场参加会议。各省(区、市)食品药品监督管理局分管药品注册、药品生产监管、药品流通监管工作的负责同志,以及相关处室和直属单位有关人员在分会场参加会议。（杨　悦）

国家食品药品监督管理总局发布10项食品药品监管信息化标准 2014年2月24日，国家食品药品监管总局发布了食品药品监管信息化标准体系等10项食品药品监管信息化标准。国家食品药品监督管理总局要求各级食品药品监管部门在信息化建设中要积极采用10项标准，对于已经建成使用的信息系统，应根据实际情况逐步向标准规范过渡。总局将密切结合信息化工作实际，根据标准执行情况，适时修订。并将继续组织开展信息化标准的制定和完善工作，不断健全食品药品监管信息化标准体系。 （杨　悦）

《蛋白同化制剂和肽类激素进出口管理办法》 根据国务院深化行政审批制度改革的相关要求，蛋白同化制剂、肽类激素进口审批下放至省级药品监管部门。食品药品监管总局、海关总署、国家体育总局对《蛋白同化制剂和肽类激素进出口管理办法（暂行）》（原国家食品药品监督管理局、海关总署、国家体育总局令第25号）进行了修订，2014年9月28日联合公布了《蛋白同化制剂和肽类激素进出口管理办法》（以下简称《办法》）。《办法》将于2014年12月1日起施行。2006年7月28日公布的《蛋白同化制剂、肽类激素进出口管理办法（暂行）》（原国家食品药品监督管理局、海关总署、国家体育总局令第25号）同时废止。 （杨世民）

国家食品药品监督管理总局发布《食品药品行政处罚程序规定》 为规范食品药品监督管理部门行使行政处罚权，保护公民、法人和其他组织的合法权益，国家食品药品监督管理总局制定了《食品药品行政处罚程序规定》（以下简称《规定》）。《规定》于2014年3月14日经总局局务会议审议通过，4月28日以总局3号令发布。《规定》共8章61条，将原来食品、药品和医疗器械、化妆品等行政处罚程序规定进行了整合，对管辖、立案、调查取证、处罚决定、送达、执行与结案等做出了明确规定。《规定》要求食品药品监督管理部门实施行政处罚，遵循公开、公平、公正的原则，做到事实清楚、证据确凿、程序合法、法律法规规章适用准确适当、执法文书使用规范。《规定》将由食品药品监督管理部门监管的“四品一械”全部纳入适用范围，并对委托执法、授权执法等作了进一步规范。针对执法实践难题，对地方协查、立案前调查或检查取得证据的效力等做出了具体规定。将办案有关环节与相关法律法规要求对接，增加行刑衔接、境外证据要求以及当事人不配合行政执法的应对措施等内容。同时，结合办案实际，《规定》对先行登记保存物品处理、查封扣押财物处理、查封扣押补办批准手续程序、证据范围、责令改正的适用以及听证程序等内容进行了完善。本规定自2014年6月1日起施行。2003年4月28日公布的《药品监督行政处罚程序规定》（原国家食品药品监督管理局令第1号）同时废止。 （杨　悦）

《药品委托生产监督管理规定》发布实施 为加强药品委托生产审批和监督管理工作，国家食品药品监督管理总局组织制定了《药品委托生产监督管理规定》。8月14日，以2014年第36号公告发布，自2014年10月1日起实施。本规定所称药品委托生产，是指药品生产企业（以下称委托方）在因技术改造暂不具备生产条件和能力或产能不足暂不能保障市场供应的情况下，将其持有药品批准文号的药品委托其他药品生产企业（以下称受托方）全部生产的行为，不包括部分工序的委托加工行为。国家食品药品监督管理总局负责对全国药品委托生产审批和监督管理进行指导和监督检查。各省、自治区、直辖市食品药品监督管理局负责药品委托生产的审批和监督管理。 （杨　悦）

“国家食药监管”App上线 2014年6月，“国家食药监管”App正式上线，公众免费下载手机客户端后，就能通过手机轻松浏览国家食品药品监管总局政府网站发布的信息，随时随地查询食品药品基础数据，方便快捷地掌握各项许可进度。安卓版和苹果版手机用户在总局政府网站上扫描二维码或网页下载移动客户端后，一个名为“国家食药监管（CFDA）”的蓝色图标就能安装到用户手机上。“国家食药监管”App资讯类的栏目设置和总局政府网站发布内容基本对应，但更加便捷，支持用户选择栏目、形成个性化的页面。无论业内人士、普通消费者，还是基层监管工作人员，均可根据自己的需要，从工作动态、新闻发布、部门规章、工作文件、药品质量公告、、药品召回、药品安全警示、曝光栏等多个栏目，选择自己感兴趣的信息。打开这些栏目，每个资讯页面的左上角都链接有微博、微信等即时通讯工具的标识，用户可以点击这些工具，将感兴趣的资讯内容第一时间进行分享。数据搜索功能是“国家食药监管”App的一大亮点。“国家食药监管”App有多个查询栏目，可提供基础数据查询，例如国产药品查询、进口药品查询，在这些栏目输入注册号或企业名称等检索关键词，相关信息就从海量数据中搜取出来。为方便查询各项审批注册许可的进度，App设置了保健食品注册进度、药品注册进度、医疗器械注册审批进度、委托生产审批进度等栏目，只需输入受理号，该项目的许可进度情况一目了然。 （杨　悦）

2014年“全国安全用药月” 2014年9月1日至10月31日“全国安全用药月”在全国范围内开展了形式多样的活动。①举办第3届药品安全网络知识竞赛；②开通安全用药专家咨询热线；③举办全国食品药品监管系统新闻宣传培训班；④举办药品行业“老味道、老故事、老品牌”主题宣传活动；⑤启动第一届全国大学生健康科普可视化创作大赛；⑥开展“安全用药 关注老年”主题宣传活动；⑦举办第一届“微言健康”大会；⑧开展执业药师主题宣传活动。 （黄瀚博）

食品药品稽查工作座谈会 2014年8月26日，食品药品稽查工作座谈会在北京召开，国家食品药品监督管理总局党组成员、食品安全总监郭文奇出席座谈会并讲话郭文奇对今后的稽查执法工作提出了要求：①提高认识，进一步加强对稽查执法工作的领导；②服务大局，牢固树立全国稽查一盘棋的思想；③严惩重处，严厉打击违法犯罪行为；④推进社会共治，形成食品药品稽查打假合力；⑤提升能力，全面加强食品药品稽查队伍建设；⑥依法稽查，强化食品药品稽查执法的严肃性和纪律性。（黄瀚博）

中药材及饮片专项监督抽验结果 为加强中药材及饮片管理，保障公众用药安全，国家食品药品监督管理总局组织开展了中药材及饮片专项抽验。从全国31个省（区、市）有关中药材及饮片的生产、经营和使用单位抽取蒲黄、柴胡、川贝母、血竭、薄荷、木通、苍术、附子、制川乌和制草乌等10个品种772批样品，经检验发现93批不符合标准规定。总体上看，抽验的中药材及饮片，染色、增重、掺伪、掺杂等问题仍然比较突出。除薄荷、木通和制川乌外，其余7个中药材及饮片均检出不符合标准规定产品。其中，蒲黄的不合格率最高，存在染色、增重及掺杂等问题；川贝母存在掺伪问题；血竭存在掺杂问题。不符合标准规定的中药材及饮片名单见表1。

表1 中药材及饮片专项监督抽验中不符合标准规定的中药材及饮片汇总表

品种	生产批号	检品来源	抽样省份	不符合规定项目	检验依据	检验机构	发现的主要问题
苍术	120415483	天津市保寿堂药店	天津	[鉴别]（薄层色谱）	《中国药典》2010年版一部	中国食品药品检定研究院	主要化学成分差异大
	1302001	栾城县医药药材公司	河北				
	110315488	长春经济技术开发区嘉宁大药房	吉林				
	20121103	内蒙古自治区中蒙医医院	内蒙古				
	130113	福州榕参医药连锁有限公司连江店	福建				
	120501	国药控股重庆有限公司	重庆				
	20111202	云南富民医药有限责任公司	云南				
柴胡	20130126	辽宁中正堂医药连锁有限公司	辽宁	[性状]；[鉴别]（薄层色谱）	《中国药典》2010年版一部	中国食品药品检定研究院	掺杂或掺伪
	121123	上海中医药大学附属龙华医院	上海				
	130201	巢湖中辰大药房有限公司团结东路店	安徽				
	120601	武汉国泰君安大药房有限公司	湖北				
	2011120703	湖南养天和大药房企业集团有限公司和强店	湖南				
	130301	海口琼山医药公司药品总汇	海南				
	20121101	重庆市南岸区人民医院	重庆				
	120504	黔东南苗族侗族自治州中医医院	贵州				
	130401	双城市德康医药药材商店	黑龙江	[性状]			
	20121207	浙江省中医院	浙江				
	121215	连江县宜又佳医药商店	福建				
	120901	新乡市中心医院	河南				
	20121101	南宁市茂诚药品零售连锁有限责任公司宁康药店	广西				
	130102	海南寿南山参业有限公司	海南				
	12040117	海南菁华药业有限公司	海南				
	120219	榆中县第一人民医院	甘肃				
	20111205	西宁市中医院	青海				
川贝母	20110301	沈阳市天桥中医院	辽宁	[性状]；[鉴别]（聚合酶链式反应-限制性内切酶长度多态性方法）	《中国药典》2010年版第一增补本	中国食品药品检定研究院	掺伪
	20130226	厦门市聚德堂药业有限公司新阳分店	福建				
	20121001	江西远东药业有限公司	江西				
	110826	大冶市金康药店	湖北				
	20120901	南宁市茂诚药品零售连锁有限责任公司宁康药店	广西				
	130108	儋州那大好药林药店	海南				
	20121201	青海东大肛肠医院有限公司	青海				
	12041401	吉木乃县人民医院	新疆				

（续表）

品种	生产批号	检品来源	抽样省份	不符合规定项目	检验依据	检验机构	发现的主要问题
	101210	上海中医药大学附属龙华医院	上海	[鉴别]（聚合酶链式反应-限制性内切酶长度多态性方法）			
	121217	上海药房股份有限公司	上海				
	YT2012110106	上海华宇药业有限公司	上海				
	20130301	福建中医药大学附属人民医院	福建				
	121101	贵溪市中医院	江西				
	12050201	长沙市雨花区洞井医院	湖南				
	120902	海口市中医院	海南				
	120301	西安市中医医院	陕西				
附子（淡附片）	YPA1K0001	广东友邦医药有限公司	广东	[鉴别]（薄层色谱）	《中国药典》2010年版一部	中国食品药品检定研究院	炮制不当，有效
附子（黑顺片）	110804	沈阳市华鸿大药房连锁有限公司千源店	辽宁				
蒲黄	120701	浙江瑞人堂医药连锁有限公司椒江开元店	浙江	[性状]；[检查]（杂质、总灰分、金胺O（1）、（2））	《中国药典》2010年版一部及国家食品药品监督管理局药品检验补充检验方法和检验项目批准件（批准件编号：2007007）	中国食品药品检定研究院	掺杂、染色或增重
	120426	合肥中山医院	安徽				
	110801	贵溪市中医院	江西				
	20121106	浠水县清泉大药房连锁有限公司清泉大药房	湖北				
	130101	南宁生源中药饮片有限责任公司	广西				
	121101	广西南宁金恩药业有限公司	广西				
	110901	海南广益药业连锁经营有限公司海口南宝分店	海南				
	110701	海南源安隆药品超市连锁有限公司儋州东坡路超市	海南				
	121002	海南寿南山参业有限公司	海南				
	20111205	西宁市中医院	青海				
	20100302	阜康市中医医院	新疆				
	130101	焦作市第二人民医院	河南	[性状]；[检查]（总灰分、金胺O(1)、(2)）			
	120106	银川仁安堂大药房有限公司	宁夏				
	201204574	湖南楚仁堂医药连锁经营有限责任公司锦源店	湖南	[检查]（杂质、总灰分、金胺O（1）、（2））			
	121101	泸州本草堂医药有限公司	四川				
	2012601	贵阳市第二人民医院	贵州				
	121106	贵州中草医医院	贵州				
	110602	湟中县鲁沙尔益寿堂药房	青海				
	20120701	漳州市芗城祝安堂药店	福建	[检查]（杂质、总灰分、金胺O(1)）			
	130108	青岛市中心医院	山东	[检查]（总灰分、金胺O(1)、(2)）			
	100923	宁夏古方中医医院	宁夏				
	20121201	天津北辰北门医院	天津	[检查]（杂质、金胺O(1)、(2)）			掺杂、染色
	20120801	武汉市中医医院	湖北				
	20080629	察右中旗中安医药有限责任公司	内蒙古	[检查]（杂质、总灰分）			掺杂或增重
	121102	东北制药集团供销有限公司	辽宁				
	110313	哈尔滨市灵峰大药房	黑龙江				
	20091030	长沙市雨花区华药堂大药房	湖南				
	1206043	西宁市城中区真壹堂药店	青海				
	20110301	沈阳铁西姚氏中医院	辽宁	[检查]（总灰分）			
	YP20120701	健之佳连锁健康药房有限公司博仁堂诊所	云南				
	130101	河北省中医院	河北	[性状]；[检查]（杂质、总灰分） [检查]（杂质）			

（续表）

品种	生产批号	检品来源	抽样省份	不符合规定项目	检验依据	检验机构	发现的主要问题
	1211075	北京海升堂大药房有限责任公司	北京				
	11080421	山西仁和大药房连锁有限公司平阳二部	山西				
	13031401	上海中医药大学附属龙华医院	上海				
	120827	绍兴市震元堂药店	浙江				
	121128	无为县中医医院	安徽				掺杂
	130202	福州市中医院	福建				
	20110601	武汉初开堂药业有限公司六渡桥分店	湖北				
	130101	广州市天河区中医医院	广东				
	20120801	海口琼山医药公司中山药店	海南				
	13022707	阿克苏市百福大药房	新疆				
生蒲黄	120101	北京百姓康宁大药房有限公司	北京	[检查]（总灰分、金胺O(1)、(2)）	《中国药典》2010年版一部及国家食品药品监督管理局药品检验补充检验方法和检验项目批准件（批准件编号：2007007）	中国食品药品检定研究院	掺杂、染色或增重
	120701	哈尔滨市中医医院	黑龙江	[检查]（杂质）			掺杂
	121001	西安市中医医院	陕西				
	080925	甘肃众友健康医药连锁有限公司银川分公司	宁夏	[性状]；[检查]（杂质）			
炒蒲黄	120312156	天津市保寿堂药店	天津	[性状]；[检查]（金胺O(1)、(2)）	《天津市中药饮片炮制规范》2012年版及国家食品药品监督管理局药品检验补充检验方法和检验项目批准件（批准件编号：2007007）	中国食品药品检定研究院	掺杂、染色
	20121016	南昌市第五医院	江西				
血竭	090626	山西益源大药房连锁有限责任公司柳巷分店	山西	[检查]（薄层色谱、高效液相色谱）	《中国药典》2010年版一部及国家食品药品监督管理局药品检验补充检验方法和检验项目批准件（批准件编号2008004）	中国食品药品检定研究院	掺杂
	110313	哈尔滨市灵峰大药房	黑龙江				
制草乌	11121046	福建省尤溪医药有限责任公司	福建	[鉴别]（薄层色谱）	《中国药典》2010年版一部	中国食品药品检定研究院	炮制不当，有效成分下降
	12121074	广东仁乐药业有限公司	广东				

（黄瀚博）

全国食品药品监管系统信息化建设工作培训班 2014年9月18 ~19日，全国食品药品监管系统信息化建设工作培训班在浙江杭州举办，国家食品药品监督管理总局党组成员、药品安全总监孙咸泽出席培训班并讲话。孙咸泽指出，总局党组高度重视信息化建设工作，通过信息化提升监管能力，强化监管手段，实现科学监管、效能监管成为当前我们面临的重要任务。①增强信息化建设的紧迫感和使命感；②清醒认识信息化建设工作中存在问题；③真抓实干，加快信息化建设步伐。此次培训班重点围绕国家食品安全信息平台建设、网络安全、数据库重构、药品电子监管数据分析等方面开展培训，并邀请了国家发展改革委和公安部有关专家进行授课，部分省局就信息化管理实例和食品安全追溯应用等情况进行了经验交流。（黄瀚博）

国家食品药品监督管理总局曝光10家违法发布虚假信息网站 2014年10月28日，国家食品药品监督管理总局曝光10个互联网站发布虚假信息，欺骗误导消费者，严重危害公众用药安全，见表2。国家食品药品监督管理总局已将这些违法网站移送通信部门依法查处。国家食品药品监督管理总局提醒消费者：为了您的健康安全，购买药品应选择正规渠道，并在医生指导下合理用药。

表2 发布虚假信息互联网站汇总表

序号	具体网址	网站标示名称或单位	网站标示产品名称或技术
1	http://www. yrsbjxy. com	易瑞沙代购网站	印度易瑞沙
2	http://www. kbdyd. com	印度易瑞沙专业代购	印度易瑞沙吉非替尼片
3	http://www. fh258. net	飞扬医贸——印度抗癌药代购	易瑞沙吉非替尼片
4	http://www. yruisha. net/index. html	艾氏药业	三唑仑片
5	http://hongyanhg. com/products. asp? id =2711	西安市宏彦化工有限公司	可卡因
6	http://www. hbjiedu. com	云南海冰戒毒网	脱毒舒胶囊等
7	http://www. jdyz. com. cn/ylwm	将林丸脱毒舒胶囊检测尿板直销网	脱毒舒胶囊等
8	http://www. fh258. net	飞扬医贸印度抗癌药代购	印度易瑞沙等
9	http://www. jfjdd. cn/su1	中国前列腺康复网	前列泰纯中药强效组方
10	http://baobao79. com	麦视康品牌官网	美国麦视康视力恢复仪

（黄瀚博）

国家食品药品监督管理总局落实国务院政策措施整改工作 2014年11月21日，国务院办公厅下发《关于对国务院政策措施落实中存在问题进行整改的通知》后，国家食品药品监督管理总局制定了《食品药品监管总局落实国务院政策措施整改工作方案》，确定了5个方面19项工作重点。(1)积极推进基层监管体制改革。深入贯彻落实国务院关于食品药品监管体制改革的重要部署，建立“统一权威的食品药品监管机构”。截至2014年9月底，全国31个省(区、市)中，除天津市设立市场和质量监督管理委员会外，30个省(区、市)和新疆生产建设兵团均设立食品药品监管局；11个省的省市县三级机构基本到位；市、县和乡镇基层监管机构改革正在稳步推进。(2)继续贯彻落实简政放权，深化审评审批制度改革。已取消和下放行政审批项目6项。(3)加大监管力度。加强食品药品检验检测体系建设，推进重大科技项目立项。(4)加大政策宣传力度，营造政策落实氛围。围绕食品药品监管重点工作，及时宣传监管举措，开展政策法规解读，积极回应社会关切。2014年共召开新闻发布会11次、新闻通气会2次、网络在线访谈2次，发布总局外网动态消息100余条。同时，加强新闻策划，组织媒体记者同步参与食品药品监管工作的部署、开展，积极使用现代传媒技术，提高宣传的实际效果。(5)完善督查督办制度，加大信息公开力度。起草制定《督查工作办法》，完善任务细化、定期通报等工作机制。修订食品药品安全考核评价方案和指标体系，落实属地管理责任。完善总局政府网站建设，主动公开食品药品监管基础数据库42个，数据量158万条。启用总局政府网站手机客户端APP，主动发布社会公众关注信息。

（黄瀚博）

严厉查处违法销售含可待因复方口服溶液企业 2014年11月19日，国家食品药品监督管理总局联合公安部下发《关于严厉查处药品批发企业违法销售含可待因复方口服溶液案件的通知》，要求各地食品药品监管部门同公安部门密切协作，依法严厉查办相关案件，坚决切断含可待因复方口服溶液非法销售的链条，切实保护青少年身心健康。2014年7月以来，食品药品监管总局创新技术手段、加强数据分析，在当地食品药品监管部门配合下，对吉林亚泰万联药业有限公司、吉林省长春市长恒药业有限公司、天津市坤灿药业有限公司、福建全祥医药有限公司、江西省瑞民医药有限责任公司、青岛天亿佳国际商贸有限公司、海南省福尔医药有限公司、昆明新领地药业有限公司、云南奥邦得药业有限公司、西安晨风化工医药有限公司10家药品批发企业进行飞行检查，发现部分企业存在违法销售行为，分别导致数万乃至数十万瓶此类药品流失。云南省、山东省、天津市等地食品药品监管部门，依法启动吊销涉案企业《药品经营许可证》处罚程序，坚决将严重违法企业清除出市场。吉林、江西、福建、海南、陕西等地食品药品监管部门对发现问题的企业展开进一步调查。

（黄瀚博）

2014年食品药品行政执法专项监督检查汇报会 2014年12月12日，食品药品行政执法专项监督检查汇报会在北京召开。国家食品药品监督管理总局党组成员、食品安全总监郭文奇出席会议并讲话。为切实加强全系统食品药品行政执法监督工作，2014年6月起，全国食品药品监管系统开展以婴幼儿配方乳粉监管和假药查处为主题的专项执法监督检查。2014年10 ~11月份，总局组织6个检查组，对12个省区、12个地级市和24个县级食品药品监管部门进行实地抽查，召开24个企业座谈会和监管人员座谈会，了解行政执法中涉及食品生产流通、药品投诉举报和行政处罚、行政复议应诉等各个环节执法情况和存在问题。郭文奇指出，食品药品安全是重大民生问题，加强执法监督有利于保障各项重大监管任务在基层得到有效落实。对地方执法中发现的成绩和亮点，要认真总结，积极推广；对存在的问题和困难，要认真研究，及时提出切实可行的解决措施。总局会按照党的十八届四中全会精神，加强行政执法监督的制度建设，继续创新工作机制和方式方法，充分发挥执法监督的作用，深入推进依法行政，切实做到严格规范文明执法，全面提升食品药品监管工作法治化水平。

（黄瀚博）

《食品药品监督管理统计管理办法》 2014年12月19日，国家食品药品监督管理总局《食品药品监督管理统计管理办法》以总局令第10号发布。《食品药品监督管理统计管理办法》共6章28条。主要内容包括：明确了食品、保健食品、药品、化妆品、医疗器械等产品的全口径统计范围；统计基本任务和适用范围；各级食品药品监督管理部门对统计工作的组织领导与保障；统计资料公开以及统计人员素质、权利和义务的规定；部门负责人、统计机构和统计人员及统计调查对象发生违法情况的法律责任；统计资料的审核、签署、归档制度。（黄瀚博）

国家食品药品监管干部网络学院 2014年12月26日，国家食品药品监管干部网络学院开通仪式在国家食品药品监督管理总局高级研修学院举行，国家食品药品监督管理总局党组成员、食品安全总监兼人事司司长郭文奇出席开通仪式并讲话。国家食品药品监管干部网络学院历时1年建成，是能同时满足20 000人在线学习的初期网络教育培训平台，能面向基层一线监管人员，开展更大规模、更广范围的公益性网络教育培训。目前，该平台具有在线学习、课程评估、在线考试、课程共享、交流互动等基本功能，培训内容包括“四品一械”监管实务、应急管理、领导科学、法律法规、党风廉政等课程。为满足基层一线监管人员急需知识和技能培训的教育需求，平台率先推出了共30学时的“基层食品药品监管人员网络培训课程”专项培训课件。郭文奇在仪式上强调，要充分认识和用好网络培训平台，坚持边使用边建设的原则，继续加强网络培训平台体系的规划、设计和建设；坚持共建共享原则，充分聚集教育培训优质资源，实现全系统一网覆盖。（黄瀚博）

国家食品药品监督管理总局2014年政府信息公开工作年度报告 按照《中华人民共和国政府信息公开条例》等有关规定，国家食品药品监督管理总局发布2014年政府信息公开工作年度报告。2014年1月1日至12月31日，总局网站共主动公开政府信息5 373条。其中：食品药品监管系统动态信息1 693条；公告通告信息865条；行政许可信息1 503条；法规文件信息210条；专栏及综合管理信息1 020条；人事信息41条；征求意见信息41条。主动公开基础数据库48个，数据量186.1万余条；进度查询数据库7个，数据量95.4万余条；英文版数据库7个，数据量21.4万余条。全年共召开新闻发布会12次、新闻通气会2次、网络在线访谈2次、官方微博信息242条。总局编制的2014年部门预算及2013年部门决算分别于2014年4月及2014年7月在总局网站发布。2014年，共收到依申请公开申请694件，通过网络形式申请554件；信函形式申请130件；当面递交申请10件。除申请人撤销9件外，其余685件均在时限内予以回复。其中经申请人同意通过电话回复198件，书面答复383件。在办理依申请公开工作中，未向申请人收取费用。2014年，总局因政府信息公开而被提起行政复议8件，行政诉讼2件。8件行政复议案件中，7件做出维持的复议决定，1件做出撤销答复的复议决定；2件行政诉讼案件中，1件原告主动撤诉，1件法院做出驳回原告起诉的行政裁定。（黄瀚博）

2014年《药品不良反应信息通报》 2014年，国家药品不良反应监测中心发布了7期（第59～65期）药品不良反应信息通报，公布了头孢唑林等药品的不良反应，见表3。

表3 2014年药品不良反应信息通报汇总表

通报期数	药品名称或类型	主要不良反应
第59期	头孢唑林注射剂	过敏性休克、过敏样反应、发热、寒战、呼吸困难、胸闷、憋气、喉水肿、皮疹、瘙痒等
第60期	含羟乙基淀粉类药品	特定健康条件的患者（严重脓毒血症等）肾损伤及死亡率增加风险
第61期	口服何首乌及其成方制剂	肝损伤的风险，全身乏力、消化道症状（食欲不振、厌油等）、黄疸表现（尿黄、目黄、皮肤黄染等）、实验室检查异常（胆红素及转氨酶升高等）
第62期	曲美他嗪	建议不再用于耳鸣、眩晕的治疗，帕金森病等运动障碍和严重肾功能损害患者禁用；恶心、呕吐、皮疹、胃肠道不适、瘙痒、头晕、头痛、心悸、震颤、步幅减小、运动障碍、舌麻痹、肝功能异常
第63期	丙硫氧嘧啶	肝胆系统损害、白细胞和网状内皮系统异常、抗中性粒细胞胞浆抗体相关性血管炎
第64期	阿德福韦酯	低磷血症及骨软化风险，肌酸磷酸激酶升高、低磷血症、肾功能异常、范可尼综合征、骨软化等
第65期	苯溴马隆	胃肠系统损害、皮肤及其附件损害、全身性损害、肝胆系统损害（肝功能异常、肝细胞损害，肝酶升高、肝炎、谷丙转氨酶升高、谷草转氨酶升高、肝区疼痛）、泌尿系统损害（肾功能损害）等

（黄瀚博）

国家食品药品监督管理总局公布过度重复药品品种目录 2014年为避免大量重复研发和资源浪费，国家食品药品监督管理总局筛查国内已上市药品和正在申报注册药品，发布2批过度重复药品品种目录。第1批遴选出相同活性成分、相同给药途径药品批准文号数量在500个以上的34个品种和相同活性成分、相同给药途径药品注册申请数量在50个以上的16个品种；第2批遴选出相同活性成分、相同给药途径药品批准文号数量在300至500个之间的27个品种和相同活性成分、相同给药途径药品注册申请数量在30至50个之间的17个品种，见表4。

表4　过度重复药品品种目录汇总表

序号	活性成分通用名	给药途径	过度重复类型	批次
1	葡萄糖	注射	已上市	第1批
2	维生素C	口服	已上市	第1批
3	安乃近	口服	已上市	第1批
4	对乙酰氨基酚	口服	已上市	第1批
5	复方磺胺甲□唑	口服	已上市	第1批
6	氯化钠/葡萄糖	注射	已上市	第1批
7	土霉素	口服	已上市	第1批
8	氯化钠	注射	已上市	第1批
9	小檗碱	注射	已上市	第1批
10	诺氟沙星	口服	已上市	第1批
11	维生素B_1	口服	已上市	第1批
12	对乙酰氨基酚/咖啡因/马来酸氯苯那敏/人工牛黄	口服	已上市	第1批
13	四环素	口服	已上市	第1批
14	利福平	口服	已上市	第1批
15	红霉素	口服	已上市	第1批
16	维生素C	注射	已上市	第1批
17	乙酰螺旋霉素	口服	已上市	第1批
18	甲硝唑	口服	已上市	第1批
19	头孢氨苄	口服	已上市	第1批
20	西咪替丁	口服	已上市	第1批
21	氨基比林/非那西丁	口服	已上市	第1批
22	氯霉素	口服	已上市	第1批
23	肌苷	口服	已上市	第1批
24	异烟肼	口服	已上市	第1批
25	阿司匹林	口服	已上市	第1批
26	呋喃唑酮	口服	已上市	第1批
27	布洛芬	口服	已上市	第1批
28	萘普生	口服	已上市	第1批
29	吡拉西坦	口服	已上市	第1批
30	雷尼替丁	口服	已上市	第1批
31	复方氨基酸	注射	已上市	第1批
32	甲硝唑	注射	已上市	第1批
33	左氧氟沙星	注射	已上市	第1批
34	维生素B_6	口服	已上市	第1批
35	阿托伐他汀钙	口服	申报注册	第1批
36	头孢地尼	口服	申报注册	第1批
37	氢氯吡格雷	口服	申报注册	第1批
38	头孢替安	注射	申报注册	第1批
39	喹硫平	口服	申报注册	第1批
40	氨溴索	注射	申报注册	第1批
41	恩替卡韦	口服	申报注册	第1批
42	法舒地尔	注射	申报注册	第1批
43	奥氮平	口服	申报注册	第1批
44	头孢美唑	注射	申报注册	第1批
45	孟鲁司特钠	口服	申报注册	第1批
46	头孢地嗪	注射	申报注册	第1批
47	瑞舒伐他汀	口服	申报注册	第1批
48	瑞格列奈	口服	申报注册	第1批
49	头孢丙烯	口服	申报注册	第1批
50	拉米夫定	口服	申报注册	第1批
51	维生素B_{12}	注射	已上市	第2批
52	庆大霉素	注射	已上市	第2批
53	维生素B_2	口服	已上市	第2批
54	琥乙红霉素	口服	已上市	第2批
55	马来酸氯苯那敏/双氯芬酸/人工牛黄	口服	已上市	第2批
56	吡哌酸	口服	已上市	第2批
57	阿莫西林	口服	已上市	第2批
58	头孢哌酮钠/舒巴坦钠	注射	已上市	第2批
59	阿奇霉素	口服	已上市	第2批
60	小儿氨酚黄那敏	口服	已上市	第2批
61	林可霉素	口服	已上市	第2批
62	利巴韦林	注射	已上市	第2批
63	维生素B_6	注射	已上市	第2批
64	利巴韦林	口服	已上市	第2批
65	头孢拉定	口服	已上市	第2批
66	马来酸氯苯那敏	口服	已上市	第2批
67	右旋糖酐40	注射	已上市	第2批
68	头孢呋辛	注射	已上市	第2批
69	干酵母	口服	已上市	第2批
70	硝苯地平	口服	已上市	第2批
71	阿司匹林/非那西丁/咖啡因	口服	已上市	第2批
72	卡托普利	口服	已上市	第2批
73	头孢他啶	注射	已上市	第2批
74	头孢曲松	注射	已上市	第2批
75	地塞米松磷酸钠	注射	已上市	第2批
76	小儿复方磺胺甲□唑	口服	已上市	第2批
77	甘露醇	注射	已上市	第2批
78	头孢克肟	口服	申报注册	第2批
79	缬沙坦	口服	申报注册	第2批
80	头孢哌酮钠/他唑巴坦钠	注射	申报注册	第2批
81	氨氯地平	口服	申报注册	第2批
82	兰索拉唑	注射	申报注册	第2批
83	氨溴索	口服	申报注册	第2批
84	奥硝唑	注射	申报注册	第2批
85	美洛西林钠/舒巴坦钠	注射	申报注册	第2批
86	奥硝唑	口服	申报注册	第2批
87	厄贝沙坦/氢氯噻嗪	口服	申报注册	第2批
88	果糖/葡萄糖	注射	申报注册	第2批
89	左旋氨氯地平	口服	申报注册	第2批
90	兰索拉唑	口服	申报注册	第2批
91	头孢呋辛酯	口服	申报注册	第2批
92	二甲双胍	口服	申报注册	第2批
93	头孢克洛	口服	申报注册	第2批
94	非洛地平	口服	申报注册	第2批

（黄瀚博）

2014年药品审评报告发布　2014年，经过国家食品药品监督管理总局药审中心的审评，提出建议批准了以下药品上市。(1)抗肿瘤用药：甲磺酸阿帕替尼片、西达本胺片、多西他赛注射液、盐酸帕洛诺司琼注射液；(2)疫苗领域：Sabin株脊髓灰质炎灭活疫苗；(3)内分泌系统用药：盐酸西那卡塞片；

中国药学年鉴 CHINESE PHARMACEUTICAL YEARBOOK 2015

(4)眼科用药:曲伏噻吗滴眼液;(5)消化系统用药:复方苦参结肠溶胶囊;(6)心血管系统用药:注射用重组人组织型纤溶酶原激活剂 TNK 突变体;(7)生殖系统用药:国产西地那非片;(8)麻醉与镇痛用药:盐酸右美托咪定注射液;(9)抗风湿用药:然降多吉胶囊。2014 年,药审中心接收新的注册申请 8 868 个,共接收化药注册申请 7 889 个,接收中药注册申请 521 个,接收生物制品注册申请 458 个。2014 年,药审中心共完成 5 261 个注册申请的技术审评,比 2013 年的审评完成量增加了 12.9%,但接收任务量较 2013 年增加了 16.5%。化药完成审评并呈送总局审批的注册申请共 4 091 个,建议批准的 2 960 个,建议不批准的 842 个;中药完成审评并呈送总局审批的注册申请共 647 个,建议批准的 200 个,建议不批准的 300 个;生物制品审评并呈送总局审批的注册申请共 523 个,建议批准的 338 个,建议不批准的 111 个。 (黄瀚博)

2014 年违法药品广告公告汇总 2014 年,国家食品药品监督管理总局共发布了 4 期违法药品医疗器械保健食品广告公告汇总。其中有关药品违法广告情况,见表 5。

表 5 2014 年违法药品广告公告汇总表

期数	查处违法药品广告次数	撤销和收回药品广告批件数	违法情节严重药品名称	药品生产企业	广告内容
第 1 期	55 654		退障眼膏	丹东医创中药有限责任公司	15 天清除眼垃圾,30 天更新角膜,90 天修复血膜屏障防止复发,4 年点亮 80 万双眼睛
			参花消渴茶	鞍山德善药业有限公司	30 天激活胰岛,1 个月血糖平稳,2 周期并发症明显好转,血糖不反弹,3 周期胰岛功能恢复,减服各种降糖药,1 次治糖尿病,重享吃喝玩乐健康生活
			参阳胶囊	陕西摩美得制药有限公司	24 小时起效,7 天尿路畅通,绿色纯中药让前列腺炎、增生肥大无须手术,尿频尿痛尿急一扫而光,7 天肾功能大大提升
			咳欣康片	颈复康药业集团有限公司	服用 1 个疗程,死痰排的干干净净,气管肺泡焕然一新,服用 2-3 个疗程,肺动力全面激活,老慢支、老肺病、老咳喘全好了,遇上过敏源也不再犯,根治咳、痰、喘,总有效率达 98.2%
第 2 期	67 460	2	补肺丸	甘肃省西峰制药有限责任公司	治肺 30 年不如补肺 30 天,3 疗程治好老咳喘,十几年了 1 次都没犯过
			复方葛根氢氯噻嗪片	安徽圣鹰药业有限公司	服用当天血压平稳下降,3 天血压降至正常,3 个疗程即可停药,2-3 个周期,血管血液恢复至年轻态,至少 30 年不再犯
第 3 期	65 379	6	雪莲虫草合剂	成都天银制药有限公司	喝了 10 天,胳膊麻木减少了,3 个星期,精神状态不一样了,几个月后不失眠了,更年期症状得到改善
			强力脑心康胶囊	通化吉通药业有限公司	无论脑血栓、心脏病得病时间有多长,冠心病服用当天就见效,脑血栓 7 天见效,中风偏瘫 10 天见效,一盒就能治好心脑血管疾病
			锁阳固精丸	吉林省力胜制药有限公司	服用当天排尿困难得到缓解,3-5 天耳鸣明显得以改善,1 个月盗汗遗精症状得到有效治疗,3 个疗程肾功能得以恢复,前列腺疾病也收到良好的治疗效果
			壮腰补肾丸	赤峰丹龙药业有限公司	3 天左右腰腿痛逐渐消失,1 疗程腰腿温热有劲,3 周彻底恢复,1 次治疗不易复发
第 4 期	75 666	3	参蛾温肾口服液	大连金泉宝山药业集团股份有限公司	服用 3 天肥大的前列腺开始消肿;服用 15 天尿路通畅,尿频尿急减轻或消失;服用 3 副药前列腺症状全部消失,使男性器官 2 次发育;1 次治愈不复发
			天麻追风膏	黑龙江全鸡药业有限公司	1 付包治,消炎止痛、酸麻胀痛全部消失;2 付包好,迅速消融髓核突出物和关节增生骨刺;一经治愈绝不复发,不开刀不吃药,骨病包治包好
			三宝胶囊	伊春金北药制药有限公司	两三个星期,疲乏无力腰膝酸软症状明显改善;坚持一段时间,尿频尿急失眠健忘症状彻底好转,肾精亏虚、前列腺疾病得到根本治疗;男性障碍疾病治一个好一个
			龟蛇酒	湖南乐邦制药有限公司	喝乐邦龟蛇酒胜过开刀吃药;清肾毒通肾脉,服用当天尿急尿频症状改善;服用 7 天脑血栓、中风偏瘫在搀扶下能行走;服用 2-3 个疗程彻底消除心脑猝死隐患
			活络止痛丸	广州白云山陈李济药厂有限公司	服用 3 天颈椎就不疼了;3 周后 10 年的老风湿完全好了;服药 90 天变硬变形的关节恢复正常,骨病康复行动自如
			桂龙药膏	广西邦琪药业集团有限公司	支气管炎患者通过内外双修后呼吸顺畅,胸闷气短症状消失,肺炎未再发作;心肌炎患者通过内外双修后全身有力,心脏功能恢复正常;常感冒的患者通过内外双修后免疫力提高了

(黄瀚博)

中国药学年鉴 CHINESE PHARMACEUTICAL YEARBOOK 2015

2014 年药品 GLP 认证公告 2014 年，根据《中华人民共和国药品管理法》、《药物非临床研究质量管理规范》（GLP）和《药物非临床研究质量管理规范认证管理办法》的有关规定，国家食品药品监督管理总局组织有关专家对中国科学院上海药物研究所（药物安全性评价研究中心）等机构进行了检查。经审核，该 19 家机构的单次和多次给药毒性试验（啮齿类）等试验项目符合 GLP 要求，具体情况见表 6。

表 6 2014 年 GLP 认证汇总表

机构名称	试验项目	认证批件编号
中国科学院上海药物研究所（药物安全性评价研究中心）	1. 单次和多次给药毒性试验（啮齿类） 2. 单次和多次给药毒性试验（非啮齿） 3. 生殖毒性试验（Ⅰ段、Ⅱ段、Ⅲ段） 4. 遗传毒性试验（Ames、微核、染色体畸变、小鼠淋巴瘤试验） 5. 致癌试验 6. 局部毒性试验 7. 免疫原性试验 8. 安全性药理试验 9. 毒代动力学试验	GLP12012050
苏州西山中科药物研究开发有限公司	1. 单次和多次给药毒性试验（啮齿类） 2. 单次和多次给药毒性试验（非啮齿类） 3. 生殖毒性试验（Ⅱ段） 4. 遗传毒性试验（Ames、微核、染色体畸变） 5. 局部毒性试验 6. 免疫原性试验 7. 安全性药理试验 8. 毒代动力学试验	GLP13001051
昭衍（苏州）新药研究中心有限公司	1. 单次和多次给药毒性试验（啮齿类） 2. 单次和多次给药毒性试验（非啮齿类，不含灵长类） 3. 生殖毒性试验（Ⅰ段、Ⅱ段） 4. 遗传毒性试验（Ames、微核、染色体畸变） 5. 致癌试验 6. 局部毒性试验 7. 免疫原性试验 8. 安全性药理试验 9. 毒代动力学试验	GLP13002052
黑龙江中医药大学（药物安全性评价中心）	1. 单次和多次给药毒性试验（啮齿类） 2. 单次和多次给药毒性试验（非啮齿类，不含灵长类） 3. 安全性药理试验。	GLP13003053
天津药物研究院（天津市新药安全评价研究中心）	1. 单次和多次给药毒性试验（啮齿类） 2. 单次和多次给药毒性试验（非啮齿类） 3. 生殖毒性试验（Ⅰ段、Ⅱ段、Ⅲ段） 4. 遗传毒性试验（Ames、微核、染色体畸变） 5. 致癌试验 6. 局部毒性试验 7. 免疫原性试验 8. 安全性药理试验 9. 毒代动力学试验	GLP13003054
安徽合源药物安全研究有限公司	1. 单次和多次给药毒性试验（啮齿类） 2. 单次和多次给药毒性试验（非啮齿类，不含灵长类） 3. 局部毒性试验 4. 毒代动力学试验	GLP13003055
山东大学（新药评价中心药物安全性评价实验室）	1. 单次和多次给药毒性试验（啮齿类） 2. 单次和多次给药毒性试验（非啮齿类，不含灵长类） 3. 生殖毒性试验（Ⅰ段、Ⅱ段、Ⅲ段） 4. 遗传毒性试验（Ames、微核、染色体畸变） 5. 局部毒性试验 6. 免疫原性试验 7. 安全性药理试验	GLP13007056

（续表）

机构名称	试验项目	认证批件编号
中山大学（药学院药物安全性评价中心）	1. 单次和多次给药毒性试验（啮齿类） 2. 单次和多次给药毒性试验（非啮齿类，不含灵长类） 3. 局部毒性试验 4. 免疫原性试验	GLP13007057
康龙化成（北京）生物技术有限公司	1. 单次和多次给药毒性试验（啮齿类） 2. 单次和多次给药毒性试验（非啮齿类）局部毒性试验 3. 免疫原性试验 4. 安全性药理试验 5. 毒代动力学试验	GLP14001058
海南海医药物安全性评价有限责任公司（海南医学院海南省药物安全性评价研究中心）	1. 生殖毒性试验（Ⅰ段、Ⅱ段） 2. 遗传毒性试验（Ames、微核、染色体畸变） 3. 毒代动力学试验	GLP14002059
上海市食品药品检验所（药物安全评价中心）	1. 单次和多次给药毒性试验（啮齿类） 2. 遗传毒性试验（Ames、微核、染色体畸变、小鼠淋巴瘤试验） 3. 局部毒性试验 4. 免疫原性试验 5. 毒代动力学试验	GLP14003060
北京协和建昊医药技术开发有限责任公司（中国医学科学院北京协和医学院新药安全评价研究中心）	1. 单次和多次给药毒性试验（啮齿类） 2. 单次和多次给药毒性试验（非啮齿类） 3. 生殖毒性试验（Ⅰ段、Ⅱ段、Ⅲ段） 4. 遗传毒性试验（Ames、微核、染色体畸变） 5. 致癌试验 6. 局部毒性试验 7. 免疫原性试验 8. 安全性药理试验 9. 毒代动力学试验	GLP14004061
昭衍（苏州）新药研究中心有限公司	1. 单次和多次给药毒性试验（非啮齿类） 2. 生殖毒性试验（Ⅲ段）	GLP14005062
河北省中西医结合医药研究院	1. 安全性药理试验 2. 毒代动力学试验	GLP14006063
中国人民解放军第二军医大学（药物安全性评价中心）	1. 毒代动力学试验	GLP14007064
中国医学科学院医学实验动物研究所（新药安全评价研究中心）	1. 免疫原性试验	GLP14008065
浙江省医学科学院安全性评价研究中心	1. 毒代动力学试验	GLP14009066
鲁南制药集团股份有限公司（新药安评中心）	1. 单次和多次给药毒性试验（非啮齿类，不含灵长类） 2. 生殖毒性试验（Ⅰ段、Ⅱ段） 3. 遗传毒性试验（微核） 4. 免疫原性试验 5. 毒代动力学试验	GLP14010067
福建医科大学（福建省新药安全性评价中心）	1. 单次和多次给药毒性试验（啮齿类） 2. 单次和多次给药毒性试验（非啮齿类，不含灵长类） 3. 局部毒性试验 4. 免疫原性试验 5. 安全性药理试验	GLP14011068

（黄瀚博）

↗ 2014 年中药材 GAP 检查公告 2014 年，国家食品药品监督管理总局根据《中药材生产质量管理认证管理办法（试行）》的有关规定，经审核，公布了 1 期《中药材 GAP 检查公告》（第 22 号），云南施普瑞生物工程有限公司等 38 家中药材生产基地符合《中药材生产质量管理规范（试行）》的要求，具体情况见表 7。

表7 2014 年中药材 GAP 检查目录

企业名称	注册地址	种植品种	种植区域
云南施普瑞生物工程有限公司	昆明市梁家河高新开发区科医路	螺旋藻	云南施普瑞生物工程有限公司程海螺旋藻养殖厂，厂址：云南省丽江市永胜县程海镇河北村
乌兰察布广药中药材开发有限公司	内蒙古乌兰察布市兴和县新城汽车站东侧	黄芪	内蒙古乌兰察布市区域，种植基地位于乌兰察布丰镇市黑土台镇段家营村、柳家营村。
赤水市信天中药产业开发有限公司	贵州省赤水市延安路	金钗石斛	赤水市长期镇五七村建设保护基地 1 500 亩；赤水市长期镇五七村建设抚育基地 500 亩（含种源地 5 亩）；赤水市旺隆镇新春村泥池沟石斛种苗繁育基地 60 亩；赤水市旺隆镇红花村石斛 GAP 试验示范基地 500 亩；赤水市旺隆镇鸭岭村示范推广基地 1 000 亩。
神威阿蔓达（平邑）中药材有限公司	平邑县城平腾公路东侧	金银花	山东省临沂市平邑县流峪镇流峪村、三合二村、谭家庄村
神威药业（四川）有限公司	四川省成都市彭州工业开发区银厂沟西路 39 号	麦冬	四川省绵阳市三台县花园镇涪城村
北京同仁堂湖北中药材有限公司	湖北省英山县石头咀镇沿河大道 306 号	茯苓	湖北省英山县石头咀镇周家畈村、天堂村、卡里村、郑坊村、方家畈村、程璋河村、栗树咀村、胡家山村，陶家河乡英太寨村、严坳村
黄冈金贵中药产业发展有限公司	湖北省黄冈市罗田县经济开发区	茯苓	湖北省罗田县九资河镇九资河村、徐凤冲村、王家铺村，罗田县白庙河乡白庙河村。
临沂金泰药业有限公司	山东省临沂市平邑县郑城镇驻地	金银花	金银花规范化生产基地位于郑城镇西半部，北至羊安石北边界，西至大殿沟西边界，南至五里庙南边界，东至大陈庄东边界，包括四合村、柿子峪、玉溪村、祥和村、陈家庄、崇圣村、双兴村、金山村、宁安庄、郑城村、七一村、兴源村、福安村、马家洼共十四个行政村。
雅安三九中药材科技产业化有限公司	四川省雅安市挺进路 69 号附 3 号	附子	江油市太平镇普照村、合江村、桥楼村、竹林村、泗洲村、月爱村、双胜村
四川美大康中药材种植有限责任公司	什邡市雍城东路	鱼腥草	四川省什邡市回澜镇龙桥村、广汉市西高镇金光村
四川国药药材有限公司	成都市均隆路 69 号	厚朴	四川省都江堰市中兴镇两河村二组、四组、六组
大庆白云山和记黄埔板蓝根科技有限公司	大庆市大同八井子乡	板蓝根	黑龙江大庆市大同区八井子乡
通化百泉参业集团股份有限公司	吉林省通化市保安路 2058 号	人参	吉林省通化市东昌区江东乡银厂村 5 组
通化百泉参业集团股份有限公司	吉林省通化市保安路 2058 号	西洋参	吉林省通化市东昌区江东乡银厂村 5 组
新疆步长药业有限公司	乌鲁木齐市种牛场一大队二阶台东 9-3	红花	乌鲁木齐市米东区八家户村、天山村、柏杨河村；乌鲁木齐市水磨沟区石人子沟村
四川泰灵生物科技有限公司	四川省绵阳市平武县良种场	天麻	平武县高村乡福寿村、阔达藏族乡仙坪村、木皮藏族乡金丰村、南坝镇建筑村、坝子乡轿子坪村、高村乡代坝村
江苏苏中药业集团股份有限公司	江苏省姜堰市苏中路 1 号	人参	珲春市密江乡三安村、杨泡乡东阿拉村、板石镇太阳村、英安乡里化村
辽宁嘉运药业有限公司	清原镇新村街（工业园区）	龙胆	清原满族自治县英额门镇大石沟村
甘肃劲康药业有限公司	甘肃省定西市岷县岷阳镇南川中药材加工园区	当归	岷县禾驮乡石家台村红花沟，岷县麻子川乡麻子川村、上沟村
吉林省集安益盛汉参中药材种植有限公司	吉林省集安市鸭江路 669 号	人参	集安市台上镇双岔村、东明村、板岔村；集安市财源镇马蹄村、新建村；集安市头道镇西村、团结村；集安市大路镇高地村、正义村
中宁县杞瑞康商贸有限公司	宁夏中宁县县城东街	枸杞子	宁夏中宁县舟塔乡孔滩村
重庆市南川区瑞丰农业开发有限责任公司	重庆市南川区大观镇金龙村 8 组	玄参	南川区三泉镇莲花村 3、4 社，大有镇水源村 3、7 社和指拇村 5、6 社，合溪镇风门村 4、5、8 社，德隆乡茶树村 1、2、3 社和隆兴村 2、3 社，头渡镇前星村 2、3、4、7 社
云南哈珍宝三七种植有限公司	腾冲县腾越镇观音堂社区滨河小区腾越古镇 413 号	三七	云南省文山州砚山县平远镇（三七种苗基地 300 亩）；云南省红河州建水县临安镇（二年生三七基地 1000 亩）；云南省红河州石屏县牛街镇（二年生三七基地 1005 亩）；云南省红河州建水县官厅镇（三年生三七基地 1020 亩）
亚宝药业集团股份有限公司	山西省芮城县富民路 43 号	丹参	山西省芮城县陌南镇夭头村、上坡村，东垆乡西南村、许家坡村、坑北村、董壁村，古魏镇窑头村、兴耀村、董村，南卫乡东山底村、老庄村，西陌镇石湖村、板桥村，大王镇观庄村、鲁庄村、大王村、古仁村、上坊村，阳城镇阳祖村、杜庄村

（续表）

企业名称	注册地址	种植品种	种植区域
北京同仁堂河北中药材科技开发有限公司	河北省唐山市玉田县现代工业园区	板蓝根	河北省唐山市玉田县大杨铺村、小杨铺村、中君铺村、斯家铺村、双铺村、东六村、六里村、三村、十一村、刘现庄村、邢庄村、孔雀店村、高马头村、西黄庄村、林西村、大丁庄村、三户庄村、三里屯村、小刘庄村
北京同仁堂河北中药材科技开发有限公司	河北省唐山市玉田县现代工业园区	荆芥	河北省唐山市玉田县大杨铺村、小杨铺村、中君铺村、斯家铺村、东六村、六里村、三村、十一村、刘现庄村、邢庄村、大和平村、孔雀店村、高马头村、张家选村、板桥选村、小套村
菏泽步长制药有限公司	菏泽市牡丹工业园区昆明路99号	丹参	济南市长清区马山镇双泉村、大崖村、牛角沟村、大河东村、小河东村
丽江云鑫绿色生物开发有限公司	丽江市玉龙县鲁甸乡鲁甸村	滇重楼	云南省丽江市玉龙县鲁甸乡拉美荣村
重庆科瑞南海制药有限责任公司	重庆市黔江区正阳工业园区	虎杖	重庆市黔江区鹅池镇学堂村、杜家村、方家村，石家镇渗坝村，石会镇中元村
北京同仁堂浙江中药材有限公司	杭州市马坡巷39号	山茱萸	浙江省杭州市临安市湍口镇洪岭、童家，浙江省杭州淳安县临岐镇审岭
新疆康隆农业科技发展有限公司	和布克赛尔县察和特农业综合开发区	甘草	新疆塔城地区和布克赛尔蒙古自治县察和特农业综合开发区
东阿阿胶高台天龙科技开发有限公司	甘肃省定西市陇西县福星镇马营湾村	党参	甘肃省定西市陇西县福星镇马营湾村
四川新荷花中药饮片股份有限公司	成都高新区西部园区合瑞南路8号	川芎	四川成都彭州市葛仙山镇群柏村、百顺村
中国药材集团承德药材有限责任公司	承德双桥区牛圈子沟（上库）	黄芩	承德市宽城县峪耳崖镇唐家庄村；承德市围场满族蒙古族自治县黄土坎乡黄土坎村
北京同仁堂南阳山茱萸有限公司	河南省南阳市车站南路207号	山茱萸	河南省内乡县夏馆镇小湍河村、万沟村、湍源村
湖北神农本草中药饮片有限公司	湖北省十堰房县晓阳工业园	北柴胡	房县军点（FXJDJD）基地种植区、竹山南口村（ZSNKJD）基地种植区、竹山向山村（ZSXSJD）基地种植区
四川金土地中药材种植集团有限公司	成都市温江区成都海峡两岸科技产业开发园新华大道二段728号	郁金、莪术（蓬莪术）	四川省成都市双流县金桥镇舟渡村一组（一区、二区、三区）、四川省成都市双流县金桥镇舟渡村二组（四区、五区）、四川省成都市双流县金桥镇舟渡村三组（六区、七区）
沾益县益康中药饮片有限责任公司	云南省曲靖市沾益县西平镇望城坡	当归	曲靖市沾益县播乐乡奴革村721亩、曲靖市沾益县播乐乡洒宇村763亩、曲靖市沾益县播乐乡独宇村730亩

（黄瀚博）

↗ 2014年药品GMP认证公告 2014年，国家食品药品监督管理总局按照《药品生产质量管理规范认证管理办法》的规定，经现场检查和审核批准，公布了17期（第16-32号）《国家食品药品监督管理总局药品GMP认证公告》，四川远大蜀阳药业股份有限公司等456家药品生产企业符合《药品生产质量管理规范（2010年修订）》要求。

↗ 2014年中药保护品种公告 2014年，根据《中药品种保护条例》的规定，国家食品药品监督管理总局批准江苏康缘药业股份有限公司等27家企业生产的25个中药品种列为中药保护品种，其中22个为首家保护的中药品种。对重庆华森制药有限公司等28家企业生产的29个中药保护品种继续给予保护。详情见表8。

表8 2014年中药保护品种汇总表

序号	药品名	保护类型	保护级别	保护期限	保护品种号	生产企业
1	都梁软胶囊	延长保护	2	2013年8月23日-2020年4月29日	ZYB20720130280	重庆华森制药有限公司
2	麝香祛痛气雾剂	延长保护	2	2013年8月23日-2019年1月25日	ZYB20720130220	湖北南洋药业有限公司
3	十味蒂达胶囊	延长保护	2	2013年8月23日-2019年1月25日	ZYB20720130240	西藏迪诺康药业股份有限公司
4	通窍鼻炎颗粒	延长保护	2	2013年8月23日-2019年10月15日	ZYB20720130250	四川川大华西药业股份有限公司
5	通窍鼻炎颗粒	延长保护	2	2013年8月23日-2019年10月15日	ZYB20720130251	四川迪康科技药业股份有限公司成都迪康制药公司
6	西帕依固龈液	延长保护	2	2013年8月23日-2017年6月17日	ZYB20720130210	新疆奇康哈博维药有限公司
7	小儿双清颗粒	延长保护	2	2013年8月23日-2019年1月25日	ZYB20720130230	西藏迪诺康药业股份有限公司
8	炎见宁片	延长保护	2	2013年8月23日-2020年2月18日	ZYB20720130270	广西梧州制药（集团）股份有限公司

（续表）

序号	药品名	保护类型	保护级别	保护期限	保护品种号	生产企业
9	柴连口服液	延长保护	2	2013年9月6日-2019年12月16日	ZYB20720130290	哈药集团三精制药股份有限公司
10	藿胆片	延长保护	2	2013年9月6日-2020年6月16日	ZYB20720130300	吉林紫鑫药业股份有限公司
11	消栓颗粒	延长保护	2	2013年9月6日-2019年1月25日	ZYB20720130201	黑龙江省济仁药业有限公司
12	冠心丹参滴丸	延长保护	2	2014年2月24日-2020年2月18日	ZYB20720140010	中发实业集团业锐药业有限公司
13	乌灵胶囊	延长保护	2	2014年2月24日-2020年9月29日	ZYB20720140040	浙江佐力药业股份有限公司
14	消银颗粒	延长保护	2	2014年2月24日-2019年10月15日	ZYB20720140060	陕西康惠制药股份有限公司
15	六经头痛片	延长保护	2	2014年2月24日-2017年6月17日	ZYB20720140050	天津中新药业集团股份有限公司隆顺榕制药厂
16	附桂骨痛颗粒	延长保护	2	2014年3月7日-2019年4月26日	ZYB20720140090	清华德人西安幸福制药有限公司
17	藿香清胃片	延长保护	2	2014年3月7日-2019年1月25日	ZYB20720140070	广州市花城制药厂
18	脉血康胶囊	延长保护	2	2014年3月7日-2019年7月9日	ZYB20720130111	重庆多普泰制药有限公司
19	强力枇杷胶囊	延长保护	2	2014年3月7日-2020年6月16日	ZYB20720140190	江西药都樟树制药有限公司
20	三七伤药胶囊	延长保护	2	2014年3月7日-2019年4月26日	ZYB20720140110	山西宝芝林药业有限公司
21	五味治肝片	延长保护	2	2014年3月7日-2019年12月16日	ZYB20720140150	吉林真元制药有限公司
22	香连胶囊	延长保护	2	2014年3月7日-2020年5月27日	ZYB20720140160	辽宁森荣制药有限公司
23	小儿白贝止咳糖浆	延长保护	2	2014年3月7日-2019年7月9日	ZYB20720140120	吉林草还丹药业有限公司
24	小儿白贝止咳糖浆	延长保护	2	2014年3月7日-2019年7月9日	ZYB20720140121	吉林巨仁堂药业股份有限公司
25	雪山金罗汉止痛涂膜剂	延长保护	2	2014年3月7日-2019年4月26日	ZYB20720140100	西藏康达药业有限公司
26	鱼腥草滴眼液	延长保护	2	2014年3月7日-2020年5月27日	ZYB20720140170	四川升和药业股份有限公司
27	正柴胡饮胶囊	延长保护	2	2014年3月7日-2020年5月27日	ZYB20720140180	山西太行药业股份有限公司
28	注射用丹参(冻干)	延长保护	2	2014年3月7日-2019年7月9日	ZYB20720140130	哈药集团中药二厂
29	养胃舒胶囊	延长保护	2	2014年4月2日-2018年8月14日	ZYB20720140220	合肥华润神鹿药业有限公司
30	热毒宁注射液	首家保护	2	2014年5月4日-2021年5月4日	ZYB2072013026	江苏康缘药业股份有限公司
31	喘络通胶囊	首家保护	2	2014年5月4日-2021年5月4日	ZYB2072014002	云南滇中药业有限公司
32	小儿七星茶口服液	首家保护	2	2014年5月4日-2021年5月4日	ZYB2072014003	中山市恒生药业有限公司
33	九味镇心颗粒	首家保护	2	2014年5月4日-2021年5月4日	ZYB2072014020	北京北陆药业股份有限公司
34	灵莲花颗粒	首家保护	2	2014年5月4日-2021年5月4日	ZYB2072014021	浙江佐力药业股份有限公司
35	脑心通胶囊	首家保护	2	2014年5月4日-2021年5月4日	ZYB2072014014	陕西步长制药有限公司
36	芪丹通脉片	首家保护	2	2014年5月4日-2021年5月4日	ZYB2072014008	山西太行药业股份有限公司
37	血栓通胶囊	首家保护	2	2014年5月4日-2021年5月4日	ZYB2072014023	哈尔滨珍宝制药有限公司
38	清热祛湿颗粒	同品种保护	2	2014年2月24日-2018年4月2日	ZYB2072011001-3	广州市广杏堂药业有限公司
49	清热祛湿颗粒	同品种保护	2	2014年3月7日-2018年4月2日	ZYB2072011001-4	广东南国药业有限公司
40	神农镇痛膏	同品种保护	2	2014年3月7日-2016年7月22日	ZYB2072009001-2	河南羚锐制药股份有限公司
41	银杏酮酯滴丸	同品种保护	2	2014年3月7日-2020年5月8日	ZYB2072012061-2	浙江九旭药业有限公司
42	银杏酮酯滴丸	同品种保护	2	2014年2月24日-2020年5月8日	ZYB2072012061-1	北京汉典制药有限公司
43	复方珍珠口疮颗粒	首家保护	2	2014年12月25日-2021年12月25日	ZYB2072014024	四川美大康华康药业有限公司
44	花芪胶囊	首家保护	2	2014年12月25日-2021年12月25日	ZYB2072014025	贵州信邦制药股份有限公司
45	舒咽清喷雾剂	首家保护	2	2014年12月25日-2021年12月25日	ZYB2072014026	桂林三金药业股份有限公司
46	防风通圣颗粒	首家保护	2	2014年12月25日-2021年12月25日	ZYB2072014027	烟台天正药业有限公司
47	延参健胃胶囊	首家保护	2	2014年12月25日-2021年12月25日	ZYB2072014029	天圣制药集团股份有限公司
48	黑加仑油软胶囊	首家保护	2	2014年12月25日-2021年12月25日	ZYB2072014030	黑龙江天赐康制药有限公司
49	鲜益母草胶囊	首家保护	2	2014年12月25日-2021年12月25日	ZYB2072014031	浙江大德药业集团有限公司
50	黄葵胶囊	首家保护	2	2014年12月25日-2021年12月25日	ZYB2072014032	江苏苏中药业集团股份有限公司
51	山蜡梅叶颗粒	首家保护	2	2014年12月25日-2021年12月25日	ZYB2072014037	江西佑美制药有限公司
52	活血止痛软胶囊	首家保护	2	2014年12月25日-2021年12月25日	ZYB2072014038	湖北惠海希康制药有限公司
53	牙痛停滴丸	首家保护	2	2014年12月25日-2021年12月25日	ZYB2072014039	天津中新药业集团股份有限公司第六中药厂
54	济泰片	首家保护	2	2014年12月25日-2021年12月25日	ZYB2072014040	上海中药制药技术有限公司
55	麻黄止嗽胶囊	首家保护	2	2014年12月25日-2021年12月25日	ZYB2072014041	陕西开元制药有限公司
56	痰热清注射液	首家保护	2	2014年12月25日-2021年12月25日	ZYB2072014042	上海凯宝药业股份有限公司

（黄瀚博）

2014 年药物临床试验机构认定公告 2014 年,国家食品药品监督管理总局根据《中华人民共和国药品管理法》和《药物临床试验机构资格认定办法(试行)》,经资料审查和现场检查,共发布 3 期(第 4-6 号)药物临床试验机构认定公告,认定北京大学第三医院等 25 家医疗机构具有药物临床试验机构资格,发给《药物临床试验机构资格认定证书》,详情见表 9。

表 9 药物临床试验机构资格认定汇总表

医疗机构所在地	医疗机构名称	认定专业	证书编号
江西	南昌大学附属眼科医院	眼科	501
湖北	武汉市中心医院(武汉市第二医院)/华中科技大学同济医学院附属武汉中心医院	内分泌、妇科、血液、肿瘤、消化、重症医学、心血管、普通外科、神经外科、泌尿、神经内科、麻醉	502
福建	福建医科大学附属协和医院	神经内科、小儿神经病学	503
江苏	苏州大学附属第一医院	内分泌、肾病、耳鼻咽喉、口腔	504
重庆	重庆市红十字会医院(江北区人民医院)	呼吸、心血管、神经内科、内分泌、消化	505
陕西	西安交通大学医学院第一附属医院	泌尿、骨科、神经外科、消化、耳鼻咽喉、免疫、心脏大血管外科、重症医学、急诊中毒、胸外科、烧伤整形、麻醉、眼科、超声诊断、医学影像(诊断、治疗)	506
安徽	安徽医科大学第一附属医院	神经内科、呼吸、泌尿、急诊医学科(休克复苏和中毒)、妇产、骨科、肾病、血液、康复医学	507
辽宁	中国人民解放军第二〇二医院	呼吸、肾病、肿瘤、感染(肝病)、变态反应	508
河北	河北医科大学第三医院	心血管、呼吸、消化、血液、免疫	509
重庆	重庆医科大学附属第一医院	结核、精神、泌尿、皮肤、血液、心血管、眼科、肿瘤、内分泌乳腺外科、血管外科、肝胆外科、麻醉	510
山东	泰安市中医医院	中医呼吸、中医神经内科、中医心血管、中医内分泌、中医肿瘤、中医肝病、中医消化、中医骨伤、中医妇产	511
河北	保定市第一中医院	中医心血管、中医骨伤、中医肛肠、中医妇产、中医消化、中医神经内科、中医内分泌	512
新疆	新疆医科大学第一附属医院	小儿血液、重症医学、风湿免疫、精神、耳鼻咽喉、眼科、内分泌、口腔、烧伤、产科、血液、肿瘤、麻醉、泌尿、康复医学、肾病、胸外科	513
河北	唐山市工人医院	神经内科、心血管、内分泌、神经外科、烧伤	514
海南	海口市人民医院	呼吸、麻醉、消化、肿瘤	515
内蒙古	内蒙古自治区人民医院	肿瘤、神经内科、内分泌、心血管、医学影像(治疗)、消化、神经外科、肾病、骨科、呼吸、泌尿	516
广东	广州医学院第二附属医院	血液、呼吸、普通外科、神经外科、泌尿、皮肤、变态反应	517
河南	洛阳市第一中医院	中医神经内科、中医心血管、中医骨伤、中医妇产、中医老年病(老年糖尿病)	518
湖北	宜昌市中心人民医院	呼吸、神经内科、心血管、血液、肾病、内分泌、妇产、眼科、感染、肿瘤	519
云南	昆明市延安医院	心血管、呼吸、神经外科、骨科、妇科、内分泌	520
北京	军事医学科学院附属医院	心血管、消化、内分泌、泌尿、麻醉、医学影像(诊断、核医学)、放射治疗、神经内科、肾病、呼吸	521
江苏	南京市妇幼保健院	妇科、中医妇产	522
广西	柳州市工人医院	妇产、肿瘤、内分泌科、神经内科、呼吸、血液、肾病、耳鼻咽喉	523
上海	上海市第五人民医院	呼吸、麻醉、妇产、内分泌、神经外科、传染(肝病)	524
广东	南方医科大学南方医院	麻醉、重症医学、神经内科、普通外科、神经外科、骨科、妇科、产科、小儿血液	525
江西	江西省儿童医院	小儿呼吸、小儿内分泌、小儿神经病、小儿消化、小儿肾病	526
云南	昆明市第一人民医院	器官移植(肝脏移植)、普通外科(肝胆胰)、妇科	527
上海	复旦大学附属金山医院	消化、心血管、内分泌、骨科、妇产	528
海南	海南医学院附属医院	肿瘤	529
浙江	浙江中医药大学附属第一医院	中医血液	530
江苏	无锡市中西医结合医院(无锡市第三人民医院)	烧伤、肝胆胰外科、心血管、内分泌、神经内科、呼吸、骨科	531
江苏	无锡市第四人民医院	医学影像(核医学)、妇科、呼吸、消化、小儿内分泌	532
山东	青岛市市立医院	肿瘤	533
河南	河南中医学院第一附属医院	艾滋病	534

（续表）

医疗机构所在地	医疗机构名称	认定专业	证书编号
广西	中国人民解放军第三〇三医院	器官移植、血液、放射治疗、精神、心血管、内分泌、肿瘤、皮肤、泌尿、呼吸	535
广东	中山大学附属第五医院	心血管、内分泌、呼吸、血液、消化、传染	536
浙江	杭州师范大学附属医院（杭州市第二人民医院）	心血管、神经内科、内分泌、肝病、肿瘤	537
湖北	黄石市中心医院	妇产、消化、神经内科、肾病、内分泌、泌尿	538
湖南	株洲市中心医院	消化、血液、免疫学、神经内科、内分泌、心血管、肾病、肿瘤	539
上海	上海市皮肤病医院	皮肤、中医皮肤、性病	540
广西	柳州市人民医院	肿瘤、传染、妇科、心血管、消化、麻醉、耳鼻咽喉	541
贵州	贵阳医学院附属医院	心血管、精神、麻醉、中医脑血管、骨科、急诊医学（急性中毒）、医学影像（诊断、治疗）	542
福建	三明市第一医院	神经内科、呼吸、消化、泌尿	543
福建	福建省漳州医院	血液、消化、泌尿、普通外科、神经外科、肿瘤、麻醉	544
江苏	镇江市传染病医院	传染（肝炎）、结核病	545
湖南	益阳市中心医院	呼吸、内分泌、普通外科（胃肠）、神经内科、肾病、心血管、肿瘤	546
河北	河北医科大学第二医院	免疫、眼科、急症医学科（中毒）、小儿神经病学	547
辽宁	大连市第六人民医院	肝炎、艾滋病	548
吉林	吉林大学第四医院（一汽总医院）	肿瘤、妇科、泌尿、骨科、传染、烧伤	549
福建	中国人民解放军南京军区福州总医院	耳鼻喉、肝胆内科、放射治疗、消化、神经内科、儿科肾病、传染、麻醉、妇产	550
湖南	长沙市第一医院	神经内科、肝炎、艾滋、心血管、呼吸、妇科、内分泌、消化、血液、骨科、耳鼻咽喉	551
湖北	武汉大学中南医院	麻醉、重症医学、器官移植（肝、肾）、生殖医学、骨科、血液、眼科	552
浙江	宁波市第一医院	妇科、普通外科（胃肠、肝胆胰）、泌尿、麻醉、老年病（心血管、内分泌）、风湿、神经外科、血液、心血管	553
云南	云南省中医医院（云南中医学院第一附属医院）	中医男科、中医皮肤科、中医呼吸、中医神经内科	554
江苏	盐城市第一人民医院	神经内科、内分泌、免疫、心血管、肾病、肿瘤、呼吸、消化、血液、普通外科、烧伤、皮肤、传染	555
广东	深圳市儿童医院	小儿血液、小儿呼吸、小儿神经病学、中医儿科、医学影像（超声诊断）	556
山东	潍坊医学院附属医院	消化、神经内科、心血管、内分泌、血液、肿瘤、骨科	557
湖南	长沙市第四医院	消化、神经内科、心血管、普通外科、骨科、妇科、耳鼻咽喉	558
福建	福建省福州结核病防治院	结核、呼吸、肿瘤	559
河南	河南省传染病医院（郑州市第六人民医院）	艾滋、肝病、结核、呼吸、消化、中西医结合艾滋病、中西医结合肝病	560
湖北	武汉市普爱医院	心血管、肾病、呼吸、麻醉、消化、妇产、疼痛、免疫学	561
广东	中山大学孙逸仙纪念医院	普通外科（乳腺、肝胆）、泌尿、血液、耳鼻喉、眼科、麻醉、肾病、风湿	562
天津	天津市中心妇产科医院	妇科、妇科肿瘤、生殖健康与不孕症	563
广东	深圳市康宁医院	精神卫生	564
湖北	华中科技大学同济医学院附属荆州医院（荆州市中心医院）	肾病、耳鼻咽喉、皮肤	565
湖南	湖南省儿童医院	儿童保健科、耳鼻咽喉、小儿神经病学、小儿心脏病、小儿血液病、小儿肾病	566
浙江	杭州市第一人民医院	肿瘤、妇科、血液、皮肤	567
安徽	安徽省立医院	神经外科、普通外科、心血管、血液、肿瘤、消化、麻醉、感染、医学影像（核医学）、泌尿、整形	568
内蒙古	内蒙古医科大学附属医院	肾病、神经内科、消化、风湿免疫、内分泌	569
安徽	蚌埠医学院第一附属医院	消化、肾病、血液、心血管、普通外科（肝胆）、重症医学、眼科、骨科	570
湖北	湖北省中山医院	心血管、皮肤、骨科、肿瘤、内分泌	571
北京	首都医科大学附属北京佑安医院	传染、普通外科、肿瘤、产科、麻醉、耳鼻咽喉	572
湖南	中南大学湘雅医院	妇产、神经内科、中医肿瘤	573
北京	中国人民解放军空军总医院	心血管、血液、耳鼻咽喉、呼吸、皮肤	574

（黄瀚博）

国家食药监总局发布消费警示 由于信息化时代网络信息纷繁复杂，新的消费购物模式相应建立，2014 年国家食品药品监督管理总局根据新变化，新特点，有针对性的发布 6 条消费提醒与公告声明，提醒个人或单位有效甄别，避免上当，详情见表 10。

表 10 2014 年国家食品药品监督管理总局消费提醒与公告声明汇总表

序号	虚假消息	违法情况	警示公告与消费提醒
1	中国食品药品行业协会（网址：http://www.cfdta.org/）以食品药品监管部门相关人员名义，发布培训信息，高价收费非法举办培训班。	中国食品药品行业协会未经有关部门注册，涉嫌非法社团组织；所涉及网站“中国食品药品行业网”，未取得ICP备案许可证，未取得食品药品监管部门审批的《互联网药品信息服务资格证书》。	相关企事业单位应从正规渠道参加培训，食品药品监管部门任何人员都不得担任非法培训的教员或参加此类培训，对冒用此类虚假宣传进行招生的，请提高警惕和鉴别能力，切勿上当受骗。
2	个别咨询公司以“中国食品药品监管信息网”名义发布各类药品信息，举办“新版药品生产质量管理规范（GMP）培训班”、颁发“药品质量管理培训合格证书”，收取高额费用。	“中国食品药品监管信息网”未经食品药品监管部门审批，没有获得药品信息服务资格证，其擅自发布各类药品信息的行为已经违反了有关法律法规，食品药品监管部门将依法依规予以查处；食品药品监管部门从未授权或者委托“中国食品药品监管信息网”开展新版 GMP 培训。	
3	社会上出现冒用国家食品药品监督管理总局名义非法发布《关于颁发〈新修订药品 GSP 实施教程〉的通知》，推销盗版书籍，并以“北京宇昊传扬文化发展中心”、“北京国控医药文化发展中心”作为收款单位，谋取不正当利益的情况。		提醒广大企事业单位和消费者审慎辨别，谨防上当。
4	一些商家在网络上销售名为“后悔药”、“绝情丹”、“忘情水”等多种产品。此类产品标签上标有功能主治、用法用量等内容，虽标示为“药”，但实际为糖果。	大多未标示生产厂家等相关信息。此类产品未经任何部门批准生产，大多标签标识不规范，或标示虚假生产厂家、生产许可证号，有些宣称疾病治疗功能，涉嫌非药品冒充药品。	提醒广大消费者不要购买使用此类产品，以免上当受骗，给身体健康和财产造成损失。如发现销售类似产品行为，请立即向当地食品药品监管部门举报，食药监部门将及时开展调查，严厉打击违法违规行为。
5	一些商家在互联网上宣称通过海外代购向国内低价销售印度版“易瑞沙”等抗癌药。销售价格仅为合法“易瑞沙”的 1/10。	这类药品外包装上没有标识进口药品注册证号，其外包装、标签、说明书上均无中文标识，且这类药品未经国家食品药品监督管理总局批准，多为不法分子仿冒国外知名药品在国内黑窝点生产，或通过国外个人购买来源不明的药品邮寄回国销售，均为假药。	不要盲目购买使用这类药品，以免上当，威胁生命健康。如发现销售类似产品的行为，应及时向当地食品药品监管部门投诉举报。食药监部门将及时开展调查，严厉打击生产销售假药违法行为。抗癌药均为处方药。根据《互联网药品交易服务审批暂行规定》，互联网禁止销售处方药。经食品药品监管部门批准的具有网上销售非处方药资质的药品零售企业有 184 家，详细名单可以通过国家食品药品监督管理总局官方网站“数据查询”栏目查询。如需网上购药，应选择上述合法企业购买，且应是非处方药。
6	食品药品监管部门破获了多起美容院销售使用违法药品和医疗器械案件。	多在未取得《医疗机构执业许可证》的情况下，开办规模较小的美容院，从事注射美容等医疗美容服务。注射美容产品多为标识为外国生产的肉毒毒素、玻尿酸、胎盘素等注射剂，部分产品包装上无中文标识。美容院从无药品、医疗器械经营资质的个人手中低价购进上述注射美容产品，这些产品为制假窝点生产的假药。	不到未取得《医疗机构执业许可证》的美容机构做注射美容等医疗美容项目。不使用无批准文号或注册证号、无中文标识的肉毒毒素、玻尿酸等注射美容产品，以免危害生命健康。特别提醒注意的是，肉毒毒素注射剂属于毒性药品，不当使用可能会引起肌肉松弛麻痹，严重时将引发呼吸衰竭、心力衰竭等危及生命健康的症状。广大消费者如发现生产、销售、使用非法注射美容产品的，应及时向食药监部门投诉举报。食药监部门将及时开展调查，严厉打击制售假药和无证医疗器械违法行为。

（黄瀚博）

国家食品药品监督管理总局援疆食品药品监管能力培训班举办 2014年7月28日至8月7日，国家食品药品监督管理总局援疆食品药品监督管理能力培训班在新疆维吾尔自治区乌鲁木齐市举办。本次培训班分别针对食品药品安全事件防范与应对、中药（民族药）研发等方面举行四期专题培训。国家食品药品监督管理总局党组成员、食品安全总监郭文奇出席培训班开班仪式并讲话。郭文奇指出，培训班是总局援疆工作的重要内容，主要目的在于贯彻落实党中央关于新疆工作的战略部署，全面提升新疆食品药品监管系统改革创新能力和执法监督能力，打造一支政治坚定、作风优良、能力过硬的专业化食品药品监管队伍，推动全疆食品药品工作不断取得新成效，为保障全疆和谐稳定发展做出应有的贡献。郭文奇对参训学员提出三点要求：一是提高认识，端正态度，珍惜参训机会；二是联系实际，学以致用，提高能力水平；三是严肃纪律，明确要求，确保培训实效。来自新疆各州、市、县近600名基层监管人员参加培训。新疆维吾尔自治区食品药品监管局、新疆兵团食品药品监管局主要负责人出席培训班开班仪式。（杨　悦）

全国食品药品监督管理系统省级局长培训班暨年中工作座谈会 2014年08月11日，全国食品药品监督管理系统省级局长培训班暨年中工作座谈会在北京召开。国家食品药品监管总局局长张勇做主题报告，副局长滕佳材、吴浈分别做专题辅导，副局长尹力主持会议并做总结讲话。全国省（区、市）食品药品监管局局长、总局机关各司局和直属单位主要负责人参加培训和座谈。张勇肯定了2014年上半年食品药品监管工作，经过全系统共同努力，食品药品监管工作实际效果、社会效果都有了新突破。如《食品安全法》修订、《医疗器械监督管理条例》颁布实施、中国疫苗国家监管体系再次通过世卫组织评估等。张勇指出：食品药品监管体制改革进展仍不平衡，基层机构不到位，监管工作还存在执法不力、案件查处不及时，专项整治工作开展不均衡等问题。产业素质不高、市场秩序不规范、企业主体责任不落实，食品药品安全风险依旧存在。张勇要求，全系统要深入查找不足，坚持问题导向，把查找问题作为监管常态，消除各种显性和隐藏的风险，同时在解决问题中查缺补漏，完善机制，使整个行业落实安全管理措施，实现标本兼治。张勇对下半年重点工作进行了要求：巩固和深化专项整治成果，组织实施好监督抽检和风险监测计划，加快行政审批制度改革，做好规划编制和检验检测资源整合工作。（黄瀚博）

省市药监动态

黑龙江省《药品经营质量管理规范现场检查评定细则》正式实施 根据《药品经营质量管理规范》（卫生部令第90号）、《关于印发〈药品经营质量管理规范现场检查指导原则〉的通知》（食药监药化监［2014］20号）等相关规定，2014年5月28日，黑龙江省食品药品监督管理局发布了《黑龙江省〈药品经营质量管理规范〉现场检查评定细则（试行）》。该检查评定细则具有以下特点：（1）分解细致，操作性强。每一条国家指导原则平均附有2条以上细则进行解读，便于企业和监管人员理解和执行；（2）贴紧政策，适合省情。在制定细则过程中，着重考虑黑龙江地域特点和医药经济发展现状，重点强调冷藏冷冻药品运输方面；（3）责权清晰，紧随政策调整。检查细则将检查权限进行明确界定，符合国家行政审批制度改革精神。（黄瀚博）

黑龙江省启动注射剂药品生产企业“药品风险控制计划” 2014年，黑龙江省食品药品监督管理局结合注射剂药品生产企业质量风险管理现状，对注射剂药品生产企业启动“药品风险控制计划”工作，进一步完善药品质量安全风险预警工作，逐步建立以批为单位的高风险品种生产质量风险监测系统，督促企业持续改进和完善质量风险管理体系，全面提升注射剂药品生产企业的质量风险防控能力。（1）加强药品风险控制，完善药品质量安全风险预警系统，建立注射剂药品生产质量数据库，对重大偏差和不良趋势进行监控和预警处置。（2）加强对注射剂生产企业质量风险管理执行情况的日常监管工作，监督企业对在产药品按品规开展风险排查和整改工作，督促企业持续完善风险管理体系。（3）全面开展风险排查工作，通过质量回顾分析，建立生产质量偏差识别系统，制定切合实际的多级内控质量标准，及时发现和消除安全隐患。（黄瀚博）

中检院与吉林省食品药品监督管理局技术监督战略合作协议在长春签署 2014年5月23日，中国食品药品检定研究院与吉林省食品药品监督管理局在吉林省长春市召开技术监督战略合作座谈会，并签署了《食品药品技术监督战略合作协议》，共同构建合作与发展新格局。国家食品药品监督管理总局党组成员孙咸泽强调，吉林省食品药品的监管成效为双方开展深入合作提供了坚实基础。通过强化检验检测体系的技术支撑，来实现科学监管和效能监管，中检院进一步发挥人才、技术和资源优势，指导帮助吉林省整合食品药品检验检测资源，提升检验人员的整体素质。根据协议，双方本着资源共享、优势互补、讲求实效、共同发展的原则，中检院利用人才优势、技术优势和管理优势，为吉林省食品药品监管和区域重点实验室建设提供支持，吉林省局及所属检验机构以体制创新、管理创新、服务创新，作为中检院指导全国食品药品检验工作创新的试验区、先导区和人才锻炼

基地，不断促进双方多元化、深层次的合作。（黄瀚博）

吉林省食品药品监督管理局出台《促进食品医药产业加快发展若干规定》 2014年，吉林省食品药品监督管理局出台了《促进食品医药产业加快发展若干规定》，涉及食品、药品、医疗器械等领域的审批、注册、经营等多环节。(1)开辟"绿色通道"。对创新药物、临床急需药物、儿童用药等注册申请，以及食品药品重大投资等项目提前介入，跟踪服务，在审批时予以优先办理。(2)下放许可权限。将仿制药注册生产现场检查权委托市(州)级食品药品监督管理局实施；将药品零售连锁企业总部的药品GSP认证职能下放，由市食品药品监督管理局在其辖区内组织实施。(3)简化审批程序。已通过2010年版药品GMP认证的药品生产企业出口药品，向省局申请出具《药品证明书》及《药品销售证明书》时，免除现场检查；鼓励药品生产企业通过国际先进组织的GMP认证，简化认证现场检查程序。(4)降低准入门槛。对药品批发企业、新开企业的仓库面积、现代医药物流企业的仓库面积、二级三级药店营业场所面积进行调整，降低药品经营准入门槛。(5)鼓励资源整合。省内已通过新修订《药品生产质量管理规范》的药品生产企业可以将被兼并企业的全部或部分剂型的药品批准文号一次性划转；同集团内的药品经营企业可与其药品生产企业共享药品储运设施和药品调拨信息；现代药品物流企业可在省内相对集中的地域设置配送中心。(6)加强培训指导。各级食品药品检验检测机构应当依法对辖区内食品药品企业和医疗机构的检验检测人员，进行业务指导与培训，不断提高检验能力和水平。（黄瀚博）

北京市食品药品监督管理局提高儿童用医疗机构制剂质量标准 2014年2月27日，北京市食品药品监督管理局召开专题会议，部署儿童用医疗机构制剂质量标准提高工作，全市40余家持有儿童用制剂品种的医疗机构、北京市药品审评中心及部分区县食品药品监督管理局相关负责人参加。北京市食品药品监督管理局介绍了全市儿童用医疗机构制剂质量提高工作进展情况，重点就规范制剂说明书、降低儿童用药风险等工作做出部署。会议要求相关单位深入分析儿童用制剂临床应用情况，借助技术审评和临床专家资源，明确儿童用制剂适应证，细化用法用量，补充不良反应、禁忌和注意事项等安全性内容，完善说明书信息，从而降低儿童用药风险及不良反应发生率，确保儿童用药安全。儿童用医疗机构制剂质量提高工作是落实国家和北京市加强儿童用药保障工作要求的重要内容。首批集中规范说明书的品种为新版制剂规程收载的40个儿童用制剂，涉及近600个制剂批准文号，在全市40余家医疗机构配制使用。

（黄瀚博）

北京市药品检验所业务受理实现自助化 2014年5月，北京市药品检验所开发的电子受理业务系统在其业务受理大厅开始试运行，经过实践检验，已初步实现检验业务受理自助化。通过该系统，申请进行产品检验的客户可在大厅电脑终端下载或填写电子版《检验委托书》、《技术服务协议书》、《化妆品行政许可检验申请表》和《保健食品注册检验申请表》等相关检验申请表。电子委托书的填写方式由自助输入和下拉式菜单组成，客户可以远程或者在受理大厅现场根据提示自助完成填写工作，经受理人员复核无误后，实验室信息管理系统便可自动采集电子委托书中的信息，完成受理工作。此项工作减少受理人员的录入工作量，加强样品资料的审核环节，缩短业务受理时间，提高客户的办事效率。

（黄瀚博）

天津市食品药品监督管理局认定执法人员执法能级 2014年，为加强食品药品执法队伍能力建设，充分调动广大执法人员工作积极性，天津市食品药品监督管理局开展了行政执法人员执法能级认定工作。在全系统范围内推出了行政执法人员执法能级管理措施，并出台《天津市食品药品监督管理局行政执法人员执法能级认定办法(试行)》(以下简称《认定办法》)等相关文件和工作方案。执法能级管理依据《认定办法》规定的条件和标准，针对执法人员不同的业务能力设定不同的业务等级，并赋予不同的执法职权。它以执法人员的业务能力考核为核心，通过考试、考核进行综合评价，赋予执法人员相应的能力等级和执法职权。实施的执法能级认定管理分为4个等级，依次为首席、一级、二级、三级执法人员。按照《认定办法》，天津市食品药品监督管理局首次认定9名首席执法员，86名一级执法员，74名二级执法员，40名三级执法员，6名见习执法员。执法能级认定后，同时开展对执法人员日常工作的量化考核。根据考核情况，对能级认定实施动态管理，激发广大执法人员的工作积极性。

（黄瀚博）

天津市40家药品生产企业被评定为放心药厂 为推进天津市2014年放心工程和药品安全"6103"工程建设，结合天津市"放心药厂"建设实施方案，天津市市场和质量监督管理委员会在全市范围内启动本年度"放心药厂"建设工作。全市82家药品生产企业参加评定，其中A级企业(即"放心药厂")40家，B级企业38家，C级企业4家，参评企业中无一家企业被评为D级企业。天津市市场和质量监督管理委员会对A级企业授予"放心药厂"牌匾；对B级企业，除常规监管外，监督企业对存在的问题及时整改、对质量安全隐患及时排除；对C级企业，视企业存在问题情况，采取行政措施，监督企业对存在问题及时整改，加强法规培训和技术培训，加大现场检查和抽样检查力度，采取随时随机检查方式，年度现场检查频次不少于6次，抽样覆盖率按生产的品种计，要达到50%以上。对连续两年评为C级的企业实施重点监管；对D级企业，各监管单位（部门）对其实施重点监管，视企业存在问题情况，采取严格的行政措施，对其违法违规行为严查、严打、严办，加大现场检查和抽样检查力度，采取随时随机检查方式，年度现场检查频次不少于8次，抽样覆盖率按生产的品种计，达到100%。被评为D级的企业，属于《药品生产质量管理规范认证管理办法》第33条规定的，收回GMP证书，责令企业整改，整改完成，重新申请GMP认证。同时，依据检查情况及时调整检查力度、频次，对药品生产企业实施动态监管，从源头确保全市药品质量安全。

（黄瀚博）

国家食品药品监督管理总局与河北省人民政府签署共建食品药品安全保障体系战略合作协议 2014年10月30日河北省政府第35次常务会议审议通过了《国家食品药品监督管理总局河北省人民政府共建食品药品安全保障体系战略合作协议实施方案》（以下简称《实施方案》）。《实施方案》共9个部分：(1)加快推进全省食品药品监管机构职能整合；(2)严格落实地方政府负总责要求；(3)持续加大对食品药品监管投入力度；(4)提升信息化建设水平；(5)加强应急体系建设；(6)推进食品药品安全县创建；(7)加快推动食品药品产业转型升级；(8)加强食品药品监管队伍建设；(9)加强组织领导，健全工作机制，明确责任分工，认真组织实施，加强督查评估，确保任务落实。《实施方案》对合作协议中河北省负责的工作逐一细化分解。主要有4个方面：(1)增强可操作性，对河北省负责的工作，每一项都进行细化、量化，形成23条、54项具体工作任务和项目；(2)强化责任落实，《实施方案》明确了每一项任务或项目的牵头单位、责任单位及工作进度、完成时限；(3)加强组织领导，明确河北省政府成立“合作协议推进落实工作组”；(4)注意与其他文件和规划相衔接，《实施方案》内容注意与《“食药安全诚信河北”行动计划(2013-2015年)》、《河北省关于改革完善食品药品监督管理体制的实施意见》、《河北省食品药品安全“十二五”规划》等文件和规划紧密衔接。（黄瀚博）

河北省保定市食品药品监督管理局加强网络舆情管理 2014年2月20日，河北省保定市食品药品监督管理局建立4项工作机制，提高网络舆情应对能力。(1)建立网络舆情监测机制。明确1名副局长牵头、办公室为舆情承办科室、其他科室为补充的监测网络，采取分人员、分时段对重点网站、重点论坛、微博等进行搜索、监测，第一时间掌握动态、上报，妥善应对。(2)建立舆情资源共享机制。根据搜集的舆情动态，及时整理《食品药品安全舆情快报》在全系统刊发，为领导决策提供参考。(3)建立网络舆情应急机制。成立信息安全工作领导小组，明确具体分管领导、负责人和管理人员，落实职责；制定网络信息安全的应急预案和应急机制，进一步建立健全重大信息安全事故处置、重要数据和业务系统的灾难备份等制度。(4)加强信息动态发布机制。打造门户网站，及时更新部门信息，实时通报工作情况，公开工作流程，拓宽群众了解食品药品监管工作渠道，保障群众对食品药品监管工作的知情权、参与权、表达权、监督权，使社会公众了解、理解、支持食品药品监管工作。（黄瀚博）

河北省衡水市出台《衡水市食品药品安全网格化监管实施方案》 2014年5月29日，河北省衡水市出台了《衡水市食品药品安全网格化监管实施方案》（以下简称《实施方案》），在市，县（市、区）、工业新区、滨湖新区，乡镇（街道），村（居）委会建立全覆盖的网格化监管体系。《实施方案》明确，各县（市、区）政府，工业新区、滨湖新区管委会负责在各自辖区内以乡镇（街道）为单元建立一级网格，责任主体为乡镇政府（街道办事处）。乡镇政府（街道办事处）负责在各自辖区内以村（居）委会为单元建立二级网格，责任主体为村（居）委会。县级食品药品监督管理部门在每个村（居）委会聘任1～2名专（兼）职食品药品安全协管员，食品药品安全协管员由村（居）委会管理，接受县、乡级食品药品监督管理部门业务指导，承担协助执法、隐患排查、信息报告、举报投诉、政策法规宣传等工作。各级网格单元责任主体要严格按照“属地管理”原则，对网格内所有食品药品生产加工、流通和消费使用单位（含市级管理、部门管理的单位）依法履行食品药品安全监管职责。（黄瀚博）

山西省食品药品监督管理局出台食品药品信用档案工作制度 2014年9月1日，山西省食品药品监督管理局制定出台了《食品药品信用档案工作制度》，信用档案按照属地管理、分级负责的原则，省、市、县、乡食品药品监督管理机构层层建立，实行“一户一档”，全面覆盖，动态管理。山西省食品药品监督管理局负责监督实施全省信用档案工作制度，建立全省高风险品种、高风险环节相关企业的信用档案。各市局监督指导辖区内信用档案建立和管理工作，建立本辖区食品药品生产企业、药品批发企业（连锁总部）等的信用档案。各县、乡食品药品监督管理机构负责建立辖区内所有食品药品生产经营者的信用档案。档案内容主要包括行政许可及备案信息、日常监督检查信息、检验和监测信息、违法违规及处罚信息、行政告诫及约谈信息、列入“黑名单”及公告曝光信息等。（黄瀚博）

内蒙古自治区呼和浩特市食品药品监督管理局强化社会监督工作推进食品药品安全共治体系建设 2014年内蒙古自治区呼和浩特市食品药品监督管理局在全市范围开展

了政风行风义务监督工作。全系统在全市范围内聘请200多名政风行风社会义务监督员，主要监督全市各级食品药品监管部门和各类食品药品经营企业和涉及单位。监督内容主要为：(1)对食品药品监管部门及其工作人员依法行政、遵纪守法、廉洁自律，以及工作态度、工作效率、工作质量等方面的情况进行监督。(2)对食品药品经营企业和涉及单位执行相关法律、规章和制度情况进行监督，及时向监管部门举报涉嫌违法违规的单位及损害人民群众切身利益的现象，转递群众对食品药品安全问题的投诉，协助监管部门调查、核实群众举报和反映的问题。（黄瀚博）

↗ 辽宁省大连市出台改革完善食品药品监督管理体制的实施意见 2014年1月22日，辽宁省大连市人民政府出台《改革完善食品药品监督管理体制的实施意见》(以下简称《实施意见》)。《实施意见》将市及市县食品药品监管、质监、工商、卫生部门的食品安全监管职责进行整合，组建新的食品药品监管机构，为同级政府的工作部门，加挂本级政府食品安全委员会办公室牌子，对生产、流通、消费环节的食品安全和药品的安全性、有效性实施统一监管。《实施意见》提出，要建立健全食品药品监管体系，市及区县要在整合原食品药品监管队伍和工商、质监部门现有食品药品监管执法力量基础上，建立食品药品监管执法队伍。各区市县可按乡镇(街道)或区域设置食品药品监督管理所，为区市县食品药品监管机构的派出机构，专营食品药品市场等重点场所可单独设置。建立食品药品监管协管员制度，在行政村和城镇社区设立食品药品监管协管员，承担协助执法、隐患排查、信息报告、宣传引导等职责，各区市县政府要给予必要的经费补贴。要对原食品安全办、食品药品监管部门和工商、质监部门的监管力量与技术资源进行有效整合，加强食品药品监管能力建设。市区县质监部门、工商部门涉及食品安全的检验检测机构、人员、设备及经费全部划转食品药品监管部门。大连市食品药品监督管理局要进一步完善现有药品检验检测机构，组建食品安全检验检测机构。《实施意见》同时对区市县食品安全检验检测机构设置提出了明确要求。（黄瀚博）

↗ 辽宁省食品药品监督管理局推进食品药品安全监管信息化建设 2014年，辽宁省食品药品监督管理局加快以大数据为核心的信息化建设步伐，推进食品药品安全监管信息平台建设。(1)制定全省食品药品安全监管信息化平台建设架构和工作规则。成立省局信息化工作领导小组，制定了《辽宁省食品药品监督管理局信息化建设工作规则(暂行)》和《辽宁省食品药品监督管理局政府网站管理办法》，加强顶层设计和统筹协调，规范信息化建设工作，明确工作目标和职责分工。(2)加强信息化基础建设。对省局政府网站进行全面改版升级，加强“窗口”信息化服务功能。增设“四品一械”监管业务模块、行政许可服务大厅，新增和更新栏目106个，建立网上投诉、业务咨询、视频访谈和科普知识等公众互动栏目；加快省级数据中心建设，构建省局数据中心管理平台。(3)推进信息化应用，提升科学监管能力。建立了行政审批、量化分级、监督检查、产品可追溯和统计分析等5个综合监管平台；研发食品药品投诉举报与咨询服务系统，实现省、市、县三级监管机构及乡、镇(街道)派出机构互联互通、资源共享，拓宽食品药品诉求受理渠道。（黄瀚博）

↗ 上海市加快推进基层食品药品监管所标准化建设

2014年1月4日，上海市食品药品监督管理局在闵行区浦江镇食品药品监督管理所召开基层食品药品监管所标准化建设现场会。闵行区分局依靠当地政府，发动全局力量，实现了基层食品药品监管所建设的标准化模式。该所具备标准化硬件设施，建成“2室1台1厅”，包括：标准化快检实验室，可开展农药残留、重金属、亚硝酸盐、清洁度等86个项目的快速检测；1户1档室，对辖区内监管对象进行规范化建档，为实施动态监控、科学量化分级和行政处罚提供有力支撑；实时视频监控台(15 m^2)，发现问题及时通报改正；受理服务大厅，可直接服务市民和企业。（黄瀚博）

↗ 上海市加强食品药品监管基层体系建设 2014年上海市在食品药品监管体制改革工作中加强基层监管体系，完成市局、区县分局、街镇食品药品监督管理所和市局执法总队、区县分局执法大队组建，全市共建立106个郊区县街镇食品药品监督管理所和53个中心城区区域食品药品监督管理所。(1)推进监管重心下移。充实基层监管力量，招录136名区县监管人员。加强基层监管人员培训，对工商和质监划转人员、新招录人员及本局系统下沉到基层人员进行培训。(2)提高监管执法效率。基层食品药品监管所作为分局的派出机构，以分局名义承担辖区内食品药品日常监管、投诉举报处置、快速检测等职责；区执法大队作为分局的直属机构，承担本区域食品药品监督执法工作。(3)营造社会共治局面。基层食品药品监管所主动与当地派出所、工商所、镇农技中心、司法所(消费纠纷调解分中心)、城管中队、旅游公司等部门联系，确保监管无盲区，打造基层政府食品药品安全监管的社会共治格局。（黄瀚博）

↗ 江苏省沭阳县食品药品监督管理局实施“审计式”稽查

2014年，江苏省沭阳县食品药品监督管理局借鉴审计部门工作方式对规模较大、财务资料较全、管理环节较多的医疗机构实施“审计式”稽查。首先确定稽查对象，事前告知执法依据、稽查内容、检查人员、检查时间、注意事项等，使行政相对人明白自己权利和义务，然后通过驻点按检查分工分别从财务账目、设备购进台账、进货检查验收记录、药械现场实物等入手，对被检查对象一年来药械供货企业资质、产品生产批准情况、进货检查验收、植入类医疗器械使用登记、资料留存、随货同行清单、发票、资金给付流向、汇款账号等进行全过程、全方位检查。“审计式”稽查执法方式与传统的稽查执法模式相比，检查内容丰富多样；检查过程规范透明；检查结果客观全面。2014 年以来，已出动执法人员 56 人次，对 3 家县级医院、11 家乡镇医院实施了“审计式”稽查执法检查，发现案件线索 15 个，已查实立案 11 件。（黄瀚博）

↗ 江苏省提高 479 个医疗机构制剂标准 2014 年 5 月 28 日江苏省食品药品监督管理局制发了《江苏省医疗机构制剂标准提高工作方案》（以下简称《工作方案》），从全省 114 个持有医疗机构制剂许可证的制剂室所拥有的 4 274 个医疗机构制剂品种中筛选出 479 个品种进行标准提高，这些医疗机构制剂品种大多是市场上没有供应且医疗上又不可缺少的特色品种。《工作方案》切实规范制剂名称、处方、制法、说明书、质量标准等内容，主要包括妇科和儿科用制剂、质量可控性不强的冲洗剂、部分眼用制剂以及用于烧伤、创伤等需进行无菌检查的制剂。该局还专门制定了《江苏省医疗机构制剂标准复核技术要求》，作为《工作方案》的补充细则。此外，该局举办医疗机构机制标准提高班，组织全省 393 家医院的负责人和制剂配制人员、各级食品药品监管部门药品注册管理人员，共同探讨制剂标准起草、复核、研究方法等。（黄瀚博）

↗ 江苏省海安县食品药品监督管理局试点药品零售企业分级分类管理 2014 年，江苏省海安县食品药品监督管理局按照省、市局部署和要求，推进药品零售企业分级分类管理试点工作。(1)推进药品经营企业结构调整。支持技术力量雄厚、管理规范的药品经营企业做大做强。目前，海安县已有 60 家单体药店与 2 家连锁公司签订加盟协议，加盟后的药店按统一要求规范管理。(2)推进连锁公司执业药师远程审方和药学服务室建设。两家连锁公司分别建立了执业药师远程审方和药学服务平台，配备 8 名执业药师为连锁门店提供在线审方和在线咨询服务，保证药店在营业时间有执业药师审方和指导合理用药。(3)推进药店阴凉区设置。为有效保证需低温保存的药品储存温度不高于 20℃，推进新版 GSP 实施，指导全县 10 多家药店先行规划设计了阴凉区，并在全县推广。(4)全面启动分级分类管理工作。对新开办、新建（改扩建）营业场所和仓库、《药品经营许可证》到期换证、《药品经营质量管理规范认证证书》到期认证的企业，加大分级分类管理工作推进力度。海安县已有 40 多家药品零售企业提出了分级分类申请，7 家经检查被核定为二级药品零售企业。（黄瀚博）

↗ 江苏省食品药品监督管理局强化互联网药品信息和交易服务监管 2014 年，江苏省食品药品监督管理局采取多项措施，强化互联网发布药品信息和交易服务监管，进一步规范全省互联网药品、医疗器械的信息发布和交易行为。(1)严格做好互联网药品服务资格审查。按照国家食品药品监督管理总局《互联网药品信息服务管理办法》、《互联网药品交易服务审批暂行规定》等文件要求，重点审查保证互联网药品信息来源合法、真实的制度和措施，保障网站安全有效运行的信息技术人员资质和网站相关技术方案等。2014 年上半年，依法核发《互联网药品信息资格证书》24 家、《互联网药品交易服务资格证书》13 家，变更证书许可事项 11 家，退审申请资料 1 家。(2)加强行政许可后的互联网监督检查。将互联网药品信息和交易服务监管列入省委省政府对省局日常工作考核指标和《2014 年全省药品流通监管工作要点》，根据《关于开展注射用透明质酸钠监督检查的通知》，开展专项整治检查，确保群众网上购药安全，全省互联网药品交易服务企业的监督检查率完成 100%。(3)严厉打击互联网违法违规行为。根据监督检查、网上巡查、信访举报等线索，以及《国家工商总局等八部门关于开展整治互联网重点领域广告专项行动的通知》、《全国打击利用互联网销售假药工作方案》等文件要求，对通过互联网违法发布虚假药械广告及销售假劣药械等违法违规行为及时调查取证，依法处理，净化互联网药械服务环境。（黄瀚博）

↗ 江苏省开展药品零售连锁企业执业药师远程药事服务试点 2014 年，江苏省食品药品监督管理局积极创新药品流通监管方式，出台《江苏省药品零售连锁企业准入标准》、《江苏省药品零售连锁企业远程药事服务及审方系统指导原则》、《江苏省药品零售连锁企业远程药事服务系统配置要求》等多项监管举措，鼓励发展药品零售连锁经营，探索解决因执业药师数量短缺而制约药品零售业发展的政策瓶颈，提高零售药店连锁比重，促进药品零售行业规模化发展，不断提升执业药师药事服务能力和服务水平，进一步有效保障群众用药安全。其中，在药品零售连锁企业试点开展执业药师远程药事服务工作，被江苏省政府列为省局创新创优工作考核目标之一。2014 年江苏全省已有 29 家药品零售连锁企业被江苏省食品药品监督管理局列为执业药师远程药事服务试点企业。（黄瀚博）

↗ 浙江省嘉兴市出台食品药品重大案件办理奖励办法 2014 年 5 月 8 日，浙江省嘉兴市食品药品稽查支队制定并下发了《嘉兴市食品药品重大案件办理奖励办法（试行）》（以下简称《奖励办法》），设立重大案件查处奖励经费，用于奖励办案有功人员。《奖励办法》规定，对办理食品、药品、保健食品、化妆品、医疗器械违法违规重大案件，社会影响大、上级督办以及其他具有代表性案件的人员将受到奖励。具体包括：总局督办或表彰的案件；省局督办或表彰的案件；入选本年度全省十大典型案件的案件；入选本年度全市十大典型案件的案件。出台本《办法》，目的在于通过奖励措施，激励各级食品药品监管部门进一步提高对辖区内食品、药品、保健食品、化妆品、医疗器械案件的发现率，净化食品药械市场秩序，确保辖区百姓的饮食用药安全。（黄瀚博）

安徽省食品药品监督管理局开展食品药品电视购物专项整治行动 2014年1月9日，安徽省食品药品监督管理局印发通知，在全省开展食品药品电视购物专项整治，重点打击利用电视购物频道和专门购物时段销售假冒伪劣食品药品及发布违法食品药品广告的行为，重点查处生产和销售假冒伪劣药品、医疗器械、保健食品的企业和单位。(1)整治重点和主要内容：辖区内电视台利用电视购物栏目（节目）、电视短片刊播的药品、医疗器械、保健食品以及非药品冒充药品宣传治疗作用的产品广告。主要内容是：超出批准的功能主治，宣传适合所有症状以及治愈率的；使用专家、患者、科研机构等名义为产品功效作证明，以及冒用公众人物的形象和名义做宣传的；夸大产品功效，宣称保健食品、保健用品、消毒产品等非药品具有治疗疾病作用的；利用电视购物栏目刊播处方药广告的。(2)整治时间和安排：集中整治时间为2014年1月15日至7月15日。宣讲有关广告监管及电视购物相关法律法规和政策；对辖区内电视台开办的电视购物栏目及专题类健康资讯栏目进行摸底排查，对未按规定刊播药品等广告的，责令广告主立即停止发布并通报同级工商行政管理部门。加强广告监测检查，充分利用监测网络系统，对监测发现的违法药品等广告及时移送工商部门查处；对发布虚假广告情节严重的企业和产品，撤销或收回产品广告批准文号；加大公告和暂停销售力度，曝光违法广告和企业，对严重欺骗和误导消费的药品、医疗器械、保健食品广告按照有关规定，在辖区内暂停销售。（黄瀚博）

安徽省食品药品监督管理局加强含特殊药品复方制剂购销管理 2014年8月13日，安徽省食品药品监督管理局制定下发了《安徽省食品药品监督管理局关于切实加强含特殊药品复方制剂购销管理的通知》。该通知对含特殊药品复方制剂批发和零售的购销行为提出了明确要求：(1)药品批发企业禁止使用现金进行含特殊药品复方制剂交易；(2)药品生产企业和批发企业进行含特殊药品复方制剂大宗交易的，需将拟交易情况书面报企业所在地市局备案；(3)药品批发企业从药品生产企业购进此类药品，实行备案公示；(4)药品零售企业不得开架销售含特殊药品复方制剂，应当设置专柜由专人管理、专册登记，销售时应当查验购买者的身份证，并对其姓名和身份证号码予以登记，除处方药按处方剂量销售外，一次销售不得超过2个最小包装等。安徽省局要求，各市、县局加大对含特殊药品复方制剂的监督检查力度，在日常监督检查和飞行检查中，将其作为重点检查项目，督促企业严格执行国家相关政策，防止含特殊药品复方制剂被套购和滥用。对检查中发现违规的企业依法从严处理；对涉嫌犯罪触犯刑律的，及时移送公安机关依法处理。（黄瀚博）

福建省食品药品监督管理局出台《福建省食品药品暗访突查办法》 2014年7月15日，福建省食品药品监督管理局出台《福建省食品药品暗访突查办法》（以下简称《暗访突查办法》），对食品药品监管部门开展辖区内食品药品生产、流通、餐饮、使用等环节的暗访突查活动进行规范。《暗访突查办法》明确了各级食品药品监管部门及暗访突查人员的职责；暗访突查的定义、原则、组织实施单位、范围、准备；实施检查过程、报告情形、报告内容；问题处理方式等。《暗访突查办法》指出，暗访突查主要针对涉嫌地下生产销售的黑窝点；投诉举报指向性比较明确的制假售假线索；专项行动（整治）确定的重点区域、重点品种、重点企业等。福建省局负责组织实施对全省食品药品暗访突查，各区市局负责对本行政区域内的暗访突查。要求各级食品药品监管部门暗访突查行动每年不少于2次。暗访突查中发现的监管问题，上级食品药品监管部门应约谈下级部门负责人，并通报同级人民政府。暗访突查情况列入年度千分制考评。各级食品药品监管部门应建立食品药品暗访突查制度，形成长效机制。《暗访突查办法》强调，暗访突查结束后，应在3个工作日内移交调查取证的相关材料并形成暗访突查报告，内容包括地点、企业数、突查过程、发现的主要问题、相关证据、结论及处理建议等。（黄瀚博）

福建省食品药品监督管理局出台促进药品现代物流发展的意见 2014年11月27日，福建省食品药品监督管理局出台《关于促进药品现代物流发展的意见》（以下简称《意见》）。《意见》明确规定了第三方药品物流企业验收标准，申请取得第三方药品物流企业资质的程序以及药品委托储存、配送的确认程序等。提出了发展第三方药品现代物流的政策：(1)允许省内外药品生产企业委托具有第三方药品物流资质企业储存、配送其生产的药品；(2)允许已取得《药品经营许可证》的药品企业委托配送具有第三方药品物流资质企业储存、配送其经营的药品。委托关系经确认后，委托企业可不再设立仓库。为防止新办药品批发企业成为“皮包公司”，产生药品流弊事件的风险，《意见》还就新办药品批发企业现代物流条件作了严格要求，并规定新申请开办的药品批发企业应按规定设立药品仓库，不得委托第三方药品物流企业储存、配送其经营的药品；第三方药品物流企业应根据委托企业提供的票据收发药品。（黄瀚博）

江西省食品药品安全信用信息和黑名单发布平台正式上线运行 2014年3月25日，由江西省食品药品监督管理局建设的江西省食品药品安全信用信息和黑名单发布平台在省食品药品监督管理局门户网站上线运行。社会公众可据此快捷方便地查询全省合法的食品药品行业企业的信用信息，了解其信用状况，实现基本信息向社会公示，接受全体公众的信用监督。该平台分为信用动态、良好信息、警示信息、信用知识和信用法规等栏目，并设有食品药品黑名单、典型案例和曝光台等专栏。食品药品安全"黑名单"将采用统一格式向社会公布，具体内容包括违法生产经营者的名称、地址及法定代表人姓名，主要违法违规事实、处罚依据、处罚结果等；责任人的姓名、职务、身份证号，主要违法违规事实、处罚依据、处罚结果等以及法律法规禁止生产经营者、责任人员从事相关活动的期限；涉案产品相关信息，包括产品名称、批次、标识、批准文号、许可证号等。（黄瀚博）

江西省食品药品监督管理局制定药品生产飞行检查办法 2014年10月9日，江西省食品药品监督管理局印发《江西省药品生产飞行检查办法》（以下简称《检查办法》），切实加强对全省药品生产企业实施药品GMP的监管，对飞行检查有关事项做出明确要求。《检查办法》强调，开展飞行检查应当制定检查计划，明确检查事项、检查时间、检查方式、检查人员。飞行检查组实行组长负责制。根据检查工作需要可以邀请有关专家参加检查。《检查办法》要求，检查组应当在检查结束后3个工作日内，将检查报告、检查工作记录和相关证据、被检查企业的书面说明及相关文件等建立检查档案。情况紧急的，应当在检查结束后24小时内报送。根据飞行检查结果，监管部门可以依法做出限期整改、发告诫信、约谈被检查企业、收回（或建议收回）认证证书、暂停生产等处理决定。涉嫌犯罪的，由立案查办的食品药品监督管理部门按规定移送公安机关。《检查办法》还明确了省市县各级食品药品监管部门的职责。（黄瀚博）

《山东省药品生产日常监督检查技术指南》印发 为规范药品生产日常监督检查行为，确保监督检查质量，建立药品生产监管长效机制，根据《药品管理法》等相关法律法规及《山东省药品生产日常监督管理办法（暂行）》，2014年5月4日，山东省食品药品监督管理局组织编写并印发《山东省药品生产日常监督检查技术指南》（以下简称《技术指南》）。《技术指南》明确了实施药品生产日常监督检查的步骤和方法，对如何开展无菌药品、原料药、中药制剂、中药饮片、医用氧气、药用辅料、医疗机构制剂的监督检查进行分类指导，具有较强的可操作性，可供全省各级食品药品监督管理人员对辖区内药品生产企业和医疗机构制剂室进行日常监督检查时使用。（黄瀚博）

山东省食品药品监督管理局出台药品注册加快办理工作办法 为鼓励创新药物研发，促进产业升级和结构调整，进一步提升医药产业竞争力，山东省食品药品监督管理局出台了《药品注册加快办理工作程序（试行）》，该程序2014年10月9日正式施行。该办法规定了6种情形的药品注册申请，在受理、现场核查和检验环节实行加快办理：(1)未在国内上市销售的从植物、动物、矿物等物质中提取的有效成分及其制剂，新发现的药材及其制剂；(2)未在国内外获准上市的化学原料药及其制剂、生物制品；(3)治疗艾滋病、恶性肿瘤、罕见病等疾病且具有明显临床治疗优势的新药；(4)治疗尚无有效治疗手段的疾病的新药；(5)儿童专用剂型和规格的新药和仿制药；(6)其他需要加快办理的事项。为确保该项工作顺利实施，山东省局建立了"药品注册工作协调会议制度"，建立和完善部门之间的沟通协调机制，进一步提升药品注册管理工作效率。（黄瀚博）

河南省食品药品监督管理局出台食品药品安全事件防范应对规程 2014年9月26日，河南省食品药品监管局制定出台《食品药品安全事件防范应对规程（试行）》。《食品药品安全事件防范应对规程（试行）》有以下3个特点：(1)创新工作制度。按照"谁监管、谁负责、谁处置、谁指挥"的原则，建立食品药品安全事件应急处置前线指挥长制度。发生食品药品突发事件后，相关业务监管处室主要负责人即为前线指挥长，履行职责，确保处置工作统一、有序、高效。(2)明确属地责任。按照"分级管理、就近指挥"的原则，要求市、县食品药品监管部门主动开展先期应急处置工作，对突发事件现场、涉事物品等依法及时采取控制措施，防止证据灭失，并根据事件级别逐级移交指挥权。(3)强化信息报送。按照"首报事件要素、续报事件详情"的原则，报送食品药品安全事件信息。首报内容包括食品药品安全事件发生时间、发生地点（单位）、事件类别以及伤亡初步情况或严重程度等4要素，确保事件信息快速上报。续报内容主要包括事发单位情况、涉及产品情况、事件进展情况、处置措施、调查情况、原因分析、发展趋势、工作建议等信息，确保全面准备上报事件情况。（黄瀚博）

湖北省出台互联网药品交易及信息服务不良行为记分管理办法 《湖北省互联网药品交易及信息服务不良行为记分管理办法（试行）》（以下简称《管理办法》）于2014年5月1日起施行。《管理办法》采取类似驾照记分制方法严格管理相关互联网药品交易及信息服务企业，确保全省互联网药品交易市场的正常秩序。《办法》规定，相关企业自获得相应《资格证》之日起，每年（1个记分周期）拥有12分总分。湖北省食品药品监督管理局将依照企业不良行为类别和情节的严重程度，按12分、6分、3分三种分值进行记分并罚款，除此之外，湖北省食品药品监督管理局还将在其门户网站开辟专栏，对不良行为进行公示曝光。曝光时长按月计算，与所记分值同步（如记3分就公示曝光3个月）；对一次记12分的严重违规企业，还将依法撤销其通过互联网提供药品交易或信息服务的资格，公告注销其资格证书并报通信管理部门备案，相关责任人员在法律规定期限内实施行业禁入。对在1个记分周期内因多次不良行为累计记分达到12分的企业，约谈企业主要负责人，责令企业限期整改，并纳入严重失信企业名单，延长公示曝光期12个月。（黄瀚博）

↗《湖北省食品药品生产经营企业退出与责任人员禁入规则（试行）》出台 2014年6月4日，湖北省食品药品监督管理局出台《湖北省食品药品生产经营企业退出与责任人员禁入规则（试行）》（以下简称《规则》）。《规则》对食品药品生产经营企业涉嫌违法违规，导致被管理部门吊销或企业自行注销生产经营许可证进行了明确规定；引入了"责任人员行业禁入"的概念，对被吊销《许可证》负有直接责任的人员，和因生产销售假劣食品药品构成犯罪并被判处有期徒刑以上刑罚的人员，按照法律法规要求，规定其一定年限不得从事食品药品生产经营活动；对食品、药品、医疗器械、化妆品四个类别的生产经营企业的退出条件以及从业人员禁入条件等进行了列举式规定。同时，增加了食品药品监管部门对企业退出和人员禁入的程序性规定。《规则》加强食品药品监督管理，规范食品药品生产经营秩序，推进诚信体系建设，完善行业禁入和退出机制，督促和警示生产经营者全面履行食品药品安全第一责任，为基层执法工作提供依据。（黄瀚博）

↗ 湖南省长沙市食品药品监督管理局联手企业打击食品药品制假售假违法行为 2014年，为进一步加大对食品药品制假售假违法行为的打击力度，有效地维护正常的市场经济秩序，湖南省长沙市食品药品监督管理局创新方式，联手行业知名企业共同打假，先后查处了8起典型案件，捣毁制假售假黑窝点12个，移送司法机关追究刑事责任案件3起。（1）建立协作网络。先后与九芝堂等10余家行业知名企业建立相互联系，初步构建了打击食品药品制假售假的协作网络。（2）完善工作机制。建立联席会议制度，定期进行沟通交流，分享打假经验，分析市场动态。同时，建立案件摸排制度和信息反馈制度。（3）形成共治格局。通过与企业联手打假，将企业对制假售假情况了解快、线索多、掌握准的优势和监管部门依法查处打击的职能有机结合起来，精确打击。各知名企业参与打假治劣的积极性也越来越高，逐步形成食品药品安全社会共治格局。（黄瀚博）

↗ 广东省深圳市食品药品监督管理局开通"药品查查看"微信公众平台 2014年，广东省深圳市食品药品监督管理局开通"药品查查看"微信公众平台。自开通以来，关注人数达4 387人，累计接收并解答2 702位市民的5 915条查询消息，收到感谢信息100余条。通过"每月信息推送"发送7期"安全用药微刊"，主推药品真伪辨别常识、假劣产品曝光等内容，累计阅读达14 697次。深圳药监微服务平台具有4大特色。（1）药品安全服务一手掌握。包括药品查询、药店查询、企业信息查询、企业办事状态查询、不良反应信息、即时投诉举报、违法行为曝光、消费安全警示等多项信息。（2）贴近群众"微"帮手。增设"我查中药"栏目，选取100余种常见中药材，对中药材基源、功效、日常鉴别方法等进行介绍。"公众服务"版块还增设"附近药店"功能，市民通过发送实时定位位置，可查询到周围3公里内的药店信息。（3）随时随地"微"投诉。市民通过网络，即可对市场上假冒伪劣药品实时"微"投诉，避免通过电话或信函无法传送产品图片等问题，提高投诉举报的便捷性和灵活性。（4）市民、药企、同行信息"微"共享。升级后的"微"平台可服务于市民、药品企业及监管人员。企业可通过平台了解办理相关业务的工作程序、查询所办理业务进度。在"曝光台"版块中，公众能即时掌握违法企业、违法产品信息和消费安全警示信息，药监系统工作人员能及时了解和掌握违法企业和违法产品信息，实现系统内药品安全信息共享。（黄瀚博）

↗ 广东省食品药品监督管理局出台《食品药品违法违规企业"黑名单"的管理规定（试行）》 广东省人民政府法制办公室审查通过《食品药品违法违规企业"黑名单"的管理规定（试行）》（以下简称《管理规定》），2014年10月1日在全省范围内正式施行。《管理规定》明确，在广东省区域内从事食品（含保健食品、食品添加剂）、药品、医疗器械、化妆品生产、经营的生产经营者，严重违反食品药品相关法律法规，受到食品药品监督管理部门责令停产停业、吊销许可证的行政处罚的，以及发布药品、医疗器械、保健食品违法广告情节严重的，都要被纳入"黑名单"，通过各级食品药品监管部门政务网站向全社会公布，接受社会监督。《管理规定》对"黑名单"信息发布做出明确要求，各级食品药品监管部门按照"谁处罚、谁公布"的原则，在做出行政处罚决定后5个工作日内将符合"黑名单"情形的相关生产经营者、责任人员、涉案产品的相关信息进行公布，公布期限为2年，市县两级食品药品监管部门应将"黑名单"信息在5个工作日内上报省局，后者在其政务网站上予以转载。为进一步加强对列入"黑名单"的生产经营者的监督管理，《管理规定》还明确了"黑名单"的相关管理措施。（黄瀚博）

↗ 广东省规范药品经营许可证注销管理 2014年，广东省食品药品监督管理局累计发布注销《药品经营许可证》公告

4期,注销62家药品批发、零售连锁企业,净化了广东省药品流通市场。为建立药品经营许可退出制度,广东省局制定发布了《广东省食品药品监督管理局关于〈药品经营许可证〉注销的管理规定》(以下简称《规定》),对适用范围、应办理《药品经营许可证》注销手续的情形以及不同情形的注销程序等做出明确规定。《规定》细化了应当依法办理《药品经营许可证》注销手续的范围。明确规定"《药品经营许可证》经营范围被依法全部核减的"以及"企业在《药品经营许可证》有效期内,不具备经营药品的基本条件,连续6个月或1年内累计9个月未经营药品的"2种情形,应依法办理《药品经营许可证》注销手续,解决药品经营企业不具备经营药品的基本条件而监管部门无法直接注销其《药品经营许可证》的监管难题。《规定》还规范了注销办理程序,将应办理《药品经营许可证》注销手续的情形分为"企业提出《药品经营许可证》注销要求"、"原发证机关直接公告注销"、"宣布《药品经营许可证》无效"、"其他符合法定应予注销情形"4类,并逐一规定了办理注销的程序。同时,《规定》明确了《药品经营许可证》与《药品经营质量管理规范认证证书》的有效关系,要求原发证机关主动收回被注销《药品经营许可证》企业的《药品经营质量管理规范认证证书》。 (黄瀚博)

↗ 广西壮族自治区食品药品监督管理局编写乡镇(街道)食品药品安全监管工作指南 广西壮族自治区食品药品监督管理局按照"一乡镇(街道)一所"的原则积极组建基层所,在全区1 244个乡镇(街道)建立食品药品安全监管机构和监管网络。为使新成立的监管所能尽快履行监管职责,广西局编写了《广西壮族自治区乡镇(街道)食品药品安全监管工作指南》并发放到各市、县局。该指南分为工作文件、工作职责、监督执法、快速检测、行政审批、应急管理、政务公开、行为规范、宣传教育、工作制度、食品药品安全监管常用法律法规索引等十一章。涵盖了基层食品药品监管所所有工作职责,从多角度规范了相关监管标准和要求。(李友佳)

↗ 广西壮族自治区食品药品监督管理局首次对25家药品生产企业进行集体约谈 2014年12月26日,广西壮族自治区食品药品监督管理局对25家药品生产企业负责人和质量受权人进行了集体约谈,这是广西区局首次约谈药品生产企业。约谈主要内容:(1)强化企业第一责任人意识。要求企业进一步加强管理,不断建立和完善质量监控体系,保证原料供应、生产过程、产品检验、产品放行等全部环节处于受控状态;(2)加强产品风险分析预警。进一步完善风险管理的有关制度,并逐一落到实处。企业要严格按照批准的工艺和检验方法进行操作,结合品种质控点对风险隐患深入排查,对可能存在隐患的产品要及时进行风险评估,该召回的要及时召回,消除药品安全隐患;(3)强化企业内部学法、知法、守法、用法的意识。企业要制定可行的培训计划,提升培训效果,增加培训的针对性。要注重企业人员GMP规范生产意识的提升,切实提高生产和质量管理水平。 (李友佳)

↗ 海南省食品药品监督管理局启动法人承诺制审批模式

2014年9月3日,海南省食品药品监督管理局启动法人承诺制审批模式,正式接受企业申报,企业可根据需求选择审批模式。法人承诺制审批模式是将原来需要审批前到现场检查核实设施、设备等相关硬件条件是否符合规定要求和标准,改为通过企业在知晓申报条件和标准后,承诺该申请事项所涉及的需现场检查的硬件条件符合要求,并做出"违者愿罚"的具体承诺,审批部门只需审查具备申请条件所要求的相关材料及证件即可给予快速通过审批。在通过采取法人承诺制审批模式后,监管部门在规定时间内,组织现场核查企业承诺需现场检查所涉及的设施、设备等硬件条件,如有虚假,监管部门将收回审批决定书,企业自愿承担由于恶意造假行为所造成的后果并承担相应的法律责任,自愿接受事先承诺的处罚。该局把"药品批发企业《药品经营许可证》许可事项变更(注册地址)、变更药品批发企业《药品经营质量管理规范认证证书》注册地址(不含重组企业)、核发《互联网药品信息服务资格证书》、化妆品生产企业建设项目设计卫生审查和竣工验收"等4个审批事项作为第一批试点项目,企业自主选择是否采取法人承诺制审批模式申报。

(李友佳)

↗ 重庆市食品药品监督稽查总队畅通投诉举报工作 为推进食品药品投诉举报工作深入开展,重庆市食品药品监督稽查总队坚持投诉举报办理质效并重的原则,通过优化四个渠道,细化受理举措,着力提升投诉举报工作办理水平。(1)完善制度规范渠道。明确食品药品制售相关环节投诉举报受理范围,严格依照受理、登记、核实、上报、办理、反馈等工作流程进行,确保受理投诉举报做到"有诉必理、有理必果"。(2)实时受理畅通渠道。在建立电话、信函、电子信箱、来人接访等多种渠道基础上,设立举报制售假劣药品奖励制度,鼓励群众提供打假线索,并要求做到举报电话专人接听、举报信函及时受理、来访专人接待、举报事项登记建册。(3)高效受理拓宽渠道。所有投诉举报由办公室统一收,统一出,并按类别分交各业务科室进行办理,涉及日常监管的零售药店、餐饮单位、咨询建议移送分局办理;涉及重大假劣源头、大型企业、连锁药店由总队办理;移交举报件由业务科室全程督导,并对最终处理结果进行把关,坚持做到"快速查处、及时办结"。(4)及时处理保障渠道。对投诉举报的承办情况、事项处理结果,严格按照《投诉举报管理实施办法》规定,由承办人员及时通过电话、书面等形式反馈投诉举报人,并对移交分局处理的最终回复结果进行把关,确保投诉举报件的办理和回复更加准确。2014 年，接受群众举报 29 起，办结 21 起，立案 1 起，办结回复率 100%。（李友佳）

四川省药品安全风险研判制度化 2014 年 9 月 16 日，四川省食品药品监督管理局出台了《药品质量安全风险研判例会制度》，规定省、市、县三级食品药品监管局联动，以药品安全监管工作中监督检查、检验检测、舆情监测、案件查办等途径获取的风险信息为基础，通过召开会议进行交流、分析、研究的形式，判断药品领域的风险因素、风险程度，提出防控措施、消除安全隐患。省、市两级每季度召开一次药品安全例会。遇突发应急事件时，可随时召开专题会议。会议主要对收集整理的药品安全风险信息，进行安全风险评价、风险性质分析，确定风险等级，提出预警、控制和纠正措施。为确保两项例会制度落到实处，四川省局建立了食品药品安全风险研判考核评价机制，对不认真分析排查风险，防控措施不力酿成药品安全事故或事件的单位和个人依法严肃问责。（李友佳）

贵州省全面规范药品委托生产审批工作程序 为进一步规范药品委托生产审批程序，加强药品委托生产监督管理，确保药品质量安全，贵州省食品药品监督管理局出台《贵州省药品委托生产审批工作程序及要求（试行）》，对药品委托生产所需要的条件、工作程序、工作时限、现场检查要求、受托方和委托方的质量管理责任等事项进行明确的规定：(1)明确了药品委托生产的监督管理责任。贵州省食品药品监督管理局负责药品委托生产审批，市（州）食品药品监督管理局负责生产现场检查，出具初审意见，开展日常监管。(2)明确了药品委托生产受理和审批工作时限。药品委托生产申请受理后，市（州）食品药品监督管理局需在 10 个工作日内出具初审意见，贵州省食品药品监督管理局最长不超过 19 个工作日做出审批决定。需要进行生产现场检查的，按照规定的情形，由省、市（州）食品药品监督管理局分别组织，现场检查时限最长不得超过 20 个工作日。(3)明确了受托方和委托方的质量管理责任。(4)明确了药品委托生产所需要的申报材料要求，以及不得委托生产的药品品种，跨省药品委托生产审批等事项。（李友佳）

云南省丽江市食品药品监督管理局开展非法销售寄递假劣药品专项检查 为加强寄递渠道销售药品监管，云南省丽江市食品药品监督管理局联合市邮政管理局对辖区内邮政、快递企业，开展为期 3 个月的寄递渠道销售假劣药品专项检查，切实整顿和规范全市寄递药品市场秩序。该局结合丽江市实际情况，制定了专项行动检查实施方案，成立了领导小组，明确了检查范围、内容及要求。严格验视制度，重点检查邮政、快递企业是否建立寄递药品的检查验视制度，验视制度的执行落实情况，特别应加强收寄批量药品的验视；个人交寄零散药品的，应提交购买药品的票据，仔细核对后办理寄递；长期、大量和集中交寄药品的，应提供药品生产、经营企业的《药品生产许可证》、《药品经营许可证》复印件、合法购药票据及交寄人身份证明和当地食品药品监督管理部门同意寄递的意见书。并对邮政、快递公司寄递药品的储存和运输条件进行了检查。（李友佳）

云南、贵州、四川三省五州市共建震区食品药品监管联防机制 为抓好抗震救灾工作，云南省昭通市食品药品监督管理局发函与四川省宜宾市、凉山州、贵州省毕节市、云南省曲靖市食品药品监督管理局建立联防机制，严防不法分子假借救灾之名，将假冒伪劣食品药品流入灾区，确保灾区群众饮食用药安全。联防机制一是严把质量安全关。抗震救灾期间，启动三省五州市联防机制，加大对救灾用食品、药品、医疗器械生产经营企业的监督检查，确保向灾区供应的食品药品质量安全。二是加强信息沟通。建立重大信息和突发事件通报机制，及时通报本辖区内涉嫌流入灾区的假劣食品药品案件情况，以便三省五州市及时查处问题食品药品。三是突出监管重点。针对当前灾区食品、药品及医疗器械供应紧张的状况，三省五州市共同加强食品、药品及医疗器械安全监管，避免假劣食品、药品及医疗器械流入灾区引发群体性安全事件。四是加强抽验监督。三省五州市加大辖区内向灾区供应或捐赠食品、药品、医疗器械的抽验力度，防止假劣食品、药品及医疗器械流入灾区。（李友佳）

西藏自治区食品药品监督管理局出台医疗机构藏（中）药制剂质量标准及稳定性研究技术指导原则 为进一步规范西藏自治区医疗机构藏（中）药制剂注册工作，指导医疗机构藏（中）药制剂的系统性、科学性、合理性研制，自治区藏药审评认证中心在总结近年来医疗制剂注册工作经验的基础上，结合本区实际及医疗机构藏（中）药制剂的特点，经过一年多的调研，征求了药学、临床、检验等相关领域专家及各地（市）局意见，进一步完善了相关内容，于 2014 年 1 月 7 日出台《西藏自治区医疗机构藏（中）药制剂质量标准制定指导原则》及《西藏自治区医疗机构藏（中）药制剂稳定性试验技术指导原则》。在藏（中）药制剂质量标准及稳定性试验方面提出了具体指导性意见，引导医疗机构在研发及申报制剂时统一标准，规范医疗机构制剂注册申报资料，规范质量研究，提高医疗机构制剂注册质量、注册审评审批效率，确保藏（中）药制剂质量，维护人民群众用药安全有效。（李友佳）

陕西省出台镇（乡）食品药品监管所建设验收标准 为推进基层镇（乡、街道）食品药品监管所建设工作，夯实基层监管基础，陕西省食安办和省财政厅联合制定下发了《镇

（乡）食品药品监管所建设验收标准》。该标准从机构设置、队伍建设和基础设施建设等十个方面对基层监管所建设提出了明确标准。明确了镇（乡、街道）食品药品监管所为县级食品药品监督管理局副科级派出机构，接受县级食品药品监督管理局和镇（乡、街道）双重领导、管理。主要承担协助执法、隐患排查、信息报告、宣传引导等职责。该验收标准对基层监管所基础设施建设做出了规定，即要有一处相对独立的办公场所、一台执法车辆、一套快检设备、一部投诉电话等“十个一”的硬性要求。并要求基层监管所要建立党政会议、学习培训、考勤考核、文档管理、财务管理、执法办案、信息报告、应急处置、廉洁自律等各项工作制度；要建立投诉举报和案件查处等工作流程，并与当地公安派出所建立执法办案的联动机制。（李友佳）

陕西省食品药品监督管理局出台食品药品投诉举报管理办法 为规范食品药品投诉举报管理工作，加大对食品药品违法行为的打击力度，保障公众饮食用药安全，陕西省食品药品监督管理局出台了《食品药品投诉举报管理办法（试行）》（以下简称《办法》）。《办法》对食品药品投诉举报范围，投诉举报管理工作的原则、投诉举报机构职责和投诉举报的办理等相关事项做出了明确规定。明确各级食品药品监督管理部门主管本行政区域食品药品投诉举报工作，设区的市级和县（区）级食品药品监督管理部门应设置相应的投诉举报机构，履行统一受理投诉举报、转送投诉举报、跟踪督促及协调投诉举报办理情况并反馈办理结果等职责。《办法》规定，有明确的投诉举报对象及违法行为，或者被投诉举报的对象或违法行为在本投诉举报机构所属的行政区域内的监管部门应予受理，投诉举报人对提供材料的真实性负责。《办法》要求加强投诉举报受理渠道建设。全省开通统一的食品药品监督管理部门投诉举报电话“12331”，各级食品药品监督管理部门向社会公布投诉举报渠道及相关投诉举报工作管理规定，方便群众投诉举报。（李友佳）

甘肃省举办食品药品安全科普师资培训班 2014 年 4 月 28 日，甘肃省食品药品监督管理局举办全省食品药品安全科普师资培训班，全省 84 名食品药品安全科普专家、180 余名省市县三级食品药品安全知识大讲堂讲师和市县及乡镇部分食品药品监督人员共 3 800 余人参加培训。专家围绕合理用药、食品添加剂、抗生素的使用、科普演讲基本方法等内容进行了 4 场讲座。（李友佳）

青海省七部门联合行动进一步加强中藏药材管理 为进一步加强中藏药材管理，促进中藏药材产业又好又快发展，保障公众健康和生命安全，2014 年 1 月，青海省食品药品监督管理局联合省经济委员会、省卫生和计划生育委员会、省农牧厅、省商务厅、省林业厅、省工商行政管理局七部门就进一步加强全省中藏药材管理联合下发《关于进一步加强中藏药材管理的通知》。对青海省中藏药材管理领域存在的标准化种植养殖落实不到位，不科学使用农药化肥造成有害物质残留；中藏药材产地初加工设备简陋，染色增重、掺杂使假现象时有发生；违法经营中药饮片和其他药品现象时有发生等进行专项整治。通知要求，各地要切实履行地方政府负总责的要求，落实对中藏药材种植养殖、产地初加工、生产、经营、使用各环节的管理责任。部门联动，形成合力，严惩违法犯罪行为。要切实加强对中藏药材的日常管理，强化产业链各环节的排查，深挖带有行业共性的隐患和问题，坚决清退不符合要求的生产经营者，净化中藏药材市场环境。组织开展中藏药材整治专项行动，严厉打击制假售假等各类违法违规行为，保持打击中藏药材违法犯罪的高压态势。建立部门、区域联动机制，追根溯源，一查到底，及时查处曝光典型案件，有力震慑违法犯罪行为。（李友佳）

青海省二十六个藏药材品种现行质量标准提高项目通过审评验收 2014 年 11 月 18～21 日，青海省藏药材标准提高项目工作领导小组组织“烈香杜鹃”等 26 个藏药材质量标准提高项目承担单位及有关专家召开了藏药材标准提高项目工作审评验收会。在审评验收会上，各项目承担单位分别从药材名称、文献考证、标准收载情况、基源、化学成分、性状、鉴别（薄层鉴别、理化鉴别）、检查（水分、总灰分）、浸出物、含量测定、功能主治、用法用量、注意事项、贮藏等方面向与会专家进行汇报。项目审评和验收组一致认为各项目承担单位完成了项目《合作协议书》规定的研究内容，从有效性、可控性、规范性等方面提高了 26 个品种的现行质量标准。（李友佳）

新疆维吾尔自治区出台《食品药品稽查督查督办办法》和《重大食品药品违法案件督查督办办法》 2014 年 6 月 30 日，新疆维吾尔自治区食品药品监管局出台《食品药品稽查督查督办办法（试行）》和《重大食品药品违法案件督查督办办法（试行）》，对食品药品监管部门稽查执法、投诉举报和重大食品药品违法案件的督查督办进行规范。稽查督查督办工作遵循违法必究、分级负责的原则，采取实地督查督办的方式，对食品药品监管部门稽查工作情况和食品药品安全状况进行督查，对发现监管不力、食品药品市场存在普遍性或重大违法行为的，经局党组审定，在全区范围内进行通报。重大案件督查督办工作遵循突出督办重点、及时高效、属地管理、分级负责的原则，可采用电话督办、发函督办、现场督办、会议督办等方式实施。承办单位应当每 30 日报告一次案件查处进展情况，案件办结之日起 10 个工作日内上报办结报告。对发现地州市局不报告重大案件，或者在督办案件办理中拖延、推诿，有关承办人员在工作中有违反法律法规和有关规定的，自治区局视情形采取通报批评或向有关部门提出处理意见的措施。（李友佳）

宁夏回族自治区食品药品监督管理局出台鼓励发展药品连锁经营实施意见 2014年1月8日，宁夏回族自治区食品药品监督管理局出台了《鼓励发展药品连锁经营的实施意见》。该意见提出，鼓励有规模、有实力的药品零售企业发展连锁经营，也可通过兼并重组的方式，在本区域内开办药品零售连锁企业；鼓励药品零售连锁企业在本区内跨行政区域发展，以直营连锁、特许加盟连锁等形式扩大经营规模；鼓励药品零售连锁企业到未饱和的城市新区、工业园区、移民新区、新兴城镇、旅游景区、大学校区及农村偏远地区设置零售连锁网点或OTC连锁专柜；对药品零售连锁企业新申请开办连锁门店优先审批。该意见对药品零售连锁企业的设置及人员、设施的配备作了明确的规定，推行"六个统一"管理模式，即统一品牌标识、统一人员培训、统一质量管理、统一采购配送、统一网络信息、统一药学服务。对被评为失信、严重失信的连锁企业总部，一年内不得再申请增加门店或兼并重组其他零售药店。（李友佳）

宁夏回族自治区食品药品监督管理局推进药品医疗器械监管流通环节立法 为加强药品和医疗器械流通的监督管理，保障药品、医疗器械质量和使用安全，根据《中华人民共和国药品管理法》、《医疗器械监督管理条例》等法律法规，宁夏回族自治区食品药品监督管理局制定了《宁夏回族自治区药品和医疗器械流通监督管理办法》，适用于该自治区行政区域内药品和医疗器械的采购、销售、储存、运输、使用及其监督管理活动。该办法于2014年8月1日颁布实施，包括总则、、药品流通、医疗器械流通、监督管理、罚则、附则共6章，45条具体内容。（李友佳）

宁夏回族自治区开展易制毒原料药及特殊药品安全隐患排查治理行动 为切实防范易制毒原料药、麻醉药品、精神药品及含麻黄碱制剂流向非法渠道，宁夏回族自治区食品药品监督管理局深入开展药品安全隐患排查治理行动，药品安全监管及禁毒工作职责得到双落实。在易制毒原料药监管方面，组织人员对全区麻黄碱类、阿片类原料药使用单位进行拉网式检查，重点检查储存、保管和安全防范措施是否到位，是否建立客户管理档案和相关维护措施，是否健全流向追踪管理制度等。准确掌握企业建立和执行各项内部管理制度情况，梳理分析监管工作中存在的漏洞和薄弱环节，有效消除易制毒原料药流入非法渠道的隐患。在麻醉药品、精神药品及含麻黄碱制剂监管方面。一抓源头，二抓审批，三抓网络，四抓规范，着手建立特殊药品批发企业、含麻黄碱制剂零售药店药品安全管理的长效机制。（李友佳）

桂湘粤三省（区）五市联合"围剿"假劣食品药品 2014年7月25日，桂湘粤三省（区）五市食品药品稽查和公安部门代表在广西壮族自治区贺州市召开协作会议，共同探讨建立永州、肇庆、清远、梧州、贺州五个城市间打击食品药品制假售假协调联动机制，并签订《桂湘粤三省（区）五市稽查协作协议》。三省（区）五市《合作协议》强调通过建立联络员沟通机制、大案要案联合查处机制、专项整治联动机制、"四品一械"（食品、药品、保健食品、化妆品和医疗器械）质量安全突发事件区域应急联动协作机制和业务交流等途径，不断加强危害食品药品安全刑事案件的侦办，加大对跨区域流窜违法行为的联合整治力度，进一步压缩"四品一械"违法行为在边界地区的空间。遏制食品药品市场制假售假猖獗势头，为人民群众食品用药安全构筑安全堡垒。（李友佳）

粤桂八市食品药品稽查打假区域协作联席会议召开 2014年10月30日，粤桂八市食品药品稽查打假区域协作联席会议在广西壮族自治区北海市召开。广东省局稽查局、广西壮族自治区局稽查局及广东省茂名、湛江、云浮、阳江和广西壮族自治区钦州、玉林、防城港、北海等8市食品药品监管局的领导和相关业务部门负责人参加会议。会议就建设省区边界食品药品安全长廊进行了研究和部署，在加强边界地区协作机制、协同配合、信息互通等问题上达成了共识，并签订了《粤桂八市食品药品稽查协作协议书》。粤桂八市食品药品监管局在会上分别介绍了近年来加强边界地区合作，严厉打击违法行为的经验，为下一步进一步加强协作，打造粤桂边界食品药品安全长廊奠定基础。（李友佳）

西北五省区食品药品稽查打假区域协作签约 2014年6月20日，食品药品稽查工作座谈会暨西北五省区食品药品稽查打假区域协作签约仪式在陕西省西安市召开。国家食品药品监督管理总局党组成员、食品安全总监郭文奇出席并讲话。郭文奇对稽查工作取得的成效以及食品药品稽查打假区域协作机制的建立给予了肯定，并对深化区域协作提出了四方面要求：一是加大稽查联合办案力度，在重大食品药品案件查处上下功夫；二是构建部门联动协作机制，进一步加大行刑衔接等工作力度，严惩食品药品违法犯罪行为；三是不断创新稽查办案方式，坚持有案必查、违法必究；四是加强能力建设，转变工作作风，打造一支高素质、高标准、高效率的稽查队伍。座谈会上，陕西、甘肃、宁夏、青海和新疆食品药品监督管理局主要领导、分管领导和稽查部门的有关同志分别交流了本省（区）稽查工作经验，并就稽查打假协作课题、稽查工作考核办法等方面进行了研讨。五省（区）食品药品监管局签署了《西北五省区食品药品稽查打假区域协作协议》。（李友佳）

第四届华北东北八省(区、市)食品药品稽查执法联防协作区会议 2014年7月18日,第四届华北东北八省(区、市)食品药品稽查执法联防协作区会议在河北省承德市召开。国家食品药品监督管理总局党组成员、食品安全总监郭文奇出席并讲话。郭文奇指出,华北东北稽查执法联防协作区成立四年以来,各成员单位在资源共享、委托协查、协同打击等方面紧密协作,加大区域监管力度,有效消除边界监管盲点,取得了良好效果。郭文奇强调,稽查执法工作是食品药品监管工作的重要内容、重要抓手,要进一步提高认识,加强稽查执法工作力度;进一步突出重点,在重大食品药品案件查处上下功夫;进一步提升能力,切实加强稽查执法队伍建设。座谈会上,八省(区、市)食品药品监管局签署了《华北东北八省(区、市)食品药品稽查执法联防协作区承德约定》、《华北东北八省(区、市)食品药品稽查执法联防协作区协作机制》,交流了本省(区、市)稽查工作经验,并就稽查执法协作、稽查队伍建设、稽查工作激励制度等方面进行了研讨。

(李友佳)

第十届泛珠大会食品药品监管合作专题磋商会召开 2014年9月12日,第十届泛珠大会食品药品监管专题磋商会在广东省广州市召开。会议由福建、江西、湖南、广西、海南、四川、贵州、云南省食品药品监督管理局,香港特区政府食物及卫生局,澳门特区政府民政总署、卫生局联合主办,广东省食品药品监督管理局承办。此次专题磋商会以"新体制、新合作、新愿景"为主题,"9+2"各方与会代表通过分组专题磋商,交流了泛珠三角九省区及香港、澳门特区政府食品药品安全监管机制和监管制度建设情况,重点围绕深化政策理论研究、强化食品药品监管、完善协查打假机制、构建技术支撑合作体系等领域合作有关议题展开磋商,并研究了下一步区域监管合作的方向和思路。会议指出,泛珠三角食品药品监管合作十年期间,"9+2"各方充分发挥优势和特点,在资源共享、委托协查、协同打击等方面紧密协作,加大了区域监管力度,有效消除了边界监管盲点,形成了合作互动、优势互补、互利共赢、共同发展的新格局。(李友佳)

特殊药品管理

《关于进一步加强含麻醉药品和曲马朵口服复方制剂购销管理的通知》 2014年6月5日,国家食品药品监督管理总局以食药监办药化监[2014]111号文件发布《关于进一步加强含麻醉药品和曲马朵口服复方制剂购销管理的通知》。该通知规定:在药品零售环节,含麻醉药品和曲马朵口服复方制剂一律列入必须凭处方销售的药品范围,无医师处方严禁销售。含麻醉药品和曲马朵口服复方制剂的购销,要求按照《关于进一步加强含可待因复方口服溶液、复方甘草片和复方地芬诺酯片购销管理的通知》(食药监办药化监[2013]33号)的管理规定执行,一律不得通过互联网销售。通知要求药品生产和批发企业要提高对含麻醉药品和曲马朵口服复方制剂滥用危害的认识,切实增强防范意识。必须严格执行药品电子监管码赋码和出入库"见码必扫"操作,确保正确核注核销,及时处理系统预警信息。要加强对下游企业销售的管理,电子监管预警信息提示收货企业核注信息有误的必须立即暂停供货、进行调查,发现销售数量和流向等情况异常应及时向当地食品药品监管部门报告。通知要求地方各级食品药品监管部门要加强对该类药品生产和购销的监管,要加大监督检查力度,除对供销资格、票据管理、禁止现金交易、电子监管、销售管理等重点环节加强检查外,还应重视药品电子监管信息的利用,对怀疑销售到非法渠道的问题必须追查到底。要加强对药品零售企业凭处方销售该类药品的监督检查,比对核查药品销售数量和留存处方数量,对不执行凭处方销售的企业,除按照相关法规予以处罚外,还应当取消其处方药经营资格。对违反有关规定直接造成上述药品流入非法渠道的企业,要依法吊销《药品生产许可证》或《药品经营许可证》,涉嫌构成犯罪的,要移送公安机关追究刑事责任。

(李友佳)

《国家药物滥用监测报告(2013年度)》发布 2014年9月26日,国家食品药品监督管理总局、国家禁毒委员会办公室联合发布《国家药物滥用监测年度报告(2013年)》。2013年度全国药物滥用监测系统共采集31个省(区、市)的药物滥用监测调查表20.3万份,主要监测对象为强制隔离戒毒机构、自愿戒毒机构、社区药物维持治疗机构、拘留所等禁毒执法机构收治/收戒的药物滥用者,2013年重点加大了对拘留所等禁毒执法机构的监测力度。年度报告针对2013年度我国药物滥用监测总体情况进行分析,重点描述海洛因、合成毒品、医疗用药品以及新发生药物滥用者的情况,并通过纵向比较2009年至2013年的监测数据,显示了我国药物滥用现状、特征以及流行趋势。2013年我国药物滥用的特点为:(1)新发生药物滥用者持续增加,合成毒品滥用者是新发生药物滥用者的主体。新发生药物滥用者中,合成毒品滥用者占80.5%,近5年增加了41.7个百分点。(2)海洛因仍是药物滥用者滥用的主要物质,但呈逐年下降趋势。海洛因在药物滥用监测人群中的滥用率为66.8%,近5年下降22.7个百分点。(3)合成毒品滥用呈逐年上升趋势,"冰毒"为主要滥用物质。合成毒品滥用率为33.9%,近5年增长17.1个百分点。"冰毒"滥用者占合成毒品滥用人群的77.9%。(4)药物滥用者年轻化趋势明显,35岁以下人群为合成毒品的滥用主体。50.7%的药物滥用者为35岁以下青少年,

70.1%合成毒品滥用者为35岁以下青少年。(5)医疗用药品滥用/使用处于较低水平,并呈逐年下降趋势。医疗用药品报告滥用率为6.0%,较2012年下降2.2个百分点。

(李友佳)

《关于正电子类放射性药品委托生产监督管理有关事宜的通知》 2014年11月3日,国家食品药品监督管理总局以食药监药化监[2014]249号文件发布《关于正电子类放射性药品委托生产监督管理有关事宜的通知》。该通知规定:取得正电子类放射性药品批准文号的药品生产企业(以下简称委托方),可以委托多家放射性药品生产企业(以下简称受托方)同时生产该药品。受托方应当持有与正电子类放射性药品生产条件相适应的放射性药品生产许可证。委托方应当与受托方签订委托生产合同,明确双方在药品委托生产技术、质量控制等方面的义务与责任;委托方应当对受托方的生产条件、技术水平和质量管理情况进行详细考查,向受托方提供委托生产药品的技术和质量文件,确认受托方具有受托生产的条件和能力。委托方应当对委托生产的全过程进行指导和监督,负责委托生产药品的批准放行,保证委托生产药品的质量;委托生产申请由委托方所在地省级食品药品监督管理部门负责受理和审批。委托方和受托方不在同一省(区、市)的,须经受托方所在地省级食品药品监督管理部门同意后方可提出申请;企业取得《药品委托生产批件(正电子类放射性药品)》后,受托方需申请与该药品生产条件相适应的《药品生产质量管理规范》认证,取得认证证书后,方可进行生产;《药品委托生产批件(正电子类放射性药品)》有效期不得超过3年,《药品生产许可证》、《药品生产质量管理规范》认证证书或药品批准证明文件有效期届满未延续的,《药品委托生产批件(正电子类放射性药品)》自行废止。《药品委托生产批件(正电子类放射性药品)》有效期届满需要继续委托生产的,委托方应当在有效期届满3个月前提交有关材料,办理延续手续。委托生产合同提前终止的,委托方应当及时办理《药品委托生产批件(正电子类放射性药品)》的注销手续;委托生产的正电子类放射性药品,其处方、生产工艺、质量标准、包装规格、标签、使用说明书、批准文号等应当与原批准的内容相同。在委托生产的药品包装、标签和说明书上,应当标明委托方企业名称和注册地址、受托方企业名称和生产地址;委托生产的药品发生严重不良反应或质量事故的,委托方和受托方必须立即报告所在地省级食品药品监督管理部门;委托方所在地省级食品药品监督管理部门负责委托生产的监督管理工作。

(李友佳)

生物制品管理

《关于印发疫苗临床试验严重不良事件报告管理规定(试行)的通知》 为进一步加强疫苗临床试验安全风险管理,强化受试者安全保障,根据我国《药品注册管理办法》与《药物临床试验质量管理规范》有关规定,参照国际通行规则,2014年1月17日,国家食品药品监管总局以食药监药化管[2014]6号文件印发《疫苗临床试验严重不良事件报告管理规定(试行)》。要求各省级食品药品监督管理局等相关单位:(1)要督促疫苗临床试验各有关方按要求做好疫苗临床试验安全监测和严重不良事件报告。其中可疑且非预期严重不良反应等个案报告以及定期安全性报告由申办者向总局药品审评中心报送。纸质报告寄送至总局药品审评中心资料组,电子报告经传真或电子邮箱发送。(2)要在日常监管中加强疫苗临床试验严重不良事件报告有关工作监督检查。将严重不良事件作为重要线索,对疫苗临床试验申办者、临床试验机构和研究者等有关各方进行有针对性的监督检查。

(李友佳)

关于乙肝疫苗问题调查结果的通报 2014年1月17日,国家食品药品监督管理总局和国家卫生计划生育委员会联合发布了关于乙肝疫苗问题调查结果的通报。情况通报如下:(1)企业产品检验情况:截至2014年1月14日,中国食品药品检定研究院对国家食品药品监督管理总局组织抽取的深圳康泰生物制品股份有限公司生产的6个批次的乙肝疫苗样品进行了检验。该6个批次样品分别来自广东省梅州市五华县中医医院(批号C201207076)、深圳市龙岗区南湾人民医院(批号C201207086)和深圳康泰生物制品股份有限公司(批号C201205049、C201205051、C201207091、C201206065),合计1 315支。中国食品药品检定研究院对上述6个批次样品进行了全部项目的检验。检验结果显示,该6个批次样品的全部检验项目均符合企业注册标准和国家药典标准。经与批签发数据对比,该6个批次样品检验结果与同批次产品批签发结果一致,说明产品质量稳定。(2)病例调查诊断情况:各地报告的18例深圳康泰生物制品股份有限公司乙肝疫苗疑似预防接种异常反应病例已全部完成调查诊断工作。1例重症已康复出院,该病例不排除疫苗引起的异常反应(过敏性休克可能性大);17例死亡病例已明确与接种疫苗无关。综合现场检查、产品抽验结果、质量回顾分析以及病例调查诊断情况,未发现深圳康泰生物制品股份有限公司生产的乙肝疫苗存在质量问题。

(李友佳)

疫苗世界卫生组织预认证课题专题报告会 2014年1月21日，《我国首个疫苗产品通过WHO预认证的研究分析》课题专题报告会在北京召开。国家食品药品监督管理总局党组成员边振甲听取了盖茨基金会课题组的研究进展以及初步研究成果报告，充分肯定了该项课题研究的重要意义。边振甲认为此项课题研究对推动更多的我国药品生产企业和产品走向世界，进一步提高我国药品监督管理水平，提升我国药品监管机构在国际舞台上的话语权和权威性都具有重要意义。边振甲强调，对外合作工作要进一步创新工作思路，大力加强研究分析，更好地服务于食品药品监管核心工作，使中国产的更多的药品得到WHO的预认证。同时边振甲就进一步完善课题研究成果和推广课题研究成果提出了意见和要求。 （李友佳）

我国疫苗国家监管体系通过世界卫生组织再评估 2014年7月4日，世界卫生组织总干事陈冯富珍博士在北京宣布："经世卫组织专家评估，中国疫苗国家监管体系达到或超过世卫组织按照国际标准运作的全部标准。这意味着，中国疫苗生产过程、安全性、有效性均符合国际标准。"2011年3月，我国国家监管体系首次通过世卫组织评估，我国疫苗监管体系达到国际标准，中国疫苗首次具备申请世卫组织预认证的资质。2013年10月，我国首个通过世卫组织预认证的疫苗品种——成都生物制品研究所的乙脑疫苗，被列入联合国采购清单。按照世卫组织要求，国家监管体系首次评估通过后三年内要进行再评估，以考核管理体系的稳定执行和可持续发展。2014年4月，世卫组织对我国疫苗国家监管体系再次评估。与首次评估相比，再评估标准提高，评估内容更完整，并引入疫苗监管能力"成熟度水平"概念，强化了检查监管机构的持续发展能力，并增加了40个关键考核指标。在为期5天的全面审核和评估中，我国国家监管体系的7个板块均以高分通过世卫组织专家组评估。7月4日，国家食品药品监督管理总局和世卫组织签署了《合作意向书》，以加强双方在食品安全管理和医药产品监管领域的深入合作。 （李友佳）

国家食品药品监督管理总局举办"疫苗企业开放日"活动 2014年7月29日～8月1日，国家食品药品监督管理总局举办"疫苗企业开放日"活动，邀请中央电视台、中央人民广播电台、中国青年报以及新华网、人民网等20余家媒体记者走进疫苗生产和经营企业，实地了解我国疫苗的生产、流通过程和质量保证体系，旨在增进公众对国产疫苗生产经营过程和质量管理的了解，增强公众对国产疫苗质量安全的信心，引导社会各界对疫苗质量进行监督，促进我国疫苗产业健康发展。在开放日活动中，记者们在河南华兰生物工程股份有限公司、成都生物制品研究所以及上药科园信海医药有限公司进行了实地采访。现场参观了疫苗企业的研发中心、无菌生产车间、冷藏仓储系统和全程冷链运输系统等，全面了解疫苗的研发和生产工艺流程。通过现场采访企业质量管理人员以及各个生产环节的工作人员，对疫苗生产经营企业严格的质量管理措施和完善的质量控制体系进行了深入了解。活动还组织记者们与企业质量管理人员、有关专家以及地方监管部门负责同志进行了座谈交流，围绕国产疫苗的质量安全、疫苗监管体系措施等内容进行了讨论。 （李友佳）

《伤寒结合疫苗的质量、安全性和有效性的指导原则》实施研讨会 由世界卫生组织（WHO）主办、中国食品药品检定研究院承办的《伤寒结合疫苗的质量、安全性和有效性的指导原则》实施研讨会于2014年11月18～20日在北京召开。来自英国、美国、加拿大、印度、印度尼西亚、泰国、韩国、日本和中国等十六个国家的疫苗监管机构、生产企业和研发单位的相关人员共50余人参加了此次会议。大会由WHO的Elwyn Griffiths先生介绍了WHO生物制品标准化专家委员会的基本情况及其2014的主要工作，相关专家分别介绍了伤寒结合疫苗的临床前研究、质量评价和临床评价等方面的实践经验，以及该疫苗的稳定性研究等。会议还针对伤寒疫苗临床评价和实验室质量控制，以案例分析的形式开展深入讨论。 （李友佳）

进出口药品管理

《2014年进口药品境外生产现场检查任务公告》发布 2013年12月20日，国家食品药品监督管理总局药品审核查验中心发布了《2014年进口药品境外生产现场检查任务公告》。按照国家食品药品监督管理总局工作部署，2014年对以下25个品种开展进口药品境外生产现场检查，涉及辉瑞、葛兰素史克、罗氏等多家跨国药企产品，还包括部分由国内企业代理的海外制药企业产品。2014年6月12日，国家食品药品监督管理总局药品审核查验中心又增补了1种药品，即标准桃金娘油肠溶胶囊（儿童装）。具体见表1。

表1　2014 年进口药品境外生产现场检查品种名单

序号	品种名称	受理号/进口注册证号	公司名称	注册代理机构
1	利奈唑胺注射液	H20110312	Pfizer AS	辉瑞制药有限公司
2	注射用头孢呋辛钠	H20120159/H20130560	Esseti Farmaceutici S. r. l.	珠海经济特区粤康医药有限公司
3	氢溴酸右美沙芬	H20090463	Dr. Reddy's Laboratories Limited	昆山龙灯瑞迪制药有限公司
4	流感病毒亚单位疫苗	S20130081	Abbott Biologicals B. V	雅培贸易(上海)有限公司
5	利妥昔单抗注射液	JYSB1200281-284	Roche Pharma(Schweiz)Ltd.	上海罗氏制药有限公司
6	救心丸	Z20100012	救心制药株式会社	救心制药株式会社
7	巴曲酶浓缩液	H20080568	DSM Nutritional Products Ltd Branch Pentapharm	北京托毕西药业有限公司
8	富马酸喹硫平片	H20130035-42	AstraZeneca UK Limited	阿斯利康制药有限公司
9	注射用利培酮微球	H20110044/45，H20110004	Janssen-Cilag AG	西安杨森公司
10	罗替高汀贴片	JXHL1000221-224	Schwarz Pharma Ltd	优时比贸易(上海)有限公司
11	注射用达托霉素	JXHS1100102	Cubist Pharmaceuticals, Inc.	阿斯利康制药有限公司
12	硫酸沙丁胺醇吸入气雾剂	JXHL1100068	3M Drug Delivery Systems	上海医药工业研究院
13	爱活胆通	JYZB1300004	德国汉堡爱活大药厂	北京播实之星医药科技有限公司
14	塞润榈脂质固醇片	JYZZ0900026	法国皮尔法伯制药公司	北京百博医药有限公司
15	十三价肺炎球菌结合疫苗	JXSL1200052	辉瑞投资有限公司	辉瑞投资有限公司
16	注射用 A 型肉毒毒素	JXSL1300039/40	Allergan Pharmaceuticals Ireland	葛兰素史克(中国)投资有限公司
17	硫酸异帕米星注射液	JYHB1200805	旭化成制药株式会社	旭化成(中国)投资有限公司
18	多聚糖超顺磁氧化铁注射液	JXHL1000019	AMAG Pharmaceuticals, Inc.	沈阳三生制药有限责任公司
19	人血白蛋白	JYSZ1300013/14/15	Baxter Healthcare Corporation	百特医疗用品贸易(上海)有限公司
20	醋酸亮丙瑞林植入剂	JXHL0900002	Hexal AG	上海诺华贸易有限公司
21	盐酸氨溴索注射液	JYHZ1200317/318	Boehringer Ingelheim Espana, S. A.	上海勃林格殷格翰药业有限公司
22	头孢泊肟酯	H20090609	Aurobindo Pharma Ltd.	北京康利华咨询服务有限公司
23	咪唑斯汀缓释片	H20130151/152	Therabel Europe Limited	西安杨森制药有限公司
24	注射用阿糖苷酶 α	JXSL1200037	Genzyme Europe B. V.	昆泰医药研发(北京)有限公司
25	注射用紫杉醇聚合物胶束	JXHL1100279/280	SAMYANG Corporation	上海大陆药业有限公司
26	标准桃金娘油肠溶胶囊(儿童装)*	Z20100007	德国保时佳大药厂	康维信咨询(上海)有限公司

*注：该品种首次列入检查计划为 2012 年，因企业不能安排植物油提取等生产厂进行检查，检查未实施。现企业已可以接受产品生产全过程检查，申请重新安排现场检查。　（李友佳）

药品标准化工作

药品标准化工作中美药典委员会 2014 年第一次高层会谈　根据中美两国药典委员会签署的合作备忘录的框架内容，2014 年 1 月 12 日，中美药典委员会 2014 年第一次高层会谈在上海举行。会谈中，中国国家药典委员会张伟秘书长和美国药典委员会首席执行官罗杰·威廉姆斯博士，分别代表两会回顾了 20 世纪 90 年代初以来两国药典合作的历史，特别是 2008 年中美正式签署合作备忘录以来所取得的成就。双方一致认为中美两国药典已经建立了良好的互信与合作基础，在药典标准制修订工作方面，既有各自的优势和特色，又有相近的理念和做法，双方都对今后合作的前景充满信心，对正在开展的共同起草标准、联合产品质量认证等项目取得进展充满期待。　（李友佳）

国家食品药品监督管理总局发布 10 项食品药品监管信息化标准　为稳妥推进食品药品监管信息化建设，落实《国家食品药品监督管理局关于进一步加强食品药品监管信息化建设的指导意见》(国食药监办[2013]32 号)，促进食品药品监管信息系统互联互通、信息共享和业务协同，国家食品药品监管总局根据实际需要，按照急用先行的原则，总局组织编制了食品药品监管信息化标准体系等 10 项食品药品监管信息化标准。包括食品药品监管信息化标准体系、食品药品监管信息化基础术语(信息技术、药品、医疗器械部分)、食品药品监管信息分类与编码规范、食品药品监管信息基础数据元(总则、机构人员、药品、医疗器械部分)、食品药品监管信息基础数据元值域代码(总则、机构人员、药品、医疗器械部分)、食品药品监管信息数据集元数据规范、食品药品监管数据共享与交换接口规范、食品药品监管应用支撑平台通用技术规范、食品药品监管数据库设计规范和食品药品监管软件开发过程规范。　（李友佳）

全国食品药品科技标准工作会议 2014年2月26～27日，全国食品药品科技标准工作会议在安徽省合肥市召开，国家食品药品监管总局党组成员孙咸泽出席会议并讲话。孙咸泽总结了2013年科技标准工作取得的进展：科技创新领域，印发了关于加强药品监管科技工作的通知，协调争取了5项重大新药创制课题和3项国家科技支撑计划课题等专项资金支持；对于2014年科技标准工作安排和部署，孙咸泽要求，要注重统筹安排，突出工作重点，集中力量抓好事关全局的重要工作；要上下协调联动，形成工作合力，明确四大体系各项工作的层级分工，建立部门间的协作机制；要强化督导检查，抓好工作落实，把督导检查作为调查研究、完善决策的重要渠道；要加强调查研究、转变工作作风，从基础工作抓起，从调查研究入手。会上，总局科技标准司主要负责人做科技标准工作报告，相关处室负责人介绍了科技、标准管理、检验机构指导、信息化四大体系工作情况。各省（区、市）和新疆生产建设兵团食品药品监管局相关负责人，总局相关司局、直属单位相关负责人参加了会议。（李友佳）

第十届药典委员会理化分析专业委员会会议 国家药典委员会于2014年5月13～14日在北京召开了第十届药典委员会理化分析专业委员会2014年度会议。第十届药典委员会理化分析专业委员会委员及有关专家，国家药典委员会张伟秘书长、首席专家钱忠直以及业务综合处相关工作人员出席了会议。理化分析专业委员会主任委员罗国安教授概要介绍了2015年版药典附录制修订目标和修订工作进展。张伟秘书长充分肯定理化分析专业委员会在附录编制所开展的相关工作和取得的成绩，同时，强调药典标准制定要坚持科学、先进、实用、规范原则，要确保附录整合内容的准确性；新增附录方法要严格按照药典编制工作程序，并注重附录增修订以及整合后与各论品种的协调一致性。与会委员和专家就“含量均匀度检查法”等13个检测方法和相关指导原则增修订草案、以及通则增修订内容公示反馈意见有关问题进行了审议。（李友佳）

第十届药典委员会药用辅料与药包材专业委员会会议 2014年5月4～6日，国家药典委员会在北京召开第十届药典委员会药用辅料与药包材专业委员会2014年第二次会议。第十届药典委员会药用辅料与药包材专业委员、国家药典委员会张伟秘书长及业务综合处相关工作人员参加了会议。专业委员会副主任委员涂家生首先汇报了《中国药典》2015年版辅料标准增修订工作进展。张伟秘书长对药用辅料和药包材专业委员会围绕新版药典辅料开展的相关工作和取得的成绩予以充分的肯定，同时，也提出了药用辅料标准制定过程中存在的问题以及相关工作要求，强调要保质保量完成2015版药典编制工作。与会专家对2个药用辅料相关通则和99个辅料研究课题进行了审议。2014年6月10～11日，国家药典委员会在北京召开第十届药典委员会2014年第三次会议。药用辅料与药包材专业委员会委员、有关专家、相关药用辅料生产企业代表以及药典委员会相关工作人员参加会议。与会委员和专家就药用辅料通则、药包材及药用玻璃容器通则修订稿、50个药用辅料标准增修订草案，12个药用辅料补充修订稿、5个中药炮制辅料品种草案进行审议。（李友佳）

中国药品监督管理研究会药品标准管理研究专业委员会成立 2014年9月11日，中国药品监督管理研究会药品标准管理研究专业委员会成立大会在北京召开。中国药品监督管理研究会会长邵明立、执行副会长李云龙、副会长兼秘书长时立强、副秘书长王平新出席大会。会议由国家药典委员会副秘书长兰奋主持，研究会副会长兼秘书长时立强宣读了成立药品标准研究管理专业委员会的决定及组成人员名单。专业委员会委员共计22名，主任委员由国家药典委员会张伟秘书长担任，副主任委员分别为兰奋、王平、程翼宇、杨化新，秘书处设在国家药典委员会。张伟秘书长介绍了药品标准研究管理专业委员会的筹备情况。李云龙执行副会长介绍了中国药品监督管理研究会的情况，并做了“社会组织内部管理”的主题演讲。会议结束后，药品标准研究专业委员会召开了第一次全体委员大会，对委员会工作规则和2014年工作要点进行了研究讨论，对专业委员会后续的工作提出了意见和建议。（李友佳）

第七届中美药典国际论坛暨2014中国药典科学年会 2014年11月13～14日，第七届中美药典国际论坛暨2014中国药典科学年会在四川省成都市召开。会议由中国药典委员会和美国药典委员会共同主办，中国食品药品国际交流中心承办。全国食品药品检验系统、科研院所及药品生产企业的400余名代表参会。中国药典委员会张伟秘书长和美国药典委员会首席执行官罗纳德·皮尔文昌智分别代表主办双方致辞并作主题演讲。来自欧盟、英国、日本、巴西等国家和地区药品标准管理和技术机构的负责人也在论坛上介绍各自药典的历史沿革、最新进展及工作设想。论坛以“加强合作、协调标准、促进互认”为主题。与会代表分享了在中药、化学药品、生物制品、药品辅料、药包材等诸多领域的研究经验和成果，对药品标准国际间的协调与互认进行了交流与探讨。论坛期间，中美两国药典委员会还邀请各国药典机构的代表和部分行业协会及中外企业的代表参加了圆桌会议，听取了各方对推进药典国际合作和协调以及双边、多边互认提出的意见和建议。中国药典委员会还分别与美国、欧洲、英国、日本和巴西等国家和地区药典机构进行了高层会晤，就进一步扩大和加强双边合作交流交换了意见。（李友佳）

食品药品监管总局发布《中国药典》2010年版第三增补本 2014年11月5日，食品药品监管总局发布了关于实施《中国药典》2010年版第三增补本的公告(2014年第53号)，《中国药典》2010年版第三增补本。为便于公众了解和查询本次发布的药典标准，公告首次以附件形式公布了增补本目录。第三增补本共收载标准215个，其中一部收载87个(新增60个，修订27个)，二部收载127个(新增65个，修订62个)，三部新增1个。第三增补本在检测技术、杂质控制等方面均有了较大提升。 (李友佳)

全国诊断试剂标准物质联合研制和协作标定工作会议 2014年5月27~28日，中国食品药品检定研究院组织的全国诊断试剂标准物质联合研制和协作标定工作会议在北京召开。国家总局器械监管司、科标司相关领导、中国食品药品检定研究院标化所主要负责人、总局器械审评中心和标管中心以及全国其他医疗器械检验机构和体外诊断试剂企业的代表90余人参会。杨振主任药师做了《我国体外诊断试剂标准物质现状及对策建议》的主题报告。左宁、许四宏、卢锦标、张春涛、黄杰和王玉梅6位专家，分别介绍了《流感病毒相关体外诊断试剂标准品研制情况》、《外周血检测胎儿非整倍体染色体检测系统国家参考品研制》、《人脲原体国家参考品的研制》、《HIV病毒核酸定量试剂国家参考品的制备》、《结核分枝杆菌链霉素耐药基因检测试剂用国家参考品的研制》和《甲基安非他明(胶体金法)国家参考品的建立》等10余个技术报告。会议就联合研制和协作标定的工作计划等相关问题进行了讨论。 (李友佳)

食品药品监管总局办公厅关于修订药品说明书的通知 为适应科学用药的需要，保障公众用药安全，2014年国家食品药品监督管理总局对13种药品说明书进行了修订。修订药品的品种有感冒疏风颗粒、蜜炼川贝枇杷膏、黄芪颗粒、紫杉醇注射液、注射用美罗培南、胞磷胆碱钠注射剂、普伐他汀钠片和胶囊、盐酸曲美他嗪片及胶囊、硫酸镁注射剂、生理氯化钠溶液、复方氨基酸注射液(20AA)、细辛脑注射剂、替米沙坦片及胶囊。国家食品药品监管总局要求相关药品生产企业，应该按照修订内容尽快完成说明书和标签的修订工作，并按规定进行备案，说明书修订的内容应及时通知相关医疗机构、药品经营企业等单位。 (李友佳)

药品检验工作

第三届药品快速检测技术研讨会暨第四届中美药品分析技术与检测方法研讨会 2014年1月13~14日，由中国食品药品检定研究院(NIFDC)和美国药典委员会(USP)共同主办的“第三届药品快速检测技术研讨会暨第四届中美药品分析技术与检测方法研讨会”在上海召开。中国食品药品检定研究院院长李云龙、世界卫生组织药品质量保证行动计划负责人 Sabine Kopp 博士、美国药典委员会首席执行官及专家委员会主席 Roger Williams 博士等出席开幕式并致辞。本届研讨会的主题是：“药品快检与药品质量保障”、“药品分析技术创新与发展”。来自各级药品检验所，药品研发机构，高等院校和科研院所，药品生产企业和保健食品、食品、化妆品等领域以及国外机构、企业相关领域的500余名代表参加了本次会议并进行学术交流。 (赵　超)

中国合格评定国家认可委员会召开药品专业委员会年会暨第三届专委会成立大会 2014年4月28日，中国合格评定国家认可委员会(CNAS)实验室技术委员会药品专业委员会年会暨第三届专委会成立大会在北京召开。会议由第三届专委会主任、中国食品药品检定研究院副院长邹健主持。新一届专业委员会全体委员及CNAS相关人员参加了会议。袁松宏副主任发表讲话，充分肯定药品专业委员会自成立以来在推进药品监管国际化、药品检测领域质量管理水平的提高、为认证认可提供技术支持等方面所做的工作。王志斌副主任代表第二届药品专业委员会对上一届专业委员会的工作进行了总结，张河战副主任介绍了委员会换届及新一届委员会的组成情况。与会代表对新一届委员会的工作目标和计划进行了探讨并达成了共识。 (赵　超)

中国药监研究会药品技术监督检验研究专业委员会成立 2014年6月6日，中国药品监督管理研究会药品技术监督检验研究专业委员会成立大会在中检院召开，专业委员会的全体委员参加了会议，中国药品监督管理研究会、总局人事司、中检院领导、特邀嘉宾等出席了本次会议，会议由金少鸿研究员主持。会议介绍了专业委员会的前期筹备工作，并宣布了全体委员名单。专业委员会第一任主任委员由金少鸿研究员担任，副主任委员分别为张永华、杨化新、樊夏雷、姜雄平，委员共计20名，秘书处设在中检院化药所。中国药品监督管理研究会执行副会长李云龙在成立大会的讲话中提出四点要求，第一要提高思想认识，展现应有作用；第二要体现服务遵旨，紧紧围绕服务于监管、公众、行业和会员等4个服务要求；第三要把规范职责做到位，要对自选工作实施创新；第四要维护研究会总会的形象，同时办出专业特色。成立大会之后，药品技术监督检验研究专业委员会召开了第一次全体会议。 (赵　超)

药品快检技术应用研讨会暨技术培训班 2014年6月12日，国家食品药品监督管理总局科技和标准司委托中国食品药品检定研究院在广西南宁市召开中央补助地方“药品快检技术应用"研讨会暨技术培训班。王耀宗司长及相关负责人、中检院标准物质与标准化研究所相关领导出席了本次会议。各省食品药品监督管理局项目负责人和各省药检所、口岸药检所近红外和拉曼技术骨干100余人参加了此次培训。王耀宗回顾了2013年中央补助地方监管任务"药品快检技术应用"工作,对药品快检重要性及发展方向给予了总结,他认为药品快检技术十分重要,用科技力量监管药品,提高了监管的针对性和科学性,加速了监管效能,保障农村药品安全,同时加强了应急食品药品的安全保障,搭建了对公众宣传的桥梁,提高了国际公信力及掌握了话语权。药品快检发展方向要搭建研发和应用的桥梁;加强快检研究队伍的建设及人才培养;积极开展国际与国内的交流。王耀宗还对2014年工作提出了相关要求。（赵　超）

↗ 国家食品药品监管总局通报中药材及饮片专项监督抽验结果　2014年9月23日,国家食品药品监督管理总局发布了关于中药材及饮片专项抽验的结果。共从全国31个省(区、市)有关中药材及饮片的生产、经营和使用单位抽取蒲黄、柴胡、川贝母、血竭、薄荷、木通、苍术、附子、制川乌和制草乌等10个品种772批样品,经检验发现93批不符合标准规定。总体上看,抽验的中药材及饮片的质量状况不容乐观,染色、增重、掺伪、掺杂等问题仍然比较突出。除薄荷、木通和制川乌外,其余7个中药材及饮片均检出不符合标准规定产品。其中,蒲黄的不合格率最高,发现存在染色、增重及掺杂等问题;川贝母发现存在掺伪问题;血竭发现存在掺杂问题。总局已组织相关省(区、市)食品药品监督管理局对不符合标准规定的中药材及饮片及时采取相应控制措施,对相关单位依法查处,并要求各省(区、市)局结合本行政区域的实际情况,有针对性地加强对有关中药材及饮片的质量监管,切实保障公众用药安全。（赵　超）

↗ 第三届海峡两岸医药品检验技术交流研讨会　2014年11月5～6日,由中国食品药品检定研究院和福建省药品检验所联合主办的"第三届海峡两岸医药品检验技术交流研讨会"在福建省福州市召开,本届会议是根据两岸医药品安全管理及研发工作组2014年度工作计划的安排。会议以"两岸携手,共享健康"为主题,围绕药品、保健食品、化妆品、医疗器械的检验检测技术、方法和能力验证等进行研讨。中国食品药品检定研究院党委书记李波、福建省食品药品监督管理局药品总监张剑平等分别出席开幕式并致辞。19位来自海峡两岸的医药品研究、监管和检测领域的专家和学者,进行了3场大会报告和20场分会场报告。共有来自海峡两岸医药品的生产、研发、监管和检验机构的200余位医药界代表参会。（赵　超）

↗ 国家食品药品监督管理总局发布药品质量公告　2014年8月19日,国家食品药品监督管理总局发布了药品质量公告(总第5期),公布了对格列美脲片、小儿化痰止咳颗粒、康尔心胶囊、地塞米松磷酸钠注射液、小活络丸、三七伤药片、乙型肝炎表面抗原诊断试剂、亚硫酸氢钠等148个品种13461批次产品的质量抽验情况,以及经检验不符合标准规定的99批次药品。2014年12月29日,国家食品药品监督管理总局发布了药品质量公告(总第6期),公布了对阿昔洛韦滴眼液、紫杉醇注射液、桂枝茯苓丸、乳酸菌素分散片、复方鱼腥草片等21个品种3200批药品的质量抽验情况,以及经检验不符合标准规定的45批次药品。抽验中发现的不符合标准规定药品的不合格项目主要有含量测定项和检查项中的溶出度、微生物限度、有关物质、pH值、水分、酸度、可见异物等。国家食品药品监督管理总局已组织相关省(区、市)食品药品监督管理部门对抽验发现的不符合标准规定的药品及时采取了必要的控制措施,对有关生产企业和被抽样单位依法进行了查处。同时要求相关企业和单位认真检查,深入排查原因并进行整改,切实消除隐患,确保药品质量安全。（赵　超）

新药审批

2014 年批准的新药(化学药品)

药品名称	剂 型	规 格	批准文号	申请单位
地红霉素肠溶片	片剂	0.25 g	国药准字 H20140001	西安利君制药有限责任公司
布洛伪麻那敏片	片剂	每片含布洛芬 200 mg,盐酸伪麻黄碱 30 mg,马来酸氯苯那敏 2 mg	国药准字 H20140002	悦康药业集团有限公司
氨酚曲马多胶囊	胶囊剂	每粒含盐酸曲马多 37.5 mg,对乙酰氨基酚 325 mg	国药准字 H20140003	山西好医生药业有限公司
盐酸氨基葡萄糖颗粒	颗粒剂	每袋 0.48 g	国药准字 H20140004	天津市中央药业有限公司
托拉塞米分散片	片剂	10 mg	国药准字 H20140005	天津中新药业集团股份有限公司新新制药厂
普卢利沙星	原料药	—	国药准字 H20140006	济川药业集团有限公司
普卢利沙星分散片	片剂	0.1 g(以 $C_{16}H_{16}FN_3O_3S$ 计)	国药准字 H20140007	济川药业集团有限公司
氨茶碱口服溶液	口服溶液剂	21 mg/mL(以无水氨茶碱计)	国药准字 H20140008	四川健能制药有限公司
地西他滨	原料药	—	国药准字 H20140009	连云港杰瑞药业有限公司
匹伐他汀钙	原料药	—	国药准字 H20140010	山东齐都药业有限公司
匹伐他汀钙片	片剂	1 mg	国药准字 H20140011	山东齐都药业有限公司
羔羊胃提取物维 B_{12} 颗粒	颗粒剂	每克含凝乳酶活力不少于 40 单位,胃蛋白酶活力不少于 15 单位,维生素 B_{12} 10 μg	国药准字 H20140012	新疆生化药业有限公司
阿德福韦酯	原料	—	国药准字 H20140013	湖南华纳大药厂股份有限公司
阿德福韦酯胶囊	胶囊剂	10 mg	国药准字 H20140014	湖南方盛制药股份有限公司
氢溴酸加兰他敏口腔崩解片	片剂	5 mg	国药准字 H20140015	合肥合源药业有限公司
奥替拉西钾	原料药	—	国药准字 H20140016	深圳海王药业有限公司
吉美嘧啶	原料药	—	国药准字 H20140017	深圳海王药业有限公司
布洛芬咀嚼片	片剂	0.2 g	国药准字 H20140018	中美天津史克制药有限公司
替吉奥片	片剂	替加氟 20 mg,吉美嘧啶 5.8 mg,奥替拉西钾 19.6 mg	国药准字 H20140019	福州海王福药制药有限公司
替吉奥片	片剂	替加氟 25 mg,吉美嘧啶 7.25 mg,奥替拉西钾 24.5 mg	国药准字 H20140020	福州海王福药制药有限公司
吗啉硝唑	原料药	—	国药准字 H20140021	江苏豪森药业集团有限公司
吗啉硝唑氯化钠注射液	注射剂	100 mL:0.5 g 吗啉硝唑与 0.9 g 氯化钠	国药准字 H20140022	江苏豪森药业集团有限公司
盐酸二甲双胍缓释片	片剂	0.5 g	国药准字 H20140023	石家庄市华新药业有限责任公司
索法酮干混悬剂	干混悬剂	0.1 g	国药准字 H20140024	武汉启瑞药业有限公司
富马酸卢帕他定片	片剂	10 mg	国药准字 H20140026	四川海思科制药有限公司
富马酸卢帕他定	原料药	—	国药准字 H20140027	四川海思科制药有限公司
二甲双胍格列吡嗪片	片剂	格列吡嗪 2.5 mg,盐酸二甲双胍 250 mg	国药准字 H20140028	北京四环科宝制药有限公司
二甲双胍格列吡嗪片(Ⅱ)	片剂	格列吡嗪 2.5 mg,盐酸二甲双胍 500 mg	国药准字 H20140029	北京四环科宝制药有限公司
曲司氯铵	原料药	—	国药准字 H20140030	寿光富康制药有限公司
曲司氯铵胶囊	胶囊剂	20 mg	国药准字 H20140031	寿光富康制药有限公司
替米沙坦分散片	片剂	40 mg	国药准字 H20140032	浙江泰利森药业有限公司
替米沙坦分散片	片剂	80 mg	国药准字 H20140033	浙江泰利森药业有限公司
复方维生素(3)注射液	注射剂	5 mL: 维生素 B_1 10 mg,核黄素磷酸钠 6.355 mg(相当于核黄素 5 mg),维生素 C 200 mg	国药准字 H20140034	山西普德药业股份有限公司
注射用复方维生素(3)	注射剂	每瓶含维生素 B_1 10 mg,核黄素磷酸钠 6.355 mg(相当于核黄素 5 mg),维生素 C 200 mg	国药准字 H20140035	山西普德药业股份有限公司
注射用兰索拉唑	注射剂	30 mg(以 $C_{16}H_{14}F_3N_3O_2S$ 计)	国药准字 H20140036	海南中化联合制药工业股份有限公司
恩替卡韦分散片	片剂	0.5 mg	国药准字 H20140037	安徽贝克生物制药有限公司
盐酸奥洛他定胶囊	胶囊剂	5 mg	国药准字 H20140038	重庆青阳药业有限公司
巴洛沙星片	片剂	0.1 g	国药准字 H20140039	常州金远药业制造有限公司
巴洛沙星	原料药	—	国药准字 H20140041	江苏永达药业有限公司
盐酸帕洛诺司琼	原料药	—	国药准字 H20140042	江苏盛迪医药有限公司
盐酸帕洛诺司琼注射液	注射剂	5 mL:0.25 mg(以 $C_{19}H_{24}N_2O$ 计)	国药准字 H20140043	江苏恒瑞医药股份有限公司
注射用兰索拉唑	注射剂	30 mg	国药准字 H20140044	江苏吴中医药集团有限公司苏州制药厂
盐酸帕洛诺司琼	原料药	—	国药准字 H20140045	江苏奥赛康药业股份有限公司
盐酸帕洛诺司琼注射液	注射剂	5 mL:0.25 mg(以帕洛诺司琼计)	国药准字 H20140046	江苏奥赛康药业股份有限公司

（续表）

药品名称	剂　型	规　格	批准文号	申请单位
注射用兰索拉唑	注射剂	30 mg	国药准字 H20140047	江苏金丝利药业有限公司
头孢丙烯颗粒	颗粒剂	0.125 g	国药准字 H20140048	广州白云山医药集团股份有限公司白云山制药总厂
利拉萘酯乳膏	乳膏剂	10 g:0.2 g(2%)	国药准字 H20140049	重庆灵方三帆生物制药有限公司
地西他滨	原料药	—	国药准字 H20140050	齐鲁制药有限公司
注射用地西他滨	注射剂	50 mg(以 $C_8H_{12}N_4O_4$ 计)	国药准字 H20140051	齐鲁制药(海南)有限公司
阿折地平	原料药	—	国药准字 H20140052	威海迪素制药有限公司
阿折地平片	片剂	8 mg	国药准字 H20140053	迪沙药业集团有限公司
奥美沙坦酯片	片剂	20 mg	国药准字 H20140054	南京正大天晴制药有限公司
注射用雷贝拉唑钠	注射剂	20 mg	国药准字 H20140055	南京长澳制药有限公司
比伐芦定	原料药	—	国药准字 H20140056	江苏豪森药业集团有限公司
注射用比伐芦定	注射剂	0.25 g(以 $C_{98}H_{138}N_{24}O_{33}$ 计)	国药准字 H20140057	江苏豪森药业集团有限公司
达肝素钠	原料药	—	国药准字 H20140058	河北常山生化药业股份有限公司
辣椒碱	原料药	—	国药准字 H20140059	长春普华制药股份有限公司
阿德福韦酯胶囊	胶囊剂	10 mg	国药准字 H20140060	苏州二叶制药有限公司
蛋白琥珀酸铁	原料药	—	国药准字 H20140061	济川药业集团有限公司
恩夫韦肽	原料药	—	国药准字 H20140062	成都圣诺生物制药有限公司
利拉萘酯喷雾剂	喷雾剂	每瓶 15 g,药液浓度为 2%(g/g),每喷含利拉萘酯 2.73 mg	国药准字 H20140063	浙江万晟药业有限公司
左乙拉西坦	原料药	—	国药准字 H20140064	深圳信立泰药业股份有限公司
普卢利沙星片	片剂	132 mg(相当于普卢利沙星活性成分 100 mg)	国药准字 H20140065	海南海灵化学制药有限公司
聚卡波非钙	原料药	—	国药准字 H20140066	山东新华制药股份有限公司
聚卡波非钙片	片剂	0.5 g	国药准字 H20140067	山东新华制药股份有限公司
左乙拉西坦	原料药	—	国药准字 H20140068	上虞京新药业有限公司
左乙拉西坦	原料药	—	国药准字 H20140069	重庆圣华曦药业股份有限公司
二甲双胍格列吡嗪胶囊	胶囊剂	格列吡嗪 2.5 mg,盐酸二甲双胍 250 mg	国药准字 H20140070	无锡福祈制药有限公司
盐酸多奈哌齐口腔崩解片	片剂	5 mg	国药准字 H20140071	辅仁药业集团有限公司
头孢地尼片	片剂	0.1 g	国药准字 H20140072	江苏亚邦强生药业有限公司
阿德福韦酯片	片剂	10 mg	国药准字 H20140073	湖南方盛制药股份有限公司
比阿培南	原料药	—	国药准字 H20140074	珠海联邦制药股份有限公司
注射用比阿培南	注射剂	0.3 g(以 $C_{15}H_{18}N_4O_4S$ 计算)	国药准字 H20140075	珠海联邦制药股份有限公司
富马酸氯马斯汀注射液	注射剂	2 mL:2 mg(以 $C_{21}H_{26}ClNO$ 计)	国药准字 H20140076	华润双鹤利民药业(济南)有限公司
阿莫西林分散片	片剂	0.25 g(以 $C_{16}H_{19}N_3O_5S$ 计)	国药准字 H20140077	先声药业有限公司
丁二磺酸腺苷蛋氨酸	原料药	—	国药准字 H20140078	浙江震元制药有限公司
注射用兰索拉唑	注射剂	30 mg	国药准字 H20140079	辰欣药业股份有限公司
注射用双氯芬酸钠盐酸利多卡因	注射剂	每瓶含双氯芬酸钠 75 mg,盐酸利多卡因 20 mg	国药准字 H20140080	海南通用康力制药有限公司
硝酸毛果芸香碱眼用凝胶	眼用制剂	5 g:0.2 g	国药准字 H20140081	华北制药股份有限公司
氯氮平口腔崩解片	片剂	100 mg	国药准字 H20140082	北京益民药业有限公司
氯氮平口腔崩解片	片剂	25 mg	国药准字 H20140083	北京益民药业有限公司
注射用盐酸罗沙替丁醋酸酯	注射剂	75 mg	国药准字 H20140084	哈药集团三精加滨药业有限公司
盐酸罗沙替丁醋酸酯	原料药	—	国药准字 H20140085	哈药集团三精明水药业有限公司
门冬氨酸钾片	片剂	0.3 g	国药准字 H20140086	辽宁药联制药有限公司
格列美脲分散片	片剂	1 mg	国药准字 H20140087	浙江泰利森药业有限公司
格列美脲分散片	片剂	2 mg	国药准字 H20140088	浙江泰利森药业有限公司
盐酸文拉法辛片	片剂	50 mg	国药准字 H20140089	贵州圣济堂制药有限公司
磺胺多辛乙胺嘧啶片	片剂	磺胺多辛 500 mg,乙胺嘧啶 25 mg/片	国药准字 H20140090	桂林南药股份有限公司
利塞膦酸钠片	片剂	35 mg	国药准字 H20140091	昆明积大制药股份有限公司
异甘草酸镁注射液	注射剂	10 mL:50 mg(以异甘草酸镁计)	国药准字 H20140092	江苏正大天晴药业股份有限公司
恩替卡韦分散片	片剂	0.5 mg	国药准字 H20140093	湖南千金协力药业有限公司
美他多辛注射液	注射剂	5 mL:0.3 g	国药准字 H20140094	济南维尔康生化制药有限公司
富马酸卢帕他定	原料药	—	国药准字 H20140095	德州博诚制药有限公司
富马酸卢帕他定胶囊	胶囊剂	10 mg(以卢帕他定计)	国药准字 H20140096	北京四环科宝制药有限公司
富马酸卢帕他定片	片剂	10 mg(以卢帕他定计)	国药准字 H20140097	北京四环科宝制药有限公司
双氯芬酸钠盐酸利多卡因注射液	注射剂	2 mL:双氯芬酸钠 75 mg,盐酸利多卡因 20 mg	国药准字 H20140098	东北制药集团沈阳第一制药有限公司

（续表）

药品名称	剂 型	规 格	批准文号	申请单位
盐酸氨溴索颗粒	颗粒剂	15 mg	国药准字 H20140099	福建省泉州恒达制药有限公司
盐酸氨溴索颗粒	颗粒剂	30 mg	国药准字 H20140100	福建省泉州恒达制药有限公司
奥利司他片	片剂	60 mg	国药准字 H20140101	浙江海正药业股份有限公司
甲磺酸阿帕替尼	原料药	—	国药准字 H20140102	江苏盛迪医药有限公司
甲磺酸阿帕替尼片	片剂	0.25 g(以阿帕替尼计)	国药准字 H20140103	江苏恒瑞医药股份有限公司
甲磺酸阿帕替尼片	片剂	0.375 g(以阿帕替尼计)	国药准字 H20140104	江苏恒瑞医药股份有限公司
甲磺酸阿帕替尼片	片剂	0.425 g(以阿帕替尼计)	国药准字 H20140105	江苏恒瑞医药股份有限公司
草酸艾司西酞普兰	原料药	—	国药准字 H20140106	吉林省西点药业科技发展股份有限公司
瑞舒伐他汀钙	原料药	—	国药准字 H20140107	浙江海正药业股份有限公司
草酸艾司西酞普兰片	片剂	5 mg	国药准字 H20140108	吉林省西点药业科技发展股份有限公司
草酸艾司西酞普兰片	片剂	10 mg	国药准字 H20140109	吉林省西点药业科技发展股份有限公司
盐酸替扎尼定口腔崩解片	片剂	2 mg	国药准字 H20140110	四川科瑞德制药有限公司
阿德福韦酯片	片剂	10 mg	国药准字 H20140111	湖北广济药业股份有限公司
拉呋替丁片	片剂	10 mg	国药准字 H20140112	成都恒瑞制药有限公司
注射用盐酸尼非卡兰	注射剂	50 mg	国药准字 H20140113	四川百利药业有限责任公司
盐酸尼非卡兰	原料药	—	国药准字 H20140114	四川百利药业有限责任公司
甲磺酸伊马替尼	原料药	—	国药准字 H20140115	石药集团欧意药业有限公司
阿德福韦酯	原料药	—	国药准字 H20140116	万特制药(海南)有限公司
乌苯美司片	片剂	30 mg	国药准字 H20140117	西安万隆制药股份有限公司
盐酸莫西沙星	原料药	—	国药准字 H20140118	四川锡成药业有限公司
比阿培南	原料药	—	国药准字 H20140119	山东罗欣药业集团恒欣药业有限公司
注射用比阿培南	注射剂	0.3 g(以比阿培南计)	国药准字 H20140120	山东罗欣药业集团股份有限公司
阿立哌唑片	片剂	10 mg	国药准字 H20140121	江苏恩华药业股份有限公司
阿戈美拉汀	原料药	—	国药准字 H20140122	江苏豪森药业集团有限公司
聚甲酚磺醛凝胶	凝胶剂	25 g:0.45 g	国药准字 H20140123	华润双鹤药业股份有限公司
注射用雷贝拉唑钠	注射剂	20 mg	国药准字 H20140124	江苏奥赛康药业股份有限公司
盐酸莫西沙星注射液	注射剂	20 mL:0.4 g	国药准字 H20140125	成都天台山制药有限公司
注射用依诺肝素钠	注射剂	40 mg:4 000 AxaIU	国药准字 H20140126	苏州二叶制药有限公司
注射用依诺肝素钠	注射剂	100 mg:10 000 AxaIU	国药准字 H20140127	苏州二叶制药有限公司
西达本胺	原料药	—	国药准字 H20140128	深圳微芯生物科技有限责任公司
西达本胺片	片剂	5 mg	国药准字 H20140129	深圳微芯生物科技有限责任公司
草酸艾司西酞普兰	原料药	—	国药准字 H20140130	湖南洞庭药业股份有限公司
盐酸氟哌噻吨	原料药	—	国药准字 H20140131	海南益尔药业有限公司
盐酸美利曲辛	原料药	—	国药准字 H20140132	海南益尔药业有限公司
聚普瑞锌	原料药	—	国药准字 H20140133	苏州富士莱医药股份有限公司
聚普瑞锌颗粒	颗粒剂	75 mg(以聚普瑞锌计)	国药准字 H20140134	四川海思科制药有限公司
瑞舒伐他汀钙胶囊	胶囊剂	以 $C_{22}H_{28}FN_3O_6S$ 计,5 mg	国药准字 H20140135	海南通用三洋药业有限公司
瑞舒伐他汀钙胶囊	胶囊剂	以 $C_{22}H_{28}FN_3O_6S$ 计,10 mg	国药准字 H20140136	海南通用三洋药业有限公司
替吉奥片	片剂	每片含:替加氟 20 mg,吉美嘧啶 5.8 mg,奥替拉西钾 19.6 mg	国药准字 H20140137	齐鲁制药有限公司
替吉奥片	片剂	每片含:替加氟 25 mg,吉美嘧啶 7.25 mg,奥替拉西钾 24.5 mg	国药准字 H20140138	齐鲁制药有限公司
伏立康唑胶囊	胶囊剂	50 mg	国药准字 H20140139	湖北午时药业股份有限公司
非诺贝特缓释片	片剂	0.25 g	国药准字 H20140140	扬子江药业集团有限公司
依替巴肽	原料药	—	国药准字 H20140141	深圳翰宇药业股份有限公司
依替巴肽注射液	注射剂	5 mL:10 mg	国药准字 H20140142	深圳翰宇药业股份有限公司
伏立康唑	原料药	—	国药准字 H20140143	扬子江药业集团江苏海慈生物药业有限公司
伏立康唑分散片	片剂	200 mg	国药准字 H20140144	扬子江药业集团南京海陵药业有限公司
伪麻非索缓释胶囊	胶囊剂	复方	国药准字 H20140145	国药集团广东环球制药有限公司
盐酸帕洛诺司琼注射液	注射剂	1.5 mL:0.075 mg	国药准字 H20140146	杭州九源基因工程有限公司
盐酸替扎尼定口腔崩解片	片剂	4 mg	国药准字 H20140147	四川科瑞德制药有限公司

（徐云龙）

2014年批准的新药(中药)

药品名称	剂型	规格	批准文号	申请单位
术苓健脾胶囊	胶囊剂	每粒装0.27 g	国药准字Z20140001	金陵药业股份有限公司福州梅峰制药厂
清热消炎宁片	片剂	每片重0.45 g(含九节茶干浸膏0.33 g)	国药准字Z20140003	江西京通美联药业有限公司
小儿感冒宁颗粒	颗粒剂	每袋2.5 g	国药准字Z20140004	江西京通美联药业有限公司
然降多吉胶囊	胶囊剂	每粒装0.34 g	国药准字Z20140005	四川康定金珠制药有限责任公司
散风通窍滴丸	滴丸剂	每丸重38 mg	国药准字Z20140006	北京华洋奎龙药业有限公司
炎热清片	片剂	每片重0.36 g	国药准字Z20140007	江西京通美联药业有限公司
川射干黄酮胶囊	胶囊剂	每粒装0.36 g(含川射干黄酮提取物0.35 g)	国药准字Z20140008	四川逢春制药有限公司
紫贝止咳颗粒	颗粒剂	每袋装4 g	国药准字Z20140009	湖南德康制药股份有限公司
仙灵脾胶囊	胶囊剂	每粒装0.5 g	国药准字Z20140010	贵州汇正制药有限责任公司
淫羊藿总黄酮提取物	—	—	国药准字Z20140011	江苏康缘药业股份有限公司
淫羊藿总黄酮胶囊	胶囊剂	每粒装0.35 g(含淫羊藿总黄酮提取物309 mg)	国药准字Z20140012	江苏康缘阳光药业有限公司
菖麻熄风片	片剂	每片重0.53 g	国药准字Z20140013	黑龙江省济仁药业有限公司
三七龙血竭胶囊	胶囊剂	每粒装0.33 g	国药准字Z20140014	滇虹药业集团股份有限公司
金地连解毒片	片剂	每片重0.73 g	国药准字Z20140015	天津中天制药有限公司
蛇脂参黄软膏	软膏剂	每支装10 g	国药准字Z20140016	—

(徐云龙)

2014年批准的新药(生物制品)

药品名称	剂型	规格	批准文号	申请单位
聚乙二醇重组人生长激素注射液	注射液	54 IU/9.0 mg/1.0 mL/瓶	国药准字S20140001	长春金赛药业有限责任公司
精蛋白重组人胰岛素混合注射液(40/60)	注射液	3 mL:300单位(10.4 mg)	国药准字S20140002	通化东宝药业股份有限公司
AC群脑膜炎球菌(结合)b型流感嗜血杆菌(结合)联合疫苗	注射剂	每瓶0.5 mL,每1次人用剂量0.5 mL,含A群脑膜炎球菌多糖、C群脑膜炎球菌多糖、b型流感嗜血杆菌多糖分别应不低于10微克	国药准字S20140003	北京智飞绿竹生物制药有限公司
人类免疫缺陷病毒(HIV)抗原抗体诊断试剂盒(酶联免疫法)	诊断试剂盒	96人份/盒	国药准字S20140004	北京华大吉比爱生物技术有限公司
精蛋白锌重组赖脯胰岛素混合注射液(25R)	注射剂	3 mL:300单位	国药准字S20140005	甘李药业股份有限公司
精蛋白锌重组赖脯胰岛素混合注射液(25R)	注射剂	10 mL:1 000单位	国药准字S20140006	甘李药业股份有限公司
伤寒Vi多糖疫苗	注射剂	0.5 mL/瓶,每1次人用剂量0.5 mL,含伤寒Vi多糖应不低于30 μg	国药准字S20140007	北京智飞绿竹生物制药有限公司
人凝血酶原复合物	注射剂	300 IU/瓶	国药准字S20140008	山东泰邦生物制品有限公司
重组人碱性成纤维细胞生长因子凝胶	外用凝胶剂	25 000 IU/支	国药准字S20140009	北京双鹭药业股份有限公司

(徐云龙)

药学人物

Prominent Figures

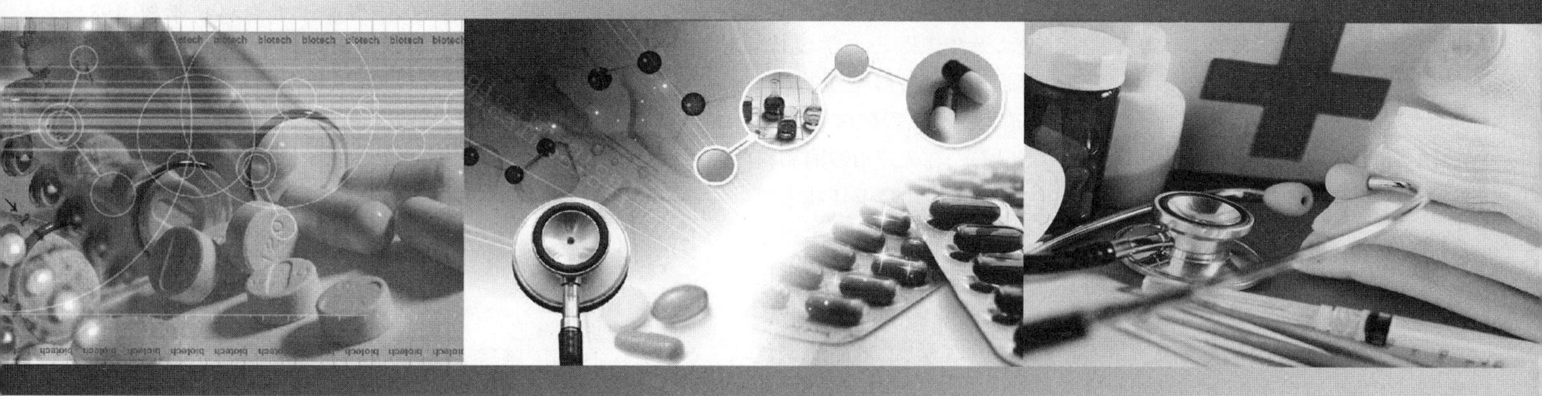

人物简介

张伯礼

——2014 年度国家科技进步奖一等奖

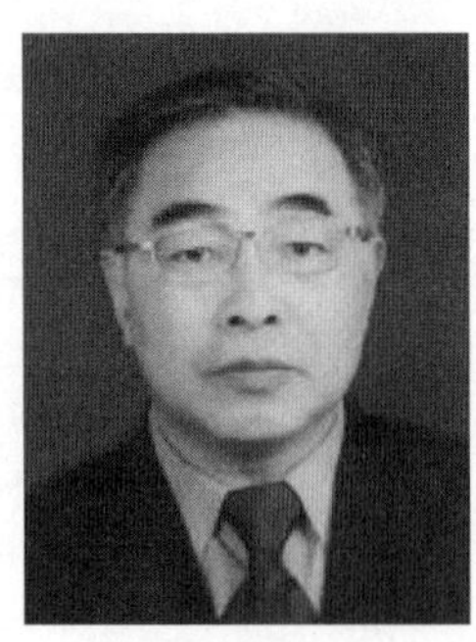

张伯礼

张伯礼，男，1948 年 2 月 26 日生，天津人。1982 年毕业于天津中医学院，获医学硕士学位。中国工程院院士，中共党员，现任中国中医科学院院长，天津中医药大学校长、一附院副院长，教授、博士生导师。2005 年当选为中国工程院院士。

2006 年以来，在天津市政府和科委的支持下，由张伯礼院士任技术负责人，天津市组织实施了“天津市现代中药大品种群系统开发项目”。课题组耗时 8 年，历经理论创新、技术突破及推广应用系统研究，构建了中成药临床定位、药效物质整体系统辨析、系统网络药理学、工艺品质调优和数字化全程质控等五大核心技术体系，形成了中成药二次开发模式。项目完成了 32 个中成药品种二次开发，销售额过亿元品种由 3 个增加到 12 个，2013 年销售额达 50 亿元，累计销售额超过 200 亿元，初步构建了天津市中药大品种集群，建立了适应市场经济发展企业和科研院所相结合的科技创新及应用体系。同时，项目技术已在全国 19 个省市推广，应用于近百家中药企业。项目获 19 项发明专利及 7 项软件著作权，提高国家药品标准 8 项；发表论文 150 篇，SCI 收录 91 篇。

该项目主要科技创新包括：(1)原创性提出了中成药二次开发理论、方法与技术策略，创立基于系统工程学的中成药二次开发模式；(2)建立了基于临床循证评价的中成药临床定位技术。建立了中成药临床定位策略与方法；(3)建立了基于整体观的中成药辨析技术；创建了基于药效及体内过程特点的中成药质检指标辨析技术；(4)构建以系统药理学为核心的中药作用机理多层次研究技术平台；率先从网络药理学角度阐释中药多组分/多通路/多靶点/多途径整合调节机制，并创建了基于网络药理学的中药药效评价方法；(5)首创中药制药过程系统工程技术；构建基于绿色制药理念的高品质中药制药工程体系；(6)创建了中药制药工艺品质调控与优化技术，解决了中成药化学成分复杂，工艺参数与药品质量关系不清的难题；(7)提出中药制药过程质控理论，创建了药材—成药质检、制药过程质控与制药工艺品质控制相融合的“三位一体”全程质量控制技术。

张伯礼院士主持完成的“中成药二次开发核心技术体系创研及其产业化”荣获国家科技进步一等奖，该项目是中药研究领域产学研结合的典范，对促进我国中医药的发展，推进中药产业现代化进程起到了重要作用。不仅能推动调整产业结构、转变经济发展方式，同时服务医改、惠及民生，可为重大疾病防治提供安全有效、质优价廉的药物，对保障我国医改成功，促进生物医药产业发展，将起到重大推动作用，产生巨大的社会效益。

时惠麟

——2014 年度国家科技进步奖二等奖

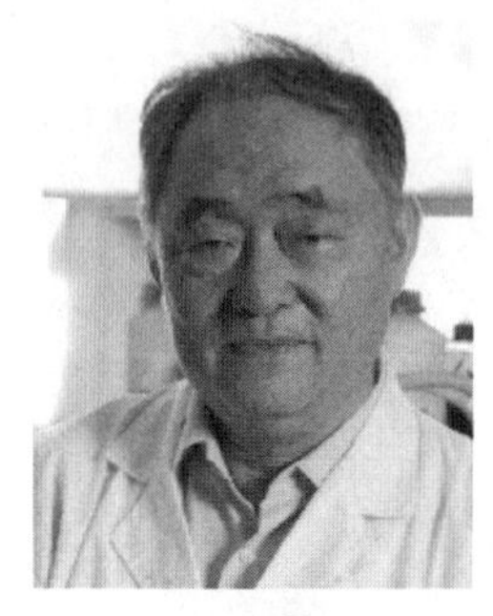

时惠麟

时惠麟，男，1943 年 6 月生。1960 年毕业于上海科技学校，1982 年获得上海医药工业研究院理学硕士。现任上海医药工业研究院研究员、硕士生导师。

从 1960 年毕业至今，时惠麟研究员在中国医药工业研究院耕耘了 50 多年，最早做的是普利类药物研发。这是新一代一线降压药，能够治疗充血性心衰，对心、肾、血管等靶器官具有保护作用，降压平稳、副作用小。时惠麟“七五”时期研制普利类药时，国外对我们实行技术封锁，80% 以上的普利类药市场都被外国产品占据。时惠麟先后换了几次工艺，第四次终于以自己发明的三光气改良的 NCA 缩合工艺获得了成功，将依那普利的每公斤原料药成本从两万多降到了几百元，为普利类药物产业化奠定了扎实基础。由于不能短期内见到收益，好多厂家都不敢接下这个“烫手山芋”。经过努力，最终浙江华海药业与他达成了合作意向。随后的几年间，借助专利创新，时惠麟与华海药业实现了普利类药的大规模生产，现已出口到了五大洲，经济效益显著——2006 年至 2008 年新增产值 10.3 亿元、利润 3.5 亿元、税收 1.4 亿元、创汇 8.8 亿元。继普利类药物之后，时惠麟又攻破了沙坦类药物的壁垒，每年出口几百万，产品已经卖到了欧洲、印度等地区。

时惠麟研究员领衔完成的“抗高血压沙坦类药物的绿色关键技术开发及产业化”项目通过一系列工艺创新。其研制出得药品功效均达到或超过美国药典、欧洲药典的标准，打破了国外对这类药物的垄断，并且药品价格较进口产品下降高达 90%，大量节约了患者的用药费用。该项目同时荣获 2013 年度上海市科技进步一等奖。时惠麟耗时二十多年，与华海药业、常州四药协作，为抗高血压沙坦类药物的生产工艺动了一次“绿色手术”——新工艺使污染比原先工艺减少七成，制药成本降低九成。由此，国产抗高血压沙坦类药物在与同类进口药物的竞争中获得了优势。

多年来，时惠麟研究员带领团队获得丰硕成果，共获得新药证书 40 余本，申请发明专利 60 余项，授权 28 项；培养研究生 30 余人。享受国务院专家津贴；曾担任“七五”、“八五”、“九五”国家重点科技攻关项目专题组长，“七五”攻关项目“马来酸依那普利及其制剂研制”和“八五”攻关项目“盐酸氟西汀及其制剂研制”获国家医药管理局科技进步二等奖，“九五”攻关项目“缬沙坦及其制剂研制”获上海市科技进步二等奖，“普利类药物的关键技术及产业化”获国家科技进步二等奖、上海市科技进步一等奖。

郑裕国

——2014 年度国家科技进步奖二等奖

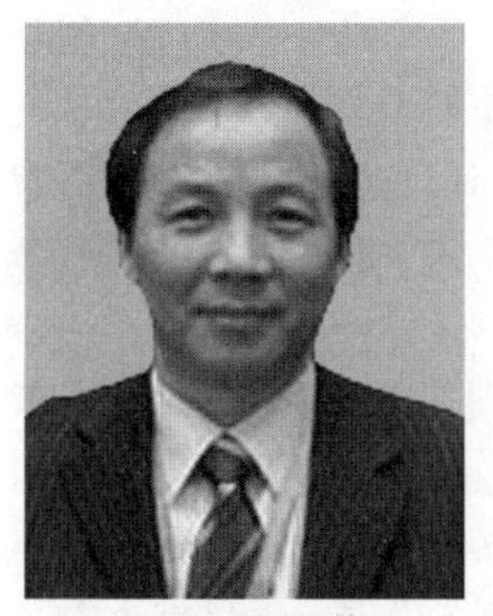

郑裕国

郑裕国，男，1961 年出生，浙江象山县西周镇人。1983 年毕业于浙江工业大学，获工学博士学位。1983.07-1993.09 于浙江工学院轻工系，进行教学、科研工作；1993.09-1997.09 于浙江工业大学轻工系，进行教学、科研工作；1997.10-至今于浙江工业大学生物与环境工程学院，进行教学、科研研究。现任浙江工业大学生物与环境工程学院教授、博士生导师，浙江省生物化工重中之重学科带头人、浙江工业大学生物与环境工程学院院长、浙江工业大学生物工程研究所所长、浙江工业大学生物化工博士点负责人、浙江省制药工程重点实验室副主任、可再生资源利用与加工国家级实验教学示范中心主任、生物转化与生物净化教育部工程研究中心主任、绿色化学合成技术国家重点实验室培育基地生物合成技术研究方向负责人。

兼任中国化工学会生物化工专业委员会委员、中国生物工程学会工业与环境生物技术专业委员会委员、中国微生物学会酶工程专业委员会委员、浙江化工学会理事兼生物工程专业委员会副主任、浙江省药学会生化药物专业委员会副主任委员、浙江省生物物种资源保护专家组成员、浙江省生物技术示范工程专家组成员、浙江省生物工程学会副理事长、浙江省化工学会理事、浙江省药学会理事。

目前主要从事腈转化酶生物催化、氨基环多醇类化合物结构生物修饰、生物基化学品的生物制造、微生物发酵等领域的研究和产业化技术开发。在生物化工领域著名期刊发表学术论文 100 多篇，被 SCI 收录 80 余篇；为 Chemical Reviews、Trends in Biotechnology、Journal of Biotechnology、Environmental Science & Technology、Applied Microbiology and Biotechnology 等国际重要刊物的特约审稿人；授权国家发明专利 17 件；出版专著、教材、译著 6 部；主持开发多项产业化技术并建成工业化生产装置 6 套，工程应用效益显著。

先后主持和承担国家 863 计划项目、国家科技攻关重点项目、973 计划项目、国家新药创制重大专项课题、国家自然科学基金、国家科技攻关重点项目、教育部博士点专项基金、浙江省重大科技攻关项目、浙江省自然科学基金重大项目等 30 多项课题。具体为：国家重点基础研究发展计划（973 计划）课题：典型手性生物制造过程的构建和调控 2011CB7108062、国家高技术研究发展计划项目（863 计划）：腈水合酶/酰胺酶双菌双酶耦联生物催化生产手性药物中间体（S）-（+）-2，2-二甲基环丙甲酰胺 2006AA02Z2413、国家新药创制重大专项：糖尿病治疗药物阿卡波糖生产技术改造 2008ZX09204-0044、国家自然科学基金项目：一菌双酶法构建甘油氯化偶联选择性卤醇脱卤合成手性环氧氯丙烷的应用基础研究（21176224）、国家自然科学基金项目：腈水解酶立体选择性分子机制的研究（31170761）、国家重点基础研究发展计划（973 计划）子课题：工业生物过程的工艺条件优化和调控 2007CB7143047、国家重点基础研究发展计划（973）子课题：生物催化与生物转化：腈水合反应和腈水解反应的方法学及催化机理 2003CB7160058、国家高技术研究发展计划项目（863 计划）子课题：农用抗生素和次生代谢物生物农药研究和创制（子课题）2006AA10A2099、国家自然科学基金项目：氨基环醇类酶抑制剂先导化合物衍生库的构建及衍生物活性的筛选 2087213210、浙江省重大科技专项：生物催化技术生产降糖新药伏格列波糖 2006C1300311、浙江省自然科学基金重点项目：精细化学品绿色制造关键酶的分子催化机理与适应性改造研究 Z409061212、浙江省自然科学基金重大项目：酶基因克隆技术裂解有效霉素制备糖苷酶抑制剂药物的研究（ZB0106）。

先后获浙江省高校科技进步一等奖 2 项、二等奖 2 项；国家科技进步二等奖 3 项；省部级科学技术一等奖 5 项；国家化工学界最高科技奖：侯德榜化工科学技术奖——创新奖；“浙江省功勋教师”荣誉称号；郑裕国团队已获国家授权发明专利 80 余件，其主讲的《生物工程设备》课程先后被评为“国家级精品课程”、“浙江省级精品课程”。先后荣获“全国优秀教师（2004）”、“151 人才工程”重点资助（2006 年）、“浙江省有突出贡献的中青年专家（2009）”、“全国化工优秀科技工作者（2010）”等荣誉称号，享受国务院特殊津贴。

庚石山

——2014 年度国家科技进步奖二等奖

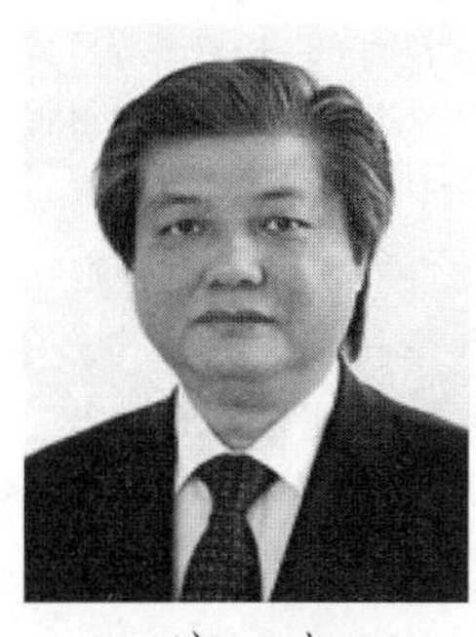

庚石山

庚石山，男，1962 年 8 月生，广西全州人。1983 年毕业于广西中医学院药学系获理学学士学位；1983 年-1986 年于广西中医学院任助教；1989 年于华西医科大学药学院获理学硕士学位；1989 年-1990 年于广西中医学院任讲师；1993 年于北京协和医学院中国医学科学院获理学博士学位；1993 年-1995 年于中国医学科学院药物研究所任助理研究员、副研究员、植化室副主任；1995 年-1996 年于奥地利维也纳大学药学院从事博士后研究。现任中国医学科学院药物研究所副所长、研究员、博士生导师，“天然药物活性物质与功能”国家重点实验室主任。

庾石山研究员担任国家药典委员会委员，中国药学会中药与天然药物专业委员会副主任；兼任 SCI 期刊《*Journal of Asian Natural Products Research*》副主编和《*Journal of Integrative Plant Biology*》编委，及《药学学报》等 5 种中文核心期刊的编委。

庾石山研究员长期从事有毒药用植物活性成分和中药药效物质的化学研究。他采用色谱与波谱联用技术，建立起了高效、快速、微量在线识别中药和天然药物活性组分中新颖结构化合物的方法；分别对马钱子、娃儿藤、格木和华山矾等 20 余种有毒药用植物的活性成分和中药药效物质进行了深入的研究，从中分离鉴定了 1000 余个天然产物，其中 400 多个为新结构化合物，15 个为新型骨架结构化合物，它们分属生物碱类、糖苷类、萜类、二苯乙烯类和黄酮类天然产物。发现活性化合物 70 余个。通过已发现的活性化合物结构改造和构效关系研究，优选出体内外均具有显著作用、毒性较低作用于 hedgehog 信号转导通路的新型抗神经系统肿瘤先导化合物 3-酰基右旋去氧娃儿藤宁，目前正在对其进行深入的创制具有自主知识产权 I 类抗肿瘤新药的临床前研究。发现具有间苯三酚基本骨架的羰基衍生物显示扩张血管活性，为研制新型治疗心脑血管疾病药物提供了先导结构。在进行深入结构研究基础上，发现由间苯三酚可衍变成系列的复杂结构化合物，并提出形成结构多样性的生源途径，为该类成分的生源提供了理论阐述，并用化学方法进行了部分验证，为阐明复杂结构的间苯三酚衍生物的形成过程和开展复杂结构的间苯三酚衍生物的仿生合成奠定了基础。在国内外重要刊物发表论文 170 余篇，其中 SCI 收载论文 120 余篇。授权专利 5 项，申请专利 13 项。发表专著 5 部，其中主编 2 部，参与编写 3 部。

先后主持了国家“973”子课题、国家自然科学基金重大研究计划、国家自然科学基金重点项目、国家“十一五”、“十二五”重大科技专项“重大新药创制”的“中药新药发现与评价技术平台”单元技术平台等十余项国家级重点项目的研究。为国家杰出青年科学基金获得者，教育部“长江学者”特聘教授，首批新世纪“百千万人才工程”国家级人选，国务院特殊津贴的专家。以第一完成人获国家科技进步奖二等奖一项，教育部高等学校科技成果奖自然科学一等奖一项，北京市科技进步奖一等奖一项，教育部科学技术进步二等奖一项，中华中医药学会科技进步二等奖一项和北京市政府第二届留学回国人员创业奖。

郭 姣

——2014 年度国家科技进步奖二等奖

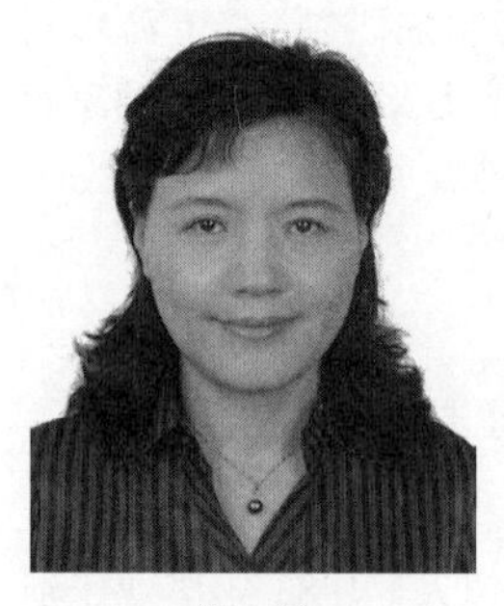
郭 姣

郭姣，女，1961 年 11 月生，江西永修人。1984 年江西中医学院本科毕业，获中医学专业医学学士学位，留校任助教、住院医师；其后毕业于广州中医药大学和第一军医大学，分别获中医诊断专业医学硕士学位和中西医结合专业医学博士学位。1990 年起在广东药学院任教；2001 年任教授，主任医师、教务处处长；2010 年 6 月任广州中医药大学党委常委、副校长；2014 年 4 月起任广东药学院校长、党委副书记。现为广东药学院教授，博士生导师。

担任世界中医药联合会中药药理专业委员会会长，广东省代谢病中西医结合研究中心主任，中国中西医结合学会副会长，教育部高等学校中西医结合专业教学指导委员会委员，国家中医药管理局“中西医结合基础”重点学科带头人及其“高脂血症调肝降脂”重点研究室主任，粤港澳医药产业协同创新联盟理事会理事长。兼任《中药新药与临床药理》副主编，《中药材》编委会副主任，《广东药学院学报》主编。

先后牵头建立国家中医药管理局高脂血症“调肝降脂”重点研究室、国家中医药管理局脂代谢三级实验室、广东省代谢性疾病中医药防治重点实验室及广东省代谢病中西医结合研究中心。

处在中医药学教学、科研、临床一线 30 余年，郭姣教授的主要研究方向为中西医结合防治代谢性疾病及创新药物研发。她突破现有理论束缚，抓住糖脂代谢紊乱的核心病理，将高脂血症、糖尿病、脂肪肝、动脉粥样硬化等糖脂紊乱性疾病作为一个整体来认识和综合防控，首提“糖脂代谢病”概念及“综合一体化治疗策略”、“调肝启枢化浊”理论及“枢纽肝代谢稳态调节系统”，显著提高临床疗效，丰富和发展了中医学病机理论，拓展了对糖脂代谢病的认识，为糖脂代谢病及其相关心脑血管疾病的防治提供了新思路和新策略，开辟了中医药防治“糖脂代谢病”的新径；突破中药物质基础与作用机制不明、疗效不稳的不足，研制系列创新中药，兼具降糖、降脂、抗炎、保护内皮等综合调控作用，综合调节糖脂代谢吸收、转运、代谢、排泄等多个环节、多靶点有效改善糖脂代谢失衡状态，显著提高了临床疗效。获欧美、国内发明专利授权 11 项，省优秀专利奖 1 项。在国内外学术刊物上发表论文 100 余篇，主编著作、教材 8 部。

主持国家科技重大新药创制专项、国家自然科学基金重点项目等 30 余项。获省部级以上成果奖 9 项，其中国家科技进步二等奖 1 项、国家专利优秀奖 1 项、中华中医药学会科技进步一等奖 1 项，广东省科技进步一等奖 2 项。为广东省名中医,国务院特殊津贴专家,卫计委突出贡献中青年专家;先后获全国"三八"红旗手、吴阶平医药创新奖获得者、全国优秀科技工作者、中华中医药"科技之星"、广东省"南粤百杰培养工程"人选、广东省"千百十"工程"十"级(国家级)先进个人、丁颖科技奖、广东省"五一"劳动奖章、广东省杰出女科技工作者等荣誉称号。

刘建勋

——2014 年度国家科技进步奖二等奖

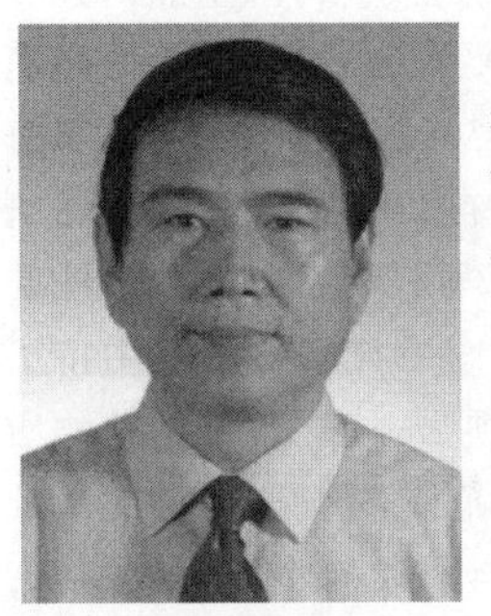

刘建勋

刘建勋,男,1955 年 3 月 24 日生,河北安平人。1978 年毕业于天津南开大学生物系中草药(药理药化)专业,同年分配到中国中医研究院西苑医院基础医学研究室工作至现在,1992 年晋升为副研究员,1993 年破格晋升为研究员;1991.5-1992.12 在日本东京药科大学研修一年半时间;2004 年荣获日本东京药科大学博士学位。现任中国中医研究院西苑医院基础医学研究室研究员、博士生导师。主要从事药理学及中药学研究工作。

现为中国中医研究院西苑医院副院长、实验研究中心主任。国家新药(中药)临床试验中心(GCP)副主任,科技部规范化中药药理实验室主任,国家中医药管理局中药药理重点学科学科带头人。国家药典委员会委员、中国药理学会理事、中国药理学会心血管专业委员会委员及中药药理专业委员会常务委员、中华中医药学会实验药理学分会副主任委员、北京中西医结合学会理事及基础医学专业委员会副主任委员、北京药理学会委员。北京及国家药品监督管理局药品审评专家。

从事药理学研究近三十年来,刘建勋研究员及其团队建立了达国内先进水平的一系列药理实验指标和方法。在日本东京药科大学研修其间,首次发现和研究了控制心肌缺血再灌注流量能够减轻心肌缺血再灌注损伤,这对于临床冠脉再通术后心肌保护有重要意义。在国内首次提出中药复方"指征药代动力学"概念,并顺利完成国家自然科学基金项目:"'中药活性物质指征药代动力学'探索性研究"。首次较完整的进行了中药复方不同有效部位配伍后给药的血药色谱分析,对从血中检测到并能通过数学模型拟合的 16 个指征化学成分经时变化规律进行了分析,并和药效学指标变化进行同步比较和相关性研究,从药动学角度探讨了中药复方配伍的科学性、合理性,在方法学及对中药复方配伍应用的理论合理性研究方面作出了有益的贡献。

刘建勋研究员主持完成的国家重大基础研究项目(973)《方剂关键科学问题的基础研究》子课题"方剂生物活性的评价研究",以心脑血管中药生物活性评价为主方向,制定了以心脑血管为主的 15 类 66 种中药活性评价动物模型的 SOP,新建实验模型和方法 10 多种,内容包括各种模型的操作规范、特点、适应范围、局限性等。为客观、准确地评价中药的生物活性提供了可行的方法。在国内首先提出用中药化学、药理学和药代动力学相互关联法对中药及中药药效物质基础进行研究的模式,并用于中药基础研究和新药开发研究,并得到国家十五攻关计划及国家中医药管理局基础研究项目和创新工程项目的立项支持,在此模式下通过对中药化学物质基础、研发的中药新药因质量可控、疗效显著、作用机理清楚得到制药企业的支持与合作,取得明显的社会效益和经济效益。提出了"疾病动物模型拟临床研究"概念,并完整的建立了研究思路与方法,建立了小型猪高脂饮食加介入冠脉内皮损伤中医病证结合模型及慢性心肌缺血模型,其领导的该课题组先后得到国家"十一五"科技支撑计划和国家自然基金的立项支持。在国内外发表论文 150 余篇。其中 15 篇被 SCI 收录,出版专著 8 部,申报国家发明专利 2 项,国际发明专利 1 项,已取得国家发明专利 1 项。主编或参编著作 11 部。

刘建勋研究员先后参加并完成多项国家"七五"、"八五"科技攻关项目以及国家中医药管理局招标项目。作为项目负责人之一,完成了"九五"国家科技攻关课题。作为项目负责人完成了 10 多项国家研究课题,包括国家自然基金项目、国家重大基础研究项目(973)子课题、国家 863 课题、国家"十五"攻关课题、国家新药基金资助课题及国家中医药管理局课题。2000 年以来获得国家科技进步一等奖、省市级及中华中医药学会科技进步一、二等奖等 10 项科技成果奖。1996 年被评为"全国中青年医学科技之星",2002 年被评为"卫生部有突出贡献中青年专家",2004 年获得国务院颁发的政府特殊津贴。

郭兰萍

——2014 年度国家科技进步奖二等奖

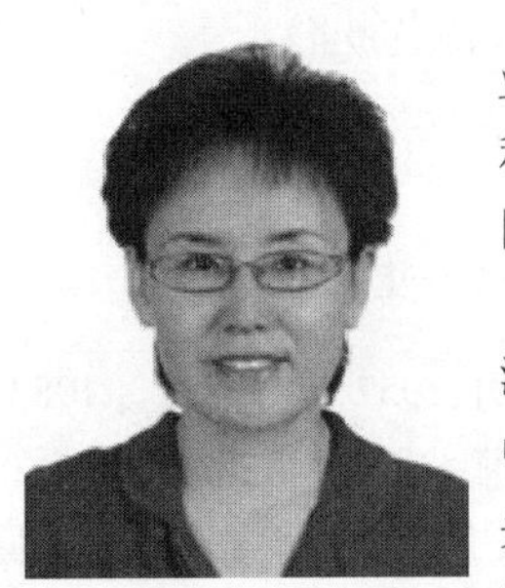

郭兰萍

郭兰萍,女,1970 年生,中国林业科学研究院生物学博士后,奥地利 Innsbruck 大学访问学者。现任中国中医科学院研究员,博士生导师。

担任国家中医药管理局中药资源生态研究三级实验室主任;国家中医药管理局药用植物重点学科带头人;国家中医药管理局中药生药学后备学科带头人;中国中医科学院中药鉴定学学科带头人;中国生态学学会理事;中国生态学学会中药资源生态专业委员会秘书长;国家种子种苗标准委员会副秘书长;中国自然资源学会中药资源专业委员会副秘书长,《中国中药杂志》、《实验方剂学杂志》、《中国现代中药杂志》编委；国家自然科学基金评审专家；国家质量监督管理局地理标志产品评审专家；中国中药协会优质优价产品评审专家；国家中医药管理局国际标准咨询委员会委员。

郭兰萍研究员主要从事中药资源生态学及道地药材形成的环境机制研究。在基于现代空间分析技术的道地药材区划及遥感监测、中药材及土壤重金属控制、中药栽培土壤环境恶化的综合治理等方面进行了有益的探索活动，提出了道地药材形成的逆境效应假说。在以质量为目的的中药材生产适宜性区划及土壤综合治理方面取得创新性进展：1）首次实现了基于次生代谢产物积累的道地药材适宜性区划，突破了以往以产量或适生性为基础的传统中药区划模式。2）牵头承担了国家十一五科技支撑计划中唯一一个中药材土壤微生态综合修复的课题，建立了基于生物修复为主的中药材土壤综合修复的思路新方法。3）首次实现为以定量配比的方式建立道地药材质量评价提供了思路和依据。

制定的中药材重金属ISO国际标准已进入FDIS出版阶段，即将成为第一个中药方面国际标准；制定的道地药材标准通则及茅山苍术道地药材标准即将作为行业标准颁布；组织制定并提交了40个道地药材特色栽培技术规范及40个道地药材产地加工技术规范。指导中药材规范化种植面积10万亩以上。在国际SCI及国内核心期刊发表学术论文140余篇，文章总被引用1 800余次。主编出版著作3部，副主编及参与编写著作10余部。申报专利3项，提交国际标准2项，获得国家数据库版权4项。

主持和参加了国家级省部级课题20余项。先后获国家科技进步二等奖2项，省部级科技奖8项。2009年获得中国中医科学院科学技术三等奖（排名第1）、中国青年科技奖，2008年获得中华中医药学会科学技术二等奖（排名第1）、中国中医科学院科学技术二等奖（排名第1）、中国中医科学院“中建行”特等奖（排名第1），2007年获得国务院学位办颁发“全国优秀博士论文提名奖”，2006年获中国科协期刊优秀学术论文奖（排名第1），2005年中华医学会三等奖（排名第7），2003年国家科技进步二等奖（排名第8）。

李 锦

——2014年度国家科技进步奖二等奖

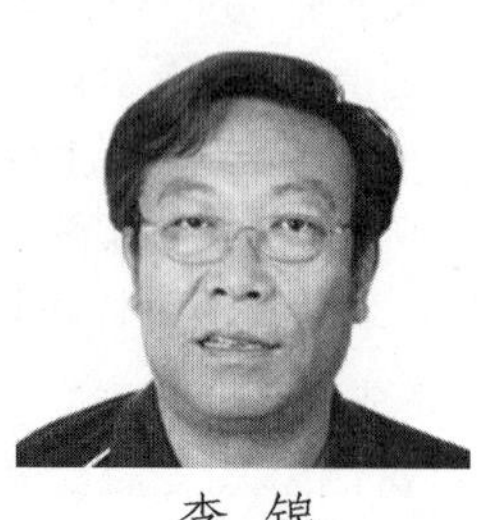

李 锦

李锦，男，1957年6月生。1983年毕业于河北医科大学医疗系；1988年获复旦大学上海医学院药理学硕士学位；1995年师从我国著名药理学家秦伯益院士攻读军事医学科学院毒物药物研究所博士学位，1998年获军事医学科学院博士学位；1999-2001年在美国坦布尔大学从事博士后研究。2003-2011年任军事医学科学院毒物药物研究所副所长。现任军事医学科学院毒物药物研究所研究员、博士生导师。

兼任中国药理学会神经精神药理学专业委员会主任委员、中国药物滥用防治协会副会长、中国药理学会常务理事、中国生理学会常务理事、国家反恐委员会咨询专家组成员、国家食品与药品监督管理局新药评审专家、全军精神病学专业委员会副主任委员、北京市神经精神药理学重点实验室主任、《药物滥用防治杂志》主编等职。

李锦研究员主要进行神经精神药理学研究，重点研究领域为药物成瘾神经生物学机制及防复吸新药研究、慢性疼痛机制及新型镇痛药研究、抗精神分裂症新药研发、阿尔茨海默病病理机制及防治药物研究等。自2004年至今，李锦研究员一直担任中国药理学会神经药理学专业委员会主任委员，在毒品成瘾研究领域卓有建树，作为首席科学家主持了我国药物成瘾领域第一项国家973项目——“精神活性物质依赖的生物学基础及防治”，在全国范围内组建了一支基础与临床相结合的具有凝聚力、能够与国际接轨的研究团队，项目部分研究成果达到国际先进水平，为我国在毒品成瘾研究领域跻身世界先进行列做出了重要贡献。毒品成瘾是全球性公害，其神经生物学机制及其防治药物的研究一直是世界性难题。经过十余年的努力，李锦研究员所带领的课题组在非阿片受体系统对阿片受体系统功能调节以及防复吸新药研发方面取得了重要成果，研发了一个具有自主知识产权、作用机制全新的防阿片复吸候选新药——胍丁胺（化学药1.1类），在多种动物模型中该药具有自身无成瘾性、对心瘾和稽延症状有效、抑制躯体依赖戒断症状的特点，具备国际公认的理想的防复吸药物的特征；发现了一个新的防复吸候选药物靶标——I1咪唑啉受体，并深入、系统的研究了胍丁胺作用于I1咪唑啉受体调节阿片成瘾的分子机制和神经生物学机制，提出“内源性胍丁胺-I1咪唑啉受体系统可能构成了一个新的阿片功能调节系统”的创新性学术观点。

他在美国坦布尔大学（Temple University）从事博士后研究工作期间，在阿片受体的结构与功能关系的研究方面也取得了一系列重要成果，受到国际生物化学界、结构分子生物学界和药物分子设计界的高度关注，研究论文被《Annual Review of Biochemistry》、《Nature Review Drug Diccovery》等权威杂志引用。共发表SCI论文80余篇。此外，作为毒品成瘾领域著名的技术专家，李锦研究员对我国《禁毒法》的起草、推行实施、各地戒毒机构的技术指导、对民众的禁毒、戒毒宣传教育等方面也做出了重要贡献。多次承担重大核化生突发公共卫生事件的医学应急救援、大型国事活动的安全保障任务。在2008年北京奥运会和残奥会期间，李锦研究员带领三防医学专家和科技人员，顺利完成了奥运安保任务，为“平安奥运”作出重要贡献。李锦研究员也因此被党中央、国务院授予“奥运安保先进个人”的荣誉称号，受到胡锦涛主席亲切接见。

近五年主持国家973计划、科技支撑计划、国家自然科学基金重点课题、"重大新药创制"科技重大专项等国家和军队等重大重点项目12项,代表性课题如下:1."十二五"国家科技支撑计划项目:物质依赖综合防治研究;2. 国家973计划课题:抗精神依赖药物新靶点和先导化合物;3. 国家自然科学基金重点课题:新的内源性生物活性物质胍丁胺在阿片依赖发生发展中的作用及机制;4."十一五"国家科技支撑计划项目:新型戒毒药物防复吸模式研究。李锦研究员为神经精神药理学专家。获总后勤部科技银星、北京市科学技术奖一等奖、中华医学会科技奖二等奖。

人物名录

桑国卫获国际药学联合会2014年药学科学终身成就奖

经国际药学联合会(International Pharmaceutical Federation,FIP)审议,中国药学会理事长、中国工程院桑国卫院士获2014年FIP药学科学终身成就奖。桑国卫院士自1999年以来,主持国家科技部"863"重大专项"创新药物和中药现代化"工作。2008年起"十一五""十二五"国家科技重大专项"重大新药创制"技术总师,为建立中国医药科技创新体系、加强国家创新药物研究能力及研发平台建设、保障公众健康事业科学发展做出了重要贡献。这是该奖项首次颁发给中国专家,是对我国药学发展水平的肯定。(徐云龙)

2014年何梁何利基金科技奖 2014年10月29日,何梁何利基金2014年度颁奖大会在北京举行,中共中央政治局委员、国务院副总理刘延东,全国人大常委会副委员长陈竺,全国政协副主席、科技部部长万钢出席大会,并为获奖人员颁奖。授予赵忠贤等2人"科学与技术成就奖",陈恕行等36人获"科学与技术进步奖",李劲松等14人获"科学与技术创新奖"。共52名科技工作者获得奖励,其中生物医药领域人员获奖名单如下:

科学与技术进步奖

姓名	奖项	单位
颜　宁	生命科学奖	清华大学
卞修武	医学药学奖	中国人民解放军第三军医大学
董尔丹	医学药学奖	国家自然科学基金委员会
顾晓松	医学药学奖	南通大学
李兰娟	医学药学奖	浙江大学附属第一医院
尚　红	医学药学奖	中国医科大学
张志愿	医学药学奖	上海交通大学附属第九人民医院

科学与技术创新奖

姓名	奖项	单位
李劲松	青年创新奖	中国科学院生化与细胞所
施章杰	青年创新奖	北京大学

(徐云龙)

2014年"吴杨奖" 2014年第十五届吴杨奖通过初评和终审,评选出基础医学、临床医学、药学、公共卫生领域13位优秀中青年医药卫生工作者。其中生物医药领域人员获奖名单如下:

基础医学

施一公　清华大学

邵　峰　北京生命科学研究所

药　学

李　波　中国食品药品检定研究院

何仲贯　沈阳医科大学

(徐云龙)

2014年陈嘉庚科学奖 2014年陈嘉庚科学奖共评出6位科学家获数理科学奖、化学科学奖、生命科学奖、地球科学奖、信息技术科学奖、技术科学奖。其中生物医药领域人员获奖名单如下:

化学科学奖

林国强　中国科学院上海有机化学研究所

生命科学奖

徐国良　中国科学院上海生命科学研究院

(徐云龙)

2014年陈嘉庚青年科学奖 2014年陈嘉庚青年科学奖共评出5位科学家获数理科学奖、化学科学奖、生命科学奖、信息技术科学奖、技术科学奖。其中生物医药领域人员获奖名单如下:

化学科学奖

刘　磊　清华大学

生命科学奖

王　俊　深圳华大基因研究院

(徐云龙)

2014年求是杰出青年学者奖 2014年求是杰出青年学者奖共10人获奖。其中生物医药领域人员获奖名单如下:

张　川　上海交通大学化学化工学院

吴　晨　中国医学科学院肿瘤医院肿瘤研究所

颉　伟　清华大学生命科学学院

(徐云龙)

第10届光华工程科技奖 2014年第10届光华工程科技奖共有29人获奖:1人获得成就奖,15人获得工程奖,13

人获得青年奖。其中生物医药领域人员获奖名单如下：

工程奖

程　京　清华大学医学院生物医学工程系
生物芯片北京国家工程研究中心
暨博奥生物有限公司

青年奖

单宏丽　哈尔滨医科大学

（徐云龙）

2014 年第 7 届"谈家桢生命科学奖"

成就奖

邓宏魁　北京大学干细胞研究中心

高　福　中国疾病预防控制中心
中国科学院微生物研究所
中国科学院北京生命科学研究院

创新奖

师咏勇　上海交通大学

朱　冰　中国科学院生物物理研究所

吴蓓丽　中国科学院上海药物研究所

宋保亮　武汉大学生命科学学院

李劲松　中国科学院上海生科院生化与细胞所

范祖森　中国科学院生物物理研究所

郭红卫　北京大学生命科学学院

惠利健　中国科学院上海生命科学院生化与细胞所

裴端卿　中国科学院广州生物医药与健康研究院

产业化奖

宣利江　中国科学院上海药物研究所

（徐云龙）

2014 年药明康德生命化学研究奖

杰出成就奖

王拥军　首都医科大学附属北京天坛医院主任医师
获奖项目：氯吡格雷用于急性非致残性脑血管事件高危人群的疗效研究

乔　杰　北京大学第三医院主任医师/教授
获奖项目：胚胎发育组学研究与遗传病阻断

吴蓓丽　中国科学院上海药物研究所研究员
获奖项目：G 蛋白偶联受体的结构生物学研究及药物研发

学者奖

王新泉　清华大学生命科学学院教授
获奖项目：细胞因子介导的宿主免疫反应及病毒免疫逃逸的结构生物学研究

孙天胜　北京军区总医院主任医师
获奖项目：创伤后全身炎症反应引发重要脏器并发症的机制及治疗药物开发研究

朱依谆　复旦大学药学院教授
获奖项目：心脑血管保护 1 类新药 SCM-198 开发研究

刘国庆　北京大学医学部心血管研究所教授
获奖项目：新型模式动物基因工程仓鼠的创建

杨财广　中国科学院上海药物研究所研究员
获奖项目：药物靶标确证和化学探针

杨　莉　四川大学生物治疗国家重点实验室教授
获奖项目：用于重大疾病治疗的生物技术药物的研究与开发

李景虹　清华大学化学系教授
获奖项目：生物分析化学与生物传感

陈　兴　北京大学化学与分子工程学院研究员
获奖项目：肿瘤中聚糖的化学标记与成像

陈　红　北京大学人民医院教授/主任医师
获奖项目：动脉粥样硬化的基础与临床研究

林天伟　厦门大学生命科学院特聘教授
获奖项目：结构病毒学及其在药物开发中的应用

周虎臣　上海交通大学药学院研究员
获奖项目：Cdc42 调控小分子的发现以及 Cdc42 作为癌症转移治疗靶标的研究

侯廷军　浙江大学药学院教授
获奖项目：计算机辅助药物分子设计方法和应用

钟鸿英　华中师范大学化学学院教授
获奖项目：生物分子的结构和功能分析

游书力　中国科学院上海有机化学研究所研究员
获奖项目：催化不对称去芳构化反应

董梦秋　北京生命科学研究所研究员
获奖项目：衰老的分子机制研究

（徐云龙）

2014 年李时珍医药创新奖

苑振亭　中国人民解放军第 230 医院
项目：蛇床子及其制剂抗湿疹机制的基础研究与临床应用
人员：苑振亭　刘成刚　王　可　赵　磊　程丽萍　郇　瑜　赵中华　禚旭晶　高　丹

马百平　军事医学科学院放射与辐射医学研究所
项目：中药甾体皂苷的综合研究及应用
人员：马百平　从玉文　冯　有　赵　阳　柳晓兰　熊呈琦　宋新波　高崇昆　杨晓源　丛　悦　张　洁　康利平

余河水　余祖胤　庞　旭

裴晓华　中华中医药学会外科分会

项目:康复新液治疗慢性难愈合性创面的循证医学及产业化研究

人员:裴晓华　沈咏梅　李曰庆　李军祥
王　军　陈明岭　陆树良　傅超美
黄秀深　耿福能　马秀英　吴桃清
任君宇　黄媛莉　王春晖

肖永庆　中国中医科学院中药研究所

项目:中药炮制与药性相关性及其饮片质量评价模式

人员:肖永庆　李　丽　张　村　林　娜
梁日欣　隋　峰　刘　颖　栾　兰
刘春芳　殷小杰　于定荣　麻印莲
顾雪竹　逄　镇　陈东东

（徐云龙）

中华中医药学会首届中青年创新人才奖

王伽伯　解放军302医院
卢　芳　黑龙江中医药大学
刘　颖　中国中医科学院
禹玉洪　亚宝药业集团股份有限公司北京药物研究院
赵　琰　北京中医药大学
时　晶　北京中医药大学东直门医院

（徐云龙）

中华中医药学会首届优秀管理人才奖

刘保延　中国中医科学院
乌　兰　内蒙卫生和计划生育委员会、内蒙国际蒙医医院
吕玉波　广东省中医院
方祝元　江苏省中医院
贾振华　河北以岭医院

（徐云龙）

2014年中国药学会-施维雅青年药物化学奖

陆小云　中国科学院广州生物医药与健康研究院
郑明月　中国科学院上海药物研究所
张颖杰　山东大学药学院
黄张建　中国药科大学药学院
罗海彬　中山大学药学院

（徐云龙）

2014年中国药学会-中恒青年药剂学奖

高小玲　上海交通大学医学院
王　伟　中国药科大学药学院
魏　刚　复旦大学药学院
魏　炜　中国科学院过程工程研究所
杨志文　上海市松江区中心医院
于海军　中国科学院上海药物研究所

（徐云龙）

2014年中国药学会-赛诺菲青年生物药物奖

方　超　上海交通大学医学院
方伟杰　浙江海正药业股份有限公司
李少伟　厦门大学
潘利强　浙江大学药学院
王　兰　中国食品药品检定研究院
王　丽　中国医学科学院医药生物技术研究所
王永军　沈阳药科大学药学院
张　伟　中南大学湘雅医院临床药理研究所

（徐云龙）

2014年中国药学会-施维雅青年医院药学奖

刘继勇　第二军医大学长海医院
杨　莉　首都医科大学附属北京天坛医院
林翠鸿　福建医科大学附属第一医院
饶跃峰　浙江大学医学院附属第一医院
贾素洁　中南大学湘雅三医院
董海燕　西安交通大学医学院第一附属医院
韩　勇　华中科技大学同济医学院附属协和医院
魏玉辉　兰州大学第一医院

（徐云龙）

2014年中国药学会"优秀药师"

陆　进　中日友好医院
龙小云　首都医科大学附属北京安贞医院
原永芳　上海交通大学医学院附属第三人民医院
徐德生　上海中医药大学附属曙光医院
郭连雨　天津医科大学代谢病医院
黄淑萍　天津市海河医院
孙凤军　中国人民解放军第三军医大学第一附属医院
钱　妍　重庆医科大学附属第二医院
董占军　河北省人民医院
种宝贵　哈励逊国际和平医院
赵丽萍　太原市第二人民医院
陈广东　西山煤电(集团)有限责任公司职工总医院
宝　山　内蒙古自治区国际蒙医医院
马瑞莲　内蒙古医科大学附属医院
张敬一　中国人民解放军沈阳军区总医院
卢　熠　沈阳医学院附属第二医院
赵阿娜　长春市中心医院

李　玫　吉林省肿瘤医院
苗立成　中国人民解放军第二一一医院
佟俊太　江苏省徐州市第一人民医院
吴德芹　江苏省人民医院
颜小锋　浙江大学医学院附属第二医院
林　玳　舟山医院
高家荣　安徽中医药大学第一附属医院
栾家杰　皖南医学院弋矶山医院
严国鸿　福建中医药大学附属人民医院
韩爱玲　江西省肿瘤医院
董　华　枣庄市立医院
刘向红　山东大学齐鲁医院
陈海燕　郑州市儿童医院
张　虹　河南省洛阳正骨医院
王燕燕　宜昌市中心人民医院
张　洪　武汉大学人民医院
刘莉萍　南华大学附属南华医院
左美玲　长沙市第四医院
刘世霆　南方医科大学南方医院
梅全喜　中山市中医院
黄枝优　百色市人民医院
陈永祯　梧州市红十字会医院
任少琳　海南医学院附属医院
王红团　海口市人民医院
范开华　中国人民解放军成都军区总医院
饶友义　绵阳市中心医院
高　玲　贵州省人民医院
王玉和　遵义医学院附属医院
袁建平　曲靖市第一人民医院
李雪松　昆明医科大学第一附属医院
阿旺多　吉西藏自治区那曲地区藏医院
索　朗　西藏自治区藏医院
石晓琳　陕西省妇幼保健院
王玉洁　甘肃省肿瘤医院
李雪梅　吴忠市人民医院
王汝卫　宁夏回族自治区第五人民医院
郑建新　青海省妇女儿童医院
巴哈尔古丽黄尔汗　阿勒泰地区食品药品检验所
郭喜红　新疆维吾尔自治区人民医院
陈连剑　深圳市第四人民医院
于　阗　厦门大学附属第一医院
曹建华　青岛市第三人民医院
张治然　中国人民解放军第二一〇医院
叶亚菊　宁波市鄞州人民医院
黄益民　新疆石河子市人民医院
夏文斌　北京市垂杨柳医院
敖海莲　北京和睦家医院
杨志福　中国人民解放军第四军医大学第一附属医院
付桂英　中国人民解放军第三〇七医院
梁　竹　中国人民解放军济南军区总医院
陈锦珊　中国人民解放军第一七五医院

（徐云龙）

学会与学术活动

Associations and Academic Activities

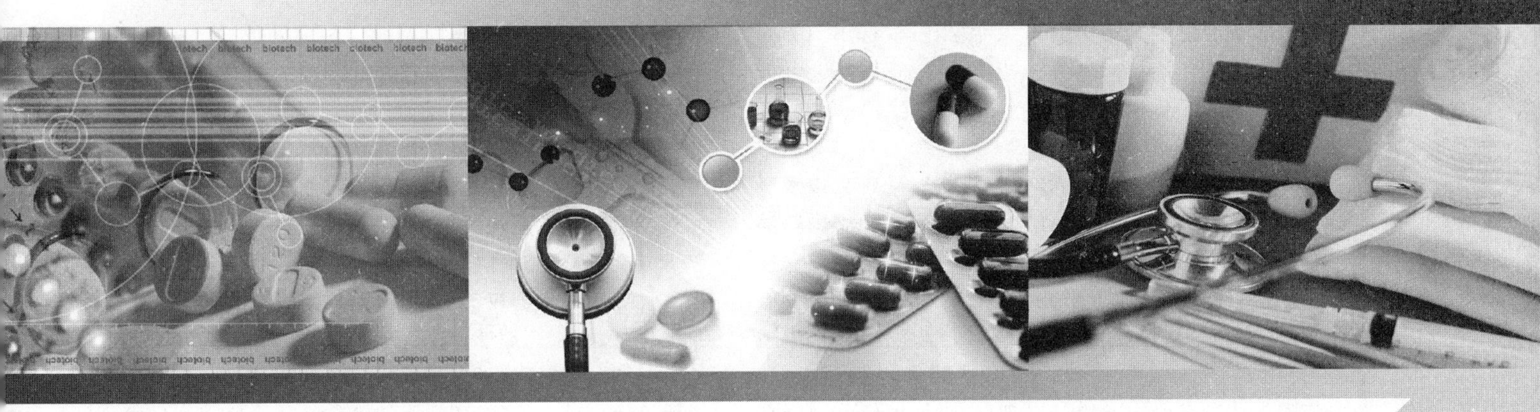

第十二届全国青年药学科技工作者最新科研成果交流会 2014 年 6 月 10 ~11 日，由中国药学会主办，中国药科大学、江苏省药学会承办的“第十二届全国青年药学工作者最新科研成果交流会”在江苏省南京市召开。中国药学会副理事长吴晓明、李少丽、吴春福，中国药科大学校长来茂德，江苏省药学会副理事长李继，北京中医药大学中药学院院长林瑞超，浙江国邦药业有限公司董事长邱家军等领导和专家出席会议。吴春福、李继、来茂德、邱家军分别发表了讲话。中国药学会秘书长助理、学术部主任兼国际交流部主任王爱国主持开幕式并作会议总结。来自全国重点科研院所、高等院校、医疗机构的 140 名青年代表参加会议。本届会议收到论文 130 篇，会前经过中国药学会组织专家评审，选出 107 篇论文收载在会议论文集中，并遴选出 53 篇进行现场会议报告交流。 （赵 超）

2014 年生物技术药物理化特性分析与质量研究技术研讨会 2014 年 7 月 17 ~ 18 日，由中国药学会主办，中国药学会生物药品与质量研究专业委员会承办的“2014 年生物技术药物理化特性分析与质量研究技术研讨会”在北京举办。中国药学会生物药品与质量研究专业委员会主任委员、中国食品药品检定研究院副院长王军志、沃特世北方区运营总监薄美萍致辞，中国药学会秘书长助理、学术部主任兼国际交流部主任王爱国主持开幕式。来自中国食品药品检定研究院、国家药典委员会及生物技术药物质量标准研究与检验检测机构、生物技术药物研发与生产机构的科技人员 240 人参会。本次会议有关专家作了 21 个专题报告，内容包括生物技术药物质量标准及常规与现代精密分析技术的应用，2015 版《中国药典》三部对生物技术药物的相关新要求，复杂糖蛋白糖基化分析的不同技术手段和多糖数据库，抗体类生物治疗药物药学分析的特殊性，理化分析技术在产品质量、稳定性和一致性评估中的作用，抗体药物偶联物研发进展及相关质量研究，生物技术药物生产用细胞残余 DNA 分析方法与标准物质研究等方面。 （赵 超）

第五届中国医院药学政策论坛 2014 年 7 月 24 日，由中国医药工业科研开发促进会、中国药学会与中国药师协会联合主办，中国药学会医院药学专业委员会、中国药促会医药产业发展研究中心、中国药学会医药政策研究中心承办的“第五届中国医院药学政策论坛”在内蒙古自治区海拉尔市召开。本次会议的主题为：“药房托管的实践与思考”。来自国家卫计委药政司、浙江省卫计委等单位的相关同志，北京协和医院、北京大学人民医院、北京天坛医院、北京同仁医院、中国医学科学院肿瘤医院、中山大学附属第一医院、上海交通大学医学院附属瑞金医院等临床医疗机构的专家，以及中国药促会的会员企业等医药产业界的代表共计 400 多人参加了会议。中国药学会医院药学专业委员会主任委员、北京协和医院药剂科副主任朱珠主持开幕式，中国药促会执行会长宋瑞霖、中国药学会副理事长李少丽、中国药师协会秘书长孟丽华在开幕式上致辞。论坛中有关部门的代表、医院管理者、医院药学工作者、医药产业界和学者的代表就药房托管的实质、影响以及药学工作的价值与发展进行了交流和研讨。（赵 超）

2014 年中国药物制剂大会 2014 年 9 月 19 ~ 21 日，由中国药学会主办，中国药学会药剂专业委员会、国际控释协会中国分会、中南大学药学院等单位承办的“2014 年中国药物制剂大会”在湖南省长沙市召开，本次大会的主题为“面向未来的药物新制剂基础与应用研究”。中国药学会副理事长吴晓明教授、国家自然科学基金委吴镭处长、药剂专业委员会主任委员张强教授、湖南省食品药品监督管理局副局长饶健、中国工程院院士王广基教授和刘昌孝教授、中南大学党委副书记高山，以及来自全国各大高校的专家学者、研究生代表和各企事业单位的技术人员共 1 200 余名代表共同出席了此次会议。大会包括中国药学会药剂专业委员会 2014 年学术年会、国际控释协会（CRS）中国分会 2014 年学术年会、第 6 届亚洲阿登会议等。大会设有基础药剂学论坛、工业药剂学论坛、医院药剂学论坛、青年药剂学论坛、研究生论坛五个会场，特邀各领域的领导和专家作主题报告，并进行论文学术交流。会议期间，还有大规模壁报展示、评选、专题讨论会等交流。 （赵 超）

2014 年中国药学大会暨第十四届中国药师周 2014 年 10 月 24 ~26 日，由中国药学会主办，河北省药学会承办的“2014 年中国药学大会暨第十四届中国药师周”在河北省石家庄市召开，大会主题是：“服务创新驱动战略，推进健康产业发展”。中国药学会理事长、中国工程院院士桑国卫出席大会并致词，国家卫生计生委副主任、国家中医药管理局局长王国强，国家食品药品监督管理总局党组成员、药品安全总监孙咸泽，中国科协副主席冯长根，河北省副省长许宁等出席大会并讲话。各省市区食品药品监督管理局、各省市药学会领导，两院院士、学会理事、媒体记者以及科研院所、高等院校、医疗机构、医药企业的专家学者 2 000 人参加了本届大会。大会开幕式由中国药学会副理事长兼秘书长丁丽霞主持。国际药学联合会秘书长 Luc Besançon 教授为桑国卫理事长颁发了 2014 年国际药学联合会药学科学终身成就奖。本次大会邀请 10 位院士专家、企业家等作大会学术报告。 （赵 超）

药物检测质量管理学术研讨会 2014 年 12 月 12 ~ 13 日，由中国药学会主办，中国食品药品检定研究院、中国合格评定国家认可委员会药品专业委员会承办的“中国药学会药物检测质量管理专业委员会成立大会暨药物检测质量管理学术研讨会”在山东省济南市召开，来自药物检测质量管理领域的 260 名代表参加了会议。本次研讨会征集到来自全国食品药品检验、医药企业、高等院校、医疗机构等领域论文107篇，集中论述了实验室质量管理体系建设、认证认可、质量监督、实验方法、不确定度与检验结果偏差、仪器设备及数据完整性、能力验证和比对、人员资质等质量管理学科发展中迫切需要解决的难题，会议选取30篇论文分实验室管理和技术两个分会场进行报告交流，并进行集中答疑和讨论。（赵　超）

第四届全国眼科药学学术会议　2014年5月10～11日，由中国药学会医院药学专业委员会主办，中国药学会医院药学专业委员会眼科药学专业组、首都医科大学附属北京同仁医院共同承办的"第四届全国眼科药学学术会议"在北京举办，会议主题为"关注用药安全，关注患者健康"。中国药学会副理事长兼秘书长丁丽霞、中国工程院院士山东省眼科研究所所长谢立信教授、中国药学会医院药学专业委员会主任委员朱珠教授和首都医科大学附属北京同仁医院副院长王宇教授及中山大学中山眼科中心药学部主任及中国药学会医院药学专业委员会眼科药学专业组组长唐细兰主任药师等出席了大会开幕式。来自全国24个省、市、自治区60余家医院药学部主任、药师、医师代表共200余人参加了此次会议。大会上，朱珠教授和谢立信教授分别就"做不可替代的专业药师"和"眼科用药现状及发展趋势"作了特约报告。接下来的专题报告中，来自全国各家医院的眼科临床专家和药学专家作了学术报告，涵盖了眼科临床治疗与药物安全、医院药学与患者健康、医学人文与患者健康、眼科制剂与药物安全等各方面内容。（赵　超）

2014年全国医院药学（药物安全性与评价）学术会议　2014年7月18～19日，由中国药学会医院药学专委会主办，中国药学会科技开发中心、中国医院药学杂志、四川大学华西医院、四川省预防医学会、成都药学会共同承办的"2014年全国医院药学（药物安全性与评价）学术会议"在四川成都召开，本次大会主题为"老年健康与合理用药"。中国药学会医院药学专业委员会、中国药学会科技开发中心、中国医院药学杂志、四川大学华西医院的领导分别在开幕式上致辞，人力资源和社会保障部社会保险基金监督司副司长汤晓莉，北京协和医院教授李大魁，中国医学科学院药物研究所研究员朱海波、四川大学华西医院教授李幼平等专家应邀到会作了大会报告。会议设开幕式、优秀论文颁奖、老年患者合理用药专题、药学服务与有效沟通专题、国家十二五科技支撑计划课题专场、午餐卫星会等。来自全国20余省、市、自治区的900余名代表参加了会议。（赵　超）

第五届全国药剂科建设与管理学术研讨会　2014年9月19日，由中国药学会医院药学专业委员会和中国医学装备协会药房装备与技术专业委员会共同主办，北京大学第三医院和中国药学会继续教育与科普部共同承办的"第五届全国医院药剂科建设与管理学术研讨会"在辽宁省沈阳市召开。会议首先进行国家卫计委临床药学全国重点专科结题汇报：上海交通大学附属新华医院药学部张健主任；哈尔滨医科大学第二附属医院杜智敏教授；中南大学湘雅二院李焕德教授；郑州大学第一附属医院药学部张晓坚主任；北京大学第三医院翟所迪教授分别做了报告。大会还作了相关学术报告："药物不良事件防范体系的构建"、"优化品种结构，提高调剂设备绩效的实践"、"调剂业务的全面质量管理"、"精细化管理提高用药安全水平"、"药学部实施总药剂师制的体会"、"综合措施提高自动化门诊药房绩效的实践"。大会还举办了特邀美国专家讲授的"美国ACCP临床药学专题培训会"。（赵　超）

2014年全国医院药学学术年会暨第74届世界药学大会卫星会　2014年9月20～21日，由中国药学会医院药学专业委员会主办，中国医科大学附属盛京医院和辽宁省药学会医院药学专业委员会承办的"2014年全国医院药学学术年会暨第74届世界药学大会卫星会"在辽宁省沈阳市举行，会议主题为"患者管理，创新与合作"，同期还举行了2014年度中国医院药学奖颁奖活动。会议邀请卫计委领导及国内著名药学专家到会作了特邀报告："未来临床药师的培养思路和举措"、"医改形势下的医院药学发展"、"药品质量的监督与管理"、"我国药品上市后安全性评价"、"慢性病防控现状与慢病管理"、"慢病治疗中的用药安全"。大会还特邀来自美国和新加坡的专家，分享他们在临床药物治疗管理中的经验和举措。本次年会在大会报告后特设五个分会场，第一分会场：推进专业化药学服务，包括①肠内肠外营养药学服务；②肿瘤治疗药学服务；第二分会场：病区药房管理与调配服务实践与创新；第三分会场：个体化药物治疗与研究；第四分会场：药事管理持续改进与临床药学学科建设；第五分会场：第二届全国非公立医疗卫生机构安全用药论坛。（赵　超）

第十三届全国青年药师成才之路论坛　2014年11月12～14日，由中国药学会医院药学专业委员会主办，安徽省药学会、安徽医科大学药学院和安徽医科大学第一附属医院共同承办的"第十三届全国青年药师成才之路论坛"在安徽省合肥市召开。安徽医科大学第一附属医院国家级继续教育项目"抗肿瘤药物合理应用与临床药学实践"会议同期举行。来自全国15个省、直辖市的近400名药学工作者参加了本次会议。本次会议分主会场和两场分会场进行。主会场邀请了中国工程院院士山东省肿瘤医院于金明教授、北京协和医院朱珠研究员、北京天坛医院赵志刚教授、浙江医科大学第一医院张幸国教授、卫生部北京医院孙春华主任药师、四川大学华西医院何金汗教授等12位专家为学员授课，内容包括药师的能力提升、药师的价值定位、精细化药学服务、药师的培养与药学学科建设、肿瘤科临床药师工作实践、肿瘤的个体化治疗、靶向治疗、癌痛的规范化治疗、科研思维及论文撰写等方面。分会场分别为“创新实践——放飞青年药师梦想”专题研讨会和获奖优秀论文汇报。（赵　超）

第二十五届全国儿科药学学术年会暨第六届全国儿科中青年药师论文报告会　2014年11月12～15日，由中国药学会医院药学专业委员会主办，中国药学会医院药学专业委员会儿科药学专业组、福建省福州儿童医院、福建省药学会和《儿科药学杂志》联合承办的“第二十五届全国儿科药学学术会议暨第六届全国儿科中青年药师论文报告会”在福建省福州市召开。本届会议的主题是“保障儿童合理用药，我们共同的责任”。来自全国20个省、自治区、直辖市的220位代表参加了此次会议。大会共录用交流论文221篇，其中中青年药师论文78篇。开幕式由福建省福州儿童医院药剂科黄强增主任主持。中国药学会常务副秘书长陈兵，国家卫计委药政司基本药物目录处李波处长，中国药学会医院药学专业委员会儿科药学专业组组长李智平主任，福建省卫计委副巡视员余健盛，福建省药学会张炳祥理事长，福州市卫生局杨晓煜副局长等领导以及福建省一些著名药学专家出席了开幕式。会议期间，专家们做了专题报告：陈兵副秘书长“CPA国际交流发展战略”、李波处长“关于保障儿童用药的若干意见”的几点解读、高虹教授“中国儿童感冒药专家共识”、李智平教授“儿科临床药师的培养与实践——美国经验”、香港玛丽医院 Amanda Li“香港儿科临床药师的服务模式”、陆权教授“儿科抗菌药物的临床合理应用”等。

（赵　超）

第15届全国感染药学学术年会　2014年12月19～21日，由中国药学会医院药学专业委员会主办，中国药学会医院药学专业委员会感染药学专业组和《抗感染药学》、《中国现代应用药学》杂志社共同承办的“第15届全国感染药学学术会”在浙江省杭州市召开，本次会议的主题是“感染专业药师的使命”。来自全国各地180余名代表参加了会议。会议开幕式由感染药学专业组组长茹仁萍和副组长战寒秋主持，感染药学专业组组长茹仁萍致开幕辞。杭州市卫计委主任滕建荣、中国药学会医院药学专业委员会副主任委员文爱东教授、浙江大学邵逸夫医院副院长俞云松教授、复旦大学附属华山医院宝山分院副院长施光峰教授、中国人民解放军第302医院药学部刘峰群主任、广州市第八人民医院张婧药师、江苏大学附属镇江三院武谦虎主任、上海公共卫生临床中心孟现民博士分别作了相关报告。本次学术会议共收到82篇论文，经专家组评审，其中10篇论文被评为优秀论文，会议还安排了4篇“临床药学案例分析”的报告。（赵　超）

中国药学会2014年制药工程专业委员会学术年会　2014年8月16～17日，由中国药学会制药工程专业委员会、教育部高等学校药学类专业教学指导委员会主办，哈尔滨商业大学承办的“中国药学会2014年制药工程专业委员会学术年会暨全国高校制药工程专业教育研讨会”在黑龙江省哈尔滨市召开。国家食品药品监督管理局原副局长，制药工程专业委员会名誉主任任德权、国家食品药品监督管理局药品注册司司长张培培、中国工程院院士杨宝峰等专家和领导出席会议。会议以“制药工程创新与发展；制药工程专业建设与人才培养”为主题，从制药工程领域的最新研究进展、药品注册、新药上市后的安全性监管、制药工程专业建设与人才培养教育、我国制药工程教育现状与发展趋势、我国制药行业发展对制药工程人才培养的要求等方面讨论。本次会议共收集征文80篇，其中关于“制药工程专业建设与人才培养”征文28篇，关于“制药工程创新与发展”征文52篇。来自全国70多所高校和科研院所的200多名代表参加了此次会议。（赵　超）

2014年中国药学会药事管理专业委员会年会　2014年8月8～10日，由中国药学会药事管理专业委员会主办，四川大学华西药学院和四川省药学会承办的“2014年中国药学会药事管理专业委员会年会暨‘加强药事管理学科建设，促进医药健康发展’学术研讨会”在四川省成都市召开。来自全国各大高等院校、药监、药检、医疗机构、企事业的99个单位269名代表参加了会议。本次会议专家们就“医疗服务体系改革与药品的若干问题”、“《药品管理法》修订相关问题”、“药品供应保障体系建设相关政策思考”、“我国药事管理学科的回顾与发展”、“药品行政处罚归责原则”、“药品上市后研究”以及“医药产业结构的调整对监管的依赖与冲击”等作了大会报告与讨论。来自23所院校、药监药检机构的专家学者就药事管理学科发展、新医改与国家药物政策、医药产业政策与发展、药品监督管理、药品不良反应与风险管理、合理用药等专题作了论文交流。（赵　超）

第十四届全国中药和天然药物学术研讨会　2014年8月26～29日，由中国药学会中药和天然药物专业委员会主办的“第十四届全国中药和天然药物学术研讨会”在北京会议中心举行，并同期举办“第十三届中药全球化联盟会议（CGCM）”。本次会议的主题是：研讨中药和天然药物研究的新思路、新方法、新技术和新进展。大会的研讨内容主要包括：中药和天然药物资源的开发利用与质量标准研究；中药鉴定、复方及工艺研究；中药和天然药物新药研发：多组分化合物活性及机制研究；中药和天然药物的临床合理应用；生物信息学：组学在中药研究中的应用；中药和天然药物产业及学术的跨区域合作。共有院士、国内外知名专家400余名代表参与本次研讨会。（赵　超）

2014全国药物流行病学年会　2014年10月7～8日，由中国药学会药物流行病学专业委员会和中国药师杂志主办，陕西省药学会医院药学专业委员会和陕西省医学会临床药学分会承办的“2014 全国药物流行病学年会暨《中国药师》第五届编委会会议”在陕西省西安市召开，会议主题为“循证药学与合理用药”。大会开幕式由药物流行病学杂志社颜敏华副社长和唐都医院药剂科张琰主任共同主持，中国工程院副院长樊代明院士出席开幕式。在开幕式上，陕西省食品药品监督管理局应宏锋副局长致开幕辞。中国药学会医院药学专业委员会朱珠主任委员、中国药学会药物流行病学专业委员会曾繁典副主委、陕西省药学会副理事长文爱东教授分别致辞。大会有 11 位著名学者分别做了专题报告。中国药学会药物流行病学专业委员会委员、《中国药师》杂志编委和来自全国各地代表共 400 余人参加会议。会议共收到学术论文 123 篇，应征论文和参会专家分别从药物警戒、用药监测、合理用药、用药安全、临床研究等方面开展了学术交流。（赵　超）

2014 年创新药物成药性评价高层学术论坛　2014 年 11 月 2 日，由中国药学会应用药理学专业委员会和中国药理学会制药工业专业委员会共同主办，中国药科大学、四川华西海圻医药科技有限公司（国家成都 GLP 中心）、西部药谷——眉山经济开发区新区管理委员会、江苏省药理学会承办的“2014 年创新药物成药性评价高层学术论坛”在四川省眉山市召开。来自全国各地 43 家大专院校、科研机构和 44 家医药企业，共 200 余名专家学者参加了本次论坛。大会期间，刘昌孝院士、王广基院士、中国协和医科大学药物研究所副所长杜冠华教授、国家食品药品监督管理局药审中心韩玲部长、江苏恒瑞医药股份有限公司副总经理张连山博士、南京大学模式动物研究所所长高翔教授、成都先导药物开发有限公司董事长李进博士、国科文斯（Covance）公司执行总监 James（阎水忠）博士等莅会专家分别作了主题学术报告，报告以创新药物成药性评价为主题，内容涉及转化医学与新药成药性、细胞代谢动力学及药性研究、新药药效相关成药性评价技术研究以及来自制药企业研发创新药中成药性分析的经验等方面。（赵　超）

2014 中国生物制品年会暨第十四次全国生物制品学术研讨会　2014 年 10 月 30～31 日，由中华预防医学会生物制品分会和中国药学会生物药品与质量研究专业委员会共同主办的“2014 中国生物制品年会暨第十四次全国生物制品学术研讨会”在江苏省南京市召开。会议开幕式由中国药学会生物药品与质量研究专业委员会沈心亮副主任委员主持，中华预防医学会生物制品分会封多佳主任委员，中国药学会副理事长陈志南院士，长春生物制品总公司付百年总经理分别致辞。大会学术报告分为疫苗和治疗性生物制品两个分会场。会议邀请到沈倍奋、俞永新、赵铠、陈志南和詹启敏五位院士以及 40 位在生物医药领域从事新药研发、药品生产、药品质量标准研究及检验检测新技术建立的专家学者，他们结合当前国内外生物医药研发的创新重点、快速产业化发展及临床用药新需求进行了大会主旨报告、治疗制品和疫苗分会场的专题学术报告。来自国内外的 800 位参会代表参加了会议。（赵　超）

第六届中俄医药国际学术大会　2014 年 7 月 2 日，由中国工程院医药卫生学部、中国药理学会、中国药理学会心血管药理专业委员会、黑龙江省药理学会、俄罗斯科学院、俄罗斯药理学会主办，哈尔滨医科大学承办的“2014 医学前沿论坛暨第六届中俄医药国际学术大会”在黑龙江省哈尔滨市举行。大会邀请了国内外著名专家学者就心脑血管疾病、糖尿病、肿瘤、传染病等重大疾病的发病机制和防治以及转化医学等相关研究领域做了专题报告。哈尔滨医科大学校长、中国工程院院士杨宝峰教授以及莫斯科国立医科大学副校长 A. A. Svistunov 在大会开幕式致辞。中国工程院院士杨胜利、刘昌孝和韩雅玲，俄罗斯科学院院士 Vladimir I. Zlobin，莫斯科国立医科大学副校长 V. N. Nikolenko，太平洋国立医科大学副校长 V. V. Kuznetsov，加拿大皇家科学院院士王玉田等专家作了大会报告。来自俄罗斯、美国、加拿大、日本、香港等国家和地区以及国内的 40 余名知名专家作了分会报告。（赵　超）

国际药物代谢学会第五届亚太地区学术会议　2014 年 5 月 9～12 日，由国际药物代谢学会（ISSX）主办，中国药理学会药物代谢专业委员会（CSSX）承办的“国际药物代谢学会第五届亚太地区学术会议”在天津滨海新区举办，本次会议是以“药物代谢研究的挑战和策略”为主题的药物创新发展论坛。会议的内容包括：药物转运体及其功能特征、药物代谢酶的基因调控、药物代谢的基因多态性研究、草药及天然产物的代谢和安全性、药物相互作用机制及预测、草药-药物相互作用、药物开发中的 ADME 优化、PK-PD 模型、PBPK 模型及其应用、CYP450 结构功能相关性、药物代谢研究的新方法等。此次会议安排了 2 场大会重点报告，47 场口头学术报告及 291 篇墙报。来自国内外科研机构、高校、企业的代表约 400 多人参加本次会议。（赵　超）

世界中医药学会联合会中药药理专业委员会第七届学术年会及全国中药药理联合会第二届学术年会　2014 年 12 月 6～7 日，由世界中医药学会联合会中药药理专业委员会、全国中药药理联合会主办的“世界中医药学会联合会中药药理专业委员会第七届学术年会及全国中药药理联合会第二届学术年会暨第 20 届中日健康学术研讨会”在广东药学院举办。本次会议主题是“关注慢性疾病和代谢性疾病，弘扬中医药特色优势，推进中医药创新科学发展”。广东药学院院长、广东省代谢病中西医结合研究中心主任郭姣教授作了“调肝启枢化浊法防治糖脂代谢紊乱性疾病基础与应用研究”报告。大阪医疗技术学院专门学校川原一仁教授等13位优秀论文代表分别就中药品质和药理评价体系、中医药防治慢性病机制、网络药理学、新药研发等方面进行了报告交流。其他相关专家也围绕各自研究的领域分别做了交流发言。本次会议共收到论文150多篇，其中139篇入选会议论文集。来自澳大利亚、日本、香港和海峡两岸30多所知名医药院校和科研机构的慢性病中医药防治研究专家、学者近200多人参加了会议。（赵　超）

第十六届全国神经精神药理学学术会议　2014年9月26～28日，由中国药理学会主办，温州医科大学药学院承办的“第十六届全国神经精神药理学学术会议”在浙江省温州市召开。中国药理学会神经精神药理专业委员会顾问金国章院士发来贺电，主任委员李锦研究员致开幕辞。中国工程院秦伯益院士、中国科学院郭爱克院士、温州医科大学校长瞿佳教授、南京中医药大学校长胡刚教授、温州医科大学副校长李校堃教授、中国医学科学院药物研究所张均田教授、北京大学医学部基础药理库宝善教授、美国北卡罗来纳大学Dr. Morrow教授、澳门大学李铭源教授、河北医科大学副校长张海林教授等10位专家分别作了大会主题报告。大会设5个分会场，围绕“疼痛与离子通道药理学”、“神经退行性疾病”、“抑郁焦虑与精神分裂症”、“成瘾与睡眠”、“脑损伤与认知”5个专题分别开展交流和研讨，43位专家在专题会上做了报告。来自海内外共250余位专家与会。（赵　超）

第五届全国晶型药物研发技术学术研讨会　2014年12月5～7日，由中国晶体学会药物晶体学专业委员会和中国药理学会共同主办，中国医学科学院药物研究所、晶型药物研究北京市重点实验室、晶型药物研究山东省重点实验室承办的“第五届全国晶型药物研发技术学术研讨会”在北京举办，会议主题为“创新药物晶型，提高药物质量”。会议围绕晶型药物的基础理论研究，高通量的药物晶型筛查技术，高纯度晶型样品的制备与生产技术，优势药物晶型设计及评价技术，晶型药物质量控制和晶型标准，晶型物质知识产权保护及药政管理等内容进行了学术交流。（赵　超）

第十四次全国临床药理学学术会议　2014年10月24～26日，由中国工程院医药卫生学部和中国药理学会临床药理学专业委员会共同主办，中南大学湘雅医院承办的“中国工程院2014年医学科学前沿论坛、第十四次全国临床药理学学术会议暨第六届国际药物警戒与药物安全学术会议”在湖南省长沙市召开，本次学术大会主题为“合理用药与药物安全”。周宏灏院士代表承办单位中南大学致欢迎词，杨宝峰院士代表中国工程院医药卫生学部致开幕辞。大会邀请了包括周宏灏、杨宝峰和陈垣崇等院士在内的30余位海内外知名专家作了大会报告。会议涉及临床药理学研究与应用的多个方面，包括合理用药、个体化治疗、药物临床研究、新药研究的转化、药物安全性评价、药物相互作用、新方法新技术的应用、药品审评等。会议包括大会报告、论文交流和壁报展示及评奖等形式，来自全国各地从事临床药理学及相关专业的专家学者600余人参加了会议。（赵　超）

中国药理学会第十二届全国化疗药理学术研讨会
2014年7月28～30日，由中国药理学会化疗药理专业委员会主办，四川大学华西附属医院、华西基础医学与法医学院药理教研室承办的“第十二届全国化疗药理学术研讨会”在四川省成都市召开。大会特邀国内基础药理学、临床药理学以及其他学科的专家教授就抗微生物化疗和抗肿瘤化疗领域国内外研究进展作专题报告。魏于全院士作了“生物治疗与生物技术药物研究进展”；王睿教授作了“抗XDR细菌感染诊治中的热点问题”；张菁教授作了“抗菌药物的PK/PD”；卓超教授作了“‘限抗’时代临床药师与医师的有效沟通”；吕晓菊教授作了“单数菌感染病联合抗菌策略”；夏培元教授作了“医院抗菌药物管理”；乔海灵教授作了“人肝CYP2C8代谢紫杉醇的个体差异”；魏敏杰教授作了“Hedgehog信号通路介导乳腺癌干细胞药物抵抗的研究”；卿晨教授作了“喜树碱衍生物的设计及抗肿瘤作用评价”；周红教授作了“以细胞壁/膜生物合成中关键分子为靶标的新型抗菌剂/抗菌增敏剂的研究”；周黎明教授作了“橘皮素通过microRNA21增强5-FU对结直肠癌的作用”；部娜副教授作了“黄芩苷对CYP1A2、2D、2E1、3A探针药物在大鼠体内药动学的影响”的报告。（赵　超）

中国药理学会生化与分子药理学专业委员会2014年研讨会　2014年8月22～24日，由中国药理学会生化与分子药理学专业委员会主办，《药学学报》编辑部协办的“中国药理学会生化与分子药理学专业委员会2014年研讨会”在甘肃省张掖市召开。本次学术研讨会的主题是“生物标志物与药物靶点”，共收到参会论文109篇，来自国内外生化及分子药理学相关领域专家和科研人员近170人参加了会议。研讨会由生化与分子药理专业委员会秘书长汪晖教授主持，名誉主任委员王晓良教授及主任委员李学军教授分别向本次研讨会致开幕辞并发表了讲话。中国医学科学院药物研究所王晓良教授，中山大学药学院黄民教授，北京大学工学院席建忠教授，浙江大学药学院陈忠教授，中山大学药学院刘培庆教授，军事医学科学院毒物药物研究所周文霞研究员，苏州大学秦正红教授等共7位国内外高校的著名专家、学者作大会报告。此外，研讨会还安排了18个专题报告，内容涉及生物标志物与药物靶点相关研究领域的最新成果。

（赵　超）

第十一届全国抗炎免疫药理学学术交流会　2014年11月28～30日，由中国药理学会抗炎免疫药理学专业委员会主办，苏州大学和江苏省药理学会联合承办的第十一届全国抗炎免疫药理学学术交流会在江苏省苏州市举行。会议特邀原中国药理学会抗炎免疫药理专业委员会主任委员、北京大学林志彬教授，中国工程院院士王广基教授，中国药理学会抗炎免疫药理专业委员会主任委员、第三军医大学李晓辉教授、国家食品药品监督管理总局药品审评中心胡晓敏教授，以及苏州大学药学院院长镇学初教授等15位专家作了大会报告，内容涉及中国药理学的发展历程、细胞药物代谢动力学与成药性研究、炎症免疫与心血管疾病及其新药研究、新药研究中桥接性试验、胶质细胞靶向性药物研究等相关领域。会议编制的《论文摘要》收录了全国抗炎免疫药理学领域专家学者的190篇论文摘要。来自全国高校、研究所等60余家单位的220余名代表参加了本次会议。（赵　超）

第十一届全国抗感染药物临床药理学术会议　2014年6月21～22日，北京大学临床药理研究所联合北京医师协会感染专科医师分会、中国药理学会临床药理专业委员会、《中国临床药理学》杂志举办的“第十一届全国抗菌药物临床药理学术会议”在北京召开，本次大会的主旨是“促进我国抗感染药物研究与国际接轨，推动临床合理使用抗菌药物”。大会由北大医院临床药理研究所常务副所长吕媛主持。会议就《我国抗菌药物合理应用治理方案》解读、细菌耐药监测和研究、动物源性细菌耐药现状、临床医疗中不可忽视的抗菌药物相互作用、临床微生物检验在抗菌药物合理应用中的作用、抗菌药物合理应用、临床细菌感染性疾病最新治疗策略进展、耐药革兰阳性菌诊疗策略和XDR革兰阴性菌感染诊治进展等方面进行了交流与探讨。来自世界卫生组织准则审查委员会、欧洲、中国大陆和台湾地区的著名专家就细菌耐药和抗菌药物合理使用等内容在大会上做了报告。国内外医学与药学的知名专家、医师和药师、临床检验人员、制药企业代表等共计500余人参会。（赵　超）

第四届全国治疗药物监测学术年会　2014年9月11～13日，由中国药理学会治疗药物监测研究专业委员会（TDM专委会）和中南大学湘雅二医院共同举办的“第四届全国治疗药物监测学术年会”在湖南省长沙市召开。中国工程院院士、中南大学临床药理研究所所长周宏灏教授，中国工程院院士王广基教授，中国药理学会理事长杜冠华教授，副理事长兼秘书长张永祥教授，中南大学肾脏病研究所所长、中南大学湘雅二医院刘伏友教授，北京大学第三医院赵荣生教授等进行了大会主题学术报告。大会设立了治疗药物监测技术与规范化、分子生物学技术、儿科治疗药物监测、医院药品风险管理、肿瘤药物治疗个体化论坛、临床药师与TDM、基层医院与治疗药物监测、肾病患者药物治疗、循证药学、TDM中的PK/PD等10个分论坛。会议共征集论文172篇，参会代表约450人，来自全国医疗机构从事治疗药物监测研究、应用的药师、医师，以及科研教学单位相关人员进行了学术交流。（赵　超）

中国药理学会麻醉药理学专业委员会第五次学术年会　2014年4月27日，由中国药理学会麻醉药理学专业委员会主办，河南药理学会麻醉药理学专业委员会、郑州大学第一附属医院、郑州大学基础医学院承办的“中国药理学会麻醉药理学专业委员会第五次学术年会”在河南省郑州市召开。郑大一附院副院长王家祥教授，中国药理学会麻醉药理学专业委员会主任委员戴体俊教授，中华医学会麻醉学分会主任委员刘进教授，国际麻醉药理学会主席、国家卫计委临床麻醉质控中心主任黄宇光教授，河南省卫生厅副厅长黄玮教授，郑州大学副校长别荣海教授，河南药理学会理事长王庆端教授，美国匹兹堡大学药学院马小超教授等国内外知名专家出席本次大会。300余名来自全国麻醉学、药理学相关学科的代表及相关领域研究的知名专家、学者参加会议，对麻醉学、药理学的最新研究成果和临床实践中的热点问题进行研讨。（赵　超）

第四届中国药理学会补益药药理专业委员会学术研讨会　2014年9月19日，由中国药理学会补益药药理专业委员会主办、山西中医学院承办的“第四届中国药理学会补益药药理专业委员会学术研讨会”在山西省太原市召开。大会由主任委员陈乃宏教授主持，山西振东制药股份有限公司李安平总裁、山西中医学院副院长冯前进教授、山西中医学院党委书记张俊龙教授向大会致开幕词。杜冠华理事长出席了本次会议并代表中国药理学会致辞，并做了题目为“抗高尿酸血症药物发现研究”的报告。大会邀请国内著名的专家学者围绕人参、灵芝、姜黄素、甘草、刺五加、白术、黄芪、陈醋、三七、四逆汤、虫草衍生物、清代宫廷补益膏方等补益药作了最新研究报告。本次研讨会特设了山西地道补益药研究议题，山西大学秦雪梅教授作了题目为“恒山黄芪药材道地性研究进展及有效性评价思路”的报告，山西中医学院裴妙荣教授报告了“经方四逆汤的研究”。（赵　超）

中国药理学会中药与天然药物药理专业委员会全国委员代表大会　2014年10月18日，“中国药理学会中药与天然药物药理专业委员会全国委员代表大会”在北京召开。会议日程分为换届选举、颁奖仪式和学术报告三个部分。上午进行第七届中药与天然药物药理专业委员会的换届选举工作。下午举行了第十八届“SERVIER-中国药理学会优秀青年药理学学者奖”的颁奖仪式。本次大会还特邀中药与天然药物药理学及相关学科的专家进行了学术报告。张伯礼院士作了“中药现代化研究进展”的专题报告，系统介绍了中医药学发展的机遇与任务，回顾了近年来的中药研究思路和研究成果；中国科学技术信息研究所傅俊英教授作了“科技情

报分析方法及其应用”的报告；中国药理学会理事长杜冠华教授就“中药现代研究发展模式”作了报告。 （赵 超）

中华中医药学会第七次中药分析学术交流会 2014年11月8~9日，由中华中医药学会主办，中检院中药民族药检定所、中华中医药学会中药分析分会和广东药学院承办的“第七次中药分析学术交流会”在广东省广州市召开。此次会议主要就我国中药分析学科建设、中药质量控制、中药质-效-量一体化评控问题、新药发现、现代分析技术应用等方向的思路和进展进行了介绍。会议围绕中药质量分析研究的现状、问题及发展趋势进行了研讨，来自全国高等院校、研究院所、药检系统、医药企业等单位的200多位代表参加了此次会议，共计征文180多篇。 （赵 超）

第四届全国药物分析大会 2014年11月7~9日，由全国药物分析大会理事会主办，上海第二军医大学承办的“第四届全国药物分析大会”在上海举办。共有来自世界各地330余名药物分析学及相关专业的专家学者参加了此次大会。大会开幕式由全国药物分析专业委员会主任委员、西安交通大学贺浪冲教授主持，第二军医大学科研部程传苗部长出席会议并致欢迎词，国家自然科学基金委员会吴镭处长讲话，大会主席清华大学罗国安教授致开幕词。会议特别邀请中国药科大学王广基院士、清华大学程京院士、美国国立卫生研究院（NIH）Irving W. Wainer教授、美国纽约州立大学Albany分校顾军教授等针对细胞药物代谢动力学、生物芯片技术以及毒物代谢新型动物模型等药物分析领域的热点做报告。来自全国药物分析领域的73名专家做了专题讲座，主要包括药物分析科学进展、分析化学进展和药物分析创新、药物分析研究策略和体系、新药创制中的药物活性分析方法和策略、AFAI-MSI质谱成像技术的原位药物代谢组学方法的研究、基于代谢组学的药物毒性机制的研究以及微流控芯片新技术和新材料等多个方面。 （赵 超）

第四届中国药物毒理学年会 2014年10月28~31日，由中国毒理学会药物毒理与安全性评价专业委员会、中国毒理学会生殖毒理专业委员会、中国毒理学会遗传毒理专业委员会、中国毒理学会毒理研究质量保证专业委员会、中国药学会药物安全评价研究专业委员会、中国药理学会药物毒理专业委员会和中国药理学会安全药理专业委员会主办，云南省药物研究所和第二军医大学药物安全性评价中心承办的“第四届中国药物毒理学年会”在云南省昆明市召开，本次年会主题为“提高安评质量，识别管控风险，服务人类健康”。本次年会有4个分会场，即“药物毒理学研究新理念、新技术、新方法和新进展”；“安全药理学实践经验交流”；“中药注射剂及有毒药材制剂等的免疫毒性、过敏及局部给药的实践经验交流介绍”；“QA人员GLP检查关注点培训”。 （赵 超）

第37届世卫组织国际药物监测合作计划成员国年会 2014年10月15日，第37届世界卫生组织国际药物监测合作计划成员国年会在天津召开，这是我国自1998年加入国际药物监测合作计划后，首次承办这一国际年会。国家食品药品监督管理总局副局长吴浈出席会议并致辞。吴浈指出，1998年加入国际药物监测合作计划后，中国的药品不良反应监测和评价工作发展迅速，与世卫组织和各国的交流与合作也越来越密切。为做好药品不良反应监测，中国目前已建成了国家、省、地市三级监测机构，全国有近400家各级监测机构，共同承担不良反应监测和管理的职责；建设完成不良反应监测信息系统，基层报告用户达到15万个，实现不良反应病例的实时在线报告；报告数量迅速增长，质量明显提升，2013年收到药品不良反应报告病例数超过百万份；药品安全性评价能力逐步提升，风险预警的作用得到显现。世界卫生组织驻华代表施贺德出席了会议开幕式。来自中国、美国、日本等53个国家和地区药品监管局和药物警戒技术机构的代表参加了此次年会。 （赵 超）

第九届全球药品监管机构首脑峰会 2014年11月19日，第九届全球药品监管机构首脑峰会在北京召开，来自美国、欧盟、澳大利亚、日本、金砖国家、世界卫生组织等25个国家和国际组织的药品监管机构负责人出席了此次全球药品监管领域的盛会。中国国家食品药品监督管理总局局长张勇出席峰会并致辞，吴浈副局长主持峰会开幕式。此届峰会的主题为“国家监管基础上的全球监管”。参会国家代表围绕“药品审评审批”、“药品GMP检查与药品供应链”和“假药全球监测和应对合作”三个板块的主题内容进行交流。与会代表研讨了药品监管领域面临的主要挑战及应对措施，讨论未来发展趋势及监管思路，开展政策协调与国际合作等问题。本次峰会参会国家和国际组织数量超过历届峰会规模，通过了全球药监机构联盟临时管委会章程。香港卫生署和澳门卫生局代表作为中国代表团成员参加了会议。来自北京、天津、上海、江苏、浙江、福建、河南、湖北等省（市）食品药品监督管理局以及国家食品药品监督管理总局有关司局和有关直属单位的负责人列席了会议。 （赵 超）

国际药品监管机构联盟临时管理委员会成立 2014年11月20~21日，国际药品监管机构联盟临时管理委员会在北京召开。会议正式通过了《国际药品监管机构联盟临时管理委员会章程》。联盟临时管理委员会的22个国家或国际组织药品监管机构的代表出席了会议，吴浈副局长代表总局出席会议，并作总结发言，对联盟的成立、章程的通过表示了祝贺，并指出国际药品监管机构联盟的成立有利于推动国际监管机构合作，实现信息共享，优化配置资源，共同应对挑战。中国食品药品监管总局将继续支持联盟发展、积极参与联盟工作。会议还讨论了秘书处工作、项目进展和展望等主要议题。对国际合作行动的汇总及规划、与其他国际组织和利益相关方的沟通、联盟成员之间的快速信息共享、药品生产管理质量规范(GMP)检查、仿制药监管等联盟临时阶段相关工作进行了回顾和检查。总局国际合作有关负责人和代表参加了会议,并积极参与了相关议题的讨论,在关键内容上提出和表明中国的意见和立场。(赵　超)

第四届两岸医药品安全管理及研发工作组年度高层会 2014年12月10日,第四届两岸医药品安全管理及研发工作组年度高层会在黑龙江省哈尔滨市召开,来自台湾地区卫生福利主管部门及台湾地区食品药品监管机构的负责人参加了会议。国家食品药品监督管理总局吴浈副局长参加会议,黑龙江省副省长孙东升出席会议并致辞。会议回顾了2014年双方在药品和化妆品、医疗器械、保健食品、以及检验检测领域的工作进展,共同研究了下一步工作的方案,计划开展活动的内容并初步形成了2015年工作计划建议。双方认为,2014年交流互访的频次和深度明显提升,相互了解进一步加深,各项工作深入推进,合作成果丰富。双方同意在《两岸医药卫生合作协议》框架下,积极探讨合作内容,共同保障两岸人民的健康福祉。两岸还分别举办了药品和化妆品、医疗器械、保健食品、以及检验检测四个工作分组的研讨会,召开了第四届海峡两岸医药品研发合作研讨会。总局港澳台办公室、相关业务司局及直属单位、黑龙江省食品药品监督管理局等派员参加了会议。(赵　超)

第六届药物信息协会中国年会 2014年5月12日,由药物信息协会、中国食品药品国际交流中心主办的“第六届药物信息协会(DIA)中国年会”在上海召开,本次会议的主题是:“质量与合规——满足患者需求的保证”。国家食品药品监督管理总局副局长尹力在大会致辞时指出,中国政府高度重视医药产业发展和药品监管工作。2013年,中国政府成立国家食品药品监督管理总局,进一步优化监管资源配置,全面加强食品药品安全监管。国家总局成立后,一手抓药品安全专项整治,一手抓推进药品监管改革,努力实现药品问题标本兼治。会议针对临床研究与运作、监管科学、GXP合规、定量科学、临床前及早期临床研究、医学事物、医学沟通及教育、生产质量与控制、儿科药物发展、肿瘤药开发和安全、转化医学、药物安全与药物警戒、临床项目管理、临床供应链以及生物类似药等15个专题展开50余场学术研讨。来自国家食品药品监督管理总局(CFDA)、美国食品药品监督管理局(FDA)、欧盟药品监管局(EMA)、加拿大卫生部、亚太区域多个国家的药监审评部门近200名不同领域的专家学者出席此次会议。(赵　超)

2014年中国药品质量安全年会 2014年11月11~12日,由中国食品药品检定研究院主办的“2014年中国药品质量安全年会”在福建省厦门市召开,本次会议以“保障药品安全,维护公众健康”为主题。国家食品药品监督管理总局党组成员、药品安全总监孙咸泽到会并讲话,中国食品药品检定研究院副院长李波致辞。孙咸泽指出,保障药品安全是一项复杂的社会工程,需要企业主体责任和政府监管责任的落实、社会组织和社会公众的共同参与,需要构建药品安全社会共治的格局。为期两天的会议设有主题演讲、分会场交流、学者解疑、专家互动等。医药业专家学者和国内医药企业代表共同探讨了检验新技术与新方法、基本药物质量状况、药品监管政策、药品质量风险控制、药品生产企业质量控制等内容。来自各级药品、医疗器械、药包材与辅料检验检测机构、药品生产企业、药品研发单位及大专院校和科研院所专业技术人员等近800人参加会议。(赵　超)

中国药监研究会药包材专业委员会成立 2014年7月9日,中国药品监督管理研究会药品包材与辅料监督管理研究专业委员会在江苏省南京市举行成立大会。中国工程院院士侯惠民任专业委员会主任委员。药品包材与辅料监督管理研究专业委员会是中国药监研究会成立的第二个专业委员会。主要负责组织开展与药品包装材料、容器和辅料的药用要求、标准和注册等监督管理相关政策、法规和实践问题等研究,接受药品监管管理部门或相关单位的委托,承担专题调研、科学研究、项目论证等工作任务。目前,共有委员19名,中检院包装材料与药用辅料检定所承担专业委员会秘书处工作。(赵　超)

2014第十二届国际新药发明科技年会 2014年11月18~20日,由国家外国专家局国外人才信息研究中心主办,苏州市人才工作领导小组、苏州市人力资源与社会保障局、苏州吴江区人力资源与社会保障局支持,国家外国专家局国外人才资源总库大连人才分库、百奥泰国际会议有限公司承办的“2014第十二届国际新药发明科技年会”在江苏省苏州市举行。苏州市常务副市长周伟强,国家外专局国外人才信息研究中心主任陈华北,百奥泰集团董事长梅晓丹博士出席开幕式并先后致辞。为期三天的会议有来自40个国家和地区的500余名专家、企业家的近200场报告。苏州市人才工作领导小组办公室同期举办2014苏州国际医药海外高层次人才、项目洽谈会。近60家苏州医药企业与38个项目进行对接。(赵　超)

2014第四届药物递放系统研讨会 2014年11月18~20日,由国家外国专家局主办,国家外国专家局国外人才信息研究中心、百奥泰国际会议(大连)有限公司承办的“2014第四届药物递放系统研讨会(SDDS-2014)”在江苏省苏州市举行,会议以“药物传递创新方案:新趋势和机遇”为主题。会议邀请德国勃林格殷格翰制药公司副总裁 Michael Mark

中国药学年鉴 CHINESE PHARMACEUTICAL YEARBOOK 2015

博士、美国益普生公司高级副总裁 Patrice Denefle 博士、比利时优时比公司副总裁 Alain Bernard 博士、瑞士罗氏小分子研究全球主管 Hans-Joachim Bohm 博士及中国药明康德副总裁郭涛博士等专家作演讲，向世界传递药物递放系统领域的前沿技术和科技成果，引导药物递放系统领域的发展趋势和前沿动向，促进科研成果产业化合作。会议共设置 6 个论坛：药物传递系统全球政策，市场趋势，业务发展、药物传递系统创新技术和突破研究、革新的药物输送系统技术靶向不同的给药途径、生物治疗药物输送新技术、药物输送系统纳米技术、药物输送，外科手术和治疗的医疗设备。来自世界的知名专家、教授、实验室负责人、项目负责人和知名企业的 400 多位代表出席了会议。（赵　超）

↗ 2014 第五届国际药物化学大会　2014 年 11 月 18～20 日，由国家外国专家局主办，国家外国专家局国外人才信息研究中心、百奥泰国际会议（大连）有限公司承办的“2014 第五届国际药物化学大会”在江苏省苏州市举行，会议以“从苗头化合物到新药申请”为主题。大会邀请到来自世界著名药物研究机构的专家、世界前 500 强制药企业高管、资深科学家和项目组长作演讲。本届大会共设置五大分会：化学生物学与靶向药物化学前沿、药物化学的机会与挑战、生物治疗方面的药物化学、小分子药物研发、生物活性化合物的绿色方法和生产工艺。（赵　超）

↗ 2014 年第 31 届全国医药工业信息年会　2014 年 6 月 29 日，中国医药工业信息中心在山东省青岛市组织召开“2014 年（第 31 届）全国医药工业信息年会”，医药行业的主管领导、研究专家、企业高管等参加了会议。工信部消费品司吴海东副司长、国家卫生和计划生育委员会药政司郑宏司长、国家发展和改革委员会价格司药价处宋大才处长及相关领导出席会议，分别就我国医药工业的发展现状、医疗改革、药品定价等有关问题作了大会主题报告。大会紧密围绕当下时事政策、研发方向、营销策略和投资热点，业内外专家从各自所侧重的领域进行了深入剖析解答。本次会议发布了业界权威的 2013 年度中国医药工业百强榜、2014 年中国医药研发产品线最佳工业企业和 2014 年中国医药工业最具投资价值企业（非上市）名单。会议还邀请了包括中国工程院副院长樊代明院士在内的 30 余名国内医药领域的知名专家，举办了主题为“革故鼎新·熠耀未来”的大会主论坛，以及医药研发创新高峰论坛及医药营销战略高峰论坛两个分论坛。（赵　超）

↗ 2014 先进制药技术发展趋势国际研讨会　2014 年 6 月 23～25 日，由浙江省药学会制药工程专业委员会主办，浙江大学药物信息学研究所承办的“2014 先进制药技术发展趋势国际研讨会”在浙江省杭州市召开。来自中国、美国、英国、德国等国家和地区的 250 余名专家和学者围绕“先进制药技术”广泛交流最新科技进展，展开深入讨论。本次大会邀请到了来自中美药监局官员，中国工程院院士，国内外著名大学教授，辉瑞、默克、天士力、海正等国内外著名制药企业的专家，通过此次大会分享了他们的前沿观点和研究成果。本次会议由浙江大学药物信息学研究所所长瞿海斌教授担任大会主席。在开幕式上，浙江省药品食品监督管理局局长、浙江省药学会理事长朱志泉先生为大会致辞，浙江大学药学院常务副院长杨波教授致欢迎辞。本次大会还举办了展览和会前培训班。会议期间，有国内外 20 余家著名企业向与会代表展出了各种先进仪器设备。（赵　超）

↗ 第二届中国生物医药与制药学国际学术会议暨珠海生物医药产业发展推进会　2014 年 10 月 17～19 日，由珠海市药学会、珠海市医药行业协会、国际管理科学与工程技术协会联合主办，吉林大学珠海学院、吉林省生物化学与分子生物学会承办的“第二届中国生物医药与制药学国际学术会议（ICBP2014）暨珠海市生物医药产业发展推进会”在广东省珠海市召开。与会者包括国内外及港澳专家、生物医药企业代表等近 300 人，就当今生物医药领域最前沿科技展开研讨，聚焦生物医药产业发展。珠海市人民政府相关领导、市政协副主席陈杰、广东省中小企业局副局长何佐贤出席会议。会上，珠海市食品药品监督管理局局长唐本雄对珠海生物医药产业作了介绍；国家药典委员会钱忠直教授对诸多药企关心的 2015 版中国药典作了介绍；南方医药经济研究所副所长陶剑虹对中国生物医药进行回顾与展望；美国俄亥俄州立大学终身教授、国家千人计划学者李建光博士就新药给药系统领域做了研究进展报告；美国 FDA 新药审批专家 Ben Zhao 就美国 FDA 新药审批事项及经验在大会做了报告；来自美国的医学杂志主编 Michael John McPhaul 教授做了题为《Application of Mass Spectrometry in the Diagnostic Testing Laboratory》的报告。（赵　超）

↗ 第三届生物制药中国发展国际峰会　2014 年 9 月 25～26 日，由上海士研（Shine Media）主办，美中药协、美国华人生物医药协会、百华协会共同协办的“第三届生物制药中国发展国际峰会”在北京召开。此次峰会邀请了强生制药、辉瑞制药、上海中信国健、无锡药明康德等知名制药企业专家探讨了中国及全球生物制药产业的最新发展趋势、研发合作模式、生物工艺开发、抗体及疫苗等生物制药研发成果及生产实践经验。与会专家认为，要想加快中国生物制药的开发，要参考国际生物医药审评标准，绝对不能放松对生物医药的质量控制。专家呼吁相关审评机构缩短审评时间，改革占新药开发时间最大的临床开发流程，以促进我国生物医药开发，提高与国外生物医药竞争的竞争力。（赵　超）

药学书刊

Pharmaceutical Publications

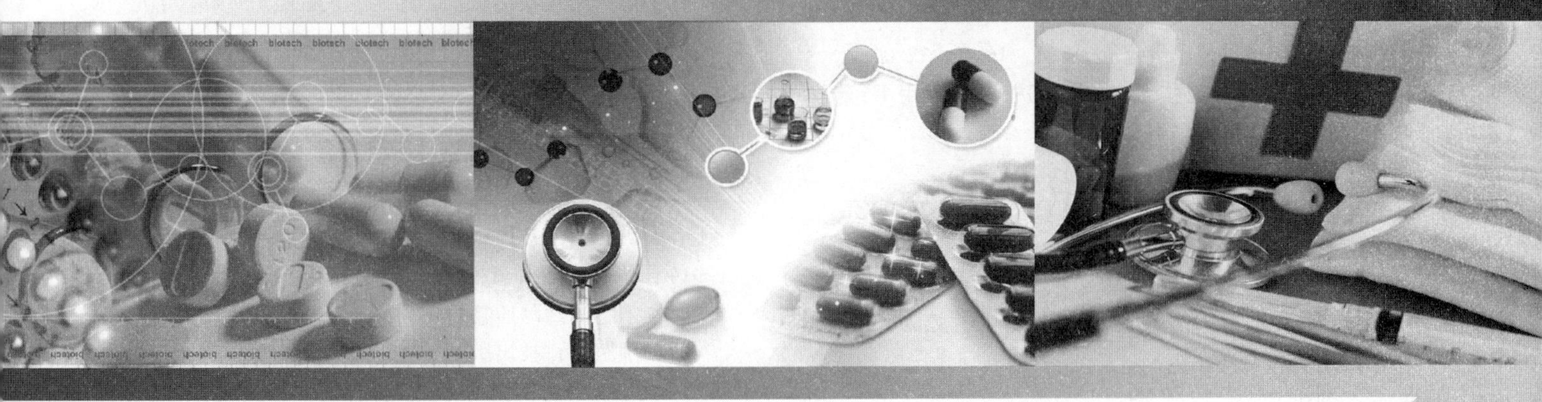

2014年药学图书出版书目选录

2015全国卫生专业技术资格考试权威推荐用书:药学(师)资格考试冲刺试卷(第4版)
陈有亮　主编
中国医药科技出版社　105页　16开　22.00元
2015全国卫生专业技术资格考试权威推荐用书:药学(士)资格考试冲刺试卷(第4版)
陈有亮　主编
中国医药科技出版社　104页　16开　22.00元
2015全国卫生专业技术资格考试权威推荐用书:药学(中级)资格考试冲刺试卷(第4版)
陈有亮　主编
中国医药科技出版社　103页　16开　22.00元
《本草纲目》抗衰养颜经
刘建平　编著
化学工业出版社　212页　小16开　32.80元
《本草纲目》食疗汤粥
刘建平　编著
化学工业出版社　212页　小16开　32.80元
《本草纲目》特效药酒方速查手册
张伟　双福等　编著
化学工业出版社　263页　小16开　39.80元
《本草纲目》中的食物养生方
谢惠民　主编
江苏科学技术出版社　273页　16开　39.80元
《本草纲目》中的中药养生方
谢惠民　主编
江苏科学技术出版社　271页　16开　39.80元
《千金方》中的养生养颜经
何凤娣　赵承勇　编著
化学工业出版社　190页　小16开　29.80元
《修事指南》释义
[清]张叡　原著
山西科学技术出版社　190页　小16开　22.00元
《药性赋》白话讲记1·寒性药
曾培杰　陈创涛　编著
人民军医出版社　447页　16开　58.00元
1天1片阿司匹林
[英]苏特(Souter,K.)　著
黑龙江科学技术出版社　206页　大32开　35.00元
2010年版《中国药典》化学药品标准物质分析方法及应用图谱
马双成　刘明理　黄悯嘉　主编
人民卫生出版社　1666页　16开　298.00元
2012年版国家基本药物手册
傅宏义　贾立华　张梅　杨安平　主编
中国医药科技出版社　490页　32开　46.00元
2014国家执业药师资格考试应试指南:药事管理与法规
国家食品药品监督管理局执业药师资格认证中心　编
中国医药科技出版社　275页　大16开　59.00元
2014国家执业药师资格考试应试指南:药学专业知识(1)
国家食品药品监督管理局执业药师资格认证中心　编
中国医药科技出版社　505页　大16开　89.00元
2014国家执业药师资格考试应试指南:药学专业知识(2)
国家食品药品监督管理局执业药师资格认证中心　编
中国医药科技出版社　567页　大16开　89.00元
2014国家执业药师资格考试应试指南:药学综合知识与技能
国家食品药品监督管理局执业药师资格认证中心　编
中国医药科技出版社　359页　大16开　69.00元
2014国家执业药师资格考试应试指南:中药学专业知识(1)
国家食品药品监督管理局执业药师资格认证中心　编
中国医药科技出版社　468页　大16开　79.00元
2014国家执业药师资格考试应试指南:中药学专业知识(2)
国家食品药品监督管理局执业药师资格认证中心　编
中国医药科技出版社　479页　大16开　79.00元
2014国家执业药师资格考试应试指南:中药学综合知识与技能
国家食品药品监督管理局执业药师资格认证中心　编
中国医药科技出版社　324页　大16开　59.00元
2014年国家执业药师资格考试:考试大纲
国家食品药品监督管理局(制定)　编
中国医药科技出版社　173页　大16开　39.00元
2014全国卫生专业技术资格考试.药学专业(师)通关测试卷
王嫦鹤　主编
西安交通大学出版社　102页　16开　15.00元
2014全国卫生专业技术资格考试.药学专业(士)通关测试卷
曹蔚　主编
西安交通大学出版社　92页　16开　15.00元
2014全国卫生专业技术资格考试.药学专业(主管)通关测试卷
李小强　主编
西安交通大学出版社　102页　16开　15.00元
2014全国卫生专业技术资格考试.中药学专业(师)45天通关
全国卫生专业技术资格考试指导专家组　编

西安交通大学出版社　663 页　16 开　86.00 元

2014 全国卫生专业技术资格考试．中药学专业(师)通关测试卷

杨　勇　主编

西安交通大学出版社　103 页　16 开　15.00 元

2014 全国卫生专业技术资格考试．中药学专业(士)45 天通关

全国卫生专业技术资格考试指导专家组　编

西安交通大学出版社　697 页　16 开　68.00 元

2014 全国卫生专业技术资格考试．中药学专业(士)通关测试卷

代丽萍　主编

西安交通大学出版社　101 页　16 开　15.00 元

2014 全国卫生专业技术资格考试．中药学专业(主管)45 天通关

全国卫生专业技术资格考试指导专家组　编

西安交通大学出版社　808 页　16 开　98.00 元

2014 全国卫生专业技术资格考试．中药学专业(主管)通关测试卷

王彦志　主编

西安交通大学出版社　103 页　16 开　15.00 元

2014 药事管理与法则

赵春杰　主编

人民军医出版社　272 页　16 开　46.00 元

2015 全国中医药专业技术资格考试权威推荐用书:中药专业(初级士)资格考试冲刺试卷(第 3 版)

中医药专业技术资格考试研究专家组　编

中国医药科技出版社　99 页　16 开　22.00 元

2015 药学(师)考前冲刺必做(第六版)．全国初中级卫生专业技术资格统一考试指定用书

吕竹芬　杨　帆　主编

人民军医出版社　100 页　16 开　29.00 元

2015 药学(师)模拟试卷及解析(第七版)．全国初中级卫生专业技术资格统一考试指定书

吕竹芬　杨　帆　主编

人民军医出版社　286 页　16 开　49.00 元

2015 药学(士)考前冲刺必做(第六版)．全国初中级卫生专业技术资格统一考试指定用书

吕竹芬　杨　帆　主编

人民军医出版社　124 页　16 开　29.00 元

2015 药学(士)模拟试卷及解析(第七版)．全国初中级卫生专业技术资格统一考试指定书

吕竹芬　杨　帆　主编

人民军医出版社　284 页　16 开　49.00 元

2015 药学(中级)模拟试卷及解析(第七版)．全国初中级卫生专业技术资格统一考试指定书

吕竹芬　杨　帆　主编

人民军医出版社　294 页　16 开　59.00 元

2015 药学(中级)应试指导及历年考点串讲(第四版)．全国初中级卫生专业技术资格统一考试指定书

吕竹芬　杨　帆　主编

人民军医出版社　443 页　16 开　75.00 元

2016 全国中医药专业技术资格考试权威推荐用书:中药专业(中级)资格考试冲刺试卷(第 3 版)

中医药专业技术资格考试研究专家组　编

中国医药科技出版社　101 页　16 开　22.00 元

20 世纪中国知名科学家成就概览 医学卷 药学分册

刘德培　主编

科学出版社　508 页　大 16 开　158.00 元

3 招不得高血压 不要让药赖上你

仝其广　主编

江苏科学技术出版社　256 页　16 开　39.80 元

3 招不得高血脂 不要让药赖上你

李洪梅　主编

江苏科学技术出版社　256 页　16 开　39.80 元

3 招不得糖尿病 不要让药赖上你

李洪梅　主编

江苏科学技术出版社　256 页　16 开　39.80 元

3 招不得痛风 不要让药赖上你

李洪梅　主编

江苏科学技术出版社　256 页　16 开　39.80 元

3 招不得脂肪肝 不要让药赖上你

展玉涛　主编

江苏科学技术出版社　256 页　16 开　27.50 元

400 种中药养生手册

吴中朝　主编

江苏科学技术出版社　831 页　64 开　88.00 元

452 种注射剂安全应用与配伍．(第 7 版)

唐镜波　主编

河南科学技术出版社　944 页　大 16 开　98.00 元

500 种中药速认图鉴

吴中朝　主编

江苏科学技术出版社　503 页　16 开　98.00 元

GSP 实务教程

杨万波　巩海涛　主编

中国医药科技出版社　243 页　16 开　35.00 元

OTC 医药代表药店开发与维护

鄢圣安　著

中华工商联合出版社　214 页　16 开　39.80 元

QbD 与药品研发:概念和实例

王兴旺　编著

知识产权出版社　271 页　16 开　65.80 元

阿片受体分子药学

胡文祥　刘　明　著

化学工业出版社　431 页　16 开　98.00 元

艾灸消百病速查轻图典

郑书敏　赵　鹏　主编

江苏科学技术出版社　206 页　小 16 开　35.00 元

艾滋病疫苗研究与评价

王佑春　主编

科学出版社　469 页　16 开　158.00 元

白族惯用植物药

姜　北　段宝忠　主编

中国中医药出版社　479 页　16 开　78.00 元

百年药道 一个民族制药企业的世纪奋斗史

温世君　著

新华出版社　269 页　16 开　269.00 元

百药品鉴 家庭常用中药甄选指南

马　春　蒋爱品　李京生　主编

中国中医药出版社　203 页　大 32 开　28.00 元

保健食疗中药

吴国忠　薛文隽　主编

复旦大学出版社　173 页　16 开　88.00 元

北京寻医问药指南地图

中国地图出版社　编著

中国地图出版社　2 页　对开　6.90 元

Chemistry Analysis and Utilization of Schisandra Chinensis (Turcz.) baill(**北五味子化学成分分析与利用**)

Chun-hui Ma　Lei Yang　Yuan-gang Zu　著

科学出版社　186 页　16 开　68.00 元

本草残卷:一个乡村郎中的行医奇闻录

左叶蝶　著

北京时代华文书局　246 页　小 16 开　29.80 元

本草乘雅半偈

[清]卢之颐　著

中国医药科技出版社　237 页　16 开　45.00 元

本草纲目．药茶养生速查全书

孙树侠　邵曙光　主编

江苏科学技术出版社　255 页　小 16 开　45.00 元

本草纲目:方药精选

蔡向红　编著

陕西科学技术出版社　329 页　16 开　28.00 元

本草纲目:天下生民生活日用第一百科全书.6 版

[明]李时珍　著

重庆出版社　543 页　16 开　78.00 元

本草纲目家庭药膳大全轻图典

李　卉　王梅康　主编

江西科学技术出版社　235 页　小 16 开　49.90 元

本草纲目中的纯天然食材对症养生速查全书

赵广香　张　伟　双　福　主编

化学工业出版社　232 页　16 开　39.80 元

本草纲目中的偏方秘方对症速查全书

张　伟　张启顺　双　福　主编

化学工业出版社　230 页　16 开　39.80 元

本草纲目中的中药对症养生速查全书

王景霞　主编

化学工业出版社　239 页　16 开　39.80 元

苯唑西林钠临床应用手册

郑　波　周　颖　主编

中国协和医科大学出版社　140 页　大 32 开　28.00 元

便携式中药家庭调养入门

段学忠　主编

化学工业出版社　120 页　32 开　12.00 元

别让良药变“毒”药

《大众医学》编辑部　编

上海科学技术出版社　148 页　16 开　20.00 元

别让自己吃“错”药

《大众医学》编辑部　编

上海科学技术出版社　183 页　16 开　20.00 元

补药之长——黄芪(第 2 版)

胡献国　卢　兵等　主编

人民军医出版社　362 页　32 开　25.00 元

不药而愈

[法]沙德曼　著

江苏科学技术出版社　210 页　16 开　29.00 元

菜篮子也是药箱子 买菜烧饭治小病

孙建光　主编

青岛出版社　329 页　16 开　35.00 元

餐桌上的中药

宋敬东　编著

天津科学技术出版社　381 页　16 开　39.80 元

藏红花、鱼腥草高产栽培与利用

施林姝　徐象华　朱　波等　编著

中国农业出版社　200 页　大 32 开　18.00 元

藏医药领域杰出人物临床实践方法汇集

《学术思想传承与创新丛书》编委会　主编

科学出版社　143 页　16 开　98.00 元

产业专利分析报告(第 27 册)通用名化学药

杨铁军　主编

知识产权出版社　314 页　16 开　70.00 元

常见病方剂新用法
兰水中　王士才　主编
人民军医出版社　446 页　大 32 开　43.00 元
常见病中成药实用速查宝典
徐俊本　陈凯章　编著
中国中医药出版社　418 页　大 32 开　35.00 元
常见病中成药新用法(2 版)
兰水中　王士才　廖仰平　主编
人民军医出版社　404 页　大 32 开　37.00 元
常见疾病谱用药速查速用手册
康　震　主编
化学工业出版社　300 页　大 32 开　28.00 元
常见疾病药物治疗要点系列丛书．内分泌系统疾病
刘　健　宋毅斐　主编
人民卫生出版社　444 页　16 开　49.00 元
常见中药诗画精粹
周超凡　王崇焕　著
中国中医药出版社　201 页　16 开　98.00 元
常用高危药品临床观察与护理知识问答
王丽芹　张俊红　盛　莉　主编
人民军医出版社　256 页　大 32 开　39.00 元
常用养生中草药彩色图鉴
高学敏　主编
化学工业出版社　248 页　大 32 开　29.80 元
常用有毒中药现代研究与应用
杨军宣　蒲晓东　主编
科学出版社　413 页　16 开　118.00 元
常用中药材手册
刘小玲　杨宏昕　主编
内蒙古人民出版社　262 页　16 开　59.80 元
常用中药功效与主方手册
王　卫　徐　立等　编
人民军医出版社　364 页　32 开　28.00 元
常用中药速查手册
刘小平等　编
湖北科学技术出版社　403 页　16 开　40.00 元
常章富临床中药学讲稿
常章富　编著
人民卫生出版社　382 页　16 开　58.00 元
代谢综合征药物治疗学
张石革　主编
北京科学技术出版社　443 页　16 开　95.00 元
丹参规范化生产
梁宗锁　董娟娥　蒋传中　著
科学出版社　339 页　16 开　105.00 元
蛋白质纯化与分析技术
汪少芸　主编
中国轻工业出版社　375 页　小 16 开　58.00 元
蛋白质分析与数学:生物、医学与医药卫生中的定量化研究(上下册)
沈世镒　胡　刚　王　奎等　著
科学出版社　944 页　16 开　198.00 元
当代中医药领域杰出人物案例研究
《学术思想传承与创新丛书》编委会　主编
科学出版社　172 页　16 开　68.00 元
道地药材数字地域药匣理论与实践
张文生　王静爱　尹圆圆　著
科学出版社　279 页　16 开　98.00 元
定西市常用中药材栽培技术
魏亚雯　著
甘肃科学技术出版社　202 页　大 32 开　20.00 元
读本草说中药——中振医药漫谈
赵中振　编
中国中医药出版社　305 页　16 开　79.00 元
读成语学中药
胡献国　王伟杰　主编
人民军医出版社　216 页　小 16 开　39.80 元
儿科选方用药技巧
王　付　编
河南科学技术出版社　336 页　16 开　55.00 元
儿童安全用药速查
刘丽萍　主编
人民军医出版社　505 页　大 32 开　45.00 元
发酵原料药生产
张虎成　齐　贺　主编
中国轻工业出版社　297 页　16 开　38.00 元
方剂大辞典
孙玉信　田　力　王晓田　主编
山西科学技术出版社　1246 页　大 32 开　90.00 元
方剂通俗演义
孟琳升　孟仲岐　著
人民军医出版社　396 页　小 16 开　48.00 元
方剂学
赵国平　主编
科学出版社　228 页　大 16 开　56.00 元
方剂学(2 版)
李　冀　主编
高等教育出版社　257 页　16 开　32.60 元
方剂学复习指导
全世健　黎同明　主编

中山大学出版社　380 页　16 开　65.00 元

方药量效关系名医汇讲

仝小林　主编

人民卫生出版社　110 页　16 开　28.00 元

分子药理学

叶　勇　主编

化学工业出版社　265 页　16 开　49.00 元

分子印迹技术与药物分析

傅　强　编著

西安交通大学出版社　427 页　16 开　59.00 元

伏牛山药用植物志(第五卷)下册

尹卫平　高致明等　著

科学出版社　339 页　16 开　135.00 元

妇科病药方大全

赵国东　主编

湖北科学技术出版社　224 页　16 开　29.80 元

复方丹参滴丸物质基础和药代动力学研究

李　伟　主编

中国医药科技出版社　306 页　16 开　58.00 元

肝胆病药方大全

赵国东　主编

湖北科学技术出版社　258 页　16 开　29.80 元

高危药品临床应用指导

孙世光　闫　荟　主编

人民卫生出版社　494 页　大 32 开　39.00 元

高血压家庭用药、配餐与护理

屠　燕　王莉慧　主编

化学工业出版社　215 页　小 16 开　35.00 元

高血压药方大全

赵国东　主编

湖北科学技术出版社　231 页　16 开　29.80 元

告诉您每一味中药的来历:讲故事学中药. 第四册

张　健　主编

山西科学技术出版社　345 页　大 32 开　29.00 元

葛根的药理作用与临床应用

姚崇舜　主编

人民军医出版社　206 页　大 32 开　25.00 元

骨质疏松用药技巧

杨　玺　主编

人民军医出版社　220 页　大 32 开　19.00 元

关于中药文化的 100 个故事

陈贤正　编著

南京大学出版社　207 页　小 16 开　28.00 元

规范使用抗菌药物知识读本

令红艳　陈　曦　主编

华中科技大学出版社　150 页　16 开　29.80 元

国宝虫草金蝉花

李增智　陈祝安　陈以平　主编

合肥工业大学出版社　276 页　16 开　50.00 元

国家基本药物袖珍手册

张　森　陈　黎　主编

人民军医出版社　599 页　32 开　60.00 元

国家药品标准物质品种目录(2014 年第 1 册)

中国食品药品检定研究院组织编写

中国医药科技出版社　230 页　16 开　35.00 元

国家执业药师资格考试历年真题试卷与解析. 药学专业(6 版)

本书编委会　编写

中国医药科技出版社　335 页　16 开　55.00 元

国药准字

肖飞著

白山出版社　304 页　16 开　32.80 元

过程分析技术:针对化学和制药工业的光谱方法和实施策略

[美]Katherine a. Bakeev　主编

机械工业出版社　485 页　小 16 开　98.00 元

过敏性皮肤病用药与食疗

陈　斌　主编

金盾出版社　235 页　大 32 开　20.00 元

海洋生物活性物质:潜力与开发

蔡福龙　主编

化学工业出版社　175 页　16 开　49.00 元

行天下探岐黄——中振医药漫谈

赵中振　著

中国中医药出版社　311 页　16 开　79.00 元

黑龙江中医药大学校史(上下册)

杨天仁　主编

中国中医药出版社　1031 页　16 开　198.00 元

呼吸病药方大全

赵国东　主编

湖北科学技术出版社　242 页　16 开　29.80 元

呼吸系统疾病用药策略

杨海涛　刁保忠　主编

人民军医出版社　367 页　32 开　49.00 元

护理药理学(第 2 版)

方士英　主编

安徽大学出版社　347 页　16 开　41.00 元

护理药理学(第 2 版)

姜国贤　编

人民卫生出版社　268 页　16 开　34.00 元

护理药理学(第 4 版)

肖顺贞　杨丽珠　主编

北京大学医学出版社　344 页　16 开　39.00 元

护理药理学学习指导(第 5 版)

肖顺贞　杨丽珠　主编

北京大学医学出版社　134 页　16 开　20.00 元

化学药品对照品图谱集——动态水分吸附

杨化新　熊　婧　主编

中国医药科技出版社　661 页　16 开　258.00 元

化学药品对照品图谱集——核磁共振

何　兰　卢忠林　主编

中国医药科技出版社　1182 页　16 开　498.00 元

化学药品对照品图谱集——红外、拉曼、紫外光谱

肖新月　余振喜　主编

中国医药科技出版社　732 页　大 16 开　298.00 元

化学药品对照品图谱集——热分析

宁保明　刘　毅　主编

中国医药科技出版社　667 页　大 16 开　258.00 元

化学药品对照品图谱集——质谱

中国食品药品检定研究院　编

中国医药科技出版社　1036 页　大 16 开　488.00 元

基层中医师必备药物手册

徐世军　主编

人民卫生出版社　606 页　32 开　32.00 元

基础药物化学

周成合　主编

科学出版社　551 页　小 16 开　72.00 元

基础与临床药理学(第 2 版)

杨宝峰　主编

人民卫生出版社　452 页　16 开　76.00 元

吉林省中药资源

邓明鲁　曲晓波　主编

中国中医药出版社　607 页　16 开　198.00 元

几种药物对细胞体外分化成熟及功能影响的研究

沈　红　著

中国农业科学技术出版社　188 页　小 16 开　36.00 元

技术预见的理论、方法和在医药产业的应用

张冬梅　著

中国社会科学出版社　166 页　16 开　35.00 元

家用补益中药速查全书:超值全彩白金版

张彩山　编著

天津科学技术出版社　182 页　16 开　29.80 元

家用小验方

唐世华　刘文银　马艳红　主编

人民军医出版社　278 页　大 32 开　25.00 元

甲壳素及其衍生物的研究与应用

朱婉萍　编著

浙江大学出版社　539 页　16 开　168.00 元

简便灵验一学就会药茶养生方

李　艳　王惟恒　主编

人民军医出版社　137 页　16 开　25.00 元

简明方药歌诀

孙光荣　杨建宇　主编

人民军医出版社　279 页　小 32 开　22.00 元

简明药理学

戴体俊等　主编

人民卫生出版社　708 页　16 开　79.00 元

简明中药手册

周德生　谭元生　主编

山西科学技术出版社　608 页　16 开　80.00 元

简明中医药概要

倪　虹　主编

四川大学出版社　159 页　大 32 开　30.00 元

简帛医药文献校译

周祖亮　方懿林　著

学苑出版社　566 页　16 开　180.00 元

金匮要略病证与方剂研究

张再良　叶　进　主编

科学出版社　422 页　小 16 开　98.00 元

精选草药彩色图谱(1)

汪　毅　李朝斗　主编

贵州科技出版社　222 页　大 32 开　33.00 元

精选草药彩色图谱(2)

汪　毅　李朝斗　主编

贵州科技出版社　238 页　大 32 开　36.00 元

精选草药彩色图谱(3)

汪　毅　李朝斗　主编

贵州科技出版社　261 页　大 32 开　39.00 元

精选草药彩色图谱(4)

汪　毅　李朝斗　主编

贵州科技出版社　177 页　大 32 开　27.00 元

静脉用药物调配技术

刘　圣　傅先明　主编

安徽科学技术出版社　736 页　16 开　120.00 元

酒泉中药材

杨振伟　主编

甘肃文化出版社　354 页　大 16 开　328.00 元

看图用药

田　燕　邓　卅　主编

金盾出版社　286 页　小 16 开　49.00 元

抗结核病固定剂量复方制剂药品 GMP 检查指南

国家食品药品监督管理总局审核查验中心　编

北京大学医学出版社有限公司　129 页　16 开　38.00 元

考点通关必背 药学(中级)(第五版)

陈有亮　主编

中国医药科技出版社　517 页　16 开　49.00 元

矿物药真伪图鉴及应用

高天爱　马金安　刘如良　主编

山西科学技术出版社　580 页　16 开　298.00 元

老年人安全用药速查．特殊人群安全用药速查丛书

刘丽萍　万　军　主编

人民军医出版社　503 页　大 32 开　45.00 元

黎族药志(第 3 册)

戴好富　主编

中国科学技术出版社　280 页　16 开　180.00 元

临床基本药物手册

李焕德　刘绍贵　主编

湖南科技出版社　985 页　32 开　58.00 元

临床实用药物手册(第 3 版)

刘华钢　主编

人民卫生出版社　820 页　大 32 开　58.00 元

临床药代动力学理论与实践 创伤治疗药物

郭　涛　主编

人民军医出版社　467 页　16 开　128.00 元

临床药理学(第 2 版)

魏敏杰　杜智敏　主编

人民卫生出版社　643 页　16 开　66.00 元

临床药物代谢动力学(第 2 版)

刘克辛　主编

人民卫生出版社　458 页　16 开　48.00 元

临床药物治疗学

曹　红　主编

人民卫生出版社　374 页　16 开　42.00 元

临床药学百科(2 版)

汤　光　史亦丽　编著

化学工业出版社　341 页　小 16 开　49.00 元

临床药学导论(第 2 版)

蒋学华　主编

人民卫生出版社　296 页　16 开　38.00 元

临床药学高级教程

阚全程　主编

人民军医出版社　605 页　16 开　240.00 元

临床药学英语(第 2 版)

朱　珠　主编

人民卫生出版社　271 页　16 开　30.00 元

临床肿瘤药理学

梁文波　杨静娴　杨静玉　主编

科学出版社　406 页　16 开　128.00 元

临夏中草药

海向明　编著

甘肃人民美术出版社　477 页　大 16 开　298.00 元

临证本草讲读:一位二十年临床工作者的中药学讲稿

宋永刚　著

中国中医药出版社　463 页　小 16 开　65.00 元

庐山山地常见药用植物原色图谱

汪　乐　主编

中国医药科技出版社　208 页　32 开　33.00 元

罗浮山常见中草药

周天来　主编

花城出版社　220 页　16 开　80.00 元

麻醉基本技能与药物

杨建生　高保国　张继晨　主编

山西科学技术出版社　395 页　大 32 开　28.00 元

马丁代尔药物大典:原著第 37 版.2 版

[英]S. C. 斯威曼(Sweetman,Sean C.)　主编

化学工业出版社　2420 页　大 16 开　1690.00 元

每天学点实用中药

丁兆平　主编

中国医药科技出版社　383 页　小 16 开　49.00 元

美国药品专利与行政保护速查

陈清奇　编著

化学工业出版社　490 页　16 开　158.00 元

美容中药方剂学

黄丽萍　主编

人民卫生出版社　326 页　16 开　39.00 元

蒙药降脂成分荜茇宁的发现

博·格日勒图　著

科学出版社　191 页　小 16 开　88.00 元

妙用党参治百病

李　艳　王惟恒　编著

人民军医出版社　147 页　大 32 开　19.50 元

妙用菊花治百病

李　艳　王惟恒　编著

人民军医出版社　148 页　大 32 开　19.50 元

妙用三七治百病

吴延义　编著

人民军医出版社　112 页　大 32 开　19.50 元

民族药成方制剂

宋民宪　主编

人民卫生出版社　653 页　16 开　55.00 元

闽台中医药文献选编:政协文史资料篇

蔡鸿新　主编

厦门大学出版社　271 页　16 开　58.00 元

名贵药用真菌栽培技术问答

兰　进　陈向东　曾念开　编著

化学工业出版社　241 页　大 32 开　29.00 元

纳米微囊型血液代用品

刘昌胜等　著

科学出版社　199 页　16 开　80.00 元

耐药结核病学

唐神结　许绍发　李　亮　主编

人民卫生出版社　355 页　16 开　72.00 元

南方喀斯特地区特色药用植物研究：以贵州 10 种中药质量控制研究为例

周　欣等　著

科学出版社　493 页　16 开　198.00 元

南药与大南药

缪剑华　彭　勇　肖培根　主编

中国医药科技出版社　436 页　大 16 开　220.00 元

南药植物规范化栽培研究与实例

吴友根　胡新文　主编

中国林业出版社　391 页　16 开　68.00 元

内科袖珍药物治疗手册(第 2 版)

刘华钢　主编

人民卫生出版社　915 页　64 开　36.00 元

女性心脏病用药策略

李少波　陈　武　主编

人民军医出版社　482 页　32 开　49.00 元

皮肤病药方大全

赵国东　主编

湖北科学技术出版社　240 页　16 开　29.80 元

皮肤病用药速查手册

茅伟安　主编

金盾出版社　380 页　大 32 开　29.00 元

羌族医药文化的保护与传承

程玲俐　张善云等　编著

西南交通大学出版社　311 页　大 32 开　36.00 元

求医问药一本通

杨　柳　主编

科学出版社　186 页　大 32 开　18.00 元

趣味中药

张相勇　张一楠　主编

科学出版社　177 页　小 16 开　39.00 元

全国医药中等职业技术学校教材 药事法规与管理 第 3 版

左淑芬　编

化学工业出版社　218 页　16 开　23.00 元

全国中草药汇编．卷一(第 3 版)

王国强　主编

人民卫生出版社　746 页　大 16 开　135.00 元

全国中草药汇编．卷二(第 3 版)

王国强　主编

人民卫生出版社　1247 页　大 16 开　212.00 元

全国中草药汇编．卷三(第 3 版)

王国强　主编

人民卫生出版社　755 页　大 16 开　138.00 元

全国中草药汇编．卷四(第 3 版)

王国强　主编

人民卫生出版社　248 页　大 16 开　60.00 元

妊娠期和哺乳期安全用药速查·特殊人群安全用药速查丛书

刘丽萍　鄢　丹　主编

人民军医出版社　536 页　大 32 开　45.00 元

擅用虫药 攻克皮肤疮疡顽症 刘复兴学术思想与临床经验集

刘复兴　秦国政　主编

中国中医药出版社　194 页　16 开　35.00 元

上海中医药文化史

张文勇　童　瑶　俞宝英　主编

上海科学技术出版社　781 页　大 16 开　980.00 元

社区医生抗菌药物应用指南

徐彦贵　杨文杰等　主编

中国医药科技出版社　274 页　16 开　39.80 元

涉县中药志

付正良　孔增科　主编

学苑出版社　1 328 页　16 开　600.00 元

身体的妙药 你知道吗

程　凯　著

四川科技出版社　203 页　16 开　35.00 元

神经病药物治疗指南

戴德银等　主编

人民军医出版社　294 页　32 开　32.00 元

神经精神疾病临证药对

周幸来　主编

人民军医出版社　418 页　16 开　43.00 元

神经内科处方分析与合理用药

林永忠　冯加纯　主编

军事医学科学出版社　436 页　大 32 开　38.00 元

神经系统疾病用药策略

韩　峰　刘淑萍　汪　雷　主编

人民军医出版社　482 页　32 开　46.00 元

神农本草经：开方就是开时空："陈映山三代医家"执简驭繁用《本经》

陈润东　著

中国中医药出版社　236 页　大 32 开　20.00 元

神农本草经辑校
尚元胜　整理
学苑出版社　306 页　小 16 开　52.00 元
肾内科治疗药物的安全应用
李德爱　孙　伟　王有森　主编
人民卫生出版社　533 页　16 开　98.00 元
生物反应及制药单元操作技术
王玉亭　主编
中国轻工业出版社　282 页　16 开　37.00 元
生物技术制药实验指南
程玉鹏　高　宁　编
中国农业科学技术出版社　240 页　16 开　45.00 元
生物药剂学
高　申　程　刚　主编
人民卫生出版社　191 页　16 开　29.00 元
生物药剂学实验
邹梅娟　主编
中国医药科技出版社　59 页　16 开　12.00 元
生物药物分析(2 版)
何　华　主编
化学工业出版社　374 页　16 开　69.00 元
生物药物检测技术
张立飞　主编
化学工业出版社　234 页　16 开　34.00 元
生物与制药工程
刘　秋　主编
大连理工大学出版社　336 页　小 16 开　38.00 元
生物制品学(2 版)
周东坡　赵　凯　周晓辉等　编著
化学工业出版社　395 页　16 开　45.00 元
生药学实验(第 2 版)
殷　军　主编
中国医药科技出版社　150 页　16 开　22.00 元
石经医药养生经略
李良松　著释
学苑出版社　297 页　小 16 开　68.00 元
实用临床中药手册
任玉珍　王龙虎　主编
中国中医药出版社　646 页　大 32 开　45.00 元
实用药品 GSP 基础(第二版)
李玉华　主编
化学工业出版社　198 页　16 开　26.00 元
实用药物研发仪器分析
马红梅　主编
华东理工大学出版社　201 页　16 开　29.80 元
实用医院药事管理制度
刘小玲　杨宏昕　主编
内蒙古人民出版社　155 页　16 开　29.80 元
食品药品行政处罚文书制作与示例
李昌海　主编
中国医药科技出版社　290 页　16 开　35.00 元
食品药品仪器分析实验实训
郑　萍　主编
科学出版社　121 页　16 开　29.00 元
疏肝养肝滋阴补血．中草药及处方
袁端红　郭礼跃　编著
贵州科技出版社　329 页　大 32 开　40.00 元
谈医论药说健康
张　兴　陈师睿　编著
金盾出版社　253 页　32 开　21.00 元
汤药的故事
仝小林　主编
人民军医出版社　115 页　32 开　18.00 元
糖尿病药方大全
赵国东　主编
湖北科学技术出版社　242 页　16 开　29.80 元
糖尿病饮食 用药 调养全书
倪　青　钱秋海　高　毅　主编
化学工业出版社　166 页　小 16 开　29.80 元
特效药材汤:大病小病一扫光
尤　优　主编
北京联合出版公司　301 页　16 开　29.80 元
特效药酒方:小病慢性病一扫光
田广俊　主编
化学工业出版社　244 页　32 开　29.80 元
特效中药方:小病慢性病一扫光
田广俊　主编
化学工业出版社　243 页　32 开　29.80 元
天然药 8404 种诠释
黄传贵　主编
人民军医出版社　2 224 页　大 16 开　560.00 元
天然药物制备技术与工程
宋　航　主编
化学工业出版社　242 页　16 开　32.00 元
调理药茶
韩树勤　著
农村读物出版社　319 页　32 开　20.00 元
图解本草纲目
[明]李时珍　原著
江西科学技术出版社　676 页　小 16 开　68.00 元

图解药理学:pharmacology
Richard Finkel, Luidi X. Cubeddu, Michelle A. Clark 编著
科学出版社 478 页 16 开 128.00 元
外科疾病临证药对
周幸来 主编
人民军医出版社 376 页 32 开 39.00 元
网络药理学·中医药现代化的新思路与新方法
中国科协学会学术部 编
中国科学技术出版社 110 页 16 开 18.00 元
微生态制剂及其应用
王秋菊 崔一喆 著
化学工业出版社 178 页 小 16 开 48.00 元
微生态制剂生产及应用
潘春梅 主编
中国农业大学出版社 303 页 小 16 开 37.00 元
微生物学基础及药用技术
叶剑尔 主编
浙江大学出版社 303 页 16 开 49.00 元
胃肠病药方大全
赵国东 主编
湖北科学技术出版社 258 页 16 开 29.80 元
我国药品流通体系规划与建设
孙前进 曾 渝 主编
中国财富出版社 604 页 16 开 120.00 元
我国中成药与中药材流通体系规划与建设
孙前进 曾 渝 主编
中国财富出版社 605 页 16 开 120.00 元
无公害中药材安全生产手册(2 版)
丁自勉 主编
中国农业出版社 314 页 大 32 开 22.00 元
吴中朝滋补中药 150 味
吴中朝 主编
江苏科学技术出版社 271 页 小 16 开 39.80 元
五味子栽培与贮藏加工技术(2 版)
艾 军 主编
中国农业出版社 94 页 大 32 开 12.00 元
五言药性歌诀
萧正安 编著
四川科技出版社 352 页 32 开 23.00 元
系统生物学在中医药研究中的应用
张永煜 张 玮 杨永清 主编
科学出版社 284 页 16 开 80.00 元
细胞信号转导药理与临床
陈临溪 李兰芳 等编
人民军医出版社 331 页 16 开 56.00 元
现代人看中医:趣谈中医药及全息
曹 军 冯 清等 编著
中国医药科技出版社 289 页 小 16 开 52.00 元
消化内科处方分析与合理用药
李荣宽 陈 骏 王迎春 主编
军事医学科学出版社 350 页 大 32 开 35.00 元
消化系统疾病临证药对
周幸来 主编
金盾出版社 473 页 16 开 38.00 元
小中药 大养生
杨 力
江苏科技出版社 192 页 小 16 开 35.00 元
心肌病用药策略
王福军 罗亚雄 主编
人民军医出版社 481 页 32 开 58.00 元
心脑血管病药方大全
赵国东 主编
湖北科学技术出版社 256 页 16 开 29.80 元
心血管病患者药物治疗须知
韩 梅 姜 松 主编
人民军医出版社 112 页 大 32 开 24.00 元
新编简明中成药手册(第 3 版)
戴德银 呼永河 代升平 主编
人民军医出版社 590 页 大 32 开 69.00 元
新编抗肿瘤药物学
林能明 马胜林 主编
军事医学科学出版社 430 页 小 16 开 80.00 元
新编快速认药彩图集
林余霖 陈士林 主编
福建科学技术出版社 320 页 16 开 35.00 元
新编特殊药品剂量手册
张友干等 主编
人民卫生出版社 144 页 32 开 20.00 元
新编中草药图谱及经典配方(1)
杨卫平 夏同珩 主编
贵州科技出版社 325 页 大 32 开 44.00 元
新编中草药图谱及经典配方(2)
杨卫平 夏同珩 主编
贵州科技出版社 321 页 大 32 开 44.00 元
新编中草药图谱及经典配方(3)
杨卫平 夏同珩 主编
贵州科技出版社 334 页 大 32 开 45.00 元
新编中草药图谱及经典配方(4)
杨卫平 夏同珩 主编

贵州科技出版社　317 页　大 32 开　42.00 元
新编中草药图谱及经典配方(5)
杨卫平　夏同等　主编
贵州科技出版社　314 页　大 32 开　42.00 元
新编中草药图谱及经典配方(6)
杨卫平　夏同珩　主编
贵州科技出版社　310 页　大 32 开　41.00 元
新编中药 400 味速查手册
苑振亭　编
金盾出版社　415 页　大 32 开　33.00 元
新药研发案例研究:明星药物如何从实验室走向市场
白东鲁　沈竞康　主编
化学工业出版社　582 页　16 开　188.00 元
新药研发的故事
梁贵柏　著
上海三联书店　122 页　小 16 开　30.00 元
新医改了,药店就要这样开
尚　锋　著
企业管理出版社　216 页　16 开　49.80 元
新英汉药物大词典
赵国兴　孟庆荣　伏　晓　孙慧悦　主编
郑州大学出版社　1 197 页　大 16 开　360.00 元
袖珍抗感染用药手册(第二版)
卢洪洲　董　平　主编
上海科学技术出版社　447 页　小 32 开　28.00 元
袖珍中草药彩色图谱
岳桂华　张艳菊　杨高华　编著
化学工业出版社　719 页　64 开　45.00 元
袖珍中草药野外识别彩色图本
王义祁　主编
湖南科技出版社　683 页　64 开　50.00 元
宣肺润肺止咳化痰．中草药及处方
郭礼跃　袁端红　编著
贵州科技出版社　315 页　32 开　38.00 元
学做药粥不生病
黄灵素　主编
北京科学技术出版社　303 页　16 开　29.80 元
学做药粥不生病随身查
孙志慧　编著
天津科学技术出版社　294 页　64 开　18.00 元
血液科医生案头药物速查
张树林　主编
人民卫生出版社　346 页　大 32 开　29.00 元
养生堂中药一本全:吃对很灵很有效
史成和　主编
科学出版社　240 页　小 16 开　39.80 元
腰腿痛病药方大全
赵国东　主编
湖北科学技术出版社　250 页　16 开　29.80 元
药不能停啊
曾小兰　著
湖南文艺出版社　198 页　32 开　29.80 元
药茶
贺文彬　主编
科学出版社　104 页　16 开　29.80 元
药到病除小绝招 一贴灵千家妙方
庞国胜　主编
中国医药科技出版社　355 页　32 开　26.00 元
药店导购实战记录
孟庆亮　著
广东经济出版社有限公司　102 页　16 开　28.00 元
药都魂
紫竹公　著
九州出版社　469 页　16 开　66.00 元
药都往事
杨小凡　著
安徽文艺出版社　211 页　小 16 开　26.00 元
药对现代研究
唐于平　段金廒　主编
科学出版社　664 页　大 16 开　300.00 元
药房里买得到的传世名方
宋敬东　编著
天津科学技术出版社　416 页　16 开　29.80 元
药剂工作情景实训手册
房龙玉　杨　金　刀　婕　主编
军事医学科学出版社　135 页　16 开　35.00 元
药剂学
张　娜　主编
中国协和医科大学出版社　278 页　32 开　20.00 元
药剂学
杨　明　李小芳　主编
中国医药科技出版社　338 页　16 开　46.00 元
药剂学(2 版)
张志荣　主编
高等教育出版社　487 页　16 开　58.00 元
药剂学复习指南
易　军　主编
天津科技翻译出版有限公司　248 页　16 开　29.80 元
药剂学实验
韩　丽　主编

中国医药科技出版社　77 页　16 开　14.00 元

药剂学与药物动力学实验指导

余祥彬　主编

厦门大学出版社　155 页　小 16 开　25.00 元

药酒

樊凯芳　编著

科学出版社　168 页　16 开　35.00 元

药酒·药浴·药粥·彩图精装

孙志慧　编著

天津科学技术出版社　421 页　16 开　22.30 元

药酒·药浴·药粥·超值全彩白金版

孙志慧　编著

天津科学技术出版社　421 页　16 开　29.80 元

药理学

吴晓冬　主编

东南大学出版社　367 页　16 开　59.00 元

药理学

张庆柱　主编

中国协和医科大学出版社　246 页　32 开　20.00 元

药理学

石京山　杨　俭　主编

高等教育出版社　450 页　大 16 开　58.50 元

药理学

刘克辛　主编

高等教育出版社　510 页　16 开　57.50 元

药理学

曾　南　周玖瑶　主编

中国医药科技出版社　466 页　16 开　62.00 元

药理学

李悦山　罗健东　主编

科学出版社　320 页　16 开　55.00 元

药理学

刘文艳　李春艳　著

华中科技大学出版社　329 页　16 开　52.00 元

药理学(第 7 版)

王开贞　于天贵　主编

人民卫生出版社　395 页　大 16 开　49.00 元

药理学(2 版)

杨解人　宋建国　主编

中国科学技术大学出版社　375 页　16 开　40.00 元

药理学(3 版)

侯　晞　主编

人民卫生出版社　314 页　16 开　38.00 元

药理学案例 56 例:Case files:Pharmacology

[美]Toy,Eugeng C. 等　编

北京大学医学出版社　453 页　16 开　253.00 元

药理学笔记(3 版)

魏保生　主编

科学出版社　258 页　16 开　58.00 元

药理学复习指南

谭毓治　周玖瑶　宋丽华　主编

天津科技翻译出版有限公司　301 页　16 开　29.80 元

药理学及用药指导

韦翠萍　缪丽燕　主编

化学工业出版社　349 页　16 开　45.00 元

药理学精要与习题(第 6 版)

Gary C. Rosenfeld 等编

北京大学医学出版社　376 页　16 开　100.00 元

药理学实验及学习指导

秦红兵　姚　伟　主编

人民卫生出版社　198 页　16 开　23.00 元

药理学实验教程

温瑞兴　肖向茜　主编

北京工业大学出版社　407 页　16 开　48.00 元

药理学应试实训题解(2 版)

张　伟　主编

苏州大学出版社　354 页　16 开　36.00 元

药理学应试习题集

乔国芬等　主编

北京大学医学出版社　242 页　16 开　33.00 元

药理学与毒理学实验(第二版)

邹莉波　主编

中国医药科技出版社　150 页　16 开　22.00 元

药理学与中药药理学实验教程

黄勇其　主编

中国中医药出版社　96 页　16 开　13.00 元

药理学综合训练教程

邵南齐　主编

郑州大学出版社　281 页　16 开　43.80 元

药摩

于晓强　主编

科学出版社　132 页　16 开　32.00 元

药品不良反应与合理用药系列丛书．精神疾病专辑

邓云龙　赵　敏　主编

人民卫生出版社　308 页　16 开　38.00 元

药品经营人员岗位培训题集

吴鑫荪　顾正方　主编

人民军医出版社　152 页　大 32 开　22.00 元

药品生产质量管理规范教程

夏忠玉　主编

科学出版社　282 页　16 开　38.00 元

药品营销法律实务

田　侃　沈爱玲　主编

化学工业出版社　279 页　小 16 开　38.00 元

药师岗位辅导教程

中国医药商业协会组织编

中国医药科技出版社　743 页　16 开　98.00 元

药师经中无尽药

齐云鹿　著

宗教文化出版社　279 页　16 开　58.00 元

药食搭配宜忌一本全·牛皮卷典藏怀旧版

崔晓丽　编著

广东科技出版社　212 页　16 开　19.90 元

药食合一使用手册

畅洪昇　编著

中国纺织出版社　256 页　小 16 开　29.80 元

药食两用中草药彩色图鉴

刘塔斯　主编

湖南科学技术出版社　292 页　16 开　48.00 元

药食同源蔬菜

李恩彪　著

吉林人民出版社　485 页　16 开　68.00 元

药食相克速查手册

刘明乐　李克荣　主编

贵州科技出版社　524 页　16 开　60.00 元

药士(非临床)资格考试习题集

刘　艺　刀　婕　杨　金　主编

军事医学科学出版社　167 页　16 开　30.00 元

药事管理学

杨书良　刘兰茹　主编

化学工业出版社　252 页　16 开　33.00 元

药事管理学

曾　渝　何　宁　主编

中国医药科技出版社　308 页　16 开　43.00 元

药事管理与法规

左根永　主编

中国协和医科大学出版社　512 页　32 开　40.00 元

药事管理与法规

汪星辉　主编

军事医学科学出版社　177 页　16 开　32.00 元

药事管理与法规

陈红艳　主编

科学出版社　240 页　16 开　29.80 元

药事管理与法规.畅销版

国家食品药品监督管理局执业药师资格认证中心编

中国医药科技出版社　275 页　16 开　59.00 元

药事管理与法规(第 3 版)

黄敏琪

河南科学技术出版社　337 页　16 开　38.00 元

药事管理与法规 国家执业药师资格考试历年考题纵览与考点评析

汪星辉　主编

军事医学科学出版社　177 页　16 开　32.00 元

药事管理与法规.提分考点速记

执业药师考试研究中心　编著

世界图书出版公司　327 页　32 开　22.00 元

药事管理与法规(第 2 版)

周铁文　潘年松　主编

人民卫生出版社　283 页　16 开　35.00 元

药事管理与法规(3 版)

赵春杰　主编

人民军医出版社　271 页　16 开　46.00 元

药事管理与法规(3 版)

李　歆　主编

中国医药科技出版社　264 页　32 开　19.00 元

药事管理与法规(第 8 版)

宿　凌　主编

中国医药科技出版社　281 页　小 16 开　49.00 元

药事管理与法规临考冲刺模拟试卷

田　燕　邓　州　著

中国中医药出版社　104 页　16 开　19.20 元

药事管理专业导论

天　侃　主编

东南大学出版社　111 页　16 开　20.00 元

药物安全与药物警戒

崔燕宁　主编

人民卫生出版社　193 页　16 开　29.00 元

药物发现的未来:谁来决定治疗哪些疾病

[美]巴特菲(Bartfai,T.)　[英]李(Lees,G. V)　编

科学出版社　217 页　小 16 开　70.00 元

药物分析复习指南

平欲晖　主编

天津科技翻译出版有限公司　233 页　16 开　29.80 元

药物分析实践指导教程

邹纯才　鄢海燕　编著

安徽科学技术出版社　153 页　16 开　19.00 元

药物分析学

杨新颖　主编

中国协和医科大学出版社　146 页　32 开　20.00 元

药物分析学(2 版)

曾　苏　主编
高等教育出版社　486 页　16 开　56.90 元
药物分析与质量控制(2 版)
郑一美　主编
化学工业出版社　326 页　16 开　39.80 元
药物合成反应实验
郭　春　主编
中国医药科技出版社　63 页　16 开　12.00 元
药物合成反应实验
金英学　谭广慧　李淑英　编
化学工业出版社　162 页　小 16 开　22.00 元
药物化学
许　军　严　琳　主编
中国医药科技出版社　457 页　16 开　60.00 元
药物化学(第二版)
徐　宁　胡兴娥　主编
科学出版社　340 页　16 开　59.00 元
药物化学复习指南
张万金　主编
天津科技翻译出版有限公司　249 页　16 开　29.80 元
药物化学进展(9)
彭司勋　主编
化学工业出版社　318 页　16 开　98.00 元
药物化学实验
许　军　严　琳　主编
中国医药科技出版社　116 页　16 开　18.00 元
药物化学实验(第 2 版)
孙铁民　主编
中国医药科技出版社　150 页　16 开　22.00 元
药物化学实验指导
李柱来　主编
厦门大学出版社　92 页　小 16 开　16.00 元
药物剂型与递药系统
方　亮　龙晓英　主编
人民卫生出版社　408 页　16 开　45.00 元
药物经济与政策(翻译版)
(美)斯威泽　编著　曾　渝　周　虹　译
人民卫生出版社　315 页　16 开　70.00 元
药物临床试验与评价技术规范
林曙光　余细勇　主编
华南理工大学出版社　335 页　大 16 开　68.00 元
药物生产技术
宋小平　主编
科学出版社　449 页　小 16 开　98.00 元
药物识别汇集、藏药代药汇集 藏文版
《藏医药经典文献集成》编委会，青海省藏医药研究所编
民族出版社　400 页　16 开　25.00 元
药物贴敷
张天生　主编
科学出版社　196 页　32 开　39.00 元
药物熏洗
李钦青　主编
科学出版社　171 页　16 开　35.00 元
药物质量检查
潘　莉　主编
重庆大学出版社　51 页　16 开　9.00 元
药学“三基”实践指南
李长龄　李玉珍　主编
北京科学技术出版社　536 页　大 32 开　39.00 元
药学基础化学实验
臧志和　朱　军　主编
西南交通大学出版社　192 页　16 开　27.00 元
药学监护典型案例分析
郭代红　朱　曼　主编
人民卫生出版社　447 页　小 16 开　55.00 元
药学简明读本
余　瑜　编著
科学出版社　356 页　16 开　53.50 元
药学名词(第 2 版).2014
药学名词审定委员会
科学出版社　221 页　16 开　108.00 元
药学文化概论
卫　强　主编
安徽大学出版社　276 页　16 开　36.00 元
药学英语翻译实践教程
龚长华　陈怡华　主编
上海世界图书出版公司　219 页　16 开　31.80 元
药学哲学
赵迎欢　吴　峰　著
东北大学出版社　287 页　大 32 开　45.00 元
药学专业知识(二)
周　奇　主编
军事医学科学出版社　206 页　16 开　35.00 元
药学专业知识(一)
张恩立　主编
军事医学科学出版社　204 页　16 开　35.00 元
药学专业知识一(6 版)
傅　强　周　筠　主编
中国医药科技出版社　338 页　16 开　49.00 元
药学综合知识与技能

刘昌伟　主编
军事医学科学出版社　205 页　16 开　35.00 元
药学综合知识与技能(3 版)
陈永法　主编
中国医药科技出版社　166 页　32 开　19.00 元
药学综合知识与技能(6 版)
钱春梅　主编
中国医药科技出版社　174 页　16 开　39.00 元
药学综合知识与技能(8 版)
钱春梅　主编
中国医药科技出版社　259 页　16 开　49.00 元
药用对了才治病·儿童合理用药问答
郑成中　牛　杰　主编
人民卫生出版社　400 页　16 开　39.00 元
药用对了才治病·呼吸系统疾病合理用药问答
高占成　刘又宁　主编
人民卫生出版社　190 页　16 开　32.00 元
药用对了才治病·家庭合理用药问答
张淑芳　主编
人民卫生出版社　214 页　16 开　32.00 元
药用对了才治病·脑血管病合理用药问答
武　剑　主编
人民卫生出版社　239 页　16 开　35.00 元
药用对了才治病·内分泌代谢疾病合理用药问答
郭立新　著
人民卫生出版社　301 页　16 开　36.00 元
药用对了才治病·皮肤科疾病合理用药问答
张建中　陈　周　编
人民卫生出版社　238 页　16 开　33.00 元
药用对了才治病·肾病及透析患者合理用药问答
李文歌　张相林　主编
人民卫生出版社　239 页　16 开　33.00 元
药用对了才治病·消化系统疾病合理用药问答
钱家鸣　张继春　主编
人民卫生出版社　298 页　16 开　35.00 元
药用对了才治病·心血管病合理用药问答
范　利　张　丽　主编
人民卫生出版社　288 页　16 开　36.00 元
药用对了才治病·眼科疾病合理用药问答
赵家良　主编
人民卫生出版社　173 页　16 开　32.00 元
药用对了才治病·孕产妇合理用药问答
冯　欣　韩朝宏　主编
人民卫生出版社　321 页　16 开　38.00 元
药用对了才治病·中成药合理用药问答
朱建贵　主编
人民卫生出版社　245 页　16 开　32.00 元
药用辅料:薄膜包衣预混剂生产和应用
胡崇茂　编著
中国医药科技出版社　511 页　16 开　80.00 元
药用高分子材料学
高　峰　主编
华东理工大学出版社　162 页　16 开　35.00 元
药用基础化学实训指导
周淑琴　主编
复旦大学出版社　143 页　16 开　28.00 元
药用石斛丰产栽培技术
孙永玉　欧朝蓉　李　昆　主编
中国林业出版社　52 页　大 32 开　20.00 元
药用蕈菌——健康与未来
中国工程院　编著
高等教育出版社　345 页　大 16 开　80.00 元
药用有机化学
周淑琴　主编
复旦大学出版社　242 页　16 开　38.00 元
药用真菌治肿瘤
张文彭　陈康林　编著
中国中医药出版社　143 页　32 开　15.00 元
药用植物教学践行录
王德群等　著
科学出版社　435 页　16 开　98.00 元
药用植物九里香研究与利用
骆焱平　著
化学工业出版社　226 页　16 开　68.00 元
药用植物学(第 3 版)
郑小吉　金　虹　主编
人民卫生出版社　320 页　16 开　52.00 元
药用植物学与生药学实验指导
陆　叶　刘春宇　主编
苏州大学出版社　98 页　16 开　25.00 元
药用植物栽培技术
谢必武　张凤龙　主编
重庆大学出版社　396 页　16 开　49.80 元
药用植物栽培技术(2 版)
宋丽艳　主编
人民卫生出版社　242 页　16 开　32.00 元
药用植物栽培技术(2 版)
章承林　胡孔峰　主编
中国农业大学出版社　295 页　16 开　41.00 元
药用植物栽培学

潘佑找　主编
清华大学出版社　346 页　16 开　45.00 元
药用植物组培快繁实务
陈绍煌　主编
中国林业出版社　238 页　16 开　35.00 元
药浴
任剑锋　编著
科学出版社　112 页　16 开　29.80 元
药缘文化 中药与文化的交融
杨柏灿　主编
中国中医药出版社　243 页　16 开　39.00 元
药枕
成金枝　编著
科学出版社　162 页　16 开　35.00 元
药中黄金:石斛
赵　仁　苏　豹　赵　毅　编著
云南科学技术出版社　145 页　小 16 开　48.00 元
野菜采集与药食养生
杨景俊　编著
金盾出版社　212 页　32 开　20.00 元
叶橘泉方证药证医话
叶橘泉　著
中国中医药出版社　182 页　16 开　28.00 元
一本书读懂中草药抗癌
杨建宇等　主编
中原农民出版社　278 页　16 开　39.00 元
一本书读懂中药美容
张　虹　主编
中原农民出版社　134 页　16 开　20.00 元
一味中药祛顽疾(第五版)
李世文　康满珍　阳　红　主编
人民军医出版社　525 页　大 32 开　48.00 元
一药一方补全家
谢英彪　主编
江苏科学技术出版社　165 页　大 32 开　29.80 元
医疗机构药事规范化管理指南
刘　文　主编
湖北科学技术出版社　523 页　16 开　80.00 元
医林改错．方药心悟
何庆勇　主编
人民军医出版社　245 页　16 开　29.40 元
医学临床“三基”训练 药师分册
吴钟琪　著
湖南科技出版社　284 页　大 32 开　38.00 元
医学衷中参西录．方药心悟
何庆勇　主编
人民军医出版社　272 页　16 开　39.80 元
医药产品品牌战略(第 2 版)
[美]派奇(Paich,M.),派克(Peck,C.),瓦兰特(Valant,J.)　著
化学工业出版社　234 页　小 16 开　68.00 元
医药高等数学
安国斌　卢小青　主编
中国铁道出版社　310 页　小 16 开　38.00 元
医药工作应用文(第 3 版)
阮田保　于晓泉　主编
科学出版社　212 页　16 开　38.00 元
医药行业安全规范
雷　津　主编
中国医药科技出版社　171 页　16 开　28.00 元
医药化工生产设备选型
张永坚　主编
化学工业出版社　216 页　16 开　68.00 元
医药拉丁语
巢建国　严玉平　主编
上海科学技术出版社　120 页　16 开　18.00 元
医药企业仓储与配送管理
赵　贤　主编
化学工业出版社　186 页　16 开　29.00 元
医药企业资源计划
陈玉文　主编
电子工业出版社　274 页　16 开　37.00 元
医药求职百事通
徐远飞　主编
中南大学出版社　380 页　小 16 开　45.00 元
医药商道:中国医药企业实战案例与观察
吴清功　单鹏安　王　豪　主编
机械工业出版社　357 页　16 开　59.00 元
医药商品购销员(中、初级)
陈长艳　主编
科学出版社　296 页　16 开　40.00 元
医药数理统计方法(3 版)
祝国强　主编
高等教育出版社　361 页　16 开　43.40 元
医药卫生法律适用全书:资质、医务、药品、医疗事故 5 版
中国法制出版社　编写
中国法制出版社　397 页　小 16 开　56.00 元
医药物联网概论
周金海　主编
电子工业出版社　267 页　16 开　35.00 元

医药信息分析与决策
周　怡　赵小龙　主编
电子工业出版社　225 页　16 开　30.00 元

医药信息资源管理
章新友　主编
电子工业出版社　385 页　16 开　49.00 元

医药学常用微生物学实验技术
陈峥宏　魏　洪　康颖倩　主编
科学出版社　184 页　16 开　36.00 元

医药营销
孙晓燕　主编
中国轻工业出版社　235 页　16 开　32.00 元

医院药学部流程管理
张　健　廖勇凯　编著
复旦大学出版社　169 页　16 开　35.00 元

医院药学工作规范指南(2 版)
陆　进　张相林　主编
化学工业出版社　336 页　16 开　69.00 元

乙醇药学技术与临床研究
夏伦祝　高家荣　汪永忠　主编
化学工业出版社　222 页　16 开　50.00 元

英汉汉英药事管理与法规常用词汇手册
梁　波　主编
中国医药科技出版社　114 页　16 开　25.00 元

营养药品合成工业化学
詹豪强　编著
科学出版社　258 页　小 16 开　88.00 元

用药护理
万进军　杨家林　宋　惠　主编
湖北科学技术出版社　261 页　16 开　40.00 元

有毒中药的鉴别图谱
李西林　徐宏喜　顺庆生　著
科学出版社　144 页　16 开　120.00 元

玉龙雪山的神药
章　艺　著
云南大学出版社　77 页　16 开　36.80 元

原料药欧美文件注册及欧盟非无菌原料药 GMP 实战指南
滕晓颜　宋　辉　主编
中国农业大学出版社　320 页　16 开　45.00 元

战时伤病的合理用药
刘　卫　陈锦珊　主编
第二军医大学出版社　278 页　大 32 开　19.80 元

浙江丽水药物志
程文亮　李建良　何伯伟等　主编
中国农业科学技术出版社　839 页　大 16 开　298.00 元

浙江省耐多药肺结核防治技术指南
蒋健敏　王晓萌　主编
浙江科学技术出版社　100 页　16 开　21.00 元

整合药理学(第 2 版)
[美]凯斯特　[美]卡帕　[美]弗拉纳　编
北京大学医学出版社有限公司　245 页　大 16 开　99.00 元

正本清源.2.走进中医世界,领略中药魅力
CCTV 发现之旅频道《正本清源》栏目组　编写
中国中医药出版社　214 页　16 开　58.00 元

执业药师历年考点精析与避错.上册
本书专家组　编
中国协和医科大学出版社　620 页　16 开　80.00 元

执业药师历年考点精析与避错.下册
本书专家组　编
中国协和医科大学出版社　534 页　16 开　80.00 元

制药分离工程
郭立玮　著
人民卫生出版社　395 页　16 开　42.00 元

制药工程 药物的工业生产和研发
[德]齐默尔曼(Zimmermann,I.)　著
华东理工大学出版社　431 页　16 开　98.00 元

制药工程基础与专业实验
吴　洁　主编
南京大学出版社　266 页　16 开　38.00 元

制药工程专业实验
常宏宏　主编
化学工业出版社　222 页　16 开　30.00 元

制药工艺学
叶　勇　主编
华南理工大学出版社　408 页　16 开　42.00 元

制药工艺学
赵临襄　赵广荣　主编
人民卫生出版社　382 页　16 开　40.00 元

制药行业 VOCs 监测技术
邢志贤　王淑娟　郭　斌　编著
化学工业出版社　169 页　16 开　68.00 元

制药化工原理(2 版)
王志祥　黄德春　主编
化学工业出版社　455 页　16 开　49.00 元

制药设备与车间设计
王　沛　主编
人民卫生出版社　366 页　大 16 开　39.00 元

中草药
大自然博物馆编委会组织　编写

化学工业出版社　309 页　大 32 开　58.00 元
中草药野外速认图集
宝草堂　编著
福建科技出版社　390 页　32 开　35.00 元
中成药新用途(第 5 版)
李世文　康满珍　主编
人民军医出版社　471 页　32 开　42.00 元
中国道地药材的知识产权保护
宋晓亭　著
知识产权出版社　290 页　大 32 开　38.00 元
中国佛药集论
张瑞贤　赵海亮　梁　飞　编著
学苑出版社　465 页　小 16 开　100.00 元
中国膏药配方配制全书
胡献国　李春日　主编
辽宁科学技术出版社　668 页　大 16 开　180.00 元
中国苗药．头花蓼
梁斌等　主编
中国中医药出版社　446 页　16 开　98.00 元
中国畲药学
雷后兴　李建良　主编
人民军医出版社　289 页　16 开　186.00 元
中国文化．医药
梁永宣　赵　歆　甄雪燕　著
五洲传播出版社　151 页　大 32 开　56.00 元
中国药茶大全
蒋力生　叶明花　主编
上海科学技术出版社　606 页　大 32 开　60.00 元
中国药科大学年鉴(2013)
《中国药科大学年鉴》编辑委员会　编
中国药科大学　363 页　大 16 开　36.30 元
中国药品监督管理政策法规汇编(2014 年版)
丛书编辑部　编
经济管理出版社　615 页　大 16 开　298.00 元
中国药品流通行业发展报告(2014)
佘鲁林　温再兴　主编
社会科学文献出版社　298 页　小 16 开　128.00 元
中国药事管理学科发展 30 年(1984～2014 年)
杨世民　主编
中国医药科技出版社　372 页　16 开　49.00 元
中国药物临床研究综合能力报告
科学出版社　组编
科学出版社　111 页　16 开　49.00 元
中国药学年鉴(2013)
彭司勋　主编
中国医药科技出版社　513 页　大 16 开　320.00 元
中国药学史参考
谢惠民　丛骆骆　主编
人民卫生出版社　437 页　小 16 开　49.00 元
中国药用植物(一)
叶华谷　邹　滨　曾飞燕　叶育石　主编
化学工业出版社　404 页　大 32 开　79.00 元
中国药用植物(二)
叶华谷　邹　滨　曾飞燕　叶育石　主编
化学工业出版社　404 页　大 32 开　79.00 元
中国药用植物(三)
叶华谷　邹　滨　曾飞燕　叶育石　主编
化学工业出版社　404 页　大 32 开　79.00 元
中国药用植物(四)
叶华谷　邹　滨　曾飞燕　叶育石　主编
化学工业出版社　404 页　大 32 开　79.00 元
中国药用植物(五)
叶华谷　邹　滨　曾飞燕　叶育石　主编
化学工业出版社　404 页　大 32 开　79.00 元
中国药用植物志(第十卷)
艾铁民　主编
北京大学医学出版社　1337 页　16 开　695.00 元
中国药用植物志(第十一卷)
艾铁民　主编
北京大学医学出版社　974 页　大 16 开　530.00 元
中国医师、药师临床用药指南(2 版)
卫生部合理用药专家委员会组织　编写
重庆出版社　1674 页　16 开　398.00 元
中国医药卫生改革与发展相关文件汇编(2013～2014 年度)
中国医学会药事管理专业委员会　编
中国医药科技出版社　684 页　大 32 开　49.80 元
中国医药卫生体制改革报告 2015 版．2014－2015
文学国　房志武　主编
社会科学文献出版社　362 页　小 16 开　98.00 元
中国中药材及原植(动)物彩色图谱
郝近大　黄璐琦　主编
广东科技出版社　650 页　大 16 开　398.00 元
中国中药材真伪鉴别图典(1)
中国药品生物制品鉴定所　广东省药品检验所　编著
广东科技出版社　254 页　16 开　68.00 元
中国中医药产业园战略发展报告(2013～2014)
裴长洪　房书亭　吴滁心　主编
社会科学文献出版社　330 页　小 16 开　89.00 元
中国中医药年鉴(2013 学术卷)
国家中医药管理局主办

上海辞书出版社　443 页　大 16 开　280.00 元

中国中医药年鉴(2014 行政卷)

《中国中医药年鉴》编委会

中国中医药出版社　795 页　16 开　298.00 元

中国中医药学科史

中国科学技术协会　主编

中国科学技术出版社　405 页　16 开　118.00 元

中国壮药资源名录

滕红丽　梅之南　著

中医古籍出版社　558 页　16 开　80.00 元

中华虫药 宁夏蜥蜴

朱西杰　李卫强　钱月慧　主编

中国中医药出版社　138 页　大 32 开　30.00 元

中华海洋本草精选本

管华诗　王曙光　主编

上海科学技术出版社　490 页　大 16 开　598.00 元

中华人民共和国药典 2010 年版第三增补本

国家药典委员会　编

中国医药科技出版社　242 页　16 开　286.00 元

中美生物医药创新网络演化的理论与实践

王　飞　著

经济科学出版社　238 页　16 开　58.00 元

中西药禁忌速查手册

刘明乐　李克荣　主编

贵州科技出版社　660 页　16 开　80.00 元

中西药物讲义(张锡纯医学全书)

张锡纯　著

中国医药科技出版社　209 页　32 开　18.00 元

中药材 GAP 操作实务 药用植物类

姜程曦　李校堃　主编

化学工业出版社　283 页　16 开　78.00 元

中药储存与养护

颜仁梁　主编

重庆大学出版社　199 页　16 开　25.00 元

中药大辞典上册(2 版)

南京中医药大学　编著

上海科学技术出版社　1 516 页　大 32 开　99.00 元

中药大辞典下册(2 版)

南京中医药大学　编著

上海科学技术出版社　1 730 页　大 32 开　99.00 元

中药毒理学

彭　成　主编

中国中医药出版社　190 页　16 开　25.00 元

中药方剂学(第 3 版)

吴俊荣　马　波　主编

人民卫生出版社　444 页　16 开　49.00 元

中药分子鉴定操作指南

黄璐琦　主编

上海科学技术出版社　225 页　大 32 开　28.00 元

中药规范化与国际化的关键问题 对现有中药质量评价体系的思考

中国科协学会学术部　编

中国科学技术出版社　94 页　小 16 开　18.00 元

中药合理应用二十讲

郑虎占　王秋华　编著

中国中医药出版社　180 页　小 16 开　29.00 元

中药和民族药液相色谱标准图谱集

李效宽　主编

科学出版社　495 页　16 开　138.00 元

中药化学(英文版)

高增平　主编

中国中医药出版社　453 页　16 开　58.00 元

中药化学技术

李　端　陈　斌　主编

人民卫生出版社　235 页　16 开　32.00 元

中药鉴定技术

张钦德　主编

人民卫生出版社　608 页　16 开　92.00 元

中药鉴定学

张贵君　主编

中国中医药出版社　484 页　大 16 开　69.00 元

中药鉴定学实验(第 2 版)

袁　丹　主编

中国医药科技出版社　132 页　16 开　22.00 元

中药经皮给药制剂技术(2 版)

梁秉文　刘淑芝　梁文权　主编

化学工业出版社　402 页　16 开　96.00 元

中药理论量化与应用研究

管竞环　朱宏斌　马　威　主编

人民军医出版社　282 页　16 开　69.00 元

中药临床处方用量控制

傅延龄　徐晓玉　主编

科学出版社　304 页　16 开　88.00 元

中药临证备要十六讲

郑虎占　著

中国中医药出版社　195 页　小 16 开　29.00 元

中药炮制学

陆兔林　胡昌江　主编

中国医药科技出版社　420 页　16 开　60.00 元

中药炮制学实验

王延年　主编
中国医药科技出版社　105 页　16 开　16.00 元

中药商品学
卢先明　著
中国中医药出版社　388 页　16 开　49.00 元

中药商品学
李　峰　蒋桂华　主编
中国医药科技出版社　424 页　16 开　60.00 元

中药商品学实验实训
李　峰　蒋桂华　主编
中国医药科技出版社　100 页　16 开　18.00 元

中药生物工程
高文远　主编
上海科学技术出版社　355 页　16 开　88.00 元

中药师岗位辅导教程
中国医药商业协会　组编
中国医药科技出版社　413 页　大 16 开　65.00 元

中药速记入门配彩图
马　波　谢英彪　陈泓静　主编
金盾出版社　387 页　大 32 开　39.00 元

中药调剂员(五级)(第 2 版)
人力资源和社会保障部教材办公室等组织编写
中国劳动社会保障出版社　262 页　16 开　39.00 元

中药调剂员应试指南
王玮瑛　白　冰　刘　颖　主编
军事医学科学出版社　434 页　16 开　58.00 元

中药微量元素分析
胡广林　著
科学出版社　173 页　16 开　58.00 元

中药学
凌一揆　主编
上海科学技术出版社　322 页　16 开　27.00 元

中药学(第 3 版)
杨德全　主编
人民卫生出版社　374 页　16 开　43.00 元

中药学必读基础知识
吴红娟　主编
山西科学技术出版社　77 页　16 开　10.00 元

中药学必考．学中医必考基本知识系类丛书
何清湖　刘富林　主编
山西科学技术出版社　193 页　32 开　14.00 元

中药学专业知识二(8 版)
李　敏　郭　力　主编
中国医药科技出版社　371 页　16 开　59.80 元

中药学专业知识一(6 版)
王　建　傅超美　主编
中国医药科技出版社　277 页　16 开　45.00 元

中药学综合知识与技能(6 版)
马维骐　卢光明　主编
中国医药科技出版社　214 页　16 开　35.00 元

中药药对配伍的药学研究
张振秋　葛会奇　主编
辽宁科学技术出版社　701 页　16 开　100.00 元

中药药剂学
傅超美　刘　文　主编
中国医药科技出版社　415 页　16 开　58.00 元

中药药理学
彭　成　彭代银　主编
中国医药科技出版社　326 页　16 开　48.00 元

中药药理与应用(第 3 版)
徐晓玉　主编
人民卫生出版社　333 页　16 开　39.00 元

中药这么吃就对了
石晶明　主编
江苏科学技术出版社　255 页　16 开　39.80 元

中药制剂技术(2 版)
陈　琼　李　恒　主编
中国农业大学出版社　337 页　16 开　47.00 元

中药治疗常见病通用手册
韩公羽　韩绍玫　韩　森　编著
浙江大学出版社　164 页　小 16 开　29.00 元

中药治疗常见病通用手册
韩公羽　韩绍政　韩　森　著
浙江大学出版社　164 页　16 开　29.00 元

中药专利文献方剂精选
章洪流　章鹿野　编著
知识产权出版社　273 页　16 开　78.00 元

中药资源学
巢建国　裴　瑾　主编
中国医药科技出版社　142 页　16 开　23.00 元

中医常用方剂汇编
刘继青　编著
厦门大学出版社　322 页　16 开　66.00 元

中医传世老偏方 常见病一扫光
张树荣　编著
化学工业出版社　201 页　小 16 开　29.80 元

中医膏方辞典
艾进伟　杨　军　主编
山西科学技术出版社　708 页　大 32 开　60.00 元

中医食疗药膳技术

汪碧涛　主编
化学工业出版社　237 页　16 开　34.00 元
中医速记宝典．中药学
熊超朋　主编
人民军医出版社　291 页　大 32 开　25.00 元
中医学基础与中药学自学导读
耿　耘　马超英　主编
同济大学出版社　252 页　16 开　36.00 元
中医血瘀证与方药
张　杰　谢英彪　主编
金盾出版社　272 页　大 32 开　23.00 元
中医养生丹药龟龄集研究
柳长华　程志立　柳惠武　编著
人民卫生出版社　118 页　16 开　28.00 元
中医药材
兰孝忠　编
吉林出版集团有限责任公司　134 页　16 开　29.90 元
中医药国际服务贸易实务
李振吉　主编
人民卫生出版社　211 页　小 16 开　35.00 元
中医药临床评价方法研究与实践
谢雁鸣　主编
人民卫生出版社　571 页　16 开　128.00 元
中医药文化普及绘本
付正良　著
学苑出版社　64 页　24 开　18.00 元
中医药学概论
张金莲　毛晓健　主编
清华大学出版社　334 页　16 开　49.80 元
中医药学名词
中医药名词审定委员会　编
科学出版社　295 页　16 开　98.00 元
中医药养生 彩色图谱
翟华强　程　伟　闫永红　主编
化学工业出版社　364 页　16 开　79.00 元
中医中药学基础
王　秋　主编
人民卫生出版社　318 页　16 开　36.00 元
肿瘤补充替代疗法．中医药治疗
吴万垠　主编
人民卫生出版社　187 页　16 开　36.00 元
重要价值逻辑：中国制药产业中的业务模式创新
胡　豪　张黎明　著
清华大学出版社　204 页　16 开　42.00 元
周超凡论中药（2 版）
林育华　主编
人民军医出版社　423 页　小 16 开　90.00 元
注射用抗感染药物应用与配伍
沈建平　主编
人民军医出版社　767 页　大 32 开　86.00 元
专利复审和无效审查决定选编．2006，医药
国家知识产权局专利复审委员会　编
知识产权出版社　888 页　大 16 开　290.00 元
滋补药膳大全
中国药膳研究会　主编
中国纺织出版社　122 页　大 16 开　68.00 元
最新国家基本药物手册
郑芙林　刘　阳　魏　啸等　主编
安徽科学技术出版社　424 页　大 32 开　29.00 元
最新中成药手册
杨培民等　著
山东科学技术出版社　1069 页　32 开　59.00 元

2014 年药学期刊名录

表 1　2014 年药学期刊概况

名称	主办单位	创刊年份	刊期	主编	国内统一刊号(CN)	国际标准刊号(ISSN)	定价/期	出版地	网址	中国知网(2014)综合影响因子	中国知网(2014)复合影响因子
《安徽医药》	安徽省药学会	1997	月刊	刘自林	34-1229/R	1009-6469	12.00	合肥市	www. ahyyzz. cn	0.725	0.849
《安徽中医药大学学报》	安徽中医药大学	1981	双月刊	周美启	34-1324/R	2095-7246	10.00	合肥市	http://xuebao. ahtcm. edu. cn	0.338	0.648
《北方药学》	内蒙古自治区食品药品学会	2004	月刊	王玉杰	15-1333/R	1672-8351	12.00	呼和浩特市	www. nmgbfyx. com	0.120	0.174
《北京中医药》	北京中医药学会、北京中西医结合学会、北京市中药研究所	1982	月刊	赵　静	11-5635/R	1674-1307	10.00	北京市	http://www. bjtcm. net	0.332	0.658
《北京中医药大学学报》	北京中医药大学	1959	月刊	王永炎	11-3574/R	1006-2157	10.00	北京市	http://xb. bucm. edu. cn	0.654	1.120
《长春中医药大学学报》	长春中医药大学	1985	双月刊	曲晓波	22-1375/R	2095-6258	15.00	长春市	http://www. czxx. cbpt. cnki. net	0.230	0.466
《成都中医药大学学报》	成都中医药大学	1958	季刊	梁繁荣	51-1501/R	1004-0668	5.00	成都市	http://www. cnki. com. cn/Journal/E-E2-CDZY. htm	0.177	0.379
《重庆中草药研究》	重庆市中药研究院	1958	半年刊					重庆市	http://www. cqvip. com/QK/97598A/		
《当代医药论丛》	吉林省当代医药论丛杂志社有限公司	2003	半月刊	欣　格	22-1407/R	2095-7629	16.00	吉林市	www. ddyylczz. com		
《东方药膳》	湖南中医药大学	1995	月刊	谭兴贵	43-1461/R	1671-3591	6.00	长沙市	http://www. cqvip. com/QK/98564B/		
《东南国防医药》	南京军区医学科学技术委员会	1986	双月刊	方胜昔	32-1713/R	1672-271X	12.00	南京市	http://dngfyy. paperopen. com/	0.441	0.490
《毒理学杂志》	北京市预防医学研究中心和北京大学医学部公共卫生学院	1987	双月刊	高　星	11-5263/R	1002-3127	8.00	北京市	http://www. cnki. com. cn/Journal/E-E1-WSDL. htm	0.299	0.421
《儿科药学杂志》	重庆医科大学附属儿童医院与中国药学会儿科药学专业组	1995	月刊	李廷玉	50-1156/R	1672-108X	9.00	重庆市	http://ekyx. jourserv. com/	0.499	0.579
《福建医药杂志》	中华医学会福建分会	1979	双月刊	陈秋立	35-1071/R	1002-2600	10.00	福州市	http://fujianyiyao. cntg. org. cn/	0.148	0.189
《福建中医药》	福建省中医药学会和福建中医药大学	1956	双月刊	李灿东	35-1073/R	1000-338X	4.50	福州市	http://www. cqvip. com/QK/90155X/	0.211	0.449
《福建中医药大学学报》	福建中医药大学	1991	双月刊	陈立典	35-1308/R	1004-5627	5.00	福州市	http://www. cnki. com. cn/Journal/E-E2-FYXB. htm	0.289	0.576
《甘肃医药》	甘肃省医学科学研究院	1982	月刊	陈学忠	62-1076/R	1004-2725	7.00	兰州市	http://www. cqvip. com/qk/96287X/	0.146	0.219
《广东药学院学报》	广东药学院	1985	双月刊	郭　姣	44-1413/R	1006-8783	10.00	广州市	http://branch. gdpu. edu. cn/xuebao/	0.454	0.740
《广西中医药》	广西中医药大学和广西中医药学会	1977	双月刊	唐　农	45-1123/R	1003-0719	4.50	南宁市	http://gxzy. chinajournal. net. cn	0.192	0.389
《广西中医药大学学报》	广西中医药大学	1998	季刊	唐　农	45-1391/R	2095-4441	6.00	南宁市	http://gszb. chinajournal. net. cn	0.154	0.237
《广州中医药大学学报》	广州中医药大学	1984	双月刊	陈蔚文	44-1425/R	1007-3213	8.00	广州市	http://www. gzzyydxxb. cn/	0.365	0.782
《广州医药》	广州市第一人民医院	1970	双月刊	黄达德	44-1199/R	1000-8535	8.00	广州市	http://gzyy. cbpt. cnki. net	0.199	0.299
《贵州医药》	贵州省医药卫生学会办公室	1976	月刊	吴利平	52-1062/R	1000-744X	6.00	贵阳市	http://gzyi. chinajournal. net. cn	0.122	0.171
《国际生物制品学杂志》	中华医学会和上海生物制品研究有限责任公司	1978	双月刊	晏子厚	31-1962/R	1673-4211	6.00	上海市	http://www. ijbiol. com	0.204	0.225
《国际药学研究杂志》	军事医学科学院毒物药物研究所和中国药学会	1958	双月刊	刘克良	11-5619/R	1674-0440	20.00	北京市	http://www. pharmacy. ac. cn	0.463	0.701
《国际医药互联》	北京汉宁恒丰医药科技股份有限公司	2002	月刊				35.00	北京市			
《国际医药卫生导报》	中华医学会和国际医药卫生导报社	1995	半月刊	钟国华	44-1417/R	1007-1245	15.00	广州市	http://www. imhgn. com	0.120	0.142
《国际中医中药杂志》	中华医学会和中国中医科学院中医药信息研究所	1978	月刊	曹洪欣	11-5398/R	1673-4246	12.00	北京市	http://gjzy. cintcm. com/	0.113	0.163
《国外医药抗生素分册》	中国医药集团总公司四川抗菌素工业研究所、中国医学科学院医药生物技术研究所	1980	双月刊	苟小军	51-1127/R	1001-8751	12.00	成都市	www. cnki. com. cn/Journal/E-EC-GYKS. htm	0.246	0.358
《哈尔滨医药》	哈尔滨市医学会	1981	双月刊	张叶萍	23-1164/R	1001-8131	9.00	哈尔滨市	http://www. cqvip. com/QK/92357X/	0.083	0.107
《海峡药学》	中国药学会福建分会	1988	月刊	张炳祥	35-1173/R	1006-3765	10.00	福州市	http://haix. chinajournal. net. cn	0.181	0.250
《河北医药》	河北省医学情报研究所	1972	半月刊	狄　岩	13-1090/R	1002-7386	8.00	石家庄市	http://www. hebimi. cn/index. do? templet = hbyy	0.282	0.339
《河北中医药学报》	河北医科大学	1986	季刊	高维娟	13-1214/R	1007-5615	5.00	石家庄市	http://www. cnki. com. cn/Journal/E-E2-HZYX. htm	0.167	0.376
《黑龙江医药》	黑龙江省药品审评认证中心	1988	双月刊	任春晓	23-1383/R	1006-2882	8.80	哈尔滨市	http://www. cqvip. com/QK/90529X/	0.114	0.179
《黑龙江医药科学》	佳木斯大学	1972	双月刊	江清林	23-1421/R	1008-0104	10.00	佳木斯市	http://www. cqvip. com/QK/96409A/	0.129	0.191

（续表）

名称	主办单位	创刊年份	刊期	主编	国内统一刊号（CN）	国际标准刊号（ISSN）	定价/期	出版地	网址	中国知网(2014)	
										综合影响因子	复合影响因子
《黑龙江中医药》	黑龙江省中医药科学院	1958	双月刊	王　顺	23-1221/R	1000-9906	5.00	哈尔滨市	http://www.cnki.com.cn/Journal/E-E2-HLZY.htm	0.114	0.250
《化工与医药工程》	中国石化集团上海工程有限公司	1980	双月刊	王江义	31-2101/TQ	1008-455X	15.00	上海市	www.nicpd.com.cn	0.067	0.092
《华西药学杂志》	四川大学和四川省药学会	1986	双月刊	张志荣	51-1218/R	1006-0103	10.00	成都市	http://www.cnki.com.cn/Journal/E-EC-HXYO.htm	0.306	0.435
《淮海医药》	蚌埠市医学科学情报站和《淮海医药》编辑部	1983	双月刊	王文琦	34-1189/R	1008-7044	8.00	蚌埠市	http://www.cnki.com.cn/Journal/E-ED-HHYY.htm	0.125	0.152
《环球中医药》	中华国际医学交流基金会	2008	月刊	王永炎 张伯礼	11-5652/R	1674-1749	10.00	北京市	http://www.hqzyy.com/	0.384	0.744
《湖北医药学院学报》	湖北医药学院	1982	双月刊	涂汉军	42-1815/R	1006-9674	10.00	十堰市	http://yyyx.cbpt.cnki.net	0.307	0.356
《湖北中医药大学学报》	湖北中医药大学	1999	双月刊	王　华	42-1844/R	1008-987X	10.00	武汉市	http://hbzyy.cnjournals.com/ch/index.aspx	0.280	0.520
《湖南中医药大学学报》	湖南中医药大学	1979	月刊	黄惠勇	43-1472/R	1674-070X	10.00	长沙市	http://hnzyy.jourserv.com/front/default.aspx	0.290	0.445
《家庭药师》	中国家庭医生杂志社	2009	月刊	胡昌斌	44-1651/R	1674-4640	15.00	广州市	http://www.cqvip.com/QK/88981X/		
《家庭医药》	广西科学技术协会	2002	月刊	吴孟超	45-1301/R	1671-4954	8.00	南宁市	http://www.jtyy.com		
《家庭用药》	中国科学院上海药物研究所、上海市药理学会	2001	月刊	冯林音	31-1845/R	1009-6620	5.00	上海市	http://www.cqvip.com/QK/85959X/		
《家庭中医药》	中国中医科学院中药研究所	1993	月刊	张瑞贤	11-3379/R	1005-3743	6.50	北京市	http://weibo.com/jtzyy		
《江苏医药》	江苏省人民医院	1975	半月刊	黄　峻	32-1221/R	0253-3685	10.00	南京市	http://yiya.cbpt.cnki.net	0.233	0.295
《江苏中医药》	江苏省中医药学会、江苏省中西医结合学会、江苏省针灸学会	1956	月刊	黄亚博	32-1630/R	1672-397x	8.00	南京市	http://www.jstcm.com	0.197	0.461
《江西医药》	江西省医学会	1961	月刊	李　利	36-1094/R	1006-2238	10.00	南昌市	http://www.jxma.org	0.322	0.372
《江西中医药》	江西中医学院和江西省中医药学会	1951	月刊	刘红宁	36-1095/R	0411-9584	4.80	南昌市	http://www.ajutcm.com	0.123	0.250
《江西中医药大学学报》	江西中医药大学	1988	双月刊	刘红宁	36-1192/R	1005-9431	5.00	南昌市	http://www.ajutcm.com	0.368	0.246
《解放军药学学报》	中国人民解放军总后勤部卫生部药品仪器检验所	1985	双月刊	张　炯	11-4227/R	1008-9926	15.00	北京市	http://www.jfjyxxb.cn	0.345	0.456
《解放军医药杂志》	北京军区医学科学技术委员会	1989	月刊	赵会懂	13-1406/R	2095-140x	15.00	石家庄市	http://mag.zgkw.cn/jfjyy	0.571	0.668
《吉林医药学院学报》	吉林医药学院	1979	双月刊	隋万林	22-1368/R	1673-2995	11.00	吉林市	http://www.cnki.com.cn/Journal/E-EE-JLDS.htm	0.155	0.279
《吉林中医药》	长春中医药大学	1979	月刊	曲晓波	22-1119/R	1003-5699	10.00	长春市	http://www.ccucm.edu.cn/zyzz/goustadd.jsp	0.239	0.518
《今日药学》	广东省药学会和中国药学会	1991	月刊	陶剑虹	44-1650/R	1674-229X	10.00	广州市	www.jinriyaoxue.com	0.273	0.360
《开卷有益求医问药》	天津市医药集团有限公司	1981	月刊	张　平	12-1216/R	1007-2950	8.00	天津市	http://www.cqvip.com/QK/96358A/		
《抗感染药学》	苏州市第五人民医院	2004	季刊	丁龙其	32-1726/R	1672-7878	9.80	苏州市	http://www.aiph.org.cn	0.364	0.588
《辽宁中医药大学学报》	辽宁中医药大学	1999	月刊	康廷国	21-1543/R	1673-842X	10.00	沈阳市	http://lzxb.cbpt.cnki.net	0.207	0.431
《临床合理用药杂志》	河北省科学技术协会	2008	半月刊	马　智	13-1389/R	1674-3296	10.00	北京市	http://www.cnki.com.cn/Journal/E-EC-PLHY.htm	0.140	0.181
《临床药物治疗杂志》	北京药学会	2003	双月刊	冯国安	11-4989/R	1672-3384	18.00	北京市	http://linchuangyaowuzhiliao.cntg.org.cn/	0.480	0.676
《临床医药实践》	山西医科大学第二医院	1974	月刊	武　晋	14-1300/R	1671-8631	8.00	太原市	http://SXLC.chinajournal.net.cn	0.145	0.202
《内蒙古中医药》	内蒙古自治区中医药学会、内蒙古自治区中蒙医研究所	1982	旬刊	苏根元 赛西娅	15-1101/R	1006-0979	6.00	呼和浩特市	http://www.nmgzyy.com.cn/	0.061	0.106
《南京中医药大学学报》	南京中医药大学	1959	双月刊	范欣生	32-1247/R	1672-0482	12.00	南京市	http://xb.njutcm.edu.cn	0.467	0.855
《青岛医药卫生》	青岛市医学会	1972	双月刊	孙金阁	37-1249/R	1006-5571	8.00	青岛市	http://yxh.qdphb.gov.cn/showqk.html	0.120	0.168
《青海医药杂志》	青海省医药卫生学会联合办公室	1958	月刊	张进京	63-1018/R	1007-3795	8.00	西宁市	http://www.cnki.com.cn/Journal/E-ED-QHYZ.htm	0.048	0.063
《全国药材信息》	中国中药材协会中药材种植养殖专业委员会	2008	旬刊				20.00	北京市	http://www.cqvip.com/QK/88801X/		
《山东医药》	山东卫生报刊社	1957	周刊	邱　源	37-1156/R	1002-266x	8.00	济南市	http://www.cqvip.com/qk/92062X/	0.419	0.543
《山东中医药大学学报》	山东中医药大学	1977	双月刊	皋永利	37-1279/R	1007-659x	6.50	济南市	http://sdyx.chinajournal.net.cn	0.227	0.437
《山西医药杂志》	山西医药卫生传媒集团有限责任公司	1957	月刊	董海原	14-1108/R	0253-9926	5.00	太原市	www.sxyxqk.com	0.142	0.184
《上海医药》	上海医药行业协会	1979	半月刊	张永信	31-1663/R	1006-1533	10.00	上海市	http://www.cnki.com.cn/Journal/E-EC-SYIY.htm	0.322	0.469

（续表）

名称	主办单位	创刊年份	刊期	主编	国内统一刊号（CN）	国际标准刊号（ISSN）	定价/期	出版地	网址	中国知网(2014) 综合影响因子	复合影响因子
《上海中医药大学学报》	上海中医药大学、上海市中医药研究院	1960	双月刊	谢建群	31-1788/R	1008-861x	8.00	上海市	http://www.shzyyzz.com	0.395	0.637
《上海中医药杂志》	上海中医药大学、上海市中医药学会	1955	月刊	谢建群	31-1276/R	1007-1334	8.00	上海市	http://www.shzyyzz.com	0.375	0.639
《沈阳药科大学学报》	沈阳药科大学	1957	月刊	毕开顺	21-1349/R	1006-2858	16.00	沈阳市	http://www.syyd.cbpt.cnki.net	0.396	0.615
《时珍国医国药》	时珍国医国药杂志社	1990	月刊	肖 璜 周 虹	42-1436/R	1008-0805	15.00	黄石市	http://www.shizhenchina.com	0.337	0.584
《实用临床医药杂志》	扬州大学和中国高校科技期刊研究会	1997	半月刊	史宏灿	32-1697/R	1672-2353	10.00	扬州市	http://www.sylcyy.com	0.387	0.440
《实用药物与临床》	辽宁省药学会和中国医科大学附属盛京医院	1998	月刊	滕卫平	21-1516/R	1673-0070	10.00	沈阳市	http://lylc.cbpt.cnki.net/	0.726	0.814
《实用医药杂志》	济南军区联勤部卫生部	1984	月刊	赵锡涛	37-1383/R	1671-4008	8.00	济南市	http://qeyy.cbpt.cnki.net	0.139	0.171
《实用中医药杂志》	重庆医科大学中医药学院	1985	月刊	曹文富	50-1056/R	1004-2814	6.00	重庆市	http://www.cqvip.com/QK/94249X/	0.127	0.308
《食品与药品》	山东省生物药物研究院	1991	月刊	凌沛学	37-1438/R	1672-979X	15.00	济南市	http://www.cnki.com.cn/Journal/B-B6-SDPK.htm	0.220	0.376
《食药用菌》	浙江省食用菌协会	1982	双月刊	蔡为明	33-1371/S	2095-0934	10.00	杭州市	www.emmushroom.com	0.267	0.393
《世界科学技术—中医药现代化》	中科院科技政策与管理科学研究所	1999	双月刊	张志华	11-5699/R	1674-3849	58.00	北京市	www.wst.ac.cn	0.503	0.768
《世界临床药物》	上海医药工业研究院和中国药学会	1980	月刊	周 斌	31-1939/R	1672-9188	26.00	上海市	www.jwph.com.cn	0.335	0.516
《世界中医药》	世界中医药学会联合会	2006	月刊	李振吉	11-5529/R	1673-7202	12.00	北京市	www.sjzyyzz.com	0.571	0.836
《首都医药》	《首都医药》杂志社	1994	半月刊	高 军	11-3507/R	1005-8257	12.50	北京市	www.sdyyzz.com.cn	0.109	0.156
《数理医药学杂志》	武汉大学、中国工业与应用数学学会、医药数学专业委员会	1988	双月刊	张选群 马建忠	42-1303/R	1004-4337	10.00	武汉市	http://slyy.chinajournal.net.cn	0.138	0.210
《天津药学》	天津市医药集团有限公司和天津市药学会	1989	双月刊	董志立	12-1230/R	1006-5687	10.00	天津市	www.pharm.com.cn/kw	0.365	0.501
《天津医药》	天津市医学科学技术信息研究所	1959	月刊	王贺胜	12-1116/R	0253-9896	10.00	天津市	http://www.tjyybjb.ac.cn	0.489	0.688
《天津中医药》	天津中医药大学、天津中医药学会、天津中西医结合学会	1984	双月刊	张伯礼	12-1349/R	1672-1519	6.00	天津市	www.tjzhongyiyao.com	0.272	0.513
《天津中医药大学学报》	天津中医药大学	1982	季刊	张伯礼	12-1391/R	1673-9043	6.00	天津市	www.tjzhongyiyao.com	0.311	0.559
《天然产物研究与开发》	中国科学院成都文献情报中心	1989	月刊	李伯刚	51-1335/Q	1001-6880	25.00	成都市	http://www.natureproduct.cn	0.562	0.904
《西北药学杂志》	西安交通大学、陕西省药学会	1986	双月刊	杨世民	61-1108/R	1004-2407	6.00	西安市	http://XBYZ.cbpt.cnki.net	0.524	0.677
《西部中医药》	甘肃省中医药研究院、中华中医药学会	1988	月刊	潘 文	62-1204/R	1004-6852	6.00	兰州市	http://gszy.paperopen.com/	0.365	0.565
《西南国防医药》	成都军区医学科学技术委员会	1973	月刊	牛文忠	51-1361/R	1004-0188	12.00	成都市	http://www.cnki.com.cn/Journal/E-ED-XNGF.htm	0.263	0.337
《西藏医药》	西藏医学会	1975	季刊	卢彦朝	54-1030/R	1005-5177	4.00	拉萨市	http://www.cnki.com.cn/Journal/E-ED-XZYY-2014-04.htm	0.042	0.061
《新疆中医药》	新疆维吾尔自治区中医药学会	1981	双月刊	牟全胜	65-1067/R	1009-3931	7.00	乌鲁木齐市	http://www.cnki.com.cn/Journal/E-E2-XJZY.htm	0.076	0.185
《现代药物与临床》	天津药物研究院和中国药学会	1980	月刊	邹美香	12-1407/R	1674-5515	20.00	天津市	www.tiprpress.com	0.796	1.053
《现代医药卫生》	重庆市卫生信息中心	1985	半月刊	杜晓峰	50-1129/R	1009-5519	15.00	重庆市	http://xdyy.jourserv.com	0.174	0.219
《现代中药研究与实践》	安徽中医药高等专科学校、芜湖绿叶制药有限公司、安徽省芜湖市药品检验所	1987	双月刊	胡世林 赵国胜	34-1267/R	1673-6427	10.00	芜湖市	http://jzzy.chinajournal.net.cn	0.190	0.328
《现代中医药》	中华中医药学会和陕西中医学院	1981	双月刊	张喜德	61-1397/R	1672-0571	5.00	咸阳市	http://www.cnki.com.cn/Journal/E-E2-XDZY.htm	0.174	0.390
《亚太传统医药》	中国民族医药学会、湖北省科技信息研究院	2005	月刊	鄢 良	42-1727/R	1673-2197	18.00	武汉市	www.aptm.com.cn	0.135	0.227
《亚洲社会药学》(英文)	沈阳药科大学与中国医药技术国际发展委员会	2006	季刊	黄泰康		1818-0884	60.00	沈阳市	www.asianjsp.com		
《药品评价》	江西省药学会	2004	半月刊	母义明 赵志刚	36-1259/R	1672-2809	15.00	北京市	http://www.cnki.com.cn/Journal/E-EC-YPPJ.htm	0.325	0.437
《药物不良反应杂志》	中华医学会	1999	双月刊	王育琴	11-4015/R	1008-5734	18.00	北京市	http://www.cadrj.com	0.406	0.477
《药物分析学报》英文版	西安交通大学	1985	双月刊	贺浪冲	61-1484/R	2095-1779	50.00	西安市	http://www.journals.elsevier.com/journal-of-pharmaceutical-analysis/	0.156	0.296
《药物分析杂志》	中国药学会	1951	月刊	金少鸿	11-2224/R	0254-1793	30.00	北京市	http://www.ywfxzz.cn	0.777	1.014

（续表）

名称	主办单位	创刊年份	刊期	主编	国内统一刊号（CN）	国际标准刊号（ISSN）	定价/期	出版地	网址	中国知网(2014)	
										综合影响因子	复合影响因子
《药物流行病学杂志》	中国药学会、武汉医药（集团）股份有限公司	1992	月刊	曾繁典	42-1333/R	1005-0698	9.00	武汉市	http://www.cnjpe.org	0.435	0.486
《药物生物技术》	中国药科大学、中国医药科技出版社、中国药学会	1994	双月刊	吴梧桐	32-1488/R	1005-8915	30.00	南京市	http://www.ywswjs.com	0.164	0.272
《药物评价研究》	中国药学会和天津药物研究院	1978	双月刊	汤立达	12-1409/R	1674-6376	15.00	天津市	http://www.tiprpress.com	0.805	1.097
《药物与人》	北京药学会	1988	月刊	冯　梅	11-2233/R	1002-3763	10.00	北京市	http://www.ywyrzzsgw.com/		
《药学服务与研究》	第二军医大学	2001	双月刊	胡晋红	31-1877/R	1671-2838	15.00	上海市	http://www.pcarjournal.net.cn	0.400	0.554
《药学教育》	中国药科大学、广东药学院、中国医药教育协会	1985	双月刊	吴晓明	32-1352/G4	1007-3531	10.00	南京市	http://jiaoyu.cpu.edu.cn/	0.343	0.404
《药学进展》	中国药科大学	1959	月刊	廖清江	32-1109/R	1001-5094	30.00	南京市	http://www.cpupps.cn	0.342	0.627
《药学实践杂志》	第二军医大学、中国药学会药事管理专业委员会	1983	双月刊	李捷玮	31-1685/R	1006-0111	8.00	上海市	http://www.yxsjzz.cn	0.290	0.434
《药学学报》	中国药学会和中国医学科学院药物研究所	1953	月刊	王晓良	11-2163/R	0513-4870	40.00	北京市	http://www.yxxb.com.cn	1.201	1.684
《药学研究》	山东省食品药品检验所、山东省药学会	1982	月刊	辛仁东	37-1493/R	2095-5375	10.00	济南市	http://sdyg.chinajournal.net.cn	0.245	0.345
《药学与临床研究》	江苏省药学会	1993	双月刊	谈恒山	32-1773/R	1673-7806	15.00	南京市	http://www.pcr.org.cn	0.346	0.472
《医药导报》	中国药理学会、华中科技大学同济医学院附属同济医院	1982	月刊	杜　光	42-1293/R	1004-0781	25.00	武汉市	http://www.yydb.cn	0.498	0.625
《医药论坛杂志》	中华预防医学会、河南省医学情报研究所	1980	月刊	乔国祥	11-5479/R	1672-3422	10.00	郑州市	http://www.zgyylt.cn/	0.098	0.137
《医药前沿》	河北省疾病预防控制中心	2011	旬刊	朱会宾 葛　锐	13-1405/R	2095-1752	15.00	保定市	www.yyqyzz.net		
《医药与保健》	西安交通大学	1993	月刊	魏大成	61-1246/R	1004-8650	30.00	西安市	www.yiyaoybj.com		
《云南医药》	中华医学会云南分会	1958	双月刊	任国钧	53-1056/R	1006-4141	12.00	昆明市	http://www.cnki.com.cn/Journal/E-ED-YNYY.htm	0.080	0.095
《云南中医中药杂志》	云南省中医中药研究院、云南省中医药学会	1980	月刊	郑　进	53-1120/R	1007-2349	5.00	昆明市	http://www.cnki.com.cn/Journal/E-E2-YZYY.htm	0.123	0.311
《浙江中医药大学学报》	浙江中医药大学	1977	月刊	范永升	34-1349/R	1005-5509	8.00	杭州市	http://xuebao.zcmu.edu.cn	0.310	0.505
《中草药》	天津药物研究院、中国药学会	1970	半月刊	汤立达	12-1108/R	0253-2670	30.00	天津市	http://中草药杂志社.中国	1.127	1.575
《中草药英文版》	天津药物研究院，中国医学科学院药用植物研究所	2009	季刊	刘昌孝	14-1410/R	1674-6384	30.00	天津市	www.tiprpress.com	0.535	0.687
《中成药》	国家食品药品监督管理局信息中心中成药信息站、上海中药行业协会	1978	月刊	陶建生	31-1368/R	1001-1528	32.00	上海市	www.zcyjournal.com	0.692	0.965
《中国处方药》	国家食品药品监督管理局南方医药经济研究所	2002	月刊	陶剑虹	44-1549/T	1671-945X	20.00	广州市	http://www.zgcfyzz.com/	0.130	0.174
《中国当代医药》	中国保健协会和当代创新（北京）医药科学研究院	1994	旬刊	李凤义	11-5786/R	1674-4721	20.00	北京市	www.dangdaiyiyao.com	0.223	0.283
《中国海洋药物》	中国药学会	1982	双月刊	管华诗	37-1155/R	1002-3461	16.00	青岛市	http://hyyw.journalsystem.net	0.592	1.068
《中国基层医药》	中华医学会和安徽医科大学	1994	半月刊	吴孟超 郑芙林	34-1190/R	1008-6706	10.00	淮南市	www.cjpmp.com	0.184	0.200
《中国抗生素杂志》	中国医药集团总公司四川抗菌素工业研究所、中国医学科学院医药生物技术研究所	1976	月刊	荀小军	51-1126/R	1001-8689	16.00	成都市	www.zgkss.com.cn	0.538	0.759
《中国临床药理学与治疗学》	中国药理学会	1996	月刊	孙瑞元	34-1206/R	1009-2501	12.00	芜湖市	www.cjcpt.com	0.563	0.761
《中国临床药理学杂志》	中国药学会	1985	月刊	韩启德	11-2220/R	1001-6821	15.00	北京市	http://zglcyl.qikann.com/	0.666	0.809
《中国临床药学杂志》	中国药学会主办，复旦大学药学院	1992	双月刊	桑国卫 姚明辉	31-1726/R	1007-4406	10.00	上海市	www.chinesejcp.com	0.324	0.374
《中国疫苗和免疫》	中国预防医学科学院和卫生部疾病控制司	1995	双月刊	王　钊	11-5517/R	1006-916X	10.00	北京市	http://ymmy.chinacdc.cn/ch/index.aspx	1.247	1.351
《中国民族民间医药》	云南省民族民间医药研究会	1992	半月刊	郑　进 黄传贵	53-1102/R	1007-8517	16.00	昆明市	www.mzmjyy.com	0.075	0.121
《中国民族医药杂志》	全国中医药图书情报工委会和内蒙古中蒙医研究所	1994	月刊	苏根元	15-1175/R	1006-6810	8.00	呼和浩特市	http://www.cnki.com.cn/Journal/E-E2-ZMYZ.htm	0.069	0.127

（续表）

名称	主办单位	创刊年份	刊期	主编	国内统一刊号（CN）	国际标准刊号（ISSN）	定价/期	出版地	网址	中国知网(2014)	
										综合影响因子	复合影响因子
《中国生化药物杂志》	南京生物化学制药研究所、全国生化制药情报中心站、中国生化制药工业协会、中国药品生物制品检定所	1976	月刊	詹启敏	32-1355/R	1005-1678	15.00	南京市	www. cbcpharm. com		
《中国生物制品学杂志》	中华预防医学会	1988	月刊	封多佳	22-1197/Q	1004-5503	15.00	长春市	http://www. zgswj. com. cn	0.279	0.438
《中国食品药品监管》	中国医药报社	2003	月刊	刘晓明	11-5362/D	1673-5390	18.00	北京市	http://www. cnki. com. cn/Journal/E-EC-YPJD. htm	0.038	0.072
《中国实验方剂学杂志》	中国医学科学院中药研究所、中国中西医结合学会中药专业委员会	1995	半月刊	吴以岭	11-3495/R	1005-9903	35.00	北京市	www. syfjxzz. com	0.574	0.916
《中国实用医药》	中国康复医学会	2006	旬刊	杜占明	11-5547/R	1673-7555	20.00	北京市	http://www. zgsyyy. cn	0.157	0.198
《中国天然药物》(英文版)	中国药科大学和中国药学会	2003	双月刊	吴晓明 孙汉董	32-1708/R	1672-3651	50.00	南京市	www. cpucjnm. com	0.637	1.047
《中国现代药物应用》	中国水利电力医学科学技术学会	2007	半月刊	王炳护	11-5581/R	1673-9523	20.00	北京市	http://www. zgxdywyy. cn	0.150	0.194
《中国现代应用药学》	中国药学会	1984	月刊	李连达	33-1210/R	1007-7693	30.00	杭州市	www. chinjmap. com	0.866	1.045
《中国现代医药杂志》	北京航天总医院	1999	月刊	王建国	11-5248/R	1672-9463	8.00	北京市	www. zgxdyyzz. com. cn	0.225	0.304
《中国现代中药》	中国中药协会、中国医药集团总公司、中国药材公司	1999	月刊	肖培根 赵润怀	11-5442/R	1673-4890	15.00	北京市	http://www. zgxdzy. net	0.511	0.795
《中国乡村医药》	中国农村卫生协会	1994	半月刊	李德霖	11-3458/R	1006-5180	8.00	北京市	http://www. crmp. cn	0.087	0.110
《中国新药与临床杂志》	中国药学会、上海市食品药品监督管理局科技情报研究所	1982	月刊	唐希灿	31-1746/R	1007-7669	12.00	上海市	http://xyyl. cbpt. cnki. net	0.428	0.539
《中国新药杂志》	中国医药科技出版社、中国医药集团总公司、中国药学会	1991	半月刊	桑国卫	11-2850/R	1003-3734	30.00	北京市	http://www. newdrug. cn	0.620	0.818
《中国药店》	中国整形美容协会	1994	半月刊	张　斌	11-4476/R	1009-5012	8.00	北京市	www. zgyd. org		
《中国药房》	中国医院协会、中国药房杂志社	1990	周刊	马　劲	50-1055/R	1001-0408	10.00	重庆市	http://www. china-pharmacy. com	0.331	0.447
《中国药科大学学报》	中国药科大学	1956	双月刊	彭司勋	32-1157/R	1000-5048	30.00	南京市	http://www. zgykdxxb. cn	0.571	0.747
《中国药剂学杂志》(网络版)	沈阳药科大学	2003	双月刊	张志荣				沈阳市	http://pzgy. cbpt. cnki. net		
《中国药理学报》(英文版)	中国药理学会、中科院上海药物研究所	1980	月刊	丁　建	31-1347/R	1671-4083	80.00	上海市	http://www. chinaphar. com	0.844	1.315
《中国药理学通报》	中国药理学会	1985	月刊	魏　伟 李　俊	34-1086/R	1001-1978	25.00	合肥市	http://www. zgylxtb. cn/	0.885	1.395
《中国药理学与毒理学杂志》	军事医学科学院毒物药物研究所、中国药理学会和中国毒理学会	1986	双月刊	张永祥	11-1155/R	1000-3002	20.00	北京市	http://zhongguoyaolixueyudulixue. cntg. org. cn/	0.548	0.914
《中国药品标准》	国家药典委员会	2000	双月刊	张　伟	11-4422/R	1009-3656	12.00	北京市	http://ypbz. cnjournals. com/ch/index. aspx	0.346	0.436
《中国药师》	国家食品药品监督管理局高级研修学院和武汉医药(集团)股份有限公司	1998	月刊	江德元	42-1626/R	1008-049X	22.00	武汉市	http://www. zgys. org	0.485	0.573
《中国药事》	中国食品药品检定研究所	1987	月刊	桑国卫	11-2858/R	1002-7777	25.00	北京市	www. zhgysh. org	0.426	0.559
《中国药物化学杂志》	沈阳药科大学和中国药学会	1990	双月刊	张礼和	21-1313/R	1005-0108	16.00	沈阳市	http://zgyh. cbpt. cnki. net	0.363	0.509
《中国药物经济学》	中国中医药研究促进会	2006	双月刊	刘国恩	11-5482/R	1673-5846	26.80	北京市	www. zgywjjxzz. com	0.081	0.116
《中国药物警戒》	国家食品药品监督管理局药品评价中心暨国家药品不良反应监测中心	2004	月刊	金少鸿	11-5219/R	1672-8629	10.00	北京市	http://www. zgywjj. com	0.483	0.590
《中国药物滥用防治杂志》	中国药物滥用防治协会、军事医学科学院毒物药物研究所	1995	双月刊	李　锦	11-3742/R	1006-902X	10.00	北京市	http://zhongguoyaowulanyongfangzhi. cntg. org. cn/	0.270	0.320
《中国药物评价》	国家食品药品监督管理局主管、国家食品药品监督管理局信息中心	2011	双月刊	洪晓顺	10-1056/R	2095-3593	18.00	北京市	http://www. zgywpj. cn/ch/index. aspx	0.380	0.474
《中国药物依赖性杂志》	北京大学、中国毒理学会	1992	双月刊	陆　林	11-3920/R	1007-9718	10.00	北京市	www. ywyb. cbpt. cnki. net	0.439	0.659
《中国药物应用与监测》	中国人民解放军总医院	2004	双月刊	郭代红	11-5227/R	1672-8157	9.00	北京市	http://www. cnki. com. cn/Journal/E-EC-YWYY. htm	0.636	0.737
《中国药物与临床》	中国医院协会	2001	月刊	董海原	11-4706/R	1671-2560	10.00	太原市	http://ywlc. chinajournal. net. cn	0.270	0.366
《中国药学》(英文版)	中国药学会	1992	月刊	张礼和	11-2863/R	1003-1057	40.00	北京市	http://www. jcps. ac. cn	0.451	0.588
《中国药学杂志》	中国药学会	1953	半月刊	桑国卫	11-2162/R	1001-2494	30.00	北京市	www. zgyxzz. com. cn	0.628	0.812

（续表）

名称	主办单位	创刊年份	刊期	主编	国内统一刊号（CN）	国际标准刊号（ISSN）	定价/期	出版地	网址	中国知网(2014) 综合影响因子	复合影响因子
《中国药业》	重庆市食品药品监督管理局	1992	半月刊	刘　斌	50-1054/R	1006-4931	10.00	重庆市	http://zgyy.jourserv.com	0.296	0.375
《中国医药》	中华医学会	2006	月刊	杨　秋	11-5451/R	1673-4777	12.00	北京市	www.chinamedicinej.com	0.512	0.551
《中国医药导报》	中国医学科学院	1992	旬刊	田　玲 王　丽	11-5539/R	1673-7210	20.00	北京市	http://yycy.qikan.com/	0.452	0.588
《中国医药导刊》	国家食品药品监督管理局信息中心	1999	月刊	胡大一	11-4395/R	1009-0959	23.00	北京市	http://www.zgyydk.cn	0.237	0.282
《中国医药工业杂志》	上海医药工业研究院、中国药学会和中国化学制药业工业协会	1970	月刊	周伟澄	31-1243/R	1001-8255	20.00	上海市	www.cjph.com.cn	0.339	0.471
《中国医药技术经济与管理》	中国医药科技成果转化中心、中国医药企业发展促进会、中国医药科技创新与产业促进联盟和中国医药技术经济网	2007	双月刊	桑国卫 芮国忠	11-5598/R	2077-396X	25.00	北京市	http://www.pharmtec.org.cn		
《中国医药科学》	海峡两岸医药卫生交流协会	2011	半月刊	詹洪春	11-6006/R	2095-0616	20.00	北京市	http://zazhi.zgyykx.com/	0.236	0.303
《中国医药生物技术》	中国医药生物技术协会	2006	双月刊	蒋建东	11-5512/R	1673-713X	18.00	北京市	http://www.cmbp.net.cn	0.370	0.635
《中国医药指南》	中国保健协会	2003	旬刊	王宝群	11-4856/R	1671-8194	10.00	北京市	www.zgyyzn2004.com	0.133	0.180
《中国医院药学杂志》	中国药学会	1981	半月刊	张　玉	42-1204/R	1001-5213	15.00	武汉市	www.zgyyyx.com	0.523	0.639
《中国医院用药评价与分析》	中国医药生物技术协会、中国药房杂志社	2001	月刊	马　劲	11-4975/R	1672-2124	10.00	北京市	http://yypf-china.com	0.321	0.372
《中国执业药师》	中国执业药师协会	2003	月刊	张淑芳	11-5132/R	1672-5433	8.00	北京市	http://www.zhongguoyaoshi.com	0.446	0.576
《中国制药信息》	中国化学制药工业协会和中国医药集团公司	1984	月刊	潘广成			18.00	北京市	http://www.cqvip.com/qk/97400A/		
《中国中药杂志》	中国药学会	1955	半月刊	王永炎	11-2272/R	1001-5302	40.00	北京市	www.cjcmm.com.cn 或 www.中国中药杂志.com	1.239	1.692
《中国中医药科技》	中华中医药学会	1994	双月刊	陈可冀	23-1353/R	1005-7072	10.00	哈尔滨市	http://www.cqvip.com/qk/97940X/	0.241	0.489
《中国中医药图书情报杂志》	中国中医科学院中医药信息研究所	1960	双月刊	崔　蒙	10-1113/R	2095-5707	20.00	北京市	http://tsqb.cintcm.com		
《中国中医药现代远程教育》	世中联（北京）远程教育科技发展中心	2003	半月刊	杨建宇	11-5024/R	1672-2779	10.00	北京市	http://www.zgzyyycjy.com	0.087	0.172
《中国中医药信息杂志》	中国中医科学院中医药信息研究所	1994	月刊	叶祖光	11-3519/R	1005-5304	10.00	北京市	http://xxzz.cintcm.com	0.387	0.723
《中华中医药学刊》	中华中医药学会、辽宁中医药大学	1982	月刊	康廷国	21-1546/R	1673-7717	10.00	沈阳市	http://zyhs.chinajournal.net.cn	0.308	0.611
《中华中医药杂志》	中国中医药学会	1986	月刊	佘　靖	11-5334/R	1673-1727	50.00	北京市	www.zhzyyzz.com	0.626	1.031
《中南药学》	湖南省药学会	1999	月刊	李焕德	43-1408/R	1672-2981	10.00	长沙市	http://znyx.cbpt.cnki.net	0.453	0.637
《中药材》	国家食品药品监督管理局中药材信息中心站	1978	月刊	元四辉	44-1286/R	1001-4454	25.00	广州市	http://zyca.chinajournal.net.cn	0.462	0.728
《中药新药与临床药理》	广州中医药大学	1990	双月刊	王宁生	44-1308/R	1003-9783	10.00	广州市	www.zyxy99.com	0.525	0.922
《中药药理与临床》	四川中药研究所和中国药理学会	1985	双月刊	邓文龙	51-1188/R	1001-859X	30.00	成都市	http://www.zyyl.cbpt.cnki.net	0.539	0.880
《中药与临床》	成都中医药大学	1985	双月刊	彭　成	51-1723/R	1674-926X	8.00	成都市	http://zylc.paperopen.com	0.329	0.627
《中医药导报》	湖南省中医药管理局、湖南省中医药学会	1995	月刊	袁长津	43-1446/R	1672-951X	12.00	长沙市	http://zyydb.com	0.349	0.586
《中医药管理杂志》	中华中医药学会	1993	月刊	曹正逵	11-3070/R	1007-9203	20.00	北京市	http://www.cnki.com.cn/Journal/E-E2-ZYYG.htm	0.128	0.173
《中医药国际参考》	国家中医药管理局国际合作司和中国中医研究院中医药信息研究所	1996	月刊				10.00	北京市	http://oldweb.cqvip.com/qk/88099X/		
《中医药临床杂志》	中华中医药学会	1988	月刊	王　键	34-1268/R	1672-7134	6.00	合肥市	http://ahlc.cbpt.cnki.net	0.242	0.454
《中医药通报》	中华中医药学会	2002	双月刊	卢太坤	35-1250/R	1671-2749	10.00	厦门市	http://www.cnki.com.cn/Journal/E-E2-ZYTB.htm	0.122	0.310
《中医药信息》	中华中医药学会、黑龙江中医药大学	1984	双月刊	匡海学	23-1194/R	1002-2406	6.00	哈尔滨市	http://www.cnki.com.cn/Journal/E-E2-ZYXN.htm	0.326	0.683
《中医药文化》	上海中医药大学、中华中医药学会	2005	双月刊	张智强	31-1971/R	1673-6281	6.80	上海市	http://www.cnki.com.cn/Journal/E-E2-YGWZ.htm	0.069	0.126
《中医药学报》	中华中医药学会、黑龙江中医药大学	1973	双月刊	匡海学	23-1193/R	1002-2392	6.00	哈尔滨市	http://www.cntg.org.cn/zazhi/中医药学报/kanshe298.html	0.325	0.659
《肿瘤药学》	湖南省肿瘤医院	2011	双月刊	任华益	43-1507/R	2095-1264	10.00	长沙市	http://www.zgzlyx.com	0.508	0.669

表 2　2014 年 CSCD 收录的药学期刊

名　称	CSCD
《北京中医药大学学报》	C
《毒理学杂志》	E
《国际药学研究杂志》	E
《华西药学杂志》	C
《南京中医药大学学报》	E
《沈阳药科大学学报》	E
《时珍国医国药》	E
《天然产物研究与开发》	C
《药物不良反应杂志》	E
《药物分析杂志》	C
《药学服务与研究》	E
《药学学报》	C
《中草药》	C
《中成药》	C
《中国海洋药物》	E
《中国抗生素杂志》	C
《中国临床药理学与治疗学》	C
《中国临床药理学杂志》	C
《中国生物制品学杂志》	E
《中国现代应用药学》	E
《中国新药与临床杂志》	C
《中国新药杂志》	E
《中国药房》	E
《中国药科大学学报》	C
《中国药理学报》(英文版)	C
《中国药理学通报》	C
《中国药理学与毒理学杂志》	C
《中国药物化学杂志》	E
《中国药物依赖性杂志》	E
《中国药学》(英文版)	C
《中国药学杂志》	C
《中国医药工业杂志》	C
《中国医院药学杂志》	C
《中国中药杂志》	C
《中国中医药信息杂志》	E
《中华中医药杂志》	E
《中药材》	C
《中药新药与临床药理》	E
《中药药理与临床》	E

表 3　2014 年北大核心收录的药学期刊

名　称	北大核心
《北京中医药大学学报》	Y(6)
《毒理学杂志》	R1(20)
《广州中医药大学学报》	R2(19)
《华西药学杂志》	R9(12)
《江苏医药》	R(23)
《南京中医药大学学报》	R2(17)
《沈阳药科大学学报》	R9(10)
《时珍国医国药》	R2(16)
《天津医药》	R(33)
《天然产物研究与开发》	R2(9)
《药物分析杂志》	R9(6)
《药学学报》	R9(1)
《医药导报》	R(29)
《中草药》	R2(2)
《中成药》	R2(7)
《中国海洋药物》	R9(16)
《中国抗生素杂志》	R9(14)
《中国临床药理学杂志》	R9(11)
《中国生化药物杂志》	R9(15)
《中国实验方剂学杂志》	R2(18)
《中国新药与临床杂志》	R9(9)
《中国新药杂志》	R9(5)
《中国药科大学学报》	R9(4)
《中国药理学通报》	R9(3)
《中国药理学与毒理学杂志》	R9(13)
《中国药学杂志》	R9(2)
《中国医药工业杂志》	R9(8)
《中国医院药学杂志》	R9(7)
《中国中药杂志》	R2(1)
《中华中医药杂志》	R2(8)
《中药材》	R2(3)
《中药新药与临床药理》	R2(12)
《中药药理与临床》	R2(13)

表 4　2014 年中信所药学期刊影响因子

名　称	中国科技核心	
	核心影响因子	拓展影响因子
《安徽医药》	0.764	1.31
《安徽中医药大学学报》	0.329	0.721
《北方药学》		0.569
《北京中医药》	0.397	0.738
《北京中医药大学学报》	0.722	1.263
《长春中医药大学学报》	0.847	0.849
《成都中医药大学学报》	0.227	0.577
《东南国防医药》	0.573	0.806
《毒理学杂志》	0.292	0.415
《儿科药学杂志》	0.499	1.122
《福建医药杂志》		0.484
《福建中医药》		0.547
《福建中医药大学学报》		0.514
《甘肃医药》		0.454
《广东药学院学报》	0.454	0.735
《广西中医药》		0.536
《广西中医药大学学报》		0.469
《广州中医药大学学报》	0.404	0.754
《广州医药》		0.647
《贵州医药》	0.181	0.379
《国际生物制品学杂志》		0.279
《国际药学研究杂志》	0.694	0.697
《国际医药卫生导报》		0.699
《国际中医中药杂志》	0.223	0.302

（续表）

名　称	中国科技核心	
	核心影响因子	拓展影响因子
《国外医药抗生素分册》		0.795
《哈尔滨医药》		0.544
《海峡药学》		0.65
《河北医药》	0.703	0.819
《河北中医药学报》	0.653	0.641
《黑龙江医药》		0.527
《黑龙江医药科学》		0.527
《黑龙江中医药》		0.338
《华西药学杂志》	0.321	0.524
《淮海医药》		0.561
《环球中医药》	0.462	–
《湖北医药学院学报》		0.592
《湖北中医药大学学报》	0.392	0.698
《湖南中医药大学学报》	0.325	0.808
《家庭医药》		0.023
《江苏医药》	0.286	0.501
《江苏中医药》	0.474	0.556
《江西医药》		0.715
《江西中医药》		0.372
《江西中医药大学学报》	0.473	
《解放军药学学报》	0.335	0.523
《解放军医药杂志》	0.67	1.106
《吉林医药学院学报》		0.452
《吉林中医药》	0.689	0.826
《今日药学》		0.545
《辽宁中医药大学学报》	0.341	0.586
《临床合理用药杂志》		0.686
《临床药物治疗杂志》	0.489	0.994
《临床医药实践》		0.66
《内蒙古中医药》		0.385
《南京中医药大学学报》	0.594	1.154
《青岛医药卫生》		0.506
《青海医药杂志》		0.258
《山东医药》	0.488	0.965
《山东中医药大学学报》	0.324	0.506
《山西医药杂志》	0.146	0.385
《上海医药》		0.676
《上海中医药大学学报》	0.438	0.726
《上海中医药杂志》	0.417	0.656
《沈阳药科大学学报》	0.404	0.591
《时珍国医国药》		0.832
《实用临床医药杂志》	0.469	1.114
《实用药物与临床》	0.828	1.458
《实用医药杂志》		0.445
《实用中医药杂志》		0.548
《食品与药品》		0.312
《世界科学技术-中医药现代化》	0.49	0.745
《世界临床药物》	0.374	0.754
《世界中医药》	0.773	1.186
《数理医药学杂志》		0.398

（续表）

名　称	中国科技核心	
	核心影响因子	拓展影响因子
《天津药学》		0.791
《天津医药》	0.592	0.936
《天津中医药》	0.691	0.949
《天津中医药大学学报》	0.856	1.286
《天然产物研究与开发》	0.533	0.775
《西北药学杂志》	0.521	0.847
《西部中医药》	0.478	0.89
《西南国防医药》	0.381	0.582
《新疆中医药》		0.394
《现代药物与临床》	0.771	1.083
《现代医药卫生》		0.555
《现代中药研究与实践》	0.208	0.344
《现代中医药》		0.473
《亚太传统医药》		0.556
《药品评价》		0.597
《药物不良反应杂志》	0.559	0.7
《药物分析学报》英文版		0.289
《药物分析杂志》	0.76	1.041
《药物流行病学杂志》	0.524	0.75
《药物生物技术》	0.3	0.352
《药物评价研究》	0.783	1.088
《药学服务与研究》	0.49	0.799
《药学教育》		0.77
《药学进展》		0.695
《药学实践杂志》	0.314	0.661
《药学学报》	1.149	1.489
《药学研究》		0.516
《药学与临床研究》	0.373	0.642
《医药导报》	0.568	1.012
《医药论坛杂志》		0.442
《医药前沿》		0.096
《云南中医中药杂志》		0.494
《浙江中医药大学学报》	0.344	0.819
《中草药》	1.137	1.513
《中草药英文版》		0.606
《中成药》	0.722	1.08
《中国处方药》		0.489
《中国当代医药》		0.978
《中国海洋药物》	0.524	0.696
《中国基层医药》		0.757
《中国抗生素杂志》	0.596	1.055
《中国临床药理学与治疗学》		0.91
《中国临床药理学杂志》	0.714	1.395
《中国临床药学杂志》	0.301	0.589
《中国疫苗和免疫》	1.288	1.733
《中国民族民间医药》		0.406
《中国民族医药杂志》		0.245
《中国生物制品学杂志》	0.249	0.359
《中国实验方剂学杂志》		1.242
《中国实用医药》		0.723

（续表）

名　称	中国科技核心	
	核心影响因子	拓展影响因子
《中国天然药物》（英文版）	0.596	0.814
《中国现代药物应用》		0.726
《中国现代应用药学》	0.915	1.151
《中国现代医药杂志》		0.665
《中国现代中药》	0.498	0.735
《中国乡村医药》		0.394
《中国新药与临床杂志》	0.421	0.802
《中国新药杂志》	0.606	0.918
《中国药店》		
《中国药房》	0.396	0.774
《中国药科大学学报》	0.525	0.733
《中国药理学报》（英文版）		1.044
《中国药理学通报》	0.899	1.43
《中国药理学与毒理学杂志》	0.706	0.993
《中国药品标准》		0.505
《中国药师》	0.533	0.801
《中国药事》		0.843
《中国药物化学杂志》	0.415	0.392
《中国药物经济学》		0.523
《中国药物警戒》	0.643	0.97
《中国药物滥用防治杂志》		0.494
《中国药物评价》		0.765
《中国药物依赖性杂志》	0.341	0.604
《中国药物应用与监测》	0.671	1.553
《中国药物与临床》	0.51	0.811
《中国药学》（英文版）		0.66
《中国药学杂志》	0.656	0.892
《中国药业》		1.109
《中国医药》	0.68	1.018

（续表）

名　称	中国科技核心	
	核心影响因子	拓展影响因子
《中国医药导报》	0.523	1.353
《中国医药导刊》	0.786	1.144
《中国医药工业杂志》	0.295	0.439
《中国医药科学》		0.899
《中国医药生物技术》	0.349	0.454
《中国医药指南》		0.671
《中国医院药学杂志》	0.617	0.953
《中国医院用药评价与分析》		0.703
《中国执业药师》		0.972
《中国中药杂志》	1.206	1.662
《中国中医药科技》		0.595
《中国中医药现代远程教育》		0.463
《中国中医药信息杂志》	0.596	0.807
《中华中医药学刊》	0.575	0.895
《中华中医药杂志》	0.774	1.097
《中南药学》	0.464	0.738
《中药材》	0.457	0.741
《中药新药与临床药理》	0.529	0.856
《中药药理与临床》		0.977
《中药与临床》		
《中医药导报》	0.559	0.851
《中医药管理杂志》		0.528
《中医药临床杂志》		0.618
《中医药通报》		0.311
《中医药信息》	0.675	1.025
《中医药文化》		0.135
《中医药学报》	0.685	1.055
《肿瘤药学》		1.051

（赵　莉）

药学记事

Events

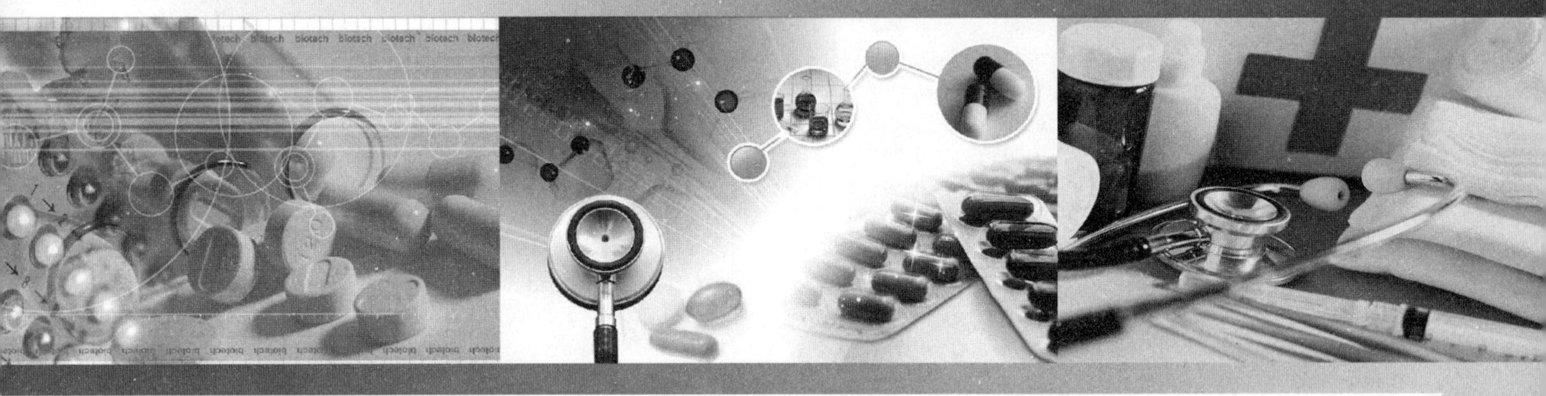

1 月

2 日　国家食品药品监督管理总局党组成员边振甲同志赴国家食品质量安全监督检验中心调研食品安全风险监测相关工作。

3 日　国家食品药品监督管理总局和国家卫生计生委派出检查组，对深圳康泰公司进行了全面检查。中国食品药品检定研究院对涉及的 8 批次康泰公司乙肝疫苗进行了检验。

6 日　国家食品药品监督管理总局局长、党组书记张勇一行到总局投诉举报中心和行政受理服务中心调研，详细了解行政受理和投诉举报工作情况，并就有关问题与工作人员进行座谈。

8 日　我国医药卫生行业的权威科技奖——中华医学科技奖(2013)在北京揭晓。“脾窝异位辅助性肝移植和多器官联合移植关键技术的建立及应用”等 8 个项目获一等奖；“系统性风湿免疫病发病机制及免疫干预的研究”等 25 个项目获二等奖；“脑小血管病的发病机制与诊治研究”等 47 个项目获三等奖。同时，“公立医院精细化管理创新的关键技术提升与应用”等 2 个项目获卫生管理奖；“中国高血压患者自我管理标准手册”等 2 个项目获医学科普奖；北京协和医学院曾益新教授等两人获卫生政策奖。

9 日*　由世界中医药学会联合会主办的世界中医药网日前评出“2013 年世界中医药十大新闻”。①中医药国际传播与发展受到中国政府高度重视；②世界卫生组织发布 2014-2023 年传统医学战略；③中国将建一批中医药服务贸易骨干企业；④世界中联成立 10 年来成就显著；⑤第五届中医药国际贡献奖颁发；⑥第十届世界中医药大会在美国硅谷召开；⑦世界针联召开第八届会员大会选举产生新一届执委会，选举中国中医科学院常务副院长刘保延为世界针联新一届主席；⑧中药丹参两个标准被《美国药典》采纳并被认定为典范；⑨世界中医药网络联盟成立，世界中医药网上线运行；⑩匈牙利新卫生法案对中医在该国合法行医开绿灯。

10 日*　基础教育阶段全国首个中医药协作体在北京市东城区宏志中学成立。该协作体覆盖全市 25 所中小学，协作专家包括北京中医药大学教授在内共 27 人。协作体成立后，高中生们可以走进高校学习中医药知识，高校教师也可走进本市中小学讲授中医药知识。协作体成员间将可进行课程、专家、活动共享，将中医药知识渗透进基础教育的每一个学段，形成中医药人才培养的教育链条。

12 日　根据中美两国药典委员会签署的合作备忘录的框架内容，2014 年度两会高层领导会谈(第十八次)在上海举行。中国国家药典委员会张伟秘书长和美国药典委员会首席执行官罗杰·威廉姆斯博士，分别代表两会回顾了 20 世纪 90 年代初以来两国药典合作的历史，特别是 2008 年中美正式签署合作备忘录以来所取得的成就。

13 日　《中国药学》(英文版)第四届编委会在北京大学召开。

16 日　一项由美国、日本、法国、中国等国组成的国际研究团队日前发现 40 多个新的 DNA 区域会增加类风湿性关节炎的风险，并由此找到了治疗类风湿关节炎的新的药物靶点。该成果已在线发表在国际顶尖科技学术期刊《自然》杂志上。中方团队的部分研究结果同期独立发表在国际风湿病学最权威的《关节炎和风湿病》杂志上。

20 日　执业药师考试成绩揭晓近期，根据国家食品药品监督管理总局与人力资源和社会保障部共同确定的考试合格标准，以及人力资源和社会保障部人事考试中心提供的数据，2013 年全国执业药师资格考试报考人数为 402 359 人，实际参考人数为 329 886 人，参考率为 81.99%。其中，合格人数为 51 865 人，合格率为 15.72%。截至 2013 年 12 月底，全国累计有执业药师 277 929 人。

21 日　《我国首个疫苗产品通过 WHO 预认证的研究分析》课题专题报告会在北京召开。国家食品药品监督管理总局党组成员边振甲听取了盖茨基金会课题组的研究进展以及初步研究成果报告，充分肯定了该项课题研究的重要意义。还就如何进一步完善课题研究成果，如何推广课题研究成果提出了意见和要求。

21 日　中国药学会 2014 年学术工作委员会会议在北京召开，十一届全国人大常委会副委员长、学会理事长桑国卫院士主持会议，会议回顾总结了 2013 年学会学术工作情况，并认真讨论中国药学会 2014 年学术活动计划稿，初步确定拟举办的学术会议 36 个，其中一类会议 9 个，二类会议 27 个。

24 日　由中国科学院院士和中国工程院院士评选出的 2013 年中国十大科技进展新闻、世界十大科技进展新闻正式揭晓。H7N9 禽流感病毒溯源、H5N1 禽流感跨种间传播机制研究获重要突破入选 2013 年中国十大科技进展新闻。

26 日*　国家卫生和计划生育委员会发布人感染 H7N9 禽流感诊疗方案，从发病机制和病理、临床表现、诊断与鉴别诊断以及治疗方法以及医院感染防控等给出一整套应对措施，其中的“治疗”部分将中医药辨证论治单节列出。

2 月

3 日　国际标准化组织(ISO)发布信息：由中国专家担任项目提案人制定的《一次性使用无菌针灸针》国际标准正式出版，成为国际标准化组织中医药技术委员会(暂定名)(ISO/TC249)首个发布的中医药国际标准。

10 日* 中国医药保健品进出口商会与南方医药经济研究所米内网在北京联合举办“2014 年医药国际贸易形势发布会第一季会议”。2013 年，我国中药类产品出口额达 31.38 亿美元，同比增长 25.54%，创历史新高。

17 日 由中华中医药学会主办的“贯彻落实十八届三中全会精神，推动中医药事业科学发展专家座谈会”在北京召开。会上，中华中医药学会决定设立“中青年创新人才及优秀管理人才奖励基金”，由江苏康缘药业股份有限公司出资 200 万元（以后每年追加 50 万元），中华中医药学会负责管理和使用，用于培养、表彰、推出优秀中医药中青年创新人才和管理人才。国家卫计委副主任、国家中医药管理局局长、中华中医药学会会长王国强为江苏康缘药业股份有限公司颁发了荣誉证书并授牌。

17 日 2014 年亳州药市开市，这是安徽省亳州市政府第 12 次举办药市开市活动。

25 日 由中国中医药报社推选的 2013 年度中医药新闻人物揭晓，果德安、王琦、李振吉当选。年度中医药新闻人物评选活动由中国中医药报社发起并主办，入选者为上一年度为中医药事业发展做出突出贡献并受到媒体广泛关注的公众人物（群体）。活动自 2004 年以来已连续举办 9 届，评选出邓铁涛（2003 年度），朱清时、李连达（2004 年度），朱良春（2005 年度），国医大师群体、吴以岭（2009 年度），刘维忠、王汤药、闫希军（2010 年度），屠呦呦、张伯礼（2011 年度），吕玉波、北京卫视《养生堂》栏目组（2012 年度）等一批在中国中医中药领域做出杰出成就和突出贡献的人物或群体。

26 日 国家食品药品监督管理总局张勇局长会见了来访的比利时驻华大使马怀宇一行，双方就食品、药品和医疗器械监管领域的合作事宜进行了沟通讨论。国际合作司、食品安全监管一司、药品化妆品注册管理司主要负责人，以及医疗器械注册管理司有关负责人参加了会见。

27 日 全国药品监管工作会议在北京召开，会议全面贯彻落实全国食品药品监督管理暨党风廉政建设工作会议精神，总结 2013 年药品监管工作，分析当前面临的形势和任务，研究部署 2014 年药品监管重点任务。国家食品药品监管总局局长张勇、副局长吴浈出席会议并讲话。

3 月

20～21 日 在四川省成都市召开的“全国执业药师注册管理研讨会”上，CFDA 执业药师资格认证中心主任周福成谈到业内关注的执业药师考核和认证话题时透露，执业药师报名条件及考纲或都将有新变化。有必要通过提高执业药师准入条件，逐步改善并提升执业药师的作用和社会地位，有导向地扩大执业药师队伍和切实提高广大执业药师开展药学服务的技能。

23 日 在“2014·诺贝尔奖获得者医学峰会暨院士论坛”上获悉。目前，我国已有 9 个中药品种在美国食品和药物管理局（FDA）申请 IND（Investigational New Drug），并有多个品种已经进入Ⅲ临床试验；同时，还有 10 余项中药循证医学研究获得国际高度认可。全国人大常委会副委员长、中国农工民主党中央主席、中国科学院院士陈竺表示，实现现代医学与中医药学共融发展已经成为中国重要的研究领域之一，中医药界与诺贝尔奖获得者牵手召开盛会展示成果，足以说明我国中医药国际化推进已经实现了跨步行走。

26 日* 中国科学院院士、北京大学医学部神经科学研究所名誉所长韩济生获香港浸会大学第二届“张安德中医药国际贡献奖”。

27 日 成都天银制药被收回药品 GMP 证书的消息引发关注。据悉，因其生产的护肝片在浙江省基药招标中以低于成本价中标遭质疑，国家食品药品监管总局、四川省药监局检查发现，其涉嫌违法违规生产，目前调查还在进行，相关生产线已全部停产，产品正在召回中。

28 日 国家食品药品监管总局和公安部联合召开新闻发布会，公布了 2013 年查处的食品药品违法犯罪案件中案情复杂、涉案金额较高、社会影响恶劣、具有警示作用的“食品药品十大典型案例”。两部门公布的食品药品十大典型案例包括：河南民权“5·24”特大病死肉案；湖北武汉闵某某等生猪非法注射沙丁胺醇案；陕西西安李某等涉嫌生产、销售假牛肉案；山东枣庄盖某等涉嫌生产、销售不符合安全标准的食品案；辽宁本溪徐某等涉嫌生产、销售伪劣保健食品、药品案；江苏沛县蒋某等涉嫌生产、销售伪劣保健食品案；广西柳州“5·17”生产、销售假药案；广东深圳“7·29”系列生产、销售假药案；湖南隆回孙某等涉嫌生产、销售假药案；浙江丽水周某等涉嫌生产、销售假劣创可贴案。

4 月

1～2 日 全国食品药品监管新闻宣传工作会议在广州市召开，会议学习贯彻党的十八大、十八届三中全会精神和习近平总书记关于宣传思想工作讲话精神，以及全国食品药品监管工作会议精神，分析食品药品监管新闻宣传工作面临的形势，总结 2013 年新闻宣传工作，部署 2014 年新闻宣传工作。国家食品药品监管总局副局长尹力出席会议并讲话。

11 日* 《全国中草药汇编》第三版在北京发布。本次修订历时 6 年，收载中草药 3 880 种，每味中药新增了道地产区、归经、用药警戒等 7 项内容，由人民卫生出版社出版。

14 日 由中国民族医药学会、中国民族医药协会共同主办的首届民族医药科学技术奖启动仪式在北京举行，这是我国民族医药科学技术领域唯一奖项，是首次针对民族医药医疗、教学、科研、产业等科学研究成果的一次整理和科学性评估与总结。

15日　国家食品药品监督管理总局张勇局长会见了加拿大卫生部部长罗娜·安布罗斯和加拿大驻华大使赵朴一行。双方回顾了中加两国药品和医疗器械监管合作历史，交流了食品药品监管体制改革、法规建设和中药监管情况，探讨了进一步深化和扩展双方合作的具体建议。国际合作司、食监一司、二司、三司、药化注册司、科技标准司主要负责人参加了会见。

15日　国家卫生计生委、发展改革委、工业和信息化部、财政部、人力资源社会保障部、商务部、食品药品监管总局、中医药局联合召开媒体通气会，宣传、解读日前由国务院医改领导小组研究通过的《关于做好常用低价药品供应保障工作的意见》。旨在从根本上解决常用低价药品供应不足的问题，多部门协调配合、综合施策，从建立长效机制入手，破解常用低价药品供应保障难题。《意见》对包括一批经典老药在内的常用低价药品从改进价格管理、完善采购办法、建立短缺药品储备、加大政策扶持等方面明确了保障常用低价药品生产供应的政策措施。

17日*　迄今国内外规模最大的藏医药文献编纂与系统整理研究成果《藏医药大典》日前获2013年度青海省科技进步一等奖，是目前为止国内藏医药文献研究领域获得的最高奖项。

18日　国家食品药品监督管理总局张勇局长、滕佳材副局长、吴浈副局长一同会见了来华参加疫苗监管体系评估的专家一行，双方就世界卫生组织对中国疫苗监管体系的评估工作进行了交流。世界卫生组织驻华代表施贺德和总局疫苗监管体系评估及质量管理体系领导小组成员参加了会见。

21日　国家卫生和计划生育委员会副主任、国家中医药管理局局长王国强会见来访的香港医院管理局主席梁智仁一行。

24～25日　在业界颇有影响力的“第二十五届中国医药产业发展高峰论坛”在苏州市举行。著名经济学家、天则经济研究所理事长茅于轼，中国医药企业管理协会会长于明德，广东省卫计委副主任廖新波，河南圣光集团董事长周运杰等专家、学者和企业家共计1 200余人参加了本届论坛。本届论坛以“改革，远见与现实”为主题，包含了主论坛、金融资本与医药产业资本如何融合迎接产业机遇和挑战沙龙、中国医药工商联盟合作专题恳谈会、中国医药行业保理服务研讨会等会议模块，论坛涉及的热点研讨主题多达30余个，覆盖医药行业方方面面的热点、焦点。

26～28日　“第71届全国药品交易会”在江苏苏州国际博览中心胜利召开。本次全国性药交会，汇集了国内2 478家医疗企业参展，与会观展人数达15万多人次。

5月

4日*　为规范食品药品监督管理部门行使行政处罚权，保护公民、法人和其他组织的合法权益，国家食品药品监督管理总局组织制定了《食品药品行政处罚程序规定》(以下简称《规定》)。《规定》于2014年3月14日经总局局务会议审议通过，4月28日以总局3号令发布，6月1日起施行。《规定》共八章六十一条，将原来食品、药品和医疗器械、化妆品等行政处罚程序规定进行了整合，对管辖、立案、调查取证、处罚决定、送达、执行与结案等做出了明确规定。

4日*　国家食品药品监管总局张勇局长一行，到河北省石家庄市检查调研食品药品监管和体制改革有关工作。期间，张勇局长和张庆伟省长签署总局与河北省人民政府共建食品药品安全保障体系建设战略合作协议。总局副局长刘佩智及有关司局负责同志、河北省人民政府副省长许宁和有关部门负责同志出席协议签署仪式。

9日　在第二届中国国际中药植物药博览会开幕式上，《神农本草经》英法文版全球首发。

10日　由中国医师协会、中华中医药学会、中国药学会、中华预防医学会共同主办，中华医学会、中国药师协会、中国中医科学院、天津中医药大学、中国医药工业科研开发促进会协办，天士力控股集团有限公司承办的“大健康文化与产业发展高峰论坛”在天津天士力大健康城国际交流中心圆满闭幕。第十一届全国人大常务委员会副委员长、中国药学会理事长桑国卫院士，国家卫生计生委副主任、国家中医药管理局局长、中华中医药学会会长王国强等出席会议，来自全国健康服务业相关的，包括文化、卫生、经济、保健、中医药、药品经营、行业(学)协会、管理、基金等领域的专家学者，汇聚天士力大健康城，共同探讨大健康文化产业发展、管理模式、健康生活方式、管理等，与大健康产业发展息息相关的各个话题。

12日　由药物信息协会、中国食品药品国际交流中心主办的“第六届药物信息协会(DIA)中国年会”在上海召开，本次会议的主题是：质量与合规——满足患者需求的保证。

14日*　国家食品药品监督管理总局(CFDA)发布《国家药品不良反应监测年度报告(2013年)》。报告显示：2013年，药品不良反应报告县级覆盖率达到93.8%，全国每百万人口平均报告数量达983份，提前达到“十二五”规划要求。

19日　在日内瓦召开的第67届世界卫生大会期间，国家卫生计生委副主任、国家中医药管理局局长王国强一行与世界卫生组织助理总干事玛丽·保罗就传统医学发展进行工作会谈。

22 日　国家食品药品监督管理总局张勇局长会见了联合国工业发展组织驻四国(中国、朝鲜、蒙古国、韩国)区域总代表柯文斯一行。双方就开展食品药品监管领域的合作等方面进行了交流，并就建立长期合作关系进行了探讨。

28 日*　近日，国务院办公厅印发《深化医药卫生体制改革 2014 年重点工作任务》(以下简称《工作任务》)，提出六方面工作任务：一是加快推动公立医院改革；二是积极推动社会办医；三是扎实推进全民医保体系建设；四是巩固完善基本药物制度和基层运行新机制；五是规范药品流通秩序；六是统筹推进相关改革工作。

30 日　国家卫生计生委、国家发展改革委、工业和信息化部、人力资源社会保障部、食品药品监管总局、国家中医药局联合召开媒体通气会，宣传解读经国务院同意联合印发的《关于保障儿童用药的若干意见》。旨在从鼓励研发创制、加快申报审评、确保生产供应、强化质量监管、推动合理用药、完善体系建设、提升综合能力等环节，对保障儿童用药提出了具体要求。这是近十几年来我国关于儿童用药的第一个综合性指导文件。

6 月

4 日*　"国家食药监管"App 正式上线，公众免费下载手机客户端后，就能通过手机轻松浏览国家食品药品监管总局政府网站发布的信息，随时随地查询食品药品基础数据，方便快捷地掌握各项许可进度。

6 日　我国首个藏医药文化专业委员会——青海省藏医药学会藏医药文化专业委员会在青海藏医院成立。来自北京、西藏、陕西、甘肃、青海等地 30 余位藏医药专家和一些知名藏传佛教寺院医学院学者出席成立仪式。

15 日　第九届海峡两岸中医药发展与合作研讨会在福建省厦门市召开。会上，国家卫生计生委副主任、国家中医药管理局局长王国强提出，两岸应根据各自特色优势和发展需求，选取优先方向和重点领域，将合作引向深入。

26 日*　近日，由广西与泰国孔敬大学合作的"中泰药用植物专业数据库的研究与开发"项目通过专家组验收，建立了我国首个中泰高校间传统医药数据库。

30 日　国家食品药品监督管理总局经审查，批准了 BGISEQ-1000 基因测序仪、BGISEQ-100 基因测序仪和胎儿染色体非整倍体(T21、T18、T13)检测试剂盒(联合探针锚定连接测序法)、胎儿染色体非整倍体(T21、T18、T13)检测试剂盒(半导体测序法)医疗器械注册。这是国家食品药品监督管理总局首次批准注册的第二代基因测序诊断产品。

7 月

4 日　世界卫生组织(WHO)总干事陈冯富珍博士在京宣布："经世卫组织专家评估，中国疫苗国家监管体系(NRA)达到或超过世卫组织按照国际标准运作的全部标准。这意味着，中国疫苗生产过程、安全性、有效性均符合国际标准。"按照世卫组织要求，NRA 首次评估通过后三年内要进行再评估，以考核管理体系的稳定执行和可持续发展。在经过全面审核和评估过程中，我国 NRA 的 7 个板块均以高分通过世卫组织专家组评估。

13 日　"中医中药台湾行"暨两岸中医药文化与养生保健交流大会在台湾高雄市召开。国家卫生计生委副主任、国家中医药管理局局长、中华中医药学会会长王国强在会上表示，希望两岸中医药界同仁携手积极探索中医药科普宣传工作的新途径、新方法、新机制，力争把"中医中药台湾行"活动打造成一项影响广泛持久的品牌活动。

22 日　国务院参事邓小虹、张鹤镛、秦小明等一行来国家食品药品监督管理总局开展医药科技资源优化配置专题调研。在听取了总局食品药品监管科技工作情况汇报后，调研组成员和与会同志就药品安全科技工作定位、药品安全监管、产业发展、科技资源配置等问题进行了座谈。

26 日　"第二届岐黄论坛"在北京会议中心举行。论坛坚持以"继承、创新、发展"为基本宗旨，以"学术性、权威性、包容性、有效性"为总体要求，以"彰显特色优势，促进全民健康"为主题，旨在立足传统，面向未来，促进岐黄之学薪火相传，推动岐黄之术革故鼎新。

8 月

7 日　2014 卷《中国中医药年鉴(行政卷)》(以下简称《年鉴》)编委会暨审稿会日前在安徽省芜湖召开，《年鉴》编委会主任、国家卫生和计划生育委员会副主任、国家中医药管理局局长王国强在会上强调提高《年鉴》质量，发挥其史料和档案作用，完整、真实地反映中医药事业发展的生动轨迹。

7 日　国家卫生计生委召开卫生计生科技教育工作进展为主题的新闻发布会，中国中医科学院院长张伯礼在会上表示，我国部分中药标准已经列入美国药典，目前，仍有几十种药物由美国药典委员会审查，预计近几年也会陆续被收入。"像丹参这味药材，已经列入了美国药典，这是我国第一个列入美国药典的中药。"张伯礼指出，中国药材的标准纳入了美国药典，为我国更多的药材进入美国提供了基础。

8 日　为继续保持和加强与内地中医药界的沟通与交流，中华中医药学会接待了香港中医药界代表性人士访京团一行 42 人的来访。访问团的团长是香港注册中医学会会长陈永光先生，顾问是香港中医药发展委员会中医组主席冯玖女士，副团长是香港注册中医学会永远会长陈抗生先生。双方回顾了中华中医药学会与香港中医药界友好交往的历程，并希望能够进行良好、持久以及卓有成效的合作与交流，共同开辟更为广阔的工作领域。

13 日　国家食品药品监督管理总局近日下发《关于开展 2014 年全国安全用药月活动的通知》，将于 9 月 1 日至 10 月 31 日，连续第四年在全国范围内集中开展“全国安全用药月”活动。在过去三届安全月活动中，各级食品药品监管部门紧扣社会公众关注热点，精心策划活动内容和形式，取得了良好社会反响。

14 日　国家卫生计生委副主任、国家中医药管理局局长王国强在北京会见了马来西亚卫生部部长苏布拉马尼亚姆一行，就加快落实《中华人民共和国政府和马来西亚政府关于传统医学领域合作的谅解备忘录》，推进中马在传统医学领域，特别是中医药领域合作交流进行深入探讨。

22～24 日　“第十一届中国中医药(民族药)博览会”于在四川绵阳市举办。博览会共吸引来自全国各地的中药材种植加工企业、医药商业企业、中医诊疗设备研发生产企业等 408 家，共设置展位 612 个，展出面积达 1.2 万平方米，展品涵盖中成药、民族药、中药饮片、中药材、保健品、中医诊疗设备及医疗器械等，达成合作意向协议总额约 20 亿元，参展人数达 2 万余人次。

26 日　国家食品药品监督管理总局张勇局长会见了来访的阿根廷卫生部部长胡安·路易斯·曼苏尔一行。双方就落实今年 7 月习近平主席阿根廷国事访问成果，两国食品药品监管情况进行交流，并就下一步合作计划达成共识。

27 日　国际标准化组织(ISO)首次发布《中医药学语言系统语义网络框架》和《中医药文献元数据》两项国际标准，该国际标准系在国家中医药管理局和中国中医科学院的大力支持下，由中国中医科学院中医药信息研究所研究员崔蒙带领信息标准研制团队历时 3 年研制而成的。

30 日　在第四届中国中医药发展大会开幕式上，国家卫生计生委副主任、国家中医药管理局局长王国强在讲话中指出，推动制订中医药发展战略，要处理好改革与发展、政府与市场、继承与创新、战略与《若干意见》之间的关系。

9 月

4 日　国家食品药品监督管理总局张勇局长会见了来访的联合国工业发展组织李勇总干事一行。双方就共同关注的食品安全、药品监管、包容和可持续工业发展等议题进行了深入交流。

6 日　2014 年国际药物经济学会(International Society for Pharmacoeconomics and Outcomes Research，简称“ISPOR”)第六届亚太年会在北京国际会议中心召开，由 ISPOR 亚太联合会，中国药学会药物经济学专业委员会，北大中国卫生经济研究中心等机构联合举办。

9～10 日　安徽省亳州市举办“2014 年国际(亳州)中医药博览会暨第 30 届全国(亳州)中药材交易会”。本届药博会以“中医药，让人类更健康”为主题，包括华佗诞辰 1 887 周年祭祀、中医药科普宣传、义诊、药材药品交易洽谈会签约、中医药展暨酒类产品展及全国现代医药发展论坛等 7 项活动。

11 日　尹力副局长会见了美国食品药品管理局驻华办公室主任高立麒和美国食品饮料和消费品制造商协会总裁贝莉女士一行，双方就加强中美食品药品监管合作进行了交流。

10 月

1～2 日　主题为“东方西方文化融合，共创未来医学模式”第十一届世界中医药大会在俄罗斯圣彼得堡举行。大会主席、世界中医药学会联合会主席佘靖，俄联邦国家杜马委员会科学和高技术主席切列示涅夫 · 瓦列里出席，大会执行主席、世界中联副主席兼秘书长李振吉主持开幕式。

5 日* 英国牛津大学与陕西摩美得制药有限公司在英签订心速宁胶囊作用机制研究合作协议。这是牛津大学历史上首次与中国民营制药企业合作开展中药复方研究。

8 日　江苏省中医院迎来建院 60 周年。在江苏省中医院中医药发展研讨会暨国医大师表彰大会上，首届国医大师周仲瑛、徐景藩，第二届国医大师干祖望、夏桂成受表彰。江苏省副省长张雷、国家中医药管理局副局长吴刚向国医大师颁发卓越成就奖牌。

12～14 日　全国中医药院校技能大赛——2014 中医药社杯中医知识技能大赛在南京隆重举办。本次大赛由中华中医药学会、全国中医药高等教育学会主办，全国中医药高等教育学会临床教育研究会、南京中医药大学承办，得到了国家中医药管理局和江苏省卫计委的大力支持。来自全国 28 所中医药院校组成的代表队，共 112 名选手参加了竞赛。

15 日　“第 37 届世界卫生组织国际药物监测合作计划成员国年会”在天津召开，这也是我国自 1998 年加入国际药物监测合作计划后，首次承办这一国际年会。国家食品药品监督管理总局副局长吴浈出席会议并致辞。世界卫生组织驻华代表施贺德出席了会议开幕式，来自中国、美国、日本等

53 个国家和地区药品监管局和药物警戒技术机构的代表参加了此次年会。

16 日　以“弘扬医祖扁鹊恩泽，传承扁鹊中医文化”为宗旨的“首届中国内丘医祖扁鹊学术思想传承发展大会”在河北省内丘县国家级中医药文化宣传教育基地扁鹊庙举行。

19 日　香港、深圳两地 600 余位中医药界人士齐聚深港中医药高峰论坛，共同探讨两地中医药的深度发展并进行学术交流。

31 日*　根据国务院深化行政审批制度改革的相关要求，蛋白同化制剂、肽类激素进口审批下放至省级药品监管部门。食品药品监管总局、海关总署、国家体育总局对《蛋白同化制剂和肽类激素进出口管理办法（暂行）》（原国家食品药品监督管理局、海关总署、国家体育总局令第 25 号）进行了修订，2014 年 9 月 28 日联合公布了《蛋白同化制剂和肽类激素进出口管理办法》。

11 月

2 日　国家卫生计生委副主任、国家中医药管理局局长王国强赴西藏自治区实地调研藏医药发展情况，并与西藏自治区主席洛桑江村就如何发展好藏医藏药事业交换了意见。

18 日　中国药学会理事长桑国卫院士在全国人大会议中心会见美国安进公司代表团。

19 日　“第九届全球药品监管机构首脑峰会”在北京隆重召开，来自美国、欧盟、澳大利亚、日本、金砖国家、世界卫生组织等 25 个国家和国际组织的药品监管机构负责人出席了此次全球药品监管领域的盛会。中国国家食品药品监督管理总局局长张勇出席峰会并致辞，吴浈副局长主持峰会开幕式。此届峰会的主题为“国家监管基础上的全球监管”。参会国家代表将围绕“药品审评审批”、“药品 GMP 检查与药品供应链”和“假药全球监测和应对合作”三个板块的主题内容，进行 15 个专题发言。共同交流在药品监管领域各国面临的主要挑战及应对措施，讨论未来发展趋势及监管思路，倡导在监管机构之间开展政策协调与国际合作。本次峰会参会国家和国际组织数量超过历届峰会规模，并通过了全球药监机构联盟临时管委会章程。

21 日*　食品药品监管总局发布了关于实施《中国药典》2010 年版第三增补本的公告（2014 年第 53 号），《中国药典》2010 年版第三增补本将于 2015 年 2 月 1 日起施行。为便于公众了解和查询本次发布的药典标准，公告首次以附件形式公布了增补本目录。第三增补本共收载标准 215 个，其中一部收载 87 个（新增 60 个，修订 27 个），二部收载 127 个（新增 65 个，修订 62 个），三部新增 1 个。第三增补本在检测技术、杂质控制等方面均有了较大提升，其发布对进一步提高药品监管水平，保障药品安全有效具有积极意义。

21 日　由中国药学会、美国药品研究与制造商协会主办的促进中国参与全球生物医药研发体系圆桌会议于 2014 年 11 月 21 日上午在北京召开。本次圆桌会议针对“生物医药研究和发展的投资及国际经验分享”和“加强能力建设，支持建立强有力的法规体系”的主题进行研讨。

22-23 日　由中华中医药学会主办的“中医药期刊创新发展与质量提升研讨会”在北京会议中心举行。会上，培训了中华中医药学会《中医药期刊编排规范》，讨论了中医药期刊评价体系，介绍了中华中医药学会期刊网络建设及使用情况，启动了“中华中医药学会期刊汇”微信公众账号。会议共有学会主办的 24 本学术期刊负责人、编辑 50 余人参加了本次会议。

22 日　“中华中医药学会 2014 年度科技成果、优秀人才奖励大会”在北京会议中心隆重举行。经推荐、评审和公示，并经中华中医药学会常务理事会确认，2014 年度中华中医药学会科学技术奖共授予一等奖 8 项，二等奖 24 项，三等奖 41 项，政策研究奖 2 项；李时珍医药创新奖授予 4 人；中青年创新人才和优秀管理人才分别授予 6 人和 5 人。全国政协副主席罗富和，中国科协党组书记、书记处第一书记尚勇，国家卫生和计划生育委员会副主任、国家中医药管理局局长、中华中医药学会会长王国强，国家卫生和计划生育委员会副主任刘谦，中国人民解放军总后勤部卫生部副部长李清杰，民政部民间组织管理局副局长李勇，中国科协学会学术部副部长宋军，以及国家有关部委、全国著名中医药学家、两院院士代表、各有关学会（协会）代表应邀出席了会议并为 2014 年度中华中医药学会科学技术奖、李时珍医药创新奖、中青年创新人才及优秀管理人才奖、学会第五届先进集体和个人获奖代表颁奖。

24 日　国家食品药品监督管理总局尹力副局长会见了韩国食品医药品安全部部长郑胜一行。双方就食品药品监管体制改革、化妆品监管领域双边合作事宜等进行了交流。

24 日　2014 中国民族医药大会召开，全国 600 余位民族医药专家学者相聚重庆。科学技术奖、终身成就奖、突出贡献奖、学术著作奖在会上颁发，这 4 个奖项在民族医药界尚属首次颁发。国医大师占堆、吉格木德被授予终身成就奖。

27 日　第十五届“吴杨奖”在北京颁发。13 位获奖者分别为：施一公（清华大学生命科学学院）；邵峰（北京生命科学研究所），纪立农（北京大学人民医院内分泌代谢科），季加孚（北京肿瘤医院肿瘤外科），李龙（首都儿科研究所小儿普外科），曹彬（北京朝阳医院感染和临床微生物科），李晔雄（中国医学科学院肿瘤医院放疗科），吴效科（黑龙江中医药大学附属第一医院妇产科），李波（中国食品药品检定研究院），何仲贵（沈阳药科大学），施国庆（中国疾病预防控制中心），姚华（新疆医科大学公共卫生学院劳动卫生与环境卫生学教研室）。

28 日　按照国务院埃博拉疫情防控有关部署，食品药品监督管理总局制定了紧急情况下埃博拉病毒检测试剂性能评估和临床试验政策，指导中山大学达安基因股份有限公司、深圳市普瑞康生物技术有限公司、上海之江生物科技股份有限公司等企业开展病毒检测试剂产品研发和注册申报，并启动应急审评审批程序。近日，批准了上述 3 家企业生产的检测试剂产品用于疫情防控应急储备，为我国诊断埃博拉病毒和防控疫情提供了关键技术保障。

12 月

9 日　由中华中医药学会和北京市惠民医药卫生事业发展基金会共同主办的中成药独家品种深度研讨座谈会在北京召开。来自全国各大药企、在京部分三甲医院的中成药独家品种研发、销售人员 80 余人参加了会议。

10 日　“第四届两岸医药品安全管理及研发工作组年度高层会”在哈尔滨市召开，来自台湾地区卫生福利主管部门及台湾地区食品药品监管机构的负责人参加了会议。国家食品药品监督管理总局吴浈副局长参加会议，黑龙江省副省长孙东升出席会议并致辞。会议回顾了 2014 年双方在药品和化妆品、医疗器械、保健食品、以及检验检测领域的工作进展，共同研究了下一步工作的方案，计划开展活动的内容并初步形成了 2015 年工作计划建议。双方认为，2014 年交流互访的频次和深度明显提升，相互了解进一步加深，各项工作深入推进，合作成果丰富。双方同意在《两岸医药卫生合作协议》框架下，积极探讨合作内容，共同保障两岸人民的健康福祉。

11～12 日　“2014 年世界中医药网络联盟年会暨互联网与中医药发展研讨会”在河北省张家口市召开，世界中联主席、世界中医药网络联盟名誉理事长佘靖，联盟理事会秘书长陈贵廷出席并讲话。

12～13 日　由中国药学会主办，中国食品药品检定研究院、中国合格评定国家认可委员会药品专业委员会承办，山东省食品药品检验研究院、山东省药学会、齐鲁制药有限公司协办的“中国药学会药物检测质量管理专业委员会成立大会暨药物检测质量管理学术研讨会”在山东省济南市召开，来自我国药物检测质量管理领域的 260 名代表参加了会议。国家食品药品监督管理总局党组成员、药品安全总监孙咸泽出席会议。

20 日　由中国药学会主办，中国中医科学院中药资源中心、广西药学会和广西药用植物园承办的“中国药学会中药资源专业委员会成立大会暨新常态下中药资源可持续发展论坛”在广西药用植物园隆重举行。国家中医药管理局中药资源普查试点工作领导小组副组长李大宁，中国药学会副理事长兼秘书长丁丽霞，国家中医药管理局科技司中药科技处处长孙丽英及广西区相关部门领导出席会议并分别致辞。来自全国 30 个省、自治区、直辖市的 107 名专家及广西药用植物园全体科技人员参加了会议。

20 日　由中华中医药学会举办、广州怀仁国医堂承办的“十二五”国家科技支撑计划——中成药安全合理用药评价和干预技术研究与应用科普骨干培训活动（第九场）在广州怀仁国医堂“国学大讲堂”隆重举行，来自全国各地的 100 余位中医药学者及医务人员参加了本次科普骨干培训活动，旨在通过此次活动为各临床专家、中医学者、各机构科普负责人等相关领域人员传授正确的中医药及科普知识，为弘扬中医药文化做出更大的贡献。

26 日　国家食品药品监管干部网络学院开通仪式在监督管理总局高级研修学院举行，标志着食品药品监管队伍网络培训正式启动。国家食品药品监督管理总局党组成员、食品安全总监兼人事司司长郭文奇出席开通仪式并讲话。

（注：* 为事件报道日期，非事件发生日期）

（王延凤　曹雪松）

附 录

Appendix

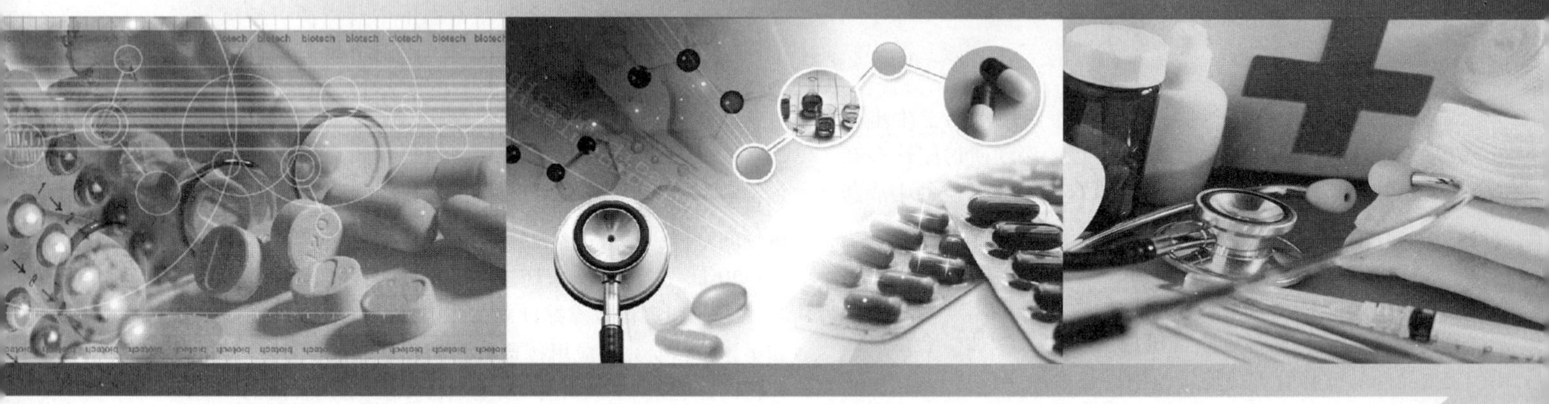

2014 年中医药十大新闻

《毛泽东年谱(1949~1976)》首次披露毛泽东关于中医药工作系列论述,在卫生和中医药行业引起强烈反响　中共中央文献研究室编撰出版的《毛泽东年谱(1949~1976)》6卷本正式发行。《年谱》首次全面披露毛泽东关于中医药工作的重要论述。中共中央文献研究室韩洪洪对此作了系统研究和整理,阐述毛泽东提出的把中医提到对全世界有贡献的高度、号召西医学习中医等重要论述,对当代中医药事业发展具有重要的指导作用。

隆重表彰第二届国医大师,国务院副总理刘延东亲切接见国医大师代表并发表重要讲话　10月30日,人力资源社会保障部、国家卫生计生委、国家中医药局共同举行第二届国医大师表彰大会,授予干祖望等29位德艺双馨的老中医药专家"国医大师"荣誉称号,追授巴黑·玉素甫"国医大师"荣誉称号,表彰他们为中医药事业发展做出的突出贡献。中共中央政治局委员、国务院副总理刘延东会前接见国医大师代表并座谈,深刻阐述中医药是我国独特的卫生资源、潜力巨大的经济资源、具有原创优势的科技资源、优秀的文化资源和重要的生态资源,强调挖掘利用好这五种资源,具有重大现实和长远意义。

全面深化中医药改革,加快综合改革试验区建设,形成一批可复制、可推广的经验　国家中医药局推进全面深化中医药改革工作,4月成立深化改革领导小组,提出改革的总体思路和2014年工作方案,8月出台《关于进一步推进中医药综合改革试验区工作的指导意见》,12月召开国家中医药综合改革试验区建设工作经验交流会和第三届国家中医药改革发展上海论坛,探索化解中医药事业发展体制机制性障碍的理论依据和实践途径,研究中医药改革发展前沿问题,抓紧形成一批可推广、可复制的经验。同时,成立国家中医药管理局中医药改革发展专家咨询委员会,为中医药改革发展提供智力支撑。中医药全面参与医改成效显著。

《中医药法》向社会公开征求意见,引发广泛关注和热议　7月,国务院法制办就《中华人民共和国中医药法(征求意见稿)》公开征求意见。从1983年中医药立法倡议首次提出,历经31年,中医药立法终于走到重要节点。全国多家主流媒体予以报道,引发业内人士和普通民众广泛关注和热烈讨论。

《中国公民中医养生保健素养》发布,"中国中医"微信正式上线,养生科普途径多样规范　5月,国家中医药局与国家卫生计生委联合发布《中国公民中医养生保健素养》,向大众普及中医养生保健基本理念和知识,并于10月正式启动中国公民中医养生保健素养调查。国家中医药管理局官方微信"中国中医"正式上线,运用新媒体手段向民众传播中医药养生保健科普知识。此外,国家中医药局与国家卫生计生委明确了非医疗机构及其人员禁止开展的服务项目及内容,进一步规范养生保健市场。

中医药国际影响力进一步提升,ISO首次发布中医药国际标准,世界卫生大会通过我国发起提出的传统医学决议　2月,国际标准化组织(ISO)颁布《一次性使用无菌针灸针》国际标准,这是ISO发布的首个中医药标准,随后又陆续发布《中医药—人参种子种苗—第一部分:亚洲人参》《中医药学语言系统语义网络框架》和《中医药文献元数据》3项中医药国际标准。5月,世界卫生组织第67届世界卫生大会审议并通过了由我国发起并与马来西亚、韩国等联署提出的传统医学决议,确认了传统医学的重要性和价值,敦促各成员国酌情采用和实施世界卫生组织2014~2023年传统医学战略。

中药安全性研究获国家科学技术进步一等奖　1月,由军事医学科学院高月研究员领衔的"中药安全性关键技术研究与应用"项目荣获2013年度国家科学技术进步奖一等奖。这是中医药项目第三次荣获该奖项。该项研究首次建立了系统的中药安全性研究实验方法和技术平台,揭示了中药毒性的分子生物学机制,从毒性成分和药物代谢酶角度揭示了中药配伍"反"与"不反"的本质,丰富和发展了中药的配伍理论,支撑了创新药物的研发,推动了中药的现代发展。

经国家科学技术奖励工作办公室批准,民族医药首次颁发科学技术奖　11月,由中国民族医药学会和中国民族医药协会举办的首届民族医药科学技术奖颁奖大会召开。民族医药科学技术奖是经国家科学技术奖励工作办公室批准登记的民族医药科学技术领域唯一奖项,共设立自然科学奖、技术发明奖、科学技术进步奖、民族医药产业创新奖、民族医药传承贡献奖、国际科学技术合作奖等6个奖项。

中医药健康旅游、服务贸易积极推进,探索推动中医药健康服务业发展　2月,国家旅游局和国家中医药局签署协议,发挥各自优势,建立合作机制,推动各级旅游机构与中医药的全面合作,共同推进中医药健康旅游发展。商务部与国家中医药局共同推进中医药服务贸易发展,确定首批19家中医药服务贸易先行先试骨干企业(机构)和8个中医药服务贸易先行先试重点区域。5月举办的中国(北京)国际服务贸易交易会上,18项服务贸易项目现场签约,签约金额2.8亿元。

医教协同,全面推进中医临床医学人才培养改革　6月,教育部、国家卫生计生委、国家中医药局、国家发展改革委、财政部、人力资源社会保障部6部委联合印发《关于医教协同深化临床医学人才培养改革的意见》,全面启动临床医学人才培养改革工作。围绕建立医教协同工作机制,国家中医药局会同教育部、国家卫生计生委等相关部委,加强部门间、系统间协同协作,启动卓越医生(中医)教育培养计划,全面推行中医住院医师规范化培训,探索建立中医药院校教育、毕业后教育、继续教育有机衔接,师承教育贯穿始终的具有中医药特点的中医药人才培养体系,初步形成了教育、卫生计生、中医药共同推进临床医学人才培养改革工作的新局面。

(摘自人民网)

2014年港澳地区药事活动

↗ 香港大学、中科院及复旦大学合作发现能抑制中东呼吸综合征冠状病毒候选药 香港大学联同中国科学院及复旦大学团队,就中东呼吸综合征冠状病毒(Middle East respiratory syndrome coronavirus,MERS-CoV)的抗病毒药物研究取得突破性发展。研究团队首次发现一种能抑制MERS-CoV的“抗病毒肽”,它通过影响MERS-CoV的表面钉(Spike)蛋白秆(stalk)区域,能抑制病毒进入细胞,阻止MERS-CoV感染细胞。这次研究结果于国际权威科学期刊《自然通讯》(*Nature Communication*)上发表。

↗ 澳门药学会开设医院药物供应流程现代化培训课程 澳门药学会2月22日举办一场以医院药物供应链现代化为主题的药学持续教育课程,邀请了香港医院管理局联网服务部资深高级药剂师蒋秀珠女士担任导师,为澳门的药剂师讲解医院药物供应流程现代化的最新进展和应用。

↗ 香港大学与国际学者合作在单峰骆驼中发现中东呼吸综合征(MERS)冠状病毒 由香港大学李嘉诚医学院公共卫生学院裴伟士教授带领的港大团队,联同埃及吉隆国家研究中心及美国孟菲斯圣裘德儿童研究医院的学者,在埃及单峰骆驼中发现了中东呼吸综合征冠状病毒(Middle East respiratory syndrome coronavirus,MERS-CoV),并证实骆驼的MERS-CoV基因组几乎与人类感染个案身上发现的完全相同,显示骆驼有机会成为人类感染的潜在源头。这次研究结果于2月28日在国际科学期刊《新发传染病》(*Emerging Infectious Disease*)上发表。

↗ 香港大学成功研制对跨亚型病毒具保护效果的广效型甲型流感疫苗 由香港大学李嘉诚医学院公共卫生学院副教授潘烈文博士带领的研究团队,与美国国家卫生研究院国家癌症研究所的学者合作,成功研制出新型甲型流感疫苗。经接种过的小鼠可以防御包括H7N9甲型流感病毒在内的多种甲型流感病毒的感染。这项研究结果于4月1日在国际学术期刊《美国科学院院报》(*Proceeding of the National Academy of Science of the United States of America*)上发表。

↗ “第三届中药质量鉴定技术研修班”开班 由澳门特别行政区科学技术发展基金和国家科学技术部中国科学技术交流中心共同主办、中药质量研究国家重点实验室(澳门科技大学和澳门大学)承办的“第三届中药质量鉴定技术研修班”于2014年4月22日在澳门科技大学N座图书馆大楼举行了开班仪式。

↗ 中药质量研究国家重点实验室的新化合物被评为“热点化合物” 中药质量研究国家重点实验室依托澳门大学、澳门科技大学建设,2014年初于有机化学领域的权威期刊*Organic Letters*上发表的新骨架单萜吲哚类生物硷Alistonitrine A,该化合物被*Natural Product Reports*评选为“热点化合物”。

↗ 新世界集团慈善基金捐赠建立香港大学外科临床和转化实验室 香港大学外科学系与新世界集团慈善基金于2014年5月27日举行“香港大学外科临床和转化实验室”开幕暨支票递交仪式,该实验室获新世界集团慈善基金捐赠1000万港币,以支持香港大学外科学系进行有关肿瘤的临床及转化研究。

↗ 审视香港中药材标准国际会议在港举行 香港中药材标准(“港标”)国际专家委员会的第八次会议于6月17日起在香港举行,为33种香港常用中药材建立标准的工作作最后审核。为期四日的会议有超过七十名来自海外、内地和本地的专家出席。委员会在这次会议复核和认可“港标”计划现阶段就33种中药材的科研工作结果。

↗ 香港科技大学发现新的分子标靶 香港科技大学(科大)理学院院长、分子神经科学国家重点实验室主任、晨兴生命科学教授叶玉如领导的研究团队,发现了可以治疗阿尔兹海默症(俗称脑退化症)的新分子靶标,有机会进一步开发成为治疗该症的新药。研究团队针对导致患者认知障碍的EphA4蛋白异常活化,成功从传统中药中筛选出一种天然化合物,证实可以抑制EphA4的活性,并改善阿尔兹海默症病征。这项突破性发现已于国际权威科学期刊《美国国家科学院院刊》(PNAS)上发表。

↗ 香港科技大学及美国史拔思科研院科学家发现蛋白酶变体可作为新蛋白质药物制剂 香港科技大学赛马会高等研究院(高研院)和美国史拔思科研院发展实验室(科大高研院—史拔思科研发展实验室)联合研究小组与aTyr制药公司发现一类蛋白合成酶在人类生命活动中具有重要的新功能。这项研究不仅发现了250个全新及可能影响干细胞以至免疫系统功能的蛋白质,也揭示了生命进化过程中蛋白质演化的重要性,同时也为研发蛋白质药物制剂提供了新的方向。这一研究于2014年7月在《科学》(*Science*)上发表。

↗ 香港大学发现新方法有助于提升长者注射流感疫苗的保护性 每年约有1成曾在过去9个月内接受传统肌肉流感疫苗注射的年老患者因流感而入院。原因是他们在冬季时注射的疫苗,抗体在6个月后便会开始下降,令身体较为虚弱的老年患者,未能在 夏季的流感高峰期得到足够保护。香港大学李嘉诚医学院微生物学系讲座教授袁国勇领导的团队发现一种简单、有效的方法，只要在注射流感疫苗前，先涂上“咪喹莫特”药膏，可令抗体更持久，减低入院的风险。有关研究结果在国际医学权威期刊《临床感染性疾病》(*Clinical Infectious Disease*)上发表。

香港大学发现全新免疫治疗方法控制 Epstein-Barr 病毒引起的肿瘤　由 Epstein-Barr 病毒(EBV)诱导的肿瘤，如 B 淋巴细胞增殖性疾病(EBV-LPD)，是一种严重危及生命的疾病，在免疫功能低下的患者中有着极高的发病率和死亡率，可是目前提供的治疗方法却非常有限。最近，香港大学李嘉诚医学院儿童及青少年科学系副教授涂文伟博士领导的国际研究团队发现可以利用一种治疗骨相关疾病的药物——帕米磷酸钠(Pamidronate)，来增强人类 γδ-T 细胞免疫力从而有效地控制 EBV 引起的淋巴细胞异常增殖性疾病。研究结果已在国际著名科学期刊《癌症细胞》杂志(*Cancer Cell*)上发表。

中大成立全港首个中西医结合研究所　香港中文大学(中大)成立香港首个由大学主导、同步发展中西医结合科研、临床服务及教学的基地——“香港中西医结合医学研究所”，并于 9 月 29 日举行开幕典礼。

香港中文大学与加拿大多伦多大学首次订立中西医结合医学交流生计划　香港中文大学(中大)与加拿大多伦多大学签署合作备忘录(修订条文)，促进两地医学生在中西医结合医学范畴上的交流合作。这也是香港首次有医学院就“中西医结合医学”与海外学府进行跨学科的实习交流计划。

首位香港科学家晋身 Eppendorf & Science 神经生物学奖三甲　香港中文大学(中大)医学院五年级生高浩博士凭借其有关视觉神经网络的研究，晋身 2014 年度 Eppendorf & Science 神经生物学奖三甲，于国际权威科学期刊《科学》(*Science*)发表，得奖文章总结其科研成果，是该奖自 2002 年成立以来首位获此殊荣的香港科学家。

世卫就草药品质控制在香港举行第二次咨询会议　世界卫生组织(世卫)于 11 月 17 日在香港举行为期三日的会议，讨论及制定世卫就草药品质控制的指引。

中大合作研究改变全球肺腺癌治疗方向　香港中文大学(中大)医学院研究发现，标靶药对治疗 EML4-ALK 基因异变的晚期肺腺癌病人，较传统化疗更为有效。由此，医学界在治疗肺腺癌时，除检查病人是否有 EGFR 异变外，也要测试有否 EML4-ALK 基因异变，从而决定该为病人处方适当标靶药还是传统化疗。这套根据人体基因资料而度身设计的”个体化“治疗方案，为晚期肺癌治疗订立新方向。这项研究结果于《新英格兰医学期刊》(*The New England Journal of Medicine*)上发表。

中大领导团队全球率先破解粉尘螨基因组　香港中文大学(中大)医学院联同深圳大学医学院及广州呼吸疾病国家重点实验室，全球率先破解粉尘螨(尘螨品种之一)基因组草图及其肠道中的微生物成分，有望为吸入性过敏疾病提供诊断及治疗新方向。此项研究成果发表于顶尖免疫及致敏学杂志《致敏及临床免疫学期刊》上。

2014 年台湾及海峡两岸药事活动

2014 年台湾药学会药物化学研讨会　1 月 21 日-23 日，“2014 年台湾药学会药物化学研讨会”在东华大学寿丰校区学生活动中心演讲厅举行。此次会议由台湾药学会药物化学组、财团法人台北市王光昭教授学术教育基金会主办。

南台湾中草药产学联盟成立　2 月 21 日，台湾成立了“南台湾中草药产学联盟”。大仁科技大学药学暨健康学院主办举行了第一届论坛。论坛亦特邀请两位专家演讲：福乐多事业股份有限公司蔡锦墩总经理：“在地老化理念与实践的前瞻性”；前中医药委员会中药组谢伯舟博士：“2014 南台湾科技岛有关中草药(含保健食品)产业现况与创新创业展望”。

第十三届第一次会员大会暨 2014 台湾生医产业趋势研讨会召开　由台湾生物产业发展协会、生物技术开发中心主办的第十三届第一次会员大会暨 2014 台湾生医产业趋势研讨会于 2014 年 3 月 5 日在台湾召开。本次研讨会主要目的在于与各会员分享 2014 生技产业的新趋势及今年生医产业的趋势与挑战。

太景公司新药奈诺沙星取得台湾药证　3 月 13 日，台湾太景子公司太景生技宣布，抗感染新药“奈诺沙星”口服剂型获得台湾“卫福部食品药物管理署”核准上市。奈诺沙星成为台湾第一个自主研发并获得上市许可的化合物新药，显示了台湾有能力研发创新药物，将成为台湾自主新药研发产业的重要里程碑。

台湾基因国际生医股份有限公司至大陆考察　4 月 3 日，台湾基因国际生医股份有限公司总裁徐洵平一行 9 人考察了无锡惠山生命科技产业园和亿仁医院。在生命科技产业园，徐洵平一行详细了解产业园的区位优势、行政服务、产业基础等，并重点询问了生命医学产业发展规划，随后实地参观考察了亿仁医院。

台湾地区制定食品中氨基糖苷类抗生素的检验方法 2014年5月5日,台湾地区"卫生福利部"发布授食字第1031900531号公告,制定"食品中动物用药残留量检验方法-氨基糖苷类抗生素之检验(二)",并自2014年8月1日生效。

两岸及海外专家研讨药用菇类台湾牛樟芝 5月27日,由台湾研究院主办的"2014药用菇类台湾牛樟芝国际学术研讨会"在台湾开幕,来自北京大学医学部、药学院,福建省中医药研究院,以及台湾医药大学、中兴大学等科研院所的两岸及海外的专家学者汇聚一堂。本次会议首先由台湾医药大学副校长兼药学院院长吴永昌介绍了"牛樟芝研究与发展之近况",之后,北京大学医学部教授林志彬分享了"中国大陆牛樟芝研究之近况",福建省中医药研究院副院长王宫展望了"牛樟芝作为功能性食品的应用前景",北京大学药学院教授叶敏作了"牛樟芝的化学成分与体内代谢研究"报告。

台湾新规:入境超量携药,最重判十年 台湾"食品药物管理署"2014年6月5日宣布,自2015年7月1日起,邮寄、快递药品回岛或自行携带"超量"药品返台,一律应于输入前事先申请进口同意书,违反者依药事法规定,最重可处10年以下有期徒刑。根据台湾"财政部关务署"统计资料,2000年4月1日至2014年3月31日海关查获不法药物件数共670件。"食品药物管理署"表示,为考虑有不肖业者投机或将不法药物于限量内分批进口至岛内,影响台湾药品管理制度,甚至危害民众健康,故采取事前申请及限量管理措施。

台湾药厂首次并购大陆药厂——台湾安成收购华益泰康 6月13日,台湾安成药董事会决议通过投资不超过1 500万美金取得海南省华益泰康药业有限公司至少50%之股权,成为华益泰康之最大股东,并取得华益泰康经营控制权,这是台湾药厂并购大陆药厂首例。

第九届海峡两岸中医药发展与合作研讨会召开 6月14日,第九届海峡两岸中医药发展与合作研讨会在厦门市举行。研讨会主题发言包括:络病理论指导从"脾"论治2型糖尿病研究、中西医慢性病整合照护经验、糖尿病并发症的中医治疗、桃园航空城与海峡两岸中医药文化创新展望、慢病社区中医、运用健康云端平台辅助中医持续性照护之研究、糖尿病性肾病之临床案例等。

2014年重庆市海峡两岸临床药学研讨会召开 为促进重庆市与台湾地区临床药学专业人员的学术沟通,由重庆市药学会、重医附一院药学部、北京诺华制药有限公司共同主办的"2014年重庆市海峡两岸临床药学研讨会"于2014年6月17日下午在重医附一院科教楼召开,来自重庆市部分三甲医院及部分区县的临床药师参加了研讨会,来自台湾地区的简素玉教授及王慧瑜主任就"临床药师绩效评估"、"生物制剂的安全性"进行了精彩的演讲,两位讲者与重庆的临床药师互动,认真回答了重庆临床药师的提问,通过这样的交流讨论推动重庆临床学科的建设和发展。

2014年台湾国际中草药暨技能食品展举办 由台湾对外贸易发展协会、展盟展览有限公司共同主办的"2014年台湾国际中草药暨技能食品展"于6月20日至23日在台湾世贸一馆举办,并于6月21日在世贸一馆举办"台湾中草药暨天然产物发展实务论坛",邀请各界人士就政府政策、学术研究、产品开发等几个方面深入探讨了台湾中草药暨天然药物产业发展,包括政策及法规标准、如何与国际接轨、中草药及天然萃取物最新的研发趋势,以及如何行销中草药产品等问题,期能回应产业发展现阶段需求,带动最新产业进一步发展。

台湾学生携专利项目赴陆企实习 7月8日,台湾部分学生携专利项目前往大陆医药企业实习。这些学生分别来自台湾的高雄应用科技大学、高雄医学大学、嘉义大学、铭传大学。实习期间,他们将到药店实习,并亲自上柜台卖药;深入药企,进行市场调研;参加创业计划竞赛等活动。赴大陆之前,学生们进行了两天的行前培训,包括了解大陆生活环境、台商投资环境等。出行前,海基会前副董事长兼秘书长高孔廉为学生授旗。

台湾生物科技大展举办 7月24日至27日,亚洲最大的生物科技大展——台湾生技展在台北世贸中心南港展览馆举行。各大展出主题区包括政府学研区、创新育成区、医药/医疗区、医药设备/仪器区、食品生技保健区、美容医学保养区、生技服务区、保健器材区、国外区等,总计有670家参展单位(计入各主题馆内厂商),1 200个摊位。

海峡两岸药事法学术研讨会召开 8月22日,海峡两岸药事法学术研讨会在中国药科大学江宁校区圆满落幕。台湾药学会监事、台湾医药品查验中心顾问萧美玲,台北医学大学药学系郑慧文教授,台湾药学会王兆仪女士,台湾医药品查验中心主任戴天慈、经理刘燕颖,台湾大学法律学研究所商事法组研究员傅竑维,中国药科大学国际医药商学院院长邵蓉、党委书记张琪、副院长陈永法以及部分师生代表参加本次研讨会。会议由副院长丁锦希主持。邵蓉院长向来自台湾的各位专家、学者介绍了中国药科大学及国际医药商学院的发展历程与办学现状。研讨会期间,陈永法副院长和王兆仪女士分别介绍了当前《药品管理法》的修订现状以及台湾地区药事法现状。在此基础上,与会各方围绕药品上市许可人制度、临床试验审批制度、药品审批收费制度等热点问题展开探讨。

台湾中医药专家团到访云南白药　8月22日，“两岸纯正药材临床应用研讨会暨纯正中药材寻根之旅参访活动”的参会专家到访云南白药。30余位台湾中部县市中医药医师公会负责人及全台湾各地学者、专家、中药业者参观了白药的生产线、物流中心、公司博物馆，详细了解了公司的生产经营情况。本次会议系台湾中华海峡两岸中医药合作发展交流协会、中华药用植物学会与中华中医药学会共同举办，旨在加强两岸纯正中药材临床应用的交流与合作。

台湾海基会医药卫生参访团访问北京宝岛妇产医院　8月31日至9月3日，台湾海基会监事、“陆委会副主任委员”吴美红率医药卫生参访团来京访问。据悉，参访团此行旨在考察台湾在大陆医疗企业的发展情况，促进两岸医药卫生界的交流合作。台湾海基会全称“台湾海峡两岸基金交流会”，是台湾和大陆沟通交流两岸事务的重要民间组织，前任董事长江丙坤，现任董事长林中森。大陆与海基会对口机构为“海峡两岸关系协会”，简称海协会，原会长陈云林，现任会长陈德铭。

定西在台湾举办中医药产业推介会　9月1日，甘肃定西市在台湾省台南市成功举办中医药产业推介会。此次推介会，双方企业共签订定西市原产地药材联合贸易、牛樟芝保健品生产、红柱石与大理石矿产精深加工等三个重点项目合作协议，项目投资总额达5.65亿元人民币。

首届海峡两岸孙思邈中医药合作与发展研讨会召开　9月4日，首届“海峡两岸孙思邈中医药合作与发展研讨会”在药王孙思邈故里铜川市举行。亲民党荣誉副主席钟荣吉，国家卫计委副主任、国家中医药管理局局长王国强，国台办主任助理龙明彪分别讲话。陕西省副省长王莉霞致辞。铜川市委书记、市人大常委会主任冯新柱致欢迎辞。省台办主任闫超英主持大会。此次交流会以“弘扬孙思邈中医药文化思想，促进海峡两岸中医药合作与发展”为主题，把中医药与文化、经贸和养生融为一体，吸引了来自20多个省市区及港澳台地区著名中医药专家、学者、部分论文作者以及客商约300余人参会。会议围绕两岸中医药养生、交流与合作、以及如何使中医文化适应新时代的发展潮流等多个议题进行了深入探讨。据悉，本次研讨会的项目推介会签约仪式上，签约项目28个，涉及资金额60.03亿元，其中65%为中医药休闲养生类项目。

台湾50年来唯一新设药学系在成大揭碑　台湾50年来唯一新设的药学系——成大药学系于9月19日揭碑，成大校长等数十位校内外贵宾及首届药学系新生出席了盛会。新成立的成大药学系为6年制，课程包括通讯课程、基础科学、生物医学科学、药学科学、流行病学、社会药学、药事行政管理科学、临床科学。未来发展包括药事照护、制药发展等。

立夫文教颁发学术奖，鼓励台湾失智症研究　台湾的立夫医药研究文教基金会19日在台中的中山医学大学正心楼举行了“立夫学术奖”颁奖典礼。立夫文教基金会董事长陈林颖曾女士再次呼吁台湾社会各界重视老年及早发性失智症问题，鼓励相关研究，希望台湾在失智症医疗和照护方面能有突破性的方法和更好的环境。

国际药物流行病学暨治疗风险管理会议年会召开　10月24日至27日，由国际药物流行病学学会（International Society for Pharmaco-epidemiology，ISPE）主办的第30届“国际药物流行病学暨治疗风险管理会议年会（ICPE）”在台北市举办。该会由台湾药学会及台湾成功大学临床药学与药物科技研究所共同举办。

2014“台湾·淮安周”活动　10月28日，2014“台湾·淮安周”活动在台湾举办并取得圆满成功。“台湾·淮安周”期间，代表团接连召开了生物医药、新能源汽车、高端装备制造三场产业交流合作恳谈会，岛内近200名企业家就与淮安产业合作展开热烈讨论。在生物医药产业恳谈会上，相关人士表示，生物医药产业面临的政策环境非常好。未来一段时期，淮安将切实加大对生物医药产业发展的扶持力度，全力促进生物医药产业升级和可持续发展，希望更多的台湾生物医药产业像晟德药业一样抓住机遇，走进淮安。

台湾络病学会成立　11月9日，“台湾络病学会成立大会暨世界中联络病专业委员会高峰论坛”在台北医学大学隆重举行，中国工程院院士、络病学科创始人吴以岭教授以及来自世界各地的近500名医药界的专家学者莅临大会，为促进海峡两岸中医药学术交流与中医络病在台湾的弘扬共献良策。络病学作为中医理论的重要组成部分，对现代难治性疾病的治疗具有重要指导价值，世界中医药学会联合会络病专委会会长吴以岭院士始终致力于中医络病理论研究，在中医发展史上首次形成系统络病理论，由他构建的脉络学新理论，对于心脑血管病、糖尿病肾病以及恶性肿瘤等现代重大疾病具有巨大指导意义，作为首席科学家两次承担的有关络病学研究的国家973项目，通过构建“络病证治”体系，2006年获得国家科技进步奖二等奖，2009年国家中医药管理局批准为重点学科和优势学科。由吴以岭院士主编的《络病学》成为国内40多所高等中医院校和新加坡中医学院本科及研究生教材，建立起国家级二级络病分会和28省市络病专委会，欧洲、加拿大等国家和地区也建立了络病学会。以络病理论为指导研制出治疗心脑血管病的通心络胶囊、治疗心律失常的参松养心胶囊、治疗心力衰竭的芪苈强心胶囊等多个国家级新药，已经成为国内基本药物、市场畅销产品，同时按照国际标准进行的循证医学研究也证明了这些药物的确切疗效和安全性。相关研究先后获得3项国家科技进步奖二等奖,1项国家技术发明奖二等奖。这次中医络病学会在台湾成立,标志着这些研究成果将会造福台湾同胞。台湾络病学会作为海峡两岸络病学研究专家、学者学术交流的平台,以服务两岸同胞健康为出发点,优势互补,必将为台湾中医药发展带来新的动力,为台湾民众提供多元实用的健康知识及优质医药服务项目,共同把两岸中医药事业做大、做强。

台湾生技代表团访问中国生物技术发展中心 台湾财团法人生物技术开发中心郑建新副执行长一行于11月17日到访中国生物技术发展中心,生物中心黄晶主任等参加会见。郑建新博士首先感谢黄晶主任于今年7月率团赴台访问并出席2014两岸生技与医疗器材产业合作及交流会议,介绍了2015年生技与医材产业两岸搭桥活动的初步方案及下一步组织筹备的想法。黄晶主任对郑建新副执行长的来访表示欢迎,就继续加强两岸在生物与医药领域的交流合作与郑建新博士交换了意见。双方简要回顾了生技与医材产业搭桥活动的有关情况,并就该领域科技成果的转化、新药审批互认、园区与企业的合作等议题进行了交流。

首届海峡两岸中医药名家高峰论坛召开 由北京中医药大学国学院、海峡两岸中医药交流与合作研究所主办的"首届海峡两岸中医药名家高峰论坛暨中国中医药信息研究会海峡两岸中医药交流合作分会成立大会"22日在北京召开,两岸中医药界名家代表200余人出席会议,就两岸中医药交流与合作进行了深入的探讨。国家中医药管理局副局长、中国中医药信息研究会会长吴刚致辞时表示,两岸同胞都信中医、用中药,体现了医学传统的同根同源。加强两岸中医药的医疗合作,促进两岸中医药繁荣发展,是炎黄子孙的共同心愿;希望两岸中医药同仁扩大交流、加强合作、推进发展,将中医药交流打造为两岸合作大局的新名片;也希望新成立的中国中医药信息研究会海峡两岸中医药交流合作分会立足学术本位,为两岸中医药同仁做好服务。在为期两天的论坛中,与会专家将就中医学方面各个领域开展多场学术交流,并进行充分研讨。论坛之后,不少两岸中医学专家也将受邀进行专题授课。

2014年台湾健康论坛及亚太地区卫生体系与永绩发展研讨会召开 台湾"卫生福利部"于2014年11月30日至12月1日在台湾举办了两场重要国际研讨会,分别为"2014年台湾健康论坛"及"亚太地区卫生体系与永绩发展研讨会"。台湾健康论坛本年度主题为"健康社会、健康人类",为期两天的议程就健康政治经济、2015年发展议程、全民健康覆盖、健康城市与健康环境、健康老化等全球重要卫生议题进行了深入探讨,会中还邀请了全球相关领域的国际专家、学者进行专题演讲与讨论。亚太地区卫生体系与永绩发展研讨会则包含了"Global Partnership and New Governance for Health"、"Health System Reforms and Health in All Policy Approach"两大主题,邀请了亚太经济合作组织(APEC)区域相关专家进行了研究与探讨。

2014年苏台(徐州)医院发展论坛在台北举办 12月8日,2014年苏台(徐州)医院发展论坛在台北市台大医院国际会议中心举行。此次论坛由江苏省徐州市人民政府主办,徐州市医院协会、台湾中华卫生医疗协会、台徐医疗交流协会、台湾医策会医管服务专案办公室、徐州市台商协会承办,徐州市卫生局、徐州市台办协办。两地医疗界专家学者100多人齐聚一堂,就加强徐州与台湾医疗卫生行业合作展开交流,并达成合作共识。论坛期间,徐州卫生医疗团参访了台大医院、长庚林口纪念医院等台湾知名医疗机构。徐州市医院协会与财团法人医院评鉴暨医疗品质策进会医管服务专案办公室签订了两岸医疗管理服务交流合作备忘录,与台徐医疗交流协会、台湾中华尖端医疗产品发展协会分别签订了合作协议书;徐州医学院附属医院、徐州市儿童医院、徐州市妇幼保健院与台湾彰化基督教医院签订了合作协议书。通过这次论坛活动,两地在临床医学、医学科技、科学研究、信息建设和行政管理等领域势必有更深入的交流合作。

2014年台湾药学会年会暨学术研讨会召开 12月13日,在高雄医学大学国际学术研究大楼召开了2014年台湾药学会年会暨学术研讨会。会议演讲小组包括:药品行销与社区药局管理、药物化学及天然药物化学、药剂学及药物分析学、生药及药理学、临床药学等。

两岸生技医药临床试验合作 台湾"卫生福利部"次长许铭能、大陆国家食品药品监督管理总局副局长吴浈于12月14日在台北签署"两岸医药卫生合作协议",未来新药将可在两岸同步做临床试验,同时在两岸上市,成为4年来两岸医药产业合作的最大突破。"生技科技与健康照护产业合作推动小组"台方召集人詹启贤表示,过去台湾新药厂商在国内取得药证后,要在大陆重新做临床并取得药证,才能在大陆上市。而现在,未来新药可同时进行两岸临床试验及两岸上市,可节省很多时间及金钱,对国内生技产业发展有很大帮助。

(袁兴胡)

索引

Index

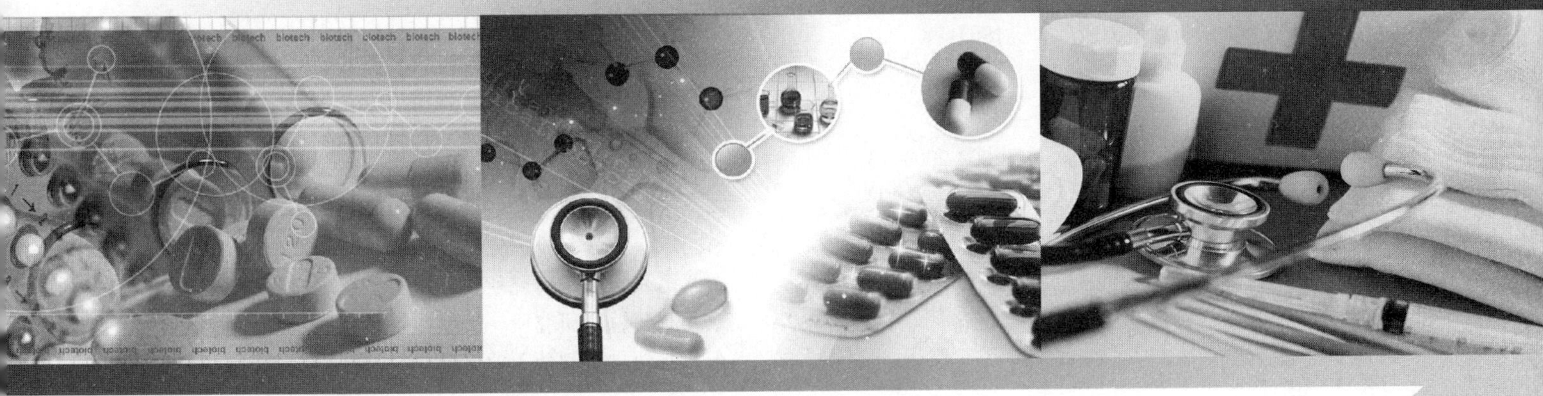

1980～2015 卷企事业机构索引

科研、情报机构

H

J

K

L

N

Q

S

Y

Z

学　校

医药企业、药厂

药检、监察机构

医院药学部、药剂科

药品经营机构

1980～2015 卷药学人物索引